实用肾内科学

王丰军等◎编著

吉林科学技术出版社

图书在版编目（CIP）数据

实用肾内科学/王丰军等编著. —长春：吉林科学技术出版社，2017.5
ISBN 978-7-5578-2456-3

Ⅰ. ①实… Ⅱ. ①王… Ⅲ. ①肾疾病-诊疗Ⅳ. ①R692

中国版本图书馆CIP数据核字（2017）第117248号

实用肾内科学

SHIYONG SHENNEIKE XUE

编　　著　王丰军等
出 版 人　李　梁
责任编辑　刘建民　韩志刚
封面设计　长春创意广告图文制作有限责任公司
制　　版　长春创意广告图文制作有限责任公司
开　　本　889mm×1194mm　1/16
字　　数　1004千字
印　　张　31.5
印　　数　1—1000册
版　　次　2017年5月第1版
印　　次　2018年3月第1版第2次印刷

出　　版　吉林科学技术出版社
发　　行　吉林科学技术出版社
地　　址　长春市人民大街4646号
邮　　编　130021
发行部电话/传真　0431-85635177　85651759　85651628
85652585　85635176
储运部电话　0431-86059116
编辑部电话　0431-86037565
网　　址　www.jlstp.net
印　　刷　永清县晔盛亚胶印有限公司

书　　号　ISBN 978-7-5578-2456-3
定　　价　98.00元
如有印装质量问题　可寄出版社调换
因本书作者较多，联系未果，如作者看到此声明，请尽快来电或来函与编辑部联系，以便商洽相应稿酬支付事宜。

编委会

主　编

王丰军　刘　玉　马学涛　夏凤芝

董建国　曾凡华

副主编（按姓氏笔画排序）

于　征　刘　芳　刘泽珏　肖艳美

陈红兵　武晓峰　周　波

编　委（按姓氏笔画排序）

于　征（河北大学附属医院）

马学涛（山东省淄博市中西医结合医院）

王丰军（甘肃省嘉峪关市中医医院）

王秋娜（山东省郓城友谊医院）

刘　玉（山东省临沂市兰山区人民医院）

刘　芳（山东省菏泽市单县东大医院）

刘泽珏（山东省无棣县人民医院）

肖艳美（中国人民解放军第252医院）

张　静（甘肃省兰州石化总医院）

陈红兵（湖北省荆州市中医医院）

武晓峰（山东省肥城市人民医院）

周　波（山东省淄博市中医医院）

夏凤芝（山东省单县东大医院）

董建国（山东省日照市莒县刘官庄卫生院）

曾凡华（山东省郓城县李集镇中心卫生院）

主编简介

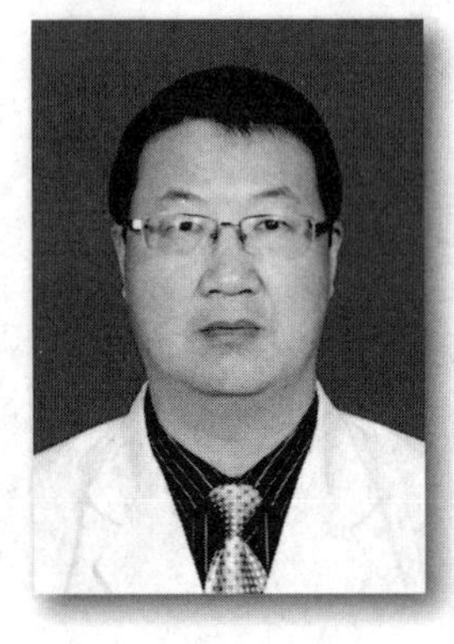

王丰军

男，1970年出生，南京铁道医学院（现东南大学）临床医疗专业，学士学位，中国医师协会会员，河西学院张掖医专助教，原嘉峪关市第二人民医院内科主任、主治医师，现嘉峪关市中医医院内科主任，主治医师，曾于天津儿童医院进修儿内科、甘肃省人民医院进修肾病科及内分泌科，从事临床工作二十余年，近年一直从事肾脏病及内分泌病的研究。在临床上，对肾脏病科及内分泌疾病科各种常见病、多发病的诊断与治疗有丰富经验；对肾脏病及糖尿病的治疗有独到见解，尤其擅长用中医治疗各种肾脏病。发表相关论文十余篇，主编专著一部，参编著作一部。

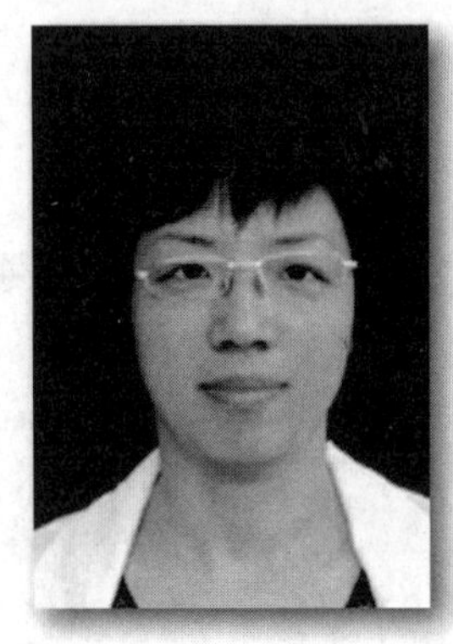

刘　玉

女，副主任医师，临沂市兰山区人民医院内四科主任。1993年毕业于滨州医学院临床医学系，获医学学士学位。山东省中医药学会肾脏病分会委员，中华医学会临沂市肾脏病学会委员。从事内科临床工作二十四年，熟练诊治各种肾内科常见病、多发病，擅长原发性、继发性肾小球肾炎，肾病综合征，急、慢性肾功能衰竭等疾病的治疗，尤其对终末期肾病的血液净化治疗及并发症的防治有深入研究。发表学术论文十余篇，论著两篇。获得临沂市科学技术进步奖三项。

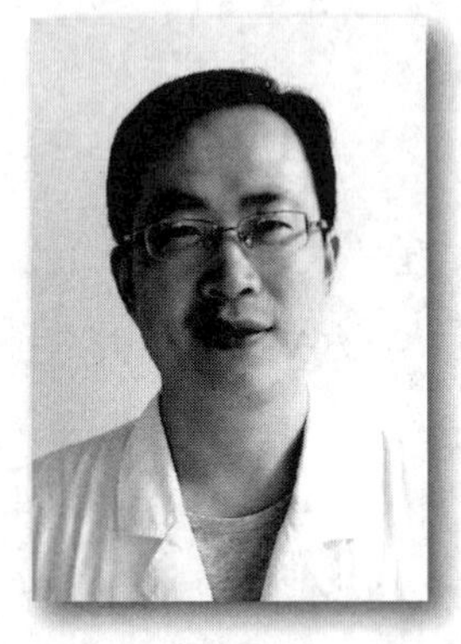

马学涛

男，主治医师，大学本科，现就职于淄博市中西医结合医院，先后于山东大学齐鲁医院和南京军区总医院肾内科学习，在急、慢性肾炎诊治方面经验丰富，尤其擅长IgA肾病的诊治。

前言

21世纪以来，肾脏病已成为危害全世界人民健康的公敌之一。在发达国家，普通人群的患病率为6.5%～16%，美国慢性肾脏病人数已超过2000万。在我国，普通人群中慢性肾脏病的患病率也在10%左右，40岁以上人群高达18.7%，其中相当部分患者将逐渐发展为慢性肾功能衰竭，对人类健康构成了巨大的威胁。现有医学教材和专著讲基础理论的内容较多，讲实际处理方略的相对较少，难以让临床工作者在短时间内得到肾脏病诊治的具体指导。为此，我们组织了一批具有丰富临床工作经验的专家们，特编撰了《实用肾内科学》一书。

全书共三十八章，分别介绍了肾脏的发生与解剖、生理功能、体格检查与其他相关检查、常见症状与体征、诊断的逻辑思维程序、中医治疗原则、血液净化疗法，以及临床常见肾脏疾病的具体诊疗情况。本书文字简捷，注重实用，适用于各级医院的中、初级肾内科医生，对其他专业的医生及在校学生也具有重要参考价值，对肾脏病患者及其家属也不失为一本可读的参考材料。

由于我们的医学水平和文化涵养有限，书中失误与不足之处在所难免，诚恳同仁批评指正。

《实用肾内科学》编委会

2017年4月

目　录

第一章　肾脏的发生与解剖 ……………………………………………………………… (1)

第一节　肾脏的发生 ……………………………………………………………… (1)

第二节　肾脏的大体解剖 ……………………………………………………………… (3)

第三节　肾脏的微细结构 ……………………………………………………………… (6)

第二章　肾脏的生理功能 ……………………………………………………………… (13)

第一节　肾脏的基本生理功能 ……………………………………………………………… (13)

第二节　肾血流量及肾小球滤过率 ……………………………………………………………… (14)

第三节　肾小管的重吸收作用与排泌作用 ……………………………………………………………… (16)

第四节　肾脏的内分泌功能 ……………………………………………………………… (16)

第五节　中医"肾"理论的生理基础 ……………………………………………………………… (17)

第三章　肾内科体格检查 ……………………………………………………………… (27)

第四章　肾内科实验室检查 ……………………………………………………………… (34)

第一节　尿液检查 ……………………………………………………………… (34)

第二节　肾功能检查 ……………………………………………………………… (37)

第三节　特殊的生化和血清学检查 ……………………………………………………………… (41)

第五章　肾内科病理学检查 ……………………………………………………………… (48)

第六章　肾内科影像学检查 ……………………………………………………………… (59)

第一节　超声检查 ……………………………………………………………… (59)

第二节　X线检查 ……………………………………………………………… (65)

第三节　CT 检查 ……………………………………………………………… (70)

第四节　MRI 检查 ……………………………………………………………… (70)

第五节　放射性核素检查 ……………………………………………………………… (71)

第七章　肾内科常见症状与体征 ……………………………………………………………… (81)

第一节　血　尿 ……………………………………………………………… (81)

第二节　白细胞尿 ……………………………………………………………… (83)

第三节　蛋白尿 ……………………………………………………………… (83)

第四节　尿频、尿急、尿痛 ……………………………………………………………… (85)

第五节　少尿、无尿、多尿 …… (86)
第六节　水　肿 …… (87)
第七节　尿潴留和尿失禁 …… (89)
第八节　腰　痛 …… (91)
第九节　肾性昏迷 …… (92)
第十节　肾性抽搐 …… (97)
第十一节　肾绞痛 …… (104)
第十二节　肾区肿块 …… (105)
第八章　肾脏病诊断的逻辑思维程序 …… (107)
第九章　肾脏病的中医治疗原则 …… (112)
第一节　肾脏病的中医辨证概况 …… (112)
第二节　肾脏病的主要治法和方药 …… (116)
第十章　肾脏病的血液净化疗法 …… (119)
第一节　水和溶质清除的原理 …… (119)
第二节　血液透析 …… (120)
第三节　单纯超滤和序贯透析 …… (136)
第四节　血液滤过 …… (137)
第五节　短时透析 …… (138)
第六节　每天短时血液透析及夜间血液透析 …… (141)
第七节　连续性肾脏替代疗法 …… (141)
第八节　腹膜透析 …… (142)
第九节　血液灌流 …… (155)
第十节　血浆置换 …… (156)
第十一节　免疫吸附 …… (158)
第十二节　分子吸附再循环系统 …… (159)
第十三节　肝素诱导体外 LDL、LP(a)-纤维蛋白原沉淀 …… (159)
第十四节　连续性动静脉血液滤过、透析 …… (160)
第十一章　原发性肾小球疾病 …… (163)
第一节　急性肾小球肾炎 …… (163)
第二节　慢性肾小球肾炎 …… (168)
第三节　肾病综合征 …… (174)
第四节　急进性肾小球肾炎 …… (186)
第五节　IgA 肾病 …… (192)
第六节　局灶节段性肾小球硬化 …… (200)
第七节　膜增生性肾小球肾炎与 C_3 肾小球病 …… (207)
第八节　特发性膜性肾病 …… (216)

第十二章　高血压肾病……………………………………………………………………（226）
第一节　肾实质性高血压……………………………………………………………（226）
第二节　肾血管性高血压及缺血性肾病………………………………………………（233）
第十三章　糖尿病肾病……………………………………………………………………（241）
第一节　糖尿病肾病的发病机制………………………………………………………（241）
第二节　糖尿病肾病的表现、诊断与鉴别诊断　……………………………………（244）
第三节　糖尿病肾病的防治……………………………………………………………（246）
第十四章　狼疮性肾炎……………………………………………………………………（252）
第一节　狼疮性肾炎的发病机制………………………………………………………（252）
第二节　狼疮性肾炎的病理表现及病理－临床联系…………………………………（253）
第三节　狼疮性肾炎的治疗……………………………………………………………（256）
第十五章　肾脏淀粉样变…………………………………………………………………（262）
第一节　淀粉样变的分子机制…………………………………………………………（262）
第二节　肾脏淀粉样变的特点及诊断…………………………………………………（264）
第三节　传统诊断方法的评价、不足之处和展望　…………………………………（267）
第四节　肾脏淀粉样变的治疗…………………………………………………………（268）
第十六章　乙型肝炎病毒相关性肾炎……………………………………………………（273）
第一节　乙型肝炎病毒相关性肾炎概述………………………………………………（273）
第二节　乙型肝炎病毒相关性肾炎的发病机制………………………………………（274）
第三节　乙型肝炎病毒相关性肾炎的表现和诊断……………………………………（276）
第四节　乙型肝炎病毒相关性肾炎的治疗……………………………………………（277）
第十七章　丙型肝炎病毒相关性肾炎……………………………………………………（280）
第一节　丙型肝炎病毒相关性肾炎的认识历程………………………………………（280）
第二节　丙型肝炎病毒相关性肾炎发病机制研究现状………………………………（281）
第三节　丙型肝炎病毒相关性肾炎的表现及诊断……………………………………（282）
第四节　丙型肝炎病毒相关性肾炎的治疗对策及防治展望…………………………（284）
第十八章　感染性心内膜炎肾损害………………………………………………………（287）
第一节　概　述…………………………………………………………………………（287）
第二节　感染性心内膜炎的易感人群及病原体………………………………………（287）
第三节　感染性心内膜炎的表现………………………………………………………（288）
第四节　感染性心内膜炎的诊断标准…………………………………………………（290）
第五节　感染性心内膜炎肾损害………………………………………………………（290）
第六节　感染性心内膜炎及其肾损害的治疗…………………………………………（292）
第十九章　肥胖相关性肾小球病…………………………………………………………（295）
第一节　概　述…………………………………………………………………………（295）
第二节　肥胖相关性肾小球病的临床病理表现、诊断及应思考的问题　…………（295）

第三节 肥胖相关性肾小球病发病机制的研究现状及思索…………………………………………(297)
第四节 肥胖相关性肾小球病的治疗对策及防治展望……………………………………………(300)
第二十章 尿酸性肾病……………………………………………………………………………(302)
第一节 尿酸性肾病的发病机制……………………………………………………………………(302)
第二节 痛风及尿酸性肾病的表现及诊断…………………………………………………………(306)
第三节 痛风及痛风性肾病的治疗…………………………………………………………………(308)
第二十一章 血栓性微血管病……………………………………………………………………(311)
第一节 溶血性尿毒症综合征………………………………………………………………………(311)
第二节 血栓性血小板减少性紫癜…………………………………………………………………(317)
第二十二章 肾小管疾病…………………………………………………………………………(324)
第一节 肾小管酸中毒………………………………………………………………………………(324)
第二节 肾性尿崩症…………………………………………………………………………………(326)
第三节 肾性糖尿……………………………………………………………………………………(329)
第四节 特发性高钙尿症……………………………………………………………………………(331)
第五节 肾小管性佝偻病……………………………………………………………………………(333)
第六节 Bartter 综合征 ……………………………………………………………………………(335)
第七节 Fanconi 综合征 ……………………………………………………………………………(337)
第八节 Liddle 综合征………………………………………………………………………………(341)
第二十三章 肾间质疾病…………………………………………………………………………(343)
第一节 急性间质性肾炎……………………………………………………………………………(343)
第二节 慢性间质性肾炎……………………………………………………………………………(346)
第三节 低血钾性肾病………………………………………………………………………………(350)
第四节 反流性肾病…………………………………………………………………………………(351)
第二十四章 肾结石与梗阻性肾脏病……………………………………………………………(355)
第一节 肾结石………………………………………………………………………………………(355)
第二节 梗阻性肾脏病………………………………………………………………………………(364)
第二十五章 肾脏血栓与栓塞性疾病……………………………………………………………(373)
第一节 肾动脉硬化…………………………………………………………………………………(373)
第二节 肾静脉血栓形成……………………………………………………………………………(375)
第三节 肾动脉血栓形成和肾动脉栓塞……………………………………………………………(379)
第四节 肾动脉狭窄及缺血性肾病…………………………………………………………………(381)
第二十六章 肾脏肿瘤……………………………………………………………………………(385)
第二十七章 尿路感染性疾病……………………………………………………………………(393)
第一节 急性肾盂肾炎………………………………………………………………………………(393)
第二节 慢性肾盂肾炎………………………………………………………………………………(405)

第二十八章　急性肾损伤 …… (410)
第一节　急性肾损伤的概念及发病率 …… (410)
第二节　急性肾损伤的分类、病因及病理生理 …… (410)
第三节　急性肾损伤的表现 …… (412)
第四节　急性肾损伤的诊断与鉴别诊断 …… (413)
第五节　急性肾损伤的预防、治疗及预后 …… (415)
第二十九章　慢性肾衰竭 …… (418)
第三十章　囊肿性肾脏病 …… (426)
第一节　单纯性肾囊肿 …… (426)
第二节　多囊肾 …… (428)
第三节　肾髓质囊肿性疾病 …… (431)
第三十一章　先天性肾脏病 …… (438)
第一节　Alport 综合征 …… (438)
第二节　Fabry 病 …… (440)
第三节　指甲髌骨综合征 …… (441)
第四节　先天性肾病综合征 …… (441)
第五节　薄基膜病 …… (442)
第六节　良性家族性血尿 …… (444)
第三十二章　药物、毒物肾损害 …… (445)
第一节　概　述 …… (445)
第二节　非甾体抗炎药肾损害 …… (448)
第三节　造影剂肾病 …… (452)
第三十三章　妊娠与肾脏病 …… (458)
第三十四章　甲状腺功能减退症肾损害 …… (463)
第三十五章　类风湿关节炎肾损害 …… (469)
第三十六章　放射性肾病 …… (476)
第三十七章　肺出血－肾炎综合征 …… (483)
第三十八章　混合性结缔组织病肾损害 …… (486)
参考文献 …… (488)

第一章

肾脏的发生与解剖

肾脏是泌尿系统的主要器官，通过尿的生成、清除代谢后产物、多余的水分和进入机体的异物(包括药物)，从而使机体内环境保持相对的稳定。

肾脏的泌尿功能与其特殊的大体和微细结构密切相关。脊椎动物的肾脏在长期进化过程中，经历了前肾、中肾和后肾3个阶段。人类的肾是1对典型的后肾。

第一节　肾脏的发生

肾脏起源于间介中胚层。

人胚第3周时，第7～14对体节外侧(位于颈部)的间介中胚层是分节的，称为生肾节。第14～28对体节外侧(位于胸、腰部)的间介中胚层不分节，形成左右两条实心的细胞团索，称为生肾索。人胚第5周时，生肾索的组织增生，在体腔的背壁部形成左右对称的纵行隆起，称为尿生殖嵴，它是发生肾、生殖腺和生殖管道的原基。继而在尿生殖嵴的中部出现一条与长轴平行的纵沟，沟的外侧部分为中肾嵴，沟的内侧部分为生殖嵴。

肾脏的发生可分为先后相继出现并有一定程度重叠的前肾、中肾和后肾。前肾和中肾出现后便消失，但却是后肾分化必要的前体，因为没有前肾和中肾就没有前肾管和中肾管，就不能形成后肾。在人类后肾可发育为永久性的肾脏。

一、前肾

又称原肾，由前肾小管和前肾管组成。

人胚第3周时，生肾节形成7～12对弯曲的上皮小管，称为前肾小管，其一端通入体腔，另一端和前肾管相沟通。在后一对前肾小管发生之前，前一对前肾小管即退化。于第4周末，前肾小管业已全部退化，而前肾管则向尾端延伸，在中肾管(又称Wolff管)发生后，前肾管便与中肾管相连接，前肾管则被易名为中肾管，前肾管无泌尿作用。

二、中肾

人胚第5周时，中肾嵴发生横行的中肾小管，约80对，其内侧端膨大并导向内凹，形成双层杯状的肾小囊，由背主动脉分支卷曲所形成的毛细血管球(肾小球)，便嵌入肾小囊内。肾小囊和肾小球合称为中肾小体。中肾小管与简单的前肾小管不同，它可进一步发育、伸长和弯曲，并具有近端管壁较厚的分泌段和远端管壁较薄的排泄段。后者开口于中肾管，于是便构成了位于腹腔两侧的椭圆形的中肾。

中肾小管不断发育，也不断退化。当尾侧中肾小管出现时，颅侧中肾小管便退化。中肾小管的数目经常保持在30对左右。人胚第9周时，中肾发育最旺盛，并有短暂的功能活动，以后便逐渐退化。至人胚第3个月初，大多数中肾小管和肾小球便完全消失，仅有尾端的少数中肾小管演变为男性排精管道。

三、后肾

又称永久肾。人胚于第3周初，开始发生后肾，其来源为输尿管芽和生后肾组织。

（一）输尿管芽

输尿管芽是中肾管尾端，在邻近泄殖腔处，向背侧突出而形成的一个盲管。它向胚胎的背上方生长，分为颅尾两部分，尾端变得细长，发育成输尿管。颅端伸入生后肾组织内，并一再分支，依次发育成肾盂、肾大盏、肾小盏，并很快又从肾小盏长出肾乳头和集合小管。在人胚第5个月末，新的集合小管仍在继续形成。集合小管不断分支，其末端膨大成盲管，它诱导邻近生后肾组织的分化，形成肾单位。

（二）生后肾组织

生后肾组织系中肾嵴末端的组织，当肾盂反复分支形成集合小管时，生后肾组织形成许多上皮细胞群，包绕于集合小管的末端，似帽状，称为生后肾组织帽。继而，这些上皮细胞群出现内腔，并伸长，至人胚7周时，帽状上皮细胞群已伸长弯曲呈"S"形的管状盲管。其一端逐渐凹陷成肾小囊，由背主动脉分支形成的毛细血管球伸入其内，两者共同组成肾小体。S形管的中部经过生长和弯曲后，邻近肾小囊的部分分化为近曲小管，靠近集合管的部分则分化为远曲小管。近曲小管和远曲小管的中部分分化为髓襻，髓襻发育最晚。肾小管和肾小体二者共同组成肾单位。近髓肾单位的发育比皮质肾单位早。至胚胎第36周时，全部肾单位已发育完成。胎儿出生后，不再有新的肾单位形成，但已经形成的肾单位，仍可不断地增大，直至成年。

胎儿和婴儿，肾表面凹凸不平，呈明显分叶状。至幼儿期（1～3岁后），由于皮质肾单位加速发育，使肾表面的分叶状消失。只有3%～4%的成年人仍为分叶肾，但对肾功能却无影响。肾脏最初位于骨盆内，肾门朝向腹部。在发育过程中，由于输尿管向头端伸展，以及胚胎尾侧部的生长速度较快，因而使后肾由盆腔上升至腹腔，形成腹膜后位。胎儿出生后，由于腰部体壁的伸展，使肾脏上升并旋转90度，因而肾门朝向内侧，肾背侧的凸缘朝向外侧，以致肾的位置相当于第2腰椎水平；由于肝叶较大，因而右肾略低于左肾。肾脏上移后，其血液改由高位动脉供应，原来低位肾脏的血管便逐渐退化。

在胚胎第12周左右，肾脏开始有排泄功能，其分泌的尿液经泄殖腔而进入羊膜腔，与羊水混合后，为胎儿所吞咽，并经由肠上皮细胞吸收，因此可见胎肾具有调节羊水量的作用。羊水过少可作为肾缺如或畸形的一个指征。在胎儿期，胎盘和肾一样也具有排泄功能。由于肾的排泄功能微弱，因此胎儿期的代谢产物主要从胎血经母体排出，而肾脏只在胎儿出生后才具有强大的泌尿作用。在出生前，虽然胎儿无肾仍可存活。但是出生后，肾脏必须具备泌尿和调节功能，否则无法生存。

四、肾的发育异常

约有3%～4%的人，肾脏和输尿管的发育可出现异常。

（一）输尿管芽发育异常

1.单肾或无肾

一侧或双侧输尿管芽未发生。

2.双输尿管或双肾

中肾末端同时长出两支输尿管芽而形成多余肾。

（二）生后肾组织发育不良

1.马蹄肾

在发生早期，两肾尾端融合成马蹄肾，可无症状，但输尿管却易发生梗阻，造成肾积水。

2.多囊肾

由于集合管扩张、收缩或与肾小管未接通，肾小球滤液潴留涨大成囊状，可导致肾功能障碍。多囊肾为遗传性疾病，常伴有肝、胰囊肿。

（三）肾旋转不良

正常肾门朝内，旋转不良时，肾门可朝前、朝后或朝外，此时肾门处的肾血管和输尿管亦可随之旋转，因此肾血管或输尿管可能受压。

（四）异位肾

1.盆位肾

肾的上升受阻，停留在盆腔的边缘，肾与肾上腺分离，其肾功能可能不受影响，亦无症状，但却易于发炎而被误诊。

2.交叉异位肾

人的一侧有两个肾，形成单侧双肾，每肾有各自的血管支配和输尿管。这是由于一侧输尿管芽跨越中线至对侧，当肾上升时，其上极与对侧正常位肾的下极接触，形成肾融合，因此可能发生尿潴留，而须作外科处理。

（五）肾血管异常

常见者为肾动脉过多，约有 2～3 条，可发生于一侧或两侧，过多的血管一般发生在肾门水平，也有发生在肾下极的。如果发生在肾的下极，则可能在输尿管前方通过，因此，有可能压迫输尿管而引起输尿管阻塞或肾盂积水。肾血管的变异，常因低位应退化的胚胎期血管存留所致。肾血管异常时，可出现一永久性的外侧内脏动脉，它属主动脉的分支。当肾上升达到其最后的腹腔正常位置时，肾应由永久性的肾动脉所支配，而原来支配它的低位外侧内脏动脉便自行消失。可是在发育异常时，这种血管不但不消失，反而增大，因此可导致部分肾组织发生梗死现象。

（夏凤芝）

第二节 肾脏的大体解剖

一、肾的形态

肾是两个红褐色蚕豆样的实质器官，表面光滑，位于脊柱两旁，贴附于腹腔后上壁，属腹膜后器官。一般左肾细长，右肾宽短。肾的大小因人而略有不同，平均约长 10～12 cm，宽 5.5 cm，厚 3～4 cm，重 12 g，右肾较左肾稍大、稍重。女性肾脏较男性肾脏稍小、稍轻。

肾分上、下两端，内外二缘，前后两面。上端宽而厚，下端狭而薄。前面较凸，朝向腹外侧，后面较扁平，紧贴腹后壁。外缘稍凸，内缘凹陷呈窝状，称为肾门，为血管、神经、淋巴和输尿管出入处。肾门向内扩大，由肾实质所围成的腔隙，称为肾窦，窦内有动脉、静脉、淋巴管、神经、肾小盏、肾大盏、肾盂和脂肪组织。肾门的边缘为肾唇，可分为前后二唇，后唇较前唇显著。肾唇具有一定的弹性，该弹性有利于手术将肾门扩大。出入肾门的各结构组成肾蒂，蒂内肾静脉排列在前，动脉居中，输尿管在后，由上至下依次是肾动脉、肾静脉和输尿管。右侧肾蒂较左侧为短，因此临床上右肾手术难度较大。

二、肾的位置和毗邻

肾脏紧贴在腹膜后脊柱两侧的浅窝中，左肾相当于第 11 胸椎下缘至第 3 腰椎体上缘之间。右肾因受肝的影响略低于左肾 1～2 cm。小儿年龄愈小，肾脏相对愈大，下端位置也较低，位于第 4 腰椎水平，故 2 岁以内的健康儿的肾（特别是右肾）往往较年长儿易扪及。左右肾门分别平第 1 和第 2 腰椎水平。肾门在腰背部的体表位置，位于脊柱外侧缘与肋弓所形成的交角处，此角称为肾夹角或脊肋角，当肾有病变时，若触压或扣压此部位，常引起剧痛。

两肾纵轴并不平行，上极向内倾斜，下极向外展开。正常肾脏可向上下移动 1～2 cm。肾脏体表投影的位置通常位于后正中线的外侧 2.5 cm 和 8.5 cm 处分别作一垂直线，再于第 11 胸椎和第 3 腰椎棘突处各作一横线，在纵横线组成的四边形区域内即为两肾的表面投影区。某些肾脏疾患，若触压或用拳叩击该区时，也常引起疼痛。

两肾后面朝向内后，其毗邻关系几乎相同。上 1/3 贴附于膈肌与胸膜腔相邻，因此，在施行肾脏手术时应注意勿损伤胸膜，以免形成气胸。两肾后下 1/3 自内往外接触腰大肌、腰方肌和腹横肌。两肾前面因位置不同其毗邻关系各异。右肾近内侧缘接十二指肠降部，右上邻肝右叶，下外接结肠右曲。左肾上部为胃所覆盖，中部被胰腺横过，下部与空肠襻相邻，外侧与脾和结肠左曲相邻。两肾的上端均有肾上腺覆盖，由于肾上腺外包筋膜，因此肾移动时，肾上腺并不随之移动。了解肾的毗邻关系有重要的临床意义，因为它们之间的病变可以互相波及，彼此影响。

三、肾的被膜

肾由内到外有 3 层被膜。

（一）肾纤维膜

紧贴于肾表面，经肾门进入肾窦而衬于其底。肾纤维膜由致密结缔组织和少量弹力纤维组成，为肾的固有膜，薄而坚韧，具有保护肾实质的作用，肾破裂或肾部分切除后需缝合此膜。正常此膜和肾实质连接较疏松，易于剥离，若与肾实质发生粘连时则不易剥离。

（二）肾脂肪囊

又称肾床，为脂肪组织层，它包被在肾纤维膜的外面，在肾的边缘处最厚，且伸入窦内。施行肾窦内肾盂切开术时，它使剥离操作易于进行。此外，肾周围脂肪组织多时，肾比较固定。临床上作肾囊封闭，即将药液注入脂肪组织层内。

（三）肾筋膜

它包绕于肾和肾上腺，因此肾与肾上腺之间筋膜分隔，各居其鞘内，易于分离。故在摘除肾脏时，肾上腺可不受累。肾筋膜内面有数条纤维束经过脂肪囊连于肾纤维膜，这也有助于肾的固定。肾筋膜分前后两层，前者薄弱，后者较厚，两者在肾的外侧和肾上腺上方相会合，并连于膈下筋膜，但是两层筋膜在肾的内侧和下方彼此是分开的，因此临床上从骶骨前腹膜后充气时，气体可上达肾周，因而被应用于肾造影术。若发生肾周脓肿，脓液亦可沿肾筋膜向下蔓延。

肾位置的固定主要有赖于肾被膜，但是肾血管、腹膜以及腹内邻近器官的压力对肾的固定也有一定的作用。如固定装置不健全，肾将下垂（肾下垂）或游动（游走肾）。

四、肾脏的结构

从肾的纵剖面上，可将肾分为皮质和髓质两大部分。皮质位于髓质的周围，约占肾实质的 1/3，富含血管，呈红褐色。髓质位于皮质的内层，约占肾实质的 2/3。髓质可分为近皮质的外髓层和靠内侧的内髓层。外髓层又可分为髓质外带和髓质内带。髓质血管较少，呈淡红色，由 15～20 个肾锥体组成。自髓质延伸入皮质的条纹称为髓放线。髓放线之间有红色颗粒，由肾小管和肾小体组成，称为皮质迷路。两条髓放线与其周围的皮质迷路组成一个肾小叶。皮质伸入肾锥体之间直达肾窦的部分称为肾柱（内含叶间动、静脉和肾小体）。肾锥体的外侧条纹密集，颜色较深，即为髓质外带，内侧条纹较稀，颜色较浅，即为髓质内带。肾锥体底朝皮质，尖端钝圆为肾乳头，2～3 个肾乳头伸向 1 个肾小盏。每个肾乳头有 10～20 个集合管的开口，排列成筛状，称为筛区，尿液经筛区进入肾小盏内。肾小盏为漏斗形膜性管道，约有 7～8 个。相邻的肾小盏汇成 2～3 个肾大盏，肾大盏汇入单个扁平漏斗形的肾盂，出肾门后逐渐缩小，移行于输尿管。肾盂有三种形态，上述肾盂的类型最多见，称为中间型；其次为壶腹型，此型无肾大盏，各小盏直接开口于肾盂；最少见的为分支型，此型无肾盂，由肾大盏移行输尿管。熟悉肾盂的形态特点，对肾盂造影或切开术均有裨益。

五、肾脏血管和肾段

肾动脉多数是 1 条，通常是平第 1 腰椎，起源于腹主动脉，近肾门处分为前后两主干支，前支粗，供血区较大，后支细，供血区较小。前支进而分出上段，上前段，下前段和下段 4 支段动脉。后支延续为后段动脉。上段和下段动脉分别分布于肾上极前后部和肾下极前后部的肾组织。上前段和下前段动脉分别分布于肾前面中、上部和中、下部的肾组织。后段动脉分布于肾后面中间部的肾组织。肾动脉分布于一定区域的肾实质，称为肾段，即上段、上前段、下前段、下段和后段。由于各段动脉间很少吻合，缺乏交通支，因此各段间相邻的部位，形成一个乏血带，在施行肾部分切除术时，沿乏血管带切开肾，可减少出血。肾动脉的分布与肾被膜间的动脉有吻合现象，但是这类吻合支数量较少，口径较细，一旦肾动脉阻塞，尚不足以补偿该动脉的血液供应。

在以上 5 个段动脉中，上前段动脉和后段动脉的起点基本恒定，但是上段、下段和下前段动脉起点变异较大。例如下前段动脉可与上前段动脉或下段动脉共起一干；上段和下段动脉还可直接起自肾动脉干，腹主动脉，且不经肾门而入肾实质内。这种不经肾门而直接进入肾实质内的动脉，称为副肾动脉。在切除肾时，必须将副肾动脉予以结扎，否则误伤后可致大出血。

右侧下段动脉有时起点很低，往往由腹主动脉分叉处的稍上方发出，斜向上，在下腔静脉和输尿管前方进入肾下极，因此与肾动脉主干形成一下腔静脉周围动脉环。这一起点较低的动脉有可能使输尿管受压，在肾切除结扎肾蒂时，也可能压迫下腔静脉，使其血液回流受阻。

肾静脉位于肾门内侧、肾动脉前方并与之伴行。肾静脉离肾门后直接汇入下腔静脉。通常左肾静脉较右肾静脉约长 2～3 倍，故右肾手术时应注意保护下腔静脉。肾内静脉无一定的节段性，并有广泛的吻合，尤以肾乳头和肾小盏周围的吻合支较多，故结扎肾静脉的 1 个分支时，可不致影响静脉回流。

左肾静脉与右肾静脉不同，左肾静脉除接受肾的血液外，尚接受左肾上腺静脉、左精索静脉以及膈和体壁的静脉血液。

六、肾的血液循环

肾动脉入肾门后，在肾盂周围的脂肪组织中分支成数条叶间动脉，行进于锥体之间的肾柱内。叶间动脉在肾皮质、髓质交界处分出与肾表面相平行的弓状动脉。弓状动脉以规律性的间距，发出小叶间动脉呈放射状，行进于肾小叶之间，进入皮质迷路。在肾皮质部，小叶间动脉沿途不断发出许多入球小动脉，入球小动脉除起自小叶间动脉外，亦可起于弓状动脉或叶间动脉。每条入球小动脉可供应 1 个或数个肾小体，入球小动脉分支形成血管球。血管球汇集成出球小动脉后，又第 2 次形成球后毛细血管网。球后毛细血管汇合成小叶间静脉，经弓状静脉再汇入叶间静脉，最后入肾静脉离开肾脏。此外，小叶间动脉的终末支尚可形成肾被膜下毛细血管网，后者集合成星状静脉、小叶间静脉最后入肾静脉。弓状静脉与弓状动脉伴行与邻近的弓状静脉有丰富的吻合支。

髓质的血管来自出球小动脉，弓状动脉和小叶间动脉的分支，在髓质中与髓襻平行，称为直小动脉，其一方面发出分支形成毛细血管网，另一方面于髓质的不同深度，有时于乳头部，又直行上升返回，称为直小静脉，如此形成许多 U 形血管襻。直小动脉与直小静脉合称为直小血管，与它平列并行的有髓襻和集合小管(图 1-1)。

七、肾的淋巴和神经

肾的淋巴分为浅深两组淋巴管。浅组接受肾脂肪囊、肾被膜的淋巴，称为被膜淋巴丛。深组接受肾实质的淋巴，它分布于肾小体和肾小管周围，称为肾内淋巴丛，在动脉周围形成的淋巴网络远较静脉周围的要密集。两组淋巴管之间尚有吻合支，在肾门处汇集成较粗的肾门淋巴管，再引流入肾盂后淋巴结，最后汇入腰淋巴干。

发生恶性肿瘤时，肾门淋巴结易受侵犯，并可累及同侧肾静脉，导致同侧精索内静脉回流受阻和精索静脉曲张。

肾的神经支配较为广泛，有来自腹腔神经丛和肠系膜神经丛的神经，它们围绕肾动脉组成臂丛，还有来自胸腰段的内脏神经分支，其中包括从肾盂和输尿管上部来的痛觉纤维。

肾的副交感神经来自迷走神经，沿着肾蒂进入肾实质内，形成神经末梢网。

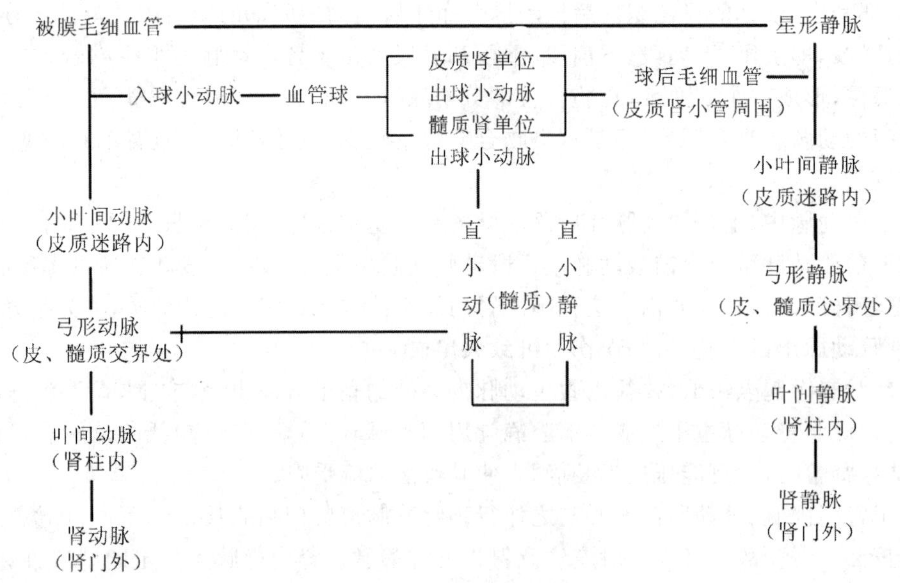

图 1-1　肾脏的血液循环

肾的传出神经末梢与肾内动脉、入球和出球小动脉伴行，这些神经纤维为去甲肾上腺素能和多巴胺能纤维。髓质内直小血管降支受肾上腺素能神经末梢支配。尚有密集的神经末梢围绕球旁装置。肾皮质的神经分布较为密集。

（夏凤芝）

第三节　肾脏的微细结构

肾脏主要由泌尿小管和肾间质组成。泌尿小管是能生成尿液的上皮性管道，包括肾小管和集合管两部分。肾小管为长而不分支的弯曲管道，其起始部膨大的肾小囊，与肾小球共同组成肾小体；另一端伸长盘曲，其末端汇入集合小管。集合小管从皮质至髓质直行，并逐级汇合由细变粗。集合管末端经乳头管开口于肾单位。肾间质指泌尿小管之间的结缔组织、血管和神经。

一、肾单位

肾单位是肾脏生成尿液的结构和功能单位。实际上集合管也参与尿生成过程，但因其胚胎的发生起源不同，习惯上未将集合管列入肾单位内。每一肾脏约有 100 万以上的肾单位。

每条肾小管长约 40 mm，人的肾小管总长度达 120 公里左右。根据结构和功能不同，肾小管依次分为近球小管、细段、远球小管三大部分（图 1-2）。近球小管在皮质迷路内的肾小体附近盘曲，称为近曲小管，后者离开皮质迷路经髓放线下行进入髓质，称为近球小管直部。然后管径突然变细，称为细段。当其反折 180°上行后，管径又复变粗，称为远曲小管直部。近球小管直部、细段、远球小管直部三者共同组与一“U”字形的襻状结构，称为髓襻，其位于髓放线内。远球小管直部在髓放线内上行，重返皮质迷路，在肾小体附近盘曲，称为远曲小管。远曲小管与弓形集合小管相连接，后者通向直集合小管、乳头管和肾小盏。

泌尿小管在肾内的走行有一定的规律，故其各个节段在肾内的分布也有一定的部位。肾皮质中主要是肾小体、近曲小管和远曲小管；髓放线和髓质外层的外带中主要有近球小管直部、远球小管直部和直集合小管；内带中有降支细段、远球小管直部和直集合小管；髓质内层中有降支细段、集合管和乳头管。

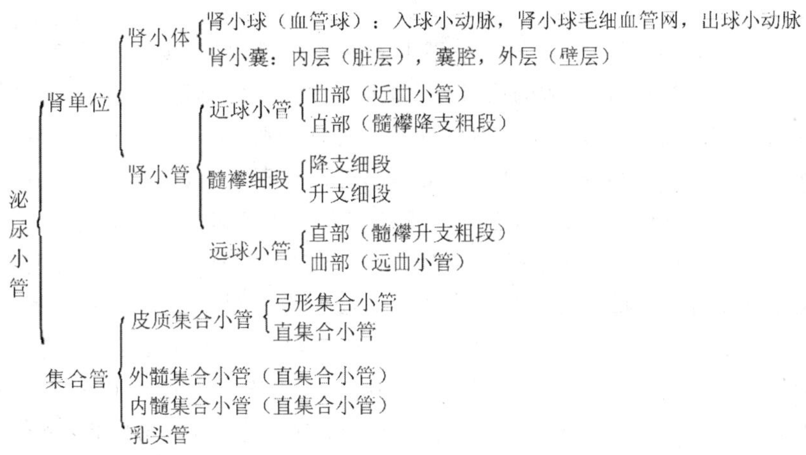

图 1-2　泌尿小管的组成

根据肾小体在皮质的位置，肾单位又可分为皮质浅表肾单位和髓旁肾单位。皮质浅表肾单位的肾小体位于肾皮质的浅表和中部，占肾单位总数的 85%，其发生较晚，肾小体的体积较小，肾髓襻特别是细段较短，只能伸至髓质外带，有的甚至不进入髓质即返折回皮质部。其出球小动脉离开肾单位的肾小体后，又围绕相关的肾小管形成毛细血管网。这些毛细血管网营养相关的小管细胞，并摄取已被重吸收的物质。由于皮质浅表肾单位数量多，又位于肾血液供应的远端，因此肾单位易发生缺血性损害而影响泌尿功能。髓旁肾单位的肾小体位于皮质深层，靠近髓质处，其发生较早，肾小体较大，比皮质浅表肾单位或皮质中部肾单位的大约 50%，髓襻及细段均较长，可伸至髓质的内带，有的几乎达到肾乳头。从其肾小球出来的出球小动脉不直接分成毛细血管，而与髓襻平行下行成为直血管的降支，而后又返折成为直血管升支。升支与降支之间有小毛细血管相沟通。髓旁肾单位的数量较少，约有 15%，其髓襻的直小血管的形态特征与尿浓缩和稀释功能密切相关。位于皮质中部的肾单位，称皮质中部肾单位，其结构介于上述两型之间。肾脏有较强的代偿能力，切除一侧肾脏后，另一侧肾脏仍能完成泌尿功能。

（一）肾小体

分布于肾皮质迷路和肾柱内。肾小体为圆球形，直径约 150～250 μm，由肾小球和肾小囊组成。肾小囊为近球小管起始部位膨大，向内凹陷成杯形的双层囊状结构。肾小球由入球小动脉分支为众多毛细血管襻而成，嵌入肾小囊的杯口内。肾小体有两极，一极是肾小球的小动脉出入处，称为血管极，与之相对的另一极称为尿极，为肾小囊腔与肾小管连接处。

1.肾小球

又称血管球。入球小动脉由血管极处进入肾小囊，然后分为 3～5 条初级分支，每支又分成几条相互吻合的毛细血管襻，各襻又盘曲成毛细血管小叶伸向尿极。最后，各小叶的血管又返折回到血管极并汇合成出球小动脉而离开肾小囊。入球和出球小动脉之间有血管系膜分隔。每个肾小球毛细血管全长约 2.5 cm，若以每肾为 100 万个肾小球计算，那么毛细血管总长可达 25 km。毛细血管管壁总面积约 0.75 m^2，如此巨大的血管壁面积，对肾小球的滤过作用极为有利。

入球小动脉粗短，出球小动脉细长，二者口径之比约为 2∶1，因此使肾小球内的血压高于其他毛细血管。但在髓旁肾单位中，入球与出球小动脉口径大致相等，因此其肾小球滤过率较低。肾小球毛细血管内皮细胞呈扁平梭形，核大向管腔突出，胞浆内有少量线粒体。电镜下可见内皮细胞上有许多圆形小孔(称为窗孔)，孔径 50～100 nm，孔的数目较多，约占内皮细胞总的 30%～40%。它并非真正的小孔，用透射电镜观察新鲜肾制备标本，见到有一层极薄的由糖蛋白组成的隔膜覆盖于小孔上，此膜是由细胞外膜延续而来，其电子密度较周围的低，但成年人内皮细胞的小孔上却无此隔膜。此外，与其他毛细血管的另一显著差别是肾小球毛细血管几乎完全缺乏微吞饮小泡。

2.肾小囊

又称 Bowman 囊。其外层为壁层，由单层扁平上皮构成，细胞界限清晰并有基底膜，细胞呈多角形，有一条中央纤毛和少数微绒毛，在肾小体的尿极处，扁平上皮与近球小管上皮细胞相连续。囊的内层为脏层，系上皮在血管极处返折而成，并紧包在毛细血管襻的外面。脏、壁二层之间为肾小囊腔。脏层由一种形态特殊的细胞，即足细胞组成，其外形与乌贼相似，胞核圆，位于中央，胞浆内有发达的高尔基体，胞体较大呈星形，突向管腔，它有反复分支的突起，也突向囊腔。先是从足细胞体伸出几个较大的初级突起，其大小不一，方向各异。继而初级突起又分出许多指状的次级突起，有的还分出 3 级突起，其形状大小更不规则。各级突起又发出许多薄而短的突起依附于基膜，并通过基膜而贴在毛细血管壁上，这种突起称为足突。次级突起和终末突起可互相交错，形成栅栏状的指状交叉，均覆盖在毛细血管壁上，并通过基膜的外稀层加以固定。突起之间有长 300～500 nm、宽 25～60 nm 的空隙，称为裂孔，裂孔的总面积相当于肾小球毛细血管总面积的 2%～3%。孔上有一层厚约 4～6 nm 的隔膜，称为裂孔膜，裂孔膜上有小孔。裂孔膜由中间层和横桥组成，中间层位于中间，横桥(直径约 7 nm，长约 14 nm)排列在两边，相邻两个横桥之间有长 14 nm、宽 4 nm 的小孔。横桥内侧附着于中间层，外侧附着在足突上。

足细胞突起内有丰富的微管和细丝，有收缩性，可调节裂孔的宽度，影响裂孔的通透性。足细胞胞浆内具有发达的高尔基体，粗面内质网和大量游离的核蛋白体等，表明足细胞有旺盛的合成物质的功能。

基膜位于毛细血管内皮细胞与足细胞之间，薄而相连续。成人厚约 0.3 μm，老年人基膜厚于幼儿。电镜下可见基膜分 3 层。中层电子密度较高称为致密层，内外两层电子密度较低，分别称为内稀层和外稀层。其中内稀层最薄，约 20～40 nm，外稀层次之，约 40～50 nm，而致密层最厚，约 200～240 nm。基膜位于毛细血管外，但并非完全包着每一根毛细血管，而是从一个毛细血管连续到另一个毛细血管，即包绕在一组毛细血管的外面，将内皮细胞与足细胞分开，同时也将系膜与足细胞分开，而内皮细胞与系膜之间没有基膜，只有少量系膜基质。基膜性质类似水合凝胶，其成分 90%为蛋白质(主要是胶原蛋白，占 58%)及少量糖类(8%)和脂类(2%)，其中非极性的胶原样物质集中在致密层，而极性的非胶原样物质集中在内、外二层。由糖蛋白、胶原蛋白和脂蛋白构成基膜的微细纤维网孔，孔的直径小于 10 nm，糖蛋白分子的排列发生变化可影响孔径的大小，从而改变基膜的通透性。基膜是由内皮细胞和足细胞形成，衰老的基膜则由系膜细胞清除，如此不断地维持基膜的更新。

毛细血管内皮细胞、基膜和足细胞突起间的裂孔膜共同构成肾小球滤过的屏障，称为滤过膜。人类两侧肾脏的总滤过面积与体表面积相近，约为 1.5 m^2，而且每一层膜都能限制一定大小的物质通过。无机盐和直径小于 10 nm 的铁蛋白(分子量为 460 000)均可通过内皮细胞的窗孔，但它不能通过基膜。一般直径在 10 nm 以上的大分子难以通过基膜，而分子量为 170 000 的髓过氧化酶虽能通过内皮细胞窗孔和基膜，但却被足细胞的裂孔膜所阻档，由于裂孔膜的总面积很小，因此裂孔膜是滤过膜的主要屏障。正常情况下，分子量小于 70 000 以下的小分子物质，如水、电解质、葡萄糖、尿素、多肽、辣根过氧化物酶(分子量为 40 000)以及少量分子量较小的蛋白质，如清蛋白均可通过 3 层膜而进入肾小囊腔内。因此，血浆中的物质除了大分子蛋白质外，均可通过滤过膜进入肾小囊形成原尿。

此外，滤过膜的通透性还与滤过膜表面所带电荷有关。由于足细胞、内皮细胞、肾小囊壁层细胞和系膜细胞表面以及基膜均含有带负电荷的唾液酸蛋白(或称小球阴离子)，滤液中有带负电荷的物质，因同性电荷相斥而不能滤过。肾疾患时，唾液酸蛋白减少导致蛋白尿。

3.血管系膜和系膜细胞

血管系膜可分为球外系膜和球内系膜两部分，分别存在于入球与出球小动脉之间和肾小球毛细血管之间的间质内。两者在血管球的近血管极处相连，它们均由系膜细胞，包括球外或球内系膜细胞以及基质组成。系膜细胞的数量较多，毛细血管内皮细胞、系膜细胞和足细胞三者的比例为 3：2：1。球外系膜细胞参与组成球旁复合体。球内系膜从肾小体血管极处广泛地联系着每个毛细血管小叶，它使肾小球悬吊在肾小体的血管极处。球内系膜细胞，约占肾小体细胞总数的 25%～30%。细胞呈星形，有突起，核小而圆，染色深，电镜下显示细胞具有多个突起，有的突起可伸入内皮细胞与基膜之间，或经内皮细胞之间而伸入毛细血管腔内。系膜细胞的胞质内有较发达的内质网，线粒体、粗面内质网和高尔基复合体，丰富的核蛋白体和微管、微丝以及少量的溶酶体和吞噬体等。

系膜细胞的功能表现为能吞噬异物，清除陈旧的基膜，摄取沉积在基膜上的抗原抗体复合物，并能合成基膜的组成物质，因此在维持基膜的更新与修复中具有重要作用；还能转移和处理某些大分子物质，如滤过时被阻留在基膜上的大分子物质（牛血清蛋白、聚合丙种球蛋白等）；由于系膜细胞的微丝内有肌动蛋白和肌球蛋白等故有收缩功能，系膜细胞的收缩对肾小球的血流量具有调节作用，从而影响了肾小球的滤过率；系膜细胞还能分泌肾素，此作用类似于球旁细胞；在系膜细胞中出现了有丝分裂，特别在肾小球炎时，球内系膜细胞分裂增生、数目增多；在肾小球中，系膜细胞对毛细血管壁有支持作用。

系膜的基质性质均匀，电子密度比基膜的低。基质存在于系膜细胞、内皮细胞和基膜之间的空隙内，由胶原和糖蛋白组成，并形成一些间隙性通道，允许一些小分子物质如铁蛋白、辣根过氧化物酶、右旋糖酐等物质通过。这些物质进入系膜区后，可被系膜细胞吞噬，因此系膜细胞虽然不是直接地调整滤过屏障，但是由于它们的吞噬和吞饮作用，可以处理或清理滤入系膜的物质，由此对滤过作用也具有重要作用。

（二）肾小管

肾小管包括近球小管、细段和远球小管 3 部分，其管壁均由单层上皮、基膜和少量网状纤维组成。基膜含有不定形物质、成纤维细胞和纤维。肾小管各段的结构特点随功能不同而异。

1.近球小管

近球小管是肾小管的起始段，也是肾单位中最长、最粗和最弯曲的一段。直径约 50～60 μm，长约 14 mm，约占肾小管长度的 1/2。组织学上可将近球小管分为皮质表浅的曲部和伸入髓质的直部；超微结构上可分为三段（P1、P2 和 P3 seg ments），P1 段为近曲小管的起始部；P2 为近曲小管曲部的其余部分和直部的起始部；P3 为直部的其余部分并与髓襻降支细胞段相连接。

(1)近球小管曲部：也称近曲小管。位于皮质迷路，占据着皮质的大部分，蟠绕于肾小体附近，曲管的上皮和肾小囊外层上皮相连续。曲管上皮由单层立方或锥体形细胞组成。光镜下细胞界限不清，胞质嗜酸性，胞核较大呈圆形，位于基底部，染色较浅。朝向管腔的游离面有刷状缘，底部有纵纹。

电镜下细胞界限极不规则，上皮细胞基底部及侧面向四周伸出不规则突起（称为侧突），相邻的侧突互相嵌合，形成指状突起交叉以致细胞界限不清。基底部纵纹的形成是由质膜反折所致，称为基底褶，褶间有大量长杆状线粒体，纵向排列在基底的褶间，线粒体为近曲小管提供三磷酸腺苷（ATP）和主动转运的能量。靠近细胞基底部的侧突分出许多更小的次级侧突，伸入相邻细胞的基底褶之间的突隙内。次级侧突与基底褶之间的空隙迂回曲折，构成广泛的细胞间隙迷路，因此细胞的表面积大为增加。细胞的游离面有许多微绒毛（150～200 个/μm^2），微绒毛细长，排列紧密，相当于光镜下的刷状缘。微绒毛含有直径为 50～60 nm 的轴状微丝束，规律地排列在胞浆顶部。近来发现大鼠小肠微绒毛上皮含有肌凝蛋白、肌纤蛋白和原肌凝蛋白，因此为微绒毛的收缩提供了结构依据。人两肾近曲小管微绒毛表面积可达 50～60 m^2，由此极大地增加了吸收的表面积。微绒毛的外面有一层脂蛋白和黏多糖组成的质膜，质膜上有碱性磷酸酶、蛋白激酶、氨肽酶、半乳糖酶和高浓度的 ATP 酶等。两个微绒毛之间的质膜下陷，形成顶部小管，顶部小管向下延伸到胞质深部，由曲管变为小泡，称为顶部小泡，小泡互相融合成顶部大泡。顶部小管和顶部大、小泡内衬有糖衣。某些蛋白质（清蛋白）和碳水化合物等大分子物质，可通过近曲小管上皮细胞的吞饮作用经顶部小管和顶部大、小泡而入上皮细胞内。例如，静注辣根过氧化物酶后，首先出现于顶部小管中，其次是顶部小泡，最后见于顶部大泡内，这可能是近曲小管从原尿中吸收蛋白质的一种方式。顶部大泡内的蛋白质进一步浓缩，在溶酶体的作用下蛋白质分解为氨基酸被吸收利用，不能吸收的部分则成为残体而排出细胞，故在动物年岁较大或尿中蛋白质较高者，近曲小管中的顶部小管和顶部大、小泡及初级溶酶体都随之增加。

电镜下可见近曲小管上皮细胞核有明显的核仁，发达的高尔基器位于核的上方或侧面。细胞中常有微体、多泡体、微管、微丝与较多的粗面和滑面内质网、溶酶体、以及游离的核糖体。其中，微体外包有厚约 65 nm 的膜，某些动物的微体与滑面内质网、粗面内质网相连，微体不含酸性磷酸酶，但含有过氧化氢酶、

D 氨基酸氧化酶等。微体与糖原异生、乙醇和甲酸等的氧化作用有关。

电镜下还观察到近曲小管的相邻细胞间存在紧密连接,但连接处并不完全封闭。在冰冻蚀刻标本上见到紧密连接中的封闭线仅一二条,且不连续,存在着裂缝,因此将具有这种紧密连接的上皮称为"渗漏上皮"。或者说细胞间的紧密连接和细胞间隙之间存在着细胞旁分流小道,其在调节水和溶质的吸收方面具有一定的作用。

(2)近球小管直部:又称髓襻降支粗段。结构与曲部相似,但其上皮细胞较曲部的矮,胞质中线粒体体积小、数量少、溶酶体少。突起和质膜内褶不如曲部的发达,细胞游离端的微绒毛数量少而短。

近球小管 P1、P2 和 P3 段的结构特点显然包括在近球小管曲部和直部之中,3 段中以 P1 段的发育最好,具有近曲小管的一些特点。P3 段的结构与近球小管直部的相似。P1 段位于皮质迷路,其管周毛细血管分布密集;P2 段位于皮质迷路边缘和髓放线内,其管周毛细血管丛较稀少;P3 主要位于外髓区的外带,其血液供应来自直小血管的升支。在超微结构上,皮质浅表肾单位、皮质中部肾单位和髓旁肾单位近球小管三段的结构之间,并无明显差异。

2.细段

近球小管直部在髓质外带管径突然变窄(从 60 μm 变为 15 μm),由立方上皮突然变为扁平上皮,刷状缘也突然消失。有的细段较长,有的较短,人体细段以后者多,它比前者约多 7 倍。

在超微结构上,细段分为 4 段。短襻降支细段,长襻降支细段上部和下部以及升支细段。短襻降支细段的上皮细胞扁平,细胞间无指状突起交叉,仅有少数微绒毛,紧密连接,主要位于细胞顶部,连接处含有几条封闭线。长襻降支细段上部管壁较厚,扁平上皮较高并因动物种属不同而异。在大鼠、小鼠等动物中,上皮细胞具有丰富的指状突起,紧密连接较浅,仅有 1 条封闭线,因此细胞旁小道明显,细胞间隙较宽。此外,尚有顶部微绒毛、大量线粒体以及钠一钾 ATP 酶。在兔和豚鼠也可能包括人在内,其长襻降支细段上部的结构较简单,无明显的细胞旁小道和指状突起,紧密连接较深,有几条封闭线,然而微绒毛和线粒体均较多,基底间隙迷路较发达。长襻降支细段下部上皮结构更为简单,细胞扁平,直径 15 μm,厚约 1.2 μm,基底外侧部规律地出现基底褶,腔面有短而不规则的微绒毛,细胞间的紧密连接较深,有几条封闭线。升支细段在哺乳动物中,其结构较一致,从内髓降支细段转变为升支细段时,在发生返折以前,其细胞结构即有一个短距离的移行过程,因此在功能上返折段应属于升支细段。升支细段上皮非常扁平,与降支细段上部相比,指状突起少但仍较明显,紧密连接很浅,仅有 1 条封闭线,细胞间隙较宽,微绒毛少。现已证明,髓襻在尿液的浓缩中起着重要作用。

3.远球小管

可分为直部和曲部。

(1)远球小管直部:又称髓襻升支粗段,从襻升支细段向直部的移行,在多种动物中是突然发生的,但在人是逐步过渡的。髓旁肾单位的远球小管的直部最短,而皮质肾单位的则最长。在髓质水平,短襻远球小管直部的上部较长襻的要厚。远球小管直部末端有致密斑。

远球小管直部位于髓质内部并经髓放线上升到皮质,管长约 4 mm,直径约 30 μm。上皮细胞为立方形,核圆居中或近腔面,胞质染色较浅,嗜酸性,细胞分界清楚。电镜下,细胞微绒毛短而少,基底部有质膜内褶,故而纵纹明显,质膜内褶处有许多钠泵。褶间有许多细而长的线粒体,它们多位于细胞基底部,粗面和滑面内质网散在于胞浆中,细胞器丰富。紧密连接较深,有数条封闭线。

(2)远曲小管曲部:又称远曲小管,位于皮质内,管长 4.5～5 mm,直径 20～50 μm,其长度显著短于近曲小管,因此在组织切片的横切面上,远曲小管的数量较近曲小管的为少。管壁结构与直部相似,但上皮细胞较大,呈立方形,核常位于细胞顶部,胞质弱嗜酸性,游离面无刷状缘。电镜下可见游离面有许多短小的微绒毛突起,侧缘和基底部有大量分支状突起,与近曲小管上皮相似,形成指状突起交叉,而且更为明显,但是基底纵纹,胞质内褶溶酶体均不如直部的发达。胞质内含有最大量的线粒体,垂直排列位于基底褶内。胞质内还有许多核糖体,核周有发达的高尔基复合体以及粗面和滑面内质网,细胞顶部胞质中常见小囊泡。

二、集合管

集合管分为弓状集合管、直集合管和乳头管 3 段。全长约 20～38 mm。弓状集合管连接远曲小管，呈弓状走行于皮质迷路内，进入髓放线汇合成直集合小管，经髓质下行至锥体乳头改称乳头管。在集合管下行过程中不断汇合成较大的管，约经 7 次汇合后接于乳头管。乳头管直径达 0.2～0.3 mm 开口于筛区。集合小管管径由细(皮质部的为 40 μm)逐渐增粗(乳头管的为 200～300 μm)。管壁上皮由立方形(皮质部的集合小管)逐渐变为高柱状(乳头管，然而人的乳头管仍为立方形)。胞质染色清明，核圆，位于中央，着色深，细胞界线清楚。电镜下集合小管上皮简单，细胞器少，细胞游离端有稀疏的微绒毛，胞头侧突不明显。

弓状集合管中含有两种细胞，亮细胞或称主细胞和暗细胞或称润细胞，均为立方形或低柱状细胞。暗细胞占 35%～40%，胞核常位于基底部，表面微绒毛较亮细胞的长，偶尔可见纤毛。有外侧指状突起，质膜内褶较发达。胞质内有大量小的卵圆形线粒体、溶酶体和核蛋白体，细胞器相当丰富。胞质着色深，顶部胞质中有许多囊泡，因而胞质显得较暗。亮细胞占 60%～65%，胞质清晰，线粒体、细胞器和顶部胞质中的囊泡均较少。细胞底部的基底褶不发达，无刷状缘，微绒毛短。紧密连接较深，有数条封闭线。

直集合管上皮中也有少许散在的暗细胞。一般认为暗细胞代表功能活跃的细胞，低 K^+ 时暗细胞数目增多，可能在使尿液酸化方面有一定作用，但是亮细胞和暗细胞的功能尚不清楚。乳头管管径较大，直径约 200～300 μm，上皮细胞增高，呈单层柱状，排列整齐，乳头管上皮无暗细胞，全由亮细胞组成，胞核位于中央，细胞器少，基底褶少，紧密连接较深。乳头管开口于乳头筛区，此处其柱状上皮则与乳头表面的上皮相连续。

三、球旁复合体

球旁复合体也称近血管球复合体或肾小球旁器(juxtaglo merular apparatus，JGA)，均因其位于肾小体附近而得名。由球旁细胞、致密斑和球外系膜细胞组成。球旁复合体位于肾小体的血管极处，约呈三角形，致密斑位于三角区的底部，入球小动脉和出球小动脉分别在两侧，球外系膜细胞居于三角区的中心。

(一)球旁细胞

在入球小动脉进入肾小球前 40～50 μm 处，该动脉中膜平滑肌变成上皮样(又称为类上皮细胞)，具有平滑肌和上皮细胞的特点和分泌功能。每一入球小动脉管壁一般可见 4～6 个球旁细胞，有的可多达 15 个。球旁细胞体积大，呈立方形或多边形。电镜下核圆居中，胞质弱嗜碱性、着色浅，内含类似平滑肌原纤维的纤维束，富含粗面内质网，游离的核糖体和线粒体，高尔基体发达。胞质中含有许多圆形或卵圆形的颗粒，外被有膜，颗粒呈均质状，直径约 10～40 nm，电子密度深浅不一。免疫细胞化学方法证明，用荧光抗体(抗肾素)能与球旁细胞内的分泌颗粒发生特异反应，说明球旁细胞分泌肾素或肾素前体。肾内肾素含量与球旁细胞颗粒成正比，用微电极测得颗粒细胞的膜电位为－70 MV，当细胞外 K^+ 浓度升高时出现去极化，肾素分泌减少，提示细胞分泌与电活动有关。已证明 90%以上的肾素系球旁细胞分泌。肾素有血管紧张原酶，能使血管紧张素原转变为血管紧张素Ⅰ。

球旁细胞还分泌红细胞生成酶，机体在缺氧情况下，红细胞生成酶释放增加，后者作用于肝细胞所产生的促红细胞生成素原，使之转变为促红细胞生成素以刺激红细胞生成。球旁细胞具有平滑肌特点，其胞质中含有肌丝。

球旁细胞与内皮紧贴，二者之间无弹性膜和基膜，因此细胞分泌物易于释放入血。用免疫荧光组化法证实球旁复合体的神经为终末轴突，亦即它们具有分泌特殊递质的囊泡，大多数囊泡属于单胺类，为单胺类神经。从入球小动脉行至出球小动脉的神经纤维网包绕，神经轴突或其分支与肌上皮细胞、颗粒细胞紧密接触，二者均是儿茶酚胺神经的靶细胞；交感神经兴奋也可引起颗粒细胞释放肾素。

(二)致密斑

由近肾小体血管极处的远曲小管起始部管壁的上皮细胞分化而成。由于这些细胞形成一个椭圆盘状聚合区，故称为致密斑。细胞直径 40～70 μm，呈高柱状，排列紧密，着色深，核椭圆位于细胞顶部。电镜下细胞的高尔基复合体位于细胞底部，胞质内有溶酶体、内质网、自噬体等。细胞基底部质膜内褶不发达，线粒体较小。致密斑经常与出球小动脉和球外系膜细胞直接接触，与球外系膜细胞之间仅有一层薄而相连续的基膜分隔，在入球小动脉处与球旁细胞的接触却不恒定，致密斑常发出指状突起到球旁细胞，二者之间仅隔以连续的基膜。由此可见，致密斑与球旁复合体的其他成分关系密切。用组织化学方法测知致密斑内富含葡萄糖-6-磷酸脱氢酶，推测后者与致密斑信息传递有关。已证明致密斑系对远曲小管液的 Na^+ 负荷变化的敏感细胞，可影响球旁细胞分泌肾素。

（三）球外系膜细胞

又称极垫细胞。位于入球小动脉、出球小动脉与致密斑之间的三角区内，与血管球内系膜细胞相连续。在移行区处，二者的结构非常相似，与球内系膜细胞一样，球外系膜细胞类似于肌上皮细胞。细胞体积小，有短小突起，着色浅。胞浆内有微丝，有的胞浆内含有颗粒。球外系膜细胞与致密斑相连接可感受间质内溶液成分和浓度的变化，从而影响肾素分泌。在低钾性肾病和阿狄森病时，球外系膜细胞可转变为球旁细胞。上述特点提示它们与肾素的分泌代谢有关。不过，球外系膜细胞的功能尚未完全阐明。

出球小动脉靠近血管球，在其管壁内有一种含有较多颗粒的上皮样细胞，这些细胞虽不含肾素，但与致密斑紧密接触，说明这两种结构在功能上有关，因此，出球小动脉被认为是球旁复合体的一种成分。

（夏凤芝）

第二章

肾脏的生理功能

第一节　肾脏的基本生理功能

肾脏基本生理功能包括排泄废物、调节体液以及酸碱平衡、分泌激素。以维持机体的内环境稳定，使新陈代谢正常进行。

一、肾脏对代谢废物的排泄

机体在代谢过程中产生多种废物，其中除少量蛋白质代谢产生的含氮物质可从胃肠道排泄外，绝大部分代谢产物均由肾脏排出。尿素、肌酐为主要的含氮代谢产物，这些物质可被肾小球滤出。肌酐不被重吸收，但当血浓度增高时，少部分可经肾小管分泌，尿素则有相当一部分可被重吸收，特别是在肾脏血流下降时，尿素的重吸收分数增加，使血中尿素水平上升，该现象称为肾前性氮质血症。

代谢中还可产生一些有机离子，另一些药物也属有机阴离子或阳离子，这些有机离子也主要经肾脏排泄；肾小管的分泌作用对这些物质的排泄起重要作用。当肾功能不全时，可引起代谢产物的潴留，这与尿毒症症状的产生有一定关系。

二、肾脏在维持机体体液平衡、酸碱平衡中的作用

内环境（包括渗透压、电解质、酸碱度等）的稳定是机体细胞与组织进行正常代谢，完成正常功能的前提。肾脏在维持内环境稳定中起重要作用。包括肾脏对细胞外液量的调节，肾脏对细胞外液渗透浓度的调节以及肾脏对酸碱平衡的调节。

三、肾脏的内分泌功能

（一）分泌激素

如肾素、前列腺素、激肽、活性维生素 D、促红细胞生成素等。肾脏可通过产生与分泌这些激素影响全身或肾脏本身的代谢与功能。

（二）为机体部分内分泌激素的降解场所

如胰岛素，许多胃肠道激素中的很大部分由肾脏降解。当肾功能不全时，这些激素的生物半衰期明显延长，从而引起代谢紊乱。

（三）为肾外激素的靶器官

如抗利尿激素（ADH）、甲状旁腺素（PTH）、降钙素、胰高血糖素等，可影响与调节肾脏功能。

（马学涛）

第二节　肾血流量及肾小球滤过率

在成年人，双肾重量占体重的0.4%，但他们的血流量占静息状态下心输出量的25%，高于心脏、肺、脑等器官的血供量。肾脏的血供大部分分布在含有肾小球的肾皮质，约10%分布在外髓部，仅1%～2%到达内髓乳头部。肾血流及其分布特点对排泄废物，调节机体电解质、酸碱度、渗透压的相对稳定有重要意义。

一、肾小球滤过率

血液流经肾小球时，血浆经肾小球滤过膜滤出，形成肾小球滤液。单位时间内肾小球滤液的形成量为肾小球滤过率(GFR)。肾小球滤过膜由3层结构组成。①含有窗孔的毛细血管内皮细胞。②基膜。③上皮细胞或由其形成的足突。该滤过膜具有高度的通透性，除血浆中大分子物质(如蛋白质)外，所有小分子物质均可自由通过，故肾小球滤液又称超滤液，除不含血浆蛋白外，其余成分均与血浆相似。正常人肾小球滤液形成量很大，每日约150 L。

二、肾小球滤液形成的决定因素

影响肾小球滤过率的因素主要有以下几个方面：

(一)毛细血管内压

主要由入球、出球小动脉阻力控制。毛细血管内压增加，GFR亦增加，毛细血管内压对GFR的影响呈线性关系。

(二)肾血浆流量

血浆流量对GFR的影响主要通过影响血浆胶体渗透压上升速度而实现。血浆流量减小，血浆胶体渗透压上升速度加快，使压力平衡点前移，因而在毛细血管后段可无滤液形成。但如肾血浆流量增加超过一定值，血浆胶体渗透压上升很少，这时如血浆流量再增加，对GFR的影响则甚小。

(三)动脉血清蛋白浓度

主要受机体清蛋白的合成与降解速度影响。血浆胶体渗透压与GFR呈反比，表现为双曲线关系。

(四)滤过膜的通透系数(Kf)

Kf代表滤过膜的通透系数，指滤过膜对水的通透性与整个滤过面积的乘积。Kf增加，GFR增加，但当肾小球内滤过压已达平衡，Kf再增加，只能使压力平衡点前移，而不再增加GFR；反之，Kf减少，则GFR减少。

三、肾小球滤过率及肾血浆流量的调节

(一)自身调节

当肾脏的灌注压在一定范围变化时[10.7～24 kPa(80～180 mmHg)]，肾血流量(RBF)及肾小球滤过率基本保持不变。

当灌注压的变化超过一定范围后，自身调节将失去作用，GFR及RBF将随灌注压的改变而变化。

(二)管球反馈

到达远端肾小管起始段NaCl发生改变，可致该肾单位血管阻力发生变化，从而引起肾小球滤过率改变，此现象称为管球反馈(TGF)。该反馈的感受部位为致密斑，效应器主要为入球小动脉和出球小动脉。高速灌流髓襻时，主要表现为入球小动脉收缩；低速灌流时，入球、出球小动脉同时收缩。此外，肾小球滤过率的改变也可能与Kf的改变有关。

TGF的生理意义为在肾单位水平上，通过调节肾小球滤过率，使远端肾小管流量维持在一个狭小的变化范围内，以使远端的肾小管作更为精细的调节。

TGF的敏感性可受多种因素的影响。入球小动脉的张力是决定TGF敏感性的主要因素，各种入球小动

脉扩张的因素如降低血压、多巴胺、组胺、心钠素等可抑制 TGF；而使入球小动脉收缩的因素，如血压升高、去甲肾上腺素、血管加压素可增强 TGF。呋塞米（速尿）由于抑制致密斑 NaCl 的重吸收，故可抑制 TGF。

（三）肾神经

肾脏有丰富的神经支配，神经末梢主要分布在入球小动脉、出球小动脉、小球系膜区以及肾小管。刺激肾神经可引起入球、出球小动脉收缩，但对入球小动脉作用更为明显，还可引起系膜细胞收缩，导致 GFR、RBF 下降。肾神经兴奋还可刺激肾素释放，通过血管紧张素Ⅱ影响肾功能。肾神经主要为肾上腺素能纤维，其直接的缩血管作用与刺激 α 受体有关。在正常情况下，肾神经对 GFR、RBF 影响小，但在出血、麻醉、心力衰竭、疼痛等情况下可引起神经介导的肾血管收缩，使 GFR、RBF 下降。

（四）血管活性物质

1.血管紧张素

血管紧张素Ⅱ（AT）可引起入球、出球小动脉收缩，引起系膜细胞收缩，Kf 下降。同时 AT 可刺激肾脏释放前列腺素 E_2（PGE_2）。PGE_2 可对抗 AT 引起的入球小动脉收缩，使 AT 对入球小动脉的作用不表现出来。在正常情况下，AT 为调节出球小动脉阻力的主要因素。外源性灌注 AT 可引起 GFR、RBF 下降，但 GFR 下降的程度明显小于 RBF，使滤过分数（FF、GFR/RBF）升高。

2.腺苷

腺苷为 ATP 的代谢产物，刺激 AT 受体可引起入球小动脉阻力增加，出球小动脉阻力下降，使 GFR 下降，滤过分数下降。刺激 AT 受体可抑制肾素释放。刺激 A2 受体，可引起入球、出球小动脉扩张。小剂量腺苷可刺激 TGF，而大剂量则抑制 TGF。目前认为腺苷为调节肾血管阻力的重要因素。

3.前列腺素

前列腺素（PG）为花生四烯酸的代谢产物。在基础情况下，PG 产生甚少，对肾脏血流动力学的作用小。当有 AT、肾神经兴奋等缩血管作用因素存在时（如低血容量、慢性失钠、充血性心力衰竭、肝硬化），PGE_2 产生增加。此时如使用阿司匹林、吲哚美辛（消炎痛）等可使 RBF、GFR 明显下降。

4.激肽

激肽（如缓激肽）可使肾血管扩张，离体的预先用去甲肾上腺素收缩的出球小动脉舒张。激肽系统可与肾素血管紧张素系统、PG 系统相互作用。

5.心钠素

灌注心钠素可引起 RBF、GFR 升高，滤过分数增加。心钠素主要使出球小动脉收缩，入球小动脉舒张，同时使 Kf 值增加。

6.内皮素

内皮素具有很强的缩血管作用，主要产生于内皮细胞的多肽。内皮素可引起 GFR、RBF、Kf 的显著下降，但滤过分数升高。内皮素还可与各种血管活性物质相互作用，促使前列环素（PGI）、内皮细胞源性舒张因子、心钠素分泌。在活体实验时，内皮素可引起肾素产生增加。

四、肾小球滤过膜对大分子物质的屏障作用

正常情况下，血浆蛋白等大分子物质不能通过肾小球滤过膜。滤过膜的屏障作用由以下两部分组成：

（一）机械性屏障

分子直径＜2 nm 的物质可自由通过。肾小球滤过膜，随着分子直径的增大，通过滤过膜的能力减小，当分子直径达 4 nm 时，通透性接近“0”。机械性屏障的能力与滤过膜上的孔径大小以及构型有关。

（二）电荷屏障

正常情况下，血浆清蛋白不能通过肾小球滤过膜，而与清蛋白分子直径相同的中性右旋糖酐则较易通过。这是因为清蛋白在正常血浆 pH 时带负电荷，而肾小球滤过膜含有盐酸、硫酸肝素等多糖，也带负电荷，形成电荷屏障，阻止带负电荷的清蛋白滤出。在某些病理状态下，滤过膜上的负电荷消失，大量清蛋白经滤过膜滤出，形成蛋白尿。

（马学涛）

第三节　肾小管的重吸收作用与排泌作用

一、肾小管重吸收作用

肾小管的主要功能在于有选择性重吸收原尿中的内容物。原尿中水分的99%由肾小管重吸收,其中约80%在近曲小管与钠一起呈等渗重吸收,其余的水分由肾小管其余部分及集合管根据体内需要呈高渗性重吸收原尿中的糖、氨基酸、维生素、微量蛋白等在近曲小管重吸收。原尿中的钾和70%～80%的钠由近曲小管和髓襻重吸收,其余的钠主要在远曲小管重吸收。其他电解质如钙、镁、氯、碳酸盐、无机磷等也大部分在肾小管重吸收。故原尿和最后排出体外的尿液不仅在量上有差异(一般尿量仅为原尿量的1/100),而且在质上也有很大不同。肾小管不仅对原尿中的水分重吸收,而且对人体水分和细胞外渗的渗透压也有重要的调节作用。

二、肾小管排泌作用

(一)远曲小管排泌氢离子

远曲小管和集合管的管壁细胞中有碳酸酐酶存在,它能催化二氧化碳与水结合成碳酸,碳酸游离出氢离子,从远曲小管的上皮细胞排泌入管腔中,并与尿中的钠离子进行交换,把氢排泌出去,将钠吸收回来。这一过程可使尿液酸化,从而调节人体的酸碱平衡。

(二)远曲小管产生并排泌氨

远曲小管上皮细胞中的谷氨酰胺酶及氨基酸氧化酶能分别使谷氨酰胺及氨基酸脱胺并与氢离子结合成氨(NH_3),排入肾小管腔中,再与氢离子结合成铵(NH_4^+)用于交换管腔中的钠,起到保钠排氢的作用,以调节人体酸碱平衡。

(三)远曲小管排泌钾离子

在远曲小管腔中,钾离子也能与钠离子交换,形成碳酸氢钾,从而排钾保钠。在血浆钾离子浓度高的情况下,远曲小管上皮可以多排钾离子、少排氢离子;反之,在人体缺钾时,远曲小管排钾减少,排氢则增加。

此外,肌酐、尿酸、有机酸及不少药物、毒物亦由肾小管排出。

(马学涛)

第四节　肾脏的内分泌功能

肾脏具有以下内分泌功能:通过近球旁器分泌肾素,调节血压;产生红细胞生成素,促进红细胞的生成;产生前列腺素,具有扩张血管及排钠作用;产生1-羟化酶,生成1,25-二羟维生素D_3[1,25-$(OH)_2D_3$],调节钙、磷代谢。

一、调节血压

在肾小球的入球小动脉壁与远曲小管接触部位,有一特殊结构称肾小球旁器,它是由来自入球小动脉壁的球旁细胞、从远曲小管方形上皮细胞转化而成柱状的致密斑以及位于入球小动脉与出球小动脉之间的间质细胞组成。球旁细胞是一种牵张感受器,能感受血容量和血压的变化,分泌肾素。致密斑是一种钠感受器,当肾小管液中钠浓度减少时,致密斑就兴奋,促使球旁细胞分泌肾素。当间质细胞遇到刺激时,可转化为球旁细胞,分泌肾素。肾素可使血液中的血管紧张原转变为血管紧张素Ⅰ,并经肺及肾的转化酶作用生成血管紧张素Ⅱ,它直接使小动脉平滑肌收缩,引起血压上升;同时通过刺激肾上腺皮质,增加醛固酮分泌而促进肾小管对水和钠的回吸收，扩张血容量，也可升高血压。

二、促进红细胞生成

主要通过肾脏产生肾性红细胞生成因子，能使肝脏合成的促红细胞生成素原转变为促红细胞生成素，作用于骨髓干细胞，促进定向干细胞向红细胞系列发展，并促进幼稚红细胞的成熟和释放，当肾脏广泛损害时，分泌减少。

（马学涛）

第五节　中医“肾”理论的生理基础

“肾”为先天之本，具有重要的生理功能。从临床实践和现代研究来看，“肾”的功能涉及现代生理学中肾的泌尿排泄功能、内分泌功能与生殖功能。此外，“肾”与其他脏腑功能也有密切关系。

一、“肾”的基本理论

古人称“肾”为水火之脏，阴阳之宅。肾阴肾阳又称真阴真阳、元阴元阳、真水真火。它是生命之根，各脏腑阴阳之本。肾阴肾阳是肾中精气生理效应的两个方面。阴者以宁静、抑制、凝聚而形成，是为阴中之水，对各脏腑起滋润、濡养作用。它是人体生殖、生长发育，构成人体精血形质，维持生命活动的物质基础。肾阳以鼓动、兴奋、蒸腾化气，对机体各脏腑器官起温煦、推动作用，是为水中之火，人非此火，不能有生。阴阳是矛盾的对立统一体，因此在探讨“肾”的近代生理学基础时，应当运用对立统一法则，从多种生理功能的相互联系进行综合的分析。“肾”具有多方面的重要生理功能。

（一）“肾”藏精，主人体的生长发育和生殖

《素问·六节脏象论》：“肾者主蛰，封藏之本，精之处也”。“肾”所藏之精，来源于先天和后天两个方面。先天之精禀受于父母，可称为“生殖之精”。后天之精是通过脾胃消化吸收而来的水谷之精气以及脏腑之精气，故又称“脏俯之精”。两者相互依存，相互为用，是实现“肾”的生理功能的物质基础。“肾”中精气的主要生理作用是促进机体的新陈代谢、生长发育和生殖功能。机体这方面的功能与“肾”气的盛衰有密切关系。其现代生理学基础则涉及内分泌与生殖系统的功能。

（二）“肾”主水液

《素问·逆调论》：“肾者水藏，主津液”。人体水液代谢调节有赖于肺、脾、肾、三焦、膀胱的功能协调配合。其中“肾”中精气的蒸腾气化起着主要作用，特别是尿液的生成与排泄，在维持体液代谢平衡中起着关键作用。如若“肾”中精气蒸腾气化失常，则可引起关门不利，水液代谢障碍而出现尿少、水肿等症。

（三）“肾”主骨、生髓、通于脑，其华在发

骨与髓的生长发育及脑的功能，都和“肾”有关。“肾”主骨生髓，精髓可以化生为血。齿为骨之余，发为血之余，故齿发的生长状况与“肾”气的盛衰有关，也是机体生长发育和衰老的标志。脑为髓之海，“肾”气的盛衰，关系到脑力的强弱。

（四）“肾”主纳气

“肾”能摄纳肺所吸入的清气，为人体所用。肺为气之主，“肾”为气之根，肺主出气，“肾”主纳气。“肾”的纳气功能正常，则呼吸均匀和调。如肾不纳气，则呼吸表浅，动辄气喘，呼多吸少。

（五）“肾”与其他器官的关系

肾”为精血之海，五脏六腑之精亦藏于“肾”。“肾”中阴阳为元气之根，脏腑之本，具有推动各脏腑功能，调节其正常生理活动的作用。若“肾”中精气不足而致肾阳虚或肾阴虚时，可导致其他脏腑的阴阳失调。

“肾”开窍于耳。肾精充沛，上濡耳窍，则听力聪敏。如肾精亏损，体海不足，则出现耳鸣、耳聋等。

“肾”又开窍于前阴(指男女外生殖器及尿道的总称)和后阴(指肛门)。二阴的生理功能主要由肾主持。“肾”与“膀胱”互为表里。在“肾”的气化作用下生成尿液,输入膀胱。《素问・灵兰秘典论》说:“膀胱者,州都之官,津液藏焉,气化则能出矣”。膀胱的贮尿和排尿功能,全赖于肾的气化功能。

二、肾的泌尿排泄功能

(一)肾脏的生理功能

现代对肾脏生理的研究,表明其功能是多方面的。①作为泌尿排泄器官,排除对机体有害的代谢废物。②通过控制尿的浓缩与稀释,调节人体水和无机盐代谢以及影响体液的分布。③排除体内产生的氢离子,调节机体的酸碱平衡。④产生一些具有生理活性的物质(激素),如肾素、促红细胞生成素、前列腺素和活性维生素 D_3,从而影响血压、红细胞生成及骨骼的生长发育。这些生理功能是中医“肾”的现代基础的重要部分。

(二)尿的生成

尿的生成是通过肾单位和集合管完成的,包括 3 个相互联系的步骤。即:肾小球的滤过作用、肾小管和集合管的重吸收作以及肾小管和集合管的分泌排泄作用。

1.肾小球的滤过作用

当血液流经肾小球毛细血管时,除血细胞和大分子血浆蛋白质外,水分和小分子物质可以通过滤过膜滤出到肾小囊内,生成原尿。每分钟从两侧肾脏滤过的原尿量,称肾小球滤过率,正常成年人平均约为 125 mL/min。每日共有 180 L 之多。正常成年人两肾每分钟的血浆流量约为 650 mL。原尿滤过量与肾血浆流量之比称为滤过分数,即 125/650=0.19 左右。

滤过膜由肾小球毛细血管内皮层、肾小囊脏层以及两层之间的基膜组成。滤过膜有一定的通透性。在正常情况下,血浆清蛋白(分子量为 69 000)在滤液中的含量不超过血浆中浓度的0.2%,分子量小于清蛋白的物质如葡萄糖、菊粉可以不受阻碍的滤出,分子量大于 69 000 的球蛋白、纤维蛋白原等则不能通过滤过膜。决定滤过膜通透性大小除了它的孔径大小机械屏障作用外,还由于滤过膜中含有一种带负电荷的唾液蛋白,对带负电荷的物质(如清蛋白)产生同性相斥作用而难以通过,此称为电学屏障作用。能推动肾小球滤过的有效净压力称为有效滤过压。它的大小取决于 3 种力量的对比,肾小球毛细血管血压为推动滤过的力量,而血浆胶体渗透压和肾小囊内压力则对抗滤过作用。故:有效滤过压=肾小球毛细血管血压-(血浆胶体渗透压+囊内压)。肾小球滤过作用受 3 方面因素的影响。一是滤过膜的变化,其通透性或滤过面积的变化都可影响滤过。其次是有效滤过压的变化,凡影响肾小球毛细血管血压、血浆胶体渗透压或囊内压的因素,均可影响有效滤过压从而影响尿的生成。第三是肾血流量的变化,如肾血流量显著减少,可致少尿或无尿。

2.肾小管集合管的重吸收作用

原尿在流经肾小管和集合管的过程中,绝大部分的水份和对人体有用的物质,又重新被吸收入体内。肾小管和集合管对各种物质的重吸收作用是有选择性的。一类如葡萄糖,在正常情况下滤过的葡萄糖能完全被重吸收。但是当血糖浓度升高超过一定限度时(8.9～10.02 mmol/L),肾小管对葡萄糖就不能完全吸收了,尿中开始出现糖,此临界值是尿中开始出现糖时的最低血糖浓度,称为肾糖阈。水和电解质大部分可被重吸收,一般从尿中排出的水和 NaCl、KCl 等仅为滤过量的 1%。而尿素和肌酐等代谢废物则仅有小部分被重吸收或完全不被重吸收。

许多物质的重吸收(如葡萄糖、氨基酸、钠与钾)是肾小管上皮细胞的生物学功能,能逆浓度差或电位差转运该物质至体内,这一过程需要消耗能量,称为主动重吸收。而水份或某些负离子(如 Cl^-、HCO_3^-),可依赖于浓度差或渗透压差或电位差进行扩散或渗透,而重新吸收入体内,此种方式称为被动重吸收。

小管液中溶质的浓度将影响重吸收作用。如果小管内溶质浓度增加,将使渗透压升高,从而阻碍水的重吸收,产生利尿作用,称为渗透性利尿。肾小管和集合管上皮细胞的功能状态也将对重吸收作用产生影响,如某些利尿剂即是通过抑制钠的重吸收而起利尿作用。近端小管的重吸收率与肾小球的滤过率之间密切相关。肾小球滤过率增加，近端小管的重吸收率也增加，反之，肾小球滤过率减少，则近端小管的重吸收率也减少。这一现象称为球一管平衡。

3.肾小管和集合管的分泌和排泄功能

(1) H^+ 的分泌与 H^+-Na^+ 交换：体内物质代谢过程中经常产生一些酸类，但肾小管上皮细胞能将 H^+ 分泌到管腔中随尿排出。H^+ 的分泌是通过肾小管上皮细胞的生化反应，在碳酸酐酶的作用下，CO_2 与 H_2O 结合生成 H_2CO_3，后者又立即离解为 H^+ 与 HCO_3^-，H^+ 分泌入管腔，而 HCO_3^- 则保留在小管上皮细胞内。在 H^+ 分泌入管腔的同时，Na^+ 扩散入细胞内，形成 H^+-Na^+ 交换。Na^+ 与 HCO_3^- 进入体内，成为机体的碱贮备力，而 H^+ 分泌入尿液中则使尿液酸化，故 H^+ 的分泌和 H^+-Na^+ 交换具有排酸保碱作用。故肾功能障碍将导致酸中毒。

(2) K^+ 的分泌与 K^+-Na^+ 交换：肾小球滤过的 K^+ 几乎全部在近球小管被重吸收。尿中每日排出约 2～4 g K^+ 是由远曲小管和集合管所分泌的。K^+ 的分泌是被动转运过程，由于小管细胞内 K^+ 的浓度高于小管内液中的浓度，同时由于远曲小管和集合管对 Na^+ 的主动重吸收而使小管内电位梯度下降。故 K^+ 的分泌也是伴随着 Na^+ 的重吸收同时进行的，称为 K^+-Na^+ 交换。

(3) NH_3 的分泌：NH_3 是体内氨基酸代谢产物，以谷氨酰胺的形式运至肾脏，由远端肾小管分泌入尿中，也可由小管上皮细胞内氨基酸脱氨基作用而生成 NH_3，分泌到管腔内，NH_3 分泌入管腔后，与 H^+ 及 Cl^- 形成 NH_4Cl(铵盐)而随尿排出。

(4)其他物质的分泌：肌酐、对氨基马尿酸、以及进入体内的药物如青霉素、酚红等，可由肾小管排泄到管腔内。在肾小管和集合管分泌过程中，H^+ 的分泌是关键环节。H^+ 的分泌是通过肾小管上皮细胞的代谢活动而完成的，碳酸酐酶是这一反应的限速酶。若使用碳酸酐酶抑制剂抑制此反应，H^+ 的分泌将受抑制。H^+ 和 K^+ 的分泌都和 Na^+ 的主动重吸收有关，即 H^+-Na^+ 交换和 K^+-Na^+ 交换。二者之间存在竞争作用，即 H^+-Na^+ 交换增多时，K^+-Na^+ 交换减少，反之亦然。

(三)肾脏泌尿功能的调节

1.抗利尿激素

抗利尿激素是下丘脑神经细胞所产生的一种神经多肽激素，通过垂体后叶释放进入血液，其主要作用是提高远曲小管和集合管上皮细胞对水的通透性，从而促进水的重吸收，发挥抗利尿效应。当体内水负荷状态发生变化时，可通过血浆晶体渗透压的改变和循环血量的改变，调节抗利尿激素的分泌。如体内缺水时，血浆晶体渗透压(主要由 NaCl 所形成的晶体渗透压)升高，刺激渗透压感受器，引起抗利尿激素的合成和分泌增加，使肾小管和集合管对水的重吸收增多，尿量减少，以保留体内水分。反之，则抗利尿激素分泌减少，尿量增多，以排出体内多余的水分。此为渗透压感受性调节。另一调节途径是，如体内水负荷多，循环血量增加时，将刺激左心房及胸腔大静脉壁内的容量感受器，通过神经反射，抑制抗利尿激素分泌，使尿量增加，以排出过多的水分。反之，当血容量减少时，则抗利尿激素分泌增多，以加强肾小管和集合管对水的重吸收。此为容量感受性调节。

2.醛固酮

醛固酮是肾上腺皮质球状带所分泌的一种类固醇激素，其作用是促进远曲小管和集合管对 Na^+ 的主动重吸收及 K^+ 的排出，即促进 K^+-Na^+ 交换。与此同时也促进水的重吸收。故醛固酮分泌过多，将造成体内 Na^+ 和水潴留，发生水肿。若醛固酮分泌减少，则 Na^+ 与水丢失，血量减少，血压下降，并可出现高血 K^+。醛固酮的分泌主要受肾素－血管紧张素的调节，形成肾素－血管紧张素－醛固酮系统。当肾动脉血压下降和肾血流量减少时，将引起肾小球旁器的近球细胞分泌肾素。肾素是一种蛋白水解酶，能使血浆中的血管紧张素原(一种 α_2 球蛋白)水解，生成血管紧张素Ⅰ(10 肽)，再经血液和组织中(特别是肺组织)转换酶的作用，生成血管紧张素Ⅱ(8 肽)。血管紧张素Ⅱ有较强的缩血管作用，并可刺激醛固酮分泌。血管紧张素Ⅱ可进一步被氨基肽酶水解为血管紧张素Ⅲ(7 肽)，它主要刺激醛固酮分泌。醛固酮分泌多，促进肾小管对钠与水的重吸收，于是细胞外液及循环血量回升，血压升高，增加了肾的血液供应。通过这一机制，以保持体液平衡。此外，远曲小管液中钠离子减少，可刺激致密斑引起肾素的释放，交感神经兴奋及肾上腺素和去甲肾上腺素增加，也可引起肾素释放。

肾素－血管紧张素－醛固酮是一个在功能上相连接的系统，在临床某些疾病的发生和发展上有重要意义。肾脏疾患（如肾炎、肾结石）常引起高血压。而高血压病肾动脉硬化使肾脏血液供应不足又导致肾素释放增多，通过血管紧张素使醛固酮分泌增加，进一步加剧了血压上升，形成恶性循环。高血压患者常表现有阴虚阳亢的证候，可能与此有关。肾属水，肝属木，肾水不足，则水不涵木，肝阳上亢，治宜滋水涵木。研究证明，滋补肾阴的方药如六味地黄汤，能扩张肾血管，增加肾血流量，从而抑制肾素的释放，减少血管紧张素的生成与醛固酮的分泌。当血钠浓度降低和血钾浓度升高时，能刺激醛固酮分泌，使 Na^+ 的重吸收增加和促进 K^+ 的排出。反之，则醛固酮分泌减少，尿中排 Na^+ 多而排 K^+ 少，以调节机体水盐代谢平衡。血钠和血钾浓度的影响可能是直接作用于肾上腺皮质球状带细胞。

3.心钠素

当体内细胞外液容量增加及血钠增多时，回心血量增加，刺激心房感受器，使心钠素生成和释放增加，通过血液循环作用于肾小管，抑制钠和水的重吸收，有强大的排钠利尿作用。由此看来，心脏可作为调节水盐代谢平衡的一个重要的内分泌器官，心与肾二者有密切联系。

（四）膀胱的功能与排尿

膀胱的主要功能是贮存尿液和进行排尿。“膀胱者，州都之官，津液藏焉，气化则能出矣”。（《素问・灵兰秘典论》）。排尿是一个神经反射过程，基本中枢在腰骶部脊髓。

三、内分泌生理

（一）概述

1.内分泌与激素的基本概念

内分泌系统包括内分泌腺及分散存在于机体各处的内分泌细胞。其分泌物直接透入血液或体液，在体内发挥作用。内分泌细胞所产生的具有高生物学效应的化学物质，称为激素。

2.激素的生理作用及其作用特点

激素的生理作用很广泛、很重要。包括。①调节机体的新陈代谢。②促进机体生长发育与影响衰老过程。③调节机体生殖功能。④影响神经系统的发育和活动。⑤影响和调节机体其他内脏器官的功能。可见，内分泌系统的功能与中医“肾”的功能有密切关系。激素作为生物信息的载体，起着传递信息的信使作用（第一信使）。其作用具有高效性和高度特异性，各种激素之间又有相互联系与相互影响，或相互协调，相互增强，或相互制约、相互拮抗。机体正常生理功能的调节是多种激素相互平衡、协调的结果。

3.激素作用的原理

激素需作用于生物细胞，才能发挥其作用。含氮类激素首先与细胞膜受体发生特异性结合，再通过一系列生化反应，生成某些物质（如 cAMP、cGMP、Ca^{2+} 等），在细胞内传递信息，引起生物学效应，这些在细胞内传递信息的化学物质称为第二信使。类固醇激素能透过细胞膜，进入细胞内，与特异性胞浆受体结合形成复合物，此复合物再进入细胞核内，与核受体结合，通过调节基因的作用而实现激素的生物学功能。

（二）垂体

1.腺垂体激素及其生理作用

(1)生长激素：生长激素是一种由 191 个氨基酸构成的单链蛋白质。其作用是。①促进蛋白质合成，促进骨骼、肌肉与纤维母细胞的生长，但对脑的发育生长无影响。②对代谢的影响：促进蛋白质合成。促进脂肪分解，游离脂肪酸进入肝脏，经氧化提供能量。生理剂量促进糖的利用，过量则抑制葡萄糖的利用，升高血糖。

(2)催乳素：是由 199 个氨基酸组成的蛋白质。其主要生理作用是促进乳腺生长发育，引起并维持泌乳。可能影响卵巢功能，小剂量对孕酮合成起促进作用，大剂量则抑制黄体功能。

(3)促激素。①促甲状腺激素（STH）：为一种糖蛋白激素，其作用是促进与维持甲状腺的功能。②促肾上腺皮质激素（ACTH）：由 39 个氨基酸组成的直链多肽。其生理作用是促进与维持肾上腺皮质束状带分泌糖皮质激素。③促性腺激素：包括促卵泡素（FSH）和黄体生成素（LH）。FSH 主要促进卵泡的发育与成熟，在男性促进睾丸精子的生成。LH 促进排卵、黄体生成与分泌，在男性促进睾丸间隙细胞分泌雄激素。

（4）促黑激素：为一种多肽激素。其主要作用是促进色素颗粒在细胞内散开，使肤色加深。

2.腺垂体功能的调节

腺垂体的功能受下丘脑神经激素的调节。下丘脑基底部“促垂体区”能产生多种神经多肽激素，通过垂体门脉系统到达腺垂体，以调节腺垂体各种激素的分泌，故又统称下丘脑调节性多肽。它们是促甲状腺激素释放激素（TRH），促性腺激素释放激素（GnRH），促肾上腺皮质激素释放激素（CRH）、生长素释放激素（GHRH）、生长激素释放抑制激素（GHRIH）、催乳素释放因子（PRF）、催乳素释放抑制因子（PRIF），促黑激素释放因子（MRF）、促黑激素释放抑制因子（MIF）。下丘脑这些调节性多肽的合成和释放，又受外周血液中靶腺激素水平的反馈性调节。当血中甲状腺激素、性激素、皮质激素等水平升高时，可反馈性地抑制下丘脑神经调节性多肽及腺垂体激素的分泌，称为长环反馈。垂体促激素的反馈作用称为短环反馈。下丘脑调节性多肽的自身反馈性调节，则称为超短环反馈。

3.神经垂体

神经垂体属于下丘脑神经组织的延伸部。其所产生的激素来自下丘脑神经内分泌，由视上核合成抗利尿素（又称加压素）和室旁核合成催产素，通过神经垂体释放入血。

（三）甲状腺

1.甲状腺激素及其生理作用

甲状腺激素为含碘的酪氨酸衍生物，主要有四碘甲腺原氨酸（甲状腺素，T_4）和三碘甲腺原氨酸（T_3）。主要生理作用如下。

（1）促进能量代谢，使基础代谢升高，耗氧量和产热量增加。大剂量促进肠道吸收糖增加与肝糖元分解，血糖升高。促进脂肪分解，加速胆固醇的合成与胆固醇转化为胆酸。生理情况下促进蛋白质合成，分泌过多则使蛋白质大量分解。

（2）促进机体生长发育和组织的分化发育，特别对脑、骨骼和性腺的发育与生长尤为重要。

（3）维持神经系统的兴奋性，使心率加快，心肌收缩力加强。

2.甲状腺机能的调节

主要受腺垂体分泌的促甲状腺素的调节。血中 T_3、T_4 水平升高对下丘脑一垂体呈负反馈调节作用。

（四）甲状旁腺激素、降钙素及维生素 D_3

甲状旁腺激素为单链多肽。其主要生理作用是调节钙磷代谢。作用于骨使破骨细胞增殖，加强溶骨作用。作用于肾脏促进肾小管对钙的重吸收和抑制磷酸盐的重吸收。结果使血钙升高，血磷降低。降钙素为甲状腺旁细胞（C 细胞）所分泌，由 32 个氨基酸组成的多肽。其作用与甲状旁腺激素相反，使血钙降低。维生素 D_3 对钙磷代谢的调节也很重要。维生素 D_3 必须先由肝脏转化为 25-OH-D_3，再经肾脏进一步转化为 1，25-二羟-D_3，然后释放入血发挥作用。它能促进小肠上皮细胞对钙的重吸收，也加强肾小管对钙的重吸收，升高血钙水平，促进骨的钙化。

（五）胰岛

现已知胰岛分泌多种激素。

1.胰岛素

为 β 细胞所分泌，为 51 个氨基酸组成的蛋白质。主要调节糖代谢，促进组织细胞对糖的利用，促进糖原合成、抑制糖原分解，抑制糖的异生，因而使血糖降低。促进脂肪合成，抑制脂肪分解。促进蛋白质合成与 DNA 和 RNA 的生成，抑制蛋白质分解。故被认为是机体内能量贮存激素。

2.胰高血糖素

为胰岛 α 细胞所分泌的 29 肽单链。其对糖、脂肪和蛋白质的代谢作用与胰岛素相反。

(六)肾上腺皮质

肾上腺皮质能分泌糖皮质激素(以皮质醇为代表)、盐皮质激素(以醛固酮为代表)和少量性激素。均为类固醇化合物。糖皮质激素是人体内重要激素,增强机体对有害刺激的耐受力,对维持生命很重要,参与机体"应激"反应。当机体受到伤害刺激时,糖皮质激素大量分泌,以提高机体的耐受力。临床应用药理剂量的糖皮质激素有抗炎、抗过敏、抗毒和抗休克效应。糖皮质激素明显影响机体的物质代谢。促进蛋白质分解,抑制蛋白质合成。促进糖的异生,抑制糖的利用,使血糖升高。使体脂分布改变,形成向心性肥胖。此外,糖皮质激素还能增强造血功能,使红细胞、血小板和中性粒细胞增加,但使淋巴细胞和嗜酸细胞减少。对心血管系统有"允许作用",增强血管平滑肌对去甲肾上腺素的敏感性。促进胃酸和胃蛋白酶生成。糖皮质激素的分泌主要受腺垂体 ACTH 的调节。血中皮质激素的水平升高对下丘脑－垂体呈负反馈抑制。

四、生殖生理

(一)男性生殖生理

1.睾丸

男性的主要性器官是睾丸。其功能是生成精子和分泌雄性激素。睾丸的曲精细管是生成精子的场所,间质细胞能合成与分泌雄激素。

2.雄激素的生理作用

雄激素包括睾丸酮、雄烯二酮、去氢异雄酮。以睾丸酮的生物活性最强。雄激素的生理作用是促进精子的生成;刺激雄性附性器官的发育并维持其功能;刺激并维持雄性副性特征;维持性欲。此外还能刺激食欲,促进蛋白质合成。

3.睾丸功能的调节

睾丸的功能主要受腺垂体促性腺激素的调节。FSH 促进精子生成,LH 刺激间隙细胞分泌雄激素。睾丸支柱细胞产生的抑制素反馈性抑制 FSH 分泌,血中雄激素水平升高则反馈抑制 LH 分泌。

(二)女性生殖生理

1.卵巢的功能

(1)卵巢的生卵作用:卵子是由卵巢产生的。从青春期以后,每个月经周期一般仅有一个卵泡发育并排卵。排卵发生在月经周期第 14 天左右。排卵后,残留的卵泡壁颗粒细胞转变为黄体,具有重要的内分泌功能。如未受孕,则黄体维持约两周后退化为白体。

(2)卵巢的内分泌功能。①雌激素:雌激素为 C_{18} 类固醇,主要是雌二醇,还有雌酮及少量雌三醇。排卵前雌激素由成熟卵泡所分泌,排卵后则来自黄体。雌激素的生理作用是:促进女性生殖器官的发育,使子宫肌增厚,子宫内膜增生,乳腺发育;增强输卵管和子宫平滑肌的活动;增加宫颈黏液分泌并呈稀薄水样;促进和维持女性副性特征。此外,还有促进体内水和钠潴留的作用。②孕激素:孕激素是一类含 21 碳原子的甾体激素。卵巢产生的主要是孕酮,来自黄体所分泌,也有少量 17-羟－孕酮。孕酮的生理作用是:在雌激素的基础上,使子宫内膜进一步增长,呈分泌期变化;抑制子宫和输卵管平滑肌的活动;抑制母体对胚胎的免疫排斥反应;刺激乳腺腺泡的发育;减少宫颈黏液分泌量,使之变为黏稠。

(3)卵巢功能的调节。①卵巢的功能受下丘脑－垂体促性腺激素的调控。下丘脑通过产生促性腺激素释放激素(GnRH),调节腺垂体 FSH 和 LH 分泌。FSH 促进卵泡的发育成熟,并在 LH 参与下促进卵泡分泌雌激素。LH 刺激卵泡分泌雌激素,促进排卵,促进黄体生成和分泌孕酮。②血中性激素水平对下丘脑－垂体有反馈调节作用。当血中雌激素水平升高时,对垂体 FSH 的分泌呈抑制作用。但对 LH 的分泌为正反馈效应,促进其分泌,引起排卵前 LH 高峰。血中孕酮水平升高,对下丘脑－垂体主要呈负反馈作用,抑制 FSH 及 LH 分泌。③卵巢内可产生某些非甾体性因子,参与卵巢功能的调节。这些因子主要呈抑制作用,如抑制素、卵母细胞成熟抑制物、FSH 结合抑制物、黄体化抑制物等。称为卵巢内局部调节因子。卵巢具有合成前列腺素的能力,并随月经周期而呈生理波动,参与排卵、黄体的生成与退化过程的调节。

2.月经周期

月经周期的产生，是在下丘脑—垂体神经内分泌的调节下，女性生殖器官形态和功能呈周期性变化，表现为每月 1 次的阴道流血现象，故称为月经周期。这种变化，可分为 3 期。

(1)月经期：约 3～4 天。此时子宫内膜崩溃、脱落、出血。

(2)卵泡期(增殖期)：行经后，腺垂体又开始分泌 FSH。在 FSH 作用下，卵巢内新的卵泡开始发育，逐渐成熟并分泌雌激素。由于雌激素的作用，使子宫内膜增生。到此期末，由于雌激素的正反馈作用，导致 LH 分泌高峰出现，引起排卵。此期约 10 天左右。

(3)黄体期(分泌期)：排卵后生成黄体。黄体分泌雌激素和孕酮，使子宫内膜进一步增长，呈分泌期变化，为受孕后胚泡的着床作准备。如若排卵未受孕，由于孕酮的负反馈作用，FSH 及 LH 的分泌都受到抑制，卵巢黄体功能失去促性腺激素的支持而退化为白体。白体无内分泌功能，雌激素和孕酮分泌下降，子宫内膜不能维持，而发生崩溃脱落流血，即月经来潮。黄体期约 14 天。女性月经初潮年龄约在 12～14 岁。到 45 岁以后，卵巢功能逐渐衰退，卵泡停止发育，月经变为不规则，以至停经，称为更年期。进入老年后为绝经期。

3.胎盘的内分泌功能

受孕后，胚胎在子宫内发育生长。在妊娠过程中，母体与胎儿之间建立了密切的相互关系。由胚胎组织与母体组织共同组成的胎盘，是实现母体与胎儿之间物质交换的器官，也是一个复合的内分泌器官，同时还是母体与胎儿之间的免疫学屏障。胎盘作为一个复合的内分泌器官，能产生多种内分泌激素，对维持妊娠具有重要的生理作用。

(1)人绒毛膜促性腺激素(hCG)：是由胎盘滋养层合胞体所分泌的一种糖蛋白激素。其主要生理作用是维持妊娠时黄体功能，促进黄体分泌孕酮，这对维持早期妊娠是关键。hCG 可抑制母体对胎儿的排异反应。此外，hCG 还可刺激卵泡的发育与引起排卵。在雄性可促进睾丸的内分泌功能与精子生成。在排卵受孕后 7～10 天，外周血中即可检出 hCG 的存在，可作为早妊诊断的依据。如果妊娠早期 hCG 水平过低，则预后有流产的可能。患滋养细胞肿瘤，则血中 hCG 水平升高。

(2)人胎盘生乳素(HPL)或称人绒毛促生长素(HCS)：为滋养细胞产生的一种多肽。具有生乳素作用，同时具有生长激素活性，也可能有营养黄体的作用。HCS 在妊娠 5～6 周方可测出，此后呈进行性增长。围产期测定 HCS，有助于监护胎儿的健康。

(3)甾体激素：妊娠 3 个月后，胎盘能合成大量雌激素与孕酮，因而可以完全代替卵巢黄体功能，以维持正常妊娠。

(4)其他蛋白质与多肽激素：胎盘还能产生一种特异的妊娠 β_1-糖蛋白(SP_1)。它可与甾体激素相结合，作为激素的运输工具，还表现对淋巴细胞免疫活性有抑制作用。此外，胎盘还可以产生促肾上腺皮质激素、促黑激素及促甲状腺激素，可能对促进母体的新陈代谢调节营养有一定意义。

五、“肾”的现代研究

中医理论是在临床实践中发展起来的，关于“肾”的概念也是根据临床见证而形成的。“肾”是宏观的功能上的概念，不能等同于现代解剖学上的肾脏或某一个内分泌腺。根据“肾”的功能及临床表现，涉及人体水液代谢、泌尿、生殖、生长发育、骨的生长、机体对不利环境的抵抗力、皮肤色素、耳的功能等，这些功能与现代内分泌学有密切关系，涉其人体许多重要的基本生命活动。以下将从几个具体方面介绍有关“肾”的现代研究。

(一)肾阴、肾阳的生理学基础

“肾”有阴阳，为水火之脏。肾阴肾阳被称为人体的元阴元阳、或真阴真阳，为生命之本。临床辨证首先要辨阴阳。肾阳虚的临床表现主要为阳气不足，全身机能衰退，面色皖白，形寒肢冷，四肢不温，腰膝酸痛，发白易脱，头眩耳鸣，周身浮肿，阳痿早泄，月经稀少甚或闭经等。肾阴虚主要表现为阴虚火旺，如面颊潮红，五心烦热，咽干口燥，皮肤干燥，失眠多梦，眩晕耳鸣，腰膝酸痛而不冷等。关于肾阴肾阳的生理学机制，主要有以下研究。

1.肾阴肾阳与下丘脑－垂体－内分泌腺轴的功能

从“肾”的功能及其临床表现来看，包含了现代内分泌系统的功能。人体内分泌系统是一个广泛的功能系统，各种内分泌激素在体内各有其生理作用，但又不是孤立的。各激素之间在作用上互相依存、互相协调，有的又互相拮抗，互相制约。因此，可以将人体内分泌系统视为一个阴阳对立的矛盾统一体，在人体内分泌系统中，下丘脑－垂体－内分泌腺之间的相互调节关系是内分泌功能重要组成部分，形成了下丘脑－垂体－肾上腺皮质（或甲状腺、性腺）三大内分泌轴。其与“肾”的关系有关研究如下。

（1）肾阴肾阳与下丘脑－垂体－肾上腺皮质轴：研究发现，在肾阳虚患者，尿中17-羟皮质类固醇的排出量降低，表明有不同程度的肾上腺皮质功能减退。对ACTH的反应延迟。应用助阳药治疗，可使之恢复正常。当使用大量外源性皮质激素，可致实验动物发生肾上腺皮质功能衰竭现象，类似于临床上所见肾阳虚，使用助阳药（附子、肉桂、肉苁蓉、仙灵脾等）可对抗之。而在肾阴虚患者，可见尿中17-羟皮质类固醇有不正常的升高，应用某些滋阴药可调整之。在临床上，滋阴药还可减少由应用皮质激素所产生的副反应。实验还表明，应用大量激素使肾上腺皮质耗竭而出现高血压时，用助阳药可矫治，而实验性肾性高血压则助阳药无效，但六味地黄汤可使之降低。

（2）肾阴、肾阳与下丘脑－垂体－甲状腺轴：在肾阳虚患者，血中T_3水平降低，对促甲状腺激素释放激素（TRH）兴奋试验延迟。应用助阳药治疗，可使之恢复正常。在动物实验，应用他巴唑造成甲状腺功能减退，动物出现类似于肾阳虚表现，并引起腺垂体和甲状腺形态学改变。使用助阳药物治疗，可使之恢复正常。而在甲状腺功能亢进患者，表现一派阴虚火旺证候，可用滋阴药治疗。在实验动物应用甲状腺素造成“甲亢”，类似阴虚症，采用滋阴药有效。

（3）肾阴、肾阳与下丘脑－垂体－性腺轴：性有男女之别。从阴阳来分，雄属阳，雌属阴。故体内睾酮属阳，雌激素属阴。而在同一轴中，下丘脑－垂体促性腺功能属阳，而性激素功能属阴。研究发现，在男性肾阳虚患者，测定血中激素水平，雌二醇（E_2）黄体生成素偏高，睾酮偏低，E_2/T比值偏高。LRH兴奋试验反应延迟。温补肾阳治疗可调整这种功能紊乱。在动物实验，给雄性大鼠注射雌二醇，可导致类似肾阳虚见证，用助阳药可矫治之。在女性，若由于下丘脑－垂体功能减退，常表现为阳虚见证，应以温补肾阳施治。若由于卵巢功能减退，雌激素水平低下，而垂体促性腺激素水平高，常表现阴虚见证，例如在某些更年期综合征所见。在动物实验，切除甲状腺、肾上腺，造成卵巢功能减退，应用补肾药如附子、肉桂、巴戟天、菟丝子、肉苁蓉可矫治，而滋阴药无效。

2.肾阴、肾阳与植物性神经系统的功能

交感神经系统的活动与肾上腺体质紧密相关，而迷走神经则支配胰岛素的分泌，形成两个相互对立又统一的调节系统。这也体现了阴阳对立统一规律。研究发现，在肾阳虚患者，常表现交感神经活动减弱，如对冷加压试验可无反应，或呈双向反应，甚或出现倒错反应。而阴虚则常表现交感神经活动亢进，冷加压反应比正常明显增强，对眼－心反射可无反应，甚或反而心率加快。以红细胞糖酵解与氧化强度为指标，阴虚患者明显高于正常人，而阳虚患者低于正常。这些功能障碍经调补肾阴肾阳均可矫正。

3.肾阴、肾阳的分子生物学基础

肾阴肾阳有其具体的功能表现，但从整体上来说，肾阳虚表现为机体功能衰退，而阴虚火旺则表现为某些功能亢进，都是机体功能失去正常生理平衡，必有其共同的分子生物学机制。机体组织细胞对环境刺激的反应性，是生命活力的表现。组织细胞的这种反应性又与其受体功能有关。研究发现，当切除甲状腺或肾上腺引起卵巢功能减退时，卵巢组织的促性腺激素受体数目和亲和力均降低，此时给予补肾药物如菟丝子、巴戟天等，可使其受体数目和亲和力有所恢复。还有研究表明，肾阳虚时，糖皮质激素受体功能下降。又观察到在肾阳虚模型大鼠，大脑皮质、海马内的。肾上腺素能受体明显减少。cAMP与cGMP作为一对相互拮抗的第二信使，在细胞功能的调控上可能有重要作用，这也体现了阴阳对立统一规律。有人测定，在甲亢阴虚患者，cAMP/cGMP比值明显低于正常，cGMP占优势，经治疗后恢复正常。在甲状腺功能减退的阳虚患者，cAMP/cGMP比值高于正常，经治疗后也恢复正常。当然，阴与阳是对立统一的相对概念，不能机械地把某物质视为阴，把某物质视为阳。

（二）肾主生殖的生理学基础

关于肾主生殖的理论，已从临床及基础研究做了不少工作，取得许多有意义的结果。上海医科大学妇产科医院从50年代末开始，对肾主生殖开展了临床及机制研究。首先开展以补肾治疗青春期功能性子宫出血，效果很好。在调整周期和促排卵方面有效率在92.3%以上。以补肾化痰法治疗多囊卵巢综合征142例，排卵率83.1%，妊娠率50.69%。以补肾治疗下丘脑－垂体功能失调性闭经，排卵率达6.9%。在研究中观察到，85例无排卵性功能性子宫出血患者，肾阴虚56例，阴道细胞涂片显示雌激素水平高者占81.8%；肾阳虚者31例，其中雌激素水平低者占40.7%。但在绝经后或无反应卵巢综合征，体内雌激素水平极低，临床表现以阴虚火旺为主。对9例多囊卵巢综合征在补肾治疗过程中，测定了血中FSH、LH、E_2、睾酮等激素水平，提示补肾治疗可调整GnRH分泌，使FSH分泌正常，诱导卵巢芳香化酶作用，使E_2水平升高，反馈兴奋LH分泌而促进排卵。江西妇产医院等以补肾为主，提出中药人工周期疗法，通过30多年来的临床实践，行之有效。研究证实补肾药物可促进卵泡发育和黄体功能。

在动物实验研究方面，也取得许多有意义的结果。上海医科大学妇产科医院曾研究，给去卵巢的成年小鼠灌服补肾药，显示出阴道上皮角化（雌激素效应）。雌兔灌服补肾药，卵泡高度活跃，大卵泡明显增多，血中E_2水平升高。以丙酸睾丸酮造成大鼠无排卵模型，补肾药可抵消丙酸睾丸酮的影响，使卵巢增重，卵巢内激素生成增加。给假孕家兔服补肾药，其垂体重量增加，外周血液中孕酮水平升高，给hCG后黄体分泌孕酮也增加。这些实验提示，补肾药在下丘脑－垂体－性腺轴许多环节上都有作用。江西中医学院生理教研室研究了补肾中药对下丘脑－垂体－性腺轴功能的影响。给成年雌性大鼠服用补肾壮阳药物，使其垂体前叶、卵巢和子宫重量明显增加，血中LH基础水平无改变，但卵巢hCG/LH受体功能增强，增加了卵巢对促性腺激素的反应性，而滋阴药无此作用。在去卵巢大鼠，发现补肾壮阳药物能提高垂体对注射GnRH后LH的分泌反应。切除大鼠的甲状腺或肾上腺，造成卵巢功能减退，卵巢重量减轻，卵巢hCG/LH受体功能下降，服用补肾中药可补偿治疗这种卵巢功能的减退，但补脾中药无此作用。以上的临床和实验研究说明，肾主生殖的功能是与下丘脑－垂体－性腺轴的调节相关的。

（三）肾主骨生髓的研究

"肾"主骨，骨的生长发育、修复均有赖肾气的推动与滋养。临床上运用温肾、补肾法对小儿囟门迟闭，骨软无力，骨质增生和肾精不足骨髓空虚出现的四肢痿弱不能动作、或腰脊颈椎疾病，都有很好疗效。现代生理学研究得知，骨的生长发育除有赖于物质原料的补充外，受甲状旁腺、甲状腺旁细胞及垂体生长激素的调节，还受维生素D_3的调节。这些激素的作用又与肾功能有关。都是中医"肾"主骨的生理学基础。"肾"主骨，骨生髓，精髓可以化生为血。骨髓为造血器官。临床可见慢性肾病常有贫血，表现为一派阳虚见证，可用补肾之法治疗。对于再生障碍性贫血，采用调补肾阴肾阳药物治疗，也取得有意义的效果。血的生成与肾上腺皮质、甲状腺等内分泌功能有关，也与肾脏的内分泌有关。已知肾脏能产生一种促红细胞生成素，作用于骨髓，刺激红细胞生成。

（四）有关"肾"的其他方面的近代研究

"肾"气通于耳，有"肾"开窍于耳的说法。肾虚者常见有头眩耳鸣。近代研究发现，内耳与肾脏在组织形态与生理特性方面有许多相似之处。对某些药物有相似的反应。在抗原特性方面也有相关性。肾衰竭、肾透析与肾移植患者出现听力下降。遗传性肾炎，伴有进行性耳聋。说明肾与耳确有某种联系。研究发现，肾上腺皮质所产生的醛固酮对内耳功能有影响。已知肾病可引起肾素－血管紧张素－醛固酮系统分泌增加。醛固酮可调节远端肾小管对Na^+的重吸收和K^+的排出增加，从而影响水盐代谢。而现又发现醛固酮可影响内耳功能。可能这就是肾与耳之间联系的物质基础。应用滋阴补肾治疗耳聋与内耳性眩晕可获得疗效。

"肾"病常可见皮肤色素沉着、变黑，故有"肾"主黑之说。临床上见有皮肤色素沉着变黑等病，从"肾"治疗，常有很好疗效。爱狄森氏病为肾上腺皮质功能减退，可见皮肤呈古铜色。已知腺垂体所分泌的促肾上腺皮质激素（ACTH）具有促黑激素活性，可刺激皮肤色素细胞导致皮肤色素加深。当"肾"阳虚时，肾上腺皮质激素分泌不足，对腺垂体反馈抑制作用减弱，ACTH 分泌增加，导致皮肤变黑。这可能部分说明"肾"主黑的机制。在妇科内分泌疾病中，黄褐斑是发生于面部的色素沉着性皮肤病，这是内分泌功能失调的表现。根据"肾"主黑理论，以补肾为主治疗，取得很好疗效。

"肾"是一个作用广泛的宏观概念，不能局限于指某一个解剖学器官。从以上所引证资料，说明"肾"与内分泌系统、泌尿生殖系统、植物性神经功能，都有密切相关。这些研究成果，将促进中医生理学之发展。

（马学涛）

第三章

肾内科体格检查

一、腹部体表标志及分区

为了准确描述和记录脏器及病变的位置，熟悉腹部体表标志和分区及其内在脏器十分必要。现将常用分区及标志介绍如下：

（一）腹部体表标志

1.胸骨剑突

2.肋弓下缘

肋弓系由第 8～10 肋软骨构成，其下缘为体表腹部上界，常用于腹部分区及肝脾测量。

3.腹上角

腹上角为两侧肋弓的交角，剑突根部，用于判断体型及肝测量。

4.脐

脐为腹部中心，位于 3～4 腰椎之间，为腹部四区分法及腰椎穿刺的标志。

5.髂前上棘

髂嵴前方突出点，为九区分法标志及常用骨髓穿刺部位。

6.腹直肌外缘

相当于锁骨中线的延续，常用做手术切口位置，右侧腹直肌外缘与肋弓下缘交界处为胆囊点。

7.腹中线（腹白线）

前腹壁上两腹直肌间的腱性正中线，由三种扁平腹肌腱膜的交叉纤维构成。为前正中线的延续，为四区分法的垂直线，此处易有白线疝。

8.腹股沟韧带

两侧腹股沟韧带与耻骨联合上缘共同构成腹部体表的下界，此处为寻找股动、静脉标志，并为腹股沟疝的通过部位（腹股沟管或腹股沟三角）。

9.脊肋角

背部两侧第 12 肋骨与脊柱的交角，为肾叩痛位置。

10.腹直肌腱划

在腹直肌表面可见到数条横沟即为腱划的体表投影有 3 条：脐部正中线两侧、剑突与脐之间正中线之两侧、与剑突尖平齐之正中线两侧。

（二）腹部分区

依据腹部自然标志及若干人为画线将腹部分为几个区域。常用的是九区法和四区法。

1.九区法

由两条水平线和两条垂直线将腹部分为“井”字形的九区，上面的水平线为两侧肋弓下缘连线，下面的水平线为左右髂前上棘连线，两条垂直线是左右髂前上棘至腹中线连线的中点，四线相交将腹部分为左右上腹部（季肋部），左右侧腹部（腰部），左右下腹部（髂窝部）及上腹部、中腹部和下腹部。

各区的脏器分布情况如下：

(1)右上腹部(右季肋部)：肝右叶、胆囊、结肠右曲、右肾、右肾上腺。

(2)左上腹部(左季肋部)：胃、脾、结肠左曲、胰尾、左肾、左肾上腺。

(3)上腹部：胃、肝左叶、十二指肠、胰头和胰体、横结肠、腹主动脉、大网膜。

(4)右侧腹部(右腰部)：升结肠、空肠、右肾。

(5)左侧腹部(左腰部)：降结肠、空肠或回肠，左肾。

(6)中腹部(脐部)：十二指肠下部、空肠及回肠、下垂的胃或横结肠、输尿管、腹主动脉、肠系膜及其淋巴结、大网膜。

(7)右下腹部(右髂部)：盲肠、阑尾、回肠下端、淋巴结、女性右侧卵巢及输卵管、男性右侧精索。

(8)左下腹部(左髂部)：乙状结肠、女性左侧卵巢及输卵管、男性左侧精索及淋巴结。

(9)下腹部：回肠、乙状结肠、输尿管、胀大的膀胱或增大的子宫。

2.四区法

通过脐分别划一水平线与一垂直线，两线相交，将腹部分为四个区，即右上腹、右下腹、左上腹和左下腹。

各区所包含的主要脏器如下：

(1)右上腹：肝、胆囊、幽门、十二指肠、小肠、胰头、右肾上腺、右肾、结肠肝曲、部分横结肠、腹主动脉。

(2)右下腹：盲肠、阑尾、部分升结肠、小肠、膨胀的膀胱、增大的子宫、女性的右侧输卵管、男性的右侧精索、右输尿管。

(3)左上腹：肝左叶、脾、胃、小肠、胰体、胰尾、左肾上腺、左肾、结肠脾曲、部分横结肠、腹主动脉。

(4)左下腹：乙状结肠、部分降结肠、小肠、膨胀的膀胱、增大的子宫、女性的左侧卵巢和输卵管、男性的左侧精索、左输尿管。

3.七区法

七区法与九区法相近，即在九区法的基础上，将两侧腹部的三区改为通过脐的水平线分成上下两区。计为左上腹部、左下腹部、上腹部、脐部、下腹部、右上腹部、右下腹部七区。各区的主要脏器分布情况如下。

(1)左上腹部：脾、胃、左肾、左肾上腺、胰尾、结肠脾曲、降结肠。

(2)左下腹部：降结肠、乙状结肠、左输尿管、女性左侧卵巢及输卵管、男性左侧精索。

(3)上腹部：胃、肝左叶、十二指肠、胰头和胰体、横结肠、腹主动脉。

(4)脐部：十二指肠下部、空肠及回肠、下垂的胃或横结肠、腹主动脉、肠系膜及其淋巴结、大网膜。

(5)下腹部：回肠、乙状结肠及直肠、输尿管、胀大的膀胱和增大的子宫。

(6)右上腹部：肝右叶、胆囊、右肾、右肾上腺、结肠肝曲。

(7)右下腹部：回盲部、阑尾、右输尿管、女性右侧卵巢及输卵管、男性右侧精索。

二、腹部视诊

(一)腹部视诊要点

(1)嘱患者解小便以排空膀胱。

(2)保持室温，光线宜充足而柔和，最好与腹部表面形成切线角度，这样有利于观察腹部较小的隆起。当患者仰卧位时，光源最好放在头部；如患者取坐位或直立位时，光源不宜放在患者的对面，最好放在腹部的一侧。

(3)被检查者取仰卧位，两下肢伸直，充分暴露腹部。检查者立于其右侧，正面观察其整个腹部，可大致了解其全貌。然后检查者下蹲，双眼与患者腹前壁平齐或稍高，从切线上观察腹部呼吸运动、异常搏动、腹部膨隆与凹陷、胃肠型及蠕动波等。然后检查者可从患者足前向上观察，可对比其腹前壁左右两侧对称部位有何不同。

(4)必要时可嘱患者取鞠躬位或站立位，以利于观察其腹部膨隆、内脏下垂、腹壁与腹股沟疝肿块出现部位及转移方向、腹壁静脉曲张等。并可与仰卧位作对比。

(二)腹部视诊的内容

主要有腹部外形、呼吸运动、腹部皮肤、腹壁静脉、以及腹部搏动等。

1.腹部外形

(1)正常腹部外形的描述。①腹部平坦：是指仰卧位时前腹壁与肋缘至耻骨联合大致位于同一平面或略低凹，见于健康正力型成年人。②腹部饱满：是指仰卧位时腹部外形较圆，可高于肋缘及耻骨平面，坐起时脐以下部分稍前凸，见于肥胖者及小儿(尤其餐后)。③腹部低平：是指皮下脂肪少，腹部下凹，可见于消瘦者。另外，老年人腹肌松弛，但皮下脂肪较多，腹形略大或呈宽扁。这些都属于正常范围。

(2)腹部外形的异常改变，分为腹部膨隆和腹部凹陷。

腹部膨隆：平卧时前腹壁显著高于肋缘至耻骨联合平面，外观呈凸起状。

全腹膨隆：全腹膨隆的腹部外形多呈球形或扁圆形。常见于下列情况。①腹腔积液：当腹腔内有大量积液时，平卧位时腹壁松弛，液体沉于腹腔两侧，致腹部呈蛙状，称为蛙腹。侧卧或坐位时，因液体流动而使下腹部膨出。临床上多见于肝硬化门脉高压症、心力衰竭、缩窄性心包炎、肾病综合征、胰原性腹水、结核性腹膜炎及肝吸虫病的肝肿大与腹水等。②胃肠积气：胃肠内大量积气可引起全腹膨隆，使腹部呈球形，两侧腰部膨出不明显，其外形多不随体位改变而改变。多见于肠梗阻或肠麻痹。积气亦可在腹腔内，见于胃肠穿孔或治疗性人工气腹时。③腹内巨大包块：见于巨大卵巢囊肿、畸胎瘤、腹膜假性黏液瘤、特大肝海绵状血管瘤等。④其他：妊娠晚期、肥胖、疟疾等，腹部外形亦为球状全腹膨隆。为详细观察全腹膨隆的程度和变化，常需测量腹围，方法为：让患者排尿后平卧，用软尺经脐和第四腰椎棘突绕腹一周，测得的周长即为腹围(脐周腹围)，通常以厘米为单位，还可以测其腹部最大周长(最大腹围)，同时记录。定期在同样条件下测量比较，观察其变化。

局部膨隆：腹部的局限性膨隆常见于脏器肿大、肿瘤或炎症性包块、腹壁上的肿物和疝等。观察时应注意膨隆的部位、大小、外形，是否随呼吸或随体位而改变，有无搏动等。①膨隆的部位：上腹中部膨隆：常见于肝左叶肿大、胃癌、胃扩张(如幽门梗阻、胃扭转)、胰腺肿瘤或囊肿等。②右上腹膨隆：常见于肝肿大，胆囊肿大及结肠肝区肿瘤。③左上腹膨隆：常见于脾肿大、结肠脾区肿瘤或巨结肠。④腰部膨隆：见于多囊肾，巨大肾上腺瘤，巨大肾盂积水或积脓。⑤脐部膨隆：常因脐疝、腹部炎症性包块(如结核性腹膜炎致肠粘连)引起。⑥下腹膨隆：常见于子宫增大(妊娠、肌瘤等)，膀胱胀大，后者在排尿后可以消失。⑦右下腹膨隆：见于回盲部结核或肿瘤，克隆病及阑尾周围脓肿等。⑧左下腹膨隆：见于降结肠及乙状结肠肿瘤，亦可因干结粪块所致。此外，还可因肿大而下垂的肾或卵巢癌或囊肿而致下腹部膨隆。

腹壁包块和腹内包块均可引起局部膨隆，二者的鉴别方法是：嘱患者仰卧抬头，使腹壁肌肉紧张，如肿块更加明显，说明是在腹壁上；若不明显或消失，则提示肿块在腹腔内。

膨隆的外形：局部膨隆似圆形者，多为囊肿、肿瘤或炎性包块；呈长形者，多为肠管病变如肠梗阻、肠扭转、肠套叠或巨结肠症等。

膨隆有无搏动：膨隆有搏动者可能是动脉瘤，或是动脉瘤上面的脏器或肿物。

膨隆与体位：腹壁或腹膜后肿物一般不随体位变更而移位。膨隆随体位变化而明显移动者，可能为游走的肾、脾，带蒂卵巢囊肿等，或大网膜、肠系膜上的肿块。

膨隆与呼吸：随呼吸移动的局部膨隆多为膈下脏器或其肿块。

腹部凹陷：仰卧时前腹壁明显低于肋缘至耻骨的水平面，称腹部凹陷。①全腹凹陷：仰卧时前腹壁水平明显低下，见于显著消瘦和重度脱水者。严重时前腹壁凹陷，腹如舟状，称舟状腹，常见于慢性消耗性疾病晚期，如结核病、败血症、恶性肿瘤等，也见于垂体前叶功能减退(Sheehan 病)、晚期甲状腺功能亢进患者。若吸气时出现腹凹陷见于膈麻痹或上呼吸道梗阻。②局部凹陷：多见于手术后腹壁瘢痕收缩、白线疝(腹直肌分裂)、切口疝等。当患者由卧位改为立位或加大腹压时，前者凹陷可更明显，而后二者的局部反而向外膨出，可予鉴别。

2.呼吸运动

正常人可以见到呼吸时腹壁上下起伏，即为呼吸运动。在男性和儿童，以腹式呼吸为主，在成年女性则以胸式呼吸为主。常见的呼吸运动异常：

(1)腹式呼吸减弱：常因腹膜炎症、腹水、急性腹痛、腹腔内巨大肿物或妊娠所致。

(2)腹式呼吸消失：常见于胃肠穿孔所致急性腹膜炎或膈麻痹等。

(3)腹式呼吸增强：较少见，可见于癔病性呼吸或胸腔疾病(积液等)。

3.腹壁皮肤

此处仅介绍腹部皮肤检查的注意事项

(1)皮疹。不同种类的皮疹提示不同疾病，如：①充血性或出血性皮疹：常出现于发疹性高热疾病或某些传染病(如麻疹、猩红热、斑疹伤寒)及药物过敏等。②紫癜或荨麻疹：可能是腹痛的病因。③疱疹：一侧腹部或腰部的疱疹(沿脊神经走行分布)提示带状疱疹的诊断，易误诊为急腹症，应引起注意。

(2)色素。正常情况下，腹部皮肤颜色较暴露部位稍淡。常见的异常情况有：①褐色素沉着：散在点状深褐色色素沉着常为血色病。皮肤皱褶处(如腹股沟及系腰带部位)有褐色素沉着，可见于肾上腺皮质功能减退(Addison病)。妇女妊娠时，在脐与耻骨之间的中线上有褐色素沉着，常持续至分娩后才逐渐消退。②库伦(Cullen)与特纳(Grey-Turner)征：脐部周围皮下迁移性瘀斑，皮肤呈蓝色，称库伦征，见于急性出血性胰腺炎或宫外孕破裂等。此征有时可出在现左腰部，使此部位皮肤呈蓝色，为血液自腹膜后间隙渗到侧腹壁的皮下所致，称为特纳征。③腹部和腰部不规则的斑片状色素沉着：见于多发性神经纤维瘤。

此外长久的热敷腹部可留下红褐色环状或地图样痕迹，类似皮疹，需注意辨别。

(3)腹纹。包括白纹、紫纹和妊娠纹，多分布于下腹部。①白纹：是由于肥胖致腹壁真皮裂开而呈银白色条纹。②妊娠纹：出现于下腹部和髂部，下腹部者以耻骨为中心略成放射状。条纹处皮肤较薄，在妊娠期呈淡蓝色或粉红色，产后则转为白色而长期存在，其成因系真皮层的结缔组织因张力而断裂所致。③紫纹：出现部位除下腹部和臀部外，还可见于股外侧和肩背部。是皮质醇增多症的常见征象，由于皮质激素引起蛋白分解增强和被迅速沉积的皮下脂肪膨胀，以致紫纹处的真皮萎缩变薄，上面覆盖一层薄薄表皮，而此症的皮下毛细血管网丰富，红细胞偏多，故条纹呈紫色。

(4)瘢痕。腹部瘢痕多为外伤、手术或皮肤感染的遗迹，有时对诊断和鉴别很有帮助，特别是某些特定部位的手术瘢痕，常提示患者的手术史。如右下腹McBurney切口瘢痕标志阑尾手术，右上腹直肌旁切口瘢痕标志胆囊手术，左上腹弧形切口瘢痕标志脾切除术等。

(5)疝。腹部疝为腹腔内容物经腹壁或骨盆壁的间隙或薄弱部分向体表突出而形成。腹壁可见的疝多为腹外疝。常见的有以下几种。①脐疝：多见于婴幼儿，成人则可见于经产妇或有大量腹水的患者。②白线疝：可见于先天性两侧腹直肌闭合不良者。③切口疝：见于手术瘢痕愈合不良处。④股疝：位于腹股沟韧带中部，多见于女性。⑤腹股沟斜疝：偏于腹股沟韧带内侧，男性腹股沟斜疝可下降至阴囊。该疝多在直立位或咳嗽用力时明显，卧位时可缩小或消失，亦可以手法还纳，如有嵌顿则引起急性腹痛。

(6)脐。①凸出或凹陷：正常情况下脐与腹壁相平或稍凹陷，儿童或腹壁薄者脐可稍突出。若脐部向外明显突出，见于腹内压力增高，如腹水或妊娠时。肥胖时虽腹部膨隆，但脐部凹陷。此点有助于鉴别肥胖与腹内压增高。②脐凹分泌物：分泌物呈浆液性或脓性，有臭味，多为炎症所致。分泌物呈水样，有尿臊味，为脐尿管未闭的征象。③脐部溃烂：可能为化脓性或结核性炎症；如溃疡坚硬、固定而突出，多为癌性。

(7)腹部体毛。男性胸骨前的体毛可向下延伸达脐部。男性阴毛的分布多呈菱形，尖端向上，可沿前正中线直达脐部；女性阴毛为倒三角形，上缘为一水平线，止于耻骨联合上缘处，界限清楚。异常改变有：①腹部体毛增多或女性阴毛呈男性型分布，见于皮质醇增多症和肾上腺性变态综合征。②腹部体毛稀少：见于垂体前叶功能减退症、黏液性水肿和性腺功能减退症。

4.腹壁静脉

正常情况下腹壁静脉一般不显露，在较瘦或皮肤白皙的人才隐约可见，明显消瘦和腹壁松弛的老年人可见静脉暴露于皮肤，但较直，并不迂曲、怒张。若腹壁静脉明显且有曲张现象，表示已有侧枝循环建立，多见于门静脉、上腔静脉及下腔静脉三大静脉阻塞引起。腹压增加的情况如腹水、腹腔巨大肿物、妊娠等也可见静脉暴露。

为辨别腹壁静脉曲张的来源需检查其血流方向。

(1)检查方法:①选择一段没有分支的腹壁静脉,检查者将手示指和中指并拢压在静脉上,然后示指固定原位阻断血流;中指挤出该段静脉内血液至一定距离,不超过静脉分支点。②中指放开。若此段静脉迅速又被充盈,说明此静脉血流流向为从中指向示指方向;如不充盈,则血流方向相反。③中指仍压原处,为阻断血流,以示指挤出一段静脉血后放开,若此段静脉迅速又被充盈,说明静脉血流方向为从示指向中指方向。

(2)结果判定:①肝门静脉阻塞有门脉高压时,腹壁曲张静脉常以脐为中心向四周伸展。典型的可呈“海蛇神头”样扩张现象,但罕见。静脉血流方向与正常人相同,即脐以上者向上流,脐以下者向下流。②下腔静脉阻塞时,腹部两侧浅静脉皆见扩张或曲张,有时延及胸壁两侧,脐上下的静脉血流方向皆向上。③上腔静脉阻塞时,上腹壁或胸壁的浅静脉曲张,血流均转向下方。

5.胃肠型和蠕动波

正常成年人腹部一般看不到胃和肠的轮廓及蠕动波,在小儿、腹壁菲薄或松弛的老年人、经产妇或极度消瘦者可能见到。病理情况下可见于胃肠道梗阻者。

(1)胃肠型:胃肠道发生梗阻时,梗阻近端的胃或肠段饱满而隆起,可显出各自的轮廓,称为胃型或肠型。

(2)蠕动波:指幽门梗阻或肠梗阻时,可分别见到胃肠的蠕动。若胃蠕动波自左肋缘下开始,缓慢地向右推进,到达右腹直肌下(幽门区)消失,此为正蠕动波。若见到胃蠕动波自右向左推进则为逆蠕动波。肠梗阻时亦可看到肠蠕动波,小肠阻塞所致的蠕动波多见于脐部。如发生肠麻痹,则蠕动波消失。在观察蠕动波时,常需采取适当角度(如改俯视为从侧方观察)方可察见。亦可用手轻拍腹壁而诱发之。

6.上腹部搏动

上腹部搏动大多数系由腹主动脉搏动传导所致,可见于正常较瘦者。病理情况下常见的有以下两种。

(1)腹主动脉瘤或肝血管瘤时在上腹部可见明显搏动。

(2)二尖瓣狭窄或三尖瓣关闭不全引起右心室增大,于吸气时可在上腹部见到明显搏动。两者鉴别的方法:用示指及中指指腹贴于剑突下部,于吸气时指尖部感到搏动为右心室增大,如于呼气时指腹感到搏动明显,则为腹主动脉搏动。

三、肾脏叩诊

肾区叩诊主要检查肾有无叩击痛。

(一)检查方法

患者采取立位、坐位或侧卧位,医生用左手掌平放在患者的肾区,右手握拳用由轻到中等强度的力量向左手背进行叩击。

(二)结果判定

正常时肾区无叩击痛。当有肾炎、肾盂肾炎、肾结石及肾周围炎时,肾区有不同程度的叩击痛。

四、肾脏触诊

正常情况下,肾脏一般不易触及,有时可触到右肾下极。身材瘦长者,肾下垂、游走肾或肾代偿性增大时,肾较易触到。

(一)触诊方法

肾脏触诊一般采用双手触诊法,其他方法尚有反击触诊法、侧卧位触诊法、坐位触诊法及浮沉触诊法等。

1.双手触诊法

如触诊右肾时,患者仰卧,两腿稍屈起,医生位于患者右侧,右手掌放在患者右季肋部肋弓的下方,左手掌顶住患者右后腰部。随着患者呼吸运动将右手逐渐压向腹腔深部，同时用左手将后腹壁顶向前方，当两手相互配合触诊时即可触及肾脏。如未触到，让患者深吸气，使肾脏下降，如果肾脏大部分能被触知，则可以将其在两手间夹住，有时仅能触及肾脏下极。

2.反击触诊法

用双手触诊时，腹部上的手深按住肿块不动，在后腰部的手有节律地向前冲击，则在腹部的手可有硬而有弹性的肾脏冲动的感觉。

3.侧卧位触诊法

患者侧卧，上面的腿屈曲，下面的腿伸直，检查者触诊手法同上，当患者深吸气时，两手相对触诊。

4.坐位触诊法

患者坐在靠背椅上，腹肌放松，双手抱肩。检查者一手握住腰部，以拇指顶住下垂肾的上极，另一手进行触诊。

5.浮沉触诊法

患者站立位或坐位。检查者一手置于其腹部，另一手置于腰部，当腰部之手突然上抬时，腹部之手感觉有肿块冲动。此法适用于未发生粘连的肾盂积脓性肿块。

（二）肾脏触诊内容

如能触及肾脏，要注意其大小、形态、硬度、表面状态、敏感性和移动性等。

（三）触及肾脏时的可能病变

正常肾不易触及。能触及的肾可能为肾下垂、游走肾、肾肿大或肿块。

1.肾下垂及游走肾

在深吸气时能触到 1/2 以上的肾即为肾下垂。有时右侧肾下垂易误认为肝肿大，左侧肾下垂易误认为脾肿大，应注意鉴别。如肾下垂明显并能在腹腔各个方向移动时称为游走肾。

2.肾肿大

见于肾盂积水或积脓、肾肿瘤、多囊肾等。当肾盂积水或积脓时，肾的质地柔软而富有弹性，有时有波动感。多囊肾时为不规则形增大，有囊性感。肾肿瘤则表面不平，质地坚硬。肾肿大的特征如下。

(1)肾肿大的外形仍保持肾形，即驼背的外缘和钝圆的上下极。既无脾切迹，也无锐利的舌形边缘。

(2)肾前方皆为肠管，故其前方叩诊为鼓音。肝、胆囊及脾表面与腹壁间无肠管，故表面叩诊为浊音。

(3)在腰背部，肾浊音区向内延及脊柱浊音区；肾浊音区向外，与脾或卵巢囊肿浊音区间，隔有一条纵行的狭长的结肠鼓音区。

(4)肾肿大除向前向下发展外，特点是向外侧即腰部发展，使正常人所具有的腰部凹陷曲线消失或外突。其他脏器肿块都少有此特点。

(5)右肾肿大有时可向上发展，顶向右膈穹窿，引起肝脏旋转，即肝后缘上升，肝前下缘下降，而覆盖于右肾的前方。

(6)肿大的肾能随呼吸运动而上下移动，也可稍被推动，除非因炎症等浸润而固定。在腹前部，右肾浊音区与肝浊音区间隔以结肠鼓音区。

(7)肿大的肾及盆腔内来的肿块，与季肋之间的空隙仍存在，且可伸入手指。而肝、胆囊、脾之肿大或肿块，与季肋间无间隙存在。

(8)肾肿大多为向下发展，但罕见达髂窝(除非巨大肾盂积水和包虫囊肿)，更不会伸入盆内。相反，盆内肿块为自盆内向上发展，在肛门或阴道指诊时，仍可触及其盆内部分。

（四）压痛点

当肾和尿路有炎症或其他疾病时，可在一些部位出现压痛点。常用的有：

1.季肋点(前肾点)

季肋点在两侧腹直肌外缘与肋弓交点处，右侧位置稍低，相当于肾盂位置。

2.上输尿管点

上输尿管点在脐水平线上腹直肌外缘。

3.中输尿管点

中输尿管点在髂前上棘水平腹直肌外缘，相当于输尿管第二狭窄处。

4.肋脊点

肋脊点背部第12肋骨与脊柱的夹角(肋脊角)的顶点。

5.肋腰点

肋腰点第12肋骨与腰肌外缘的夹角(肋腰角)顶点；当肾或输尿管发生病变时，上述压痛点常出现不同程度的压痛。如：肋脊点和肋腰点是肾脏一些炎症性疾患，如肾盂炎、肾脓肿和肾结核等常出现的压痛部位。如炎症深隐于肾实质内，可无压痛而仅有叩击痛。

上输尿管点或中输尿管点出现压痛，提示输尿管结石、结核或化脓性炎症。

(陈红兵)

第四章
肾内科实验室检查

第一节　尿液检查

一、尿标本的收集与储存

清晨首次尿液较浓，不受运动和食物影响，是收集尿液送检的理想时间。也可随时留新鲜尿做尿常规检查。留尿前应清洗尿道口及外阴，留中段尿尽快送检，储尿容器应清洁。

如需作代谢及内分泌等检查，则需留24小时尿，并记录总量，摇匀后取其中一部分尿液送检。尿液需留于干燥清洁容器中，容器应加盖置于4℃冰箱内保存。如在室温下储存，需加防腐剂，目前甲醛和盐酸防腐效果较好。

二、尿常规检查

尿常规检查包括物理检查、化学检查及显微镜检查。

（一）物理检查

包括尿色、量、比重、透明度。正常尿液淡黄、透明，每天尿量1 000～2 000 mL，比重1.010～1.015。尿呈红色者，除血尿外，利福平、苯妥英钠、酚磺酞等药物均可使尿呈红色，并注意与血红蛋白尿、肌红蛋白尿鉴别。乳糜尿为乳白色，脓尿、结晶尿则呈现混浊。

（二）化学检查

1.pH

正常尿pH为4.5～8，平均5.5～6.5。尿pH在4.5～5.5为酸性尿；6.5～8则为碱性尿。一般情况下，尿pH反映了血清pH，在代谢性酸中毒或呼吸性酸中毒时，尿呈酸性；在代谢性碱中毒或呼吸性碱中毒时尿呈碱性。另外酸性尿见于食肉后及糖尿病、尿酸结石、结核患者；碱性尿除久置外可见于感染尿、食用大量蔬菜及草酸钙结石合并肾小管酸中毒者。餐后尿pH变化是由于进食后大量胃酸分泌造成体液偏碱，形成所谓“碱潮”。而通常尿pH随细胞外液pH的改变而改变，尤其午餐后改变较明显，尿pH可达8.0。若酸血症患者出现碱性尿，常提示肾小管酸中毒；碱血症患者出现酸性尿往往提示低钾。临床上常通过调节尿pH来预防结石、增加某些抗菌药物疗效和促进药物排泄以减轻药物的肾毒性作用。

2.尿蛋白

正常人尿中含微量蛋白，24小时尿蛋白排出量＜150 mg。尿蛋白定性为阴性。尿蛋白定性检查常用＋/－表示，±表示蛋白含量＜0.1 g/L，＋为0.1～0.5 g/L，2＋为0.5～2.0 g/L，3＋为2.0～5.0 g/L，4＋为＞5.0 g/L。泛影葡胺造影剂、大量尿酸盐、青霉素、阿司匹林等会使蛋白定性出现假阳性。出现蛋白尿原因为肾小球性、肾小管性和过剩性。最常见的为肾小球性疾病，是由于肾小球毛细血管对蛋白的通透性增加，特别是清蛋白，24小时尿蛋白＞1 g应怀疑肾小球疾病，＞3 g时可确诊。肾小管性蛋白尿是由于肾小管不能重吸收正常滤过的低分子蛋白，一般肾小管性蛋白尿很少超过2～3 g/24 h，且常伴有近端肾小管的其他功能障碍而产生糖尿、氨基酸尿、磷酸盐尿和尿酸尿。过剩性蛋白尿是由于血浆异常免疫球蛋白和其他低分子量蛋白浓度增加，导致肾小球的蛋白滤过量大于肾小管重吸收量，骨髓瘤常产生大量的免疫球蛋白，引起过剩性蛋白尿。短暂性蛋白尿可因高热、剧烈运动等引起，多见于儿童，休息几天后可恢复；在老人可由于充血性心力衰竭所致，常见心衰纠正后尿蛋白检查转为阴性。间歇性蛋白尿通常与体位改变有关，如长期站立可产生轻微蛋白尿，每天尿蛋白量很少超过 1 g，平卧休息后恢复正常，其原因为站立时肾静脉压力增高，大多可自行恢复。对持续性蛋白尿患者应作进一步检查。

3.尿糖

通常几乎所有从肾小球滤过的糖均在近曲小管被重吸收，故正常人空腹尿糖为阴性。尿中出现葡萄糖称为糖尿，常见于糖尿病。当滤过的糖超过肾小管重吸收能力时(血清糖的肾阈值大约是10 mmol/L)，亦可出现尿糖阳性，尿中含大量的维生素 C、对氨水杨酸、萘啶酸等可引起假阳性。

4.酮体

正常尿中无酮体出现，当糖尿病酮症酸中毒、孕妇和过度饥饿的患者由于异常的脂肪分解时尿酮体可出现阳性。

5.胆红素和尿胆原

正常人尿中无胆红素，只有非常少量的尿胆原。胆红素分直接胆红素和间接胆红素。直接胆红素是由胆红素与葡萄糖醛酸在肝细胞内结合形成，正常情况下经胆管进入小肠，并转化成尿胆原。所以直接胆红素不出现在尿中，除非有肝内疾病和胆管梗阻。尿胆原是直接胆红素的终末代谢产物，通常 50%由粪便排出，50%再吸收进入肠肝循环，每天 1～4 mg 的尿胆原分泌在尿中。溶血性疾病和肝细胞疾病可引起尿胆原增加；相反，胆管梗阻和抗生素的使用改变肠内菌群而影响直接胆红素转变成尿胆原，使尿胆原的浓度降低，血清中直接胆红素的浓度升高。

6.显微镜检查

通常取新鲜尿 10 mL，离心 5 分钟后弃去上清液，取尿沉渣进行显微镜检查，正常人尿红细胞 0～3 个/HP，>3 个/HP 为血尿；白细胞正常为 0～5 个/HP，>5 个/HP 提示有炎症。少量上皮细胞无临床意义。正常人尿中无管型。管型是尿蛋白质在肾小管腔内形成的凝块，黏蛋白是所有管型的基本物质。当管型仅由黏蛋白组成则称为透明管型，多见于高热或剧烈活动后，也可见于肾脏本身病变。红细胞管型是肾小球出血的依据，多见于急性肾小球肾炎。白细胞管型多见于急性肾盂肾炎。颗粒管型、上皮细胞管型、蜡样管型均反映肾实质损害。尿中有结晶，通常意义不大，但如新鲜尿中有多量尿酸结晶和草酸钙结晶，且有红细胞存在，应考虑有结石可能。服用某些药物(如磺胺类药物)，尿中也可出现这些药物的结晶。如发现胱氨酸结晶可确诊为胱氨酸尿。在酸性尿中结晶包括草酸钙、尿酸和胱氨酸；在碱性尿中结晶为磷酸钙和三磷酸盐结晶。

三、尿三杯试验

血尿、脓尿时，可通过尿三杯试验帮助初步定位。方法为：清洗外阴及尿道口后，将一次尿不中断地排入三个清洁容器内，将最初的 10～20 mL 尿留于第一杯中，中段尿留 30～40 mL 于第二杯中，终末 5～10 mL留于第三杯中，分别送化验。若第一杯尿液异常且程度最重，提示病变可能在前尿道；若第三杯异常且程度最重，则病变可能在后尿道或膀胱颈；若三杯均异常，病变可能在膀胱颈以上。

四、乳糜尿

将尿液加入等量乙醚中，震荡后取乙醚层(上层)液体一滴放于玻璃片上，加入苏丹Ⅲ染液，镜下观察。如为乳糜尿可见红色脂滴，并可见下层尿液由浊变清。此时应再吸取乳糜尿沉渣寻找微丝蚴。

五、尿细菌学检查

应在用药前或停药 2 天后，清洗外阴及尿道口，留中段尿于无菌瓶中，加盖后立即送检，若置于 4℃保存不能超过 8 小时。

细菌培养：常用中段尿行定量培养并作药敏试验。若培养出细菌数＞10^5/mL 为感染，＜10^3/mL则多为污染，如为 10^3/mL～10^5/mL 则不能排除感染的可能性，必要时需复查。对细菌数＞10^5/mL 者应常规做药物敏感试验。真菌、衣原体、淋病奈瑟菌、伤寒沙门菌、结核分支杆菌及厌氧菌等需作特殊培养。

六、尿脱落细胞检查

尿脱落细胞检查可帮助评价肾实质和尿路疾病，特别是对尿路上皮肿瘤的早期诊断、疗效观察和癌症普查有重要意义。对尿路上皮的原位癌和细胞分化较差的肿瘤有特殊的诊断价值，阳性率有报告达 70％以上。

要求尿液新鲜，尿量不少于 50 mL，最好为早晨第一次尿的中后段尿液。收集尿应及时离心，沉淀物涂片必须在尿液排出后 1～2 小时内完成。若不能及时完成涂片，可在尿液中加入1/10尿量的浓甲醛溶液或 95％乙醇固定，以防尿液腐败，细胞自溶。

恶性肿瘤细胞的形态特征为：细胞核大，核直径＞1/2 细胞直径，核/浆比例增大，可出现多核，染色质颗粒粗糙，核仁增多增大，核膜明显。细胞质变化，见分化不良细胞的胞质量少，细胞总体积增加，呈多形性。临床上还用荧光素吖啶橙染色法来判断细胞形态及核酸代谢等变化，肿瘤细胞胞质呈橘红荧光，核呈黄绿色或黄色荧光，荧光强度取决于胞质 RNA 和 DNA 含量，因此增生活跃的细胞其细胞质和细胞核荧光强度增强。

七、尿液的生化检查

尿液的生化检查应收集 24 小时尿。即从第一天确定的某一时间将尿排尽并弃去，然后将所有的尿液排入容器内，直至第二天的同一时间排尿并收入容器中。计算 24 小时尿量，混匀后留取 50 mL 送检，留尿期间标本宜保存于冰箱内或加入防腐剂。作 24 小时尿尿素氮、肌酐、肌酸、尿酸、氯化物、钾、钠、钙、磷等物质的测定以甲醛为宜，17-羟皮质类固醇、17-酮皮质类固醇、儿茶酚胺、3-甲氧基-4-羟基苦杏仁酸（VMA）、醛固酮等物质的测定以盐酸为宜。

1.尿肌酐

正常值为 0.7～1.5 g/24 h。在急性肾炎或肾功能不全时，尿肌酐排出量降低。

2.尿素氮

正常值为 9.5 g/24 h。增高时表示体内组织分解代谢增加；降低见于肾功能不全、肝实质性病变。

3.尿酸

正常值为 0.4～1.0 g/24 h。增高见于痛风，降低见于肾炎。

4.尿钾

正常值为 2～4 g/24 h。增高见于肾上腺皮质功能亢进、肾移植术后利尿；降低见于严重失水、失钠而有肾前性氮质血症及失盐综合征、尿毒症及肾上腺皮质功能减退等。

5.尿钠

正常值为 3～6 g/24 h。增高见于肾上腺皮质功能减退、急性肾衰竭（ARF）及肾移植术后利尿期；降低见于长期禁食钠盐、肾上腺皮质功能亢进等。

6.尿钙、尿磷

尿钙正常值为 0.1～0.3 g/24 h，尿磷正常值为 1.1～1.7 g/24 h。尿钙、尿磷排出量增高见于甲状旁腺功能亢进症、特发性高尿钙。

八、尿的激素及代谢产物检查

1.尿 17-羟皮质类固醇（17-OHCS）

为肾上腺皮质类固醇的代谢产物，正常值男性为 8～12 mg/24 h，女性为 6～10 mg/24 h。增高多见于肾上腺皮质功能亢进，如皮质醇增多症等；降低见于肾上腺皮质功能减退。

2.尿 17-酮皮质类固醇(17-KS)

正常值男性为 10～20 mg/24 h,女性比男性低 2～3 mg/24 h。17-KS 在女性主要来自肾上腺,在男性则 2/3 来自肾上腺,1/3 来自睾丸,所以此检查在男性反映肾上腺皮质与睾丸功能,在女性反映肾上腺皮质功能。增高见于皮质醇增多症、肾上腺性征异常综合征、睾丸间质细胞瘤、多毛症、肢端肥大症、男性性早熟、内分泌雄激素治疗后。减少见于 Addison 病、垂体功能减退、睾丸发育不全、睾丸切除后、甲状腺功能减退以及某些慢性病如肝炎、结核、糖尿病等。

3.尿儿茶酚胺(CA)

包括去甲肾上腺素(80%)、肾上腺素、多巴胺三种物质。正常值为 9～108 μg/24 h。增高见于嗜铬细胞瘤、肾上腺髓质增生、副神经节瘤等;降低见于营养不良、高位截瘫、家族性脑神经功能异常和帕金森病等。

4.3-甲氧基-4-羟基苦杏仁酸(VMA)

是儿茶酚胺代谢产物,增高见于儿茶酚胺增多症。化验前数日应停止食用香蕉、咖啡、茶、巧克力等含香草的食品,可避免部分假阳性;停服苯胺氧化酶抑制药及甲基多巴可避免假阴性。

5.尿醛固酮

尿醛固酮是肾上腺皮质球状带分泌的一种盐皮质激素,调节 K^+、Na^+ 及水的平衡。正常值<10 μg/24 h。增多见于原发性醛固酮增多症、继发性醛固酮增多症、甲状腺功能亢进症、部分高血压、低血钾等;减少见于肾上腺皮质功能减退、糖尿病、Turner 综合征、18-羟化酶缺乏、垂体功能减退等。

(张　静)

第二节　肾功能检查

肾功能检查对了解有无肾脏病及疾病严重程度、对选择治疗方案及判断疾病预后均有重要意义。由于肾脏有强大的储备能力,而目前临床常用于检查肾功能的方法敏感程度不够,故肾功能检查结果正常,也不能完全排除肾脏器质性损害及功能轻度受损。

一、肾小球滤过功能检查

(一)血清肌酐(Scr)和尿素氮(BUN)的测定

肾排出的各种“废物”中,大多数为含氮代谢产物,如尿素、肌酐、尿酸、胍类、胺类等。当肾小球滤过功能发生变化时,血液内这些物质的浓度即会随之发生改变。临床常通过测定血中这些物质浓度来了解肾小球功能状况,其中 Scr 和 BUN 测定最常用。

1.Scr 水平测定

肌酐是肌肉组织的代谢产物,其分子量 113 Da。在肌肉中,肌酸在肌酸磷酸激酶的催化下转变成带高能磷酸键的磷酸肌酸,磷酸肌酸不稳定,容易脱去磷酸脱水,转化成肌酐。肌酐主要经肾小球滤过,在肾小管几乎无重吸收,而且经肾小管分泌的量也很少,因而 Scr 水平能较好地反映肾小球滤过功能。虽然肌肉发达程度、饮食、体力活动等因素可能对 Scr 水平产生影响,但是这些影响均较小,并不妨碍临床用 Scr 作为肾小球功能检测指标。不过,其敏感度较差,只有肾小球滤过率下降超过 50%时,Scr 水平才上升。国人 Scr 正常值:男性 53.0～106.0μmol/L(0.6～1.2mg/dL);女性 44.0～97.0μmol/L(0.5～1.1 mg/dL)。

测定 Scr 方法有苦味酸法、自动分析仪测定法及高压液相分析法等。其中高压液相分析法测定结果最为准确,但方法较为繁琐,不适合临床采用。苦味酸法需经光电比色,故其结果可受某些色素原的影响。自动分析仪测定速度快,效率高。

2.BUN 测定

尿素是人体蛋白质代谢的终末产物之一,分子量为 60 Da。肾脏病时测定 BUN 的目的在于了解有无氮质潴留，以判断肾脏对蛋白质代谢产物的排泄能力。血液中的尿素全部经肾小球滤过，正常情况下约30%～40%被肾小管重吸收，肾小管也排泌少量尿素，肾衰竭时排泌量增加。临床上虽也用BUN水平检测肾小球滤过功能，但它同Scr一样不够敏感，也只有当肾小球滤过率下降超过50%时，BUN水平才升高。除此而外，BUN水平还受诸多因素影响，如脱水、低血压引起血容量不足，创伤、出血、感染引起组织蛋白分解增加，饮食蛋白质摄入过多及某些药物作用等，均可能使BUN水平升高，此时其升高并不反映肾小球滤过功能受损，临床上要认真鉴别。BUN的正常值为2.9～7.5 mmol/L(8～21 mg/dL)。

(二)肾小球滤过率(GFR)检查

肾小球滤过率是指每一单位时间内，肾脏清除了多少毫升血浆内的某一物质。在同一时间内分别测定该物质在血浆中的浓度及一分钟内尿中排出量，即可计算出每分钟被肾脏清除该物质的血浆量(常以mL/min为单位)，称为该物质的清除率。

$$\text{某物质的清除率(mL/min)}=\frac{\text{尿中该物质浓度(mmol/L)}\times\text{每分钟尿量(mL/min)}}{\text{血浆中该物质浓度(mmol/L)}}$$

1.菊粉清除率测定

菊粉是一种由果糖构成的多糖体，分子量较小，约5.2kD。经注入体内后，不被机体分解代谢而以原形自由通过肾小球滤出，既不被肾小管排泌，也不被其重吸收，故其清除率可准确地反映GFR。菊粉测定的GFR正常值为：男性127mL/min；女性118mL/min。尽管菊粉清除率可以较准确地反映GFR，但由于需要持续静脉滴注菊粉和多次抽血，又需留置导尿管等，临床上难以推广使用，主要用于实验研究。

2.内生肌酐清除率(Ccr)

肌酐除经肾小球滤过外，近端肾小管尚能排泌一小部分，故理论上它的清除率可略大于菊粉清除率。但是，在不进食动物瘦肉情况下，正常人Ccr实测结果与菊粉清除率极接近，而Ccr检查法却远比菊粉清除率简单，故现在临床上常用Ccr来代表肾小球滤过率，作为敏感的肾小球功能检测指标。不过，肾衰竭时肾小管排泌肌酐增多，此时测得的Ccr值会比实际肾小球滤过率高，此应注意。

Ccr检查方法：收集24小时全部尿液并计量；在收集24小时尿液结束时取血；然后对血、尿肌酐进行定量，按如下公式计算：

$$\text{Ccr(mL/min)}=\frac{\text{尿肌酐浓度(mmol/L)}\times\text{每分钟尿量(mL/min)}}{\text{血肌酐浓度(mmol/L)}}$$

$$\text{矫正 Ccr}=\frac{\text{Ccr}\times\text{标准体表面积}(1.73\text{m}^2)}{\text{实际体表面积}(\text{m}^2)}$$

经体表面积矫正后，Ccr正常值为80～120mL/(min·1.73m^2)。

血清肌酐包括内生肌酐和外源性肌酐。内生肌酐由体内肌酸分解而来，生成量恒定，不受食物成分的影响。外源性肌酐来自饮食摄入的动物瘦肉。既往做Ccr需素食三天，目的为减少外源性肌酐的影响，但目前认为少量外源性肌酐不影响次日清晨空腹血肌酐测定，故不必素食。

3.放射性核素GFR测定

一次性弹丸式注射放射性物质如^{99m}Tc-二乙烯三胺(^{99m}Tc-DTPA)、^{131}I-碘肽酸、^{51}Cr-二乙烯三胺(^{51}Cr-EDTA)等，然后多次采血，测定血浆放射性，绘制血浆时间-放射性曲线(T-A曲线)，按区分析并求出曲线下面积，然后用此面积除以投予量即可求出肾小球核素清除率。此方法能够较准确地反映肾小球滤过率，且不需收集尿液，但需注射放射性物质，对妊娠和哺乳期妇女不宜应用。

二、肾小管功能检查

临床常用的肾小管功能检查包括近端肾小管功能检查、远端肾小管功能检查及有关肾小管酸中毒的功能试验等方面。

(一)近端肾小管功能检查

许多物质(如钠、磷、碳酸氢盐、葡萄糖、氨基酸、多肽及低分子蛋白等)经肾小球滤过后，均主要在近端肾小管重吸收。另外，近端肾小管还具有排泌功能。如果近端肾小管受损，则可能出现重吸收及排泌功能障碍。

1.酚红排泄试验

当酚红注入人体后，绝大部分(94%)由近端肾小管上皮细胞主动排泌，从尿中排出。因此测定酚红在尿中排出量(酚红排泄率)，可作为判断近端肾小管排泌功能的粗略指标。健康成人15分钟排泌量在25%以上，两小时排泌总量在55%以上。由于酚红排泄试验受肾血流量及其他肾外因素影响较大，对肾小管功能敏感性不高，故目前基本不用。

2.肾小管对氨基马尿酸最大排泄量测定

对氨基马尿酸(PAH)注入人体后，不经分解代谢，约20%以原形从肾小球滤过，80%以原形从近端肾小管排泄，不为肾小管重吸收，其排泌量随血浆PAH水平升高而增加。当血浆浓度增加至一定限度(约60 mg/dL)时，肾小管对其排泌量已达最大限度，即使再增高PAH的血浆浓度，尿中其排出量也不一定增加，此时的排泄量即为对氨基马尿酸最大排泄量。如用最大排泄量减去肾小球的滤过量(用菊粉清除率测定)，即得肾小管对氨基马尿酸最大排泄量(TmPAH)，用于评价近端肾小管的排泌功能。急进性肾炎、慢性肾小球肾炎、肾动脉硬化及肾盂肾炎时TmPAH可降低。由于其测定方法亦较繁琐，临床较难采用。

3.肾小管葡萄糖最大重吸收量(TmG)测定

当血糖在正常范围时，肾小管能将经肾小球滤过的葡萄糖全部重吸收，排出的尿液中几乎无葡萄糖。其重吸收的机制为近端肾小管细胞膜上的载体蛋白(转运蛋白)与钠和葡萄糖三者形成复合物，穿过近端肾小管细胞膜重新吸收入血。如果血浆葡萄糖浓度不断增高，肾小管对葡萄糖的重吸收值也随之增加。当血中葡萄糖浓度超过一定限度时，肾小管重吸收能力达到饱和，则不能将过多的葡萄糖重吸收，出现尿糖。此时滤液中被重吸收的葡萄糖量称为肾小管葡萄糖最大重吸收量(TmG)，正常为(340±18.2)mg/min，为反映近端肾小管重吸收功能的指标之一。某些肾脏疾病如慢性肾小球肾炎、肾动脉硬化、慢性肾盂肾炎等致部分肾小球失去功能及肾小管缺血损伤时，影响葡萄糖重吸收，则TmG值减少。因TmG测定方法较繁琐，临床上多不采用。

4.尿氨基酸测定

血中氨基酸经肾小球滤过，在近端肾小管绝大部分被重吸收。如在同样饮食情况下，患者尿中氨基酸排出量异常增多，则考虑近端肾小管重吸收功能减退。可通过氨基酸分析仪测定尿中氨基酸含量。

5.尿β_2微球蛋白(β_2-MG)测定

β_2-MG为一种低分子蛋白(11.8 kD)，含100个氨基酸和一个二硫键。β_2-MG为组织相关抗原HLA—A、B、C的关键部分，存在于有核细胞表面。由于代谢和HLA的降解，β_2-MG分离后，以游离形式存在于细胞外液，包括血清、尿、唾液、脑脊液和胸腔积液中。正常成人每日约产生150～200 mg β_2-MC。体内的β_2-MC几乎全部由肾脏清除。β_2-MG经肾小球滤过后，95%以上被近端肾小管重吸收，少量未被小管重吸收的β_2-MG最后从尿排出，正常人每日仅约270 mg左右。当近端肾小管功能受损重吸收减少时，尿中β_2-MG排出即增多。测定尿中β_2-MG含量，可了解近端肾小管重吸收功能。

尿β_2-MG含量常用放射免疫方法测定，此法敏感度高，重复性好。用氨基糖苷类抗生素的患者，在肾小球滤过率下降前约5天即可出现尿β_2-MG水平增高，因此对早期诊断药物肾损害及监测用药有意义。对造影剂所致肾损害，尿β_2-MG检测亦有诊断意义。下尿路感染时尿β_2-MC水平不增高，而慢性肾盂肾炎时，尿β_2-MG水平可能升高，对鉴别诊断有一定意义。肾移植患者出现排异反应时，尿β_2-MG水平即迅速升高，而且远较血清肌酐水平升高早。

6.尿溶菌酶测定

溶菌酶亦为小分子蛋白质(14～17 kD)，同β_2-MG一样，能经肾小球自由滤过，并且绝大部分在近端肾小管被重吸收，故尿中含量极微。正常人尿溶菌酶含量小于3 μg/mL。如果血中溶菌酶含量正常，尿中含量增多，则说明近端肾小管重吸收功能受损。

所以，上述前面两项化验是近端肾小管排泌功能检查，而后面四项化验是近端肾小管重吸收功能检验。

(二)远端肾小管功能检查

各种病因导致远端肾小管损伤时，患者即可出现尿浓缩及稀释功能障碍。因此，临床常用尿浓缩功能试验来检测远端肾小管功能。尿稀释功能试验也能反映远端肾小管功能，可是，患者需在短时间大量饮水，有可能引起不良反应，甚至水中毒，而且试验结果常受多种因素(如心衰，肝脏病等)干扰，故近年临床已极少采用。临床上常用尿比重测定、尿浓缩试验、或尿渗透压检测来检查远端肾小管浓缩功能。

1.尿比重

尿比重反映尿液内可溶性物质和水分的比例。正常人 24 小时总尿量的比重约在 1.015～1.030 之间。一天中各次尿液的比重受饮水及出汗等影响，变动很大，稀释时可低至 1.001，浓缩时可高至 1.040。用尿比重计测定比重时，尿液温度会影响测定值。当尿液温度与尿比重计锤上标注的最适温度不符时，每增减 3 ℃，尿比重值应加减 0.001。尿内蛋白质及葡萄含量也会影响尿比重测定。当每 100 mL 尿液含1 g蛋白质或葡萄糖时，尿比重值应分别减去 0.003 及0.004。

各种疾病导致远端肾小管受损时，就会影响浓缩功能出现低比重尿。测定全天多次尿比重均不到 1.018时，或全天多次尿比重差不到 0.008 时，即示浓缩功能障碍。尿比重固定于 1.010±0.003 时，称为等渗尿，提示浓缩功能严重受损。重症肾小球肾炎、肾小管间质肾炎、急性肾小管坏死多尿期均可见低比重尿。

2.尿浓缩试验

常用莫氏试验，具体做法如下：试验前停用利尿剂，晚餐照常进食，晚 8 时后禁饮食。试验日正常饮食，每餐含水分 500 mL 左右。晨 8 时排尿弃去，上午 10、12 时、下午 2、4、6、8 时及次晨 8 时各收集尿液一次，分别准确测定尿量及尿比重。正常情况下，24 小时尿量为 1 000～2 000 mL，昼、夜尿量比值为(2～3)：1；尿液最高比重应在 1.020 以上，最高与最低比重之差应不少于0.009。若夜尿量超过昼尿量，或超过 750 mL；最高尿比重低于 1.018，比重差少于 0.009，均提示浓缩功能受损。

3.尿渗透压测定

尿液渗透压是反映尿中溶质的克分子浓度，而尿比重是反映单位容积尿中溶质的质量。尿渗透压值仅与单位容积尿中溶质的微粒数相关，而与溶质分子量无关；尿比重值却不但受单位容积尿中溶质微粒数影响，而且还受溶质分子量大小影响。因此，在尿中存在糖、蛋白质或右旋糖酐等大分子溶质时，测定尿渗透压就比测定尿比重能更准确地反映远端肾小管浓缩功能。

目前多采用尿液冰点测定法测定尿渗透压(单位为 mOsm/(kg·H_2O)]，也可用蒸气压渗透压计算法测定。成人普通膳食时，每日大约从尿排出 600～700 mOsm 的溶质，因此 24 小时尿量为 1 000 mL 时，尿渗透压约为 600 mOsm/(kg·H_2O)；24 小时尿量为 1 500 mL 时，尿渗透压约为 400 mOsm/(kg·H_2O)；24 小时尿量为 2 000 mL 时，尿渗透压约为 300 mOsm/(kg·H_2O)，总之都应高于血渗透压。禁水 12 小时后晨尿渗透压应大于 700～800 mOsm/(kg·H_2O)。还可用尿、血渗透压比值来判断肾小管浓缩功能。正常人 24 小时混合尿液渗透压与血渗透压比值应大于 1，如小于 1 则揭示浓缩功能低下；在禁水 12 小时后测定尿、血渗透压比值，正常人应大于 3，小于此值亦提示浓缩功能受损。

4.自由水清除率(cH_2O)

自由水清除率是指每分钟从血浆中清除至尿中的纯水量，与尿渗透压比较，更能准确地反映肾在机体缺水或水分过多情况下，调节机体液体平衡的能力，能较理想地判断肾浓缩和稀释功能。其公式为：

自由水清除率＝每小时尿量×(1－尿渗透压/血渗透压)

cH_2O 正常值为－25～－100 mL/h。cH_2O 测定能较好地反映远端肾小管浓缩功能。急性肾小管坏死极期患者 cH_2O 常呈正值，其后出现负值及其负值大小变化可反映急性肾小管坏死恢复程度。

(三)肾小管酸化功能测定

测定尿液 pH 值、碳酸氢离子(HCO_3^-)、可滴定酸及尿胺，并配合测定血气、血清钾、钠、氯、钙及磷，常能对明显的肾小管酸中毒做出诊断。但是，对不完全性肾小管酸中毒却常需进行下列检查。

1.氯化氨负荷(酸负荷)试验

服用一定量的酸性药物氯化氨,通过肝代谢,$2NH_4Cl + H_2CO_3 \rightarrow (NH_4)_2CO_3 + 2HCl + 2H_2O$,使机体产生急性代谢性酸中毒。如远端肾小管功能正常,可通过排氢、泌氨使尿液酸化。如远端肾小管功能障碍,服氯化氨后尿液不能酸化。因此,通过观察尿液 pH 值的变化可判断有无远端肾小管功能障碍。但需注意,已有明显酸中毒的患者或肝病患者不宜做此试验,否则可使酸中毒加重或加重肝损害。具体方法如下。①三天氯化氨负荷法:口服氯化氨,每日 0.1 g/kg,分三次服,连服三天。第三天收集尿液,每小时一次,共五次,测定每次尿的 pH 值。②氯化氨单剂量法:一次性服用氯化氨 0.1 g/kg,服药后 2 小时至 8 小时收集尿液,每小时一次,测定每次尿的 pH 值。如试验后血 pH 或 CO_2 结合力降低,而尿液 pH 不能降至 5.5 以下,则证明远端肾小管酸化功能异常,使不完全性远端肾小管酸中毒得以确诊。

2.碳酸氢盐重吸收排泄(碱负荷)试验

用一定量的碱性药物碳酸氢盐,使机体体液碱化,以增加肾小管重吸收 HCO_3^- 的负担。当近端肾小管受损时,其重吸收 HCO_3^- 功能减退。通过观察尿液 HCO_3^- 的排泄分数,有助于近端肾小管酸中毒的确诊。具体做法如下:

口服法:给患者口服或静脉滴注碳酸氢盐,根据其酸中毒的程度服用剂量每日为 1～10 mmol/kg,每天逐渐加量,直至酸中毒被纠正,然后测定血浆和尿液中 HCO_3^- 和肌酐含量按下列公式计算碳酸氢离子排出量占其滤过量的比率,即:

$$碳酸氢离子排泄分数(\%)=\frac{尿的碳酸氢离子含量\times血清肌酐含量}{血浆碳酸氢离子含量\times尿肌酐含量}$$

静脉法:静脉注射 5%$NaHCO_3$ 500 mL,速度为每分钟 4 mL。每小时收集尿液一次并同时抽血,测定血浆和尿液中 HCO_3^- 及肌酐浓度,然后按上述公式计算碳酸氢离子排泄分数。正常人尿内几乎无碳酸氢离子,其排泄分数为 0。近端肾小管酸中毒(Ⅱ型)时常大于 15%,远端肾小管酸中毒(Ⅰ型)常小于 5%。此法因需多次取血、留尿,故临床实际应用很少。

(张　静)

第三节　特殊的生化和血清学检查

一、尿蛋白电泳

尿蛋白电泳分析多采用醋酸纤维膜电泳、琼脂糖电泳和十二烷基硫酸钠-聚丙烯酰胺凝胶(SDS-PAGE)电泳。醋酸纤维膜电泳和琼脂糖电泳中,泳动速度与各种蛋白质相对分子质量及所带电荷多少有关,正常人尿蛋白从阳极到阴极分别为清蛋白(37.9%)、α_1 球蛋白(27.3%)、α_2 球蛋白(19.5%)、β 球蛋白(8.8%)、γ 球蛋白(3.3%)、Tamm-Horsfall 糖蛋白(1%～2%)。

SDS-PAGE 电泳中,各蛋白质泳动速度只与其相对分子质量大小有关,相对分子质量越小,泳动速度越快。电泳后借助灵敏的染色方法可清晰地分辨出所测蛋白分子电泳条带,再与同时电泳的已知相对分子质量大小的标准蛋白质分子条带相比较,可判定尿蛋白相对分子质量范围,配合凝胶光密度计扫描测定尿蛋白所占的百分比。

尿蛋白以中小分子(清蛋白及更小的蛋白质分子)为主,没有或仅有极少量大分子蛋白,称为选择性蛋白尿;若血浆中蛋白质不论分子大小均能从肾小球滤过,并且尿中有相当大量的大分子蛋白质,称为非选择性蛋白尿。临床意义如下。

(1)以肾小管损害为主的疾病,如急性肾盂肾炎、肾小管性酸中毒、慢性间质性肾炎早期、重金属及药物引起肾损害等常出现相对小分子质量蛋白,主要电泳区带在清蛋白及清蛋白以下。

(2)以肾小球损害为主的疾病,如各类原发性、继发性肾小球肾炎、肾病综合征等,常出现相对中分子及大分子质量蛋白，主要电泳区带在清蛋白附近及以上。

(3)整个肾单位受损的疾病，如慢性肾炎晚期、严重间质性肾炎累及肾小球，以及各种病因引起的慢性肾衰竭等，常出现混合性蛋白尿，电泳区带以清蛋白为主。

二、α_1 及 β_2 微球蛋白

β_2 微球蛋白(β_2-MG)是一种相对分子质量 11.8 KD 的小分子蛋白质，主要由淋巴细胞生成，存在于有核细胞膜上，肿瘤细胞合成 β_2-MG 能力很强。血 β_2-MG 可自由通过肾小球滤过膜，99.9%在近曲小管重吸收，由尿排出仅占 0.1%。α_1-MG 相对分子质量 30 KD，在肝细胞和淋巴细胞合成，能自由通过肾小球但绝大多数被肾小管重吸收。α_1-MG 不受尿液酸碱度的影响，已成为检测血清和尿中微量蛋白的首选指标，正逐步取代长期沿用的 β_2-MG。

血或尿 α_1-MG 及尿 β_2-MG 检测方法包括酶联免疫吸附试验(ELISA)、免疫比浊法和放射免疫法(RIA)，其临床意义如下。

(一)血 β_2-MG

正常人血中 β_2-MG 为 0.8～2.4 mg/L，异常升高见于各种原发、继发性肾小球疾病(表明肾小球滤过功能减退)、恶性肿瘤及 SLE、干燥综合征(舍格伦综合征)等自身免疫性疾病活动期。

(二)尿 β_2-MG

正常人尿中 β_2-MG 浓度低于 0.2 mg/L 或 370 μg/24 h。其临床意义如下所述。

(1)肾小管炎症，中毒引起肾小管病变时，虽然肾小球滤膜孔径增宽，β_2-MG 大量滤过，但肾小管重吸收功能良好，尿液内 β_2-MG 仍正常或轻度增加。

(2)预示某些药物对肾小管的中毒损害，如氨基甙类抗生素、重金属、造影剂使用后尿液 β_2-MG 明显增高时，应及时停药。

(3)鉴别上或下尿路感染，在急慢性肾盂肾炎时，因肾小管受损，尿 β_2-MG 可增高，而在单纯性膀胱炎时尿 β_2-MG 不高。

(4)协助诊断恶性疾病，癌细胞、肉瘤细胞时可产生 β_2-MG 故恶性肿瘤时血液及尿液中 β_2-MG 含量常增高。异常升高见于各种原因如肾小管-间质性肾炎、急性肾小管坏死、Fanconi 综合征等所致近曲小管损伤，反映肾小管重吸收功能下降；还见于恶性肿瘤、自身免疫性疾病急性期血 β_2-MG 升高，肾小球滤过增加超过肾小管重吸收能力时。

(三)尿 α_1-MG

正常人尿中 α_1-MG 浓度为 0～15 mg/L。尿 α_1-MG 升高提示肾小管重吸收功能损伤。

三、血、尿纤维蛋白降解产物

纤维蛋白原或纤维蛋白在纤溶酶作用下产生纤维蛋白降解产物(FDP)，FDP 常以 X、Y、D、E 四种片段存在，其相对分子质量依次为 250、155、83 及 41 KD。肾小球内凝血及纤溶产生的 FDP 能随尿排出；肾外血管内凝血及纤溶导致血 FDP 升高时，其中的小分子片段能排至尿中；当肾小球滤过膜严重损伤时，较大分子的片段也能被肾小球滤过。

(一)方法

间接血凝抑制试验、葡萄球菌凝集试验、乳胶颗粒凝集试验、酶联免疫吸附试验和蛋白印迹法。

(二)参考值

血 FDP＜10 μg/mL，尿 FDP(－)。

(三)临床意义

(1)肾小球疾病时，若血 FDP 升高，尿 FDP(＋)，提示肾外血管内凝血，如肾病综合征时肾静脉血栓形成。

(2)血 FDP 正常，尿 FDP(＋)提示肾小球内凝血，多见于各种增殖性肾炎。

四、血、尿补体

(一)血清补体

血清补体是血清中一组具有酶活性的蛋白质,活化后主要参与免疫防御反应,也能参与破坏自身组织或细胞,而造成免疫病理损伤。一些肾脏疾病可引起补体降低。

1.方法

(1)血清总补体活性测定:常采用50%绵羊红细胞溶解法(CH50U),此法灵敏性差,在个别补体成分下降时,总补体活性仍正常或仅轻度下降。

(2)血清单个补体成分测定:是利用各个组分的特异蛋白质,经化学提纯及免疫动物后,制备相应抗血清,采用琼脂单向扩散法或火箭电泳进行定量测定。

(3)检测补体的激活途径:血清中补体成分 C_{1q}、C_4、C_2 降低,常提示经典途径激活;血清中 C_3 降低而 C_{1q}、C_4、C_2 不降低者,提示由旁路途径激活。

2.参考值

血清总补体为 30～40 CH_{50} U/mL;C_4 为 0.37～0.41g/L;C_{1q} 为 1.4～2.0 g/L;C_3 为 0.9～1.5 g/L。

3.临床意义

(1)血清总补体降低常见于急性链球菌感染后肾小球肾炎、狼疮性肾炎或亚急性细菌性心内膜炎所致肾炎及膜增殖性肾炎。

(2)急性链球菌感染后肾炎补体 C_3 仅在病初 8 周内降低,尔后恢复正常,对其临床诊断有意义;膜增殖性肾炎,补体 C_3 水平持续降低。

(3)在狼疮性肾炎,血清补体 C_3 能作为判断 SLE 活动指标之一,其水平与疾病严重程度和预后相关。

(4)补体减少还见于先天性补体缺乏。

(二)尿补体 C_3

尿补体 C_3 相对分子质量 185 kD,属大分子蛋白质。正常情况下尿液内不含 C_3,当肾小球疾病时,肾小球滤过膜受损通透性升高,导致尿中可检出 C_3。

1.方法

单向免疫扩散法。

2.参考值

正常人尿 C_3 阴性。

3.临床意义

膜增殖性肾炎、狼疮性肾炎、膜性肾病及局灶节段型肾小球硬化时尿中 C_3 阳性检出率高,而微小病变时常为阴性;尿 C_3 阳性常提示肾小球病变较重,预后差,含量越高,病情越重。

五、循环免疫复合物

免疫复合物(IC)又称抗原-抗体复合物,有三种形式:19 s以上的免疫复合物可被网状内皮系统清除;约 19 s的免疫复合物存在于局部病变,如肾小球基膜、皮肤基膜、血管内膜和关节骨膜,可激活补体引起炎细胞浸润和组织损伤;19 s以下的免疫复合物具可溶性,游离于血液、体液中,又称循环免疫复合物(CIC)。CIC测定对免疫复合物疾病的诊断、疗效观察及判断预后有重要意义。

1.CIC测定法

常用聚乙二醇(PEG)沉淀比浊法,原理是CIC相对分子质量较大,相互结合的抗原抗体构型发生改变,易被低浓度的PEG自液相中析出,PEG还可抑制CIC解离,使之进一步聚合成更大的凝聚物而被沉淀,利用透光率比浊或散射比浊法可测出CIC的存在与含量。

2.参考值

<70 U/mL(PEG沉淀法)。

3.临床意义

(1)常见于自身免疫性疾病如系统性红斑狼疮、类风湿性关节炎,也可见于血清病、慢性活动性肝炎、痛风、急性链球菌感染后肾炎、恶性肿瘤等。

(2)动态监测CIC的变化,可了解疾病的发展,判断疗效和预后。

六、血清免疫球蛋白测定

免疫球蛋白是一组具有抗体活性的蛋白质,存在于机体的血液、体液、外分泌液及某些细胞膜上。分为IgC、IgM、IgA、IgD、IgE五大类,其中IgG、IgM、IgA含量较多与肾病关系较为密切,而IgD、IgE与肾损害的关系尚待进一步研究,含量较低,需用敏感性较高的酶标和放射免疫技术测定,临床应用不多。

1.检测方法

IgG、IgM、IgA以往多采用单项免疫扩散法测定,目前主要采用免疫比浊法和速率散射比浊法。

2.参考值

ISC为6.94~16.18g/L;IgA为0.68~3.78g/L;IgM为0.60~2.63g/L。

3.临床意义

(1)免疫球蛋白含量降低:见于各种先天性和获得性体液缺陷病及长期应用免疫抑制剂患者。在肾病综合征时,由于尿中IgG丢失太多及免疫紊乱,可造成IgG降低。此类患者易发生感染。

(2)免疫球蛋白的含量升高见于:①多克隆升高。多见于各种慢性感染、慢性肝病、结缔组织病、寄生虫病、结节病等,而以上疾病均可引起肾脏损害,如狼疮性肾炎、干燥综合征肾损害、冷球蛋白肾损害、肝硬化性肾小球疾病、感染性心内膜炎肾损害等。②单克隆升高。如多发性骨髓瘤、巨球蛋白血症等。IgA肾病时,约1/3的患者出现血清IgA升高,此外过敏性紫癜、肝硬化性肾小球疾病等也常见单克隆血清IgA升高。

七、血清抗肾抗体测定

血清抗肾抗体主要包括抗肾小球基膜抗体、抗肾小管基膜抗体、抗Tamm-Horsfall蛋白抗体及抗肾小管刷状缘抗体。

(一)抗肾小球基膜(GBM)抗体

1.检测方法

(1)间接免疫荧光试验:应用最广,操作简单,特异性高,但敏感性较差。

(2)间接血凝试验:敏感性高,特异性差,目前应用较广。

(3)放射免疫试验:敏感性高,特异性强,为最佳检测法。

2.参考值

正常人为阴性。

3.临床意义

血清或肾洗脱液中抗GBM抗体阳性,是诊断抗肾小球基膜肾炎的必要手段。抗GBM抗体检测能帮助决定何时停止治疗和何时进行肾移植,但血清抗GBM抗体滴度高低与肾炎病变程度不平行。

(二)抗肾小管基膜(TBM)抗体

临床检测应用不很广泛,此抗体常随抗GBM抗体出现在抗肾小球基膜肾炎时,但也可单独出现。

1.检测方法

间接免疫荧光法、放射免疫法。

2.参考值

正常人为阴性。

3.临床意义

见于肾小管-间质性肾炎、抗肾小球基膜肾炎。

(三)抗 Tamm-Horsfall 蛋白抗体

Tamm-Horsfall 蛋白为肾小管髓襻升支粗段及远曲小管上皮细胞合成，并分泌至尿中，有尿路梗阻或反流时，可渗入间质引起免疫反应，产生抗 Tamm-Horsfall 蛋白抗体。

1.检测方法

放射免疫法或 ELISA 法。

2.参考值

正常人阴性。

3.临床意义

有助于鉴别上、下尿路感染，尤其在有尿路梗阻或膀胱-输尿管反流时。

八、尿酶

正常人尿中酶含量极少，在肾脏疾病时，血或肾组织中的酶可大量出现于尿中，测定这些尿酶变化有助于肾脏疾病的诊断及疗效观察。尿酶有很多种，常用于临床诊断的有以下几种。

(一)N-乙酰-β-D-氨基葡萄糖苷酶

N-乙酰-β-D-氨基葡萄糖苷酶(NAG)相对分子质量 14 KD，广泛存在于各种组织器官的溶酶体中，肾脏近端小管上皮中含量最为丰富，尿路上皮细胞也含有极微量的 NAG。正常情况下，NAG 不能通过肾小球滤过膜。

1.测定方法

合成色原底物法，其中又分为以对硝基酚(PNP)为色原的底物和以 2-氨-4-硝基酚(CNP)为色原的底物，前者用于终点法比色分析，后者用于速率法自动分析(连续监测法)。

2.参考值

$<$18.5 U/L。

3.临床意义

(1)尿中 NAG 升高主要见于肾小管损伤，如急性肾小管坏死、肾小管-间质性肾炎、重金属、药物等引起的肾小管损伤。

(2)肾移植排异反应，70%患者在排异症状出现前 1～2 天尿 NAG 即升高，其上升早于尿蛋白、血尿、管型尿及血肌酐的变化。

(3)糖尿病肾病的早期诊断，有报道糖尿病肾病时尿 NAG、α_1-MG 的变化早于尿微量清蛋白的出现，提倡联合检测以提高糖尿病肾病的早期检出率。

(4)尿路感染时，NAG 有助于上、下尿路的定位诊断。NAG 升高提示上尿路感染。

(5)在某些肾小球肾炎、肾病综合征时尿 NAG 也可升高，机制不甚清楚，可能与肾小球滤过膜受损，尿 NAG 滤出升高及大量尿蛋白对肾小管的毒性作用有关。

(二)丙氨酸氨基肽酶

丙氨酸氨基肽酶(AAP)相对分子质量 280 kD，属于肾小管刷状缘酶，近端小管含量最多，肾小球不能滤过。

1.检测方法

合成底物(丙氨酸对硝基苯胺)的比色分析法。

2.临床意义

与尿 NAG 相似，凡引起近曲小管明显损伤的疾患均使尿 AAP 升高。

(三)溶菌酶

溶菌酶(Lys)相对分子质量 15 kD，广泛存在于泪液、唾液、血液及肝、肾、脾组织中，易于从肾小球滤过，随即被近端小管重吸收。

1.参考值

<3 μg/mL。

2.临床意义。

(1)肾小管尤其是近端小管损伤,如重金属中毒、药物的肾毒性、急性肾小管坏死。

(2)肾盂肾炎及急性肾小管-间质性肾炎。

(3)肾移植早期及排斥反应。

(4)肾小球疾病引起的近端小管重吸收功能障碍。

(5)白血病患者,尤其是在化疗后。

九、尿微量清蛋白

清蛋白相对分子质量 69 kD,带负电荷,由于肾小球滤过膜的孔径屏障和电荷屏障作用,正常情况下,只有少量的清蛋白通过肾小球滤过膜,且绝大多数由肾小管重吸收。肾小球病变时,清蛋白滤过量超过肾小管重吸收量,可导致尿中清蛋白升高。

常规检测尿蛋白阴性的人群中,实际上有相当比例的微量清蛋白尿患者。尿微量清蛋白的测定对于早期肾损害,早期治疗及临床分期、分型等具有重要价值。

1.检测方法

散射浊度法、ELISA。

2.参考值

<20 μg/min 或 30 mg/24 h。任意尿蛋白/肌酐比值正常为 0.1 左右,比值为 1.0 时约相当于 24 小时尿蛋白定量 1.0 g,比值为 2.0 时约相当于 24 小时尿蛋白定量 2.0 g,由此可从一次尿标本检测中大致估计 24 小时尿蛋白的总量。

3.临床意义

(1)对糖尿病肾病早期诊断及其临床分期有重大意义。

(2)是高血压肾损害的早期指标,且可用于评价高血压的疗效。

(3)在多数原发性及继发性肾小球疾病早期也可升高。

(4)妊娠诱发的高血压孕妇尿微量清蛋白持续阳性,提示妊娠后期发生子痫的危险度较大。

十、尿电解质

(一)尿钠及滤过钠排泄分数

肾脏是调节钠代谢的主要场所,另外粪便、汗液也可排出一部分钠。钠可以自由通过肾小球,并由肾小管重吸收。肾脏病变时血钠浓度降低,而尿钠含量却增高。滤过钠排泄分数(FENa)代表肾脏清除钠的能力,以肾小球滤过率百分比表示,计算公式如下。

$$\text{FENa}(\%)=\frac{\text{尿钠}\times\text{尿量}}{\text{血钠}}\div \text{GFR}\times 100$$

1.参考值

尿钠 130～260 mmol/24 h;正常情况下 FENa 接近 1。

2.临床意义

(1)尿钠排出减少见于各种原因引起低钠血症,如呕吐、腹泻、严重烧伤等。

(2)FENa 是鉴别肾前性少尿和急性肾小管坏死致急性肾衰时的敏感指标,肾前性少尿FENa<1,急性肾小管坏死 FENa>2。

(二)尿钙

正常情况下,每日自肾小球滤过的钙约为 10g,每天自尿排出约 200 mg,其余由肾小管重吸收。肾脏排出钙的量受血钙、血镁、血磷、甲状旁腺激素、维生素 D、降钙素、胰岛素的影响。

1.参考值

尿钙 2.5～7.5 mmol/24 h(0.1～0.3g/24 h)。

2.临床意义

(1)尿钙减少见于甲状旁腺功能减退、慢性肾衰竭、慢性腹泻。

(2)尿钙增加见于甲状旁腺功能亢进、多发性骨髓瘤。

(3)用药监护,应用维生素 D_2、维生素 D_3 及双氢速固醇时,可检查尿钙作为用药剂量及疗效的参考。

(张　静)

第五章

肾内科病理学检查

一、活体组织检查

肾活体组织检查(简称肾活检)是获取肾脏病理标本的重要手段之一,是当前肾脏病诊断、治疗及判断预后的重要依据之一。

(一)肾活检的意义

肾活检在近数十年来肾脏病学的迅速发展上起了重要作用。它能提供各种类型、各个病期的肾组织供研究,并提供新鲜肾组织,使开展免疫病理及超微病理等现代检查成为可能,因此,它就从广度上和深度上推动了肾脏病理学迅猛发展,使肾脏病学的整体知识不断更新和提高。

肾活检在具体临床工作上对肾脏病的诊断、治疗及预后判断也有重大意义。它能阐明相同的临床症状而有不同的病变性质和不同的病理类型,从而指导治疗方案的选择和预后的判断。它能动态观察肾脏病的病变,以利对症处理。资料证实肾活检后疾病临床诊断的修正率达 34%～36%。另外肾活检对移植肾肾功能损害的诊断和治疗也有很高实用价值。事实说明,在肾脏病领域内病理与临床相结合的诊断治疗水平,确实远远超过了单纯临床水平。

不过,肾活检有其局限性。肾活检所取得肾小球数必须达到 5～10 个其诊断才有价值,标本中肾小球越多,可靠性越大,反之则可靠性小。

(二)肾活检的种类

1.开放肾活检

以外科手术暴露肾脏下极,可采取刀切取材、针吸取材或活体钳取材的方式,在直视下取材并止血。这种方法的优点是盲目性小、取材成功率高可达 100%且能多部位取材。但因创伤大,术后并发症发生率达 5%～10%。现在认为只有经皮肾穿刺活检绝对禁忌或穿刺取材失败、而又必须肾活检时才做。

2.经皮肾穿刺活检(简称肾穿刺)

用肾穿刺针经背部皮肤选定穿刺点刺入肾下极取材。肾穿刺是目前国内外最普及的肾活检方法。

3.经静脉活检

这是近 10 年发明的一种新技术。局部麻醉后将血管扩张器插入右颈内静脉、然后放入导管,在电视荧光屏直视下将导管插进右肾静脉、并楔入肾下极。再从导管腔内放入经静脉肾穿针,直至针尖抵达导管顶端。肾穿针另一端于体外连接注射器。穿刺取材时,一方面推进肾穿针刺入肾脏,一方面用注射器抽负压吸取肾组织。此法优点是若有创伤出血时,血液仍流入血循环。但肾脏体积较小时,必须避免穿透肾脏造成肾周血肿。一般若有经皮肾穿刺禁忌证而又必须作肾活检时,可考虑用这一方法。

(三)适应证与禁忌证

1.适应证

为了明确诊断、指导治疗或判断预后,而又无肾穿刺禁忌证时,内科性各种肾实质疾病皆可穿刺(表 5-1)。

重复肾穿刺在了解疾病演变,评价药物疗效及估计预后上很有意义,一般认为以下疾病可考虑作重复肾穿刺。

(1)激素敏感性肾病综合征,如微小病变或轻度系膜增生性肾炎,多次复发后变为激素抵抗,怀疑病理类型转变时应重复肾穿刺。

表 5-1　经皮肾穿刺活检的适应证

临床诊断		肾穿刺适应证
原发性肾脏病	急性肾炎综合征	肾功能急剧转坏、疑急进性肾炎时,应尽早穿刺按急性肾炎治疗 2～3 个月病情无好转
	原发性肾病综合征	先治疗,激素规则治疗 8 周无效时肾穿刺;或先穿刺,根据病理类型有区别地治疗
	无症状性血尿	变形红细胞血尿临床诊断不清时
	无症状性蛋白尿	蛋白尿持续大于 1 g/d 诊断不清时
继发性或遗传性肾脏病		临床怀疑而无法确诊时;临床已确诊,但肾脏病理资料对指导治疗或判断预后有重要意义时
急性肾衰竭		临床及实验室检查无法确定其病因时应及时穿刺(包括慢性肾脏患者肾功能急剧转坏)
移植肾		肾功能明显减退原因不清时;严重排异反应决定是否切除移植肾;怀疑原有肾脏病在移植肾中复发

(2)重症肾小球疾病如新月体性肾炎及重症Ⅳ型狼疮肾炎,治疗好转后应重复肾穿刺,以了解肾组织恢复情况,制定后续治疗方案。

(3)狼疮肾炎的病理类型常随全身系统性狼疮的活动及治疗缓解而转型,因此有必要重复穿刺。

(4)激素治疗无效病例为追踪病变进展,估计预后也需重复肾穿刺。

2.禁忌证

当估计肾穿刺的危险性大于它所取得效益时即应禁忌穿刺。目前公认的禁忌证如下(表 5-2)。

表 5-2　经皮肾穿刺活检的禁忌证

绝对禁忌证	相对禁忌证
明显出血倾向,重度高血压;精神病或不配合操作;孤立肾;小肾	活动性肾盂肾炎、肾结核、肾盂积水或积脓、肾脓肿或肾周围脓肿;肾肿瘤或肾脏动脉瘤;多囊肾或肾脏大脓肿;肾脏位置过高(深吸气肾下极也不达第 12 肋下)或游走肾慢性肾衰竭;过度肥胖;重度腹水;其他:心功能衰竭,严重贫血,低血容量,妊娠或年迈

上述禁忌证中,如果出血倾向、高血压、泌尿系感染、腹水、心衰、贫血及低血容量能被矫正,肾穿刺仍能进行。

(四)肾穿刺方法

1.穿刺前准备

(1)详细询问病史,特别注意有无出血性疾病史。

(2)全面体检,排除出血性疾病、全身性感染及心脏疾患,注意有否肾下垂。

(3)检查出凝血时间、血小板计数、凝血酶原时间,检查肝肾功能(肌酐清除率、血肌酐及尿素氮、转氨酶、乙型肝炎抗原等)。

(4)查血型,常规备血 200～400 mL。

(5)作 B 型超声波检查、测量肾脏大小、位置及活动度。

(6)若用静脉肾盂造影电视荧屏方法定位时,穿刺前夜应服缓泻剂以减少肠气,造影前做泛影葡胺过敏试验。

(7)术前 2～3 d 口服或肌注维生素 K。

(8)向患者说明操作程序、让患者练习屏气及卧床排尿,以便患者密切配合。

2.穿刺点定位

一般均选择肾脏下极外侧缘进行穿刺取材(图 5-1)。此处已避开肾脏大血管,且不易穿入肾盏及肾盂,而且此处肾组织含皮质多,能使取材满意,术后并发症少。

穿刺点正确定位关系到提高肾活检的成功率及避免并发症的关键。临床上曾使用过多种定位方法包括按体表解剖定位、X 线片定位、静脉肾盂造影电视荧屏定位、核素定位以及计算机体层扫描(CT)定位等。实践证明某些方法定位欠准，某些方法繁杂，因此，目前临床上仅常用下述定位方法，尤以B型超声波定位为首选。

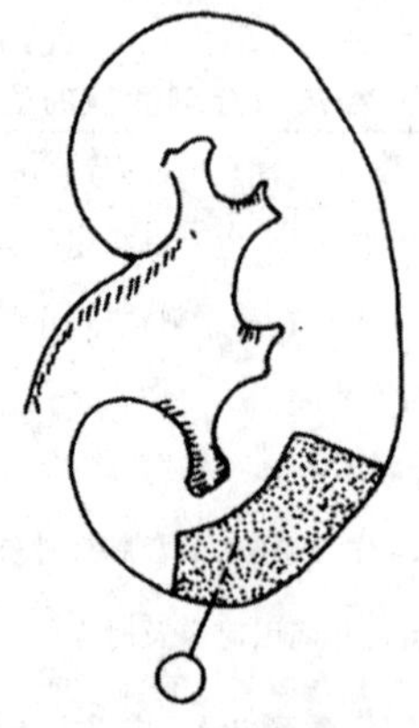

图 5-1 肾下极穿刺区

(1)按体表解剖定位：即"有效肾穿刺点"。位置在距脊柱中线旁开6.5～7 cm，第1腰椎脊突水平与第12肋下0.5～1 cm相交处。此法的优点是操作简便，无须特殊设备。缺点是患者个体差异很大，因而肾的位置常有变异，致使穿刺失败或引起严重并发症。经验证明，实际穿刺点与"有效穿刺点"符合率约50%。为了提高这种定位法的成功率，有些医师将体表解剖定位与肾X线摄片或B型超声波检查结合进行定位。

(2)静脉肾盂造影电视荧屏定位：在X线电视荧屏直视下定位可观察肾影、能精确定位于肾盏的稍外下方，并可了解进针的方向和深度，同时能发现肾畸形、转位、肾盂积水等。其穿刺成功率为90%以上。此法缺点是不能测量皮肤至肾脏距离，造影剂有一定肾毒性、患者与术者受到X线照射，妊娠患者不能用此法定位。而且肾功能不良时常显影不佳从而导致穿刺失败。碘过敏者不能用此法定位。

(3)B型超声波定位：应用B型超声波定位可以探测肾的位置、大小(上下径、横径、厚度)。确定肾穿刺点沿肾脏长轴的纵剖面上，取下肾盏与肾下极边缘之中点，在背部定好穿刺点后，B超探头改放到侧腹部第12肋下，对准肾穿针进针途监测进针(图5-2)，能提高成功率。此法简便易行、省时价廉，成功率高，还克服了X线静脉肾盂造影电视荧屏定位的各种缺点，尤其适合于对肾衰及碘过敏患者的穿刺。B超探查的深度，往往小于实际穿刺深度，比例为1 : 1.2，即B超探查为1 cm时，实际深度为1.2 cm。患者过于肥胖时，超声声素能被脂肪过度吸收，肾脏显影不清可导致定位失败。在具体应用时需注意。

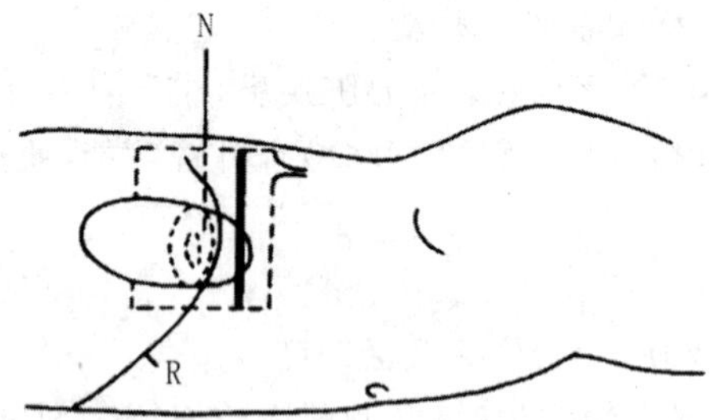

图 5-2 经皮肾穿刺B超定位方法之一

B超探头放在侧腹部第12肋下(R)，与肾穿刺针(N)平行

移植肾穿刺点位可选择肾上下极中点的外侧缘或肾脏上极穿刺取材。由于移植肾表浅，常可用手触法定位。

3.穿刺针选择及使用

(1)Menghini型穿刺针(图5-3)：该针长11～15 cm，外径1.6～1.8 mm，内径1.3～1.5 mm，内配有直径1.0 mm，长2.5 cm的小内芯，用以阻挡吸取之组织。针尖斜面有锐利的刃口。针柄可与注射器的硬橡皮管相连。穿刺时在注射器内先抽吸10～15 mL生理盐水，当术者穿刺时由助手抽吸注射器以造成负压，肾组织被吸附在穿刺针头内并被刃口所切割。

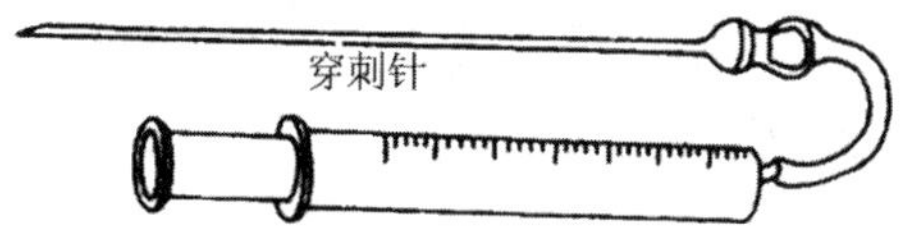

图 5-3　Menghini 型穿刺针(与负压设备相连)

(2)Tru-cut 型穿刺针(图 5-4)：此穿刺针芯的前端为长 0.5 cm 的实体单斜面锐利针尖，其后为2 cm的凹陷取物槽，槽连锐利。套管针为紧套在针芯外的薄壁管，较针芯短 2.5 cm，向前推进其尖端吻合，向后退刚好露出全部取物槽。常用的是套管针长(6 英寸)15.2 cm 及(4.5 英寸)11.4 cm 两种型号。穿刺时套管连同针芯刺入，抵达肾被膜后屏气、固定套管、将针芯刺进肾脏，使肾组织嵌入取物槽；再固定针芯，推进套管将取物槽内肾组织切下；最后，将套管及针芯一同拔出。

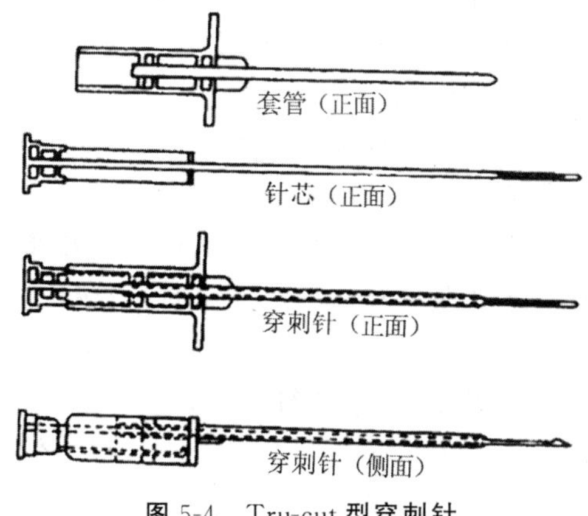

图 5-4　Tru-cut 型穿刺针

目前认为 Tru-cut 穿刺针较为理想，此针极少挤压组织，检获肾组织较多，穿刺成功率大于 90%。

(3)Franklin-Vim-Silverman 型穿刺针(图 5-5)：穿刺针呈分叶状，全长 11 cm，分叶片长 8.5 cm 叶片薄、有利刃。套管针为 17 号针，长9.0 cm针连同针芯刺入，抵达肾被膜后，屏气，拨出针芯换上分叶针。然后将分叶针全部插入套管，其尖端 2 cm 即刺入肾脏，再将套管针随后刺下，使组织牢牢地夹在穿刺针两叶中、利用分叶针利刃将肾组织切下、拔针。

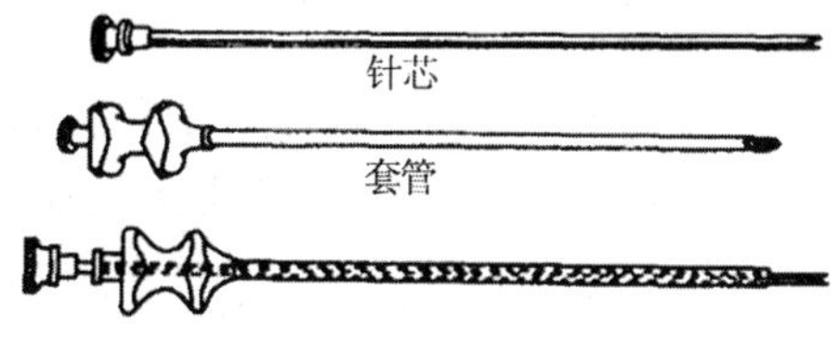

图 5-5　Franklin-Vim-Silverman 型穿刺针

此型穿刺针成功率高，取得组织较粗，一条组织就能满足检查，但肾组织损伤相应也大，组织易受挤压，操作比较复杂，患者不能较长时间屏气者不宜使用。

(4)Jamshidi 型穿刺针(图 5-6)：此为另一种形式抽吸式穿刺针、针长由 7、10 或 15 cm 长的穿刺针和带有锯齿状内芯的塑料注射器组成。穿刺时先将针头刺入，抵达肾被膜后，屏气，接上塑料注射器。先将注射器内 1 mL 生理盐水推入肾周，再提拉内芯造成所需负压，并旋转内芯使其锯齿卡在注射器管壁上。然后连同注射器将针头刺入肾脏约 2 cm 再迅速拨出，肾组织即被负压吸入针头管腔内。

此针操作简便，便于一人操作，标本不易破碎，且针细损伤肾脏轻，因此，适于肾衰时的肾穿刺。

4.穿刺步骤

定位精确、穿刺针理想及操作熟练是肾穿刺活检成功的三要素，因此医师必须熟练掌握穿刺操作。具体穿刺步骤如下。

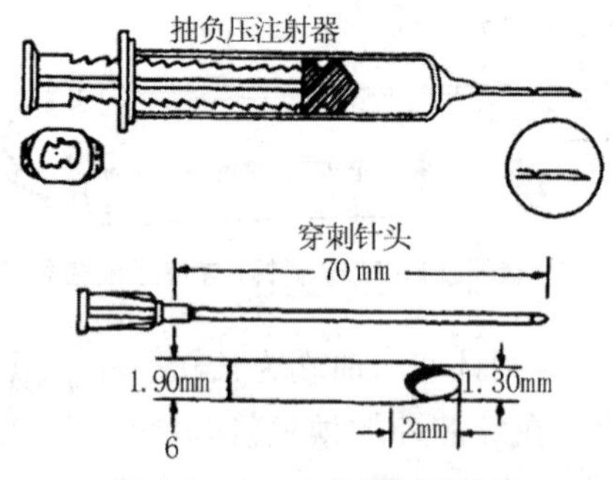

图 5-6　Jamshidi 型穿刺针

(1)摆好体位:患者取俯卧位,腹下垫约 10 cm 厚的枕头,将肾顶向背侧。

(2)定位、消毒及铺单:采用体表解剖定位或静脉肾盂造影电视荧屏定位时,应先定位并用龙胆紫标记,然后再用碘酒、乙醇消毒,铺无菌手术巾。采用 B 型超声定位时,应先消毒、铺单,然后于皮肤上倒上无菌石蜡油,再用消毒好的无菌穿刺探头定位。

(3)逐层局部麻醉及探测肾脏深度:用 2%普鲁卡因皮内、皮下及肌肉逐层麻醉,然后换 9 cm 长腰穿针作探针逐层刺入,直至脂肪中深层被膜外(进肾囊前应让患者屏气,过肾囊壁多有穿透感,到被膜常有顶触感,此时针应随呼吸同步运动),记下针刺深度。将腰穿针拔至肾囊外,再注射 2%普鲁卡因少许,以麻醉深层软组织,然后拔针。若用 B 超穿刺探头导针直视穿刺时,用探针测深度及观察穿刺针随呼吸摆动的步骤皆可省略。

(4)穿刺取材:用手术刀切通穿刺点皮肤,将穿刺针刺入,参考腰穿针所测深度,屏气后刺入肾囊达被膜外,确实见穿刺针随呼吸同步运动后,再让患者屏气,刺入肾完成取材操作。注意在针入肾囊随呼吸摆动后,不让患者屏气决不许触动穿刺针,以确保患者安全。请助手在解剖显微镜下,检查所取肾标本上有肾小球后方可结束手术,若无肾小球时应及时重复取材。

5.肾穿刺术后处理

(1)患者观察及处理:穿刺针拔出后,助手立即将布按压穿刺部位 5～10 min,捆绑腹带,术后这段时间是形成凝血块的关键时刻,应静卧 15 min 不宜搬动,稍后再回病房卧床 24 h。密切观察脉搏、血压,鼓励多饮水并应给抗生素及止血药 2～3 d 预防感染及出血。连续留尿化验尿常规 3 次,24 h 后无肉眼血尿即可下地活动,术后出现肉眼血尿者应于补液防止血块形成堵塞尿路,并延长卧床时间直至肉眼血尿消失或明显减轻。

(2)肾组织标本处理:先将所取肾标本进行切割分成 3 份。1 份置 3%戊二醛中数小时内送电镜室处理和检查、1 份放在生理盐水纱布上并装送冰冻切片、作免疫荧光检查。其大部分置 10%甲醛溶液中固定,可在室温下保存送病理科检查。

(五)肾穿刺的成功率及并发症

在开展经皮肾穿刺活检之初,能取材成功并做出明确病理诊断的百分率较低,根据文献报道国内外约为 50%左右,以后,随着定位方法及穿刺的不断改进肾穿刺的成功率已显著提高,在 73%～95%,至今已达 93%～100%。

但是,经皮肾穿刺活检是一种有创伤的检查,可发生以创伤出血为主的多种并发症。

1.血尿

镜下血尿几乎每例皆有,一般均常在 1～2 d 内自行消失,可不作为并发症看待。肉眼血尿发生率在 2%～12%,多数在 5%以下。肉眼血尿的发生多与穿刺过深有关。造成肉眼血尿的最常见原因是传至肾小盏所致。单纯肉眼血尿多数不引起脉搏、血压及血色素改变,无须输血,但应密切观察,并延长卧床时间至肉眼血尿消失。肉眼血尿多在 1～6 d 内转为镜下血尿。若肉眼血尿持续不止或发生“尿血”(排出鲜血到体外即凝结成血块),需考虑已损及大血管或肾脏撕裂伤之可能,需维持患者足够的排尿量,以防止血凝块引起泌尿道梗阻,并予以输血,若出血不止,输血也不能稳定血压时,应立即手术处理,包括结扎出血血管，部分肾切除及全肾切除。

2.肾周血肿

肾穿刺后发生肾周血肿十分普遍，经CT检查证实其发生率达48%～85%.但它多是小血肿，并无临床症状，在1～2周内皆自行吸收。另类具有临床表现的血肿，其发生率为1.3%～7.8%，它们多在穿刺后当天发生，但有些病例可在穿刺后10 d或更多时间才发现。患者常有明显持续性胁痛、腹痛、腹膜刺激征、红细胞比容降低达4%以上，血色素降低等。

大血肿形成后，因出血量大导致血压、脉搏发生变化时需输血，经内科治疗仍不止血需手术止血、甚至切除肾脏。此外，大的血肿本身易招致细菌感染，引起肾周围脓肿，需及时应用抗菌药物以防继发感染，并应强调术后绝对卧床休息、输血等保守治疗后，3个月内完全吸收。

3.动静脉瘘

术后因动静脉瘘而致血尿者约占5%，且可延迟发生。高血压和血管炎是易发生动静脉瘘的因素。典型病例术后肾区出现血管杂音，常发生高血压及持续性血尿。确诊需作动脉造影。动静脉瘘能在3～30个月内自然闭合，很少需外科处理，当发生大出血、高血压和心力衰竭时，以前需手术结扎动脉、部分或全肾切除，而现在多选择肾动脉分支栓塞治疗。

4.感染

肾穿刺后感染发生率并不高，在0.2%以下。穿刺后感染多因无菌观念不严格，或原先的肾脏感染在穿刺后扩散所致，严重的感染可造成肾脓肿及败血症。故在穿刺后如有发热、腰痛、尿频、尿痛、尿急、白细胞高，要及时选用抗菌药物。

5.误伤其他脏器

穿刺偶可伤及肝、脾、胰、胆囊、肠系膜动脉、主动脉、肾上腺以及穿破肺引起气胸等。多因肝脾肿大穿刺前未能发现，或穿刺点的选择不当和进针过深所致。现在定位方法改进，已少有上述事故发生。

6.其他

文献报道的少见并发症有肠梗阻、肾脏动脉瘤、穿通肾盂形成尿性囊肿、松动肾石导致肾绞痛，以及促进肿瘤扩散。

总之，因并发症需要外科手术者占0.1%～0.4%，肾切除为0.02%～0.06%，经皮肾穿刺的死亡率为0%～0.1%，死亡多系大出血、感染、肾脏及肾周围器官严重创伤而未能迅速恰当处理所致。

移植肾穿刺也可以出现肉眼血尿、肾周血肿、感染、动静脉瘘及淋巴瘘等并发症，其发生率与患者自身肾穿刺相似，也有个别肾切除及死亡的病例。

由于经皮肾穿刺活检是一项有创伤性检查，可发生多种并发症，因此肾穿刺均应住院进行。切忌同时穿双肾，也不许进针次数过多。

二、病理学检查

病理学检查是肾脏疾病正确诊断的不可缺少的组成部分。近年来，肾脏疾病的病理学检查已有很大进展，一般包括光学显微镜检查（光镜）、免疫荧光或免疫组织化学和透射电子显微镜检查（电镜）三部作为常规病理检查，有时，还用扫描电子显微镜、免疫电子显微镜及分子病理学的诊断方法。有关各种病理学方法的详细操作和步骤，可以参阅有关病理学技术书籍和文献，本章节重点介绍其原理和注意事项。

（一）标本的初步处理

目前，病理学检查的肾标本多数由肾穿刺而来，其余尚可来自手术切除、尸体解剖及动物实验。本节重点介绍肾穿刺标本的初步处理原则。肾穿刺标本具有材料少、组织新鲜的特点，如何作初步正确的处理是至关重要的。

1.肾组织的判断

经皮穿刺活检带有一定的盲目性，必须识别真伪。真正的肾组织颜色暗红，比重较大，在放大镜或解剖镜下可见暗红色的髓质及稍浅淡的皮质，在皮质部分可见肾小球呈模糊的小红点状结构，放入固定液后必沉于瓶底。此外穿刺的组织亦可能是肌肉、脂肪或结缔组织。一般脂肪组织呈黄白色、比重小、漂浮于固定液表面。结缔组织呈灰白色较肾组织质地柔韧，不易切割。肌肉组织的颜色与肾组织相似，比重也与肾组织差不多，但在放大镜下看不到肾组织的特点。因此若标本不符合要求应立即重复穿刺。

2.肾活检标本的分切

肾活检标本取后应分切成三部分，进行三种检查，因此要求穿出的标本要有足够的体积，以超过12 mm为好。将穿刺标本轻轻置于软木板或敷有石蜡的木板上，切忌挤压标本，首先分清皮质端(穿刺针柄端标本)和髓质端(穿刺针尖端)。然后用锋利的剃须刀片切割。有下列四种分切方法。

(1)自皮质端切下 2 mm 作为电镜检查的标本，依次切下 4 mm 作为免疫荧光检查，其余部分作为光镜检查之用(图 5-7A)。若所得标本少于 8 mm 时全部作为光镜检查材料。

(2)自皮质端依次切割为 1 mm、2 mm 及 4 mm 的数段，结果可得十数段，1 mm 者作电镜检查，2 mm 者进行免疫荧光检查，4 mm 者作光镜检查(图 5-7B)，这种分切法可以保证各种检查的标本中，均可包含肾小球。上述两种分切法适用于口径较小的穿刺针所获得的直径较细的肾穿标本(如 menghini 型穿刺针)。

(3)先将穿刺标本纵向切为两半，一半供光镜检查，另一半自皮质端切为 1 mm 和 2 mm 的数段，分别进行电镜和免疫荧光检查(图 5-7C)。

(4)将穿刺所得标本的皮质端切下约 1 mm 的一小段，供电镜检查，其余部分纵向切为两半，一半供荧光检查，一半供光镜检查(图 5-7D)。

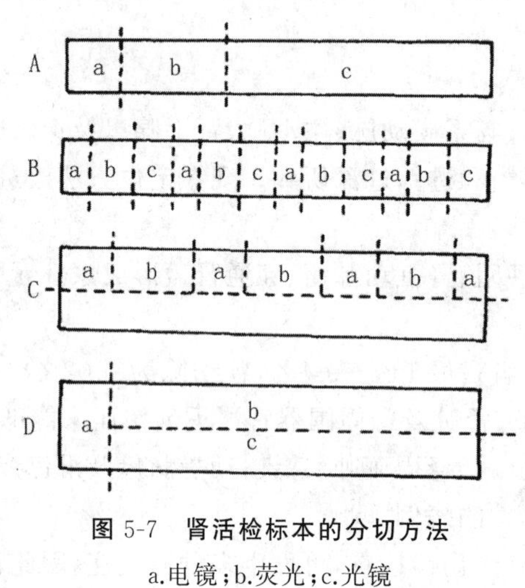

图 5-7 肾活检标本的分切方法

a.电镜；b.荧光；c.光镜

后两种方法适用于粗针穿刺所获得的标本(如 Tru-cut 型穿刺针)。

为了使肾穿刺标本中有足够的肾小球数，在光镜检查的标本中应有 10 个以上肾小球为佳。若标本中肾小球数是 5 个其诊断准确率为 65%若标本含 15 个肾小球则准确率可达 95%。

3.分切后肾穿刺标本的固定与保存

为了防止组织和细胞自溶或腐败，并保持其中的抗原成分。根据三种不同病理检查的目的，应尽快将标本进行固定和保存。

作光镜检查标本，可用 Bouin 固定液或中性甲醛溶液固定。甲醛具有穿透力强、固定均匀、组织收缩小并能增加组织韧性的优点。苦味酸使组织不易变脆。而磷酸缓冲液可使组织染色更好。Bouin 固定液的配制法是饱和苦味酸 70%乙醇溶液 85 mL+10%甲醛 10 mL+冰醋酸 5 mL 即可。而中性甲醛固定液配制是 10%甲醛溶液 100 mL+磷酸二氢钠($NaH_2PO_4 \cdot H_2O$)4 g+磷酸氢二钠(Na_2HPO_4)6.5 g+蒸馏水 90 mL 即成。标本瓶中固定液应 10 倍于标本体积，装瓶后贴上标签，写好病员姓名、床号、标本瓶可置于室温下或 4 ℃冰箱内保存。

用于免疫荧光检查的标本，为了更多地保存抗原成分，肾穿刺标本切不可接触，或使用任何固定液，而应将分切的肾组织置于湿润的生理盐水纱布内或放在 4 ℃左右的冰盒内保存，尽早进行冰冻切片后进行免疫荧光检查，标本保存时间不能超过 24 h 为好。若作免疫组织化学检查肾穿刺标本可不必单项处理，而用光镜标本石蜡块切片后作免疫组织化学染色并在普通光镜下检查，其切片尚可较长时间保存。

用作电镜检查的肾穿刺标本可置于 2%～3%的戊二醛溶液内作初步固定，若作免疫电镜检查应放入 1%多聚甲醛或赖氨酸作初步固定。固定的标本应置于 4 ℃环境下保存，若置于室温下可使标本变质，冻结时则破坏其组织结构。

在处理标本中应注意：在标本未固定时摄取标本要轻切勿挤压，分切标本时不宜将标本暴露时间太长，要保持标本湿润不要将标本置于强光源下烘烤。

（二）光镜标本的制备

光镜下观察的组织切片，需要进行固定、脱水、包埋、切片及染色等步骤。

1.肾组织固定

固定液要充分地漫过和浸泡标本，固定液应是标本的 10 倍量，标本在瓶内要震荡数次，以防标本黏附于容器壁而影响固定效果。肾标本浸泡于固定液的时间依标本体积而定。一般穿刺标本固定时间应超过 4 h。

2.肾组织的脱水、透明、包埋及切片

固定后的肾组织要经过脱水。脱水的目的是将组织中所含水分去除，以利切片时的支撑物—石蜡充分进入组织内，最常用的脱水剂是乙醇，为避免脱水过程中的组织收缩现象，必须用逐渐升高浓度的乙醇依次浸泡脱水（70%→80%→90%→95%→无水乙醇）。无水乙醇易导致组织收缩和硬化，所以在无水乙醇中以 30 min 为宜。脱水后肾组织要经过透明过程，需用一种既能与乙醇混合，又能溶解石蜡的媒介剂渗入组织中，以便在浸蜡包埋时石蜡能充分渗入到组织中去起到支撑作用，由于组织浸入媒介剂后，其折射指数接近于组织蛋白的折射指数，故显出透明的状态。常用的透明剂是二甲苯，组织在其中时间不宜过长，当组织透明后应立即取出，否则可使组织变脆。透明后的组织，移入熔化的石蜡中浸泡称为浸蜡，为下一步包埋作准备。浸蜡时间应超过 3 h。最后将充分浸过蜡的肾组织用石蜡包裹起来，称包埋，包埋在石蜡内的肾组织具备了适当的硬度和韧性，以便于切片。包有肾组织的石蜡块可以在切片机上切片，肾组织的石蜡切片以 1～3 μm 为最好，而一般组织切片为 5～7 μm，若肾切片也如此厚将会使细胞重叠而影响诊断的正确性。

3.光镜标本的染色

肾穿刺组织切片后，应将石蜡切片中的石蜡溶解去除的过程称脱蜡，脱蜡的程序与脱水包埋的顺序相反，先将石蜡切片浸入二甲苯中使石蜡溶解，继而浸入乙醇，乙醇的浓度应从无水乙醇至 70%乙醇递减，最后用蒸馏水冲洗、便可染色。染色过程是在一定的温度条件下组织成分与染色剂起化学反应而着色。肾组织的光镜检查常规染色包括：①苏木素伊红染色（hematoxin eosin，HE）是观察肾组织内细胞成分和形态特点。②过碘酸雪夫反应染色（periodic acid shiff，PAS）可以显示组织内的糖蛋白成分，使肾小球毛细血管基膜及系膜基质呈红色，PAS 染色常与苏木素复染，所以细胞核显示蓝紫色，便能同时观察肾组织内的细胞成分。③六胺银染色（periodic acid-silver metheramine，PASM）能显示网状纤维及前胶原的物质其染色结果使基膜，网状纤维及系膜内纤维呈黑色。④马松三色染色（Massons trichrom stain，简称马松染色）可使细胞核呈紫红色，基膜、肾小球系膜及胶原纤维呈蓝绿色，抗原抗体复合物呈红色。

除上述四种常规染色方法外，为了显示和区分肾内的某些特殊成分，可选用相应的特殊染色方法，如用磷钨酸苏木素法（PTH 法）显示血栓和纤维素，刚果红染色法显示淀粉样蛋白。

光镜标本除用石蜡包埋外还可用水溶性树脂或环氧树脂包埋后制成硬块后，切出薄切片，更利于组织形态的辨认。

（三）免疫荧光标本的制备及检查

荧光的形成是由某些物质的电子吸收能量后，可由低能级电子层（内电子层）跳到高能级电子层，高能状态的电子不稳定，以辐射光量子的形成释放能量后，再回到原来的状态，便可发出波长较长的可见光，即荧光。所吸收的能量可由激发光(紫外光等)供给,所以荧光当激发光照射的停止而终止。故观察荧光时必须在荧光显微镜下观察。一种能产生荧光并能作为染料的化合物称为荧光素,在肾脏疾病的免疫荧光检查中常用的标记荧光素有异硫氰荧光素(fluorescein isothiocyanate,FITC),呈现黄绿色荧光。与四乙基罗达明(tetraethyl rhodamine B_{200},RB_{200}),呈现橙红色荧光。

免疫荧光技术是利用一种抗体只能与相应的一种抗原特异性结合的原理,将荧光素标记在已知抗体上,用标有荧光素的已知抗体与待检肾组织中相应抗原反应,则结合为抗原-已知抗体-荧光素的免疫复合物,该复合物在具有紫外光源的荧光显微镜下观察,作为指示物的荧光素被激发放出鲜艳的荧光,即表明受检肾组织内在荧光显现的部位有与之相应的抗原存在。用此技术常用于检查肾切片上的人免疫球蛋白(IgG,IgA 及 IgM)及补体成分(C_3,C_{1q})等。

按照抗原体反应结合步骤的不同,能将免疫荧光检查法区分为直接法及间接法。

直接免疫荧光法是用荧光素标记的动物抗人免疫球蛋白或补体抗血清,直接与受检的肾脏冰冻切片孵育,如果肾切片上有人免疫球蛋白或补体,则将形成抗原(人免疫球蛋白或补体)－动物免疫球蛋白－荧光素复合物(图 5-8),从而被荧光显微镜检查发现。直接法的特异性较高,染色步骤简单,节省时间,但一种标记抗体只能检测一种人类免疫球蛋白或补体,因此需要多种标记抗体。

间接免疫荧光法是用无荧光素标记的甲种动物抗人免疫球蛋白或补体抗血清(第 1 抗体)与肾组织切片相作用,如果受检肾组织切片有相应的人类免疫球蛋白或补体存在,则形成含有这种动物免疫球蛋白的免疫复合物,但并无荧光显示。第 2 步再用标有荧光素的乙种抗甲种动物免疫球蛋白的抗血清(第 2 抗体)与完成第 1 步的肾组织切片作用,由于第 2 抗体可与第 1 抗体形成特异性结合,从而可形成抗原(人类免疫球蛋白-荧光素组成的复合物)(图 5-9)。间接法步骤较繁,耗费时间较多,假阳性较多,背景非特异荧光较强。

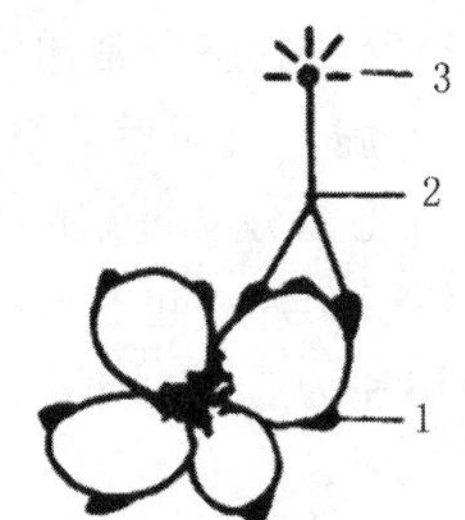

图 5-8　直接免疫荧光法原理

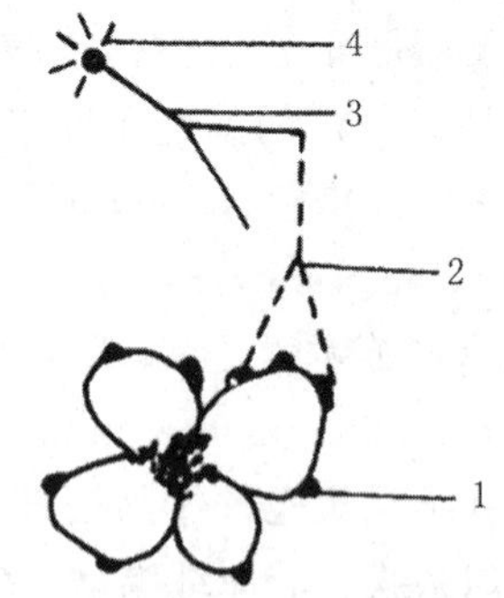

图 5-9　间接免疫荧光法原理

1.免疫复合物;2.甲动物抗人球蛋白抗体;3.乙动物抗甲动物 IgG 抗体;4.荧光素

在荧光显微镜下检测肾脏荧光染色标本时,应注意以下几点。①显示抗体或补体的种类:直接法即荧光抗体的种类,间接法即第一抗体的种类。喜荧光显示的部位,即肾小球毛细血管壁(图 5-10A)、系膜区(图 5-10B)、肾小囊基膜、肾小管基膜、肾间质血管壁及肾间质细胞等。③荧光显示的图像:细线状(图 5-10C)、颗粒状(图 5-10A)以及团块状(图 5-10B)。④荧光强度:低倍镜下不能显示,高倍镜下似乎可见为±,低倍镜下似乎可见,高倍镜下可见为＋,低倍镜下可见,高倍镜下清晰可见为＋＋,低倍镜下清晰可见，高倍镜下耀眼为＋＋＋，低倍镜下耀眼，高倍镜下刺眼为＋＋＋＋(图 5-11)。

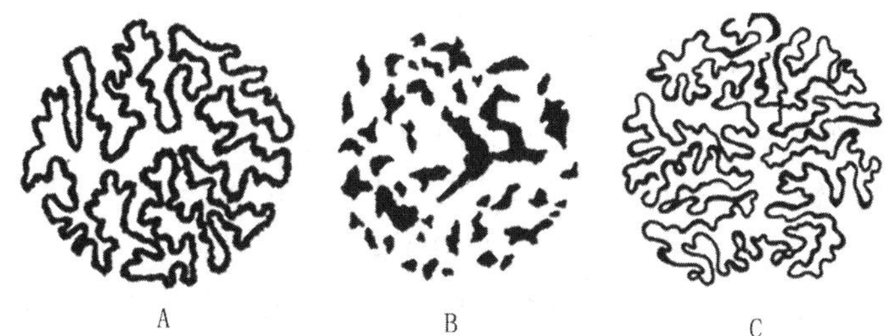

图 5-10　肾小球免疫荧光图像

A.沿毛细血管壁颗粒状沉积；B.沿系膜区团块沉积；C.沿毛细血管壁细线状沉积

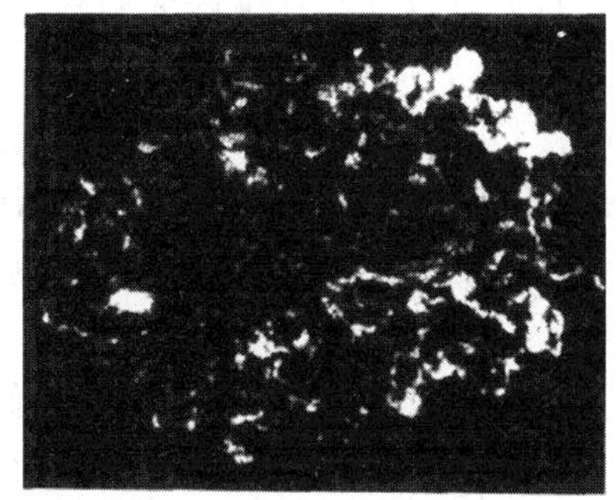

图 5-11　IgG 沿肾小球毛细血管壁颗粒状沉积(＋＋＋＋)

总之，肾脏疾病的免疫荧光检查具有特异性强，灵敏度高，操作简单，染色快速等优点，但需昂贵而复杂设备，而且荧光易于衰减，不能保存，是其缺点。

(四)免疫组化技术诊断的应用

免疫组织化学是指利用抗体与抗原的特异性结合，标以可见的标记物，来鉴定组织或细胞原位显示抗原成分的一种技术。自 Nakane(1966)建立了免疫酶标记抗体法，进一步发展为非标记抗体酶法(包括有酶桥法及 PAP 法等)，至今常用的亲和免疫组化技术包括有 ABC 法及 SP 法，本节仅介绍亲合免疫组化技术的原理及其优缺点。

1.(卵白素—生物素—过氧化物酶连结法)(ABC 法)

ABC 法是利用卵白素与生物素特有的高度亲和力这一生物学性质，先将生物素与辣根过氧化物酶(HRP)结合，形成生物素化 HRP，然后与卵白素按一定比例混合，形成 ABC 复合物。用生物素化二抗与第 1 抗体结合，再与 ABC 复合物联结形成抗原-抗体-生物素化二抗-ABC。最后用底物显色剂显色(图 5-12)。

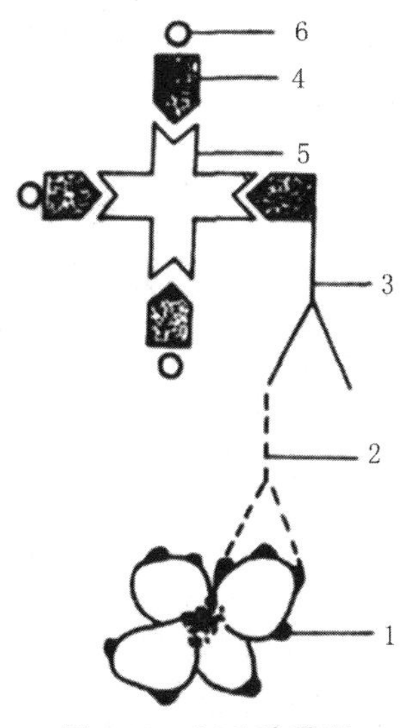

图 5-12　ABC 法原理

该法优点是较以前的免疫组化法有敏感性高、特异性强而非特异性染色减少、稳定性好。适用于石蜡包埋的肾组织切片。

2.链霉菌抗生物素蛋白-过氧化物酶连结法(SP 法)

SP 法用链球菌抗生物素蛋白代替 ABC 复合物中卵白素蛋白而形成 SP 法。染色原理同 ABC 法，其不同处是链霉菌抗生素蛋白较卵白素蛋白相对分子质量小而等电点接近中性，前者几乎不与组织中的内源性凝集素样物质发生特异性结合，所以 SP 法具有切片染色背景清晰、灵敏度高、染色时间短、特异性强等优点。此法已被国内实验室广泛采用于肾组织石蜡包埋切片的染色。在国外其他公司亦将此法注册为 LSAB 法、LAB-SA 法和 SABC 法。

(五)电镜诊断的应用

电镜通过电子束穿透细胞和组织，从而可以观察细胞内部的超微结构及某些大分子物质在肾脏病理诊断应用中又可分透射电镜和免疫电镜两种。简要介绍如下。

1.透视电镜

在观察肾脏疾病中可以显示肾脏组织各部位的微细结构，区分细胞的类型，并能较精确定位组织损伤的部位与程度以及抗原抗体复合物、纤维蛋白、淀粉样蛋白等特殊物质。可显示这些物质在上皮下、基膜内、内皮下及系膜区的较高电子致密物。

用作电镜的标本每块以 1 mm^3 为宜，其制片过程与石蜡切片相似，也需经过固定→脱水→包埋→切片→染色，但因要求微细组织结构故各步骤有其特点。①固定要求及时充分固定于 2.5%～3%戊二醛固定液中，4 h 后更换 0.05 mol 磷酸缓冲液，最后在 1%锇酸液中固定 1 h。②脱水一般用递增浓度的乙醇或丙酮。③包埋要求包埋剂能承受超薄切片的要求至耐受电子束的轰击。常选用 Epoin812 为包埋剂制成硬质淡黄色包埋块。④切片光切 1 μm 半薄切片选定有肾小球的包埋块再用超薄切片机切出 80 nm 的超薄切片置于铜网上。⑤染色常用醋酸铀和枸橼酸铅双重染色。制成的切片铜网可在透射电镜上观察。

2.免疫电镜

免疫电镜是免疫组织化学和透射电镜技术相结合的检查方法，可以显现肾组织内抗原、抗体、补体和免疫复合物的存在与否并能进行定性和定位的观察。目前常用胶体金法进行免疫病理检查，以胶体金为电子标志物，胶体金是由直径 1～100 nm 范围内金颗粒组成的分散系，带有一定的电荷，能与多种大分子物质(免疫球蛋白等)相结合，由胶体金标记的抗体与相应抗原相结合，在透射电镜下根据金颗粒的分布状态，做出精确定位，颗粒可以计数作定量统计并能对抗原加以定性。一般肾标本先进行固定、脱水及包埋，作成超薄切片后再作免疫染色，此法简便可靠。

(肖艳美)

第六章

肾内科影像学检查

第一节　超声检查

超声目前在泌尿外科应用已相当广泛，近年来发展了腔内超声及彩色多普勒血流图像，并用血流动力学参数指标对疾病进行诊断，提高了诊断的可靠性及准确性。振动频率＞2 MHz的声波称为超声波。超声仪应用声波频率为2～10 MHz。在泌尿外科，超声在疾病的诊断与鉴别诊断、治疗、术后监测及康复方面起着重要作用，如血尿的诊断与鉴别、肾移植术后的监测，简便、直观而迅速，且价格低廉、无X线损伤。尤其是近年来，介入超声的发展与完善，对疾病的物理形态学诊断提高到组织细胞学病理性质的诊断，如B超引导下各种穿刺、活检，超声碎石及超声手术刀等新技术的应用，在泌尿外科治疗领域开辟了新的途径。

一、超声波的物理特性

（一）方向性

超声波在介质中以纵波的方式传播，由于声波频率高、波长短，在传播时在一个方向直线传播，这个特性称方向性，又称声束。在接近探头的一段声场内声束直线传播称近场。近场内声强大，失真度小，但声波易干扰而形成多层反射，使开始一段显示欠清；近场后声束开始发散变宽，呈锥状向前传播，越向远场，其声波较弱，声束较宽，失真度高，横向分辨力差。

（二）反射与透射

超声波垂直于界面入射时，遇到不回声阻抗的两种介质，产生部分声能由界面处返回到第一介质中，即反射；另一部分声能穿过界面进入第二介质中，即透射。两种介质的声阻抗差越大，声波反射越多，回声强；差异越小，反射越少，回声低。在同一介质中，声阻抗相等时，反射为0，即无反射、无回声。

（三）折射、绕射、散射

当入射声波与界面有一定角度时产生透射、反射和折射。超声波在传播过程中，界面直径小于1/2波长时（人体软组织中超声波长2.5～7.0 mm），声束则产生绕过界面继续向前传播而无反射，称为绕射。如界面明显小于波长，界面的微粒吸收声能后四周产生球状辐射，称为散射。

（四）声波吸收与衰减

声束在介质传播过程中，由于介质将声强分散，反射声波频率增加；当界面背离声源运动时，反射声波频率降低。这种现象称多普勒效应。

二、诊断超声常见类型

（一）示波法（A型）

将回声以波的形式显示，是最早应用的超声诊断法，现已淘汰。

(二)二维超声显像法(B 型)

将回声信号以光点的形式显示出内脏剖面图,为二维空间显示,是目前临床上常用的方法。

(三)光点扫描法(M 型)

为辉度调制型中加入慢扫描锯齿波,使光点从左至右自动扫描,观察反射体的深度及其搏动状况,此法常用于心脏的检测,故又称超声心动图。

(四)超声频移法(D 型)

此法应用多普勒原理(当探头与反射体间有相对运动时,回声的频率有所改变),而获得多普勒频移图,观察心血管系统血流方向与速度。

(五)彩色多普勒血流成像(CDFI)

将彩色多普勒与二维超声叠加成像,即二维超声切面图内显示出彩色多普勒血流。

(六)多普勒能量图法(CED)

是采取多普勒信号的强度、范围与能量即信号振幅的大小来进行成像的方法,故称能量图法。CDE 对心血管及各脏器肿瘤内血管的检测十分灵敏。

目前在使用仪器中,常为多功能显示。在泌尿外科疾病的诊断中常采用 B 型超声诊断法。

此外,还有三维超声、超声 CT、超声显微镜、P 型超声(以探头为中心,可作 360°圆周旋转扫查,适用于管道内探测)等。

三、超声治疗种类

种类及方法日益增多,包括超声渡疗法、超声电疗法、超声药物渗透疗法;超声雾化吸入疗法、超声碎石法、超声加热治癌法、超声去脂法、超声手术刀、超声节育法、超声面部美容、超声洁牙等。本节仅介绍超声诊断相关内容。

(一)超声成像原理

在超声诊断中,探头首先向人体内发射声波,声波在人体内不同组织界面产生反射,反射的声波信息被仪器接收,通过处理后在显示屏上显示,变成人们能识别的信号,从而达到诊断疾病的目的。声波,从超声回声等级来分,可分为强回声、高回声、中等回声、低回声、无回声。强回声常伴有声影,如结石、骨骼表面、气体反射。高回声与强回声不同的是不伴声影,见于肝、脾、肾的包膜,由肾盂、肾盏及肾窦内脂肪构成的集合系统,血管瘤,肾错构瘤等。中等回声主要是肝、脾、肾、前列腺的实质。低回声常见于皮下脂肪,而一些肿瘤如肾肿瘤、前列腺癌、新鲜血肿,也多以低回声区显示。无回声要注意的是以往会认为无回声是指液性的,其实可分为两种情况。一种是均质性液体(介质),如胆汁、尿液、胸腔积液水、腹水。应当注意到有些固体如透明软骨、小儿骨锥体也可呈现无回声,所以少数固体呈无回声,但必须是均质性的。另外有一种非均质液体(介质),如尿液中混有血液和沉淀、囊肿合并出血或感染,液体内回声增加可见散在点状或小片状回声,或云雾状回声。因此,液体均是无回声的,而固体均是有回声的看法是有偏见的、不正确的。新鲜的血肿,凝血块多呈低回声,但随着时间的增长由于凝血块内大量的纤维蛋白,回声增强,尤其是在膀胱内的凝血块。由于尿液呈无回声,相比较凝血块回声强,并有随体位改变而飘浮、无声影特征。混合性回声是指强回声、高回声,低回声、无回声有两者或三者或全部错合一起组成,一些良性肿瘤部分囊性变、结核、少数恶性肿瘤,多以这种回声显示。

(二)超声术语

1.境界

是指肿瘤、肿块或病灶与非肿瘤、非肿块或非病灶的连接面。

2.边缘

是指限于境界附近的肿瘤、肿块或病灶内侧的领域,如称边缘低回声带,则其位置在肿瘤、肿块或病灶的内侧。

3.周边

是指接于肿瘤、肿块或病灶的部分，限于其外侧的领域。

4.三联征

是指输尿管结石时，输尿管壁、结石光团以及声影三者联系的征象。

5.线团征

睾丸扭转时的声像之一。在睾丸前上方见有一个 2 cm 左右的类圆形异常回声团，边界毛糙，内部呈稍强回声且夹有弯曲的线样光带。是因精索扭转同时，输精管、睾丸动脉以及蔓状静脉丛扭转所致。

(三)泌尿系统正常超声测值

1.肾脏

男性组：长径 10.7±1.16 cm，宽径 5.5±0.9 cm，厚径 4.4±0.49 cm。

女性组：长径 10.5±1.25 cm，宽径 5.3±1.02 cm，厚径 4.1±0.78 cm。

2.肾血管血流参数测量

肾主动脉(MRA)96. 96±13. 90 cm/s。

段动脉(SRA)50. 63±6.75 cm/s。

叶间动脉(IRA)33. 29±6.16 cm/s。

3.肾上腺

正常肾上腺长 4～6 cm，宽 2～3 cm，厚 2～8 mm。

4.前列腺

增大以横径超过 4 cm，上下径超过 3 cm，前后径超过 2 cm 为标准。

5.睾丸

正常成人大小为：长径 4 cm，宽径 3 cm，前后径 2 cm。

(四)肾脏疾病的超声诊断

1.肾囊肿

(1)孤立性肾囊肿：肾内显示单个圆形或椭圆形无回声区，壁薄而且光滑，后壁回声增强，囊肿两侧深部可有侧壁声影，囊肿较大时，可压迫相邻脏器。

(2)多房性肾囊肿：在圆形无回声区内可见线状分隔回声。分隔也可能不完整，各房可以相通。

(3)多发性肾囊肿：肾内可见多个大小等的无回声区，集中或散在分布于肾内，囊肿多时互相重叠挤压、变形，残存的肾实质回声正常。囊肿向内生长者，可压迫集合系统使其移位与变形，但与肾盂、肾盏不相通。囊肿向外发展者，肾被膜局部隆凸。

(4)肾囊肿出血：内部回声可因出血时间不同而有较大差别。囊内未形成凝血块者，无回声区内可见散在或密集的点状低回声，用探头撞击时可见回声点浮动。

(5)囊肿感染：系肾囊肿继发感染后形成，其声像图与出血性囊肿相似，可因感染的严重程度和囊肿内所含感染性内容物的性状而有很大差别。通常囊壁有不同程度增厚，囊肿无回声区内出现细点状回声。

(6)肾盂源性肾囊肿：位于肾盏周边的肾盏憩室，与肾盏相通。声像图为紧贴肾盏的圆形无回声区，直径一般为 1～2 cm，很少大于 3 cm。

(7)肾盂旁囊肿：在病理上指肾窦内的淋巴管囊肿，但通常把凸入肾窦生长的肾囊肿也称为肾盂旁囊肿。声像图表现为肾窦高回声区内出现圆形无回声区，酷似肾盏积水。由于肾盂旁囊肿压迫肾盂引起肾盂积水，因此可同时见到肾积水声像图征象。

(8)肾髓质囊肿(海绵肾)：是以集合管广泛囊状扩张为特征的先天性疾病。扩张的集合管囊腔较小，呈海绵状，形成大量界面，内部可有小结石形成。

(9)多囊肾：是一种较常见的先天性遗传性疾病，约占长期透析患者的 10%。分为常染色体隐性遗传性多囊肾和常染色体显性遗传性多囊肾两类，两者的表现形式和预后截然不同。前者又称婴儿型多囊肾，临床少见，患婴常于出生后不久死亡，很少存活，成人罕见。后者又称成人型多囊肾，遗传外显率几乎

100%。可能自胎儿即存在,以后缓慢增大,绝大多数为双肾同时受累,但程度可不一致。全肾布满大小悬殊的囊腔,从小到肉眼不能辨认至几十厘米,少见正常的肾组织。本型常合并其他脏器囊肿。多数患者于40岁以后出现症状,表现为腰部胀痛、血尿、尿路感染和腹部包块等。高血压导致脑动脉瘤破裂及肾功能不全是影响预后的主要因素。声像图表现为双肾外形增大,表面凹凸不平。肾内充满大小相差悬殊的囊状无回声区,难以计数的囊肿互相挤压,以致失去圆滑的轮廓,部分囊肿壁增厚,可能伴钙化强回声斑。无数小囊肿构成的声学界面回声和囊肿的后方增强效应,使囊肿间组织回声增强,难以显呈正常肾实质回声,可能有肾盂积水,但与囊肿不易区别。

2.肾细胞癌

成年人最常见的肾实质恶性肿瘤为肾细胞癌。其他较少见的有纤维肉瘤、平滑肌肉瘤、脂肪肉瘤、横纹肌肉瘤和恶性淋巴瘤等。小儿最常见者为肾胚胎瘤(Wilms瘤)。

声像图表现:

(1)肾轮廓可无明显改变。较大的肾肿瘤,由于肿瘤向肾表面突起,呈现肾轮廓局部增大,表现为凹凸不平。肾外形失去常态,与周围组织分界较清楚。但晚期肾癌向周围广泛浸润时,边界常不清楚。

(2)肾实质回声异常:肾实质内出现异常回声团块,呈圆形或椭圆形,边界较清楚,有球体感。中等大的肾癌多呈低回声,仅少数呈强弱不等的混合回声或等回声。当较大的肿瘤内部有出血、坏死、液化时,局部显示边缘不规则的无回声区,内有稀疏分布的点状低回声。肾窦在肿瘤向内生长压迫或侵犯肾窦时,可出现凹状变形。

(3)肾癌的彩色血流图有四种表现。①抱球型:沿肿瘤周边彩色血流丰富,肿瘤内部有散在点状或条状彩色血流。②星点型:肿瘤周边彩色血流不多,仅肿瘤内部有少数星点状彩色血流。③丰富血流型:肿瘤内部血流丰富,彩色多普勒血流图呈多数点状彩色血流;彩色多普勒能量图呈丝球状盘曲彩色血流,丰富血流型较少见。④少血流型肿瘤内部血流甚少,一般在小肿瘤有时可见到。前两型常见于中等大小的低回声肿瘤。也许可认为是同一种类型,即当声束切到肿瘤近边缘处时,出现抱球型图像;声束切到肿瘤中部时,出现星点型图像。大肿瘤由于内部坏死等原因,肿瘤内血流一般很少,边界彩色血流也不丰富。

(4)肾癌累及肾静脉者,患侧肾静脉增宽,内有实质低回声,且肾静脉随呼吸和心搏而扑动的生理现象消失。累及下腔静脉时,在下腔静脉内能见到癌栓回声随呼吸和心搏飘动;或为下腔静脉增粗,充满癌栓低回声,Valsalva生理现象消失,彩色血流图可见肾静脉或/和下腔静脉血流受阻或中断等异常表现。

因肾静脉栓塞而致肾周围侧支循环形成者,在肾周围可以见到曲张的静脉断面,直径可达到1 cm以上。

(5)肾癌有肾门淋巴结转移者,在肾门处可见低回声肿块,且在呼吸时肾门活动受限。

3.肾血管平滑肌脂肪瘤

又称良性间叶瘤,较多见,是一种良性肿瘤。在切面上,肿瘤与正常肾组织间有明显界限,但无真正包膜。声像图表现分为两种类型。一种为边界清晰的圆形强回声,这是瘤内脂肪组织构成众多散射界面的结果。回声虽强,声衰减却不很明显,无声影,仅较大的肿瘤后方回声略有衰减。圆形强回声常位于肾的表面或接近肾的表面,在肾上极者尤为常见。另一种是大肿瘤内组织界面较大,声像图呈高、低回声相间的杂乱回声,有的呈层状分布,形似洋葱切面,有出血坏死时内部可见较大的无回声区,有钙化者可见伴有声影的强回声斑。

4.其他肾实质肿瘤

(1)肾血管瘤:良性,一般较小,位于肾实质内,向肾盏侵犯而产生大量无痛性肉眼血尿。肾血管瘤声像图有的呈圆形低回声,颇像肾癌,应密切随访复查以与肾癌相鉴别。肾血管瘤低回声中不会出现结节回声,可以区别。肾血管瘤过小时,声像图不易显示。

(2)肾腺瘤:良性,直径常在1 cm以内,多数生长在肾表面。因肿瘤小,超声不易发现。

(3)肾脂肪瘤、肾平滑肌瘤、肾纤维瘤:均为良性少见肿瘤。一般体积小,个别发展到很大的,声像图均为实质低回声区。纤维瘤后方声衰减明显。

(4)肾肉瘤:肾肉瘤为恶性,种类颇多,均少见。声像图均为低回声区,其中淋巴肉瘤的回声更低,接近于肾囊肿回声。

鉴别诊断:①肾肿瘤与正常肾变异的鉴别:正常肾常因肾柱肥大等先天性变异,在声像图上出现低回声区。这种低回声区常见于上下肾盏之间,该处肾轮廓并不隆起。与肾肿瘤的鉴别主要为观察低回声区有无球体感。肾肿瘤显示异常血流、少血流或无血流,而肾先天性变异(如肾柱肥大等)肾内彩色血流显示正常走向。②肾肿瘤与肝肿瘤的鉴别:肾上极肿瘤,往往挤压肝脏,使肝脏表面原有的肾压迹加深,肿瘤埋入肝组织之中,切面图(包括 CT 照片)常误诊为肝肿瘤。实时声像图利用呼吸时肿瘤的移动与肝脏不同步现象,可以确诊与肝脏不相连,排除肝肿瘤的可能性。

5.肾盂肿瘤

肾盂肿瘤声像图:肾盂肿瘤达到足够大(直径>1 cm)时,肾窦回声分离,出现低回声区,肿瘤愈大,显示愈清楚。小于 1 cm 的肿瘤,不容易被检出。肾盂肿瘤合并肾积水者,容易显示肿瘤,有利于超声诊断;但小的平坦浸润型肿瘤也会漏诊。彩色血流图对肾盂肿瘤的诊断帮助不大,彩色血流很少或不进入肿瘤。

肾盂癌合并肾积水。由于尿液呈血性,常致声像图模糊,不如单纯性肾积水图像清晰。故发现肾积水声像图模糊而不能用体型因素解释者,应考虑有肾盂癌的可能。

6.肾结石

典型的肾结石图像表现为肾内点状或团状强回声伴声影。回声强度与结石密度、结石前面介质相关。

7.肾积水

肾积水主要是尿路发生梗阻后尿液自肾脏排出受阻,造成肾盂内压力增高和肾盂肾盏扩张所致。B 超下肾积水分三度(见表 5-3)。

表 5-3　肾积水的分度及声像图表现

	轻度(Ⅰ度)	中度(Ⅱ度)	重度(Ⅲ度)
肾外形	正常	轻度增大(厚径明显)	各径线显著增大,变形肾锥体顶端穹隆部变平
肾窦	肾盂持续分离大于 1.5 cm,肾大盏多不分离或轻度分离,肾锥体顶端穹隆部不显示或呈“杯状”	肾盂、肾大盏和肾小盏均明显扩张	
肾实质	厚度正常,肾柱回声清晰	肾锥体顶端穹隆部变浅,呈圆弧状,皮质轻度变薄,肾柱回声不清晰	明显变薄或不能显示,肾柱呈线状不完全分隔或消失
声像图类型	冠状断面呈“菱角”状、“鹿角”状,横断面呈“C”型或“O”型,纵断面呈“一”字型	冠状断面呈“手套”状、“烟斗”状、“莲头”状,横断面呈“花边”状,纵断面呈“哑铃”型或“8”字型	冠状断面呈“调色碟”状、“多囊”状,纵、横断面呈巨大囊肿型

8.肾先天性异常

(1)肾发育不全:患侧肾区或较低位置显示一较小肾脏,皮质变薄,髓质多显示不清。

(2)重复肾:①肾外形与轮廓多数正常,或仅有轻度改变。纵断扫查肾长径大于正常,横断扫查肾上极因发育较差,其超声测值较小,肾下极测值多为正常。②肾窦回声的改变,分纵断面显示肾窦分为两组,每组都较正常肾的肾窦回声为小,尤以上极肾窦明显小于正常,形态欠规则,多可见轻度分离扩张。

(3)马蹄肾:主要表现肾的位置较低,肾长径缩小明显,肾下极或上极靠向脊柱,而另一极离脊柱相对较远。腹主动脉与下腔静脉前方可见连接融合的肾实质回声,其内部回声强度与肾实质回声相同或相似。肾窦回声与肾的轴向一致,向内靠拢。

(4)S 型肾:两侧肾位置高低相差悬殊,通常一侧肾高度正常,而另一侧位于盆腔。两侧肾连接融合的声像图与马蹄肾相同。

(5)肾旋转异常:外形正常,肾长轴与脊柱接近平行,肾门位置明显异常,多位于肾轮廓的前方并偏向外侧,而肾窦的外周部回声偏向内侧(旋转不全)。彩色多普勒显示肾血管明显向前外侧移位。常可见积水或结石征象。

(6)异位肾:在胚胎期肾血管发育障碍,如肾血管遗留在原位,阻碍了肾脏上升或被反常的血管牵引在不正常的位置,或系输尿管等位置的异常而形成异位肾。异位肾多位于腰骶部或盆腔内,少数见于对侧。穿横膈进入胸腔者极少见。异位肾常发育不良,外形较小,伴有一定程度的向前旋转。

(7)肾下垂与游走肾:肾的大小、形态和内部结构回声表现正常。俯卧位或仰卧位时以肾下极为界定点,立位后肾下极向下移动大于 3 cm 或超过一个椎体应考虑为肾下垂。若以肾下极水平判断,正常肾下极相当于第一腰椎水平,左肾较右肾略高 1～1. 5 cm;低于第三腰椎下缘者为轻度(Ⅰ度)肾下垂,低于第四腰推下缘者为中度(Ⅱ度)肾下垂,低于第五腰椎下缘者为重度(Ⅲ度)肾下垂。游走肾超声检查在肾区见不到肾回声,而在上腹部、脐周围或盆腔内显示肾回声,改变体位或推动肾脏时,该肾可在较大的范围移动,甚至回纳至肾区。

9.肾周围血肿

骨周围血肿按发病原因可分为三类,即外伤性、医源性和自发性肾周围血肿。

(1)外伤性肾周围血肿:肾周围有血肿,呈低回声区。肾脏断裂、移位处可见血肿低回声区,肾内血肿在断裂处显示,或位于肾的中部,或位于肾的上极、下极等处,随伤情而不同。陈旧性血肿,由于血块机化,回声增加,类似实质。

外伤性肾周围血肿合并肝或脾破裂者,在肝区或脾区出现血肿低回声,并有腹腔内游离液体(血液),随体位改变,向重力方向流动,腹腔内血液量多者,见肠襻漂浮其中。

(2)医源性肾周围血肿:常因肾穿刺活检、手术等而致。肾周围出现血肿低回声区。但患侧肾形态一般无明显异常。

(3)自发性肾周围血肿:发病原因较多,如凝血机制障碍、血友病等。出血在 24 h 之内的,见到肾周围有液性低回声区,有时能发现有纤维带状回声在肾周围血肿内飘动,肾实质正常、出血 24 h 后,血液凝固,不再出现上述现象,仅见肾周围低回声区。出血 2～3 周后,血肿机化,形成实质回声,肾实质受压,使肾表面内凹。有时可见肾周围血肿低回声区之旁有一层狭长液性区,是血块收缩、析出的血清所致,陈旧性肾周围血肿。多次随访复查,可见血肿渐次缩小,直列消失。

10.肾结核

肾结核的声像图的变化极多。在超声探测中,轻型肾结核肾脏尚未破坏,声像图无变化。结核病变局限在肾的一部分者,其病理改变无论是肾盂扩张,还是干酪样空洞,均仅限于肾的一极或一个盏,其余部分肾脏回声正常。如钙化局限在一个肾盏的,声像图见局部强回声伴后方声影。此类声像图与肾结石的鉴别是:前者钙化位于肾的表浅部位,而后者钙化位于肾盂或肾盏内(肾窦回声区内或边缘),两者容易区别。

11.肾动脉狭窄

(1)二维图像:患侧肾脏体积缩小,长径小于 9 cm,或较健侧肾脏小 1.5～2 cm。先天性肾发育不良、先天性肾动脉发育细小、肾弥漫性病变等均可引起肾脏缩小。对大多数患者来说,二维图像难以清晰显示肾动脉狭窄处的管壁情况,从而不能准确判断残留管腔的内径。

(2)彩色血流显像:肾动脉狭窄处血流亮度增加,靠近狭窄下游呈杂色血流;根据狭窄处的杂色血流可以诊断有意义的肾动脉狭窄,但在彩色血流上测量残余管腔内径是不可靠的,肾动脉闭塞则肾主动脉管腔内均无血流信号,也未能引出多普勒频谱。对于重度肾动脉狭窄或闭塞者,患侧肾内血流信号可明显减少或几乎无血流信号。

(3)脉冲多普勒频谱:肾动脉狭窄导致狭窄处流速加快,阻力增大,从理论上讲,狭窄处峰值流速对本病的诊断正确率应有较高价值。但是,各家报道此指标的阈值差异较大(1～300 cm/s)。诊断效率也有较大差异,主要是由于个体差异及探测成功率的不同造成的。据文献报道和笔者等的统计资料,峰值流速大于 180 cm/s 作为诊断内径减小大于 60%的肾动脉狭窄较为合适。正常肾动脉与邻近腹主动脉峰值流速之比(RAR)约 1∶1。若 RAR 大于 3.5,则提示肾动脉狭窄程度大于 60%。

12.移植肾的超声观察

为了动态监测移植肾的变化，应常规在移植后的当天，并至少每隔 3 天进行一次超声检查：详细记录各径线及血流频谱，以便前后比较，两周后可视情况减少检查次数。移植肾位于髂窝内，上极靠外，下极靠内，肾门向内偏后，凸缘向外偏前，紧贴腹壁、位置表浅，具有极好的超声检查窗。正常移植肾或移植肾轻度排斥反应在得到及时的免疫抑制药物等治疗后声像图可见肾轮廓清楚，体积正常或稍大，前后径小于宽径，内部回声与正常肾相同。皮质与髓质结构清晰，锥体呈倒三角形，其回声不高于皮质。肾窦回声无分离扩张。横断面可见肾门部的输尿管壁回声略增强，无积水征象。动脉和静脉内膜平滑，腔内无异常回声，彩色多普勒检查可见移植肾动脉和静脉通畅，频谱正常，动脉阻抗指数多数低于 0.70。

(1)排异反应。①超急性排异反应：超急性排异反应声像图显示肾脏体积多无明显异常，但内部结构欠清晰。皮质区是广泛或斑片状回声减低。肾周可有渗出液形成的无回声区。彩色多普勒显示广泛的肾内动脉狭窄，血流阻抗指数异常增高。②急性排异反应：肾脏体积迅速异常增大。常用以下指标判断：a.径线指标：移植肾各径均可增加，但前后径最明显，只要前后径大于宽径即认为移植肾异常肿大。b.体积指标：移植肾体积在移植后 2 周增大大于 25%，或突然增大 25%以上并持续 5 天以上者。肾体积可用公式(为校正椭圆公式)：V＝0. 52×L(长径)×W(宽径)×AP(前后径)。c.肾锥体增大：急性排异反应因肾锥体水肿而显著增大，回声减低。锥体由三角形变为类似圆形，声像图主要表现为肾窦回声减低；分散不均，肾窦宽度相对变小，肾窦与肾实质的宽度比小于 1/2。d.肾血流异常：多普勒超声表现为肾动脉血流阻力明显增高。一般认为移植肾动脉测量若阻力指数(RI)＞0.7 或搏动指数(PI)＞1.5，即提示有急性排异反应，特异性较高。此外，在急性排异反应时声像图还可能出现肾包膜粗糙、肾皮质增厚、回声增强或不均匀、实质内局限性无回声区、肾窦扩张和肾周围积液等。③慢性排异反应：声像图显示肾体积开始增大，以后逐渐缩小，肾轮廓线粗糙不平，肾实质变薄，回声增强，实质与肾窦回声分界不清楚。晚期完全不能分辨肾脏的结构。慢性排异反应时 CDFI 可见肾动脉管腔不同程度的狭窄、流速增快，弓状动脉血流显示欠清楚，肾血流阻力指数可能增高，但远不如急性排异反应明显。

(2)移植肾的并发症。①肾积水：因术后输尿管炎症、狭窄或受压迫所致，发生较晚。声像图表现为移植肾肾窦分离扩张，与肾积水相似。需要注意的是移植肾常有轻微肾窦分离，不应视为病理性积水。②感染：常发生移植肾周围脓肿或血肿、尿漏继发感染。也可能发生急性肾盂肾炎和肾脓肿。声像图表现为肾周围无回声区或肾盂积水征象。无回声区内多有浮动的点状低回声。超声导向下穿刺抽吸可明确诊断。③肾周围局限性积液：包括血肿、尿囊肿及淋巴囊肿等，声像图表现为移植肾周围无回声区，容易被超声发现，但有时定性困难，必要时超声导向下穿刺抽吸鉴别。但是，必须注意与动脉瘤鉴别，后者有搏动，CDFI 显示内部血流，禁忌穿刺。

(3)血管并发症。①移植肾动脉狭窄：狭窄多为吻合口处，多普勒或 CDFI 显示移植肾动脉局部血流速度异常增高，其近端血流速度变慢。严重者出现移植肾萎缩。②移植肾静脉血栓：声像图显示肾体积明显增大，静脉腔内可见低回声团块。CDFI 显示静脉腔局部血流不充盈。

(王丰军)

第二节　X 线检查

泌尿系统包括肾脏、输尿管、膀胱和尿道。影像检查对大多数泌尿系统疾病的诊断有重要价值。随着影像技术的飞速发展，提供了更多更为方便、精确、无创的检查方法，各种检查方法各具特点和作用，可以互相补充，相辅相成。以下就较常用的检查方法逐一介绍。

一、平片检查

泌尿系统平片简称 KUB(Kidney、Ureter、Bladder)或腹部平片，是最基本的检查方法。由于泌尿器官与周围组织缺乏良好的自然对比，又有胃肠道内容物阴影的重叠，为获得满意的影像，需常规做好检查前清除胃肠道内容物的准备工作。通常门诊患者于摄片前应行清洁灌肠。住院患者可嘱检查前2～3天内禁服重金属药物；检查前1天用少渣饮食；检查前晚临睡前服轻泻剂。如排便效果不佳，可作清洁灌肠。为排出灌肠留存于结肠内的气体和液体，最好于灌肠后0.5～1 h摄片。

常规于仰卧位摄片包括两侧肾脏、输尿管和膀胱（即自第11胸椎至耻骨联合），在满意的KUB片中可清楚显示两侧肾脏和腰大肌轮廓（图6-1）。主要用于观察泌尿系区域有无异常密度影（如阳性结石和钙化等）和包块影，也可大致评判肾脏大小、形态的改变。

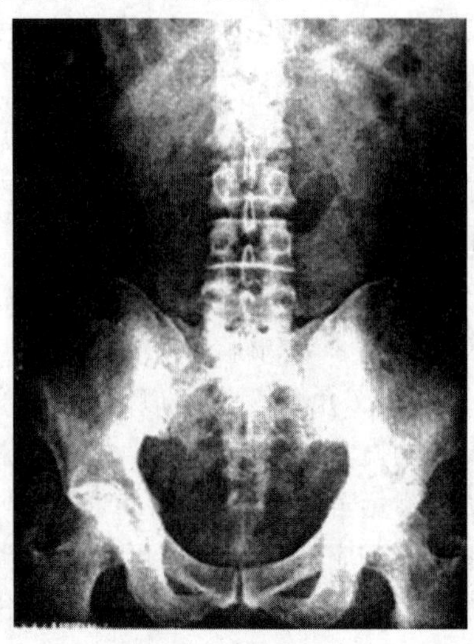

图6-1　KUB平片

二、造影检查

泌尿系统造影检查是泌尿系统疾病诊断的重要手段，但20世纪70年代以来，由于CT和MRI的广泛应用，泌尿系统造影检查主要着重于了解泌尿系统器官内腔情况。诸如肾实质造影、肾动脉狭窄性高血压的静脉尿路造影、腹膜后充气造影、膀胱周围充气造影等均已不多用了。

（一）静脉尿路造影

又称静脉肾盂造影，是经静脉注射由肾脏排泄的造影剂使之显影。目前常用造影剂为60%和76%的泛影葡胺。

本法可以清楚显示肾盏肾盂、输尿管及膀胱内腔的解剖形态，同时也可以了解两肾的排泄功能。

1.适应证及禁忌证

凡疑有肾、输尿管及膀胱病变者，均可作静脉尿路造影。但由于所用离子型含碘造影剂有一定毒副作用，下列患者应为禁忌证：

（1）肾功能障碍，尤其是中度或重度肾功能损害者（如血尿素氮高于600 mg/L，正常为150 mg/L以下）。

（2）有造影剂或其他药物过敏史者。

（3）哮喘、荨麻疹、枯草热和湿疹等过敏性疾患。

（4）心脏病包括充血性心力衰竭、重度心律失常、冠心病、发绀型先天性心脏病和肺动脉高压等。

（5）多发性骨髓瘤。

（6）过度恐惧、精神紧张和恶液质。

（7）65岁以上高龄和1岁以下婴儿。

据文献报道，上述患者和普通患者造影剂不良反应发生率相差5～10倍，甚至更高。

20世纪70年代初出现了非离子型造影剂，如阿米派克（Amipaque）、欧乃派克（Omni－ paque）、优维显（ultravist）、碘必乐（Iopamiro）等，具有与离子型造影剂相等量的碘成分，由于增加了高溶度和高亲水性，降低了毒性和渗透压，从而明显减少和减轻了造影剂的不良反应，因此，对上述患者必须做造影检查时，可选用非离子型造影剂，但这类非离子型造影剂亦非绝对安全，应在密切观察下进行造影检查。此时，也可采取一些预防措施，如注射造影剂前推注地塞米松10～20 mg；检查前 1～2 h 口服扑尔敏 4 mg 和西咪替丁 400 mg；检查前 3 天口服强的松50 mg/次，每天 3 次。

2.检查前的准备

(1)查肾功能。

(2)清除肠道内容物，方法同前述摄 KUB 片前住院患者的准备。

(3)检查前 12 h(盛夏可 6 h)禁水禁食，以增强抗利尿及浓缩作用，增加尿路造影剂的浓度，使显影更满意。

(4)做碘过敏试验(或于造影时先注射同样造影剂 1 mL，观察 15～20 min 后再注射全量造影剂)。

(5)备好急救设备和药物，如血压计、氧气、地塞米松和肾上腺素等，为万一发生造影剂不良反应时用。

3.造影技术

静脉尿路造影有常规法和各种改进法，现分述如下：

(1)常规法：是最常用的静脉尿路造影法。患者仰卧，先摄 KUB 片(以免尿路结石为造影剂遮盖)，然后静脉注射 60%或 76%泛影葡胺 20 mL，约于 20 s 注完后立即于下腹部加压两侧输尿管，以阻断输尿管尿流使肾盂肾盏充盈满意，一般于注射造影剂 2～3 min 后可见肾小盏显影，于注射完毕后 7～15 min 和 25～30 min 各摄 1 张两肾区 1 片，如显影满意，则解除腹压，立即摄一包括双肾、输尿管及膀胱的全腹部片。如肾盂显影不满意，应酌情增加两肾区摄片次数和延长摄片时间。对疑有肾盂积水者，宜延长摄片时间至 1～2 h，少数可延长达 4 h，此时所谓“无功能肾”亦常可产生极淡的显影(延长摄片时患者可除去腹压，离开检查台)。

儿童由于肾脏浓缩功能不如成人，造影剂每公斤体重含量比成人相对要大，一般以每公斤体重 1～1.5 mL计算。亦可参照年龄用量为：1 岁以下 4～6 mL，2～6 岁 5～10 mL，7～14 岁 10～15 mL。注射速度宜快一些，摄片时间亦可提早些。

(2)双剂量法：即静脉注射常规法双倍的造影剂后照片如常规法，用于肥胖患者和常规法显影欠佳者。

(3)大剂量静脉滴注法：按每公斤体重 2 mL 造影剂(最大剂量不超过 140 mL)加等量 5%葡萄糖溶液或生理盐水行快速静脉滴注(7～10 min 内滴完)，于开始滴注后 10 min、20 min、30 min 摄包括全泌尿系的腹部片。本法无须禁水，腹部亦不必加压，可明显提高尿路显影效果，可获全尿路(包括肾实质)清楚显影。适用于肾功能差、过度肥胖和腹部不能加压的患者(如腹部包块、创伤等)。常可替代逆行肾盂造影。

(4)肾实质造影法：于 10 s 内自静脉注入 40 mL 造影剂，注射完毕后 20 s 时摄片，可见肾实质显影，显示肾实质内病变，并更明确肾脏的大小、形态，然后在 5 min、10 min 及 15 min 时摄两肾区片观察肾盏肾盂的情况。

(5)肾动脉狭窄性高血压的静脉尿路造影法：常采用每分钟连续摄影法，即于 20～30 s 内经静脉注入造影剂 20～40 mL，从开始注射后 30 s 时摄肾实质显影片，并在 6 min 内每分钟摄肾盏肾盂造影片一张。正常肾在 3 min 片肾盏肾盂显影良好，而在患肾大多数显影延迟或较淡，少数可在 1 min 片上肾盏提早显影，这是因为患肾对水的再吸收功能增强之故。另有稀释静脉肾盂造影(只适用于单侧肾动脉狭窄性高血压)，是经静脉快速注入造影剂 40 mL 后于 0.5 min、3 min、5 min 及 10 min 摄两肾区片一张，然后在 10～20 min内静脉滴注含 40 g 尿素的生理盐水 500 mL，滴完后每隔 3～5 min 摄两肾区片一张，直到造影剂变淡为止，通常正常肾在稀释试验后肾盂肾盏内造影剂几乎完全消失，而患侧肾在造影过程中显影较健侧肾浓，且稀释试验后造影剂变淡、消失亦较健侧迟缓。由于磁共振血管成像可无创性显示肾动脉，故本方法已不用于诊断肾动脉狭窄。

（二）逆行肾盂造影

逆行肾盂造影(Retrograde Pyelography)是经膀胱镜插入导管至输尿管，注入造影剂使肾盂和输尿管显影。造影剂一般采用 10%～30%泛影葡胺或 12.5%碘化钠(现多用刺激性较小的泛影葡胺)，每侧注入

7～10 mL，对肾盂积水患者应酌情加量，通常于患者略感腰部酸胀时即停止注药而摄片。注入造影剂应缓慢，压力不可过高，造影剂量不能太多，否则会引起造影剂逆流及剧痛。有时可抽出碘造影剂后加用气体阴性造影剂（如空气、氧气等），以更清楚地显示阳性结石和较高密度的病变。对碘过敏患者则单独采用阴性造影剂。本法能清楚显示肾盏、肾盂、输尿管和膀胱内腔的解剖形态，常用于静脉肾盂造影显影不良或不适于静脉肾盂造影患者。禁忌证为有下尿路狭窄或感染，不适于作膀胱镜者。

（三）血管造影

主要有肾动脉造影、肾静脉造影和膀胱动脉造影，以肾动脉造影应用较多。

1.肾动脉造影

（1）适应证。①肾血管性疾病：肾动脉狭窄，肾动脉瘤，肾动静脉瘘，肾血管畸形，肾动静脉栓塞等。②肾占位性病变：常规 X 线、B 超、CT、MR 不能确定良恶性病变；不能确定来源于肾或肾外组织；肾脏恶性肿瘤行介入治疗前应常规行选择性肾动脉造影。③不明原因的肾萎缩或血尿。④其他肾脏病变：如肾外伤。

（2）禁忌证。①碘过敏者。②凝血机制障碍者。③心肾功能不全者。④一般情况差者。⑤穿刺部位感染或急性全身感染者。

（3）造影前的准备。①器械准备：除准备常规血管造影穿刺器械外，应准备合适的导丝及导管：6～7F 猪尾导管用于主动脉造影，选择性肾动脉造影可选用较细的 5～6F Cobra 导管或Simmons导管。超滑黑导丝便于导管超选择至段动脉。如要同时行主动脉造影和选择性肾动脉造影，可用 7F 血管鞘，便于更换导管。②患者准备：常规行局麻药及碘过敏试验，穿刺部位备皮。术前行胃肠道准备以清除肠道粪便，可提高摄片质量。造影前肌内注射 10 mg 654－2，可抑制肠道蠕动，减少运动性伪影。

（4）造影方法：经腹主动脉肾动脉造影：现多采用经股动脉穿刺途径（如果股动脉狭窄可经肱动脉或锁骨下动脉穿刺）。采用 Seldinger 技术穿刺股动脉，将 6～7F 的带侧孔的猪尾导管置于第 12 胸椎水平处，即腹主动脉的分支上方，试注造影剂调整导管位置，尽量不要将侧孔对准主要分支开口，用高压注射器（压力约 10 kg/cm^2）以 20～25 mL/s 速度注入 76% 造影剂 40～50 mL（约 1 mL/kg，小儿总量按 1～1.5 mL/kg计算，1～1.5 s 内注射完毕），注射造影剂半分钟后开始快速摄片，1～2 张/秒，共约 6 s。若要观察静脉情况，可接着 1 张/2 秒，延长至 20 s。此方法可显示腹主动脉的全貌及肾动脉开口处的病变。适宜于疑大动脉炎、肾动脉开口处狭窄等病变的检查。但肾动脉像密度较低，且腹主动脉的其他分支也同时显影，有一定程度的干扰。

选择性肾动脉造影：可克服经腹主动脉肾动脉造影的缺点，更清楚地显示肾内动脉情况，且使用的造影剂浓度较低，用量较少，但插管技术较复杂，不能显示腹主动脉及肾动脉开口处。采用 Seldinger 技术，经股动脉穿刺插管，用 5～6F 的 Cobra 或 Simmons 导管，导管置于主动脉后（Simmons 导管先应成襻），扭转导管使其尖端在第一腰椎椎体范围小心上下探触主动脉侧壁，当导管进入血管时，抽回血，注入肝素液，试注 2～3 mL 造影剂，看清导管是否位于肾动脉内。若不是肾动脉，则退出导管，重复上述操作直至导管进入肾动脉为止。如欲显示肾动脉的近端病变，则导管不宜插入过深。然后接高压注射器注入 50%～60%造影剂，总量 15～25 mL，5～7 mL/s，开始注射时即行快速摄片，1～2 张/秒。摄片应包括动脉期，毛细血管期和静脉期，共约 12 s。一般作前后位摄片，有时为了显示病变段血管，可作斜位投照。对于肾动脉分支的病变，可进一步将导管插入病变的血管分支内，行超选择性血管造影。造影剂总量及流速应酌减，一般总量 3～6 mL，流速为 1.5～3 mL/s。本检查需注意在导管探寻肾动脉时，有可能嵌入较细的腰动脉内，因此，若抽不出回血，不可用力抽，以防损伤血管内膜，发生血管闭塞，因腰动脉有时有分支供应脊髓，有导致截瘫可能。

如欲同时观察肾盂情况，可在肾动脉造影后 5～10 min 再摄一张肾盂像。

药物性血管造影：在血管造影时使用血管活性药物者称为药物性血管造影。常用的缩血管药物为肾上腺素。肾上腺素可使正常的血管收缩，肿瘤新生血管壁因缺乏 α 受体，不能与肾上腺素发生反应。注入肾上腺素后，正常区域的血管收缩，注入的造影剂主要流入没有收缩的肿瘤血管，因而可使肿瘤的显示增强。因此当怀疑肾脏恶性肿瘤，常规血管造影没有发现肿瘤血管，或良恶性病变鉴别困难时可考虑行药物性血管造影。具体方法是：经导管往肾动脉内快速注入肾上腺素 5～10 μg(溶于 5～10 mL 生理盐水中)，再行血管造影。

2.肾静脉造影

用于肾素采样时定位和肾肿瘤及血管结构不良的诊断。

采用股静脉前壁穿刺法，将导管插入肾静脉主干远端，注入 76％泛影葡胺约 30 mL，流速 6～8 mL/min，压力约 10 kg/cm^2，于注射约 5 mL 造影剂时开始摄片，开始 3 s 每秒 2 张，以后每秒一张，摄 3～4 s。

3.膀胱动脉造影

膀胱动脉造影一般仅适用于：①少数浸润性膀胱肿瘤，其他方法未能诊断者。②了解膀胱肿瘤扩展的范围。③膀胱出血原因不明。④膀胱疾病介入治疗前。

由于供应膀胱的各支动脉主要来自髂内动脉分支且都很细，故膀胱动脉造影常作一侧髂内动脉选择性造影。采用 Seldinger 技术，穿刺对侧股动脉，插管至造影侧髂内动脉，以流速4～5 mL/s，注入 76％泛影葡胺 10～12 mL 后立即摄片，开始 5 s 每秒 2 张，然后 1 张/秒约 5 s 至静脉期。如欲行双侧髂内动脉造影，则穿刺膀胱病变较轻一侧的股动脉，先行对侧髂内动脉造影，然后退回导管至同侧髂内动脉造影。也可经股动脉插管至腹主动脉分叉处上方，注射 76％泛影葡胺 20～40 mL，使两侧髂内、外动脉同时显影，此法操作技术较为简便，但显示更多的盆腔内血管分支，不易辨认病变部血供的细节。

数字减影血管造影(Digital Subtraction Angiography，DSA)是常规血管造影与计算机结合的血管造影方法。于 20 世纪 80 年代初应用于临床以来，随着其设备性能的改进，显示了明显的优越性，尤其是选择性动脉插管数字减影血管造影(IADSA)，现已几乎取代了传统血管造影，如行选择性肾动脉插管 DSA，可按注射流率 5～7 mL/s，总量 10～15 mL，于开始曝光 1.5～2.0 s 后注射造影剂。以 2～6 帧/秒摄影，直至肾静脉显影为止(图 6-2、图 6-3)。此外，也有使用经静脉性数字减影血管造影技术(IVDSA)，即经外周静脉(肘静脉)或中心静脉(上腔静脉)注入造影剂，待造影剂经肺循环至腹主动脉高峰时期摄影即能获得腹主动脉及其主要分支如肾动脉、髂动脉等图像。主要用于腹主动脉及肾动脉狭窄等病变的筛选检查及肾动脉狭窄扩张成形术后的随访检查。经肘静脉行造影时，以流速 2～3 mL/s 注入 76％泛影葡胺 40～60 mL于 12～15 s 后开始摄影，经外周静脉穿刺插管至上腔静脉造影时，一般总量 30～40 mL，流速为10～15 mL/s，于注药后 5～8 s 摄影。经外周静脉造影时，由于流速低短时间内注入的造影剂量有限，经肺循环后常被稀释，不易获得理想的图像，故选择中心静脉造影的方法较好。与选择性动脉插管数字减影造影相比，静脉法具有创伤小及检查时间短等优点，但显像效果较差，故较少应用。

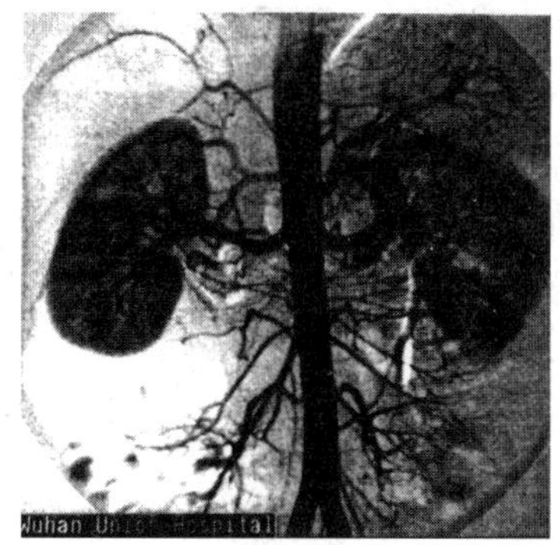

图 6-2　腹主动脉 DSA

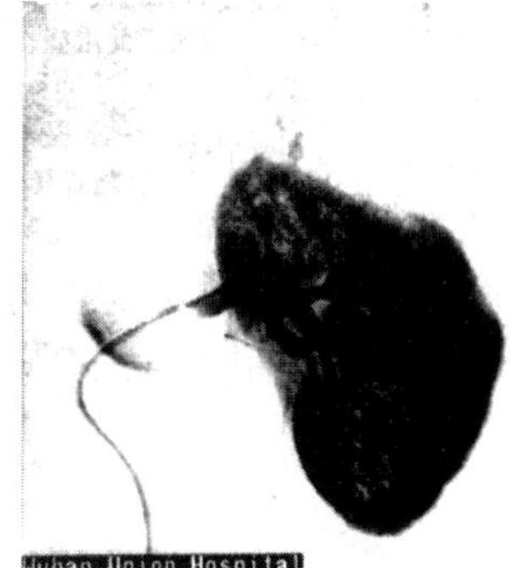

图 6-3　选择性左肾动脉 DSA

DSA 与传统的血管造影相比，其主要优点有：①可消除不需要观察的组织、器官对血管的干扰，图像清晰，并可作动态研究。②数字化信息可存贮并实时显示，指示导管位置，减少术中透视次数，因而减少对患者的辐射损害。③因设备对微量碘信息的敏感性高，可减少造影剂的剂量和浓度。④仅需将选择的影像用多帧照相机摄片，减少胶片的消耗。

三、体层摄影

体层摄影(Tomography)是用于排除重叠影像而使特定的检查层面清楚显影的特殊摄影。如肾脏体层摄影可以排除胃肠道内气体和内容物的干扰，使肾脏轮廓及肾造影影像更为清楚，故常与肾造影检查合并应用。

(一)常规体层摄影

患者仰卧，根据胖瘦程度取 6 cm、7 cm、8 cm 或 7 cm、8 cm、9 cm 水平，摄一组体层片，通过不同层次的体层片，可获完整的肾脏影像。

(二)厚体层(区域体层)摄影

是调节 X 线管摆动速度，使其走慢，曝光角度小于 10°，甚至小到 5°或 5°以下，这种体层片能获 4～8 cm区域内清楚显影，因此能在一张片内清楚显示全肾影像。

(王丰军)

第三节　CT 检查

扫描前 3 天内禁服钡剂、钙或含金属药物。扫描前 4 h 禁食。扫描前 30 min 及 15 min 各口服 2%泛影葡胺 300～500 mL。

患者取仰卧位，平静呼吸时屏气进行扫描。先作定位图像扫描，然后从肾上极向下扫描至下极。根据病情扩大扫描范围，常规扫描层厚和间隔各为 8～10 mm，连续扫描。对可疑小病灶改用 2～5 mm 薄层扫描。

肾内较小的肿瘤大多与正常肾实质呈等密度，故平扫对局部小占位病变价值不大，但对观察病灶内的细小钙化特别重要。这对鉴别诊断是有帮助的。下列情况下平扫是必需的：①肾脏钙化或结石。②肾内或肾外出血。③超声检查为高回声，提示为血管平滑肌脂肪瘤，尤其是脂肪含量较少的肿块。

增强扫描有利于发现病变和确诊，常作为常规，扫描方式有普通增强扫描和连续动态扫描两种。增强扫描通常在静脉内开始注射造影剂 15～20 s 后进行。连续动态扫描又分同层动态和移床式动态扫描 2 种。同层动态扫描比移床式动态扫描更能反映局部病变的增强特征及其变化。尤其适用于小病灶的良恶性鉴别。动态扫描的价值主要有：①良恶性病变的鉴别诊断。②血管性病变的诊断，如血管变异、动脉瘤、动脉狭窄、肾静脉和下腔静脉内血栓或癌栓形成等；由于肾血管比较细小，薄层团注动态扫描能提高显示率。③估计肾脏功能。④有助于肿瘤病变的准确分期。⑤显示肾皮、髓质分界；对某些病变有鉴别诊断意义，如肾排异反应，肾静脉血栓形成等。

螺旋 CT 皮质期增强扫描有助于观察双肾功能的细微变化，显示早期皮质期的改变，肾脏的血管性病变，特别是肾动脉狭窄，由于 DSA 检查具有创伤性，而常规 MRA 效果不理想，CTA 则空间分辨率高，扫描速度快，能够在动脉血管的强化峰值内完成扫描，其重建的 CTA 三维图像具明显的优势。

(王丰军)

第四节　MRI 检查

肾脏的 MRI 可采用体线圈或表面线圈。因为运动伪影在腹部 MRI 难以避免，应努力减弱其影响，若有可能应尽量采用呼吸补偿和呼吸门控技术。

MRI 扫描时应先摄取冠状位定位片，通常用梯度回波序列，根据定位片确定横轴位扫描范围，SE 序列扫描参数为：①T_1WI：TR＝400～700 ms，TE＝16～25 ms，2～3 NEX。②T_2WI：TR＝4 000～5 000 ms，TE＝90～120 ms，2～4 NEX，采用脂肪抑制。层厚和间隔为 7 mm/3 mm 或8 mm/2 mm，部分较小的病灶可采用 5 mm/1.5～2.5 mm。

横轴位为扫描的基本方位，而且必须做相同层面的 T_1WI 和 T_2WI。矢状面、冠状面对于确定病变位置及周围脏器、大血管的关系帮助极大，下列情况应增加冠状位或(和)矢状位成像。①病灶位于肾的上下极，横断面难以明确肾内或肾外。②有利于显示先天异常的解剖关系，如肾重复畸形，异位肾等，③显示肾脏肿块和毗邻脏器的关系。④显示肾脏血管和下腔静脉。

MRI 水成像技术常用于因各种原因导致的尿路梗阻和积水，它根据液体具有长 T_2 值，可利用 T_2WI 成像，一般用无间距薄层冠状位 FSE 扫描，原始图像经计算机重建后可获得类似 IVP 效果的尿路成像图。

(王丰军)

第五节　放射性核素检查

一、概述

(一)核医学的基本原理

利用放射性核素进行诊断、治疗疾病和进行医学研究称为核医学。其中放射性核素诊断的基本原理是放射性核素示踪原理。

示踪原理要点：①放射性核素或其标记物与研究对象的非放射性核素物质具有相似的性质，前者可以代替后者参与体内代谢活动和体外反应。②放射性核素是可以探测的射线，且探测灵敏，可以在体外获得其分布图像。

放射性核素治疗原理：利用射线的电离辐射效应，将放射性核素引入体内病灶处，对病变进行内照射，从而破坏和抑制病变。

(二)核医学在泌尿外科的应用

(1)范畴：核医学用于泌尿系统疾病的诊断历史较久，目前主要包括显示肾脏血流、功能和形态的放射性核素显像和功能检查；测定与肾脏疾病有关的代谢产物，内分泌激素，血药浓度的体外放射分析或标记免疫分析；甲状旁腺和肾上腺核素显像；泌尿系统肿瘤核素显像及肿瘤骨转移疼痛的治疗；前列腺疾病的核素治疗等。

(2)优点：多为非创伤检查，安全方便；放射性核素探测灵敏度高；与 X 线检查比较辐射量小；结果反映机体功能改变。

(3)缺点：与 X 线检查等比较，分辨率较差；部分检查缺乏特异性；放射性核素对人体有一定的电离辐射效应，有一定防护要求。

(三)常用核医学仪器

(1)单光子发射计算机断层仪(SPECT)：能采集放射性药物在体内发射的 γ 光子信息，在体外获得放射性药物的分布影像，可以进行断层及平面显像，常用于核素显像和定量分析。

(2)高能正电子显像设备：采集正电子放射性核素在体内产生的一对 511 keV 的 γ 光子。由于正电子核素多为氧(O)、碳(C)、氮(N)，用其标记化合物更能反映生物特性，是分子生物影像学的重要部分。目前常用的有正电子发射计算机断层仪(PET)，及 PET/CT；双探头带符合线路的 SPECT；带 511 keV 准直器 SPECT 仪。

(3)应用发射正电子的核素进行显像，主要应用于肿瘤的诊断，前景广阔。

(4)肾图仪或多功能探测仪无解剖形态图像，以计数或曲线进行研究放射性药物的代谢过程。

(5)γ-计数器及其他标记免疫分析仪用于肿瘤标志物等体外分析。

(四)常用放射性诊断药物

1.肾小球滤过型

常用的为^{99m}Tc-DTPA(二乙三胺五乙酸),其静脉注射后迅速通过毛细血管分布于细胞外液,通过肾脏时肾小管上皮细胞无分泌及吸收,可以取代菊糖测定肾小球滤过率(GFR)和进行肾动态显像。

2.肾小管分泌型

此类药物通过进入肾近曲小管细胞再分泌至管腔,清除率与肾脏的有效血浆流量成正比。常用的为^{131}I-OIH(邻碘马尿酸)、^{99m}Tc-MAG_3(巯基乙酰基三甘氨酸)、^{99m}Tc-EC(双半胱胺酸)。用于肾图、肾动态显像、有效肾血浆流量(ERPF)测定。

3.肾皮质显像剂

此类药物在肾皮质停留时间较长。常用为^{99m}Tc-DMSA(二巯基丁二酸)、^{99m}Tc-GH(葡萄糖酸盐),注射后在肾皮质浓聚时间长,用于肾静态显像。

4.^{18}F标记的2-脱氧葡萄糖(^{18}F-FIG)

其类似于葡萄糖,具有葡萄糖相似的细胞转运功能,参与无氧糖酵解的部分过程。临床应用于葡萄糖代谢显像,对肿瘤的诊断有很大的作用。

二、泌尿系统核素显像与功能测定

(一)放射性肾图

1.原理与方法

静脉注射^{131}I-OIH后,随血液进入肾脏,由肾小管上皮吸收分泌至肾小管腔内,经肾盂、输尿管汇集于膀胱。体外用肾图仪记录这一过程,以时间－放射性计数曲线表示并半定量分析。主要反映肾脏血液、功能、尿路通畅情况。

2.正常肾图分析(见图6-4)

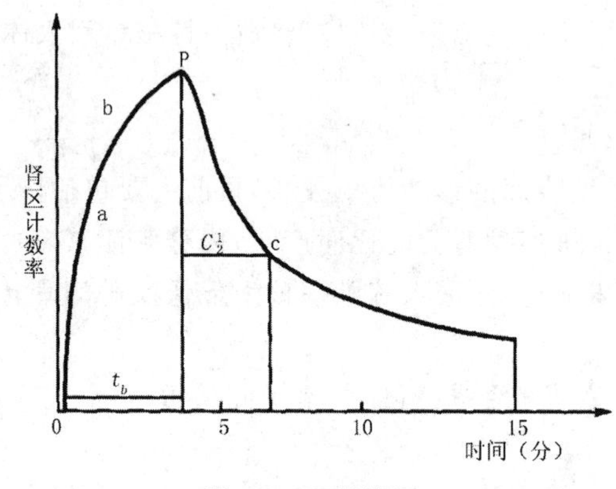

图6-4　正常肾图

a.示踪剂出现段:静脉注射药物后急剧上升段,即注射示踪剂后10 s左右出现,其高度主要来自肾外血管的放射性(60%)、肾内血管放射性(10%)及肾实质(30%),故反映肾血流灌注的程度。

b.聚集段(分泌段):a段之后斜行上升段。其上升斜率及高度反映肾小管上皮细胞摄取^{131}I-OIH的速度和数量,主要与肾脏有效血流量相关,也受肾小管分泌能力、尿量、尿路通畅程度影响。

c.排泄段:继b段之后的曲线下降段。代表放射性显像剂离开肾盂的速度,主要与尿流量及尿路通畅程度有关。在尿路通畅时也反映肾血流及肾功能。

3.异常肾图分型

图见6-5。

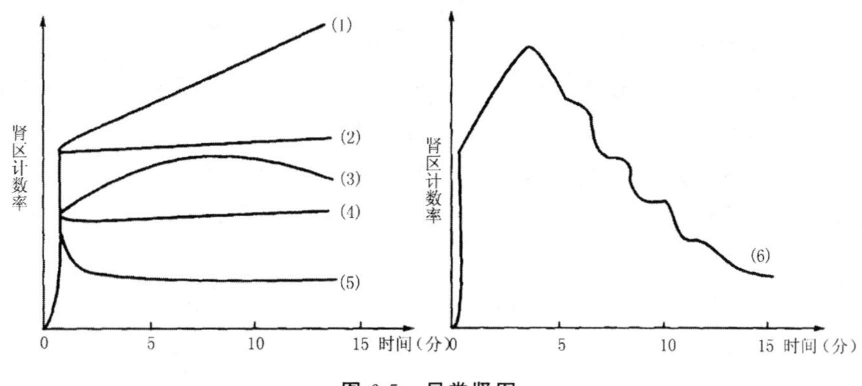

图 6-5　异常肾图

(1)持续上升型;(2)高水平延长型;(3)抛物线型;(4)低水平延长型;(5)低水平递降型;(6)阶梯状下降型

(1)持续(急剧)上升型:a 段基本正常,b 段持续上升,无下降的 c 段。单侧多见于急性上尿路梗阻;双侧见于急性肾功能衰竭和下尿路梗阻引起的上尿路引流不畅。

(2)高水平延长型:a 段基本正常,b、c 段融合并呈水平延伸。多见于上尿路梗阻伴肾盂积水。

(3)抛物线型:a 段正常或稍低,b 段上升缓慢及 c 段下降缓慢,bc 成抛物线。见于各种原因的肾功能受损。

(4)低水平延长型:a 段降低,bc 段融合并呈低水平延伸。常见肾功能明显受损。

(5)低水平递降型:a 段降低明显,bc 呈递降趋势曲线。见于一侧肾脏无功能。

(6)阶梯下降型:a、b 段正常,c 段呈不规则的阶梯下降。见于尿反流及精神紧张、尿路感染的尿路痉挛。

(7)双侧对比异常:一侧肾图形态或指标与对侧比较有明显的差异。提示异常侧肾功能或尿路通畅存在异常。

4.肾图的半定量分析

见表 6-1。

表 6-1　肾图的半定量分析

指标	计算方法	正常参考值	目的
峰时 t_b	从段上升到曲线高峰的时间	<4.5 min(平均 2.5 min)	
半排时间 $c_{1/2}$	从高峰下降到峰值一半的时间	<8 min(平均 4 min)	
肾脏指数 RI	$\frac{(b-a)^2+(b-c_{15})^2}{b^2}\times 100\%$	>45%(平均 60%)	尿路通畅时肾功能观察
15 min 残留率	$\frac{c_{15}}{b}\times 100\%$	<50%(平均 30%)	
分浓缩率	$\frac{b-a}{a\cdot t_b}\times 100\%$	>6%(平均 18%)	尿路不畅时肾功能观察
峰值差	$\frac{\vert b_{左}-b_{右}\vert}{b*}\times 100\%$	<30%	
峰值差	$\vert t_{b左}-t_{b右}\vert$	<1 min	观察两侧肾功能之差
肾脏指数差	$\frac{\vert RI_{左}-RI_{右}\vert}{RI*}\times 100\%$	<25%	

注:b*、RI*为两肾 b、RI 的平均值,a、b 及 c15 为相应时段高峰及 15 min 的计数率

5.临床应用

(1)上尿路梗阻的诊断:急性上尿路梗阻多见(90%),为单侧持续上升型肾图曲线。由于梗阻时间、梗阻程度、肾功能受损程度的不同也可以表现为高水平延长型、抛物线型、低水平递降型。

(2)急性肾衰:双侧持续上升型曲线。

(3)肾血管性高血压的筛选:一侧肾功能曲线异常,尤其小肾图(形态正常,但各段低于对侧 1/3 以上)。

(4)肾功能的分析:尤其对一侧肾功能测定比生化方法好。

(5)移植肾功能的检测:可作为移植肾功能的动态随访,但需要注意膀胱放射性对移植肾的干扰。

(二)肾有效血浆流量(ERPF)、肾小球滤过率(GFR)测定

(1)方法:注射^{131}I-OIH测定 ERPF;注射^{99m}Tc-DTPA 测定 GFR。

(2)正常值:各单位不同,约 GFR=100 mL/min,ERPF=600 mL/min。但 50 岁以上每 10 年约下降 10%。

(3)应用:各类泌尿疾病的肾功能观察,与临床常用的内生肌酐清除率测定比较,影响因素少、灵敏度高和重复性好。

(三)核素肾动态显像

1.原理及方法

静脉快速注射能通过肾血管或肾实质的药物,并快速摄取显像剂灌注肾动脉后,肾实质吸收且分泌至肾盏、肾盂,通过输尿管到达膀胱的过程,获得 1~60 s 的血流灌注相,1~30 min 的功能相图像。

2.正常所见

(1)灌注相:在腹主动脉显影后 2 s 左右,可以观察到反映肾内小动脉及毛细血管血流灌注的肾影,肾血流灌注高峰时间(4~6 s),其两侧相差值小于 2 s,生成血流灌注曲线两侧基本一致。

(2)功能相:注射后 2~4 min 可以观察到肾影清晰,出现显影高峰后肾影逐步消退,肾盂影先于膀胱影逐步增强。正常输尿管显影不明显。

3.临床应用及诊断要点

(1)肾动脉栓塞:无血流灌注,一侧不显影或局部放射性缺损。

(2)肾血管性高血压:肾灌注一侧减少,肾影显示不良,肾影清除延缓。采用 Captopril Test 阳性率提高(图 6-6)。

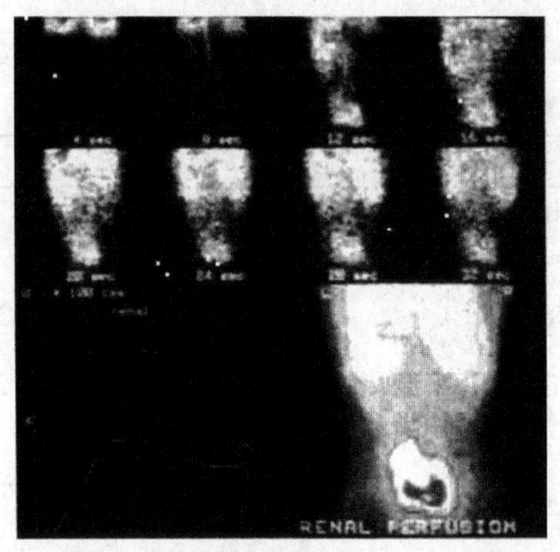

图 6-6 肾血管性高血压动态显像图

肾灌注显像见右肾显影不良,右肾灌注高峰降低,右肾清除延缓

(3)移植肾的观察:急性肾小管坏死(ATN)血流灌注轻度减少,功能相示肾功能极差,肾脏可无放射性积聚,膀胱积聚放射性减少;而急性排异血流灌注和肾功能同时减少,且消退延缓。在发生尿漏时可见腹腔及盆腔有异常放射性分布。

(4)尿路梗阻的定位辅助诊断:梗阻部位以上可有肾盂、输尿管的放射性浓集(图 6-7)。

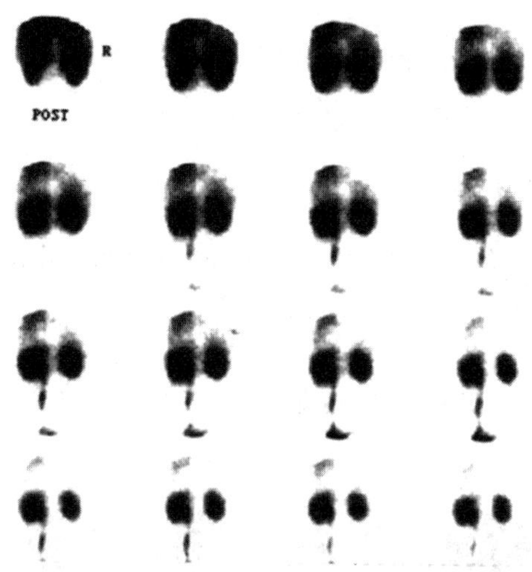

图 6-7　尿路梗阻动态显像
左肾盂输尿管放射性浓缩

（四）肾功能检查介入试验

1.利尿药物介入试验

（1）原理与方法：非梗阻性肾盂扩张病变时，因其肾盂扩张、容积增大，导致显像剂肾盂内滞留。注射利尿药物后，增加了尿流量，可迅速将扩张的肾盂内的显像剂排出，使肾图或肾显影图像形态发生改变，可以鉴别梗阻的原因。

（2）临床应用：非梗阻性肾盂扩张与机械性上尿路梗阻的鉴别。前者包括膀胱输尿管反流、尿路感染、先天性尿道发育不全等，由于肾盂输尿管肌肉松弛或结构异常等因素所致的集合系统扩张。利尿药物注射后肾图曲线排泄段下降明显加速，肾显像肾盂内放射性清除明显。后者一般注射后无明显变化。

2.卡托普利（Captopril）试验

（1）原理与方法：肾血管性高血压患者由于患侧肾动脉灌注压下降，肾素分泌增加，在血管紧张素转化酶（ACE）作用下形成血管紧张素Ⅱ，使肾小球血流灌注和滤过压增高，维持正常的 GFR 和 ERPF。而卡托普利是 ACE 的抑制剂，故注射后可以减少血管紧张素的形成，使 GFR 或 ERPF 下降，从而提高肾性高血压的检出率。

（2）临床应用：肾血管性高血压的诊断，可以结合肾图、肾动态显像等进行。

（五）肾静态显像

原理和方法：静脉注射能在肾实质停留较长时间的肾皮质显像剂，获得肾皮质内放射性分布情况。

（1）残余肾功能的判断：如肾不显影提示肾无功能，特异性高。

（2）肾实质感染：急性肾盂肾炎由于肾实质局部炎症可导致肾脏瘢痕损害，可发现肾皮质局部放射性缺损的“瘢痕征”。其阳性诊断率明显高于 B 超、CT、IVU 等其他影像学检查。

（3）肾占位性病变及形态分析：前者表现为局部放射性稀疏或缺损。目前由于医学影像学的发展，较少采用。

（六）膀胱尿反流显像

1.原理和方法

直接法将放射性核素显像剂用导尿管直接注入膀胱，间接方法在肾动态显像显像剂排入膀胱时同时进行，观察排尿前后膀胱、输尿管、肾盂的形态及放射性计数，可以判断有无尿液反流至输尿管、肾盂及反流程度，计算膀胱尿残留量。

2.特点

比 X 线检查灵敏，辐射计量低，但清晰度差，易造成放射性污染。

3.临床应用

(1)诊断尿液反流:出现输尿管及肾盂的显影或再显影可诊断。

(2)膀胱尿残留量测定。

(七)阴囊及睾丸血流显像

1.原理与方法

静脉注射放射性核素显像剂观察阴囊阴睾丸的动脉血流灌注及放射性分布,从而诊断睾丸及阴囊病变。

2.应用

(1)急性附睾－睾丸炎症:由于炎症反应睾丸动脉及外阴动脉血供增加,睾丸或附睾处放射性增高(图 6-8)。

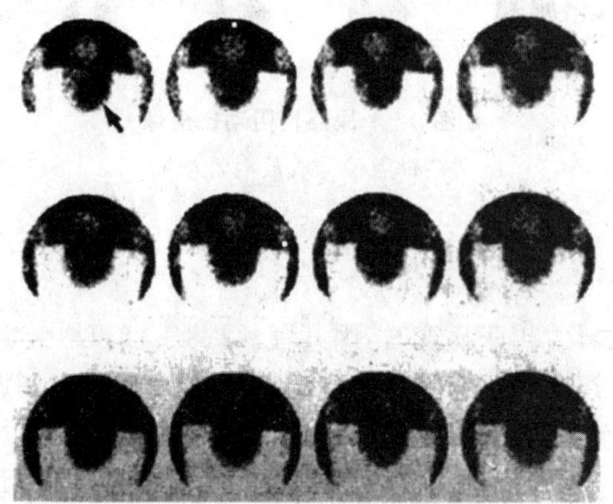

图 6-8　急性睾丸血流显像

左侧睾丸放射性增高

(2)急性睾丸扭转:由于血供减少,可见睾丸处放射性减少为一空白区,其周围放射性增加(图 6-9)。

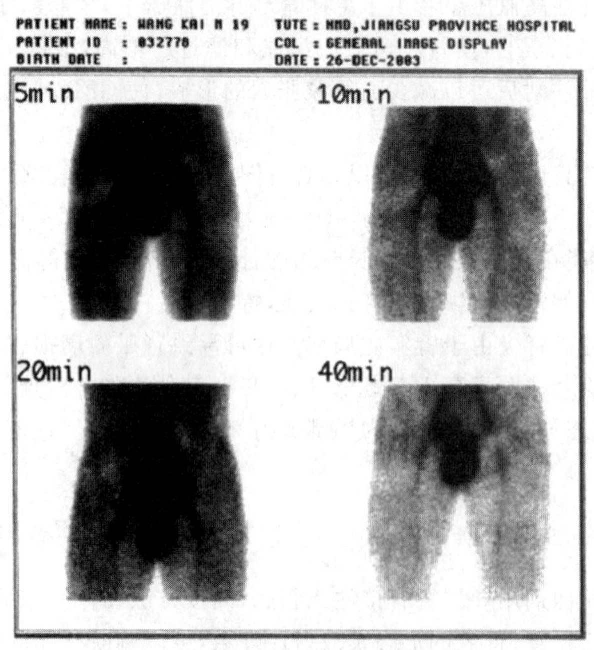

图 6-9　急性睾丸扭转血流显像图

左侧睾丸可见明显放射性稀疏区,周围有增强

(3)隐睾的辅助诊断:隐睾血供较丰富,腹股沟或下腹部肿块局部可出现异常放射性增高,提示隐睾存在。

三、与泌尿系统疾病有关的核素显像

(一)肾上腺皮质显像

1.原理和方法

胆固醇是肾上腺皮质合成皮质激素的原料，^{131}I标记的胆固醇可以被肾上腺皮质细胞吸收而使其显影，显影程度及形态能反映肾上腺皮质的功能。注射^{131}I—胆固醇后3～7天多次摄像，必要时可用地塞米松抑制后再摄像。

2.显影表现

正常时两侧肾上腺位置右高左低，放射性计数右浓左淡，形态右圆左扁。如口服地塞米松后再次摄像，肾上腺皮质吸收减少为抑制试验阳性。

3.临床应用

(1)皮质醇增多症及原发性醛固醇增多症：肾上腺皮质腺瘤多为病灶一侧放射性浓集且不受地塞米松抑制；肾上腺皮质增生可为对称或不对称放射性增高，地塞米松抑制后肾上腺皮质影变淡；肾上腺皮质癌病灶侧放射性摄取减少，需结合B超、CT确定病灶。

(2)肾上腺异位的定位：在肾上腺部位以外发现局部异常摄取，排除肝脏代谢排泌的干扰可以明确诊断，特异性高。

(3)肾上腺移植存活的判断：如果移植后的肾上腺能吸收^{131}I标记的胆固醇可明确为存活肾上腺组织。

(二)肾上腺髓质显像

1.原理和方法

间位碘代苄胍(MIBG)与去甲肾上腺素(NE)有类似作用，和交感神经组织及神经嵴来源组织有良好的结合能力，但不与突触后肾上腺素能受体结合，无药理作用。故核素(多为^{131}I)标记的MIBG能使富含嗜铬细胞组织及神经内分泌源性肿瘤显示异常放射性摄取(图6-10)。

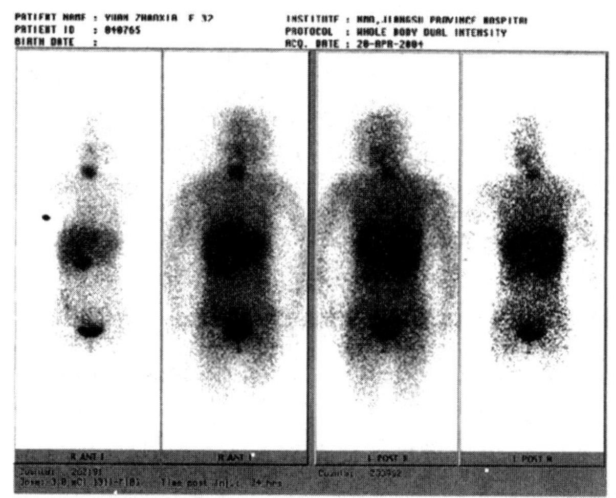

图6-10　**肾上腺髓质显像**

右侧肝门下方一明显放射性浓聚区，手术证实为异位嗜铬细胞瘤

2.检查前准备

复方碘溶液保护甲状腺；停用影响MIBG摄取的药物，包括苯丙胺、利血平、胍乙啶、钙拮抗剂等多种药物；检查前必要时清洁肠道，排空膀胱。

3.临床应用

正常情况由于肾上腺髓质组织吸收量较少，故一般不显影。异常情况为局部放射性浓聚。

(1)肾上腺嗜铬细胞瘤：特别是对异位嗜铬细胞瘤、恶性嗜铬细胞瘤的转移病灶、复发病灶诊断价值更大，表现为肾上腺部位或其他部位有异常浓集，特异性为94%～99%，灵敏度为79%～81%。假阴性原因有无功能嗜铬细胞瘤；嗜铬细胞瘤坏死；肾上腺髓质肿瘤伴有皮质肿瘤；未正确停用影响 MIBG 摄取的药物。

(2)神经母细胞瘤：其源于原始神经外胚层细胞的高度恶性肿瘤，肿瘤细胞虽不能有效合成儿茶酚胺、去甲肾上腺素和肾上腺素，但能合成其前体多巴胺，因此与嗜铬细胞组织一样能吸收 MIBG。该检查对本病具有较高的灵敏度(57%～100%)和特异性(50%～100%)。

(3)副神经节瘤：与嗜铬细胞瘤诊断相似。

(4)其他神经内分泌性肿瘤如类癌、甲状腺髓样癌等，但阳性率相对较低(<50%)。

(三)甲状旁腺显像

1.原理和方法

(1)减影法：利用甲状腺和甲状旁腺都吸收 ^{201}Tl(铊)、^{99m}Tc－MIBI(甲氧异腈)；而甲状旁腺不吸收 ^{131}I 和 ^{99m}TcO$_4$ 的特点，将两次显像影像减去，存留影像可显示功能亢进的甲状旁腺组织。

(2)^{99m}Tc-MIBI 双时相法：利用甲状腺和甲状旁腺都吸收 ^{99m}Tc-MIBI，但甲状腺清除快，而功能亢进的甲状旁腺组织清除慢，延迟显像显示病灶放射性浓聚(图 6-11)。

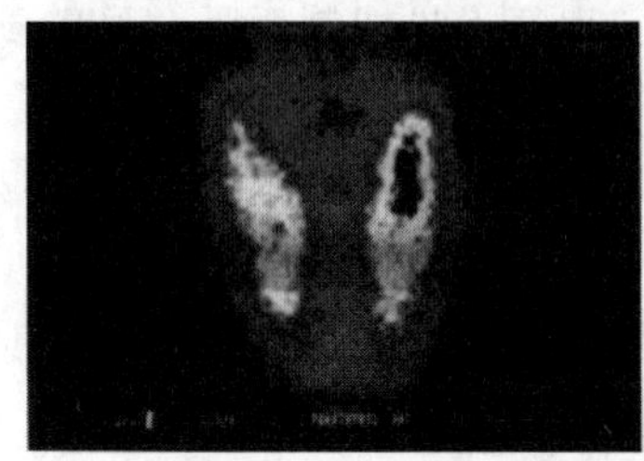
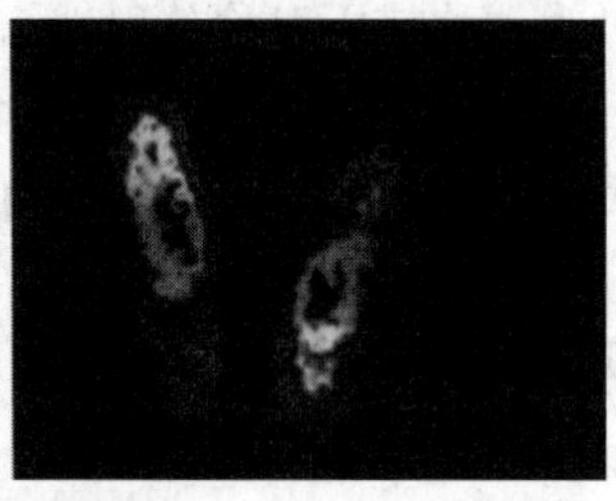

图 6-11　甲状旁腺显像

左图 ^{99m}Tc-MIBI 显影见甲状腺左上部位有局部放射性浓聚

右图 ^{99m}TcO$_4$ 显影见甲状腺左上部位放射性稀疏，手术证实左上甲状旁腺瘤

2. 显影表现

甲状旁腺正常情况不显影。

3.临床应用

用于原发和继发甲状旁腺功能亢进的定位，其中原发性多为单个浓集，继发性可为多个。应用本法灵敏度较高(90%)，可缩短手术时间，发现异位病灶，特别对再次手术价值更大，但特异性稍低，必须与其他甲状腺和甲状旁腺疾病鉴别。

(四)放射性核素全身骨显像

1.原理与方法

^{99m}Tc标记磷或磷酸盐能与骨骼组织的主要成分羟基磷灰石晶体和有机质骨胶原结合，使骨骼组织积聚放射性而显影。骨显像剂与骨骼结合量取决于：骨骼的血流量及骨骼的成骨反应。

2.显影表现

一般情况下骨骼转移病灶血流增加，骨破坏伴有修复性的成骨反应，病灶为放射性浓聚区；少数病灶骨破坏严重无明显修复反应，可表现无放射性、吸收减少的稀疏区。

3.临床应用

(1)肿瘤骨转移的诊断标准：其灵敏度明显高于其他医学影像学检查方法，一般可早于 X 线检查 3～6 个月。前列腺癌在泌尿系统恶性肿瘤中易发生早期骨转移，发生率与患者血清前列腺特异性抗原(PSA)的浓度有关，一般情况下 PSA<20 μg/L，肿瘤发生骨转移可能性很小；PSA>20 μg/L，需要及时检查确定；文献报道 PSA>60 μg/L，100%有骨转移。肾癌、膀胱癌、恶性嗜铬细胞瘤等也有骨转移发生。

(2)代谢性骨病的诊断：肾衰竭继发性及原发性甲状旁腺功能亢进的代谢性骨病，可见全身骨骼放射性摄取增加，尤其颅骨、胸骨、肋软骨交界处。

（五）放射性核素骨髓显像

1.原理

注射放射性核素标记的胶体、放射性核素标记自身白细胞或放射性核素标记的抗粒细胞抗体可以使骨髓显像。

2.应用

恶性肿瘤骨髓转移的早期诊断。目前公认骨髓转移比骨骼转移要早，进行骨髓显像有助于更早期诊断前列腺等泌尿系统肿瘤的早期扩散及正确分期。但骨髓显像没有骨骼显像方便，其显像主要表现为局部骨髓受破坏而放射性稀疏。

（六）泌尿系统肿瘤代谢显像

1.肿瘤代谢显像的范围

用放射性核素标记的葡萄糖、脂肪酸、氨基酸、核苷酸、配体、抗体能灵敏而准确地反映肿瘤的异常代谢、蛋白质合成、DNA 复制和肿瘤细胞增殖、受体及抗原分布，从而判断肿瘤的存在状态。

2.PET/CT 介绍

PET/CT 有机结合了 CT 的解剖学定位能力和 PET 功能性分子影像显示技术，产生了 PET/CT 的融合影像，使当今肿瘤诊断水平上了一个新台阶。

3.葡萄糖肿瘤代谢显像原理

恶性肿瘤存在着异常旺盛的葡萄糖代谢现象。^{18}F-DG（氟标记脱氧葡萄糖）在结构上类似普通葡萄糖，两者可竞争结合膜转运蛋白进入细胞内，再经高活性的六己糖激酶或葡萄糖激酶作用形成 6-磷酸－氟－脱氧葡萄糖（^{18}F-DG-PO_4）和 6-磷酸－葡萄糖。因前者与后者结构上不同，不能参与进一步的糖酵解或磷酸己糖旁路代谢，使^{18}F-DG 在肿瘤组织滞留（代谢陷落）而成为肿瘤显像基础。

4.泌尿系统肿瘤 F-DG PET 显像

由于 F-DG 主要通过肾脏经尿道排泄，因此易影响病变部位的观察与判断，目前在泌尿系统肿瘤的应用不广泛。主要用于远处转移及肿瘤分期，但随着 PET/CT 的推广应用，影响因素将被大大降低，在泌尿系统应用将逐步增加。

（七）放射性核素受体显像

前列腺癌组织中存在两大类细胞，一类细胞富含雄激素受体且细胞生长依赖于雄激素；另一类则不依赖雄激素生长，称为“雄激素非依赖性前列腺癌”。用放射性核素标记雄激素或其类似物就可以在体外判断肿瘤组织是否富含雄激素受体，指导激素治疗方案。

（八）放射免疫显像

1.原理

放射免疫显像（RII）技术是注射放射性核素标记过量的特异性抗体与体内相应肿瘤细胞表面抗原发生抗原抗体免疫反应，以免疫复合物的形式在肿瘤内部产生放射性浓聚，在体外显影。

2.应用

（1）前列腺癌^{131}I-抗人精浆蛋白抗体显像；前列腺特异性膜抗原（PSMA）单克隆抗体显像。

（2）抗膀胱癌单克隆抗体显像。目前已有应用的报道，其阳性诊断特异性较高，但由于放射免疫显像的技术上还存在一些问题，灵敏度较低，多数处于科研阶段。

四、泌尿系统疾病的核素治疗

（一）前列腺癌骨转移疼痛的治疗

1.原理和方法

静脉注射亲骨性核素，使之浓聚在骨骼转移性病灶内，通过放射出 β 粒子产生辐射效应，从而减轻骨骼疼痛，延缓病程进展。

2.药物

^{153}Sm(钐)-EDTMP、^{89}Sr(锶)Cl、^{188}Re(铼)-EDTMP 等。

3.适应证

(1)骨转移性病灶具有浓集骨显像剂能力。

(2)疼痛明显,病灶较多,放、化疗无效。

(3)血像(白细胞、血小板)正常。

4.疗效

止痛率在 80%以上,有效期根据所用核素种类不同为 1~6 个月,部分患者有减少病灶的效果。肾癌及膀胱癌骨转移疼痛经核素治疗也有效,但有效率低于前列腺癌骨转移。

(二)恶性嗜铬细胞瘤的治疗

1.原理

^{131}I-MIBG 能被嗜铬细胞瘤病灶吸收发出 β 射线,对局部抑制和破坏肿瘤组织的活性,从而起治疗作用。

2.适应证

(1)不能手术或手术后复发者。

(2)骨转移病灶疼痛者。

(3)放、化疗无效者。

(4)生存期一年以上者。

3.作用

(1)高血压症状减轻,尿儿茶酚胺排出减少。

(2)原用拮抗药物的用量减少。

(3)肿瘤病灶缩小和数目减少。

4.不良反应

对骨髓有一定的抑制作用,引起白细胞和血小板减少,但较放、化疗轻。

(三)前列腺增生症的治疗

1.原理

将封闭的放射源(常用^{90}Sr/^{90}Y)经直肠或尿道插入,发射 β 射线对前列腺组织照射,使增生减轻,症状改善。一般总照射剂量控制在 30~40 Gy。

2.方法

经尿道前列腺增生症治疗仪;经直肠前列腺增生症治疗仪。

3.适应证

一般适用于 60 岁以上患者。

4.疗效

本方法为国内首创,文献报道有效率达 80%~90%以上。

(四)前列腺癌放射性核素的植入治疗

1.原理与方法

将类似种子颗粒大小的微型放射源,一般称之为种子源,种植于前列腺肿瘤组织内,直接进行组织间放射治疗。一般在经直肠 B 超引导下经会阴植入,也有经直肠植入。目前常用的放射性核素为^{125}I、^{103}Pd。

2.疗效

在美国已广泛开展,多数文献认为安全,并发症发生率低于手术或放疗,10 年生存率不低于前列腺癌根治术,国内也有多家单位开展。

(王丰军)

第七章

肾内科常见症状与体征

第一节　血　尿

血尿分为镜下血尿和肉眼血尿，肉眼血尿是指尿液颜色呈洗肉水色或者鲜血的颜色，肉眼可见。镜下血尿是指尿色肉眼观察正常，经显微镜检查，离心沉淀后的尿液镜检每高倍视野有红细胞3个以上。二者都属于血尿。

血尿是泌尿系统疾病最常见的症状之一，大多数由泌尿系统疾病引起，也可能由全身性疾病或泌尿系统邻近器官病变所致。尿的颜色，如为红色应进一步了解是否进食引起红色尿的药品或食物，是否为女性的月经期间，以排除假性血尿；血尿出现在尿程的哪一段，是否全程血尿，有无血块；是否伴有全身或泌尿系统症状；有无腰腹部新近外伤和泌尿道器械检查史；过去是否有高血压和肾炎史；家族中有无耳聋和肾炎史。

一、临床表现

（一）尿颜色的表现

血尿的主要表现是尿颜色的改变，除镜下血尿其颜色正常外，肉眼血尿根据出血量多少而尿呈不同颜色。尿液呈淡红色像洗肉水样，提示每升尿含血量超过1 mL。出血严重时尿可呈血液状。外伤性肾出血时，尿与血混合均匀，尿呈暗红色；膀胱或前列腺出血尿色鲜红，有时有血凝块。

尿液红色不一定是血尿。如尿呈暗红色或酱油色，不浑浊无沉淀，镜检无或仅有少量红细胞，见于血红蛋白尿。棕红色或葡萄酒色，不浑浊，镜检无红细胞见于卟啉尿。服用某些药物如大黄、利福平，或进食某些红色蔬菜也可排红色尿，但镜检无红细胞。

（二）分段尿异常

将全程尿分段观察颜色。尿三杯试验，是用3个清洁玻璃杯分别留起始段，中段和终末段尿。如果起始段血尿提示病变在尿道；终末段血尿提示出血部位在膀胱颈部，三角区或后尿道的前列腺和精囊腺；三段尿均呈红色为全程血尿，提示血尿来自肾或输尿管。

（三）镜下血尿

尿颜色正常，用显微镜检查可判断是肾源性或非肾源性血尿。

1.新鲜尿沉渣相差显微镜检查

变形红细胞血尿为肾小球源性，均一形态正常红细胞尿为非肾小球源性。因红细胞从肾小球基膜漏出，通过具有不同渗透梯度的肾小管时，化学和物理作用使红细胞膜受损，血红蛋白溢出而变形。如镜下红细胞形态单一，与外周血近似，为均一型血尿。提示血尿来源于肾后，见于肾盂、肾盏、输尿管、膀胱和前列腺病变。

2.尿红细胞容积分布曲线

肾小球源性血尿常呈非对称曲线，其峰值红细胞容积小于静脉峰值红细胞容积；非肾小球源性血尿常呈对称性曲线，其峰值红细胞容积大于静脉峰值红细胞容积。

（四）症状性血尿

血尿的同时伴有全身或局部症状。而以泌尿系统症状为主，如伴有肾区钝痛或绞痛提示病变在肾脏，如有尿频尿急和排尿困难提示病变在膀胱和尿道。

（五）无症状性血尿

未有任何伴随的血尿见于某些疾病的早期，如肾结核、肾盂或膀胱癌早期。

二、常见原因

（一）泌尿系统疾病

肾小球疾病如急、慢性肾小球肾炎、IgA 肾病、遗传性肾炎和薄基膜肾病。间质性肾炎、尿路感染、泌尿系统结石、结核、肿瘤、多囊肾、尿路憩室、息肉和先天性畸形等。

（二）全身性疾病

（1）感染性疾病：败血症、流行性出血热、猩红热、钩端螺旋体病和丝虫病等。

（2）血液病：白血病、再生障碍性贫血、血小板减少性紫癜、过敏性紫癜和血友病。

（3）免疫和自身免疫性疾病：系统性红斑狼疮、结节性多动脉炎、皮肌炎、类风湿关节炎、系统性硬化症等引起肾损害时。

（4）心血管疾病：亚急性感染性心内膜炎、急进性高血压、慢性心力衰竭、肾动脉栓塞和肾静脉血栓形成等。

（三）尿路邻近器官疾病

急、慢性前列腺炎，精囊炎，急性盆腔炎或宫颈癌，阴道炎，急性阑尾炎，直肠和结肠癌等。

（四）化学物品或药品对尿路的损害

如磺胺类药、吲哚美辛、甘露醇，汞、铅、镉等重金属对肾小管的损害；环磷酰胺引起的出血性膀胱炎；抗凝药如肝素过量也可出现血尿。

（五）功能性血尿

平时运动量小的健康人，突然加大运动量可出现运动性血尿。

三、伴随症状

（1）血尿伴肾绞痛是肾或输尿管结石的特征。

（2）血尿伴尿流中断见于膀胱和尿道结石。

（3）血尿伴尿流细和排尿困难见于前列腺炎、前列腺癌。

（4）血尿伴尿频尿急尿痛见于膀胱炎和尿道炎，同时伴有腰痛，高热畏寒常为肾盂肾炎。

（5）血尿伴有水肿、高血压、蛋白尿见于肾小球肾炎。

（6）血尿伴肾肿块，单侧可见于肿瘤、肾积水和肾囊肿，双侧肿大见于先天性多囊肾，触及移动性肾脏见于肾下垂或游走肾。

（7）血尿伴有皮肤黏膜及其他部位出血，见于血液病和某些感染性疾病。

（8）血尿合并乳糜尿见于丝虫病、慢性肾盂肾炎。

（王秋娜）

第二节　白细胞尿

白细胞尿是指尿液中含较多白细胞和(或)脓细胞(破坏的白细胞)。白细胞尿大多由泌尿系的感染性疾病引起,但泌尿系非感染性疾病及泌尿系邻近组织的感染性疾患也能导致。在正常成人,收集清洁中段尿,高速离心后镜检白细胞应每高倍视野小于5个,或每小时白细胞排泄率男性少于70 000个,女性少于140 000个。由于各实验室检测方法不同,正常值有差异。

一、诊断

10 mL中段尿以每分钟1 500转(1500 r/min)离心5 min,留尿沉渣镜检,若每高倍视野白细胞多于5个,即可确定为白细胞尿。

二、鉴别

(一)明确来源部位

首先需要肯定白细胞是否来自泌尿系统,而非生殖器分泌物(如白带)污染。留尿操作不规范即有污染可能,若为白带污染除可见白细胞外,尚可见大量扁平上皮细胞。

(二)伴随症状

(1)白细胞尿伴尿频、尿急及尿痛,常提示特异或非特异性泌尿系感染,应及时做尿菌检查。若尿菌检查证实为非特异性细菌感染时,即应进一步检查区分上尿路或下尿路感染。对于非特异性细菌培养阴性、抗生素治疗无效的白细胞尿,应怀疑泌尿系结核而做相应检查。

(2)白细胞尿不伴尿路刺激征时,即应将离心后尿沉渣涂片染色镜检,做尿白细胞分类。嗜酸性白细胞尿常见于过敏性间质性肾炎,中性多形核白细胞尿可在急性肾炎及急进性肾炎早期见到,淋巴细胞尿可在狼疮性肾炎活动期及局灶性、节段性肾小球硬化时发现。怀疑到这些肾病时即应做相应检查,必要时应做肾活检。因此,白细胞尿并不一定皆由泌尿系感染引起。

(王秋娜)

第三节　蛋白尿

蛋白尿是慢性肾脏病的重要临床表现,并参与了肾脏损伤。蛋白尿不仅是反映肾脏损伤严重程度的重要指标,也是反映疾病预后、观察疗效的重要指标。

一、尿蛋白生理

每日经过肾脏循环的血清蛋白有10～15 g,但24 h中只有100～150 mg的蛋白质从尿中排泄。肾小球毛细血管壁主要作用是滤过蛋白质,近端肾小管则重吸收大部分滤过的蛋白质。正常情况下,60%的尿蛋白来源于血浆,其他40%则来源于肾脏和尿路。

正常尿蛋白主要包括:①来源于血浆的蛋白,如清蛋白(10～20 mg)、低相对分子质量球蛋白以及大量的多肽类激素。②来源于肾脏和尿路的蛋白,如由髓襻升支合成的Tamm-Horsfall蛋白(约有80 mg,但其作用尚未知)、分泌性IgA、尿激酶等。

二、蛋白尿的定量和定性检查方法

(一)半定量法

半定量法即试纸法,是最常用的蛋白尿的筛查手段,但无法检测出尿中的免疫球蛋白轻链。

(二)尿蛋白定量

测定 24 h 的尿蛋白,其中包含了几乎所有的尿蛋白(包括免疫球蛋白的轻链)。但大量血尿或脓尿有可能影响尿蛋白的定量结果。肉眼血尿(而非镜下血尿)也可能导致大量蛋白尿。

(三)尿清蛋白检测

主要包括尿清蛋白特异性试纸、24 h 尿清蛋白排泄率(urinary albumin excretion,UAE)、尿清蛋白/肌酐比值(ACR)和 24 h 尿清蛋白定量,其中 UAE 和 ACR 目前已广泛应用于临床。UAE 可采用24 h 尿量或 12 h 尿标本测定,ACR 的检测以清晨第一次尿取样比较正规,随意尿样亦可,该比值校正了由脱水引起的尿液浓度变化,但女性、老年人肌酐排泄低,则结果偏高。

(四)尿蛋白电泳

通常用醋酸纤维素膜测定,可以对尿蛋白进行定性测定,对于检测蛋白的来源十分有用。

1.选择性蛋白尿

清蛋白比例大于 80%。一般见于光镜下肾小球无明显损伤的肾病(微小病变所致的肾病综合征)。

2.非选择性蛋白尿

清蛋白比例低于 80%。通常包含各种类型的血清球蛋白。所有的肾脏病都可能引起这种类型的蛋白尿。

3.包含有大量异常蛋白的蛋白尿

尿中 β 或 γ 单株峰的增高意味着单克隆免疫球蛋白轻链的异常分泌。尿本-周蛋白的特征是在50 ℃左右时可以积聚,而温度更高时则会分解。

4.小管性蛋白尿

主要包括低相对分子质量的球蛋白,用聚丙烯酰胺胶电泳能根据不同的相对分子质量区分不同的蛋白。

三、临床表现

(一)微量清蛋白尿

所谓微量清蛋白尿(MAU),是指 UAE 20～200 μg/min 或 ACR 10～25 mg/mmol,即尿中清蛋白含量超出健康人参考范围,但常规尿蛋白试验阴性的低浓度清蛋白尿。MAU 是一个全身内皮细胞损伤的标志,也是心血管疾病发病和死亡的危险因素。通过微量清蛋白尿的检测而早期发现肾脏病,这将有利于及时治疗和延缓疾病进程。K/DOQI(Kidney Disease Outcome Quality Initiative)指南推荐对于糖尿病、高血压和肾小球疾病引起的 CKD,尿清蛋白是一个比总蛋白更为敏感的指标。近年来 MAU 作为 CKD 的早期检测指标逐渐得到重视。

(二)间歇性蛋白尿

往往见于某些生理性或病理性的状态,如用力、高热、尿路感染、右心衰竭、球蛋白增多症、直立性蛋白尿等。

直立性蛋白尿多见于青春期生长发育较快、体型较高的年轻人,而在青春期结束时可突然消失,年龄大多小于 20 岁。诊断直立性蛋白尿必须要证实平卧后蛋白尿可消失(收集平卧 2 h 后的尿样)。直立性蛋白尿患者不伴有血尿或肾外体征,不存在任何病理改变,静脉肾盂造影结果正常。

(三)持续性蛋白尿

病因诊断取决于蛋白尿的量和组成。图 4-1 提示了蛋白尿的整个诊断思路。以下几点需要特别指出。

(1)大量蛋白尿而没有肾病综合征的表现,可能由于尿蛋白主要由 IgG 的轻链组成或是见于新发的肾小球病变。

(2)当肾小球滤过率低于 50 mL/min 时,尿蛋白量也往往随之减少。但对于糖尿病肾病或肾脏淀粉样变的患者仍会有大量蛋白尿,且肾脏体积不缩小。

(3)肾小球病变可能会伴发肾小管或肾血管病变(如肾血流量减少引起的玻璃样变性)。

一般情况下,大多数的肾脏病伴有蛋白尿,但应除外以下情况。①某些新发的肾脏病,需通过肾组织活检确诊。②某些间质性肾病,特别是代谢原因引起的。③不伴有蛋白尿的肾衰竭需考虑流出道梗阻。

(王秋娜)

第四节　尿频、尿急、尿痛

尿频、尿急和尿痛合称为膀胱刺激征。尿频是指在一定时间内排尿次数增多。正常成年人白天排尿4～6次,夜间0～2次。尿急是指患者有尿意后难以控制,需要迫不及待地排尿。尿痛是指排尿时感觉耻骨上区,会阴部和尿道内疼痛以及烧灼感。

一、临床表现

(一)尿频

1.生理性尿频

因精神紧张、气候寒冷时,或者饮水过多导致排尿次数增多。这种情况属正常现象。特点是每次尿量不少,也不伴有随尿频尿急等其他症状。

2.病理性尿频

可分为5种。

(1)多尿性尿频:全日总尿量增多。排尿次数增多,每次尿量无明显变化。多见于糖尿病、尿崩症、精神性多饮和急性肾衰竭的多尿期。

(2)炎症性尿频:每次尿量少,伴有尿急和尿痛等膀胱刺激症状。尿液镜检可见炎性细胞。多见于膀胱炎、尿道炎、前列腺炎和尿道旁腺炎等。

(3)神经性尿频:尿频而每次尿量少,不伴尿急尿痛。尿液镜检无炎性细胞。见于中枢及周围神经病变如神经源性膀胱、癔症。

(4)膀胱容量减少性尿频:为持续性尿频,每次尿量少。药物治疗难以缓解。多见膀胱占位性病变。妊娠子宫增大或卵巢囊肿等压迫膀胱也引起持续性尿频。膀胱结核、坏死物质持续刺激尿路引起尿频甚至膀胱纤维性缩窄。

(5)尿道口周围病变:尿道口息肉、处女膜伞和尿道旁腺囊肿等刺激尿道口引起尿频。

(二)尿急

(1)炎症:急性膀胱炎、尿道炎,特别是膀胱三角区和后尿道炎症,尿急症状特别明显;急性前列腺炎常有尿急,慢性前列腺炎因伴有腺体增生肥大,故有排尿困难,尿线细和尿流中断。

(2)结石和异物:膀胱和尿道结石或异物刺激黏膜产生尿频。

(3)肿瘤:膀胱癌和前列腺癌。

(4)神经源性:精神因素和神经源性膀胱。

(5)高温环境下尿液高度浓缩,酸性高的尿可刺激膀胱或尿道黏膜产生尿急。

(三)尿痛

引起尿急的病因几乎都可以引起尿痛。疼痛部位多在耻骨上区,会阴部和尿道内,尿痛性质可为灼痛或刺痛。尿道炎多在排尿开始时出现疼痛;后尿道炎、膀胱炎和前列腺炎常出现终末性尿痛。

二、伴随症状

(1)尿频伴有尿急和尿痛见于膀胱炎和尿道炎,膀胱刺激征存在但不剧烈而伴有双侧腰痛见于肾盂肾炎;伴有会阴部、腹股沟和睾丸胀痛见于急性前列腺炎。

(2)尿频尿急伴有血尿、午后低热、乏力盗汗见于膀胱结核。

(3)尿频不伴尿急和尿痛,但伴有多饮多尿和口渴见于精神性多饮、糖尿病和尿崩症。

(4)无痛性血尿伴尿频、尿急见于膀胱癌。

(5)老年男性尿频伴有尿线细,进行性排尿困难见于前列腺增生、肥大。

(6)尿频尿急尿痛伴有尿流突然中断,见于膀胱结石堵住出口或后尿道结石嵌顿。

(王秋娜)

第五节　少尿、无尿、多尿

正常成年人 24 h 尿量为 1 000～2 000 mL。如 24 h 尿量少于 400 mL,或每小时尿量少于17 mL称为少尿。24 h 尿量少于 100 mL 或 12 h 完全无尿称为无尿。如 24 h 尿量超过 2 500 mL 称为多尿。

一、病因与临床表现

(一)少尿或无尿基本病因

1.肾前性

(1)有效血容量减少:多种原因引起的休克、重度失水、大出血和肝肾综合征,大量水分渗入组织间隙和浆膜腔,血容量减少,肾血流减少。

(2)心脏排血功能下降:各种原因所致的心功能不全,严重的心律失常,心肺复苏后体循环功能不稳定。血压下降所致肾血流减少。

(3)肾血管病变:肾血管狭窄或炎症、肾病综合征、狼疮性肾炎、长期卧床不起所致的肾动脉栓塞或血栓形成;高血压危象、妊娠期高血压疾病等引起肾动脉持续痉挛、肾缺血导致急性肾衰竭。

2.肾性

(1)肾小球病变:重症急性肾炎,急进性肾炎和慢性肾炎因严重感染,血压持续增高或肾毒性药物作用引起肾功能急剧恶化。

(2)肾小管病变:急性间质性肾炎包括药物性和感染性间质性肾炎、生物毒或重金属及化学毒所致的急性肾小管坏死、严重的肾盂肾炎并发肾乳头坏死。

3.肾后性

(1)各种原因引起的机械性尿路梗阻:如结石、血凝块、坏死组织阻塞输尿管、膀胱进出口或后尿道。

(2)尿路外的压迫:如肿瘤、腹膜后淋巴瘤、特发性腹膜后纤维化、前列腺肥大。

(3)其他:输尿管手术后、结核或溃疡愈合后瘢痕挛缩、肾严重下垂或游走肾所致的肾扭转、神经源性膀胱等。

(二)多尿病因

1.暂时性多尿

短时内摄入过多水、饮料和含水分过多的食物;使用利尿药后,可出现短时间多尿。

2.持续性多尿

主要为内分泌代谢障碍和肾病。

(1)内分泌代谢障碍。①垂体性尿崩症:因下丘脑一垂体病变使抗利尿激素(ADH)分泌减少或缺乏,肾远曲小管重吸收水分下降,排出低比重尿,量可达到 5 000 mL/d 以上。②糖尿病,尿内含糖多引起溶质性利尿,尿量增多。③甲状旁腺功能亢进症:血液中过多的钙和尿中高浓度磷需要大量水分将其排出而形成多尿。④原发性醛固酮增多症:引起血中高浓度钠,刺激渗透压感受器,摄入水分增多,排尿增多。

(2)肾病。①肾性尿崩症:肾远曲小管和集合管存在先天性或获得性缺陷,对抗利尿激素反应性降低,水分重吸收减少而出现多尿。②肾小管浓缩功能不全:见于慢性肾炎、慢性肾盂肾炎、肾小球硬化、肾小管酸中毒及药物、化学物品或重金属对肾小管的损害。也可见于急性肾衰竭多尿期等。

3.精神因素

精神性多饮患者常自觉烦渴而大量饮水引起多尿。

二、伴随症状

(一)少尿

(1)少尿伴肾绞痛见于肾动脉血栓形成或栓塞、肾结石。

(2)少尿伴心悸气促、胸闷不能平卧见于心功能不全。

(3)少尿伴大量蛋白尿、水肿、高脂血症和低蛋白血症见于肾病综合征。

(4)少尿伴有乏力、纳差、腹水和皮肤黄染见于肝肾综合征。

(5)少尿伴血尿、蛋白尿、高血压和水肿见于急性肾炎、急进性肾炎。

(6)少尿伴有发热腰痛、尿频、尿急、尿痛见于急性肾盂肾炎。

(7)少尿伴有排尿困难见于前列腺肥大。

(二)多尿

(1)多尿伴有烦渴多饮、排低比重尿见于尿崩症。

(2)多尿伴有多饮多食和消瘦见于糖尿病。

(3)多尿伴有高血压、低血钾和周期性瘫痪见于原发性醛固酮增多症。

(4)多尿伴有酸中毒、骨痛和肌麻痹见于肾小管性酸中毒。

(5)少尿数天后出现多尿可见于急性小管坏死恢复期。

(6)多尿伴神经症症状可能为精神性多饮。　　(王秋娜)

第六节　水　肿

一、概述

内环境保持动态平衡取决于渗出压和回收压,渗出压＝毛细血管内静脉压－血浆胶体渗透压－(组织间隙压＋组织胶体渗透压);回收压＝组织压＋血浆胶体渗透压－组织胶体渗透压－毛细血管内压。当上述任何一个环节有改变均可影响水分潴留在组织间隙中,因此产生水肿有下列主要因素:①水钠潴留。②毛细血管内压力增高,如右心衰竭时。③毛细血管通透性增高,如急性肾小球肾炎。④血浆胶体渗透压下降,如肝硬化、肾病时血浆清蛋白下降。⑤淋巴回流受阻时,如血丝虫病。水肿是一个常见症状,有功能性和器质性,器质性中以心、肝、肾疾患为最常见(图 7-1)。

二、器质性水肿的常见病因

(一)心源性水肿

各种原因致心衰后心功能下降,有效循环血量减少,肾血流量 GFR 下降,同时继发醛固酮(Aldo)及抗利尿激素(ADH)释放,使水钠潴留,加上静脉压增高,毛细血管压力增加,组织回吸收能力下降致组织水肿。从下肢向上的水肿,伴有颈静脉怒张、肝大、肝颈反流征阳性、静脉压增高,可伴胸腹水。心源性水肿的特点是从身体下垂部位开始,体检可有心脏听诊异常。

(二)肾性水肿

分为肾炎性水肿和肾病性水肿两类。

1.肾炎性水肿

多见于急性肾炎。肾小球免疫变态反应使肾脏滤过率下降,毛细血管通透性增高,使水钠潴留。开始常在组织疏松的部位如眼睑部出现水肿,以后发展到全身浮肿,多为紧张性水肿,凹陷不明显,体重明显增加，儿童可并发心衰，伴有血尿、蛋白尿、高血压。

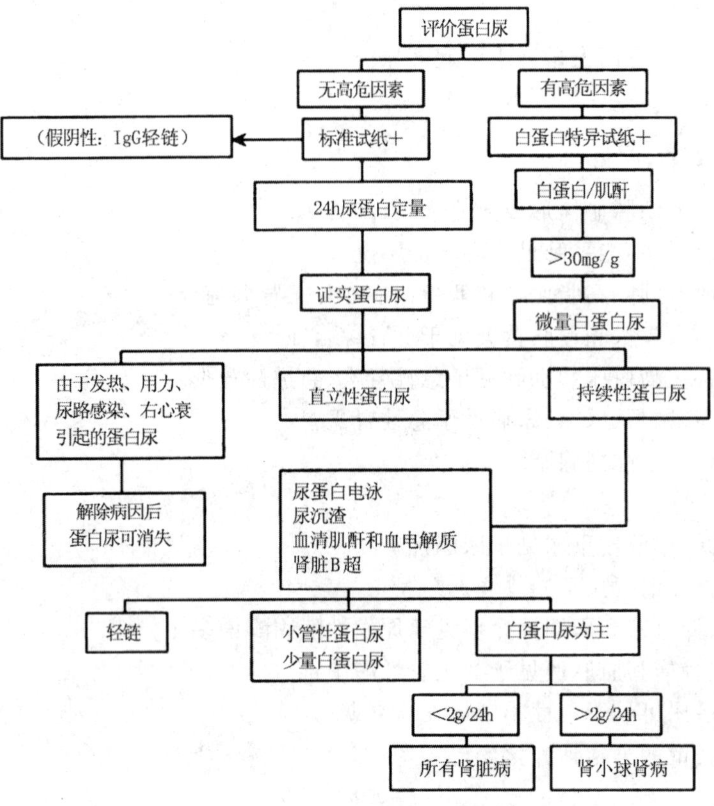

图 7-1 蛋白尿的诊断思路

2.肾病性水肿

肾病综合征时大量蛋白尿，造成血浆清蛋白的低下，胶体渗透压下降，血容量下降，使肾小球滤过率下降；血容量下降又继发 Aldo 和 ADH 增高发生水肿。水肿特别明显，凹陷性，往往伴有胸腹水，除蛋白尿外还可有肾功能的损害。

（三）肝脏性水肿

任何肝脏疾病引起血浆蛋白合成障碍，使胶体渗透压下降，继发 Aldo 升高，同时由于肝病门静脉压力增高，故往往先有腹水，再出现下肢浮肿，伴有肝功能减退的门静脉高压症状，如腹壁静脉怒张、胃底食管静脉曲张等。

（四）营养不良性水肿

由慢性消耗性疾病及营养障碍性疾病引起，如手术、癌肿、结肠瘘、烧伤、维生素 B_1 缺乏等引起低蛋白血症而发生水肿，往往从足部开始，加上皮下脂肪少，组织松弛加重了组织液的潴留，纠正病因后即可消退。目前已少见。

（五）内分泌性水肿

鉴于甲状腺功能减退、原发性醛固酮增多征、库欣综合征或长期大剂量使用激素、丙酸睾酮等。甲减引起组织中黏蛋白的增多，是非凹陷性水肿，面部明显组织增厚的感觉，血 TSH 升高，T_3、T_4 下降，同时有嗓音变粗、眉毛脱落、便秘、怕冷等症状。

三、功能性水肿的原因

（一）特发性水肿

女性多见。水肿与体位有关，直立及劳累后加重，平卧休息后逐渐消退，常伴有其他神经衰弱症状。

目前认为是由于直立时颈动脉窦交感神经感受器兴奋不足，导致脑血流供应相对不足，通过容量感受器的反射引起 Aldo 分泌增加所致。立、卧位水试验可呈阳性。

（二）卵巢功能紊乱

常见的是经前期水肿，在排卵期后逐渐开始眼睑有沉重感或轻度水肿，体重增加、尿量减少、腹胀或下肢轻度水肿，至月经来潮时达高峰，行经后逐步消退，再周而复始。

（三）功能性水肿

女性多见，水肿往往局限于两下肢及（或）眼睑，程度较重，间歇持续数年，可与季节有关（常在初春），与体位无关（此与特发性水肿有区别），常伴全身乏力、食欲减退等。

四、局部性水肿

由于静脉或淋巴回流受阻或毛细血管通透性增加所致。

（一）感染中毒性（大多属炎症性）

如血栓性静脉炎、丹毒、疖、痈、蜂窝织炎、痛风以及毒蛇或虫咬中毒等，有感染症状，局部有红肿热痛，血白细胞增高。

（二）淋巴回流梗阻

如慢性淋巴管炎、丝虫病、淋巴周围组织受压等。局部检查除水肿外，皮肤可见橘皮样，毛孔显著；慢性可反复发作，皮肤增厚、色素沉着，疑为丝虫病，可外周血涂片找到尾丝蚴。乳房根治术亦可引起患侧手臂水肿。

（三）物理性

如烧伤、冻伤等。

（四）变态反应性

过敏性接触性皮炎、血管神经性水肿如唇部血管丰富处。

（五）神经营养障碍

如肢体瘫痪等。

（六）上腔静脉受阻

由于纵隔肿瘤、胸腔内动脉瘤或淋巴结肿大等引起上腔静脉回流受阻，表现为头、面、颈及上肢水肿和 Horner 征。

（七）下腔静脉受阻

由于血栓形成，腹内肿块，卵巢囊肿，腹水压迫，癌肿在下腔静脉内转移等，表现为下肢水肿伴腹壁静脉曲张。

（八）正常妊娠

肿大子宫压迫下腔静脉使之回流受阻，同时伴水钠潴留，妊娠期高血压疾病时有蛋白尿、高血压及肾功能改变。

（王秋娜）

第七节　尿潴留和尿失禁

一、尿潴留

（一）概述

尿潴留是指各种原因使尿不能排出而潴留在膀胱。若膀胱过度膨胀压力高可使尿溢出，称之为充溢性假性尿失禁，压力过高甚至可发生膀胱破裂。长期尿潴留可引起双侧输尿管及肾盂积水，继发感染及肾功能受损，因此要引起重视。

按尿潴留的发生情况可分为完全及部分性尿潴留，急性及慢性尿潴留。

（二）病因

1.急性尿潴留

突然发病，小腹胀满，有尿意但排不出，痛苦万状。常见原因有以下几方面。

（1）机械性梗阻：膀胱颈部和尿道的任何梗阻性病变，如前列腺增生、尿道狭窄或损伤、尿路结石、肿瘤、异物、盆腔肿瘤、妊娠子宫、婴幼儿直肠内粪块等。

（2）动力性梗阻：是指排尿功能障碍引起的梗阻，膀胱、尿道并无器质性病变，如麻醉术后、神经系统损伤、炎症、肿瘤、糖尿病、使用各种松弛平滑肌药物（如阿托品、普鲁卡因、山莨菪碱）等。

（3）其他：各种原因引起的低血钾、高热、昏迷、腹部或会阴部手术后切口疼痛而不敢用力排尿或不习惯卧床排尿等。

2.慢性尿潴留

起病缓慢，病时长久，膀胱虽明显膨胀但患者无痛苦，见于慢性前列腺增生、前列腺癌、膀胱钙化等。一般尿潴留患者年龄较大，多在50岁以上，男性，有进行性排尿困难多为前列腺病变，若发生尿潴留前有血尿、尿痛、尿流中断或排尿困难多见于膀胱或尿道结石，伴有无痛血尿或尿路刺激症后血尿见于癌肿。

（三）诊断步骤

1.确定是少尿、无尿、还是尿潴留

可做腹部体检，见耻骨联合上方膀胱区椭圆形隆起，叩诊有浊音，提示尿潴留。另可作膀胱B超来确定尿潴留的存在。若膀胱内残余尿大于10 mL，即可诊断为部分性尿潴留。

2.寻找尿潴留的原因

结合病史、症状、体征及直肠肛检、尿道镜、B超、血钾等辅助检查分析，是尿道、前列腺病还是身体其他因素。

二、尿失禁

（一）概述

各种原因使尿液不自主流出，不能控制称为尿失禁。

（二）病因

1.真性尿失禁

真性尿失禁是膀胱张力过敏或尿道括约肌松弛使尿液流出。

2.假性尿失禁

假性尿失禁多为梗阻后膀胱内压增高而溢出尿液，一旦梗阻解除症状即消失。

3.应力性尿失禁

应力性尿失禁是在括约肌松弛的因素上腹压突然增高如打喷嚏、剧烈咳嗽后使尿排出。妊娠后子宫压迫也可造成此类尿失禁。

4.先天性尿失禁

先天性尿失禁是指尿路畸形造成尿瘘，或隐性脊柱裂，造成尿液流出。

5.神经系统病变

如脑出血后。

（三）诊断

从病史上详细询问症状的发生发展、有否尿路刺激症、尿路结石、盆腔手术史、妊娠史，体检重点是盆腔、泌尿生殖系统及肛门检查，辅以B超检查，必要时神经系统检查不难做出诊断。本病要与下列疾病鉴别。

1.遗尿

遗尿多见儿童，白天多能控制，夜间不自主流出。

2.尿潴留

尿潴留高度尿潴留，膀胱内压增高也可有部分尿液溢出。

（王秋娜）

第八节 腰 痛

在泌尿内科疾病中通常所说的腰部疼痛是指肾区疼痛。因为肾实质没有感觉神经分布，所以受损害时没有疼痛感，但 T_{10} 至 L_1 段的感觉神经分布在肾被膜、输尿管和肾盂上，当肾盂、输尿管内张力增高或被膜受牵扯时刺激到感觉神经，可发生肾区疼痛。

一、临床表现

根据疼痛性质可分为两类。

（一）肾绞痛

表现为腰背部间歇性剧烈绞痛，常向下腹、外阴及大腿内侧等部位放射。疼痛可突然发生，伴有恶心、呕吐、面色苍白、大汗淋漓，普通止痛药不能缓解。常由输尿管内结石、血块或块死组织等阻塞引起。梗阻消失疼痛即便缓解。常伴肉眼或镜下血尿。

（二）肾区钝痛及胀痛

(1)肾病所致疼痛：疾病导致肾肿大，肾被膜被牵撑引起疼痛。常见于急性肾炎、急性肾盂肾炎、肾静脉血栓、肾盂积水、多囊肾及肾癌等。

(2)肾周疾病所致腰痛：如肾周围脓肿、肾梗死并发肾周围炎、肾囊肿破裂及肾周血肿。肾区疼痛较重，患侧腰肌紧张，局部明显叩压痛。

(3)肾下垂也可致腰痛。

(4)脊柱或脊柱旁疾病：脊柱或脊柱旁软组织疾病也可引起腰部疼痛。此外胰、胆及胃部疼痛也常放射腰部。

二、鉴别诊断

（一）肾绞痛

肾绞痛发作时常伴血尿。腹部 X 线平片可见结石。尿路造影及 B 型超声波检查可见透 X 线结石。

（二）肾病所致的腰痛

均伴有相应肾病表现。急性肾盂肾炎除腰痛外，尚有膀胱刺激症状，以及畏寒、高热等全身表现。患侧腰区叩痛，尿白细胞增多，细菌培养阳性。肾小球疾病腰痛一般都较轻，并且不是患者来就诊的主要原因。

（三）肾周围脓肿所致腰痛

腰痛明显，畏寒、高热等全身中毒症状。体检患侧腰部肌肉紧张，局部压痛、叩痛。实验室检查外周血白细胞增多并出现核左移。腹部 X 线平片示肾外形不清，腰大肌阴影消失。B 型超声波发现肾周暗区。

（四）肾梗死所致腰痛

突然发生，患侧腰部剧痛，伴恶心、呕吐及发热、血尿。体格检查患侧肾区叩痛，外周血白细胞增多，血清谷草转氨酶升高，尿乳酸脱氢酶升高，放射性核素肾血管造影对诊断有意义。

（王秋娜）

第九节　肾性昏迷

一、意识与昏迷

在临床上，意识是指人对自身和周围环境的感知，一般通过语言和行动来表达。引起运动、感觉和反射功能的障碍、大小便失禁等。

（一）发病机制

人在清醒时能对周围环境和机体内部的各种变化产生印象，并可与过去类似的经验相联系，进行比较，做出判断，确定其意义，人的这种功能便是意识。思维活动、随意动作和意志行为是意识活动的具体表现。正常意识活动包括"觉醒状态"和"意识内容和行为"。现已知大脑皮质和上行性网状激活系统是意识的解剖基础，要维持"觉醒状态"，赖于大脑皮质及脑干网状结构不断地将感应的体内外感觉冲动经丘脑广泛地投射到皮质(即上行性网状激活系统)；而"意识和行为"则有赖于大脑皮质的高级功能活动。在人类，大脑皮质对脑干及脊髓的反射既起抑制作用，又起促进作用。正常睡眠周期性的生理现象，但不论多深的睡眠总以被唤醒或自然醒转。睡眠和觉醒有节律地交替，构成醒-睡周期。脑桥上端至中脑网状结构病变时，可以引起意识改变。脑的上行性网状激活系统完全损害时，终器则处于昏睡中，睡眠-觉醒周期消失。电刺激睡眠动物的脑干网状结构及皮质的网状结构投射区，可使动物持续保持觉醒。毁坏中部和上部脑桥网状结构区时，动物可出现昏迷，脑电图有明显的梭样高幅慢波。除了脑的二行性网状激活系统外，丘脑非特异性核对大脑皮质的兴奋性也很重要。它可改变大脑皮质的兴奋状态，增强反应性，保持和促进意识的清醒。下丘脑后部和中脑的中央灰质具有紧张性激活的驱动功能，通过脑的网状结构上行性激活系统，对大脑皮质阈电位起持续的易化作用，所以意识才能保持持续的清醒状态。大脑皮质是进行高级神经活动产生意识内容的部位。广泛皮质病变可造成意识内容的紊乱，病变范围越广泛，意识改变越明显。昏迷的实质是觉醒能力减低直至丧失，表现为闭目沉睡，动作减少，反应迟钝直至毫无反应。此外，神经递质在维持机体觉醒中具有重要的作用，如脑内肾上腺素能及多巴胺能递质是维持觉醒的重要的因素；在重要的机体觉醒状态中，5-HT 和儿茶酚胺之间呈相互制约的关系，动物实验发现肾上腺素能神经元活动的加强和 5-HT 神经元活动的减低都可以使动物保持清醒。由上可见，无论何因，只要使大脑皮质发生弥漫性损害或抑制、或损害了脑干网状结构上行激活系统，阻断了它的投射功能、或上述两者均遭到损害，都可以引起昏迷。

（二）病因

昏迷的原因复杂，常涉及多科性一系列疾病。临床上根据有无神经系统体征将昏迷分为三类。

1.无局灶性神经系统体征，亦无脑膜刺激征

绝大多数患者属此类昏迷。其病因属于全身性或脑部弥漫性中毒-代谢障碍。此类昏迷者脑部并无特异性病理改变，很少有持久的局灶性神经体征或脑膜刺激征，颅内压增高也不多见，但常有全身性的或脑部以外的器官病变史和证候，实验室检查有助于诊断。主要见于以下几种方面。

(1)脑缺血、缺氧：当急性缺血、缺氧达一定程度(每百克脑组织含氧低于 2 mL)后，脑内兴奋性递质合成停止，神经冲动传导阻断而致昏迷。见于心源性脑缺血综合征、持久性休克、心跳呼吸暂停、晕厥、窒息、溺水、高山病等。

(2)代谢产物的异常潴留：又称内源性酸中毒。如肝昏迷时，血氨和脑脊液中的 α-谷氨酸酮增高；肾性脑病或尿毒症时血肌酐、尿素氮增高；肺性脑病时血 CO_2 含量增高及严重脱水、酸中毒等。

(3)脑代谢必需的物质缺乏：葡萄糖、辅酶和维生素 B 类缺乏可以导致脑代谢的紊乱。如慢性酒精中毒和重度营养不良引起辅酶的缺乏；胰岛素或降血糖药物过量、严重肝病和影响糖代谢的内分泌病导致的低血糖等。

(4)外源性毒素见于一些理化物质或毒素作用于心血管而引起循环障碍和脑缺氧、抑制酶的功能、对脑神经元的抑制导致昏迷。常见的如CO中毒,乙醇、催眠药中毒,有机磷化合物、氰化物、砷等;副醛、甲醇等。

(5)严重的感染性中毒

(6)内分泌病和代谢障碍:人体内分泌腺(胰岛细胞、垂体、肾上腺皮质、甲状腺、甲状旁腺等)病变时,各种激素分泌过多或不足引起水、糖、盐类(钾、钠、钙、磷、氯化物等)代谢和酸碱平衡紊乱,致使脑神经细胞膜兴奋性降低或对递质的敏感度改变,影响神经冲动的正常传导而引起意识障碍。

2.有局灶性神经系统体征,无脑膜刺激征

如急性起病,血压不增高的老年患者可能为缺血性卒中;有头痛史、早期呕吐、视神经乳头水肿或高血压视网膜改变和脑疝体征者可能为急性出血性脑卒中或某些脑炎。慢性或亚急性起病者可能为颅内占位,譬如脑瘤、脑脓肿、肉芽肿和慢性硬膜下血肿。若起病较缓而伴有发热或感染病史者,则可能为脑炎、脑干炎、中毒性脑病、颅内静脉窦血栓形成等。凡具局灶性神经系统损害的临床表现,如脑神经损害、肢体瘫痪、局限性抽搐、偏侧锥体束征等,应考虑有无可导致颅内压增高的疾患,应进行脑电图、头颅CT、MRI和脑脊液检测。

3.无局灶性神经系统体征,而有脑膜刺激征

如有颈项强直和(或)凯尔尼格征、布鲁津斯基征,可能为脑膜脑炎、蛛网膜下隙出血,需及早检查脑脊液。如仍难以确诊者,应选脑脊液检测和(或)头颅CT、MRI检查。要警惕。①具枕骨大孔疝征兆的颅内占位病变和小脑出血患者,脑膜刺激征阳性,但因昏迷未呈现神经系统定位体征。②在婴儿、老年、昏迷过深者,或疾病的早期,即使有具刺激脑膜的病损,有时也可能不出现脑膜刺激征。

(三)临床表现

昏迷因意识障碍的深度和损害的部位不同而临床表现不一。

正常人清醒时意识清晰,对自身和环境的感知敏锐,对体内和外界的刺激都能及时做出适当的反应和行动。当大脑有弥漫性损害时可出现不同程度的意识障碍,如嗜睡、昏睡、昏迷。患者于昏迷前常出现不固定的自觉症状,如头昏、头痛、精神委靡、淡漠、嗜睡、失眠等。此后精神恍惚、运动不安、意识清晰水平降低,精神萎靡,动作减少。此时意识渐模糊,常持续地处于睡眠状态,但尚能唤醒,勉强配合检查,对语言尚有反应,简单地回答问题,停止刺激后复又入睡。随着意识障碍进行性加重,进入在较重的痛觉和较响的语言刺激下才被唤醒的昏睡状态。患者可睁眼、呻吟、躲避,作简单、模糊而又不完整的答话和进行有目的的动作,刺激停止后又入睡。若病情不能得到有效的控制,则进入昏迷。一般按昏迷程度分为浅昏迷、中度昏迷、深昏迷和过度昏迷。

1.浅昏迷

患者呼之不应,推之不醒.随意运动丧失,仅有较少的无意识的自发动作,对疼痛刺激(如压眶上缘)有躲避反应和痛苦表情,但不能回答问题或执行简单的命令,吞咽反射、咳嗽反射、角膜反射和瞳孔对光反射、腱反射仍然存在,可伴有谵妄。生命体征无明显改变。

2.中度昏迷

对周围事物和感知均无反应,对强度刺激的防御反射、角膜反射、瞳孔对光反射均减弱。呼吸、脉搏、血压可有改变,大、小便障碍。

3.深昏迷

没有任何自发动作,全身肌张力低下,对外界任何刺激的感知反应,反射消失,呼吸不规则,血压下降。病理征存在或消失。生命体征趋于衰竭。

4.过度昏迷

过度昏迷为深昏迷进一步发展的结果,又称为不可逆昏迷或脑死亡。患者全身肌张力低下,眼球固定、瞳孔散大、体温低且不稳。脑与脊髓活动均消失,濒于死亡状态,常赖于呼吸器及药物维持生命。

5.特殊类型的意识障碍

指睁眼昏迷或醒状昏迷。患者意识内容丧失但觉醒能力尚存，有时睁眼若醒，但对环境无感知。见于去皮质综合征、无动性缄默、持续性植物状态和闭锁综合征等。

(1)去皮质综合征：为大脑皮质广泛损害，皮质功能产生严重的功能障碍引起的。患者意识内容部分或完全丧失。若上升激活系统和皮质结构无损害，则醒-睡周期尚存。此时患者醒时貌似清醒，睁眼若视，可有瞬目、咀嚼、吞咽、躲避等反射活动，但无有目的的动作或讲话。常有吮吸、强握等原始反射和病理反射。偶可出现无意识的哭叫或自发性强笑。随着皮质下功能的保存和部分恢复，四肢肌张力增高，肢体出现强直或痉挛，或上肢屈曲、下肢伸直的去大脑强直状态，其恢复的程度视病因而异。

(2)无动性缄默症：为上行网状激活系统部分损害或脑干上部和丘脑网状结构受损所致，但患者无广泛的大脑皮质损害。临床表现和去皮质综合征相似，患者缄默不语、肢体无自发性活动，但有醒-睡周期。醒时睁眼若视，无表情活动。对疼痛刺激能躲避，也被称为睁眼昏迷。当病损要累及边缘系统时，无动性缄默可伴发抽搐、瘫痪及体温失调、心律不齐、呼吸紊乱、多汗等自主神经症状。如病损部位主要在中脑、间脑即脑干上部时常伴有瞳孔改变，眼球动障碍等。因广泛、严重的脑损害，脑缺氧久等经抢救方存活者，有时这两种发病原因不同的睁眼昏迷并存。患者的基本生命能功持续存在，但无任何有意识的心理活动，没思想感情，失去社交能力和认知能力，统称持续性植物状态。

(3)闭锁综合征：又称失传出状态、醒状昏迷。因大脑半球和脑干被盖部的网状激活系统无损害，故意识保持清醒。患者脑桥以下脑神经及四肢均瘫痪，仅能以眼球运动示意，以与周围环境建立联系。患者不能用语言来表达自己的意愿，易被误认为昏迷。脑电图有助于与真正的意识障碍相鉴别。

(四)诊断与鉴别诊断

当患者的意识丧失，对体内和外界环境的刺激均无反应时，即可诊断为昏迷。昏迷是病情危重的标志，必须作详细的全身检查，配合必要的化验及辅助检查，确定其是否昏迷，昏迷的程度和类型，推断昏迷的病因，以指导治疗。

1.病史采集

详细询问病史，重点了解以下几点。

(1)昏迷的全部缓急及发病的全过程：如急性起病者有颅脑外伤、脑血管病、药物中毒、心肌梗死等可能；亚急性起病者，有无肝昏迷、尿毒症、病毒性脑炎、脑膜炎等可能；慢性起病者，有颅内占位性病变、慢性硬脑膜下血肿等可能。

(2)首发症状：若以头昏、眩晕为首发症状者，可能为椎基动脉系统的急性血液循环障碍；剧烈头痛者可能为蛛网膜下隙出血、脑出血、颅内感染、颅内压增高等；如是在病程中出现的，要特别注意昏迷出现前有何疾病表现。

(3)既往病史：注意有无可引起昏迷的内科疾病，如严重的肺部疾病者有肺性脑病的可能；有高血压史者有脑血管病的可能；对反复短暂昏迷者要询问有无癫痫史。

(4)颅脑外伤或中毒史：如有头部外伤史者应注意有无颅内血肿；发病时有煤气接触史者要注意有无CO中毒；食野生蕈史者可能为毒蕈中毒。

2.一般检查注意生命体征

(1)体温：高热提示严重感染、中暑、脑桥出血。对体温过低者需注意有无休克、镇静剂中毒、甲状腺功能低下、低血糖症、冻伤等。

(2)脉搏：过慢需要注意有无颅内高压症、心脏疾病史；心率过快，提示心脏异位节律或心力衰竭。

(3)血压：高血压可见于脑出血、颅内压增高；低血压见于休克、心肌梗死、催眠药中毒等。

(4)呼吸：不同的呼吸气味可提示不同的疾病，如呼气中带苹果味，则提示有糖尿病酸中毒可能；带酒味，可能为醉酒；带尿味，则提示可能为尿毒症。呼吸节律失常的类型视脑结构受损害平面而异，如大脑广泛性损害可出现潮式呼吸；中脑被盖部损害出现神经源性过度呼吸；脑桥上端被盖部损害出现长吸气式呼吸；脑桥下端被盖部损害出现丛集性呼吸；延髓损害出现共济失调式呼吸。

(5)皮肤：如缺氧时皮肤发绀，CO 中毒时呈樱桃红色。

(6)头颅：应检查有无外伤证据，耳、鼻、结膜有无出血等。

(7)脑膜刺激征：阳性还是阴性。

3.神经系统检查

对瞳孔、眼底、有无偏瘫体征和脑干功能(包括吞咽、角膜、瞳孔对光反射和咳嗽反射等)进行检查，以判断脑干功能有无损害和预后。

4.实验室检查

结合病史和体检，进行各种检查以进一步明确病因。

如脑脊液细胞数增多，以淋巴细胞为主，伴有糖和氯化物含量减低，蛋白质增高，常提示结核性或隐球菌性脑膜炎所致的昏迷；尿常规发现有红、白细胞，蛋白和管型，血浆非蛋白氮含量明显增高，可能为尿毒症昏迷。同时，物理检查如胸片、心电图、脑电图、B 超和颅脑 CT、MRI 等对了解有无内脏病变及其性质有帮助。

5.引起昏迷的常见病

(1)颅内病变：颅内病变如颅脑外伤、占位、脑血管病变、炎症等是昏迷常见的病因。①颅脑外伤：外伤性昏迷，如脑震荡、硬脑膜下血肿、硬脑膜外血肿等，根据外伤体征、CT 或 MRI 对诊断有助。②颅内压增高：脑瘤和脑脓肿等均有颅内压增高症的表现，如头痛、恶心呕吐，眼易有视乳头水肿，结合亚急性或慢性起病，影像学检查等可诊断。③血管病变：脑血管病，如高血压性脑出血、脑血栓形成、脑栓塞等，以急性起病伴局限性的神经功能缺失为特点。蛛网膜下隙出血具有急性起病、剧烈的头痛、呕吐、脑膜刺激征和血性脑脊髓液等表现。④炎症：急性或亚急性起病的脑膜炎(如结核性脑膜炎、化脓性脑膜炎等)，有头痛、发热和脑膜刺激征，相应的脑脊髓液改变。脑炎，如夏季发病的流行性乙型脑炎、单纯疱疹性脑炎等，具发热、局灶性脑炎症状和脑脊液改变等表现。

(2)代谢性脑病：感染、中毒等脑部以外的器官和全身性疾病，影响脑细胞代谢也可引起昏迷。①内源性：一般有原发疾病史伴其他表现，如糖尿病酮症酸中毒患者呈潮式呼吸，呼出的气体具丙酮味，有脱水表现，血糖明显增高，血酮和(或)尿酮增高。肝性昏迷患者一般有黄疸，肝臭，血氨升高。尿毒症则皮肤干燥、萎黄，伴水肿，尿毒症眼底，血生化和尿常规检查可助诊。②外源性：中枢神经抑制剂催眠药过量如巴比妥类药、非巴比妥类药中毒者瞳孔缩小、呼吸浅慢、可有恶心呕吐，呕吐物检测可助诊；CO 中毒者发病时有接触 CO 史，皮肤呈樱桃红色，血液 CO 快速检查可资诊断。

(五)治疗

积极治疗昏迷的病因和并发症，密切观察患者的血压、脉搏、呼吸和体温等生命体征的变化，维持生命体征的稳定，避免重要脏器的进一步损害，并应用细胞代谢药物和中枢苏醒剂，以改善大脑功能，减少因昏迷所导致的后遗症。

二、肾性昏迷

早在 18 世纪 30 年代，人们已注意到慢性肾衰竭引起的神经精神症状。近 50 年来治疗慢性肾衰竭的手段不断增多，严格控制饮食、使用抗高血压药物、透析及肾脏移植等，患者的寿命得以延长，也出现较多的神经系统症状。现在已知，神经系统损害的临床表现者约为并在神经症状尚未出现前，已有神经传导的异常。如果未经透析治疗，约 94%的患者出现神经精神症状，并在较短的时间出现。可见，神经系统损害的频度比临床实际症状高得多。有人统计，半数具精神症状者在 1～10 天内死亡。因此，患者出现神经精神症状，特别是进入昏迷，表示已达末期，往往在短期内会迅速恶化，而如能及时地进行透析治疗，也可获某种程度的缓解。

(一)病因机制

引起肾脏病变常见的疾病有：①原发性肾小球肾炎是导致急、慢性肾功能不全的主要病因，其发生率占各种昏迷的第一位。②继发性小球肾炎、紫癜性肾炎，如狼疮性肾炎、紫癜性肾炎及亚急性感染性心内膜炎，慢性肾脏感染性疾病，如慢性肾盂肾结核等。③代谢病所致的肾功能损害，如肾小球硬化症、高尿酸血症、多发骨髓瘤等。④长期高血压及动脉硬化所致功能损害。⑤慢性尿路梗死，如结石、肿瘤。⑥先天性肾脏疾病，如多囊肾、遗传性肾发育不良等。

患者在上述疾病的基础上，常可发生。①肾衰竭少尿期或慢性肾炎引起慢性肾衰竭，产生水、电解质平衡失调，代谢产物的积蓄，引起脑组织代谢障碍及脑细胞水肿等，重症可出现昏迷及运动过多症。②本病一方面可引起脑水肿和脑实质小出血，另一方面亦可并发高血压或动脉硬化，引起脑供血不足、脑梗死或脑出血，引起偏瘫、失语等。③肾脏损害尤其是急性肾炎患者，在血压急剧上升时发生脑血管痉挛，常出现剧烈的头痛、呕吐、全身痉挛等症状。④尿毒症时药物中毒，如药物治疗引起的神经症状，约占神经症状的1/4。⑤血液透析或肾移植并发症而致昏迷。

（二）临床表现

肾脏疾病中以慢性肾衰竭引起的神经精神症状最多见，其症状也复杂多样，从轻度的非特异性的神经精神症状，至昏迷以及各种各样的感觉性痉挛。有时可出现肌肉强直、持续性呕吐及脑膜刺激征阳性等颅内压增高征的表现。昏迷前患者在高声唤叫或针刺后尚能唤起运动反应，在反复命令下伸舌，有时暂时睁眼，回答问题。此后上述反应消失，但仍能引出浅反射、腱反射和其他反射。若病情进行性发展，包括瞳孔反射和角膜反射在内的所有反射均消失。昏迷后呼吸、循环功能也发生障碍，生命体征渐趋于衰竭。昏迷时可伴发其他神经症状和体征，如全身痉挛、低血钙或低血钾引发的手足抽搐及肌麻痹现象或震颤、抽搐等不自主运动。急性肾衰竭昏迷前后还可有如四肢投掷运动、表情肌多动症、类帕金森病综合征、舞蹈指痉运动等，出现这些多动症常提示其预后不良。

（三）诊断与鉴别诊断

根据肾脏病史，有高血压和贫血，肤色萎黄，有失水征等临床表现；结合尿常规，血尿素氮、肌酐、二氧化碳结合力等肾功能检查结果，较易做出诊断。但需与下列病变进行病因鉴别。

1.肾衰竭

部分昏迷患者慢性肾脏病呈隐匿性发展，处于氮质血症期。在发生其他疾病后，肾功能迅速恶化，出现尿毒症症状。原病因较易被诱发疾病所掩盖而漏诊或误认为急性肾衰竭。此时应进行有关血、尿检查以资鉴别。

2.其他内科疾病

尿毒症昏迷患者以腹泻、腹痛、呕吐甚至消化道大出血就诊时，易被误认为消化道疾病或肿瘤等；以贫血、精神症状为主要表现时，亦常常造成诊断的困难，理化检查特别是尿常规及肾功能检查可提供诊断依据。

（四）治疗

除按昏迷的处理原则积极进行抢救外，还应注意以下两点。

1.治疗原发病和并发症，纠正代谢紊乱

对尿毒症患者进行腹膜透析或血液透析，改善神经症状。积极处理并发症如糖尿病、系统性红斑狼疮、酸中毒、高血压、低钠血症、脱水等，并纠正代谢紊乱。

2.防治透析所致的脑病综合征

如长期透析者采用多次缓和透析，每次透析尿素氮下降不超过原水平的20%～30%。若有抽搐立即停止透析，迅速控制发生严重抽搐、痉挛者注射地西泮、鲁米那、苯妥英钠等药物。

（王秋娜）

第十节　肾性抽搐

一、抽搐

抽搐是临床常见的病征之一，它是一块肌肉或一组肌肉快速、重复、刻板的阵发性或强直性的无意识收缩。它具有自行发作、自行缓解、反复发作、间歇期长短不一等特点。抽搐一词在临床上应用很广，主指癫痫性抽搐，其他原因引起的全身或双侧肢体抽搐及锥体外系局部病损所致的不随意运动。

(一)病因机制

抽搐是在多种原因作用下脑细胞功能紊乱，导致神经元暂时性异常放电的结果。其病因机制尚未完全明了，可能与下列因素有关。

1.大脑缺血或缺氧

脑组织对血和氧的需求比体内其他组织都要大得多，对缺氧或缺血的耐受性也最差。各种感染性疾病，尤其严重感染时，全身微血管痉挛和凝血机制障碍，常影响脑部循环。脑栓塞、脑血管痉挛、心源性脑缺血综合征、一氧化碳中毒和窒息等也可造成脑细胞缺血、缺氧，使脑细胞功能发生紊乱而引起抽搐。

2.代谢紊乱

抽搐的高低与细胞内外离子的相对浓度有关，其中起主要作用的是钠离子浓度的变化。低钠时，细胞外液的钠离子浓度降低，造成低渗状态，使细胞外的水分向细胞内移动，引起胞内水肿。高血钠时，细胞外液呈高渗状，细胞内液向细胞外移动，引起细胞内脱水。脑细胞的水肿和脱水均可使其功能紊乱。此外，钙具有维持脑细胞对钠和钾的选择性通透的功能，钙降低时可引起细胞膜不稳定和神经肌肉兴奋性增高。低血镁也同使神经肌肉兴奋性增高。因此，各种电解质紊乱都可引发抽搐。同时，糖代谢障碍如低血糖时亦可并发抽搐。

3.脑细胞损害

脑细胞的各种慢性退行性变、坏死，脑组织的炎性细胞浸润和充血，胶质细胞的增生、变性及脑内软化灶的形成，均能影响神经细胞的通透性和正常功能，引发异常放电，出现抽搐。

4.脑部病灶刺激

大脑局灶性病变均可使脑细胞受到刺激，因过度兴奋而发生抽搐。脑肿瘤、血管畸形、血肿等占位性病变引起的抽搐是由于损害神经细胞膜，阻碍邻近组织的血液循环和阻断抑制系统的通路所致。颅脑外伤及某些颅内炎症、寄生虫病、血管疾病后遗的癫痫，均可能是由瘢痕刺激引起。与瘢痕组织内神经元稀疏、树突状变形、钾离子流失、神经元自发性的长期电位波动有关。

5.遗传素质

原发性癫痫患者并无上述病理变化和代谢异常，但其子女癫痫发病率远远高于一般人，说明癫痫与遗传有关。具遗传素质的患者，由于体内外因素的影响，出现一过性或周期性的癫痫阈降低，较易产生痫性抽搐。癫痫的遗传因素可能属于不规则的常染色体显性遗传类型。

6.精神因素

精神创伤可以刺激大脑皮质，使其出现一过性功能紊乱，失去对皮质下中枢的调节与抑制作用，产生抽搐，如癔症性抽搐。

(二)病因

抽搐的病因很多，根据其性质和发病原因分成原发性和继发性抽搐。

原发性抽搐：未找到病因，也未发现明显的病理改变。

继发性抽搐：继发于某一疾病，见于以下情况。

1.全身性疾病

(1)血管性疾病:如急性心源性脑缺血综合征、高血压血管痉挛等。

(2)代谢性疾病:如糖尿病昏迷、尿毒症、肝昏迷、低血糖、维生素 B_6 缺乏症等。

(3)缺氧:如窒息、一氧化碳中毒。

(4)感染:如中毒性菌痢、脓毒败血症、中毒性肺炎等引起的急性中毒性脑病。

(5)中毒:如食物中毒(白果、毒蕈)、药物中毒(阿托品、异烟肼等)、农药中毒(有机磷、有机氯)、金属中毒(铅、汞、砷)等。

(6)其他疾病:如狂犬病、结缔组织疾病(结节性多动脉炎、红斑性狼疮)、过敏性疾病(如青霉素过敏)、中暑等。

2.颅内疾病

(1)脑血管病:如脑血管畸形、蛛网膜下隙出血、脑栓塞、脑出血等。

(2)颅内感染:包括各种病毒、细菌和其他微生物引起的脑炎、脑膜炎、脑脓肿等。

(3)颅内肿瘤:多见于良性肿瘤,如脑膜瘤。

(4)颅脑外伤。

(5)脑寄生虫病:如脑血吸虫病、脑囊虫病、脑包虫病、脑型疟疾等。

(6)其他疾病:如结节性硬化、精神发育迟滞、多发性硬化、先天性脑积水、Alzheimer 病等。

3.电解质紊乱

低血钙、高血钙、低血钠、高血钠、低血镁等引起的手足抽搐。

4.癔症性抽搐

(三)临床表现

抽搐引起的全身或局部肌肉不自主的阵发性收缩,可以出现在面部或肢体对称的部位。发作时一组肌肉或多组肌肉同时收缩,频度不等,无节律性,振幅较大,且不局限,常从一处向它处蔓延,如面部向颈部、四肢或躯干蔓延。抽搐在睡眠时消失。发作形式可呈强直性肌肉持续地收缩、阵挛性肌肉断续地收缩、或持续强直性和阵挛性的混合性肌肉收缩。部分患者的发作可受体内外因素,如眨眼、耸肩、转颈等动作的影响。头颈部抽搐表现为头扭转、倾斜、前屈后仰。躯干肌抽搐时躯干抽动或摇动。四肢抽搐时,可有耸肩、上肢或下肢抽动等,有时伴有躯体不适感及其他异常感觉。客观检查可无明显异常。

抽搐与痉挛、惊厥、癫痫的关系密切,含义也相近,但概念略有不同。抽搐是强烈的骨骼肌痉挛,一般多无意识障碍;痉挛是骨骼肌或平滑肌不自主的收缩;惊厥则为伴有意识丧失的抽搐。局限性、运动性癫痫属于抽搐;癫痫大发作既属于全身强直——阵挛性抽搐,也属于惊厥。但失神性小发作、精神运动性发作,如特殊感觉性发作、内脏感觉性发作等,因无抽搐表现故不属于抽搐与惊厥的范畴。

(四)诊断

详细地询问病史,根据典型的临床表现即可做出诊断。询问病史时必须详细地了解抽搐的全部过程。由于部分患者当时可能有意识障碍,常需请目击者或家属加以补充。应该了解的内容为主要有以下几个方面。

1.抽搐的全过程

全身同时抽搐,从身体的某处开始。发作时身体伸直还是屈曲,有无阵挛,发作持续的时间,发作后能否回忆发作全过程等。

2.有无先兆

如发作前有无感到身体某处麻木,或眼前闪光、视物变形、嗅到怪异气味、语言不利等。

3.发作伴发症状

发作时有无意识障碍、尖叫、发绀、口吐白沫、大小便失禁、咬伤、摔伤,是否伴有内科疾病的临床表现。

4.发作后症状

如昏睡、疼痛、精神异常、肢体瘫痪等。

5.最早发病年龄

6.发病前病史

发作前有无精神刺激史、颅脑外伤史、发热惊厥史、脑炎或脑膜炎、肝肾疾病、代谢或内分泌疾病史、高血压病、寄生虫病史等。

（五）鉴别诊断

主要对病因进行鉴别。

原发性抽搐指一些原因尚未查明的抽搐，继发性癫痫常见于下列疾病。

1.代谢性疾病

（1）糖代谢障碍。①糖尿病昏迷：因大量的失水，血糖过高时细胞外液呈高渗状态，引起脑细胞内严重脱水，导致局限性抽搐或癫痫样大发作。酮症酸中毒时的酸性代谢产物和电解质紊乱也可影响中枢神经系统，导致癫痫样发作。血糖、尿糖及尿酮的检测有助于诊断。②低血糖：当血糖降至2.81～3.35 mmol/L（50～60 mg/100 mL），少数患者降至低于2.25 mmol/L（40 mg/100 mL）时，中枢神经系统因缺乏能量来源发生功能障碍，导致抽搐。常发生在清晨、延迟进食、夜间等空腹或疲劳后。发作前常有饥饿、无力、出汗、面色苍白、心动过速、意识朦胧等前驱症状。轻者仅有肌肉跳动、肌阵挛，重者呈癫痫大发作或局限性发作。血糖检测有助于诊断，注射葡萄糖可中止抽搐发作。

（2）肝昏迷：肝硬化末期肝昏迷时可出现癫痫大发作，患者深度昏迷，瞳孔散大，肌张力减低，各种反射消失。肝硬化患者有明显肝功能失代偿表现，呼吸有肝臭味，肝功能化验示肝功功能损害，清球蛋白倒置，血氨增多。

（3）维生素D缺乏：该病引起的手足搐搦症是婴儿时期非发热性惊厥的原因之一。有3种发作形式。①手足搐搦：多见于6个月至1岁上的婴儿和儿童。②癫痫样抽搐：多见于婴儿时期。其特点是患儿在没有发热的情况下突然发生全身性抽搐，类似癫痫大发作，每次持续时间短，多为数秒至数分钟，可反复发作，间歇期基本正常。③喉痉挛和支气管痉挛：患者大多有佝偻病体征和典型X线征、血钙低、碱性磷酸酶增高、心电图QT延长等改变。

（4）手术损伤甲状腺或切除甲状旁腺：甲状腺或甲状旁腺手术后1～4天可发生手足抽搐，也偶有手术后数年至10多年后发生癫痫样发作。特发性甲状旁腺功能减退引起的手足搐搦大多在出生2年后发病，约70%病例伴有癫痫样大发作。血钙、血磷测定有助于诊断。

（5）低血钠、高血钠、低血镁：低血钠、高血钠、低血镁所致的抽搐多见于儿童，呈阵发性全身性发作。低血镁还伴有手足搐搦。有电解质紊乱的病史，相应的临床表现及生化检查，可资诊断。

（6）苯丙酮酸尿症：患者精神发育幼稚、头发呈棕黄色、皮肤色白细腻。有25%～13%的患者有抽搐反复发作，多为全身性，药物不易控制。脑电图呈高波幅棘慢综合波和高度失律等异常。

（7）维生素B_6代谢障碍。①维生素B_6缺乏症：多见于2～4个月的婴儿，发病可能与维生素B_6缺乏引起酪氨酸代谢障碍有关。发作表现与癫痫相似，抽搐呈全身性，一日数次。患儿烦躁不安，敏感性增高，各种刺激可诱发惊跳和失眠。部分患儿智力减退，抗癫痫药物治疗无效，静脉注射维生素$B_6$25～100 mg后数分钟可控制发作。②维生素B_6依赖症：多见于婴儿，是一种与遗传有关的先天性代谢疾病，亦有人认为在母体怀孕早期，因妊娠呕吐应用大量的维生素B_6，致使新生儿发病。大多数在出生后数小时至1周内发生全身性抽搐，伴应激性增强、听觉过敏、荨麻疹、哮喘、贫血、精神发育幼稚症和精神异常。

（8）碱中毒：碱中毒时体液呈碱性状态，钙离子减少，引起低血钙，神经肌肉兴奋性增高，全身肌肉抽搐。碱中毒患者有头昏耳鸣、呼吸减慢或暂停、胸闷、兴奋、躁动、手足麻木等。血气分析、血电解质和二氧化碳结合力有助于诊断。癔症患者由于过度换气引起呼吸性碱中毒时也可出现手足搐搦。

（9）尿毒症：见“肾性抽搐”。

2.全身感染性疾病

（1）急性中毒性脑病：见于急性传染病，如肺炎、败血症等，儿童常见。患者高热、头痛、呕吐、昏迷和大脑损害体征。抽搐是常见的症状之一，多为全身性强直性抽搐，也可为一侧性抽搐。诊断依据是抽搐和脑部症状与急性全身感染性疾病同时存在,而且先有全身感染性疾病,以后出现抽搐。

(2)高热惊厥(又名热性惊厥)见于6个月至5～6岁的婴幼儿,因颅脑以外的感染高热后发生惊厥,神经系统检查无异常。

3.颅内病变

(1)颅内感染:除有各种形式的抽搐外,常有发热、头痛、呕吐、嗜睡、谵妄、昏迷、颈项强直等神经系统表现及脑脊液异常改变。

(2)颅内肿瘤:病程较长,渐进性加重,有颅内压增高和局灶性脑损害征象,无感染、中毒及寄生虫病史。

(3)外伤性癫痫:可根据颅脑外伤和癫痫发作史,脑电图显示局灶性改变,影像学检查有颅脑损伤的表现即可诊断。

(4)脑寄生虫病:脑囊虫病、脑血吸虫病、脑型肺吸虫病患者可有各种形式的抽搐或癫痫发作。一般根据感染寄生虫病史,伴有颅内压增高症状及局灶性脑损害征象及血和脑脊液嗜酸细胞增高、大便找到虫卵或有内脏寄生虫病存在的证据等可明确诊断。

4.脑血管疾病

(1)脑卒中:脑血栓形成、脑栓塞、脑出血、脑蛛网膜下隙出血等脑血管疾病都可以引起抽搐。其中以颅内动脉瘤、脑血管畸形等引起的蛛网膜下隙出血尤易发生抽搐或癫痫。根据突然发病,具有相应的症状、体征及脑脊液变化,伴高血压动脉硬化和头痛或头昏等症状可与其他疾病相鉴别。

(2)Sturge-Weber综合征(脑-面血管瘤病,脑三叉神经血管瘤病):多在青少年时期发病,为一特殊类型的脑血管畸形。根据该病有抽搐发作,伴颜面血管瘤,对侧肢体痉挛性偏瘫及萎缩,智力障碍,眼球突出,头颅平片有异常钙化影,可与其他疾病相鉴别。

(3)脑底异常血管网征:大约1/3患者有抽搐发作,可发生于疾病的前驱期及脑损害期,也可作为后遗症状出现。发作形式包括大发作、局限性发作、阵发性肌强直性发作及癫痫持续状态等。该病多于儿童和青少年发病,患者来自钩端螺旋体病流行地区,一侧偏瘫或双侧偏瘫,临床表现发病,部分患者钩端螺旋体血清性检查阳性,脑血管造影呈脑动脉阻塞性改变,脑底部烟雾状异常血管网和广泛的侧支循环形成,即可诊断。

5.脑部先天性异常、变性及脱髓鞘等疾病

(1)先天性脑发育不全、脑畸形及小头畸形:常起始于婴儿期,癫痫出现较早,多为大发作,伴有不同程度的智力障碍及头颅异常。

(2)先天性脑积水:癫痫是常见症状之一,出现于疾病的活跃期及后期,患儿头颅很大,增长速度快,前囟饱满,颅骨缝分离,头皮静脉扩张,眼球常向下转,上部巩膜外露,智力减退。

(3)结节性硬化症:该病以癫痫发作,面部皮脂腺瘤及智能减退为特征。绝大多数有癫痫发作,少数患者癫痫发作是疾病的唯一表现。癫痫多在3岁内首次发作,初期表现为婴儿痉挛,以后为大发作、局限性发作及癫痫持续状态。可伴智能减退,智能正常者癫痫发作率也达70%。

(4)各类脂质沉积症:如大脑黄斑变性(家族性黑矇性痴呆),多见于青少年,疾病早期癫痫反复发作是突出的症状,发作呈全身性或局限性,一般强直性多于阵挛性,婴儿型在外界响声刺激时可出现两上肢伸直、下肢屈曲或伸直的肌阵挛性反应,有时发生全身性抽搐。患者还具进行性智力减退瘫痪、失明、视神经萎缩和黄斑区具樱桃红斑点等特点。

(5)脱髓鞘疾病:如弥漫性轴周脑炎(Schilder病)患者都学为幼儿及儿童,常先有视力的减退、智能减退和痉挛性瘫痪。视周减退属皮质盲,故虽失明但对光的反射依然存在。癫痫发作有时是首发症状,呈全身性发作或局限性发作。

6.癔症性抽搐

根据病前常有情感因素,发作时无意识丧失,对外界刺激具有反应,发作带表演性,四肢抽搐不规则,无舌咬伤和口吐白沫,被检查时常两眼紧闭等表现即可诊断。

（六）治疗

（1）针对病因进行治疗。

（2）防治抽搐可使用如长效、短效的巴比妥类药物、苯妥英钠、安定、副醛、丙戊酸钠等。

二、肾性抽搐

各种肾病的后期常常出现抽搐，即肾性抽搐。随着血液透析及肾移植的开展，抽搐的发生率明显增高。

（一）病因机制

高血压或动脉硬化，高血压脑病，各种原因导致的急、慢性肾衰竭，血液透析、肾移植等引发的代谢产物的积蓄，脑部的病损，水、电解质平衡失调，脑神经递质间的失衡等都可导致肾性抽搐发作。常见的病因如下。

1.肾衰竭

尿毒症性脑病抽搐的病理基础较复杂，尚未阐明。已知有以下几个方面。

（1）与蛋白质分解产物如尿素、尿酸、肌酐、马尿酸、吲哚酸及三羧酸循环中的有机酸积聚有关，其中尿素的作用尤甚。

（2）患者血中含芳香基的不饱和酚酸增多，动物实验表明酮酚酸能抑制体内多巴脱羧酶、谷氨酸丙酮酸转换酶、谷氨酰草酰乙酸转换酶、谷氨酸脱羧酶、5′核苷酸酶和乳酸脱氢酶等体内多种酶的活性，从而抑制细胞呼吸和糖的无氧酵解。谷氨酸脱羧酶缺乏，使谷氨酸转化成抑制性介质 γ-氨基丁酸减少，可使神经兴奋性增高。

（3）尿毒症时细胞内钾流出减少，钠排出增加，即细胞内高钾，细胞外高钠。这种阳离子的极性分布依靠神经元膜上钠-钾-ATP 酶消耗储存于 ATP 的能量来维持。同时，糖酵解和高能磷酸键受阻，能量供应受限，因而神经元的兴奋性增高。神经元的兴奋性增高和细胞膜内外离子的极性分布的异常都可导致抽搐的发作。

（4）Raskin 提出尿毒症患者体内有与丙磺酸相似的有机酸，它可阻断神经传递物质高香草酸、5-羟基吲哚乙酸和 3-氧基 4-羟基苦杏仁酸的转换。正常情况下丙磺酸和其硫酸物是脂溶性的，和血浆蛋白牢固结合不能透过血脑屏障。尿毒症使血脑屏障被破坏，这些物质可进入脑组织。此外，脑脊液和体液内的水和电解质骤然饱和，水中毒、低血钠、高血压、感染或治疗不当均参与了尿毒症性脑病的发生，促进了抽搐的发生。

2.医源性症状

血液透析常致神经系统并发症而引发抽搐，常见情况如下所述。

（1）平衡失调综合征：尿素是一种小的无电荷的分子，像水分一样以一种稳定状态分布于体内。在肾衰竭（尿毒症）时，增高的尿素按一定的比例分布在脑、血液、肌肉和其他组织内。透析应用的低渗溶液可引起尿毒症患者血尿素氮迅速降低，血浆渗透压也相应迅速降低。但尿素受血脑屏障的影响，只能缓慢地弥散出脑，脑脊液内尿素的浓度较高，渗透压也增高。血液和脑脊液间的渗透压差促使水分进入脑内，而致脑水肿、颅内压增高、脑干受压。水进入脑组织，发生“水中毒”。严重者可昏迷，因脑疝而死亡。颅内压增高，眼内压继之增高。由于脑水肿、颅内压增高，神经肌肉的应激性也增高，发生谵语、谵妄和抽搐。再者，酸中毒时透析使二氧化碳通过透析膜迅速排出，重碳酸离子（HCOF）却不能排出。血清 pH 的急性纠正，造成脑脊液和血液之间 pH 差增大，脑内出现明显的酸中毒，加重了抽搐等神经症状。虽然，透析可使血清化学成分恢复正常或接近正常，但中枢神经系统难以耐受透析引发的血清电解质改变，病情反趋加重，出现平衡失调综合征。症状一般在透析后 2～3 天可改善。这种延缓的改善，推测与尿素、重碳酸离子以及其他离子经过血脑屏障逐渐调整有关。

（2）透析脑病综合征：它是慢性透析患者死亡的主要原因，Alfrey 于 1972 年首次报道了这一特殊临床综合征。因系慢性血液透析过程中出现的一种进行性的、不易逆转的脑病，临床上又有痴呆表现，为此又称为“透析痴呆”或“进行性脑病”，现通称为“透析脑病综合征”或“透析脑病”。其病因和发病机制说法不一，可归纳为以下几点。①金属物质积聚中毒引起的脑病：透析脑病有明显的地域分布性，在某些透析中心发生率极高，推测与环境因素，特别是与微量元素有关。这些患者的透析液中加入氢氧化铝或透析于铝含量很高的地方。微量金属分析表明脑灰质铝含量显著增高，故认为该综合征的病因是铝中毒。微量金属的分析还显示锡、钙、铜、铅增加而铷减少，因此有的学者认为本病为铅、锡等中毒。但死于该综合征的患者脑内锡含量并非一概增高，而一些死于其他原因的透析患者脑内锡含量与本综合征患者相等或更高。有的患者合并严重的骨软化和以血清碱性磷酸酶减低为特征的肾性骨营养不良。目前已公认透析脑病为铝中毒所致，其一是近年来常静脉给予铝-磷结合凝胶以控制血液透析患者血清磷的水平，其中铝浓度比自来水铝含量高 15 倍。发生透析脑病的患者一般常规应用铝-磷结合凝胶 2～2.5 年以上，大多数患者超过 3 年。其二，分别测定肌肉、骨骼和脑的铝含量发现，死于透析脑病者是 0.025‰(百万分率)，死于其他原因者为0.006 5‰，对照者是 0.002 2‰。此结果表明，透析并发脑病综合征死亡的患者中，脑灰质铝含量远远高于死于其他原因者和对照者。透析脑病是脑灰质受损的疾病，脑灰质铝堆积增多也提示本病可能为铝中毒。再者，已确认高浓度的铝能使神经系统中毒，动物实验直接将氢氧化铝用于脑组织可诱致癫痫源性抽搐，慢性蛛网膜下隙注入铝盐也可引起一种进行性脑病。②慢病毒感染：透析脑病与慢病毒感染的 Creutzfeld-Jacob 病在临床上有相似之处，如痴呆、肌痉挛等，病理检查两者的神经组织皆有海绵状改变，因此，曾认为透析脑病的病因是慢病毒感染。但大多数患者脑组织病理改变不一致，又不像 Creutzfeld-Jacob 病那样严重，且从死于透析脑病患者脑中仅分离出泡沫病毒，故认为缺乏伴发慢病毒感染的充分依据。③药物影响：如催眠药物的影响。④正常颅压脑积水：用放射碘标记的清蛋白测定，有的患者脑池造影异常，因而有人提出本病是因脑脊液动力学紊乱所致，与正常颅压脑积水相似。但尸检并未显示脑积水，脑 CT 所见为皮质萎缩而不是脑内积水。⑤平衡障碍(平衡失调)综合征：但据研究，透析脑病患者无平衡障碍综合征的化学改变。

(3)肾移植：肾移植后发生抽搐的病因有以下几点。①排异现象：肾移植时电解质的突然转变可触发频繁的抽搐，一般在 1～3 天后消失，很少需要进一步治疗。②脑内和脑外出血：采用治疗措施以急速抑制肾移植患者的排异反应时，患者的造血系统可受抑制，血小板减少，导致脑内和脑外出血。③神经系统感染：肾移植患者接受大剂量肾上腺皮质激素时，全身的抗体反应被抑制，抗感染药物作用也被抑制，促使患者原已静止的感染再激化或发生少见的感染，如隐球菌性脑膜炎病毒感染、弓形原虫病、细菌感染等。已知弓形原虫病引起的脑病综合征或脑膜脑炎中，多数为肾移植患者。

(4)Wernickes 脑病：血液透析患者患尿毒症、慢性感染、血液透析、免疫抑制治疗，或肾移植和营养缺乏，常伴有硫胺素缺乏。硫胺素是水溶性维生素，易通过透析液，透析易致水溶性维生素消耗引起硫胺素缺乏。同时，硫胺素与蛋白质结合及在组织代谢的个体差异也可促使硫胺素缺乏脑病。

(5)脑肿瘤：脑肿瘤发生在肾移植后 15～46 个月。肾移植后发生淋巴瘤的危险为常人的 35 倍，也有报道称大于相似年龄常人的 350 倍，几乎均为网状细胞肉瘤。有人检查 5 000 例的肾移植者，25 例发生淋巴瘤，其中 14 例侵犯中枢神经系统。此外，移植后曾发生恶性上皮癌转移到中枢神经系统，有的来源不明，有的来自肺部或移植肾肾盂内。

3.脑症状

肾脏疾患既可产生脑水肿和脑实质小出血，又可并发高血压或动脉硬化，引起脑供血不足、脑软化或脑出血，出现偏瘫、失语、抽搐等症状。

4.高血压脑病

肾脏损害尤其是患肾炎患者，在血压急剧上升时发生急性脑病临床出现剧烈的头痛、呕吐、全身抽搐、意识障碍等症状。儿童神经系统发育尚未完善，血压骤然升高，可引发脑部多发小血栓性脑水肿，导致神经元生物放电异常，出现全身或局限性抽搐。

(二)临床表现

急性肾衰竭时，一般在肾衰竭的第 8～11 天出现抽搐。慢性肾衰竭晚期，尿素氮水平在

200～400 mg/L以上时，可致全身性抽搐。抽搐发作前常运动不稳、肌肉束颤或阵挛。某些急性患者有强直性痉挛、猝倒样发作，有人认为这些症状属于颞叶癫痫综合征。此外，无严重肾衰竭者也可因恶性高血压而引发抽搐。

不同肾脏病变产生抽搐的原因、病理基础不同。抽搐的表现各异。

1.尿毒症性脑病(UE)

尿毒症性脑病一般发生在慢性肾衰竭晚期和深昏迷前，通常并无局灶性特征。抽搐发作前常有运动不稳、肢体轻微抖动，渐波及指(趾)端，偶尔有头部不自主的抖动，肌纤维震颤或其他不随意运动。以后出现扑翼样震颤，部分患者出现各种类型的癫痫，包括局灶性癫痫、癫痫小发作等。使用抗癫痫药物治疗可控制发作。Ⅱ型的尿毒症性脑病患者头面部、躯干和四肢等肌群常见骤然发生的、为时短暂的、不规则且不对称的肌肉抽搐。体格检查可见共济失调。无论是局灶性或全身性痉挛，体格检查可见共济失调，常常伴有腱反射的亢进、肌强直及提腿试验阳性、病理反射阳性等中枢神经系统障碍和颅压增高等表现。脑电图改变为非特异性的弥漫性慢波和自发性高幅棘波。脑波基本节律的变化，常反映昏迷程度的深浅，有助于治疗及判断预后。脑脊液检查细胞数可增高至 600/mm^3，蛋白质可达 1.75 g/L(175 mg/dL)。该变化，需与中枢神经系统感染、慢性硬脑膜血肿、颅内占位相鉴别。可通过脑脊液涂片、培养或 CT、MRI 明确诊断。尿毒症患者在大量注射大脑皮质刺激剂如青霉素后，可因血和脑脊液中青霉素的浓度达正常时的 10～20 倍而引发抽搐、痉挛，经透析后症状可缓解。

2.血液透析神经系统并发症

(1)透析脑病综合征：症状可发生于间歇性血液透析维持 14～36 个月以后，最长可达 7 年之久。发生症状至死亡 3～15 个月。外科手术的创伤、感染和高血钙等可促使疾病发作。大多为亚急性起病，进行性发展。其特征性症状为痴呆(不同程度的智力障碍，如生活不能自理)、言语障碍(构音障碍及失语，有的患者试图语言时可导致面部及咽部的肌阵挛)、抽搐(肌阵挛性抽搐、局灶性抽搐等)及行为错乱。病初有轻度皮性语言困难，为间歇性吐词不清、口吃、迟缓，有时为语言中止，也可有轻微的人格改变及痴呆的早期改变，如意识模糊、记忆力减退、定向障碍等。疾病早期，症状发生于每次透析近于中止或透析结束后数分钟之内，经 4～12 h 自行消失。反复发作后，转为持续性，不再受透析的影响。患者尚有扑翼样震颤、缄默、命名不能和失写。有的患者伴以易疲劳现象为特征的小脑性共济失调，即当用力数分钟后，精细的肢体活动、笔迹和语言等完全紊乱，休息一时期后才能恢复，重症肌无力试验阴性。实验室检查无平衡障碍综合征的化验改变。脑电图在临床表现出现前 4～8 个月已有变化，多呈典型的周期性发放的多灶性棘波和活跃的高尖波，周期之间仍有正常的脑电节律。CT 见轻度脑萎缩。随着促发因素的纠正，除脑电图外，临床症状可能完全消失，6～12 个月后症状又可复发，并持续至患者死亡。

(2)平衡失调综合征：血液透析过程中和透析后常产生一系列的神经系统症状，又称为“代谢性脑病”“尿素逆转脑病综合征”。

平衡失调综合征可发生于任何年龄，以儿童为多见，占透析患者的 8%。常在透析过程近中止时，或在透析后 8～24 h 内发生症状。一般持续数小时，重者持续数天自行消退。在尿毒症发生抽搐的患者中，约 11%与透析有关。重型患者常有头痛、恶心呕吐、肌肉抽搐或颤动、扑翼样震颤、嗜睡、谵妄甚至昏迷。抽搐常先于昏迷出现。抽搐多呈癫痫大发作形式，也可为小发作，如系局限性发作，可能为先已存在的神经系统局灶性病变所致。一些酸中毒、血尿素氮甚高或透析前即有脑病的患者，在透析过程中及透析后也易并发抽搐。严重病例还可出现突眼和眼压增高、颅内压增高、脑水肿等。脑脊液压力往往增高，脑电图在透析进行 3 h 以后或透析后不久发生变化，节律几乎完全丧失，呈阵发性高的状态。其临床征象与尿毒症神经病表现相似，但平衡障碍综合征发生在透析过程中或透析后不久，而尿毒症神经病透析一个时期即可改善。随着透析设备和技术的改善，平衡失调综合征已较前少见。

(3)Wernickes 脑病：除原发肾脏疾病表现外，Wernickes 脑病尚有双侧眼肌麻痹、共济失调和精神错乱三大症状。

(4)脑肿瘤：由肿瘤引起的综合征有颅内压增高的症状与体征。抽搐是这些肿瘤罕见的体征，患者大多死于诊断后的几周到数月。而网状细胞肉瘤对放射治疗反应良好，可存活数年。

3.肾移植

肾移植脑病综合征包括谵妄、迟钝、昏迷和抽搐，脑脊液正常或轻度异常。脑膜脑炎综合征包括头痛、颈强、局限或全身性抽搐，出现癫痫持续状态和昏迷，白细胞增高。由单个或多处的脑部病变引起的局灶性脑部损害约占这些患者的50%。肾移植时常见的中枢神经系统病毒感染为疱疹病毒感染，包括单纯疱疹病毒、带状疱疹病毒和巨细胞病毒(CMV)，其中巨细胞病毒感染较常见。单纯疱疹病毒感染通常分2型，即：HVH-1和HVH-2。前者引起成人的脑炎，唇疱疹，后者引起新生儿脑炎和成人非化脓性脑膜炎及疱疹性生殖器炎。已发现肾移植后可有HVH-2脑膜脑炎，引起脑内出血、弥漫性脉管炎及多发性动脉瘤扩张，脑活检标本发现HVH-2型病毒。

(三)治疗要领

1.治疗

同抽搐的治疗。

2.对症处理

(1)尿毒症性脑病：①早期充分透析，血液透析与腹膜透析并用。测定脑电图慢波所占的比例，可作为透析充分与否的指征。②血液透析时应缓慢进行，以便脑和细胞外液的渗透压差降到最低程度。③在透析过程中应用高渗果糖(左旋糖)、甘露醇、甘油或清蛋白，以预防本综合征逆转。④避免细胞外尿素的迅速减低，可加用等渗或接近等渗的尿素入透析液中，使透析时血中的尿素浓度仍较高，但临床症状及其他化学改变得到纠正，以后的透析再逐渐降低血尿素氮。⑤两部病变除使用脑保护剂外，根据病因进行相应的处理。

(2)平衡失调综合征：①采用诱导透析血浆滤过法控制超滤。②在透析液中加入葡萄糖、清蛋白、甘油和果糖等渗透性活性物质，使脑和细胞外液间的渗透压差降到最低程度。③采用碳酸氢钠透析液代替醋酸盐。

(3)透析脑病综合征：①肾移植。②控制血浆中磷含量的同时，应用最低含量的镁进行透析。③若有抽搐，立即停止透析，迅速控制发作。严重抽搐、痉挛者，注射地西泮、鲁米那、苯妥英钠等药物。

(4)Wernickes脑病：予以补充足够量的B族维生素。

(5)病毒感染：使用抗病毒的化学制剂。

(王秋娜)

第十一节　肾绞痛

一、概述

肾绞痛是肾区或肋腹部突然发作的间歇或持续性、阵发性加剧的剧烈绞痛和放射痛(向下腹、外阴及大腿内侧等部位放射)。典型肾绞痛时患者辗转不安，面色苍白伴恶心呕吐，大汗淋漓，继之伴肉眼或镜下血尿。绞痛以病侧肾为主，少数可双侧性(肾-肾反射)。一旦病因解除，疼痛突然缓解。

二、病因

(一)尿路结石

结石在肾盏、肾盂、输尿管内移动而引起收缩、痉挛、急性梗阻，或通过反射性健侧疼痛。常有活动-疼痛-血尿的规律。

(二)血凝块或坏死组织块

肾肿瘤、结核、肾乳头坏死脱落的组织、肾活检后血块，或输尿管息肉引起堵塞，造成剧烈蠕动、痉挛而产生疼痛。

（三）梗死

肾动、静脉或其主分支发生梗死或血栓形成，如肾病综合征高凝，SBE 栓子脱落，使肾急性血流循环障碍引起的肾绞痛，往往是突然发生而又持续性疼痛。

（四）游走肾和肾下垂

当位置移动时使肾蒂或输尿管扭曲，导致急性血循环障碍或肾盂积水，亦可引起绞痛。

（五）膀胱一输尿管反流

在排尿时可发生短暂的疼痛。

三、诊断

典型的绞痛不难诊断，不典型者需与下列疾病区别。

（一）是肾绞痛还是其他腹部外科疾病

如腹绞痛、肠绞痛、急性胰腺炎、胃肠穿孔、异位阑尾炎、肠梗阻、卵巢囊肿扭转、嵌顿疝、腹型紫癜、腹型癫痫、卟啉病、铅中毒、糖尿病酮症酸中毒、遗传性血管神经水肿、宫外孕。

（二）寻找肾绞痛的病因

一旦病因解除疼痛即缓解，一般结石往往先绞痛后血尿，肾肿瘤为先血尿后绞痛，从 X 线、B 超、全身体检可帮助寻找病因。

（王秋娜）

第十二节 肾区肿块

正常的肾脏不能触及，仅在瘦弱的人可触及右下极。

一、肾区肿块的特点

肾区肿块位置较深，位于后腹膜，可用双合诊进行触诊，即一手放在背后托起，另一手由浅入深、由下及上进行触诊，因为其上方有肠管覆盖，叩诊呈鼓音。与季肋之间没有延续性。大的肿块，可使腰的曲线消失，肋脊角饱满。肾脏肿块很少超过中线。

表 7-2 肾区肿块与腹腔肿块鉴别

	肾区肿块	腹腔肿块
位置	深	浅表
双合诊	阳性	阴性
叩诊	鼓音	实音
腰曲线	消失	存在
肋脊角区	饱满	存在
与季肋关系	不延续	延续
与呼吸运动的关系	随呼吸而移动	不随呼吸移动
与正中线关系	很少超过中线	可以超过中线

二、引起肾区肿块的原因

（一）肾脏代偿性增大

一侧肾有缺损（如孤立肾）或有功能丧失、发育不全，对侧肾代偿性增大，肾体积增大，但无症状，无触痛。

（二）肾脏先天性异常

（1）铁蹄形肾与异位肾：可在中下腹部触到肿块。

(2)多囊肾:常是双侧增大,无波动感。

(3)肾下垂;肿块移动度大,直立位,坐位或侧卧位时易触及。在X线片读片时要注意与异位肾的区别,肾下垂时输尿管多屈曲,异位肾时输尿管不屈曲。在摄立卧位对比片时,肾下垂常要移动一个椎体以上,而异位肾活动度则比较小。

(三)肾脏疾病

1.肾积脓和肾脓肿

患侧有明显腰痛及压痛。肾结石、肾结核亦常使肾体积增大。

2.肾积水和囊肿

肿块质软,有囊性感。

3.肾脏与肾上腺肿瘤

恶性肿瘤质硬,如肾癌、肾盂癌及幼儿肾母细胞瘤(Wilms 瘤)等瘤体可以很大,作者曾切除一例肾母细胞瘤,瘤重占患儿体重的1/4。

(四)肾周围疾病

(1)肾周围炎、肾周围血肿、肾区饱满,局部有压痛。

(2)肾周围组织肿瘤,如神经母细胞瘤、肾周围脂肪肉瘤等。

(王秋娜)

第八章

肾脏病诊断的逻辑思维程序

“有正确的诊断，才会有正确的治疗。”所以，医生必须学会掌握正确的诊断方法。不少肾脏病病例其临床表现往往错综复杂，绝不像教科书上写得那么典型，要做到“诊难破疑惊四座“是很不容易的，而要求我们科学地进行临床思维。只要掌握了正确的诊断方法，亦即诊断疾病的逻辑思维程序，任何疑难病症都会迎刃而解。在诊断肾脏病时是这样，在诊断其他疾病时也是这样。笔者把逻辑思维运用于疾病的诊断，并总结出一套成功的行之有效的诊断方法。

要作出正确的临床诊断，必须做到下述四点。①结合实际病例，勤读善读，掌握现代医学发展主流。所谓勤读善读，就是说不但要用功读书，而且要善于读书，要讲究学习的方法，找有真知灼见的权威学者的最近著作来读，掌握目前医学发展的主流。②准确掌握病人的真情实况。这包括详细地询问病史，系统全面的体格检查及必要的实验室和辅助检查。在收集材料的过程中，一定要在“去伪存真，去粗取精”上狠下功夫。然后，对这些材料缜密地研究它们之间的内在联系（内在本质），从而找出重点的临床表现（亦即是主要矛盾）。③运用严密的逻辑推理方法，进行周密的思考，从而得出初步的临床诊断（拟诊）。④作出初步诊断后，诚恳地征求同事的意见，以纠正可能存在的错误。

第1步要做的工作是列1个简要病情图解。即先划1条横线，线上注明日期，线的上方写症状和体征，线的下方写化验和辅助检查，最下方写诊断和治疗，均按其发生的日期先后次序，分门别类地列出一个简明图解来（见表8-1）。这样就能显示多种临床表现之间的先后关系和内在联系，有利于找出病例的主要矛盾，即找出诊断疾病的着眼点。

表8-1　病情图解

	−8年	−2年	−1月	−1天	入院	+5天	+15天
症状	−	浮肿（+）	浮肿（++）	浮肿（++++）		浮肿（++++）	浮肿（+）
体征	−	−	T 38.6 ℃	T 40 ℃		T 39.8 ℃	T 36.8 ℃
化验							
尿蛋白		++	++	++++	++++	++++	++
尿RBC	+	+	++	++		++	+
尿WBC		+	+	+	++	++	+
血WBC				4.11×10^9	3.39×10^9	3.63×10^9	5.77×10^9
BUN				5.88	17.5	17.5	6.22
Scr				112.3	144.6	144.6	120.4
CO_2CP				22.7	20.4	20.4	24.5
ANA			未检查	未检查		1/80	
抗ds−DNA			未检查	未检查		−	
抗SM			未检查	未检查		+	

续表

	-8年	-2年	-1月	-1天	入院	+5天	+15天
血胆固醇			4.66	12.14		12.14	5.43
甘油三酯			3.21	4.32		4.32	3.01
B超			未检查	未检查		双肾无萎缩	
胸片		未检查	未检查		双侧胸腔积液		

诊断:慢性肾炎　发热查因　肾综?狼疮性肾炎

第2步是分析。即根据病例的主要矛盾,运用和根据逻辑学上的不相容选言推理,如果要得到一个正确的结论,则大前提是必须尽一切可能,即要想到所有可能的肾脏疾病,然后经过论证,一一加以排除。经过筛选,列出3～4个最有可能的诊断,进行鉴别,列出诊断天平,即将每个拟诊疾病的支持点、反对点放在诊断天平上的两侧衡量(见表8-2)。在衡量时,不但要注意支持点或不支持点数量的多少,更要注意它的质量,是不是强烈的支持或不支持,就可以比较客观地了解这种疾病的可能性究竟有多大。然后,在这3～4个最近似的诊断中,找出支持点最强、而不支持点最弱的那一种疾病作为首选。当然,如果支持点很强烈,而不支持点可以全部用这个诊断去解释,那么,诊断就会相当正确。但是,如果还是有一些不支持点是不能解释的,那么,对这个诊断就要采取怀疑态度,还要注意观察其病情发展变化的情况,以便随时更正诊断。作为正确的临床诊断思路,最佳的选择是用一个病能解释所有的症状,如确实不能,才要考虑到并发第2种病的可能性。至于要用几个病才能解释其临床表现,这种诊断的正确的几率就很低,很不可取。有些医生认为,多读一些书就可以提高确诊率,用不着强调临床思维。当然,书固然不可不读,但医学书本记载的只不过是一般性的规律,远远不能包括临床上千变万化的现象。如果按照"本本主义"去诊断某个具体病人的病,必然会有时误诊。唯物辩证法告诉我们:任何规律都是狭隘的,不完全的;现象总比规律丰富。运用书本知识去诊断一个具体病例时,必须坚持从这个实际病例的具体情况出发,运用上述的临床思维方法,仔细地进行鉴别诊断。

表8-2　过敏性紫癜性肾炎的诊断天平

临床表现	本例情况	支持反对
1.小儿、青年常见	本例中年	1
2.常于起病前1～3周有上呼吸道感染史	没有	1
3.病程中每有过敏性紫癜的典型皮疹	没有	3
4.多有腹痛、可有便血	没有	2
5.可有关节痛	有	2#
6.肾病变多在紫癜发生1周内出现	没有	2
7.血尿常伴有蛋白尿	有	1#
	发热、白细胞低于正常*	2
	双侧胸腔积液*	2
	γ一球蛋白增高*	2
	ANA(+)*	3
	SM(+)*	3

结论:此天平倾斜于重度反对过敏性紫癜性肾炎的诊断。注:*为本例有而参考书上紫癜性肾炎没有的临床表现。1#代表轻度,2#代表中度,3代表重度。

第3步是诊断的确立。由上述临床思维过程得出的诊断是否正确,还有待于以后病情发展的验证。据部分学者的经验,要提高确诊率,关键还在于医生要有勇气推翻自己原先的诊断。切不可为自己已经下的诊断所束缚,如果发现反对原先的诊断的症状和检验结果时,就要更改诊断。如果尽了努力仍不能推翻,就说明这个诊断是正确的。

第 4 步，在作出诊断后，还要对这个病例略加讨论，主要是检讨以前在诊断和治疗上成功的经验和失败的教训。善于总结过去的经验和教训，才能不断地提高自己的诊治水平。

第 5 步，最后也许还要想一想，这个病例下一步的检查和治疗计划。

为了阐明怎样把逻辑思维运用于疾病的诊断，怎样找出诊断疾病的着眼点（主要矛盾），以及怎样进行病例分析，今举 1 个病例作说明，病历摘要如下：

患者女性，25 岁，于 1984 年 2 月 24 日因不明原因的发热 1 周入院。病人于 8 年前体检时发现蛋白尿，未作治疗。2 年前出现轻度水肿，曾在镇中医院留医，诊断为“慢性肾炎”。住院治疗 1 个月后，症状好转，水肿有所消退，乃出院继续门诊治疗。以后病情反复发作。1 个月前，患者无诱因出现发热，在当地医院反复使用“青霉素“、“先锋霉素”及中草药治疗，未见好转，伴有全身关节酸疼、脱发、尿量减少、肢体浮肿、纳差，但无咳嗽，无腹痛，无尿频尿痛。进院前 1 天体温高达 40 ℃，乃转我院。患者既往常易“外感发热“，曾患“风湿性关节炎”，家族史无特殊。

体检：体温 39.8 ℃，脉搏 120 次/分，血压 22/13 kPa。神清，贫血，慢性病容。头发稀疏，颜面浮肿，鼻翼两旁可见少数皮疹，口腔黏膜可见多处溃疡。心界向左下扩大，心尖部可闻及一级吹风样杂音，双下肺有胸腔积液体征。腹软，肝肋下未触及，脾未触及，腹水征（＋）。双下肢重度凹陷性浮肿。

实验室检查：血常规检查示轻度贫血，血白细胞 3.39×10^9/L。血沉 92 mm/h。尿常规检查：尿蛋白＋＋＋＋，颗粒管型＋＋，白细胞＋，红细胞＋＋。血尿素氮 17.5 mmol/L，血肌酐 144.6 μmol/L，二氧化碳结合力 20.4 mmol/L，血清清蛋白 2.0 g/L。血清蛋白电泳：γ－球蛋白占 38%，血胆固醇 12.14 mmol/L，血甘油三酯 4.22 mmol/L。B 超示双肾无明显缩小，未见积液及结石。胸片：双侧胸膜腔积液。24 小时尿蛋白定量 7 g，抗核抗体 1/80，抗 SM 抗体（＋），抗 ds－DNA（－），补体 C_3、C_4 均下降。

住院经过：给予标准泼尼松（强的松）疗法及环磷酰胺冲击治疗，2 个月后，尿量增多，浮肿消退，复查尿蛋白（＋），面部皮疹消失，一般情况良好。出院后追踪观察治疗，病情稳定。

诊断步骤：本例诊断的第 1 步，要从抓主要矛盾入手，通过应用病情图解的方法，从中找出疾病的主要矛盾（表 8-1）。

从表中可以看出，本例病人以浮肿、发热为突出表现，基层医院诊断为肾炎、发热原因待查，本院门诊诊断为肾综，入院第 5 天诊断为狼疮性肾炎。所以，本例诊断上的主要矛盾是原发性肾脏病或者是全身性疾病的肾损害。

第 2 步是对主要矛盾进行评估。

（1）本例是肾小球疾病还是肾小管间质疾病？根据病人尿蛋白＋＋＋＋，尿红细胞＋＋，支持肾小球疾病的诊断。

（2）本例属于肾小球疾病的哪一个综合征？根据病人有大量蛋白尿和低蛋白血症，再加上病人有水肿和高脂血症，支持肾病综合征的诊断。

（3）许多种肾脏病都可以表现为肾病综合征，本例肾病综合征的基础病是什么呢？肾病综合征包括原发性和继发性两大类。原发性者，为原发性慢性肾小球肾炎。继发性者，包括狼疮性肾炎、紫癜性肾炎……（在这里，要查一查参考书，穷尽一切可能，才不会漏诊和误诊）。按照临床诊断逻辑思维程序，必须首先穷尽一切可能排除继发性者，才能诊断为原发性。要逐一排除上述所有继发性慢性肾小球疾患，才能得出原发性慢性肾小球疾病的诊断。

在诊断上拟诊一个病，最佳办法，是列出鉴别诊断天平。这是部分学者在数 10 年医疗和教学实践中创造出来的方法。对本病例来说，比较可能的继发性肾小球疾病有狼疮性肾炎和紫癜性肾炎。首先，让我们看看它是否是紫癜性肾炎，将它放上诊断天平，见表 8-2。

这里要说说怎样列诊断天平。在长期的临床、教学和研究中，笔者把逻辑推理三段论引入疾病的诊断中来。它的公式是：

M＝P（大前提，公认的说法）

S＝M（小前提，病人的真实情况）

所以，S＝P（结论，注意，M 是中项，概念要完全相等）。

更具体地说，就是利用三段论来列天平：

一、天平支持侧

凡是有□□表现者，都是☆度支持××病的诊断——大前提。

今本病人是有□□表现——小前提（注意，□□是中项，两个□□在概念上是完全相等的）。

所以，本病人是☆度支持××病的诊断——结论。

二、天平反对侧

凡是没有□□表现者，都是☆度反对××病的诊断——大前提。

今本病没有□□表现——小前提。

所以，本病人是☆度反对××病的诊断——结论。

现更具体一些，举表 8-2 为例：凡是没有“过敏性紫癜典型皮疹“（M）的肾炎都是重度反对“紫癜性肾炎”（P）的诊断（注：因为本病绝大多数有典型皮疹）。现在“此例病人“（S）是没有“过敏性紫癜典型皮疹”（M），所以，在典型皮疹这点来说，“此例病人“是重度反对“紫癜性肾炎”的诊断。凡是有“关节痛“（M）的肾炎都轻度支持“紫癜性肾炎”（P）的诊断（注：因为不少其他肾炎都可以有关节痛，故其特异性不强）。现在“此例病人“（S）有“关节痛”（M），所以，在“关节痛“这点来说，“此例病人”是轻度支持“紫癜性肾炎“的诊断。其余各点亦可依次类推，以决定其支持或反对的强烈程度。

在列诊断天平时要注意。①找本较权威的参考书，先从天平表的左侧列出该疾病的每一个重要症状、体征、实验室检查和辅助检查等。此外，在本例情况栏，要注意再加上参考书上没有的，而该病例具有的临床表现。②衡量各项目的支持点或反对点的强烈程度。凡支持点，要看该项目的特异性，不支持点，要看该项目的敏感性。根据部分学者的临床经验，借用模糊数学的概念，特异性或敏感性＜60％者为轻度，60％～85％者为中度，＞5％者为重度，分别用“1”“2”“3”表示。

由本例诊断天平可以看出，反对点远远强烈于支持点。显然，该诊断不能满意解释病人临床表现。应该再继续分析（表 8-3）。

表 8-3　狼疮性肾炎的诊断天平

临床表现	本例情况	支持	反对
不明原因发热	有	2	
面部皮疹	有	2	
多发性关节炎	有	2	
脱发	有	1	
肾损害：尿改变	有	2	
口腔溃疡	有	2	
血白细胞减少	有	2	
γ－球蛋白增高	有	2	
ANA（＋）	有	2	
ds－DNA（＋）	无	1	
神经系统损害	无	1	
肾活检具 SLE 特征	？*	？*	？*

结论：诊断天平倾斜于重度支持狼疮性肾炎的诊断。注：*表示未作检查或检查未有结果。

如表 8-3 所示：本诊断支持点远远强烈于反对点，诊断天平明显倾斜于狼疮性肾炎诊断。

第 3 步是本例的诊断。本病的根底疾病初步诊断为狼疮性肾炎。此外，应作肾功能方面的诊断。本例为氮质血症期。

第 4 步是讨论，包括对本例的诊断进行一些讨论和评估。同时，对本例过去在诊疗方面的经验和教训，亦应作一回顾性检讨。按美国风湿病学会提出的诊断标准(1982)，符合下列其中 4 项或 4 项以上者即可诊断为红斑性狼疮。①蝴蝶疹。②盘状皮疹。③皮肤对日光敏感。④口腔溃疡。⑤多关节炎。⑥浆膜炎(胸膜或心包膜)。⑦肾损害：蛋白尿、管型尿。⑧神经系统病变：癫痫或精神病。⑨血液系统病变：溶血性贫血或白细胞减少或血小板减少。⑩免疫学异常：狼疮细胞或抗 DNA 抗体或抗 SM 抗体或华－康反应阳性。⑪抗核抗体阳性。该诊断标准的敏感性和特异性均为 96%。本病已超过 4 项，可见狼疮性肾炎的诊断是确切的。前文说过，在下了一个诊断后，应尽力寻找反对点，看看有没有不能用这个诊断解释之处。如果有，就说明这个诊断还有可疑，还有待于进一步检查和观察。如果虽有反对点，但用这个诊断仍可解释得通，则说明这个诊断比较正确。抗 ds-DNA 用于诊断红斑狼疮虽特异性达 96%，但其敏感性仅只有 72%。发生神经系统损害者仅占红斑狼疮病人的一小部分。此两点并不强烈反对狼疮性肾炎的诊断，故本例的反对点，是可以用狼疮性肾炎来解释的。因此，病人可以诊断为狼疮性肾炎。另外此病人没有及时作肾活检，是不足之处。病人 8 年前已发现蛋白尿，2 年前已诊断为慢性肾炎，如果主诊医生能熟悉诊断的逻辑思维程序，先排除继发性才诊断为原发性，则不难得出狼疮性肾炎的诊断。可惜当时的主诊医生，仅凭感性印象跟着感觉走而作出诊断，没有科学理性地进行逻辑推理，结果误诊而耽误了病情。如果能早期诊断为狼疮性肾炎，及时给予恰当处理，则病人不一定会出现严重的肾病综合征，而使病人身心和经济受到重大的损失。所以，笔者经常强调，不但要有为病人造福的心愿，还要有为病人造福的本领。

通过上述逻辑思维程序，科学地进行分析，本例病人可以确诊狼疮性肾炎引起的肾病综合征的诊断。假如没有养成临床逻辑思维的习惯，本例病人很容易误诊为“慢性肾小球肾炎”。当然，智者千虑，必有一失，再高明的医生也难免会发生误诊。但是，如果掌握了临床诊断的逻辑思维程序(即医学逻辑学)，不断地总结经验和教训，临床诊断水平肯定会大大提高，从而更好地为病人造福。

第 5 步是考虑下一步如何进一步检查和治疗。例如要作肾活检和监测狼疮性肾炎活动情况，调整治疗方案。

通过上面的例子可以看出，临床逻辑多么重要。每个有责任感的医生，必须牢记，错过了一个可以治疗的肾脏病的诊断，将会给病人及其家庭带来巨大的不幸。要知道，慢性肾小球肾炎尚无特效疗法，病人常不可避免地发展至尿毒症。但许多继发性肾小球疾病是属可治性的，如系统性红斑狼疮、感染性心内膜炎等。如将这些可治性的疾病误诊为慢性肾小球肾炎，坐失治疗良机，实在是一个大悲剧。

由于疾病的某些症状与体征开始没有表现出来，或者不明显，因此必须动态观察，要有勇气推翻自已原先的诊断，切不可被自己已经确立的诊断所束缚，如果发现反对原先的诊断的症状和检验结果时就要重新辨别，甚至更改诊断。

(武晓峰)

第九章

肾脏病的中医治疗原则

第一节　肾脏病的中医辨证概况

中医的辨证，是分析、辨认疾病目前临床表现属哪一个证候。证候是指非健康机体整体状态的综合概括。在疾病连续的全过程中，是其一个环节或横断面，反映某一阶段的本质特征，有严格的阶段性。症状是指在一定条件下疾病在人体局部或某些功能方面的异常表现。亦即疾病的临床表现，它是决定证候的依据。疾病则是指病情的全部演变过程，包括了整个病程中各个阶段出现的各种证候。在中医的病、证、症三者中，以证最为重要，因为它是中医辨证论治的基础。辨证的过程，就是应用中医理论，对"四诊"所收集的临床资料进行去粗取精，去伪存真，辨证分析，对具体条件下病证的本质如病因、病机、病位、病性、病势等作出判断，从而为治疗提供正确的依据。

辨证的方法很多，包括八纲辨证、脏腑辨证、气血津液辨证、六经辨证、卫气营血辨证和三焦辨证等。八纲辨证是各种辨证方法的总纲，在八纲辨证的基础上，凡属外感性疾病，常用六经、卫气营血、三焦等辨证方法；若属内伤性疾病，如内科、儿科、妇科等和所谓杂病，则常用脏腑辨证的方法。故肾脏病常用脏腑辨证。

肾为先天之本，主藏精，为命门所在；肾属五脏，宜藏不宜泄，所以肾多虚证，很少实证。肾之热，系阴虚生内热；肾之寒，系阳虚生内寒。西医所言及的肾脏病，其范围涉及中医的肾、脾、肺、肝、膀胱、小肠、三焦等脏器的功能失调，其中以肾为主，故临床上大多数慢性肾脏病表现为正虚邪实，虚实挟杂。正虚主要是以肾、脾、肝、肺虚和阴阳气血失调；标实可为湿热、湿浊、水湿、气滞血瘀、热毒或兼外感。现将有关肾脏病的中医辨证纲要略述如下。

一、中医基本证候

(一)定性证候

1.阳虚

面色发白，畏寒肢冷，舌质淡，脉细弱。

辨证要点："阴虚生外寒"，临床主要表现是畏寒肢冷。畏寒与恶寒不同，畏寒系阳虚不能温煦四肢，但经穿衣盖被症状可缓解，同时伴有全身虚衰的症状；恶寒系外感所致，虽经穿衣盖被不能缓解，同时伴见发热头痛，鼻塞流涕等外感表现。

2.气虚

神疲乏力，少气懒言，动则气促，面色萎黄或无华，舌质淡，脉虚细弱或虚大无力。

辨证要点：气虚证是各种病因造成的腑脏功能衰退而出现的以神疲乏力，少气懒言，动则气促，遇劳则病情发作或症状加重为其要点，气虚进一步发展便是阳虚。

3.阴虚

五心烦热,手足心热,虚烦失眠,口干咽燥,潮热盗汗,尿黄便干,舌质红,少苔,脉细数。

辨证要点:“阴虚生内热”,其“热”乃虚热,是以阴津亏损呈现五心烦热,口干舌燥为表现。其辨证要点是舌质红,少苔,脉细数。

(二)定位证候

1.肾虚

头晕耳鸣,腰酸腿软,发脱齿摇。

辨证要点:“腰为肾之外府”,肾虚必见腰酸腿软,同时伴见头晕耳鸣等肾虚症状。肾虚临床又有肾阴虚,肾阳虚,肾气虚,肾精亏损之分,故必须审其证候,仔细辨证。作为肾虚定位诊断必须有腰酸腿软一症。

2.脾虚

面色少华,腹胀便溏,食欲不振。

辨证要点:脾为后天之本,气血生化之源。脾虚则受纳无权,中州失运,故见腹胀便溏,食欲不振,久则气血乏源而见面色无华。故脾虚的定位诊断有腹胀便溏,食欲不振。脾气虚,脾阳虚可见此类证候,脾阴虚就没有便溏的症状。

3.肝虚

视物昏花,筋脉拘急,爪甲枯脆。

辨证要点:肝主筋,其华在爪,肝虚则筋脉拘急,爪甲枯脆;“诸风掉眩,皆属于肝”,肝虚多见视物昏花。肝虚有阴虚与肝血不足之分,所以上述 3 个症状中任何 1 个症状加阴虚和血虚的证候,便可定位诊断。

4.肺虚

咳嗽气短,恶风自汗,易患感冒。

辨证要点:肺居胸中高位,有华盖之称,主表,司呼吸。外邪侵袭,首先犯表,故肺虚卫外不固则恶风自汗,易患感冒。肺失宣肃则上逆为咳。咳嗽是肺的定位症状,加上气短,恶风自汗,易患感冒 3 个症状中任何 1 个症状便可诊断为肺虚。

(三)标实证候

1.感受外邪

恶寒发热,舌苔薄,脉浮。外邪有风热与风寒之分。外感风热则发热重,恶寒轻,口干,有汗,咽喉肿痛,咳嗽痰黄,苔黄或白而燥,脉浮;外感风寒则见发热轻,恶寒重,鼻塞流涕,喉痒咳嗽,口不渴,无汗,舌苔白而润,脉浮紧。

辨证要点:凡见恶寒发热,苔薄,脉浮为感受外邪。根据感邪性质和体质不同,有外感风寒和风热之别。其鉴别要点为。①发热恶寒之轻重:发热重,恶寒轻为外感风热。发热轻,恶寒重为外感风寒。②有汗与无汗:有汗多为外感风热,无汗多为外感风寒。③口渴与否:口渴为外感风热,不口渴为外感风寒。④咽喉肿痛:有则多为外感风热,无则多为外感风寒。因此辨证时必须根据舌脉及症状鉴别。

2.湿热

腹胀纳呆,口苦口黏,渴不欲饮,小便黄赤,灼热或涩痛不利,大便不爽,肛门灼热潮湿不净,舌质红,脉滑数。

辨证要点:湿为阴邪,其性黏腻,重浊,容易伤人阳气,阻滞气机,影响三焦的气化功能。湿热的共同见症是舌质红,苔黄腻,脉滑数或濡数,但根据湿热停留的部位不同,有相应临床表现,例如:若湿热下注膀胱,除上述舌脉外,还兼见小便黄赤,灼热或涩痛不利。

3.水湿

颜面或下肢水肿,甚则胸、腹水,阴囊水肿。

辨证要点:水湿内停的特征是水肿,肾脏病水肿特点是晨起明显,初起大都从眼睑开始,继则延及头面,四肢以及全身。临床有阴水和阳水之分。凡感受风邪、水气、湿毒之邪。证见表、热、湿者,多属阳水;凡由饮食劳倦等因素,损伤正气,证见里、虚、寒证,多为阴水。

4.热毒

发热,皮肤红斑,咽喉肿痛或皮肤感染,口干口苦,尿液黄赤,混浊,苔黄,脉数。

辨证要点:临床上表现为①皮肤红斑或发热。②发热咽喉肿痛。③皮肤疮毒。上述3项中任何1项加上口干口苦,尿黄赤,苔黄,脉数可辨证为热毒。

5.湿浊

面色发白或萎黄,神疲体倦,腹胀纳呆,恶心或呕吐,舌质淡,苔厚腻,脉滑。

辨证要点:肾脏病终末期,出现血尿素氮,肌酐升高伴恶心呕吐即可诊断。

6.瘀血阻滞

面色晦暗黧黑,皮下瘀斑或瘀点,腰痛固定不移或刺痛,蛋白尿或血尿经久不愈,尿FDP阳性,舌质紫暗或有瘀点瘀斑,脉细涩。

辨证要点:瘀血有以下特点。①疼痛固定不移或刺痛。②皮下紫斑或瘀点。③面色黧黑或晦暗。④肌肤甲错或肢体麻木。⑤蛋白尿或血尿经久不愈。⑥尿FDP阳性。⑦舌质紫暗或瘀斑,脉沉涩。⑧血液高凝状态。⑨血液高粘状态。有上述任何2项者为有瘀血。

7.血热

尿血或皮下紫斑或吐血,便血,鼻出血,出血鲜红,或经期先行而量多色红,面红目赤,神志昏糊,谵语狂乱,烦躁不宁,舌深绛,苦焦黄,脉细数或弦数。

辨证要点:血热证者有以下特点。①尿血,吐血,鼻出血,便血,血色鲜红。②皮下斑疹显露,色泽鲜明。③妇人经行先期,量多色鲜红。④神志昏糊,谵语狂乱,烦躁不宁,舌深绛,苔黄,脉细数。具备上述4项中任何2项者,即可确诊为有血热。

8.气滞

脘腹、胸胁、乳房胀闷疼痛,时轻时重,部位不固定,随情绪波动而增减,喜嗳气,善叹息,舌苔薄,脉弦。

辨证要点:气滞有如下特点。①疼痛胀闷,时轻时重,部位不固定。②病情随情绪波动而增减,常伴嗳气叹息。③腹中痞块聚散无常,得嗳气或矢气而减轻。上述3项中任何1项者可辨证为气滞。

二、肾脏病常见的中医证候

(一)虚证

1.肾阳虚

即肾虚+阳虚。临床常见腰酸,头晕耳鸣,畏寒,四肢不温,面色发白,小便清长,夜间尿多,阳痿,不育,或下肢浮肿,舌质淡嫩,脉沉细尺弱,见于肾上腺皮质激素撤减综合征。

2.肾气虚

即肾虚+气虚。临床常见腰酸腿软,头晕耳鸣,神疲体倦,少气懒言,阳痿,早泄,女子白带清稀,舌淡苔白,脉细弱。

3.肾阴虚

即肾虚+阴虚。腰酸腿软,头晕耳鸣,口干咽燥,五心烦热,失眠盗汗,梦遗滑精,舌质红少苔,脉细数,临床可见于急性肾炎恢复期,隐匿性肾炎以血尿为主要表现者和过敏性紫癜性肾炎,也可见于医源性肾上腺皮质功能亢进症。

4.肝肾阴虚

即肝虚+肾虚+阴虚。腰酸腿软,头晕耳鸣,发脱齿摇,视物昏花,筋脉拘急,咽干口燥,五心烦热,虚烦失眠,尿黄便干,舌红少苔或无苔,脉沉细或弦细。临床上可见于糖尿病肾病,肾血管性疾病和止痛药肾病,隐匿性肾炎以及肾病综合征使用大量激素时。

5.脾肾阳虚

即脾虚+肾虚+阳虚。腰酸腿软,神疲体倦,畏寒,水肿,四肢不温,面色发白,腹胀便溏,食欲不振,舌质淡胖或有齿痕,脉沉细。临床上可分为有水肿和没有水肿两个类型。水肿型见于原发性或继发性肾病综合征，慢性肾小球肾炎；无水肿型常见于肾上腺皮质激素撤减综合征，慢性肾衰竭。

6.气阴两虚

即气虚＋阴虚。神疲体倦，少气懒言，口干咽燥，五心烦热，舌红无苔，脉沉细弱。临床上可见于隐匿性肾炎，慢性肾小球肾炎，糖尿病肾病和急性肾衰竭的多尿期。

7.肺肾气虚

即肺虚＋肾虚＋气虚。腰酸腿软，头晕耳鸣，神疲体倦，少气懒言，易患感冒，咳嗽，舌质淡，脉细弱或虚大无力，临床常见于慢性肾小球肾炎或原发性肾病综合征。

8.脾肾气虚

即脾虚＋肾虚＋气虚。腰酸腿软，头晕耳鸣，腹胀便溏，食欲不振，神疲体倦，少气懒言，面色淡黄或无华，舌质淡，脉弱，临床常见于肾病综合征和慢性肾小球肾炎无水肿时和隐匿性肾炎，过敏性紫癜性肾炎，以及慢性肾衰竭和肾结石反复发作者。

9.肝肾阴虚，肝阳上亢

即肝虚＋肾虚＋阴虚。头晕耳鸣，头痛且胀，面红目赤，急躁易怒，失眠多梦，健忘心悸，腰酸腿软，舌质红，脉弦细数，临床上见于慢性肾小球肾炎、多囊肾和慢性肾功能不全以高血压为主要表现者。

10.阴阳两虚

即阴虚＋阳虚。畏寒肢冷，倦怠乏力，少气懒言，自汗盗汗，午后潮热，五心烦热，形体羸瘦，虚烦失眠，舌质胖嫩，脉细数无力，临床上常见糖尿病肾病，高血压肾损害以及慢性肾衰竭。

（二）实证

1.风水泛滥

即标实证的感受外邪＋水湿。临床上可见恶寒发热，眼睑浮肿，继则四肢及全身皆肿，来势迅速，偏风热者伴咽喉红肿疼痛，舌质红，脉浮数，偏风寒者兼见发热轻，恶寒重，咳嗽，无汗，舌苔薄白，脉浮紧，如水肿较甚者可见沉脉，见于急性肾小球肾炎。

2.热毒炽盛

即水湿＋热毒＋血热。面色红斑，发热持续不退，烦躁不寐，畏光，口渴，口舌生疮，衄血，肢体浮肿，小便黄赤，有灼热感，舌质红，苔黄，脉数。临床见于狼疮性肾炎急性活动期。

3.湿毒浸淫

即水湿＋热毒。全身皮肤浮肿，脓疮溃烂，恶风发热，眼睑浮肿，遍及全身，尿少色赤，舌质红，苔薄黄或黄腻，脉浮数或滑数，临床多见于皮肤感染引起的急性肾小球肾炎。

4.湿热蕴结

腰腹绞痛或刺痛，小便混浊短涩而滴沥不畅，或尿频排尿不适，有细砂石排出，苔黄腻，脉滑数，临床上可见于肾结石等。

5.肝郁气滞

情绪抑郁，胸闷不舒，尿频，尿量少而窘迫，小腹胀满，失眠多梦，舌苔薄白，脉弦，临床多见于非感染性尿道综合征和肾结石的病人。

6.水瘀交阻

即水湿＋瘀血阻滞。面色黧黑，肌肤有瘀斑或色素沉着，或腰痛如刺，固定不移，尿少浮肿，血尿，皮肤粗糙，舌质暗或瘀点瘀斑。临床上常见于难治性肾病综合征高凝状态或肾静脉血栓形成。

7.气滞血瘀

即气滞＋瘀血阻滞。腰酸胀痛或刺痛，小便滴沥，甚则排出困难，尿有血块，舌质暗红，或有瘀斑，苔黄，脉弦或沉涩。临床上可见于肾结石，梗阻性肾病。

肾脏病的辨证分型，目前国内各医家意见很不统一。有学者认为在肾病的辨证分型上，把正虚和邪实结合起来。以正虚为纲，标实为目较好。例如脾肾虚衰，湿浊留滞等，这样能执简驭繁便于论治。为了便于总结经验和国内外学术交流，每种肾病的分型不宜太多。每种肾病以分3～5个型为好。（王丰军）

第二节　肾脏病的主要治法和方药

一、扶正类

(一)滋阴补肾法

用于肾阴虚证,见于各类原发性、继发性肾小球肾炎表现为肾阴虚为主要表现者,常选用。而肾活检诊断为系膜增生性,局灶节段性肾小球硬化,膜增生性肾小球肾炎或慢性肾炎有高凝状态尤为适合。

处方举例:滋阴补肾汤,女贞子 15 g,旱莲草 15 g,益母草 20 g,丹参 12 g,地骨皮 12 g,全蝎 2 g,生地 15 g,丹皮 12 g,玄参 15 g。

滋补肾阴常用药:地黄 15 g,山萸肉 12 g,枸杞子 15 g,女贞子 15 g,旱莲草 15 g,玄参 10 g,龟甲 20 g(先煎),鳖甲 20 g(先煎),五味子 8 g。

(二)补气温阳法

本方法常用于以蛋白为主兼腰酸乏力等肾虚症状,而无明显水肿及肾功能障碍者。

处方举例:补气温肾汤,党参 15 g,黄芪 30 g,肉苁蓉 10 g,补骨脂 12 g,枸杞子 15 g,熟地 24 g,丹参 30 g,益母草 30 g。

补气温阳常用药:枸杞子 15 g,熟地 24 g,山萸肉 12 g,杜仲 15 g,菟丝子 15 g,蒺藜 12 g,补骨脂 12 g,肉苁蓉 12 g,女贞子 15 g,首乌 15 g。

(三)益气养阴法

此法治气虚又有阴虚,即气阴两虚证,见于某些慢性肾炎,肾病综合征及隐匿性肾炎。

处方举例:参芪地黄汤,熟地 24 g,山萸肉 12 g,山药 12 g,丹皮 9 g,茯苓 9 g,党参 10 g,黄芪 15 g。

益气常用药:人参 10 g,党参 15 g,黄芪 15～30 g。

养阴常用药:沙参 15 g,天、麦冬各 12 g,生地 12 g,石斛 15 g,玉竹 15 g,山萸肉 12 g,五味子 10 g,天花粉 18 g。

养阴兼益气常用药:西洋参 10 g,太子参 15 g,黄精 12 g,山药 24 g。

(四)补益肾气法

本法常用于肾病中见有尿蛋白长期丢失,反复外感及腰酸乏力,水肿喘促等肾虚之症。

处方举例:金匮肾气丸,干地黄 24 g,山萸肉、山药各 12 g,泽泻、茯苓、丹皮各 9 g,肉桂、炮附子各 3 g。

常用药物:见补气温肾法。

(五)补肾固精法

临床常用于肾病过程中出现头晕耳鸣,腰酸腿软,尿蛋白持续不消,或见遗精,滑精,夜尿,多尿等症。

处方举例:金锁固精丸合水陆二仙丹,沙苑蒺藜 15 g,芡实 15 g,莲须 15 g,煅龙骨 30 g(先煎),龟甲 30 g(先煎)。

补肾固精常用药:龟甲 15 g(先煎),阿胶 12 g(烊化),金樱子 15 g,菟丝子 12 g,山萸肉 12 g,枸杞子 15 g,沙苑蒺藜 12 g,莲子 15 g,莲须 10 g,芡实 12 g,紫河车 10 g。

(六)温补肾阳法

本法适用于肾病综合征,大剂量激素治疗撤减到一定量时,出现疲乏无力,食欲不振,腰膝酸软,肢凉不温,舌淡脉沉无力等“皮质激素撤减综合征”。

处方举例:助阳方,菟丝子 30 g,肉苁蓉 30 g,补骨脂 15 g,仙灵脾 10 g,锁阳 15 g,陈皮 6 g,黄芪 30 g,党参 18 g。

温补肾阳常用药:附子 3 g,肉桂 3 g(冲服),仙茅 10 g,仙灵脾 10 g,肉苁蓉 10 g,菟丝子 10 g,杜仲 12 g,续断 12 g。

(七)滋补肝肾法

常用于肾病综合征用激素首始大剂量治疗阶段，亦可用于急性肾炎恢复期，慢性肾炎，肾结核，狼疮性肾炎等具备肝肾阴虚见证者。

处方举例：麦味地黄丸，六味地黄丸加麦冬 12 g，五味子 6 g。

滋补肝肾常用药物：龟甲 15 g(先煎)，鳖甲 15 g(先煎)，五味子 6 g，玄参 15 g，枸杞子 15 g，白芍 12 g，麦冬 12 g，生地 12 g，首乌 12 g，女贞子 15 g，旱莲草 15 g。

(八)滋阴降火法

适用于肾病综合征大剂量激素首始治疗阶段。

处方举例：滋阴降火方，生地 25 g，知母 12 g，黄柏 8 g，甘草 9 g，丹皮 9 g。

滋阴降火常用药：玄参 15 g，生地 15 g，丹皮 12 g，知母 10 g，黄柏 10 g。

(九)滋阴潜阳法

本方适用于慢性肾炎之高血压，肾血管性高血压，尿毒症所致的神经系统症状表现为阴亏阳亢者。

处方举例：高血压方，生地 20 g，生牡蛎(先煎)，丹参 15 g，牛膝 9 g，白芍 15 g，菊花 9 g。

滋阴熄风潜阳常用药：钩藤 15 g，白芍 15 g，生地 20 g，夏枯草 20 g，生龙骨、生牡蛎各 25 g(先煎)，龟甲、鳖甲各 15 g(先煎)，石决明、珍珠母各 30 g。

(十)阴阳并补法

本方适用于慢性肾脏病表现为阴阳两虚者。

处方举例：二仙汤，仙茅、仙灵脾各 10 g，巴戟天 12 g，当归、知母、黄柏各 9 g。

补肾阳常用药：见温补肾阳法；补肾阴常用药，见滋补肾阴法。

平补肾虚常用药，熟地 24 g，枸杞子 15 g，菟丝子 12 g，杜仲 15 g，山药 15 g，五味子 10 g，鹿角胶 12 g(烊化)。

(十一)益气固卫法

常用于各种肾脏病恢复期，也可预防泌尿道的感染。

处方举例：玉屏风散，黄芪 18 g，防风 6 g，白术 9 g。

益气固卫常用药：黄芪 18 g，党参 15 g，白术 8 g，防风 6 g。

(十二)健脾益气法

常用于小儿肾脏病恢复期。

处方举例：补中益气汤，黄芪 18 g，党参、白术、炙甘草各 9 g，当归、陈皮、升麻、柴胡各 6 g。

健脾益气常用药：黄芪 18 g，党参 15 g，白术 9 g，山药 30 g，茯苓 12 g，薏苡仁 15 g，莲子 9 g，炙甘草 6 g，大枣 5 枚。

二、祛邪类

(一)温肾泄浊法

本法用于各种肾脏病晚期，脾肾虚甚且瘀毒内留。

处方举例：尿毒症辅助方，生大黄 12 g，(后下)，生牡蛎 30 g(先煎)，麦冬 15 g，丹参 20 g，赤芍 5 g，桂枝 5 g。

温肾泄浊常用药：大黄 10～15 g，附子 6 g，干姜 10 g，人参 10 g，麦冬 10 g，生牡蛎 30 g，枳实 10 g，丹参 20 g，赤芍 12 g，红花 12 g，蒲公英 15 g，桂枝 6 g，陈皮 10 g，半夏 10 g，白蔻仁 8 g。

(二)渗利水湿法

适用于各种肾脏病有水肿表现者，本法仅为暂时性治疗，不可久用。

处方举例：五苓散，泽泻 15 g，白术 9 g，茯苓 9 g，猪苓 9 g，桂枝 6 g。

常用渗湿利水药：猪苓 12 g，茯苓 12 g，车前子 15 g(包煎)，泽泻 10 g，白蔻仁 15 g，冬瓜子 15 g，赤小豆 15 g。

（三）疏风宣肺法

用于慢性肾炎，肾病综合征等病治疗中或治疗后恢复过程中感受外邪者。

处方举例：银翘散，银花 16 g，连翘 12 g，竹叶 8 g，荆芥 8 g，淡豆豉 8 g，桔梗 8 g，芦根 18 g，薄荷 8 g（后下），桑叶 12 g，竹叶 10 g，蝉衣 12 g，柴胡 12 g，葛根 12 g。

（四）活血化瘀法

用于慢性肾脏病有瘀血证候者。

处方举例：桃红四物汤，桃仁 9 g，红花 9 g，当归 9 g，川芎 6 g，赤芍 9 g，生地 6 g。

常用活血化瘀药：丹参 20 g，赤芍、红花、桃仁、丹皮各 12 g，川芎 6 g，牛膝 10 g，鸡血藤 30 g，大黄 12 g（后下），桂枝 8 g，山楂 15 g，三棱、莪术各 10 g，王不留行 15 g，益母草 20 g。

（五）清热通淋法

用于急、慢性肾炎出现下焦湿热证候者。

处方举例：八正散，萹蓄、瞿麦各 18 g，山栀、车前子各 9 g（包煎），灯心草、木通、滑石各 8 g，甘草梢 6 g，生大黄 12 g（后下）。

清热通淋常用药：黄柏 8 g，山栀子 6 g，车前子 15 g（包煎），土茯苓 12 g，萹蓄 18 g，瞿麦 18 g，滑石 12 g（包煎），石韦 12 g。

（王丰军）

第十章
肾脏病的血液净化疗法

血液净化(blood purification)是指应用物理、化学或免疫等方法清除体内过多水分及血中代谢废物、毒物、自身抗体、免疫复合物等致病物质,同时补充人体所需的电解质和碱基,以维持机体水、电解质和酸碱平衡。它包括了一组原理不同的技术。腹膜透析、血液透析、血液滤过等方法治疗终末期肾病及急性肾损伤,替代部分的肾脏排泄功能,是脏器功能替代治疗中最为成功的范例。后来发展应用的血液灌流主要治疗药物和毒物中毒、肝功能衰竭等;血浆置换则治疗一些自身免疫性疾病、高胆红素血症、高脂血症等;能特异性清除自身抗体等致病物质的免疫吸附疗法也已应用于临床并取得了一定的疗效。

第一节 水和溶质清除的原理

一、水分清除

水清除统称为超滤,有两种方式。半透膜两侧溶液中的水可由渗透压低侧向渗透压高侧移动,称为渗透;而液体由静水压高侧向静水压低侧(在血液侧施加正压或透析液侧给予负压)移动,称为对流。半透膜两侧的静水压差称为跨膜压(transmembrane pressure,TMP)。渗透作用的水清除量与半透膜两侧溶液渗透压差有关;而对流作用的水清除量则与半透膜两侧静水压差有关。超滤过程伴随有溶质的清除。

二、溶质清除

(一)扩散和对流

半透膜两侧溶液中溶质从化学浓度高侧向浓度低侧转运,称为扩散。而在对流过程中水移动的同时伴有溶质的同方向移动。

扩散作用清除溶质的驱动力为膜两侧溶液中溶质的化学浓度差。溶质清除量与溶质及半透膜的特性有关。前者包括溶质的浓度、分子量、分子的形状和所带电荷、脂溶性等。后者包括膜孔的大小及数量、几何构型、分布;半透膜的面积和厚度;半透膜的表面特性如所带电荷、亲水性等。

超滤作用清除溶质的驱动力为膜两侧的静水压差或渗透压差。超滤过程中溶质的清除是被动的,且滤出液溶质浓度与原溶液相等。超滤的溶质清除量主要与超滤率和筛系数有关。前者指溶液的清除量,与半透膜超滤系数(Kuf)及静水压差和(或)渗透压差有关,Kuf代表半透膜对水的通透性能。筛系数指半透膜对溶质的通透性。

(二)吸附

通过正、负电荷的相互作用或范德华力的作用,溶质与固定吸附剂(临床常用树脂和活性炭)结合而被清除,称为吸附。当吸附剂上固定某种溶质的抗体,溶质作为抗原与吸附剂上抗体结合而被清除,称为免疫吸附。另外,一些特殊半透膜或吸附剂,能特异性地与需清除物质分子表面的一些化学基团结合,从而特异性地清除致病物质。

（三）分离

利用孔径较大的半透膜或离心的方法，将血浆与血细胞分离，弃除血浆（带有致病物质），而血细胞回输体内，并补充必要的清蛋白、凝血因子、水和电解质，称为分离。

（刘　玉）

第二节　血液透析

一、定义及概述

利用弥散、超滤和对流原理清除血液中有害物质和过多水分，是最常用的肾脏替代治疗方法之一，也可用于治疗药物或毒物中毒等。

二、患者血液透析治疗前准备

（一）加强专科随访

（1）CKD4 期［估算肾小球滤过率 eGFR＜30 mL/(min·1.73 m^2)］患者均应转至肾脏专科随访。

（2）建议每 3 个月评估一次 eGFR。

（3）积极处理并发症和合并症。①贫血：建议外周血 Hb＜100 g/L 开始促红细胞生成素治疗。②骨病和矿物质代谢障碍：应用钙剂和（或）活性维生素 D 等治疗，建议维持血钙 2.1～2.4 mmol/L、血磷 0.9～1.5 mmol/L、血 iPTH 70～110 pg/mL。③高血压：应用降压药治疗，建议控制血压于 17.3/10.7 kPa (130/80 mmHg) 以下。④其他：纠正脂代谢异常、糖代谢异常和高尿酸血症等。

（二）加强患者教育，为透析治疗做好思想准备

（1）教育患者纠正不良习惯，包括戒烟、戒酒及饮食调控。

（2）当 eGFR＜20 mL/(min·1.73 m^2) 或预计 6 个月内需接受透析治疗时，对患者进行透析知识宣教，增强其对透析的了解，消除顾虑，为透析治疗做好思想准备。

（三）对患者进行系统检查及评估，决定透析模式及血管通路方式

（1）系统病史询问及体格检查。

（2）进行心脏、肢体血管、肺、肝、腹腔等器官组织检查，了解其结构及功能。

（3）在全面评估基础上，制订患者病历档案。

（四）择期建立血管通路

（1）对于 eGFR＜30 mL/(min·1.73 m^2) 患者进行上肢血管保护教育，以避免损伤血管，为以后建立血管通路创造好的血管条件。

（2）血管通路应于透析前合适的时机建立。

（3）对患者加强血管通路的维护、保养、锻炼教育。

（4）建立血管通路。

（5）定期随访、评估及维护保养血管通路。

（五）患者 eGFR＜15 mL/(min·1.73 m^2) 时，应更密切随访

（1）建议每 2～4 周进行一次全面评估。

（2）评估指标包括症状、体征、肾功能、血电解质（血钾、血钙、血磷等）及酸碱平衡（血 HCO_3^-、或 CO_2CP、动脉血气等）、Hb 等指标，以决定透析时机。

（3）开始透析前应检测患者肝炎病毒指标、HIV 和梅毒血清学指标。

（4）开始透析治疗前应对患者凝血功能进行评估，为透析抗凝方案的决定做准备。

（5）透析治疗前患者应签署知情同意书。

三、适应证及禁忌证

患者是否需要血液透析治疗应由有资质的肾脏专科医师决定。肾脏专科医师负责患者的筛选、治疗方案的确定等。

1.适应证

(1)终末期肾病透析指征：非糖尿病肾病 eGFR＜10 mL/(min·1.73 m^2)；糖尿病肾病 eGFR＜15 mL/(min·1.73m^2)。

当有下列情况时，可酌情提前开始透析治疗：严重并发症，经药物治疗等不能有效控制者，如容量过多包括急性心力衰竭、顽固性高血压；高钾血症；代谢性酸中毒；高磷血症；贫血；体重明显下降和营养状态恶化，尤其是伴有恶心、呕吐等。

(2)急性肾损伤。

(3)药物或毒物中毒。

(4)严重水、电解质和酸碱平衡紊乱。

(5)其他：如严重高热、低体温等。

2.禁忌证

无绝对禁忌证，但下列情况应慎用。

(1)颅内出血或颅内压增高。

(2)药物难以纠正的严重休克。

(3)严重心肌病变并有难治性心力衰竭。

(4)活动性出血。

(5)精神障碍不能配合血液透析治疗。

四、血管通路的建立

临时或短期血液透析患者可以选用临时中心静脉置管血管通路，需较长期血液透析患者应选用长期血管通路。

五、透析处方确定及调整

(一)首次透析患者(诱导透析期)

1.透析前准备

透析前应有肝炎病毒、HIV 和梅毒血清学指标，以决定透析治疗分区及血透机安排。

2.确立抗凝方案

(1)治疗前患者凝血状态评估：评估内容包括患者出血性疾病发生的危险、临床上血栓栓塞性疾病发生的危险和凝血指标的检测。

(2)抗凝剂的合理选择：①对于临床上没有出血性疾病的发生和风险；没有显著的脂代谢和骨代谢的异常；血浆抗凝血酶Ⅲ活性在50%以上；血小板计数、血浆部分凝血活酶时间、凝血酶原时间、国际标准化比值、D-双聚体正常或升高的患者，推荐选择普通肝素作为抗凝药物。②对于临床上没有活动性出血性疾病，血浆抗凝血酶Ⅲ活性在50%以上，血小板数量基本正常；但脂代谢和骨代谢的异常程度较重，或血浆部分凝血活酶时间、凝血酶原时间和国际标准化比值轻度延长具有潜在出血风险的患者，推荐选择低分子肝素作为抗凝药物。③对于临床上存在明确的活动性出血性疾病或明显的出血倾向，或血浆部分凝血活酶时间、凝血酶原时间和国际标准化比值明显延长的患者，推荐选择阿加曲班、枸橼酸钠作为抗凝药物，或采用无抗凝剂的方式实施血液净化治疗。④对于以糖尿病肾病、高血压性肾损害等疾病为原发疾病，临床上心血管事件发生风险较大，而血小板数量正常或升高、血小板功能正常或亢进的患者，推荐每天给予抗血小板药物作为基础抗凝治疗。⑤对于长期卧床具有血栓栓塞性疾病发生的风险，国际标准化比值较低、血浆 D-双聚体水平升高，血浆抗凝血酶Ⅲ活性在50%以上的患者，推荐每天给予低分子肝素作为基础抗凝治疗。⑥合并肝素诱发的血小板减少症，或先天性、后天性抗凝血酶Ⅲ活性在50%以下的患者，推荐选择阿加曲班或枸橼酸钠作为抗凝药物。此时不宜选择普通肝素或低分子肝素作为抗凝剂。

(3)抗凝方案。①普通肝素：一般首剂量0.3～0.5 mg/kg，追加剂量5～10 mg/h，间歇性静脉注射或持续性静脉输注（常用）；血液透析结束前30～60 min停止追加。应依据患者的凝血状态个体化调整剂量。②低分子肝素：一般选择60～80 U/kg，推荐在治疗前20～30 min静脉注射，无需追加剂量。③局部枸橼酸抗凝：枸橼酸浓度为4%～46.7%，以临床常用的4%枸橼酸钠为例。4%枸橼酸钠180 mL/h滤器前持续注入，控制滤器后的游离钙离子浓度0.25～0.35 mmol/L；在静脉端给予0.056 mmol/L氯化钙生理盐水（10%氯化钙80 mL加入到1 000 mL生理盐水中）40 mL/h，控制患者体内游离钙离子浓度1.0～1.35 mmol/L；直至血液净化治疗结束。也可采用枸橼酸置换液实施。重要的是，临床应用局部枸橼酸抗凝时，需要考虑患者实际血流量，并应依据游离钙离子的检测相应调整枸橼酸钠（或枸橼酸置换液）和氯化钙生理盐水的输入速度。④阿加曲班：一般首剂量250 μg/kg、追加剂量2 μg/(kg·min)，或2 μg/(kg·min)持续滤器前给药，应依据患者血浆部分活化凝血酶原时间的监测，调整剂量。⑤无抗凝剂：治疗前给予0.4 mg/L(4 mg/dL)的肝素生理盐水预冲、保留灌注20 min后，再给予生理盐水500 mL冲洗；血液净化治疗过程每30～60 min，给予100～200 mL生理盐水冲洗管路和滤器。

(4)抗凝治疗的监测：由于血液净化患者的年龄、性别、生活方式、原发疾病以及合并症的不同，患者间血液凝血状态差异较大。因此，为确定个体化的抗凝治疗方案，应实施凝血状态监测。包括血液净化前、净化中和结束后凝血状态的监测。不同的药物有不同的监测指标。

(5)并发症处理：并发症主要包括抗凝不足引起的凝血而形成血栓栓塞性疾病、抗凝太过而导致的出血及药物本身的不良反应等。根据病因不同而做相应的处理。

3.确定每次透析治疗时间

建议首次透析时间不超过2～3 h，以后每次逐渐延长透析时间，直至达到设定的透析时间（每周2次透析者5.0～5.5 h/次，每周3次者4.0～4.5 h/次；每周总治疗时间不低于10 h）。

4.确定血流量

首次透析血流速度宜适当减慢，可设定为150～200 mL/min。以后根据患者情况逐渐调高血流速度。

5.选择合适膜面积透析器

首次透析应选择相对小面积透析器，以减少透析失衡综合征发生。

6.透析液流速

透析液流速可设定为500 mL/min。通常不需调整，如首次透析中发生严重透析失衡表现，可调低透析液流速。

7.透析液成分

透析液成分常不作特别要求，可参照透析室常规应用。但如果患者严重低钙，则可适当选择高浓度钙的透析液。

8.透析液温度

透析液温度常设定为36.5 ℃左右。

9.确定透析超滤总量和速度

根据患者容量状态及心肺功能、残肾功能等情况设定透析超滤量和超滤速度。建议每次透析超滤总量不超过体重的5%。存在严重水肿、急性肺水肿等情况时，超滤速度和总量可适当提高。在1～3个月逐步使患者透后体重达到理想的“干体重”。

10.透析频率

诱导透析期内为避免透析失衡综合征，建议适当调高患者每周透析频率。根据患者透前残肾功能，可采取开始透析的第1周透析3～5次，以后根据治疗反应及残肾功能、机体容量状态等，逐步过渡到每周2～3次透析。

(二)维持透析期

维持透析患者每次透析前均应进行症状和体征评估,观察有无出血,测量体重,评估血管通路,并定期进行血生化检查及透析充分性评估,以调整透析处方。

1.确立抗凝方案

2.超滤量及超滤速度设定

(1)干体重的设定:干体重是指透析后患者体内过多的液体全部或绝大部分被清除时的体重。由于患者营养状态等的变化会影响体重,故建议每 2 周评估一次干体重。

(2)每次透析前根据患者既往透析过程中血压和透析前血压情况、机体容量状况以及透前实际体重,计算需要超滤量。建议每次透析超滤总量不超过体重的 5%。存在严重水肿、急性肺水肿等情况时,超滤速度和总量可适当提高。

(3)根据透析总超滤量及预计治疗时间,设定超滤速度。同时在治疗中应密切监测血压变化,避免透析中低血压等并发症发生。

3.透析治疗时间

依据透析治疗频率,设定透析治疗时间。建议每周 2 次透析者为每次 5.0～5.5 h,每周 3 次者为 4.0～4.5 h/次,每周透析时间至少 10 h 以上。

4.透析治疗频率

一般建议每周 3 次透析;对于残肾功能较好[Kru 2 mL/(min · 1.73 m^2)以上]、每天尿量 200 mL 以上且透析间期体重增长不超过 3%～5%、心功能较好者,可予每周 2 次透析,但不作为常规透析方案。

5.血流速度

每次透析时,先予 150 mL/min 血流速度治疗 15 min 左右,如无不适反应,调高血流速度至 200～400 mL/min。要求每次透析时血流速度最低 200～250 mL/min。但存在严重心律失常患者,可酌情减慢血流速度,并密切监测患者治疗中心律的变化。

6.透析液设定

(1)每次透析时要对透析液流速、透析液溶质浓度及温度进行设定。

(2)透析液流速:一般设定为 500 mL/min。如采用高通量透析,可适当提高透析液流速至800 mL/min。

(3)透析液溶质浓度。①钠浓度:常为 135～140 mmol/L,应根据血压情况选择。顽固高血压时可选用低钠透析液,但应注意肌肉抽搐、透析失衡综合征及透析中低血压或高血压的发生危险;反复透析中低血压可选用较高钠浓度透析液,或透析液钠浓度由高到低的序贯钠浓度透析,但易并发口渴、透析间期体重增长过多、顽固性高血压等。②钾浓度:为 0～4.0 mmol/L,常设定为 2.0 mmol/L。对慢性透析患者,根据患者血钾水平、存在心律失常等合并症或并发症、输血治疗、透析模式(如每日透析者可适当选择较高钾浓度透析液)情况,选择合适钾浓度透析液。过低钾浓度透析液可引起血钾下降过快,并导致心律失常甚至心搏骤停。③钙浓度:常用透析液钙浓度为 1.25～1.75 mmol/L。透析液钙浓度过高易引起高钙血症,并导致机体发生严重异位钙化等并发症,因此当前应用最多的是钙浓度为 1.25 mmol/L 的透析液。当存在高钙血症、难以控制的继发性甲旁亢时,选用低钙透析液,但建议联合应用活性维生素 D 和磷结合剂治疗;血 iPTH 水平过低时也应选用相对低浓度钙的透析液;当透析中反复出现低钙抽搐、血钙较低、血管反应性差导致反复透析低血压时,可短期选用高钙透析液,但此时应密切监测血钙、血磷、血 iPTH 水平,并定期评估组织器官的钙化情况,防止出现严重骨盐代谢异常。

(4)透析液温度:为 35.5℃～36.5 ℃,常设定为 36.5 ℃。透析中常不对透析液温度进行调整。但如反复发作透析低血压且与血管反应性有关,可适当调低透析液温度。对于高热患者,也可适当调低透析液温度,以达到降低体温作用。

六、血液透析操作

血液透析操作流程见图 10-1。

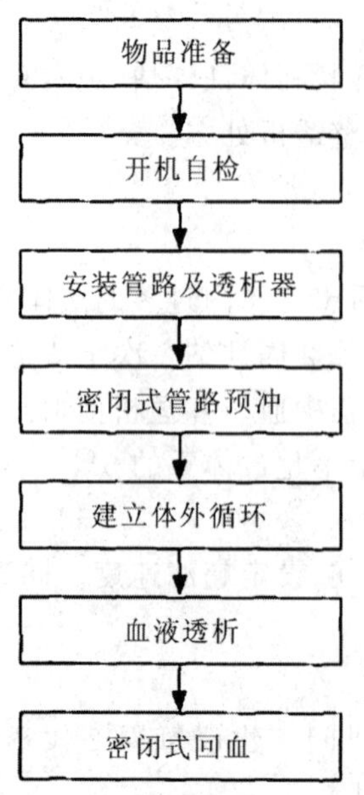

图 10-1　血液透析操作流程

操作步骤如以下几个方面。

(一)物品准备

血液透析器、血液透析管路、穿刺针、无菌治疗巾、生理盐水、碘伏和棉签等消毒物品、止血带、一次性手套、透析液等。

护士治疗前应核对 A、B 浓缩透析液浓度、有效期；检查 A、B 透析液连接。

(二)开机自检

(1)检查透析机电源线连接是否正常。

(2)打开机器电源总开关。

(3)按照要求进行机器自检。

(三)血液透析器和管路的安装

(1)检查血液透析器及透析管路有无破损，外包装是否完好。

(2)查看有效日期、型号。

(3)按照无菌原则进行操作。

(4)安装管路顺序按照体外循环的血流方向依次安装。

(四)密闭式预冲

(1)启动透析机血泵 80～100 mL/min，用生理盐水先排净透析管路和透析器血室(膜内)气体。生理盐水流向为动脉端→透析器→静脉端，不得逆向预冲。

(2)将泵速调至 200～300 mL/min，连接透析液接头与透析器旁路，排净透析器透析液室(膜外)气体。

(3)生理盐水预冲量应严格按照透析器说明书中的要求；若需要进行闭式循环或肝素生理盐水预冲，应在生理盐水预冲量达到后再进行。

(4)推荐预冲生理盐水直接流入废液收集袋中，并且废液收集袋放于机器液体架上，不得低于操作者腰部以下；不建议预冲生理盐水直接流入开放式废液桶中。

(5)冲洗完毕后根据医嘱设置治疗参数。

(五)建立体外循环(上机)

1.操作流程

如图 10-2。

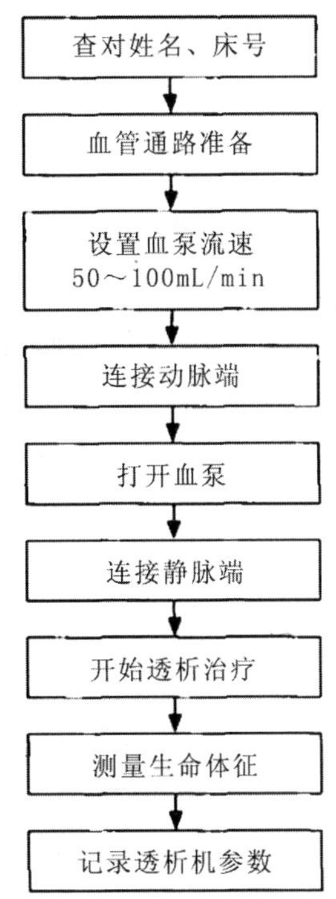

图 10-2　建立体外循环操作流程

2.血管通路准备

(1)动静脉内瘘穿刺。①检查血管通路:有无红肿、渗血、硬结,并摸清血管走向和搏动。②选择穿刺点后,用碘伏消毒穿刺部位。③根据血管的粗细和血流量要求等选择穿刺针。④采用阶梯式、纽扣式等方法,以合适的角度穿刺血管。先穿刺静脉、再穿刺动脉,以动脉端穿刺点距动静脉内瘘口 3 cm 以上、动静脉穿刺点的距离 10 cm 以上为宜,固定穿刺针。根据医嘱推注首剂量肝素(使用低分子肝素作为抗凝剂,应根据医嘱上机前静脉一次性注射)。

(2)中心静脉留置导管连接。①准备碘伏消毒棉签和医用垃圾袋。②打开静脉导管外层敷料。③患者头偏向对侧,将无菌治疗巾垫于静脉导管下。④取下静脉导管内层敷料,将导管放于无菌治疗巾上。⑤分别消毒导管和导管夹子,放于无菌治疗巾内。⑥先检查导管夹子处于夹闭状态,再取下导管肝素帽。⑦分别消毒导管接头。⑧用注射器回抽导管内封管肝素,推注在纱布上检查是否有凝血块,回抽量为动、静脉管各 2 mL 左右。如果导管回抽血流不畅时,认真查找原因,严禁使用注射器用力推注导管腔。⑨根据医嘱从导管静脉端推注首剂量肝素(使用低分子肝素作为抗凝剂,应根据医嘱上机前静脉一次性注射),连接体外循环。⑩医疗污物放于医疗垃圾桶中。

3.血液透析中的监测

(1)体外循环建立后,立即测量血压、脉搏,询问患者的自我感觉,详细记录在血液透析记录单上。

(2)自我查对。①按照体外循环管路走向的顺序,依次查对体外循环管路系统各连接处和管路开口处,未使用的管路开口应处于加帽密封和夹闭管夹的双保险状态。②根据医嘱查对机器治疗参数。

(3)双人查对:自我查对后,与另一名护士同时再次查对上述内容,并在治疗记录单上签字。

(4)血液透析治疗过程中,每小时 1 次仔细询问患者自我感觉,测量血压、脉搏,观察穿刺部位有无渗血、穿刺针有无脱出移位,并准确记录。

(5)如果患者血压、脉搏等生命体征出现明显变化,应随时监测,必要时给予心电监护。

(六)回血下机

1.基本方法

(1)消毒用于回血的生理盐水瓶塞和瓶口。

(2)插入无菌大针头,放置在机器顶部。

(3)调整血液流量至50～100 mL/min。

(4)关闭血泵。

(5)夹闭动脉穿刺针夹子,拔出动脉针,按压穿刺部位。

(6)拧下穿刺针,将动脉管路与生理盐水上的无菌大针头连接。

(7)打开血泵,用生理盐水全程回血。回血过程中,可使用双手揉搓透析器,但不得用手挤压静脉端管路;当生理盐水回输至静脉壶、安全夹自动关闭后,停止继续回血;不宜将管路从安全夹中强制取出,将管路液体完全回输至患者体内(否则易发生凝血块入血或空气栓塞)。

(8)夹闭静脉管路夹子和静脉穿刺针处夹子,拔出静脉针,压迫穿刺部位2～3 min。

(9)用弹力绷带或胶布加压包扎动、静脉穿刺部位10～20 min后,检查动、静脉穿刺针部位无出血或渗血后松开包扎带。

(10)整理用物。

(11)测量生命体征,记录治疗单,签名。

(12)治疗结束嘱患者平卧10～20 min,生命体征平稳,穿刺部位无出血,听诊内瘘杂音良好。

(13)向患者交代注意事项,送患者离开血液净化中心。

2.推荐密闭式回血下机

(1)调整血液流量至50～100 mL/min。

(2)打开动脉端预冲侧管,用生理盐水将残留在动脉侧管内的血液回输到动脉壶。

(3)关闭血泵,靠重力将动脉侧管近心侧的血液回输入患者体内。

(4)夹闭动脉管路夹子和动脉穿刺针处夹子。

(5)打开血泵,用生理盐水全程回血。回血过程中,可使用双手揉搓滤器,但不得用手挤压静脉端管路。当生理盐水回输至静脉壶、安全夹自动关闭后,停止继续回血。不宜将管路从安全夹中强制取出,将管路液体完全回输至患者体内(否则易发生凝血块入血或空气栓塞)。

(6)夹闭静脉管路夹子和静脉穿刺针处夹子。

(7)先拔出动脉内瘘针,再拔出静脉内瘘针,压迫穿刺部位2～3 min。用弹力绷带或胶布加压包扎动、静脉穿刺部位10～20 min后,检查动、静脉穿刺针部位无出血或渗血后松开包扎带。

(8)整理用物。

(9)测量生命体征,记录治疗单,签名。

(10)治疗结束嘱患者平卧10～20 min,生命体征平稳,穿刺点无出血。

(11)听诊内瘘杂音良好。

(12)向患者交代注意事项,送患者离开血液净化中心。

七、透析患者的管理及监测

加强维持性血液透析患者的管理及监测是保证透析效果、提高患者生活质量、改善患者预后的重要手段,包括建立系统而完整的病历档案和透析间期患者的教育管理,定期监测、评估各种并发症和合并症情况,并做出相应处理。

(一)建立系统完整的病历档案

应建立透析病史,记录患者原发病、并发症和合并症情况,并对每次透析中出现的不良反应、平时的药物及其他器械等治疗情况、患者的实验室和影像学检查结果进行记录。有利于医护人员全面了解患者病情,调整治疗方案,最终提高患者生活质量和长期生存率。

(二)透析间期的患者管理

(1)加强教育,纠正不良生活习惯。包括戒烟、戒酒、生活规律等。

(2)饮食控制。包括控制水和钠盐摄入,使透析间期体重增长不超过5%或每日体重增长不超过

1 kg；控制饮食中磷的摄入，少食高磷食物；控制饮食中钾的摄入，以避免发生高钾血症。保证患者每日蛋白质摄入量达到 1.0～1.2 g/kg，并保证足够的糖类摄入，以避免出现营养不良。

(3)指导患者记录每日尿量及每日体重情况，并保证大便通畅；教育患者有条件时每日测量血压情况并记录。

(4)指导患者维护和监测血管通路。对采用动静脉内瘘者每日应对内瘘进行检查，包括触诊检查有无震颤，也可听诊检查有无杂音；对中心静脉置管患者每日应注意置管部位出血、局部分泌物和局部出现不适表现等，一旦发现异常应及时就诊。

（三）并发症和合并症定期评估与处理

常规监测指标及其检测频率如下(表 10-1)。

表 10-1　血液透析患者常规监测指标及评估频率

指标	推荐频率
血常规，肝、肾功能，血电解质（包括血钾、血钙、血磷、HCO_3^- 或 CO_2CP 等）	每月 1 次
血糖、血脂等代谢指标	每 1～3 个月(有条件者)
铁状态评估血	3 个月 1 次
iPTH 水平	3 个月 1 次
营养及炎症状态评估	3 个月 1 次
Kt/V 和 URR 评估	3 个月 1 次
传染病学指标必须检查（包括乙肝、丙肝、HIV 和梅毒血清学指标）	开始透析 6 个月内，应每 1～3 个月 1 次；维持透析超过 6 个月，应 6 个月 1 次
心血管结构和功能	6～12 个月 1 次
内瘘血管检查评估	

1.血常规、肾功能、血电解质（包括血钾、血钙、血磷、HCO_3^- 或 CO_2CP 等）等指标

建议每月检测 1 次。一旦发现异常应及时调整透析处方和药物治疗。血糖和血脂等代谢指标，建议有条件者每 1～3 个月检测 1 次。

2.铁指标

建议每 3 个月检查 1 次。一旦发现血清铁蛋白低于 200 ng/mL 或转铁蛋白饱和度低于 20%，需补铁治疗；如血红蛋白(Hb)低于 110 g/L，则应调整促红细胞生成素用量，以维持 Hb 于 110～120 g/L。

3.iPTH 监测

建议血 iPTH 水平每 3 个月检查 1 次。要求血清校正钙水平维持在正常低限，为2.10～2.37 mmol/L (8.4～9.5 mg/dL)；血磷水平维持在 1.13～1.78 mmol/L(3.5～5.5 mg/dL)；血钙磷乘积维持在 55 mg/dL 及以下；血 iPTH 维持在 150～300 pg/mL。

4.整体营养评估及炎症状态评估

建议每 3 个月评估 1 次。包括血清营养学指标、血 hsCRP 水平、nPCR 及与营养相关的体格检查指标等。

5.Kt/V 和 URR 评估

建议每 3 个月评估 1 次。要求 spKt/V 至少 1.2，目标为 1.4；URR 至少 65%，目标为 70%。

6.传染病学指标

必须检查。包括肝炎病毒标记、HIV 和梅毒血清学指标。要求开始透析不满 6 个月患者，应每 1～3 个月检测 1 次；维持性透析 6 个月以上患者，应每 6 个月检测 1 次。

7.心血管结构和功能测定

包括心电图、心脏超声波、外周血管彩色超声波等检查。建议每 6～12 个月 1 次。

8.内瘘血管检查评估

每次内瘘穿刺前均应检查内瘘皮肤、血管震颤、有无肿块等改变。并定期进行内瘘血管流量、血管壁彩色超声等检查。

八、血液透析并发症及处理

(一)透析中低血压

透析中低血压是指透析中收缩压下降超过 2.7 kPa(20 mmHg)或平均动脉压降低 1.3 kPa(10 mmHg)以上,并有低血压症状。其处理程序如下。

1.紧急处理

对有症状的透析中低血压应立即采取措施处理。

(1)采取头低位。

(2)停止超滤。

(3)补充生理盐水 100 mL,或 20%甘露醇、或清蛋白溶液等。

(4)上述处理后,如血压好转,则逐步恢复超滤,期间仍应密切监测血压变化;如血压无好转,应再次予以补充生理盐水等扩容治疗,减慢血流速度,并立即寻找原因,对可纠正诱因进行干预。如上述处理后血压仍快速降低,则需应用升压药物治疗,并停止血透,必要时可以转换治疗模式,如单纯超滤、血液滤过或腹膜透析。其中最常采用的技术是单纯超滤与透析治疗结合的序贯治疗。如临床治疗中开始先进行单纯超滤,然后再透析,称为序贯超滤透析;如先行透析,然后再行单纯超滤,称为序贯透析超滤。

2.积极寻找透析中低血压原因

为紧急处理及以后预防提供依据。常见原因有以下几种。

(1)容量相关性因素:包括超滤速度过快[0.35 mL/(kg・min)]、设定的干体重过低、透析机超滤故障或透析液钠浓度偏低等。

(2)血管收缩功能障碍:包括透析液温度较高、透前应用降压药物、透析中进食、中重度贫血、自主神经功能障碍(如糖尿病神经病变患者)及采用醋酸盐透析者。

(3)心脏因素:如心脏舒张功能障碍、心律失常(如房颤)、心脏缺血、心脏压塞、心肌梗死等。

(4)其他少见原因:如出血、溶血、空气栓塞、透析器反应、脓毒血症等。

3.预防

(1)建议应用带超滤控制系统的血透机。

(2)对于容量相关因素导致的透析低血压患者,应限制透析间期钠盐和水的摄入量,控制透析间期体重增长不超过 5%;重新评估干体重;适当延长每次透析时间(如每次透析延长 30min)等。

(3)与血管功能障碍有关的透析低血压患者,应调整降压药物的剂量和给药时间,如改为透析后用药;避免透析中进食;采用低温透析或梯度钠浓度透析液进行透析;避免应用醋酸盐透析,采用碳酸氢盐透析液进行透析。

(4)心脏因素导致的应积极治疗原发病及可能的诱因。

(5)有条件时可应用容量监测装置对患者进行透析中血容量监测,避免超滤速度过快。

(6)如透析中低血压反复出现,而上述方法无效,可考虑改变透析方式,如采用单纯超滤、序贯透析和血液滤过,或改为腹膜透析。

(二)肌肉痉挛

肌肉痉挛多出现在每次透析的中后期。一旦出现应首先寻找诱因,然后根据原因采取处理措施,并在以后的透析中采取措施,预防再次发作。

1.寻找诱因

寻找诱因是处理的关键。透析中低血压、低血容量、超滤速度过快及应用低钠透析液治疗等导致肌肉血流灌注降低是引起透析中肌肉痉挛最常见的原因;血电解质紊乱和酸碱失衡也可引起肌肉痉挛,如低镁血症、低钙血症、低钾血症等。

2.治疗

根据诱发原因酌情采取措施，可快速输注生理盐水 100 mL(可酌情重复)、高渗葡萄糖溶液或甘露醇溶液，对痉挛肌肉进行外力挤压按摩也有一定疗效。

3.预防

针对可能的诱发因素，采取措施。

(1)防止透析低血压发生及透析间期体重增长过多，每次透析间期体重增长不超过干体重的 5%。

(2)适当提高透析液钠浓度，采用高钠透析或序贯钠浓度透析。但应注意患者血压及透析间期体重增长。

(3)积极纠正低镁血症、低钙血症和低钾血症等电解质紊乱。

(4)鼓励患者加强肌肉锻炼。

(三)恶心和呕吐

1.积极寻找原因

常见原因有透析低血压、透析失衡综合征、透析器反应、糖尿病导致的胃轻瘫、透析液受污染或电解质成分异常(如高钠、高钙)等。

2.处理

(1)对低血压导致者采取紧急处理措施。

(2)在针对病因处理基础上采取对症处理，如应用止吐药。

(3)加强对患者的观察及护理，避免发生误吸事件，尤其是神志欠清者。

3.预防

针对诱因采取相应预防措施是避免出现恶心呕吐的关键，如采取措施避免透析中低血压发生。

(四)头痛

1.积极寻找原因

常见原因有透析失衡综合征、严重高血压和脑血管意外等。对于长期饮用咖啡者，由于透析中咖啡血浓度降低，也可出现头痛表现。

2.治疗

(1)明确病因，针对病因进行干预。

(2)如无脑血管意外等颅内器质性病变，可应用对乙酰氨基酚等止痛对症治疗。

3.预防

针对诱因采取适当措施是预防关键，包括应用低钠透析，避免透析中高血压发生，规律透析等。

(五)胸痛和背痛

1.积极寻找原因

常见原因是心绞痛(心肌缺血)，其他原因还有透析中溶血、低血压、空气栓塞、透析失衡综合征、心包炎、胸膜炎等。

2.治疗

在明确病因的基础上采取相应治疗。

3.预防

应针对胸背疼痛的原因采取相应预防措施。

(六)皮肤瘙痒

皮肤瘙痒是透析患者常见不适症状，有时严重影响患者生活质量。透析治疗会促发或加重症状。

1.寻找可能原因

尿毒症患者皮肤瘙痒发病机制尚不完全清楚，与尿毒症本身、透析治疗及钙磷代谢紊乱等有关。其中透析过程中发生的皮肤瘙痒需要考虑与透析器反应等变态反应有关。一些药物或肝病也可诱发皮肤瘙痒。

2.治疗

可采取适当的对症处理措施,包括应用抗组胺药物、外用含镇痛药的皮肤润滑油等。

3.预防

针对可能的原因采取相应的预防手段,包括控制患者血清钙、磷和iPTH于适当水平,避免应用一些可能会引起瘙痒的药物,使用生物相容性好的透析器和管路,避免应用对皮肤刺激大的清洁剂,应用一些保湿护肤品以保持皮肤湿度,衣服尽量选用全棉制品等。

(七)失衡综合征

失衡综合征是指发生于透析中或透析后早期,以脑电图异常及全身和神经系统症状为特征的一组病症,轻者可表现为头痛、恶心、呕吐及躁动,重者出现抽搐、意识障碍甚至昏迷。

1.病因

发病机制是由于血液透析快速清除溶质,导致患者血液溶质浓度快速下降,血浆渗透压下降,血液和脑组织液渗透压差增大,水向脑组织转移,从而引起颅内压增高、颅内pH改变。失衡综合征可以发生在任何一次透析过程中,但多见于首次透析、透前血肌酐和血尿素很高、快速清除毒素(如高效透析)等情况。

2.治疗

(1)轻者仅需减慢血流速度,以减少溶质清除,减轻血浆渗透压和pH过度变化。对伴肌肉痉挛者可同时输注高张盐水或高渗葡萄糖,并予相应对症处理。如经上述处理仍无缓解,则提前终止透析。

(2)重者(出现抽搐、意识障碍和昏迷)建议立即终止透析,并做出鉴别诊断,排除脑血管意外,同时予输注甘露醇。之后根据治疗反应予其他相应处理。透析失衡综合征引起的昏迷一般于24 h内好转。

3.预防

针对高危人群采取预防措施,是避免发生透析失衡综合征的关键。

(1)首次透析患者:避免短时间内快速清除大量溶质。首次透析血清尿素氮下降控制在30%～40%。建议采用低效透析方法,包括减慢血流速度、缩短每次透析时间(每次透析时间控制在2～3 h内)、应用面积小的透析器等。

(2)维持性透析患者:采用钠浓度曲线透析液序贯透析可降低失衡综合征的发生率。另外,规律和充分透析,增加透析频率、缩短每次透析时间等对预防有益。

(八)透析器反应

既往又名"首次使用综合征",但也见于透析器复用患者。临床分为两类:A型反应(变态反应型)和B型反应(表10-2)。其防治程序分别如下。

表10-2　透析器反应

	A型透析器反应	B型透析器反应
发生率	较低,<5次/10 000透析例次	3～5次/100透析例次
发生时间	多于透析开始后5 min内,部分迟至30 min	透析开始30～60 min
症状	程度较重,表现为皮肤瘙痒、荨麻疹、咳嗽、喷嚏、流清涕、腹痛腹泻、呼吸困难、休克、甚至死亡	轻微,表现胸痛和背痛
原因	环氧乙烷、透析膜材料、透析器复用、透析液受污染、肝素过敏、高敏人群及应用ACEI等	原因不清,可能与补体激活有关
处理	立即终止透析;夹闭血路管,丢弃管路和透析器中血液;严重者予抗组胺药、激素或肾上腺素药物治疗;需要时予心肺支持治疗	排除其他引起胸痛原因;予对症及支持治疗;吸氧;如情况好转则继续透析
预后	与原因有关,重者死亡	常于30～60 min后缓解
预防	避免应用环氧乙烷消毒透析器和管路;透析前充分冲洗透析器和管路;停用ACEI药物;换用其他类型透析器;采用无肝素透析等	换用合成膜透析器(生物相容性好的透析器);复用透析器可能有一定预防作用

1.A 型反应

主要发病机制为快速的变态反应，常于透析开始后 5 min 内发生，少数迟至透析开始后30 min。发病率不到 5 次/10 000 透析例次。依据反应轻重可表现为皮肤瘙痒、荨麻疹、咳嗽、喷嚏、流清涕、腹痛、腹泻，甚至呼吸困难、休克、死亡等。一旦考虑 A 型透析器反应，应立即采取处理措施，并寻找原因，采取预防措施，避免以后再次发生。

(1)紧急处理：①立即停止透析，夹闭血路管，丢弃管路和透析器中血液。②予抗组胺药、激素或肾上腺素药物治疗。③如出现呼吸循环障碍，立即予心脏呼吸支持治疗。

(2)明确病因：主要是患者对与血液接触的体外循环管路、透析膜等物质发生变态反应所致，可能的致病因素包括透析膜材料、管路和透析器的消毒剂(如环氧乙烷)、透析器复用的消毒液、透析液受污染、肝素过敏等。另外，有过敏病史及高嗜酸细胞血症、血管紧张素转换酶抑制药(ACEI)应用者，也易出现 A 型反应。

(3)预防措施：依据可能的诱因，采取相应措施。①透析前充分冲洗透析器和管路。②选用蒸汽或 γ 射线消毒透析器和管路。③进行透析器复用。④对于高危人群可于透前应用抗组胺药物，并停用 ACEI。

2.B 型反应

常于透析开始后 20～60 min 出现，发病率为 3～5 次/100 透析例次。其发作程度常较轻，多表现为胸痛和背痛。其诊疗过程如下。

(1)明确病因：透析中出现胸痛和背痛，首先应排除心脏等器质性疾病，如心绞痛、心包炎等。如排除后考虑 B 型透析器反应，则应寻找可能的诱因。B 型反应多认为是补体激活所致，与应用新的透析器及生物相容性差的透析器有关。

(2)处理：B 型透析器反应多较轻，予鼻导管吸氧及对症处理即可，常不需终止透析。

(3)预防：采用透析器复用及选择生物相容性好的透析器可预防部分 B 型透析器反应。

(九)心律失常

多数无症状。其诊疗程序如下。

(1)明确心律失常类型。

(2)找到并纠正诱发因素，常见的诱发因素有血电解质紊乱，如高钾血症或低钾血症、低钙血症等，酸碱失衡如酸中毒，心脏器质性疾病等。

(3)合理应用抗心律失常药物及电复律对于有症状或一些特殊类型心律失常如频发室性心律失常，需要应用抗心律失常药物，但应用时需考虑肾衰竭导致的药物蓄积。建议在有经验的心脏科医生指导下应用。

(4)严重者需安装起搏器，对于重度心动过缓及潜在致命性心律失常者可安装起搏器。

(十)溶血

表现为胸痛、胸部压迫感、呼吸急促、腹痛、发热、畏寒等。一旦发生应立即寻找原因，并采取措施予以处置。

1.明确病因

(1)血路管相关因素：如狭窄或梗阻等引起对红细胞的机械性损伤。

(2)透析液相关因素：如透析液钠过低，透析液温度过高，透析液受消毒剂、氯胺、漂白粉、铜、锌、甲醛、氟化物、过氧化氢、硝酸盐等污染。

(3)透析中错误输血。

2.处理

一旦发现溶血，应立即予以处理。

(1)重者应终止透析，夹闭血路管，丢弃管路中血液。

(2)及时纠正贫血，必要时可输新鲜全血，将 Hb 提高至许可范围。

(3)严密监测血钾，避免发生高钾血症。

3.预防

(1)透析中严密监测血路管压力,一旦压力出现异常,应仔细寻找原因,并及时处理。

(2)避免采用过低钠浓度透析及高温透析。

(3)严格监测透析用水和透析液,严格消毒操作,避免透析液污染。

(十一)空气栓塞

一旦发现应紧急处理,立即抢救。其处理程序如下。

1.紧急抢救

(1)立即夹闭静脉血路管,停止血泵。

(2)采取左侧卧位,并头和胸部低、脚高位。

(3)心肺支持,包括吸纯氧,采用面罩或气管插管。

(4)如空气量较多,有条件者可予右心房或右心室穿刺抽气。

2.明确病因

与任何可能导致空气进入管腔部位的连接松开、脱落有关,刺针脱落、管路接口松开或脱落等,另有部分与管路或透析器破损开裂等有关。

3.预防

空气栓塞一旦发生,死亡率极高。严格遵守血透操作规章操作,如动脉穿刺避免发生空气栓塞。

(1)上机前严格检查管路和透析器有无破损。

(2)做好内瘘针或深静脉插管的固定,透析管路之间、管路与透析器之间的连接。

(3)透析过程中密切观察内瘘针或插管、透析管路连接等有无松动或脱落。

(4)透析结束时不用空气回血。

(5)注意透析机空气报警装置的维护。

(十二)发热

透析相关发热可出现在透析中,表现为透析开始后 1～2 h 出现;也可出现在透析结束后。一旦血液透析患者出现发热,应首先分析与血液透析有无关系。如由血液透析引起,则应分析原因,并采取相应的防治措施。

1.原因

(1)多由致热原进入血液引起,如透析管路和透析器等复用不规范、透析液受污染等。

(2)透析时无菌操作不严,可引起病原体进入血液或原有感染因透析而扩散,而引起发热。

(3)其他少见原因如急性溶血、高温透析等也可出现发热。

2.处理

(1)对于出现高热患者,首先予对症处理,包括物理降温、口服退热药等,并适当调低透析液温度。

(2)考虑细菌感染时做血培养,并予抗生素治疗。通常由致热源引起者 24 h 内好转,如无好转应考虑是感染引起,应继续寻找病原体证据和抗生素治疗。

(3)考虑非感染引起者,可以应用小剂量糖皮质激素治疗。

3.预防

(1)在透析操作、透析管路和透析器复用中应严格规范操作,避免因操作引起致热原污染。

(2)有条件可使用一次性透析器和透析管路。

(3)透析前应充分冲洗透析管路和透析器。

(4)加强透析用水及透析液监测,避免使用受污染的透析液进行透析。

(十三)透析器破膜

1.紧急处理

(1)一旦发现应立即夹闭透析管路的动脉端和静脉端,丢弃体外循环中血液。

(2)更换新的透析器和透析管路进行透析。

(3)严密监测患者生命体征、症状和体征情况,一旦出现发热、溶血等表现,应采取相应处理措施。

2.寻找原因

(1)透析器质量问题。

(2)透析器储存不当,如冬天储存在温度过低的环境中。

(3)透析中因凝血或大量超滤等而导致跨膜压过高。

(4)对于复用透析器,如复用处理和储存不当、复用次数过多也易发生破膜。

3.预防

(1)透析前应仔细检查透析器。

(2)透析中严密监测跨膜压,避免出现过高跨膜压。

(3)透析机漏血报警等装置应定期检测,避免发生故障。

(4)透析器复用时应严格进行破膜试验。

(十四)体外循环凝血

1.原因

寻找体外循环发生凝血的原因是预防以后再次发生及调整抗凝剂用量的重要依据。凝血发生常与不用抗凝剂或抗凝剂用量不足等有关。另外如下因素易促发凝血,包括以下几个方面。

(1)血流速度过慢。

(2)外周血 Hb 过高。

(3)超滤率过高。

(4)透析中输血、血制品或脂肪乳剂。

(5)透析通路再循环过大。

(6)使用了管路中补液壶(引起血液暴露于空气、壶内产生血液泡沫或血液发生湍流)。

2.处理

(1)轻度凝血:常可通过追加抗凝剂用量,调高血流速度来解决。在治疗中仍应严密检测患者体外循环凝血变化情况,一旦凝血程度加重,应立即回血,更换透析器和管路。

(2)重度凝血:常需立即回血。如凝血重而不能回血,则建议直接丢弃体外循环管路和透析器,不主张强行回血,以免凝血块进入体内发生栓塞。

3.预防

(1)透析治疗前全面评估患者凝血状态、合理选择和应用抗凝剂是预防关键。

(2)加强透析中凝血状况的监测,并早期采取措施进行防治。包括:压力参数改变(动脉压力和静脉压力快速升高、静脉压力快速降低)、管路和透析器血液颜色变暗、透析器见小黑线、管路(动脉壶或静脉壶内)小凝血块出现等。

(3)避免透析中输注血液、血制品和脂肪乳等,特别是输注凝血因子。

(4)定期监测血管通路血流量,避免透析中再循环过大。

(5)避免透析时血流速度过低。如需调低血流速度,且时间较长,应加大抗凝剂用量。

九、血液透析充分性评估

对终末期肾病患者进行充分的血液透析治疗,是提高患者生活质量,减少并发症,改善预后的重要保证。对血液透析进行充分性评估是改进透析,保证透析质量的重要方法。

(一)血液透析充分性评价指标及其标准

广义的透析充分性指患者通过透析治疗达到并维持较好的临床状态,包括血压和容量状态、营养、心功能、贫血、食欲、体力、电解质和酸碱平衡、生活质量等。狭义的透析充分性指标主要是指透析对小分子溶质的清除,常以尿素为代表,即尿素清除指数 Kt/V[包括单室 Kt/V (spKt/V)、平衡 Kt/V(eKt/V)和每周标准 Kt/V(std-Kt/V)]和尿素下降率(URR)。

1.评价指标

(1)临床综合指标:临床症状如食欲、体力等;体征如水肿、血压等;干体重的准确评价;血液生化指标如血肌酐、尿素氮、电解质、酸碱指标;营养指标包括血清清蛋白等;影像学检查如心脏超声波检查等。

(2)尿素清除指标:URR、spKt/V、eKt/V 和 std-Kt/V。

2.充分性评估及其标准

达到如下要求即可认为患者得到了充分透析。

(1)患者自我感觉良好。

(2)透析并发症较少,程度较轻。

(3)患者血压和容量状态控制较好。透析间期体重增长不超过干体重 5%,透析前血压低于 18.7/12.0 kPa(140/90 mmHg),透析后血压低于 17.3/10.7 kPa(130/80 mmHg)。

(4)血电解质和酸碱平衡指标基本维持在正常范围。

(5)营养状况良好。

(6)血液透析溶质清除较好。具体标准见后。小分子溶质清除指标单次血透 URR 达到 65%,spKt/V达到 1.2;目标值 URR 70%,spKt/V 1.4。

(二)采取措施达到充分透析

(1)加强患者教育,提高治疗依从性,以保证完成每次设定透析时间及每周透析计划。

(2)控制患者透析间期容量增长。要求透析间期控制钠盐和水分摄入,透析间期体重增长不超过干体重的 5%,一般每日体重增长不超过 1 kg。

(3)定期评估和调整干体重。

(4)加强饮食指导,定期进行营养状况评估和干预。

(5)通过调整透析时间和透析频率、采用生物相容性和溶质清除性能好的透析器、调整透析参数等方式保证血液透析对毒素的有效充分清除。

(6)通过改变透析模式(如进行透析滤过治疗)及应用高通量透析膜等方法,努力提高血液透析对中大分子毒素的清除能力。

(7)定期对心血管、贫血、钙磷和骨代谢等尿毒症合并症或并发症进行评估,并及时调整治疗方案。

(三)Kt/V 测定及评估

Kt/V 是评价小分子溶质清除量的重要指标。主要是根据尿素动力学模型,通过测定透析前后血尿素水平并计算得来。目前常用的是 spKt/V、eKt/V 和 std-Kt/V,其中 spKt/V 因计算相对简单而应用较广。

1.spKt/V 计算

spKt/V=-In[透后血尿素/透前血尿素－0.008×治疗时间]＋[4－3.5×透后血尿素/透前血尿素]×(透后体重－透前体重)/透后体重

治疗时间单位:小时(h)。

2.eKt/V 计算

这是基于 spKt/V 计算得来。根据血管通路不同,计算公式也不同。

(1)动静脉内瘘者:eKt/V＝spKt/V(0.6×spKt/V)＋0.03。

(2)中心静脉置管者:eKt/V＝spKt/V－(0.47×spKt/V)＋0.02。

3.Kt/V 评价标准

当 Kru＜2 mL/(min・1.73 m^2)时,每周 3 次透析患者达到最低要求 spKt/V 1.2(或 eKt/V 1.0,不包括 Kru),相当于 stdKt/V 2.0;如每次透析时间短于 5 h,达到 URR 65%。目标值是 spKt/V 1.4(或 eKt/V 1.2,不包括 Kru),URR 70%。当 Kru 2 mL/(min・1.73 m^2)时,spKt/V 的最低要求可略有降低(表 10-3),目标值应该比最低要求高 15%。

表 10-3　不同残肾功能和透析频率时 spt/V 最低要求

透析次数(次/周)	Kru<2 mL/(minol.73 m²)	Kur 2 mL/(minol.73 m²)
2	不推荐	2.0 *
3	1.2	0.9
4	0.8	0.6
6	0.5	0.4

* 一般不推荐每周 2 次透析，除非 Kru>3 mL/(min・1.73 m²)。

(1)残肾尿素清除率(Kru)2 mL/(min・1.73 m²)时[相当于 GFR 4.0 mL/(min・1.73m²)]，spKt/V 的最低要求。①每周 3 次透析：spKt/V 需达到 1.2。②每周 4 次透析：spKt/V 需达到 0.8。

(2)Kru≥2 mL/(min・1.73 m²)时，spKt/V 的最低要求。①当 Kru 3 mL/(min・1.73 m²)时，可考虑每周 2 次透析，spKt/V 需达到 2.0。②每周 3 次透析，spKt/V 需达到 0.9。③每周 4 次透析，spKt/V 需达到 0.6。

为保证透析充分，要求无残肾功能、每周 3 次透析患者每次透析时间最少不能低于 3 h，每周透析时间需 10 h 以上。

4.血标本的留取

采取准确的抽血方法是保证精确评价患者 Kt/V 的前提。根据患者血管通路及抽血时间等的不同，操作规程如下。

(1)透析前抽血。①动静脉内瘘者：于透析开始前从静脉端内瘘穿刺针处直接抽血。②深静脉置管者：于透析前先抽取 10 mL 血液并丢弃后，再抽血样送检。避免血液标本被肝素封管溶液等稀释。

(2)透后抽血：为排除透析及透后尿素反弹等因素影响血尿素水平，要求在透析将结束时，采取如下抽血方法。①方法 1：首先设定超滤速度为 0，然后减慢血流速度至 50 mL/min 维持 10 s，停止血泵，于 20 S 内从动脉端抽取血标本。或首先设定超滤速度为 0，然后减慢血流速度至100 mL/min，15～30 S 后从动脉端抽取血标本。②方法 2：首先设定超滤速度为 0，然后将透析液设置为旁路，血流仍以正常速度运转 3～5 min后，从血路管任何部位抽取血标本。

5.Kt/V 监测

对于透析稳定患者，建议至少每 3 个月评估 1 次；对于不稳定患者，建议每月评估 1 次。

6.Kt/V 不达标的原因及处理

(1)原因分析。①治疗时间没有达到透析处方要求。如：透析中出现并发症而提前停止或中间暂停透析；患者晚到或因穿刺困难而影响治疗时间；透析机是否因报警等原因而使实际透析时间短于处方透析时间；提前终止透析。②分析绝对血流速度是否达到透析处方要求：因血管通路或透析并发症原因，透析中减慢了血流速度；血流速度相对降低如血管通路因素导致血流速度难以达到透析处方要求，此时虽然设定血流速度较高，但很大部分为再循环血流，为无效血流。③血标本采集不规范可影响 Kt/V 的估算：检查透前血标本采集是否规范，如是否在开始前采血、中心静脉导管患者抽取送检的血标本前是否把封管液全部抽出并弃除；检查透后抽血是否规范，如是否停止了超滤、血流速度是否调低或停止血泵、是否把透析液设置为旁路、血流调低后是否有一定的稳定时间再抽血；抽血部位是否正确。④应对透析器进行分析及检测：透析器内是否有凝血；透析器选择是否合适(如选择了小面积或 KoA 小的透析器)；是否高估了透析器性能，如透析器说明书上的清除率数据高于实际清除性能。⑤血液检测：如怀疑血液检测有问题，应该再次抽血重新检测，或送检其他单位；抽取的血样应尽快送检，否则会影响检测结果。⑥其他：透析液流速设置错误；错误关闭了透析液(使透析液旁路了)；患者机体内尿素分布异常，如心功能异常患者外周组织中尿素蓄积量增大。

(2)透析方案调整流程。①保证每次透析时间，必要时需要适当延长透析时间。②保证透析中血流速度达到处方要求。③严格规范采血，以准确评估 Kt/V。④定期评估血管通路，检测血流量及再循环情况。至少 3 个月检测 1 次。⑤合理选用透析器。⑥治疗中严密监测，包括管路和透析器凝血、各种压力监测结果、各种透析参数设置是否正确等。

(刘　玉)

第三节　单纯超滤和序贯透析

一、单纯超滤

单纯超滤指血液引入透析器后，不用透析液，单纯依赖增加负压，扩大透析膜跨膜压力差达到清除体内水分的目的。单纯超滤与常规透析时超滤不同，前者是依赖于静水压梯度和跨膜压差达到单纯超滤脱水，不进行透析；后者超滤系在透析的同时进行超滤，它除依赖于静水压梯度外，尚取决于透析液的渗透浓度。单纯超滤与血液滤过也不同，后者一次超滤出液体约 18～20 L，并同时从静脉径路内补充置换液；而单纯超滤是单纯清除 1～3 L 水分以减轻体液过多或以控制心力衰竭为目的，一般不需补液，由于超滤量相对少，不能满意清除潴留的溶质和纠正代谢性酸中毒，而体内丢失氨基酸、激素等显著少于血液滤过。

（一）方法

单纯超滤法的操作简单，将中空纤维透析器直立，动脉端朝上，透析液侧出口孔用橡皮塞封紧，透析液入口孔连接在负压瓶上（上有刻度），后者连接负压泵，当血液引入透析器时启动负压泵，以增加跨膜压差，液体依赖静水压梯度而被超滤入负压瓶内，一般用负压 20 mmHg；亦可使用透析机上配有的单纯超滤系统进行透析。1 小时可超滤水分 1 200～1 500 mL，共 1～2 小时。负压的大小应根据患者体液潴留多少、心力衰竭程度、血流量、个体耐受情况及透析膜耐压差等因素而定。

（二）临床应用

1.对中小分子量物质和水的清除

单纯超滤系血浆水在跨膜压力作用下通过半透膜被清除出体外，在这一过程中，血浆水中小于膜孔的溶质分子也随水分一起被动地被清除，但因单纯超滤清除体内水分 1～3 L，以减轻体液过多或控制心力衰竭为主要目的，由于超滤量较少，随水分被清除的溶质和中分子量物质有限，不能达到有效清除氮质、钾离子和纠正酸中毒的目的，如在单纯超滤前或后进行弥散透析，则可达到此目的。

2.对血流动力学的影响

单纯超滤为等张性脱水。其次，单纯超滤时血浆去甲肾上腺素及血浆肾素Ⅱ的含量均显著上升，此可能是单纯超滤不易发生低血压的原因。

3.适应证

单纯超滤法能迅速有效地清除体内过多水分，在 1～2 小时内控制或改善心力衰竭症状，疗效确切，操作方便，副反应少。因此，本疗法最适用于下列情况。①尿毒症性急性肺水肿或严重充血性心力衰竭的急救。②维持性血液透析的尿毒症患者，未能满意控制体液潴留者。③常规透析易发生低血压者。④老年患者、心血管状态不稳定者。⑤肾移植术前准备：有体液潴留的受肾者，术前超滤净脱水 2～3 L，以减轻心脏负荷能力，增加术中快速补液的耐受能力。

4.不良反应

(1)低血压：单纯超滤一般安全可靠，但过度或过快超滤脱水亦可发生低血压。

(2)心脏骤停：对重危患者，特别对终末期尿毒症患者伴心脏明显扩大或严重心力衰竭和急性肺水肿者，要掌握超滤量与速度，注意透析低氧血症的发生和程度，重危患者用单纯超滤纠正心力衰竭后不要立即转为弥散透析，以策安全。在整个治疗过程中仍应严密观察血压、心率和呼吸，以防止发生透析意外。

二、序贯透析

常规血液透析系将弥散和超滤两个过程同时进行。序贯超滤弥散透析（简称序贯透析）则是将超滤和弥散两个过程分别进行，即在单纯超滤时不进行弥散透析，只靠增加跨膜压力差，以清除体内水分；在单纯弥散时不用负压超滤脱水，只单纯清除溶质。这样可明显降低症状性低血压发生率，它特别适合于伴有心力衰竭或症状性低血压的急慢性肾衰竭患者的急救。

（一）方法

序贯透析在单纯超滤结束时，撤去负压瓶及泵，将透析器倒置，静脉端朝上，透析器的透析液孔连接到透析液供给装置，继续血液透析 3～5 小时。当然也可将弥散过程置于超滤之前。目前有行序贯透析的透析机，操作更方便。序贯透析时氮质清除效果与常规透析相同，水分清除多于常规透析，超滤总量也易控制，低血压发生率低，但因弥散与超滤分别进行，故每次治疗时间稍长于常规透析。

（二）临床应用

1.单纯超滤与血液透析的顺序

超滤与弥散透析顺序，视病况决定。一般在有明显体液潴留、心力衰竭时应先行单纯超滤，若有严重高钾血症、代谢性酸中毒时应先行弥散透析，无心力衰竭患者先弥散后超滤，低血压发生率更少。超滤后透析可获得较好的疗效，对少数病例无论先超滤或先透析均易引起低血压，这时应将超滤和血液透析隔时分开进行，以免透析不良反应的发生。

2.序贯透析适应证

序贯透析后体内潴留的氮质下降和二氧化碳结合力的上升均较单纯超滤显著，故除了急救目的或垂危病例不宜透析者外，凡能耐受单纯超滤的体液潴留尿毒症患者均可选择序贯透析，这样既能清除水分控制心衰症状，又能达到清除体内代谢废物、改善尿毒症症状的目的。

（刘　玉）

第四节　血液滤过

血液滤过使用具有良好性能的滤过器，在跨膜压作用下，在 4～5 小时内从体内均匀滤过出水分 20～25 L，并依靠输液装置从滤器的动脉端或静脉端同步输入与细胞外液成分相仿的等量或略低于超滤量的置换液。由于模拟了肾小球滤过和肾小球重吸收过程，所以血液滤过是一种更接近于生理状态的血液净化疗法，但超滤液中丢失一定量氨基酸、蛋白质和某些对体内有用的生物活性物质。血液滤过是一个对流过程，它对中分子物质的清除优于血液透析，因滤过量的限制，其对小分子物质的清除逊于常规血液透析。

一、方法

1.滤过器装置

目前常用的滤过器有瑞典 Gambro 的 FH55、费森尤斯的 F8（聚砜膜）及日本 Toray 的 BK16（聚丙烯酸甲酯膜 PMMA）等。此类滤过膜生物相容性相对好、滤过性能优良、去除中分子量物质多，能负荷的跨膜压力达 500 mmHg，每小时可超滤体内血浆水约 4～6 L。

2.调节输液速率平衡控制系统

可自动调节超滤量与补液量平衡，避免血容量不足或过多。动脉端输液（前稀释法）由于血液稀释，可滤过溶质的浓度减低，清除率下降，但非滤过物质不易在滤膜上形成覆盖层，故随着滤过时间延长不至于降低滤液量，滤出量和补入置换液量均增大；而静脉端输液的（后稀释法）主要优点为可滤过物质清除率高，但非滤过物质如蛋白质等易在滤膜上形成覆盖层，致使阻力增加，影响滤液量。目前多使用滤器静脉端的补液法。

3.置换液成分

补充液体成分应与血浆电解质成分相当。多数使用改良的复方氯化钠溶液，含电解质的浓度（mmol/L）为：钠 140，钾 2.0，钙 1.75，镁 1.0，氯 110，乳酸根 34；但乳酸盐系非生理性体液物质，故主张改补碳酸氢盐为宜，每次治疗所需补充碳酸氢盐量为体内所需估计量及从滤液中丢失碳酸氢盐量的总和。

4.滤过时间

每周 3 次，每次 4～5 小时，一般每次滤出液为 20～25 L，故每分钟超滤血浆水约为 80～100 mL。

二、原理

血液滤过是一个对流过程，即血浆内水分在跨膜压力差作用下通过滤过膜时，溶液中小于膜孔的溶质也随着血浆水分被动地转移到滤出液中，这就是溶质的对流转运。若每周滤出 60～75 L 滤出液，则其清除中小分子溶质量是相当可观的，可达到既清除水分又清除溶质的目的。由于它的置换液中缓冲碱可用碳酸氢盐代替，更符合生理状态，免疫学反应也少。

三、临床应用

1.对中小分子量物质和水的清除

血液滤过对大中分子量物质的清除显著优于血液透析，滤过量增加，清除的溶质也增多。溶质随滤过而被清除，清除率还与超滤率和膜的筛系数有关，一般溶质的筛系数在 0.6 以上属甚满意。血液滤过清除水分属等张性脱水，血浆渗透浓度不降低，且因血液浓缩，其胶体渗透压还有所增加，使细胞间质内水分向血管内移动，而细胞内水分则又向细胞间质转移，故可以认为血液滤过所清除的水分主要来自细胞内，而对有效循环血容量影响甚微。

2.血液滤过对血流动力学的影响

测定患者在血液滤过前后的各项血流动力学指标，结果表明血液滤过可使心排出量和心搏出量降低，但周围血管阻力增高，故血压保持稳定。此外，血液滤过对血氧、二氧化碳分压、血浆蛋白浓度等改变较一般透析的影响为少。

3.适应证

血液滤过是治疗慢性肾衰竭患者较为安全且有效的方法。适用于。①慢性肾衰患者采用常规维持性透析不能控制的体液过多、高血压和心力衰竭。②常规透析易发生低血压和失衡综合征者。③明显高磷血症或有严重继发性甲状旁腺功能亢进的患者，经血液滤过可清除较多的甲状旁腺激素，减轻肾性骨营养不良。

4.不良反应

(1)蛋白质和氨基酸的丢失：有报道血液滤过 5 小时可丢失氨基酸 4～6 g，蛋白质 1 g 左右，故应保证营养，提高蛋白质摄入。

(2)体内生物活性物质的丢失：长期血液滤过可丢失一定量的激素，如皮质素、胰岛素、生长激素，出现激素丢失综合征。此外尚丢失一定量体内必需的微量元素。

（刘　玉）

第五节　短时透析

以每周 12～15 小时透析时间为主要特征的标准血液透析已成为最主要的透析方式，但患者几乎每隔一天就要花费白天的一半时间在透析机旁，它不仅给患者的生活和工作带来诸多不便，增加精神压力，而且标准透析仍存在透析不充分问题，故透析界一直在探索由标准透析进一步缩短透析时间的方法和技术，以求提高透析效果和满足透析患者及其家属省时的期望。短时透析技术的发展，使这种愿望成为现实。20 世纪 90 年代起国内各大透析中心纷纷开展这一新技术，积累一定经验，但也发现一些不良反应，并增加了透析费用，因此，如何评价这一新技术亟待讨论。国外使用数年后发现并发症和死亡率略高于常规血透，故国内目前已很少采用。

一、短时透析的定义和种类

短时透析可将每周透析时间缩短到 6～9 小时，即由传统的每次 4～5 小时缩短为 3 小时或 2 小时。短时透析要求。①每次透析时间＜3 小时。②血流速＞300 mL/min。③尿素清除率＞210 mL/min 或

＞3 mL/(min・kg)。依照采用方法的特点，短时透析可分为以下几种。

(一)高效率透析(high efficiency dialysis，HED)

HED主要通过增加透析膜面积与血流速度来提高溶质(主要是小分子溶质)的清除率。高效率透析器在高血流速下，超滤率小于10mL/(h・mmHg)时尿素清除率较高，高效率透析器费用较低，常规铜仿膜可在较高的血流速下使尿素清除率达到较高的水平。采用碳酸氢盐透析和超滤控制系统，超滤量相当于治疗时所需的脱水量。

(二)高通量透析(high flux dialysis，HFD)

HFD是应用血液滤过器进行血液透析的一种技术。由于合成的高分子聚合膜具有很高的扩散性能和水通透性，血液与透析液之间有更多的和分子量更大的溶质进行转运，可清除分子量10～60 D的物质，如β_2-微球蛋白。高通量指溶质和(或)水高速率通过半透膜从血液侧向透析液侧移动。是否真正属高通量透析取决于所选用透析器膜的超滤系数[需大于15 mL/(h・mmHg)]，而非指血液与透析液的流量，当然若同时提高血液与透析液的流速，透析效果会进一步提高。用高通量透析技术，其溶质清除范围大于高效率透析。在净超滤增高时，反超滤及蛋白漏出会带来新的问题。此技术必须在有容量控制超滤的设备中应用，但不需要像血液滤过机那样复杂的设备，不补充置换液。因有可能出现反超滤，还必须保证透析液无菌和无致热原。

(三)血液透析滤过(hemodiafiltration，HDF)

HDF是将间断血液滤过与血液透析相结合的一种治疗方法。HDF结合了弥散和对流两种清除方式的优点，其总清除率比单纯血滤和血透都高。HDF的超滤量明显大于治疗期间体重的增加量，用后稀释法补充置换液，其目的是使清除的溶质大小与肾小球滤过的溶质大小相当。可以使用与高通量透析相同的滤器与设备。

二、短时透析的技术要求

(一)透析器

用于短时透析的透析器要求面积大(＞1.4 m^2)、阻力小，即使在血流速为400 mL/min时，血液在透析器内也能保持均匀分布，这样才能充分利用透析膜的表面积，以保持溶质交换。高通透性膜现有的材料分为三类，纤维素膜、非醋酸纤维素膜和高通量膜。三种膜材料均能清除小分子物质，但对于中分子物质，高通量膜的清除率及筛漏系数最高，生物相容性最优。改进的铜仿膜生物相容性明显提高，由于膜的厚度薄(5 μm)，水的通透性增加，对中分子物质的通透性提高20%。

(二)血流量

标准血液透析的血流量为200～250 mL/min，短时透析要求血流量增加至300～500 mL/min。最好是事先用超声多普勒进行检查。进行高速体外循环时必须有。①高质量血泵。②短而粗(14～15 G)的内瘘穿刺针。③短的血路管道。④成对的泵管。⑤范围较宽的压力报警系统。

(三)透析液流速

短时透析的透析液流速要求提高到600～700 mL/min，而一般的透析机当透析液流速超过500 mL/min时，透析液的配制、加温和压力都会出现问题，故应及时检测上述参数。

(四)透析液

进行短时透析时因有一定量的透析液反超滤到血液中，因此要求透析液无菌、无致热原，常用的方法是用滤器过滤透析液。流水线式置换液制备系统利用反渗水与浓缩液混合，经细菌滤器后制成透析液，临床证明该装置经济、安全。用未过滤的透析液透析前内毒素＜1 Eu/mL，透析后＞10 Eu/mL，而用过滤后的透析液透析前后的内毒素分别＜0.03 Eu/mL和＜0.5 Eu/mL，白介素－1和肿瘤坏死因子用过滤的透析液透析后亦明显降低。

(五)透析液中的缓冲剂

短时透析必须使用碳酸氢盐透析液，否则会导致醋酸盐过度负荷，发生血流动力学与代谢紊乱。此外，血与透析液中缓冲剂的浓度差、置换液中缓冲剂的浓度与输入量、反滤过量和血液的再循环量等均可影响酸碱平衡。

（六）超滤率

短时透析要求准确控制超滤液，以保证患者能耐受治疗。目前的血透机多采用容量或重量超滤控制系统。

（七）肝素

肝素泵必须能在高达1 000 mmHg的压力下保证精确的功能。若无此条件且治疗时间为2.5小时或更少，开始的肝素冲击量应轻度增加而不进行连续性肝素输入。

三、影响短时透析效果的因素

（一）透析效率降低

由于短时透析治疗时间短，若在治疗过程中发生报警、透析液短路、低血压、血管通路障碍等情况，即使时间不长，也会对透析效果产生明显的影响，因此必须认真仔细地监测上述情况。

（二）血流量

当血流量＞300 mL/min时，泵管内径的误差、动脉内的负压及设定错误等均可影响血流量。

（三）再循环

动脉穿刺的远端形成负压，静脉穿刺的近端压力也增高，这样就形成了两个穿刺之间的再循环。再循环对大分子物质的清除率影响较小，对小分子物质如肌酐，清除率可减少至再循环率的3/4。短时透析时再循环量可达20％，显著降低透析效果。

（四）反超滤

反超滤是指液体由透析液侧流向血液侧。是由于透析器内血液与透析器间的压力差所造成。使用通透性强的透析器，其静脉端的透析液平均压力超过血压，结果透析液反超滤到血液中。反超滤也可以使透析液中的内毒素等致热原进入体内。

（五）低血压

低血压是短时透析失败的主要原因，是由于透析时间缩短，使单位时间内去除体内水分量过多过快，组织液未能及时进入血液，引起患者血管容量缺失而造成低血压。低血压的发生率与超滤量呈指数相关关系，若超滤率＞0.7 mL/(kg・min)，即每小时2.4 L，低血压的发生率大于80％，每小时超滤量在1.5 L以下时，低血压的发生率小于20％，因此必须设定透析间期体重增量范围及透析过程中超滤量。

（六）心血管功能

部分患者心脏储备功能欠佳，用标准醋酸盐透析时低血压发生率＞50％，改用碳酸氢盐透析低血压亦常发生，此类患者不适宜进行短时透析。

（七）失衡综合征

失衡综合征是由于血脑屏障两侧的渗透压不平衡，导致水分进入脑脊液。避免失衡综合征的措施首先是透析治疗的强度，即透析第1周后血浆尿素氮水平也至少为透析前的70％～80％；控制超滤量和采用高钠透析液亦为避免失衡综合征发生的重要措施。

四、短时透析的优缺点和适应证

短时透析可采用生物相容性较好的膜，有碳酸氢盐透析液（钠浓度可变成高钠）和超滤控制系统，使患者对透析的耐受性增加，溶质的清除范围更广，不仅能清除小分子和中分子物质，还能清除β_2-微球蛋白等，减少了血透的长期并发症。同时由于治疗时间缩短，提高了患者的生活质量。但患者在透析期间需要更严格地控制饮食和水钠的摄入。由于血流速高，增加了血液回路出现并发症的危险，血管通路的有效寿命会减少，出现进行性狭窄和再循环。还需要严格控制透析用水和透析液浓缩物的质量，需要高流量透析器及昂贵的设备，使其治疗费用增加。短时透析对血透操作人员的要求更高。

短时透析理论上几乎适用于所有透析患者，但下列情况下最好不要进行短时透析。①不能保证血流速在 300～400 mL/min 的血管通路。②透析间期体重增加过快，达 5～6 kg。③心血管功能不稳定。④营养状况欠佳、体重过低的患者。

五、远期效果

Keshaviah 报道 200 例短时透析患者的住院率与标准血透相比无差别，随访 1 年，其死亡率亦与标准血透相当。对高血压患者应用 HDF 治疗，几个月内血压有明显下降，治疗中患者耐受性良好，无失衡表现，血压稳定。然而临床应用短时透析的远期疗效还需进行进一步的研究，高通量、短时透析的正面效果是否大于负面效应，目前还不宜作最后结论，应持谨慎态度。另外，配制无菌、无内毒素和致热原的透析液需要更复杂的设备，反超滤现象的发生对透析机的设计和透析器形状等均提出了新的要求，这一切均有待进一步证实。

（刘　玉）

第六节　每天短时血液透析及夜间血液透析

每天血液透析（daily hemodialysis，DHD）是指每周透析 5～7 天，每次 1.5～3.5 小时，采用较高的血流量和透析液流量，比每周透析 3 次方案（总透析时间相同）有更好的清除率。其他潜在优点包括降低尿毒症患者血浆毒素的峰值，使透析治疗更具生理性。

夜间血液透析（nocturnal hemodialysis，NHD）是指每次 5～8 小时，每周 3～7 次，可以在家透析，也可以在透析中心进行治疗。临床及实验研究均显示，每天夜间血液透析的血流动力学稳定，缓慢调节液体平衡，血压控制良好，增加中分子物质的清除，是一种比较接近生理性透析方式，允许患者自由进食及饮水，改善营养状态，减少红细胞生成刺激因子用量，提高患者的生活质量及生存率，是将来最有希望的透析模式。

（刘　玉）

第七节　连续性肾脏替代疗法

连续性肾脏替代疗法（continuous renal replacement therapy，CRRT）为一组方法的总称，采用低阻力、高效能滤过器，以缓慢和连续（较长时间）的溶质及水清除为特点。缓慢清除溶质有利于维持电解质和渗透压等内环境的平衡；缓慢脱水则有利于血流动力学的稳定。连续清除溶质和水则可达到较大的总清除量，以满足临床治疗的需要。以超滤为例，常规血液透析超滤速度常达 10 mL/min 左右，5 小时透析超滤量为 3 L。CRRT 时，可将超滤速度降至 3～8 mL/min，如连续 24 小时进行，每日超滤量可达 4～12 L，明显高于常规血液透析，完全可以满足临床补液的要求。对溶质的清除效果也一样，即使对于严重高分解代谢型急性肾损伤，也能将血氮质浓度控制在较低的水平。

依据溶质和水清除原理以及血管通路的不同，CRRT 可分为不同技术。采用动脉穿刺时，由动一静脉压力差驱动血液而不需血泵，方法简单。但动脉穿刺可引起动静脉瘘，而导致低血压、加重心脏负荷并引起心力衰竭等，故目前多采用静一静脉通路。在溶质和水清除方面，可单纯滤过或透析，也可作透析滤过，主要根据对溶质和水清除的需要而定。如血氮质浓度高、存在高分解代谢状态、严重高钾血症，应进行透析或透析滤过治疗；否则，可进行滤过治疗。目前常用的 CRRT 方法包括连续性静静脉血液滤过（continuous venovenous hemofiltration，CVVH）、连续性静静脉血液透析（continuous venovenous hemodialysis，CVVHD）、连续性静静脉血液透析滤过（continuous venovenous hemodiafiltration，CVVHDF）、缓慢连续单纯超滤（slow continuous ultrafiltration，SCU）等。

适应证主要有：①急性肾损伤伴低血压、心力衰竭等血流动力学不稳定情况；超滤需要量大，常规血液透析或滤过不能满足；严重高分解代谢状态，常规血液透析对溶质的清除不能有效控制氮质血症和高钾血症。②严重水钠潴留、顽固性心力衰竭、严重低钠血症或高钠血症、严重代谢性酸中毒或碱中毒等。近年来研究提示，CRRT 可清除部分炎症因子，从而对全身性炎症反应综合征、急性出血坏死性胰腺炎、多脏器功能障碍综合征、急性呼吸衰竭等有一定的辅助治疗作用。

目前，关于危重急性肾损伤时的肾脏替代治疗的剂量、时机、模式等问题，仍存在较多争议。重症急性肾损伤倾向于早期开始肾脏替代治疗。许多研究表明高肾脏替代治疗剂量或强度的患者有着更好的预后，还有临床研究表明 CRRT 治疗中对流机制（即血液滤过）对患者的预后可能有着有利的影响。一般认为，置换剂量或超滤率应该以体重为基础，至少为 35 mL/(kg・h)。但晚近一些大规模临床研究结果未能发现高剂量的强化肾脏支持疗法较低剂量肾脏替代治疗更具优势。

（刘　玉）

第八节　腹膜透析

一、定义及概述

腹膜透析、血液透析和肾脏移植是目前治疗肾功能不全的主要有效方法。腹膜透析与血液透析相比各具优势。持续不卧床腹膜透析(continuous ambulatory peritoneal dialysis，CAPD)具有设备简单、操作易行；对中分子物质清除更为有效及对残余肾功能保护较好等特点。腹膜透析特别适合儿童、老年人和存在血液透析禁忌等人群，是特别符合我国国情需要的一种有效肾脏替代治疗手段，具有良好发展前景。

二、适应证和禁忌证

（一）适应证

1.急性肾衰竭或急性肾损伤(ARF 或 AKI)

如何选择腹膜透析的时机、方式及透析剂量，应根据患者的临床状态与生化指标综合考虑。

2.终末期肾脏病(ESRD)

(1)各种病因所致的 ESRD。

(2)肌酐清除率(Ccr)或估算的肾小球滤过率(eGFR)低于 10～15 mL/min；糖尿病患者 Ccr 或 eGFR 不低于 15 mL/min。

(3)尿毒症症状明显者，即使没有达到上述数值，也可考虑开始进行腹膜透析治疗。

(4)如出现药物难以纠正的急性左心衰竭、代谢性酸中毒或严重电解质紊乱，应提早开始透析。

3.急性药物与毒物中毒

适于腹膜能够清除的药物和毒物，或尽管毒理作用不明，而临床需要的各种中毒患者均可选择腹膜透析。尤其对口服中毒、消化道药物或毒物浓度高、或存在肝肠循环的药物或毒物；或不能耐受体外循环的重症中毒患者，腹膜透析有其独特的治疗优势。

4.水电解质和酸碱平衡失调

对内科无法纠正的水电解质和酸碱平衡失调时，可选择腹膜透析。

5.其他

内科或药物治疗难以纠正的下列情况。

(1)充血性心力衰竭。

(2)急性重症胰腺炎。

(3)严重高胆红素血症。

(4)高尿酸血症等。

(二)禁忌证

1.绝对禁忌证

(1)腹膜广泛粘连或纤维化。

(2)腹部或腹膜后手术导致严重腹膜缺损。

(3)外科无法修补的疝。

2.相对禁忌证

(1)腹部手术 3 天内,腹腔置有外科引流管。

(2)腹腔有局限性炎性病灶。

(3)肠梗阻。

(4)腹部疝未修补。

(5)严重炎症性或缺血性肠病。

(6)晚期妊娠、腹内巨大肿瘤及巨大多囊肾。

(7)严重肺功能不全。

(8)严重腹部皮肤感染。

(9)长期蛋白质及热量摄入不足所致严重营养不良者。

(10)严重高分解代谢者。

(11)硬化性腹膜炎。

(12)不合作或精神病患者。

(13)过度肥胖。

三、腹膜透析导管选择、植入及维护

(一)腹膜透析导管主要类型及选择

1.慢性腹膜透析导管

以导管外固定 2 个或以上涤纶套为标志。标准 Tenckhoff 导管含有两个涤纶套,将导管分为腹腔段和皮下隧道段和皮外段三部分。根据导管腹腔段末端的形状不同,可分为直管和卷曲管两种类型。

鹅颈管特征是两个涤纶套之间有一定型的弯曲,使导管出口处向下。部分学者认为可降低隧道口感染及漂管。也有研究提示鹅颈管与 Tenckhoff 管的 2 年保存率、腹膜炎和出口感染率无差异。腹膜透析导管的选择主要取决于患者的实际情况与植管医师的技术及经验。

2.急性腹膜透析导管

主要指单涤纶套腹膜透析导管。

(二)腹膜透析导管的植入

常用腹膜透析导管植入方式分为三种:即手术法、穿刺法和腹腔镜法。其中最常用手术法植管。

1.术前准备

(1)患者评估:了解患者有无腹膜透析禁忌证。

(2)凝血功能检查:检查血常规、凝血全套。如患者接受常规血液透析治疗,应在血液透析第 2 天后进行手术。

(3)常规备皮。

(4)肠道准备:患者应自行大便或灌肠,排空膀胱。

(5)术前用药:一般无需常规预防性使用抗生素。如有必要,可在术前当天和术后 12 h 各使用一次抗生素。如临床患者情况需要,可术前 30 min 肌注鲁米那 0.1 g。

(6)定位:在腹膜透析导管植入前应先行正确定位。其目的是将腹膜透析导管末端置于腹腔最低处,建立通畅的腹膜透析通路。

大多数学者认为，腹膜透析导管植入点应以耻骨联合上缘为起点，根据不同的导管类型垂直向上9～13 cm比较适宜；标准直管为9～10 cm，卷曲管为11～13 cm（图10-3）。

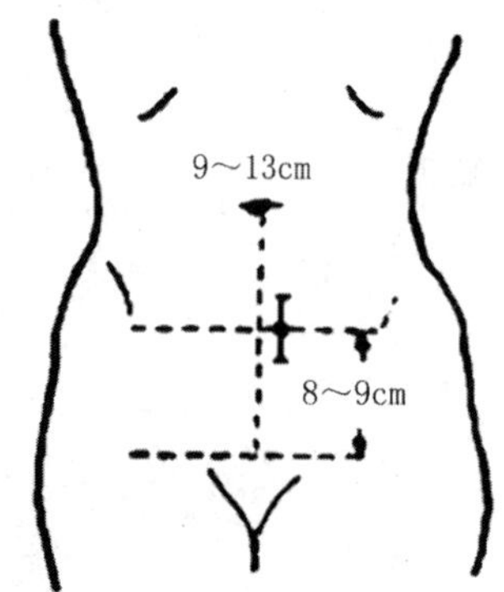

图10-3 腹膜透析导管植入点定位

确定导管植入点位置时应综合考虑患者身高、体重、腹水量、术者的习惯，以保证腹膜透析通路顺畅。

2.手术法植管操作步骤

(1)切开皮肤：仰卧位，常规消毒铺巾，1%利多卡因局麻。以已标记好的植管点为手术切口中点，选择旁正中切口，纵行切开皮肤2～4 cm。

(2)切开腹直肌前鞘：分离皮下暴露腹直肌前鞘。切开腹直肌前鞘，钝性分离腹直肌，暴露腹直肌后鞘或腹膜。

(3)切开腹膜：提起并切开腹直肌后鞘，暴露腹膜后提起腹膜，其上做一约0.5 cm小切口，提起腹膜，用小圆针、4号线做荷包缝合不结扎，注意不损伤肠管。

(4)植管：生理盐水冲洗腹膜透析导管，在导丝引导下将导管缓慢送入膀胱直肠窝或子宫直肠窝，切忌硬性插入导管。在导管送入过程中应询问患者有无便意或肛门坠胀感。经导管灌入1 L腹透液或注入生理盐水100～200 mL，如果引流量超过注入量的1/2或引流呈线状，则可在涤纶套下方收紧腹膜荷包并结扎。证实无液体渗出，可用7号线间断缝合腹直肌前鞘。

(5)皮下隧道：确定导管出口点位置。不同类型导管出口处位置不完全相同，直管出口处应位于腹膜切口的上外侧方(45°)，鹅颈管出口处则位于腹膜切口下外侧方。导管浅层涤纶套应距皮肤隧道口2～3 cm处，防止涤纶套脱出皮肤。将导管与隧道针相连，将推隧道针从出口处穿出引出导管。

(6)缝合皮肤：缝合皮肤之前应首先再次检查导管通畅情况，间断缝合皮下及皮肤，无菌敷料覆盖伤口。

3.植管后开始腹膜透析时机

(1)植管后应用适量腹膜透析液冲洗腹腔，每次灌入腹透液500 mL直至引流液清亮后肝素封管。

(2)建议在植管2周后进行腹膜透析。

(3)若需立即进行透析，建议在卧位或半卧位下或用腹膜透析机进行，每次灌入量500～1 000 mL，根据患者耐受情况逐步加至2 000 mL。

(三)皮下隧道和出口处护理

(1)进行出口处护理时应戴帽子和口罩，操作前常规洗手。

(2)定期清洗隧道口，可采用生理盐水清洗隧道口，再用含碘消毒液消毒隧道口皮肤后无菌纱布覆盖。如无感染情况下，每周至少应清洗消毒1次。

(3)保持导管出口处干燥。

(4)无论在伤口感染期或愈合期均不应行盆浴和游泳。淋浴时应用肛袋保护出口处，淋浴完毕后出口处应及时清洗消毒。

(四)连接管道及其维护

(1)术后2周内应特别注意导管固定，否则可导致出口处损伤和愈合不良。应使用敷料或胶布固定导管，在进行各项操作时注意不要牵扯导管。

(2)外露导管及连接管道之间应紧密连接，避免脱落。

(3)在进行外露导管及连接管道维护时不可接触剪刀等锐利物品。

(4)连接短管使用超过 6 个月必须更换，如有破损或开关失灵时应立即更换。如果患者在家庭透析时发现连接短管或外露短管导管损伤或渗液，应中止灌入透析液，立即到腹膜透析中心就诊处理。

(5)碘伏帽一次性使用，无需使用消毒剂，不可用碘伏直接消毒短管。

四、操作程序

以双连袋可弃式“Y”形管道系统为例。

(一)组成与连接

双连袋可弃式“Y”形管道系统的基本特征为：“Y”形管道系统中的 2 个分支分别与新透析液袋和引流袋以无接头形式相连接，“Y”形管的主干以接头形式与延伸短管上的接头相连接。目前以“双联系统”名称在中国市场上推广应用。

(二)换液操作

(1)清洁工作台面，准备所需物品，如夹子、口罩，延伸管接头小帽等，从恒温箱中取出加温 37 ℃腹透液，并检查物品的原装有效期、透析液袋浓度、容量、清澈、有无渗漏等。

(2)将连腹膜透析导管的延伸短管从衣服内移出，确认延伸短管上的滑轮是否关紧。

(3)剪去多余指甲，戴好口罩，常规六步法洗手。

(4)折断“Y”形管主干末端管道内的易折阀门杆，并移去主干接头上的防护罩，打开延伸短管接头上的小帽，将“Y”形管主干与延伸短管连接。

(5)关闭与新透析液袋相连的“Y”形管分支，折断新透析液袋输液管内的易折阀门杆。

(6)打开延伸短管上的滑轮，引流患者腹腔内的液体进入引流袋，引流完毕后关闭延伸短管上的滑轮，打开与新透析液相连的“Y”形管分支上的管夹，进行灌入前冲洗，冲洗时间为 5 s，冲洗液 30～50 mL 被引入引流液袋。

(7)关闭与引流袋相连的“Y”形管分支上的管夹，打开延伸短管上的滑轮，使新的透析液灌入患者腹腔，灌入完毕后关紧延伸短管上的滑轮同时夹紧与新透析袋连接的“Y”形管分支。

(8)“Y”形管主干末端接头与延伸短管接头分离，将小帽拧在延伸管接头上。

(9)观察引流袋内引流液情况，并称重记录后弃去。

五、腹膜透析液

腹膜透析液是腹膜透析治疗过程中必不可少的组成部分。除了要求与静脉制剂一样，具有无菌、无毒、无致热原，符合人体的生理特点外，而且应与人体有着非常好的生物相容性，长期保持较好的腹膜透析效能，延长慢性肾衰竭腹膜透析患者的生存率。

(一)一般腹膜透析液要求

(1)电解质成分及浓度与正常人血浆相似。

(2)含一定量的缓冲剂，可纠正机体代谢性酸中毒。

(3)腹透液渗透压等于或高于正常人血浆渗透压。

(4)配方易于调整，允许加入适当药物以适用不同患者病情需要。

(5)一般不含钾，用前根据患者血清钾离子水平可添加适量氯化钾。

(6)制作质量要求同静脉输液，无致热原，无内毒素及细菌等。

(二)理想腹膜透析液要求

(1)具有可预测的溶质清除率和超滤率。

(2)可提供患者所缺乏的溶质并能清除毒素。

(3)可提供部分营养物质而不引起代谢性并发症。

(4)pH 在生理范围内、等渗、碳酸盐缓冲剂。

(5)渗透剂很少被吸收、无毒。

(6)生物相容性好,对腹膜功能及宿主防御功能无影响。

(7)无致热原、无内毒素、无致敏性、无细菌。

(三)腹膜透析液基本组成

含乳酸腹膜透析液对腹膜刺激小,但有肝功能损害者不宜用。含醋酸腹透液有扩张血管的作用,对腹膜刺激较大。碳酸氢钠需临时加入,以防止发生碳酸钙结晶引起化学性腹膜炎或堵管,但适用于有肝脏损害者。目前我国市场上销售的透析液是以乳酸盐作为缓冲剂。

钙浓度为 1.25 mmol/L 的腹透液为生理钙腹透液,有助于降低高钙血症和转移性钙化的发生。适用于高钙血症、血管钙化及高血磷需用含钙的磷结合剂患者等。目前常用腹膜透析液配方见表 10-4,表10-5,表 10-6。

表 10-4 腹膜透析液的基本成分

成分	浓度
葡萄糖	1.5～4.25 g/L
钠离子	132～141 mmol/L
氯离子	95～102 mmol/L
钙离子	1.25～1.75 mmol/L
镁离子	0.25～0.75 mmol/L
醋酸/乳酸根/碳酸氢根	35～40mmol/L

注:渗透压为 346～485 mOsm/L;pH 为 5.0～7.0

表 10-5 Dianeal 腹膜透析液(100 mL)

	成分					离子浓度(mEq/L)					渗透压(mOsm/L)	pH
	葡萄糖	氯化钠	乳酸钠	氯化钙	氯化镁	钠	钙	镁	氯化物	乳酸盐		
含 1.5%葡萄糖	1.5 g	538 mg	448 mg	25.7 mg	5.08 mg	132	1.75	0.5	96	40	346	5.2
含 2.5%葡萄糖	2.5 g	538 mg	448 mg	25.7 mg	5.08 mg	132	1.75	0.5	96	40	346	5.2
含 4.25%葡萄糖	4.25 g	538 mg	448 mg	25.7 mg	5.08 mg	132	1.75	0.5	96	40	346	5.2

表 10-6 Extraneal 腹膜透析液(100 mL,pH5.5)

成分	重量	离子/渗透压	(mmol/L)/(mOsm/L)
Icodextrin	7.5 g	渗透压	284
氯化钠	540 mg	钠离子	133
乳酸钠	450 mg	氯离子	96
氯化钙	25.7 mg	钙离子	1.75
氯化镁	5.1 mg	镁离子	0.25
		乳酸盐	40

(四)腹膜透析液其他成分的加入

商品腹膜透析液内一般不需要、同时也不主张加入药物或其他成分,只有在病情需要且严格无菌操作下慎重加入其他成分。

1.肝素

主要用来防止腹膜透析液中蛋白凝固堵塞管路及肠粘连的发生。慢性维持性腹膜透析时一般不加肝素。但在发生腹膜炎时,可加适量肝素,直至腹膜炎控制为止。

2.抗生素

发生细菌性腹膜炎时应根据细菌种类及药敏试验选用适当的抗生素加入腹膜透析液中,根据病情变化随时调整剂量。

3.胰岛素

糖尿病患者于腹膜透液中可加入适量胰岛素可控制血糖。CAPD 患者腹膜透析液内加入胰岛素量为皮下注射量的 2～3 倍，应使空腹血糖控制低于 7.8 mmol/L（140 mg/dL）或餐后 1 h 血糖低于 11.1 mmol/L（200 mg/dL）。应严密监测血糖并随时调整剂量。注意腹膜透析袋及腹膜透析管道均可吸附胰岛素。

4.其他

如合并腹痛时，在腹膜透析液内可加入适量利多卡因。如有蛋白凝块可加入适量尿激酶。为提高溶质的清除可加入适量血管扩张药物。

（五）常用维持腹膜透析液渗透性的物质

1.葡萄糖

葡萄糖是目前腹膜透析液最常用的渗透剂之一，也是腹膜透析超滤的主要动力。透析液葡萄糖含量一般为 1.5％、2.5％或 4.25％。增加透析液中葡萄糖浓度，可提高透析液的渗透压，增加超滤能力。

2.葡聚糖

葡萄糖聚合体溶液可增加腹膜超滤及肌酐清除率，延长 CAPD 患者的技术生存期。可用葡聚糖腹透液替换高渗葡萄糖腹透液作夜间交换，亦可用于进行自动化腹膜透析患者的长时间留腹时。葡聚糖腹透液对糖尿患者更为有益。

3.氨基酸

在伴有营养不良的 CAPD 患者，透析液中加合适的氨基酸成分，可能改善 CAPD 患者蛋白质营养状态，但可引起血 BUN 上升及酸中毒倾向。

六、处方及调整

腹膜透析的透析方式及透析剂量应强调个体化。根据患者残余肾功能及腹膜转运特性调整透析处方，确保充分透析，提高患者生存率和生活质量。

（一）调整腹膜透析处方的必备指标

影响腹膜透析充分性的因素包括腹膜转运特性、体表面积、残余肾功能及透析方式。调整处方必备指标包括 PET 值、体表面积、残余肾功能及透析方式。

1.腹膜平衡试验（peritoneal equilibration test，PET）

（1）标准 PET 的操作。

标准 PET 的基本原理：在一定条件下，检测腹膜透析液和血液中肌酐和葡萄糖浓度的比值，确定患者腹膜溶质转运类型。

其测定方法如下：①标本采集：在进行 PET 的前夜应行标准 CAPD 治疗，夜间腹透液在腹腔内停留 8～12 h。患者在交换之前应取坐位，在 20 min 内完全引流出前夜的留腹液，并测定其容量。然后患者取仰卧位，将加温至 37 ℃的 2.5％葡萄糖透析液 2 L 以每 2 min 400 mL的速度准确地在 10 min 内全部输入腹腔。在灌入过程中，为保证腹透液完全混合，每灌入400 mL透析液时，患者需左右翻转、变换体位。在腹透液留腹 0 h、2 h 和 4 h 收集透析液标本，在腹透液留腹 2 h 抽取血标本。腹透液留腹 4 h 后，患者取坐位，20 min 内排空腹腔内的透析液，并测定引流液量。②标本检测：测定透析液及血液中肌酐和葡萄糖浓度。在测定腹透液肌酐浓度时，由于受透析液内葡萄糖的干扰，最好采用肌酐矫正因子进行矫正。矫正肌酐（mg/dL）＝肌酐（mg/dL）-葡萄糖×矫正因子（mg/dL）。③PET 的计算和结果评估：计算 0 h、2 h、4 h 透析液与血液中肌酐的浓度比值；计算 2 h、4 h 与 0 h 透析液中葡萄糖浓度的比值。根据 PET 结果，将腹膜转运特性分为以下四类：高转运；高平均转运；低平均转运和低转运。

在患者基础腹膜转运特性确定后，如需再测定患者腹膜转运特性有无改变时，可采用快速 PET。其操作方法与标准 PET 相似，只需在透析液留腹 4 h 留取透析液和血标本，分别测定腹透液和血液中肌酐和葡萄糖的比值(D/P 值)。此外,应精确测量透析液的排出量。

(2)PET 值与透析方式的选择:高转运患者适合短时透析如 NIPD、DAPD、NTPD。高平均转运患者,适合 CCPD 或标准 CAPD。低平均转运患者初期可行 CCPD 或标准 CAPD,当残余肾功能丧失时,宜行大剂量 CAPD。低转运患者宜行大剂量 CAPD 或血液透析。

(3)动态观察 PET 的临床意义:在腹透初期,腹膜转运功能会有轻微变化,然后趋向平衡。因此基础 PET 测定应在腹透开始 2～4 周后进行。此后每 6 个月重复一次,动态观察 PET 的变化,有助于纠正透析过程中出现的各种问题。建议 PET 检测应在患者处于平稳状态或腹膜炎痊愈 1 个月后做。若出现透析不充分,营养不良,则需寻找下列原因。①伴发疾病。②是否有残余肾功能减退。③摄入评估。然后根据残余肾功能及腹膜转运特性调整处方。

(4)PET 值与处方调整:长期腹膜透析患者透析方式选择应以腹膜转运特性为依据,初始透析剂量应根据患者腹膜转运特性、体表面积、体重及残余肾功能来决定达到最后目标剂量所需的透析引流量。

(5)应用 PET 调整处方的注意事项。①对培训期透析液排出量高或低的患者可考虑提前进行腹膜平衡试验,以确定其腹膜转运特性为高转运还是低转运。②高转运患者可通过增加透析液交换次数和缩短透析液存留时间,来达到最大的超滤量。③低转运和低平均转运患者可通过增加最大的灌入剂量来提高清除率。④低转运和低平均转运患者采用 APD 方式透析时,应增加总的夜间治疗时间;增加透析液的存留时间;增加白天透析液存留和(或)次日交换;增加灌注量。

2.残余肾功能(RRF)

定期评估残余肾功能,根据残余肾功能调整透析处方,使患者达到充分透析。

(1)残余肾功能下降常见于原发病因、透析液渗透压负荷、高血压、炎症和肾毒性药物等。

(2)残余肾功能下降与透析方案调整:当透析患者尿量减少或丧失时,应增加透析剂量及透析次数,以弥补经尿液中所排出的清除量。

(二)调整处方

调整透析处方的必备因素包括 24 h 透析液总量、每次交换量、腹膜透析液留腹时间、交换次数及透析液葡萄糖浓度。

1.透析剂量

透析剂量包括 24 h 总灌注量和每次交换的灌注量。目前临床上使用较多的透析剂量为 6～8 L/d,但腹透患者的透析剂量与透析方式、残余肾功能、体表面积、机体代谢状态及腹膜转运状态等密切相关。所以选择个体化的透析剂量在临床实践中有十分重要意义。

2.每周期透析液留腹时间

每个周期透析液留腹时间根据透析方式(如 IPD 30 min 至 1 h,CAPD 4～8 h)、透析是否充分、超滤量等因素来决定。

3.交换次数

根据透析方式(如 IPD 每日 10～20 次,CAPD 一般每日交换 3～5 次)、超滤效果和透析充分性等因素决定。

4.葡萄糖浓度

目前常用透析液中葡萄糖浓度为 1.5%、2.5%和 4.25%,超滤量的多少与透析液含糖量,透析周期时间的长短,透析液入量的多少及腹膜超滤效能等因素有关。

(三)处方调整步骤

在开始腹膜透析时,应首先对患者的临床状态、体表面积及残余肾功能进行评估,制定初步的透析方案。透析 2～4 周后进行腹膜平衡试验,同时进行透析充分性评估,如达到治疗目标,按原方案继续透析,如未达到治疗目标,可根据调整处方的变量更改透析方案,直至达到治疗目标。处方调整步骤见图 10-4。

七、充分性评估及保障

(一)腹膜透析充分性定义

腹膜透析充分性一般指。①透析后患者身心安泰、食欲良好、体重增加、体力恢复、慢性并发症减少或消失，尿毒症毒素清除充分。②透析剂量足够或透析剂量满意，目前公认目标最小透析剂量标准为 CAPD 每周 Kt/V＞1.7，肌酐清除率超过 50 L/(W·1.73 m^2)BSA。③一定透析剂量时患者死亡率和发病率不会增高，再增加剂量死亡率和发病率也不会下降，低于此剂量则死亡率和发病率均会增高。临床上不能采用单一指标评估透析充分性，应根据临床表现、溶质清除和水钠清除状况综合评估。

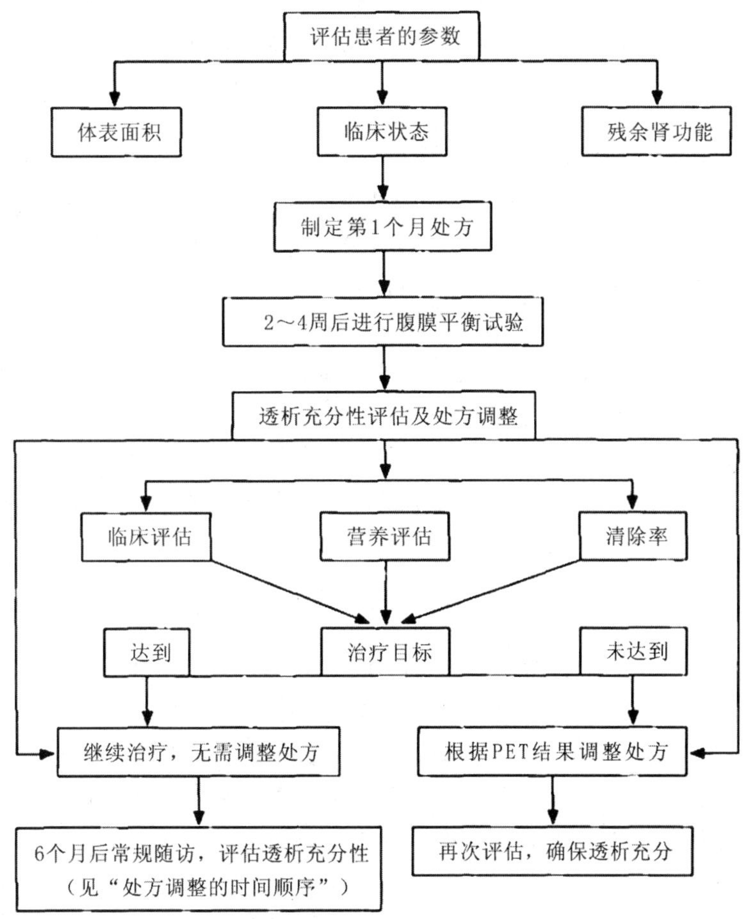

图 10-4　**腹膜透析处方调整程序**

(二)评估指标

1.临床状态

有无尿毒症毒素和水钠潴留所导致相关临床表现或生化异常，包括血压和容量控制、酸碱平衡状态、脂质代谢和心血管危险因素、营养状态、钙磷代谢和骨稳态、炎症状态等。

2.溶质清除

包括小分子和中分子溶质清除情况，其中尿素清除分数(Kt/V)是评估透析充分性的重要定量指标。

3.水钠清除

容量控制是腹膜透析的重要目标，应对患者容量状态进行监测：包括临床有无高血压、水肿、心功能不全等水钠潴留表现。多频生物电阻抗分析(MF-BIA)可就患者容量状态、营养状态等提供更多信息。原则上超滤量应根据患者的尿量和液体摄入量。在无尿患者，一般每天超滤量应超过 1 000 mL。

(三)透析充分标准

1.临床状态

(1)食欲尚可,无恶心、呕吐、失眠及明显乏力等毒素潴留症状。

(2)处于正常容量状态,无容量依赖性高血压、心力衰竭、肺水肿及外周水肿表现。

(3)营养状况良好,血清蛋白不低于 35 g/L,SGA 正常,无明显贫血。

(4)无明显代谢性酸中毒和电解质紊乱的表现。

2.溶质清除

小分子溶质清除应达到最低目标值:CAPD 患者要求每周总尿素清除分数应在 1.7 以上。应注意即使小分子溶质清除达到最低目标值,如有症状或体征,也应考虑透析不充分。

3.透析充分性标准计算

常以残肾尿素清除率(Kt)与腹膜尿素清除率(Kt)之和表示。

(1)腹膜 Kt(mL/min)=(透析液尿素氮/血尿素氮)×24 h 透析液排出量。

其中透析液排出量单位为 mL;血和透析液尿素的单位 μmol/L 或 mg/dL 均可以。

(2)总 Kt/V=(残肾 Kt+腹膜 Kt)×7/V,计算结果以实际体表面积除以 1.73 来矫正。

V=2.447-0.09516A+0.1704H+0.3362W(男性)

V=-2.097+0.1069H+0.2466W(女性)

其中 A 为年龄,单位岁;H 为身高,单位 cm;W 为体重,单位 kg,指理想体重。

(四)保证透析充分性的措施

1.定期评估

透析充分性出现透析不充分时应仔细寻找导致透析不充分的可能原因:如患者透析依从性差、透析处方不当或透析处方未个体化、对体内水评估不当或出现有机械性并发症(如透析引流不充分或透析液渗漏)。

2.定期监测

残余肾功能在腹膜透析时,残余肾功能不仅提供小溶质清除,而且在保持液体平衡、磷的控制及清除中分子毒素中也发挥了重要作用。此外,残余肾功能与透析患者血管钙化以及心肌肥厚有关。残余肾功能是影响腹膜透析患者透析充分性的重要因素,应特别注意透析时残余肾功能的保护。一旦出现残余肾功能改变,应相应调整透析处方。透析开始后 6 个月内,建议每月测定 1 次残肾尿素清除分数和肌酐清除率;6 个月后每 2 个月测定 1 次,直到残肾 Kt/V<0.1。

3.腹膜转运特性评估和腹膜保护

腹膜转运特性存在个体差异,且透析过程中腹膜转运特性呈动态变化,因此应根据患者腹膜转运特性,确定个体化透析处方或调整透析剂量,以达到最佳透析效果。透析开始后 2~4 周应行 PET 试验,作为患者的基础值,以后每 6 个月复查 1 次 PET;如临床怀疑腹膜功能改变时,应及时复查 PET;腹膜炎应在炎症控制 1 个月以后才行 PET 检查。通常临床使用标准 PET 或快速 PET,如出现超滤功能异常,可使用 4.25%腹膜透析液代替 2.5%腹膜透析液进行腹膜平衡试验,以评估腹膜超滤能力(Modified PET)。

4.个体化透析处方

应根据患者残余肾功能、腹膜转运特性、体重及饮食等情况,制订个体化透析方案,并根据患者残余肾功能和腹膜转运特性调整透析剂量。在确定或调整透析方案时,应选用适当葡萄糖浓度的透析液,增加钠水清除以保证患者处于正常容量状态。

八、并发症及处理

(一)导管出口处及隧道感染(ESI/TI)

导管出口处感染是指导管出口处脓性分泌物和(或)红肿,病原微生物培养可阳性或阴性。皮下隧道感染是指皮下导管隧道出现红肿和疼痛,病原微生物培养可阳性或阴性。

1.常见原因

(1)导管出口方向未向下。

(2)皮下隧道太短、涤纶套外露。

(3)导管周围渗漏或血肿。

(4)导管经常牵拉可减慢皮肤隧道口及隧道愈合过程。

(5)污染或未注意局部卫生。

(6)全身性因素,如营养不良、糖尿病、长期使用肾上腺糖皮质激素等。

2.处理

(1)局部处理:首先最好行局部涂片和病原菌培养,培养结果出来前应先行经验性治疗,给予口服抗生素治疗。待培养有结果后再根据培养的致病菌选用敏感的抗生素。

(2)全身用药:感染严重时应静脉给予敏感抗生素。

(3)经局部处理及全身用药 2 周,感染难以控制者,应考虑拔除导管或去除皮下袖套。

3.预防

(1)外涤纶套距皮肤出口处距离应在 2 cm,出口处方向最好向下。

(2)术后妥善固定导管,避免过多牵拉,加强导管维护。

(3)定期清洗出口处皮肤,保持其清洁干燥。

(4)隧道口愈合期及感染期避免盆浴及游泳。

(5)如果患者鼻部携带有金葡菌,鼻腔涂用抗生素软膏。

(二)腹膜透析相关感染性腹膜炎

1.常见原因

(1)接触污染:包括透析液交换时污染、碘伏帽重复使用、透析液袋破损及透析管或连接导管破损或脱落。

(2)皮肤出口处和隧道感染。

(3)腹泻或接受肠镜检查。

(4)其他原因如牙科手术、静脉留置针、腹膜透析内导管生物膜形成、子宫手术等。

2.危险因素

高龄、糖尿病、残余肾功能减退、低清蛋白血症及营养不良、长期使用肾上腺糖皮质激素以及使用生物不相容性透析液等均为腹膜透析相关感染性腹膜炎的危险因素。

3.病原菌

最常见病原微生物为凝固酶阴性葡萄糖球菌、金黄色葡萄球菌、链球菌,革兰氏阴性菌有逐渐增多的趋势。真菌性腹膜炎和分支杆菌腹膜炎临床相对少见。不同感染途径病原菌不同。

4.临床表现及诊断

腹膜透析患者如出现。①透出液浑浊伴或不伴腹痛。②透出液常规 WBC＞100/μl;多核细胞大于50%。③病原微生物阳性。其中 2 条或 2 条以上则可诊断。

5.处理

(1)早期诊断:一旦出现腹透液混浊,无论有无腹痛,应怀疑腹膜炎。及时留取第一袋浑浊透出液送检,包括细胞计数和分类、革兰染色和病原学培养。

(2)一旦考虑为腹膜透析相关性腹膜炎,留取标本后即应开始经验性抗感染治疗。如腹水浑浊明显或疼痛剧烈,可采用数袋 1.5%腹透液冲洗腹腔。

(3)初始治疗可经验用药。应联合使用抗生素,选用覆盖革兰氏阴性菌和革兰氏阳性菌的抗生素。如有发热等全身症状,应局部用药和静脉用药同时进行,静脉用药应选择对残余肾功能影响较小的药物。一般病原菌抗生素疗程 2 周左右,金黄色葡萄糖球菌、铜绿假单胞菌及肠球菌等为 3 周。

(4)腹水感染时为避免纤维蛋白凝块形成,可在腹透液中加入适量肝素。

(5)一旦诊断为真菌性腹膜炎,则应拔除导管,使用抗真菌药物。

(6)结核性腹膜炎一般采取四联疗法。局部和全身用药相结合。无效者拔除导管并继续抗结核治疗。

6.预防

(1)持续质量改进。教育患者采用正确的无菌技术:洗手、戴口罩、不可触碰无菌部位等;监督患者的操作技术并进行再培训:集中注意力、保持换液桌面的清洁、换液时光线要充足等;建立标准的规程,寻找腹膜炎发生的原因并进行相应改进。

(2)预防出口处和隧道感染。

(3)加强腹膜透析患者教育和培训。内容包括腹膜透析的环境要求、透析管的护理、卫生常识、检查腹透液的质量、无菌操作的训练、腹腔感染的观察与处理等。

(4)纠正营养不良。充分透析、加强营养、注意残余肾功能保护等。

(三)腹膜透析导管功能障碍

1.常见原因

(1)血块、纤维蛋白凝块、脂肪球阻塞,大网膜包裹,腹膜粘连形成小套袋包裹腹透管。

(2)导管受压扭曲。

(3)导管尖端移位。

(4)功能性引流障碍(患者便秘或膀胱充盈等)。

2.临床表现

导管功能障碍主要表现为透析注入或引流单向障碍,也可表现注入和引流双向障碍。根据导管功能障碍出现时间可分为导管立即功能障碍和导管迟发功能障碍两种类型,前者为手术过程中出现的引流障碍,后者为磨合期后开始 CAPD 或在治疗任何时候出现注入或引流障碍。

3.预防与处理

(1)导管立即功能障碍多与透析导管置入位置不当,开放小切口手术、经皮穿刺或套管针技术难确定原因,腹腔镜和床旁 X 线检查有助于确定原因。变换透析导管置入位置并再次评估导管功能。

(2)当透出液含血性物、纤维块时,应预防性使用肝素(500～1 000 U/L)。出现功能障碍可使用尿激酶封管。

(3)若无效,属不可逆性阻塞,或可能为大网膜缠绕,均需重新置管。

(4)如为功能性引流障碍,应适当活动,予轻泻剂,生理盐水灌肠刺激肠道运动后,引流即通畅。

(四)透析液渗漏

1.常见原因

(1)植管手术腹膜荷包结扎不严密。

(2)腹膜存在先天性或后天性缺陷。

(3)腹膜透析注入腹腔后导致腹内压升高。

2.临床表现

由于腹膜结构完整破坏后透析液漏出到腹腔以外的部位(胸腔、腹壁或会阴部)。根据发生时间可分为早期渗漏(术后 30 d 内)和晚期渗漏(术后 30 d 后)。临床表现与透析液渗漏部位有关。

(1)胸腔积液:双侧,右侧多见。少量积液可无症状,量大者可出现呼吸困难。平卧位或使用高渗透析液症状加重。

(2)管周渗漏:出口处潮湿、肿胀。

(3)会阴部和腹壁渗漏:腹壁肿胀。男性患者阴囊肿大,女性患者阴唇肿胀。

3.检查方法

(1)体格检查:有胸腔积液体征;管周渗漏时出口处潮湿、肿胀;会阴部和腹壁渗漏站立位明显。

(2)管周渗漏者可行局部 B 超检查。

(3)CT 造影扫描。

(4)腹腔内注入锝标记聚合清蛋白后肺闪烁现象以及胸腔积液葡萄糖浓度升高有助于胸腹膜裂隙诊断。

4.预防与处理

(1)术前评估:多次手术、慢性腹水、多次妊娠、肥胖、皮质类固醇使用史、甲状腺功能减退、多囊肾、慢性肺病等,腹壁薄弱等患者容易出现。

(2)插管方法:直视手术发生率低。

(3)PD 技术相关:旁正中切口、荷包缝合妥帖、仔细缝合腹直肌前鞘。术后 10～14 d 开始透析,如期间需要紧急透析,则采用仰卧位、小剂量,减少腹腔压力。

(4)透析液渗漏后感染率升高,应使用抗生素。

(5)胸腔积液有明显症状者可胸腔穿刺放液。

(6)手术修复、临时性血液透析、低透析液量 CAPD 及 APD,无效者改行血液透析。

(7)早期渗漏可停透 2 周,如不能控制,CT 确定渗漏部位,手术修复。

(五)疝

1.常见原因

(1)多次手术、慢性腹水、多次妊娠、肥胖、皮质类固醇使用史、甲状腺功能减退、慢性肺病、营养不良等导致腹壁薄弱。

(2)腹膜透析时腹内压升高,站立位、大容量透析液以及高渗透析液使用更为明显。

(3)腹正中切口。

2.临床表现

(1)轻者仅见腹壁局部肿块。

(2)重者可出现肠梗阻或肠坏死。

(3)少数患者可并发腹膜炎。

3.处理与预防

(1)术前仔细评估有无导致腹壁薄弱危险的因素,有无疝病史。

(2)如出现疝,特别注意观察有无肠梗阻或肠坏死表现。

(3)如透析前有疝,在腹透置管前手术修复疝。

(4)术后仰卧位、容量递增至少 2 周,或使用 APD。

(5)尽可能手术修复。

(六)出血性并发症

1.常见原因

(1)凝血功能障碍、使用抗凝药。

(2)术中不慎损伤腹壁动脉及其分支。

(3)女性月经期血液反流至腹腔。

2.临床表现

与出血部位有关,可出现腹壁血肿、出口处出血及血性透析液。

3.预防与处理

(1)术前评估凝血状态和预防凝血。

(2)手术时避免损伤腹壁血管。

(3)小切口、仔细止血、切口不宜靠外。

(4)血性腹水用 0.5～1 L 冷生理盐水或腹透液冲洗。

(5)伤口或出口处出血压迫止血。

(6)大出血需外科手术处理。

(七)腹膜衰竭

1.常见原因

与多次腹膜炎或长期使用生物不相容性透析液导致腹膜结构和功能异常有关。

2.临床表现

(1)Ⅰ型腹膜衰竭:腹膜对小分子溶质转运障碍。

(2)Ⅱ型腹膜衰竭:腹膜对水及溶质转运均有障碍。

(3)Ⅲ型腹膜衰竭:因腹腔淋巴吸收增多所致。

3.预防与处理

(1)防治腹膜炎,使用生物相性透析液。尽量少用高糖透析液,为增加超滤可加用艾考糊精透析液。

(2)改腹膜透析方式为短存留,夜间不保留透析液,但需兼顾溶质清除。

(3)腹膜休息 4 周,暂予血液透析。

(4)无效者改行血液透析。

(八)蛋白质能量营养不良

1.常见原因

(1)透析不充分,毒性产物潴留,使蛋白质和热量摄入减少。

(2)代谢性酸中毒、感染(包括腹膜炎)等导致高分解代谢状态。

(3)伴随疾病,如糖尿病、心力衰竭、慢性炎症、恶性肿瘤、肝脏疾病等,可使 CAPD 患者蛋白质和能量摄入减少。

(4)透析液蛋白质、氨基酸和微量元素丢失。

(5)残余肾功能减退。

2.营养状态评估方法

(1)血清清蛋白(Alb)和前清蛋白(Pre-A)(Alb<35 g/L 或 Pre-A<30 mg/dL,应注意存在营养不良)。

(2)每日蛋白摄入(DPI),一般建议 DPI 达每日 1.2 g/kg。

(3)主观综合性营养评估法(SGA)(四项七分模式。四项:体重、厌食、皮下脂肪、肌肉重量;七分:1～2 分为严重营养不良、3～5 分为轻重度营养不良、6～7 分为营养正常)。

(4)人体测量。

3.预防与处理

(1)加强透析,注意小分子溶质清除特别是水钠平衡。应根据患者残余肾功能及腹膜转运特性个体化透析处方。

(2)注意残余肾功能保护,避免使用肾损害药物。

(3)防治可能导致营养不良的并发症,如感染、代谢性酸中毒等。

(4)心理干预,增强患者成功透析的信心。

(5)每 6 个月进行营养评估 1 次,接受个体化营养指导。

九、患者管理与培训

1.植管前宣教与培训

主要内容包括:透析目的、开始透析时机、透析方式的选择(血液透析/腹膜透析/肾移植的方法介绍、血液透析、腹膜透析、肾移植的优缺点)等。

2.植管后宣教与培训

主要内容包括:正常肾脏的结构与功能、尿毒症临床表现及其后果、腹膜透析的治疗原理、腹膜透析的具体操作步骤及要点、无菌操作概念、腹膜透析导管护理、液体平衡的监测和保持、腹透患者的饮食指导、居家透析的条件、意外事件的处理等。

3.患者随访期宣教与培训

主要内容包括：简单介绍透析相关的并发症及预防、定期操作的再培训、针对随访中出现问题的再培训、组织活动，交流腹透经验，提高生活质量等。

（刘　玉）

第九节　血液灌流

血液灌流（hemoperfusion，HP）是指将患者血液引到体外，流经装有固态吸附剂的血液灌流器，以吸附的方法清除体内有害的代谢产物或外源性毒物，达到血液净化的目的。

血液灌流吸附剂包括活性炭及吸附树脂。活性炭是一种广谱吸附剂，能吸附多种化合物，特点是吸附速度快、吸附量大，但机械强度差，易有微粒脱落。树脂是具有网状立体结构的高分子聚合物，聚合物骨架上带有极性基团时称为极性吸附树脂，易吸附极性大且溶于水的物质；而非极性吸附树脂易吸附脂溶性物质。吸附剂小孔的孔径和表面积是影响吸附树脂吸附性能的两个重要因素。血液灌流器一般为圆柱形，容量为 100～300 g 炭量体积。

一、方法

（一）灌流器装置

目前已有空心纤维型的灌流器等多种市售商品，尚有将灌流器和超滤器相连接，而起到解毒、清除溶质和脱水的作用。

（二）消毒方式

所有吸附剂均不能使用化学剂消毒，常用 γ 射线照射消毒。清蛋白包裹的吸附材料也不能用高温消毒。应用明胶子母囊活性炭灌流器，则可用高压蒸汽消毒。

（三）灌流器放置方法

建立临时血管通路后，将动脉血液引入灌流器，为避免空气进入体内，一般将动脉端置于下方，静脉端置于上方，经血液灌流后，血液从静脉端回输入体内。结束前，为减少罐内残存血量和空气进入体内，应将动脉端置于上方，静脉端置于下方。

（四）灌流时间

每次灌流时间取决于所用吸附材料的吸附能力和饱和速度。活性炭吸附剂对大多数溶质的吸附在2～3小时接近饱和。

（五）肝素化剂量

首次剂量为 1.5～2.0 mg/kg，以后每半小时补加 5～6 mg。由于吸附剂表面较透析膜粗糙，故肝素化剂量较血液透析时为多。

（六）灌流开始时注意事项

一般需用血泵，灌流开始时流量以不超过 100 mL/min 为宜，待灌流器及血管通道内预充液已为血液完全替代再逐渐增至并维持在 200 mL/min。减少血液灌流反应的方法有灌流前先用肝素液（10 mg/100 mL）预充灌流器并保留 30 分钟以上，室温低时可对灌流器和（或）静脉回路管道加温，如水浴等。

（七）关于灌流后药物、毒物反跳现象

多数镇静催眠药物或有机磷等毒物为高度脂溶性，分布容积大，药物与毒药的清除动力学并非一室模型，所以一次血液灌流后药物或毒物血浓度下降，患者意识转为清醒，但在几小时或一天后，因血浓度又增高，而再次昏迷。故对危重病例应严密观察，必要时留置股静脉导管，以备再次灌流。

二、吸附谱

吸附剂清除毒物的效能，主要取决于吸附剂与毒物间亲和力的大小，血液灌流可清除一些与蛋白质或脂类相结合而为一般血液透析所不能清除的物质。不同吸附剂其吸附谱不同，临床上应按其特点选择，如活性炭和大孔树脂的吸附谱包括。①安眠药：如巴比妥类、格鲁米特、甲喹酮、地西泮(安定)、甲丙氨酯和水合氯醛等。②解热镇痛药：如水杨酸类和对乙酰氨基酚等。③三环类抗抑郁剂：如丙米嗪和阿米替林等；④洋地黄、某些抗癌药和异烟肼等。⑤有机磷和有机氯等。⑥毒蕈类。⑦尿毒症毒素和可能导致肝性脑病的代谢毒物等。

三、临床应用

目前血液灌流的适应证主要为急性药物和毒物中毒。对镇静催眠药和神经安定药引起的深昏迷，应首选血液灌流。对已知药物或毒物可被有效清除，理应选择本法，效果较血液透析为优；对未知可否被吸附的严重中毒患者可从疑及物质的理化特性推测血液灌流清除能力，加以选择。一般认为分子结构总体或大部分表现为亲脂性或带有较多芳香环及带有较长的烷基碳链可适时试行血液灌流。如果药物毒性低，中毒剂量不大，程度不深，或用其他疗法已有好转，则不必行血液灌流。

微囊活性炭和中性树脂对有机磷、有机氯等农药中毒有较好的吸附作用，但对重危病例，特别是已发生急性肺水肿、呼吸抑制和休克者疗效欠佳，故应早期治疗。此外，微囊活性炭对有机磷农药解毒剂如解磷定、阿托品等亦有吸附作用，应注意补充这类药物剂量以免影响疗效。

四、不良反应和并发症

血液透析中一切不良反应，如发热、出血、凝血、空气栓塞、失血量过多等均可发生。此外，下列不良反应应予重视。

(一)血相容性和对血小板和凝血因子的影响

各种膜材料的血相容性均不相同，在各种灌流器材料使用中仍需注意出血倾向和血液有形成分的破坏。一般在灌流时血小板计数下降，血白细胞在前30分钟下降最显著，以后逐渐回升。

(二)微粒脱落导致血管栓塞

使用的各种材料均需严格检查，灌流后液体中所含微粒等均应符合大补液的药典法规要求。

(三)血容量波动

灌流开始时可发生血压下降等低血容量表现，在结束时，瞬间回血量以及冲洗装置使用盐水或糖水，亦可使血容量骤增导致心衰发生。

(四)由吸附材料引起的其他副反应

如包膜致孔工艺中洗濯不良，残存醛过多，可引起溶血、头痛或其他毒性。烘干的吸附剂在灌流开始时可放出许多微小气泡不能为空气捕捉器清除，宜在术前先用盐水与吸附剂充分灌流，予以清洗。

(五)对激素和氨基酸的影响

血液灌流吸附血中氨基酸和甲状腺激素、胰岛素以及生长激素等，使这些激素水平下降。

(刘泽珏)

第十节 血浆置换

血浆置换(plasma exchange,PE)是指将患者血液引至体外，经离心法或膜分离法分离血浆和细胞成分，弃去血浆，而把细胞成分以及所需补充的清蛋白、血浆及平衡液等回输体内，以清除体内致病物质，包括自身抗体、免疫复合物、胆固醇、胆红素、药物和毒物等。

血浆置换可分为非选择性血浆置换和选择性血浆置换两大类，后者可选择性去除血浆中的病理性因子，大大减少置换液量和治疗费用。目前此技术已广泛地应用于治疗急进性肾炎和各种难治性自身免疫性疾病。

一、方法

（一）血浆分离装置

早期多采用离心分离装置，目前常用的为膜式。膜式血浆滤过器有空心纤维型和平板型，前者常用，可分为单滤器或双滤器，滤过膜系采用不同的合成膜，最大截留分子量为 300 万 D 和 10～50 万 D。整个置换系统类似血液滤过装置。

（二）血管通路

大多数膜式血浆分离装置血流量为 50～80 mL/min，故多采用肘前或股静脉穿刺置管作为输出径路，一般选用 16 号有背侧孔的穿刺针，血液回路可选用 18 号针穿刺浅表静脉。血浆置换的不良反应与置换液回输速度有关，置换液回输以 30～50 mL/min 为宜。对那些有潜在肾功能损害的患者（如各种急进性肾炎），要选择股静脉或颈内静脉穿刺置管，以保留周围静脉以备日后作内瘘所需。

（三）抗凝

可用肝素和枸橼酸抗凝。首次肝素剂量为 2 000～5 000 U，以后 300～1 200 U/h 持续注射。枸橼酸（ACDA）用量与血液量为 1∶15～1∶30。有严重出血倾向患者肝素应减量，并注意监测 APTT。

（四）操作技术

血浆滤过器的跨膜压力应保持在 100 mmHg 以下，高于 100 mmHg 易引起破膜。每次置换量应根据患者的病情决定，一般为每次置换 2 L 左右，随着交换量的增加，总的清除效率反而下降。置换液从另开的静脉处等量输入。常用的置换液为含 4%～5%人体血清清蛋白的林格液。为了减少费用也可使用代血浆（如中分子右旋糖酐），但不能超过置换量的 20%。对于凝血功能障碍的患者可选用新鲜冰冻血浆。

（五）血浆交换间隔时间和总疗程

主要根据病情严重程度和疗效而定，一般每周 3～4 次，亦有每日 1 次，共 3～5 次后改为隔日或每周 2 次，或隔日或每隔 2 日 1 次。

二、临床应用

（一）适应证

据报道血浆置换可治疗 200 多种疾病，目前常用于。①抗肾小球基底膜抗体肾小球肾炎。②非抗肾小球基底膜新月体肾炎。③其他类型肾炎，如 IgA 肾炎、膜增生性肾炎Ⅱ型、韦格纳肉芽肿及多发性动脉炎的肾损害。④多种风湿病如重症系统性红斑狼疮等。⑤自身免疫溶血性贫血、溶血性尿毒症综合征和血栓性血小板减少性紫癜等。⑥重症肌无力，多发性神经根炎。⑦甲状腺危象。⑧肾移植，如肾移植后急慢性排异反应，移植前清除细胞毒性抗体及移植肾复发肾小球疾病。⑨急性药物毒物中毒，用血液灌流疗效欠佳。

（二）疗效

早期与免疫抑制剂联合应用疗效甚好。对系统性红斑狼疮、狼疮性肾炎和各种病因急进性肾炎效果满意。有学者应用血浆置换合并免疫抑制剂治疗了 44 例抗基底膜抗体病例，疗效满意。44 例中 34 例有肺出血，经血浆置换治疗后 30 例出血停止，16 例肾功能得到保存，明显优于一般的治疗。7 例急进性肾小球肾炎采用血浆置换合并免疫抑制剂治疗，6 例肾功能恢复或部分恢复并保持稳定，其中 1 例透析 14 个月后停止透析。也有人报道 12 例有新月体的狼疮性肾炎经 6～12 周血浆置换合并免疫抑制剂治疗后，10 例临床、生化及组织学表现改善。在移植前可对预先存在的淋巴细胞毒抗体进行清除，文献报道 18 例中 9 例经血浆置换后抗淋巴细胞毒抗体明显降低，其中 6 例移植成功。血浆置换对移植排异反应的治疗，文献报道 214 例急性排异中 127 例有效（59%）；26 例慢性排异 5 例有效（19%）。重症肌无力危象发生时，每周置换 3～5 次，平均 10 次可达到缓解，应同时合并激素和免疫抑制剂。美国对急性吉兰－巴雷综合征随机研究证明，血浆置换者在症状发生的 2 周内进行对症状改善、缩短呼吸机应用及功能恢复均有益。

（三）不良反应

包括过敏反应、低血压、发热、低钙血症、低球蛋白血症、易诱发感染及肝素引起的不良反应等。有报道每500～3 000次治疗中有1次发生意外死亡。

（刘泽珏）

第十一节　免疫吸附

免疫吸附技术是将特异性的抗原或抗体或具某种特定理化特性的物质与吸附材料结合制备成吸附剂，当血浆或全血通过吸附剂时，即可选择性或特异性地吸附清除体内相应的致病因子。根据吸附剂选择性的不同，可将免疫吸附剂分为非选择性、半选择性和高度选择性三种。非选择性吸附剂（如硫酸右旋糖酐、苯基丙氨酸）可同时吸附血浆中多种类型物质，如纤维蛋白原、脂质和免疫球蛋白等，半选择性的吸附剂（如葡萄球菌A蛋白，SPA）只对血浆中的某种类蛋白有亲和力，高选择性吸附剂则清除血浆中的某特定物质，而对其他成分无影响。根据吸附剂与被吸附物质之间的作用原理，又可将免疫吸附剂分为物理化学亲和型及生物亲和型，后者又分为抗原抗体结合型、补体结合型和Fc结合型。物理化学亲和型指吸附剂与被吸附物质靠静电作用力而结合。抗原抗体结合型则是将抗原或抗体固定在载体上，利用抗原抗体可特异性结合的特点，吸附清除血浆中的相应抗原或抗体，常用以吸附抗DNA抗体、抗血型物质抗体、抗因子Ⅷ抗体和低密度脂蛋白等。补体结合型采用C1q作配基，通过C1q与免疫复合物的Fc段结合吸附血液循环中的免疫复合物。Fc结合型则以SPA为配基，吸附IgG的Fc片段。SPA是葡萄球菌壁上的多肽物质，其氨基末端含有4个高度类似的免疫球蛋白结合区，能吸附免疫球蛋白，对IgG及其碎片的吸附具有特异性强、敏感性高的特点，且SPA性质十分稳定，高度耐热、耐酸。用琼脂为载体包裹SPA制成的吸附柱，目前在临床上应用得最多。

免疫吸附治疗可采用血浆灌注和全血灌注两种方式，因吸附剂可能导致血细胞损伤，全血灌注已很少采用。进行血浆灌注时，分离出来的血浆通过吸附柱，再与细胞成分汇合并回输体内。至于治疗的频度和强度，尚无定论。免疫球蛋白既分布在血管内，也分布于血管外，二者大致相等，炎症反应常发生在组织内而不是在血管内，免疫吸附仅清除血液循环中的免疫球蛋白，故不一定能阻断炎症过程。治疗后常可见到抗体或被吸附物质的反跳现象。因此，除非重复多次治疗，并在每次治疗时吸附足够多的血浆量，否则难以得到较好和持续的疗效。静脉输注大剂量丙种球蛋白也是治疗自身免疫性疾病的方法之一，若在静脉输注免疫球蛋白期间实行免疫吸附治疗，可降低免疫吸附的疗效。

免疫吸附与血浆置换的临床适应证相似，已被用于下列疾病。①神经系统疾病：如吉兰－巴雷综合征、多发性硬化、肌肉萎缩、帕金森病等。②肾脏疾病：如Goodpas ture综合征、局灶性硬化性肾小球肾炎、狼疮性肾炎、血管炎肾损害、抗HLA阳性的肾移植受者等，个别学者用该技术治疗膜性肾病和紫癜性肾炎等。③自身免疫性疾病：如系统性红斑狼疮、干燥综合征、混合性结缔组织病和类风湿关节炎等。④消化系疾病：如原发性胆汁性肝硬化、溃疡性结肠炎和克罗恩病等。⑤内分泌疾病：如恶性突眼症和糖尿病。⑥血液系统疾病：如血栓性血小板减少症、血友病A和B、恶性贫血、浆细胞病。⑦其他：心脏疾病如扩张型心肌病、地高辛中毒。⑧恶性肿瘤：如艾滋病相关性卡波肉瘤、结肠腺癌、乳腺癌、非燕麦细胞性肺癌等。绝大多数关于免疫吸附疗效的认识都来源于缺乏对照的观察或个案报道，由于治疗的例数都较少，缺乏前瞻性的对照研究，针对免疫吸附治疗在治疗以上疾病中的作用和地位尚难定论。目前主要推荐应用于抗HLA阳性的肾移植受者、Ⅰ型快速进展型急进型肾小球肾炎、药物治疗引起的溶血性尿毒症综合征、威胁生命的自身免疫性疾病或对细胞毒药物治疗有禁忌的自身免疫性疾病患者。联合应用免疫吸附治疗和免疫抑制剂是否可降低后者的用量亦未定论。

与血浆置换相比，免疫吸附治疗回输自身血浆，不需替代液，不增加传染性疾病如病毒性肝炎的传染机会；由于选择性吸附，对正常血浆成分如凝血因子等几无影响，价格亦较便宜。其不良反应主要有：激活补体系统、凝血系统和纤溶系统等，刺激血管活性物质的释放，损伤血细胞，其程度与免疫吸附柱、血浆分离装置及血液通道的生物相容性有关，一般表现为发热、寒战、全身酸痛等流感样症状，偶有皮疹、恶心、呕吐、心跳加速、头晕、关节痛、血压降低或升高等，数小时后多可自愈，个别病例反应剧烈，需及时中断治疗并给予糖皮质激素等治疗。过多清除血液循环中的 IgG，将增加感染并发症。

(刘泽珏)

第十二节　分子吸附再循环系统

分子吸附再循环系统(molecular adsorbents recirculating system，MARS)人工肝支持系统是采用中空纤维聚砜膜透析器，利用清蛋白透析液进行体外循环透析的肝脏支持系统。血浆置换、血液透析和血液灌流等虽然也可作为急性肝衰竭患者的肝脏支持治疗手段，但这些方法只可清除一定量的水溶性毒素，很难清除蛋白结合毒素。MARS 技术将患者的血液引至中空纤维透析器，透析膜的另一侧是含清蛋白的透析液，血浆中与清蛋白结合的毒素解离后移动到膜的另一侧，与透析液里的清蛋白结合，结合了毒素的清蛋白透析液进入离子交换树脂柱和活性炭吸附柱可再生循环利用，如此清蛋白透析液不断地带走结合的毒素，小分子以及不与清蛋白结合的毒素也可通过透析膜上的微孔进入透析液而被整合的普通透析技术清除。分子量超过 50 kD 的物质，如结合于载体蛋白的激素和生长因子等均不能被清除。

一、方法

血管通路可采用深静脉(颈静脉或股静脉)双腔留置导管或已建的内瘘。国内目前可供选择的 MARS 人工肝支持系统主要由德国生产，它含有三个不同的液体循环系统：血液循环系统、清蛋白循环系统和透析液循环系统。透析液选用常规 5%碳酸氢钠血液透析液，可根据需要调整钠和钾浓度。参数设置一般为：循环血流量为 200～250 mL/min，循环清蛋白(清蛋白浓度为 20%～25%)流量为150 mL/min；透析液流量 500 mL/min。进行床旁透析时，透析液流量一般为 100～150 mL/min。治疗时间为 6～8 小时。治疗前先对管路、透析器(diaFLUX 透析器)、活性炭吸附柱及阴离子交换吸附柱用生理盐水进行充分预冲，在预冲过程中尽可能地排尽透析器及环路中的空气，使每一个系统得到充分的循环灌注。

二、临床应用

MARS 可以有效清除的各类蛋白结合毒素和水溶性毒素主要包括：胆红素、胆酸、中短链脂肪酸/毒性脂肪酸、芳香族氨基酸、硫醇、血氨、色氨酸以及吲哚/酚类代谢产物、肌酐、尿素氮、白介素-6、TNF-α、苯二氮䓬类以及铜等。MARS 有效模拟肝细胞的生物解毒过程，清除蛋白结合毒素和水溶性毒素，同时具备人工肾功能，调节水电解质、酸碱、血糖等内环境平衡，故主要适用于慢性肝衰竭急性恶化、急性或暴发性肝炎、原发性肝移植无功能、肝脏术后肝衰竭以及各种原因引起的重症胆汁淤积。MARS 人工肝可有效改善肝衰竭患者肝内胆汁淤积、肝功能、血流动力学状态和肝性脑病症状，降低颅内压，治疗和改善肾功能，纠正水、电解质和酸碱失衡，为肝细胞再生恢复创造条件，提高生存率。MARS 所用透析膜具有高度生物相容性，透析不良反应低。由于清蛋白的循环作用，治疗也较经济。

(刘泽珏)

第十三节　肝素诱导体外 LDL、LP(a)-纤维蛋白原沉淀

肝素诱导体外低密度脂蛋白－载脂蛋白(a)-纤维蛋白原沉淀(heparin-induced extracorporeal LDL-LP(a)-fibrinogen precipitation，HELP)的技术原理主要是利用肝素在低 pH 情况下能使 LDL、LP(a)及

纤维蛋白原发生沉淀而析出(等电析出),从而达到清除血浆中过多脂质的目的。

一、方法

HELP 系统包括一台主机和外周管路(主要包括 0.2 m^2 血浆分离器、0.4 m^2 多聚碳酸酯过滤器、阴离子吸附柱、铜仿膜透析器)。血液流经血浆分离器 F_1,血流量 100 mL/min,分离出血浆及有形成分,分离后的血浆与含 100 U/mL 肝素一醋酸盐的缓冲液混合,使 pH 达 5.12,产生 LDL-纤维蛋白原复合物沉淀,通过滤器 F_2 清除 LDL 沉淀物。再用树脂交换去除无 LDL 血浆中的多余肝素,最后经碳酸氢盐透析、超滤,清除醋酸钠及过多水分。

二、治疗效果

HELP 选择性清除 LDL、LP(a)及纤维蛋白原,每次治疗过滤血浆 2.5～3.0 L,使上述 3 项指标平均下降 50%以上;单次治疗后,全血黏度下降 15%,红细胞聚集率下降 50%。HELP 对血浆高密度脂蛋白水平无影响,也不改变或修饰血浆脂蛋白,对血浆免疫球蛋白和清蛋白亦无影响。

HELP 主要用于家族性和药物抵抗性高脂血症的治疗。因其能迅速有效改善血黏度和微循环,亦用于治疗一些血栓栓塞性疾病,如冠心病、脑血管疾病、视网膜缺血和严重肢体缺血等,在一项多中心研究中,50 余例冠心病患者用 HELP 规律治疗 2 年,使心绞痛发作减少,冠脉造影对比显示病变减轻。另一研究中用 HELP 治疗了 180 例心肌梗死后 10 年的冠心病患者,也使心梗再发率明显降低。HELP 还可促进缺血性卒中的恢复,使部分患者临床神经系统症状得到明显改善。用 HELP 治疗 25 例患视网膜静脉分支、视网膜中心静脉阻塞或中心动脉阻塞的患者,每例用 HELP 治疗 6 次,治疗结束时,患者的视力敏感度提高 3 倍以上,视野扩大。由于目前关于 HELP 治疗缺血性血管疾病的例数还不多,缺少随机对照研究资料,加之费用昂贵,故应注意掌握适用征。少数报道认为 HELP 对急性胰腺炎有一定的疗效。

(刘泽珏)

第十四节　连续性动静脉血液滤过、透析

一、连续性动静脉血液滤过(continuous arterio-ve nous hemofiltration,CAVH)

已广泛应用于重症监护室中急性肾衰竭伴多脏器衰竭的急救。

(一)方法

临时建立血管通路,血液经动脉(目前多用颈内静脉或股静脉 CVVH)引入一小型高效能、低阻力的滤过器,依赖血液在滤器内跨膜压差,每分钟可超滤血浆水 5～10 mL,然后血液经滤过器静脉端回输到体内,如此 24 小时不断进行超滤,每日可清除水分 7～14 L,既防治了体液潴留,又保证了治疗计划包括全静脉内营养的实施。回补液常用静脉端补液(后稀释法)。

1.滤器

目前有美国 Amicon 公司 Diafilter20 和 30,瑞典金宝公司 FH55 和费森尤斯公司 F8 等。不使用血泵时,滤器应置于患者心脏或床面等高位置。CVVH 需用血泵驱动,保证血流量和静水压。

2.置换液

由于 CVVH 的每日超滤量多在 7～10 L 或以上,故需补充液体。补液成分因患者而异,常需每日调整,原则上电解质补充应接近细胞外液成分,此外尚需补充碱基。目前虽然有市售商品,但仍需进行若干变动以符合患者要求。置换液输入方法可经滤器前端(动脉端)管路输入(前稀释)或滤器后端(静脉端)管路输入(后稀释法)。临床上多采用后稀释法,从静脉端输入置换液。

3.肝素的应用

无活动性出血病例,滤器与血路管道应先用含肝素的生理盐水(1 万 U/2 L)冲洗、预充。滤过开始后

经动脉端补充 10 U/(kg・h)或每小时 5 mg 以维持滤器静脉端试管法凝血时间在 30～45 分钟，对有出血倾向及有活动性出血病例应严格掌握肝素用量，防止创面和腔道出血。有条件者应使用枸橼酸抗凝。

(二)影响滤过率的因素

主要的影响因素为跨膜压，其次为血流量等因素。影响净跨膜压的因素如下。

1.静水压

滤器内静水压远较平均动脉压力为低，约为 30～40 mmHg，其压力降低与否受血管通路种类、穿刺针内径和管道长度以及滤器内阻力及静脉压等影响。

2.滤液侧压力

当滤器位置高于滤液收集袋时，滤液侧为由势能引起的相对压力差，该压力差是产生超滤的主要因素，其大小取决于滤液收集袋与滤器之间的垂直距离，每相距 1 cm，可产生 0.74 mmHg 差压，若相距 40 cm，则有 30 mmHg 差压。理论上跨膜压等于静水压和滤液侧相对压力差之和。

3.胶体渗透压

为抵消跨膜压的反作用力，即胶体渗透压愈高，跨膜压愈低，由于超滤结果滤器出口端血浆蛋白浓度常较入口端为高，该部位胶体渗透压常等于跨膜压，使胶体跨膜压为零，导致滤过停止，使用血泵可增加血流量，提高静水压。

(三)适应证

(1)任何原因引起的急性肾衰竭少尿期，尤其是需行静脉营养疗法者。

(2)急性肾衰竭伴多脏器衰竭，如肺弥散功能障碍伴循环衰竭。

(3)体液过多，如心脏手术后，心肌梗死急性期，败血症，对强心、利尿无效的泵衰竭，容量负荷的心力衰竭和急性肺水肿。

(4)严重电解质紊乱、酸碱平衡失调，特别是高钠、低钠、代谢性酸中毒。

(四)优缺点

主要优点为：①方法简便，不需透析装置，可在 20 分钟内投入急救。②滤器生物相容性好，低氧血症较轻，适于多脏器衰竭治疗。③持续低流率地替代肾小球滤过，维持体液容量及其成分相对稳定，对心血管功能影响少，在血压偏低时仍可缓慢超滤。④对高分解状态可施行静脉内高营养疗法。

缺点是滤器内凝血，清除血氮质有限，故近年又发展了连续性动静脉血液滤过透析。

二、连续性动静脉血液滤过透析

为弥补 CVVH 清除血氮质不足而设计，连续性静脉静脉血液滤过透析(continuous venous-venous hemofiltration and dialysis，CVVHD)在 CVVH 的同时施行弥散透析。CVVHD 与一般血液透析不同之处在于透析液量仅为常规透析的 3%，不需人工肾供液装置，故亦可用于床旁急救。透析液可用腹膜透析液经调整后替代，每小时用 1 L，故透析液液量近 17 mL/min，清除率约为 22～27 mL/min。若透析液每小时用 2 L 则透析液流量增至 34 mL/min，加上超滤 10～16 mL/min，则每分钟清除率达 44～50 mL/min，故 CVVHD 除具有 CVVH 优点外，尚能增加溶质清除。近年来已用于治疗重危急性肾衰伴高分解状态。

三、日间连续性静脉静脉血液滤过透析

CVVHD 已被全球公认为治疗急性肾衰，特别是伴多脏器衰竭和需要全静脉营养患者较为有效的方法，但这一方法有三个缺点。①需要连续 24 小时治疗和监护。②需要连续 24 小时补充肝素和出凝血监护。③需要 24 小时调整水、电解质和酸碱平衡。为了克服上述缺点，有学者采用 DTCVVHD 方法，即在日间进行 8～12 小时 CVVHD，每日超滤量 6～8 L，这样可满足全静脉营养补液需要，且调节电解质及酸碱平衡较为方便，需要肝素量少，对相对稳定急性肾衰需全静脉营养的病例较为合适，若因透析时间缩短清除氮质少，可采取增加每小时透析液量的方法增加清除率，如每小时用 2 L 透析液等，对人力紧张，患者病情许可时，不失为明智之举。

四、连续性高通量透析

伴高分解代谢的 ARF 患者，尿素清除率需达 20～30 L/d 以上才能较好地控制氮质血症。全身炎症反应综合征常引起急性肾衰竭和多系统脏器功能衰竭，这些患者血浆中存在大量化学介质、血管活性物质及细胞因子(肿瘤坏死因子、白细胞介素等)，通过血液净化清除上述物质，可能有助于控制病情发展。采用高通量、筛选系数大的合成膜血滤器进行血液净化治疗，增加对流清除溶质，可能达到这一目的。CHFD 首先由 Ronco 提出，该系统包括连续性血液透析和一个透析液容量控制系统，采用高通量血滤器，10 L 碳酸氢盐透析液以 100 mL/min 速度再循环。超滤过程由速度不同的两个泵控制，第一个泵输送已加温的透析液，第二个泵调节透析液流出量和控制超滤。透析 4 小时左右后，透析袋中的尿素和肌酐浓度与血浆中浓度达到平衡，此时更换透析液继续 CHFD。该系统尿素清除率可达 60 L/d，菊粉清除率可达 36 L/d。如连续进行治疗，周 Kt/V 指数很容易达到 7～10，可很好控制氮质水平。有研究显示清除炎症介质可减轻全身炎症反应综合征，降低病死率。

五、高容量血液滤过(HVHF)

在连续血液滤过治疗中，增加滤过量，使每天滤过达到 50 L 以上，称为 HVHF。据报道如此大量的滤过可降低全身炎症反应综合征患者血浆炎症介质和细胞因子，改善败血症患者的血流动力学参数，但此举是否能改善这类患者的预后，仍有待证实。HVHF 有两种方法。①使用 CVVH，使滤过量维持 3～4 L/h。②夜间用 CVVH 维持，白天以 6 L/h 滤过，滤过总量＞60 L/d。要求应用高通量滤器，面积1.6～2.2 m^2。

(刘泽珏)

第十一章

原发性肾小球疾病

第一节　急性肾小球肾炎

一、概说

急性肾小球肾炎(简称急性肾炎)是肾小球疾病中常见的一种类型,为原发性肾小球肾炎,多起病较急,临床以血尿、蛋白尿、水肿、高血压为主要表现。病程大多为4～6周,少数成人患者可长达半年至1年。发病前1～4周多有上呼吸道感染、皮肤感染等病史,基本病理变化为肾小球弥漫性增生性改变,与免疫复合物的沉积关系最为密切。预后大多良好,约有30%的成年人患者迁延不愈,转为慢性肾炎,极少部分重症患者可导致急性心力衰竭、高血压脑病、尿毒症而危及生命。本病属于中医的"水肿""尿血"范畴。

二、病因病理

本病多由感受风、湿、毒邪,而致肺脾肾功能失司。风邪外袭,内会于肺,若为风寒,则肺气郁闭;若为风热,则肺失清肃。均使水之上源受阻,肺失宣降,上不能宣发水津,下不能通调水道,疏于膀胱,以致风遏水阻,风水相搏,风鼓水溢,内犯脏腑经络,外浸肌肤四肢,出现水肿等症。水湿内侵致脾为湿困;肾为湿遏,失其温煦、开合、固摄之能,水湿之邪泛溢肌肤,水谷精微暗渗于下,而致四肢浮肿,尿液混浊。肌肤疮疡,湿毒浸淫,未能及时清解消散,由皮毛内归脾肺,水液代谢受阻,亦可发生上述病理变化。风湿毒邪内郁,皆可酿热化火,若损伤肾之脉络,致使血溢,沿尿路下渗而见尿血;若夹湿毒上攻凌心、潴留脾肾,耗气伤阴,乃至枯竭,则可呈现神昏衰竭等危重状态。

总之,诸多病因虽可单独致病,但大多兼夹为患,且相互转化,使其病机复杂化。证情虽有轻重的不同表现,但终不越风、湿、毒三因和肺、脾、肾三脏,临床诸证皆缘于此。

三、诊断

(一)临床表现

初起少尿多见,多有程度不等的水肿,轻者仅面部、下肢水肿,或仅在早晨起床时见到眼睑水肿,重者可为全身明显水肿,甚至出现腹水和胸腔积液。初起血压呈轻度或中度升高,大部分收缩压在24kPa(180mmHg)以下,且波动性大,持续时间较短,常有全身不适、乏力、腰酸、头痛、恶心、呕吐等症状,重者可有剧烈头痛、视力障碍、喘促气急等表现。

(二)实验室检查

1.尿常规

多数为镜下血尿,亦有肉眼血尿者。蛋白尿程度不等,多数为+～+++之间,亦有微量者。多数有红细胞、白细胞和颗粒、上皮等各种管型。

2.肾功能检查

少尿超过1周,即可出现肾功能不全表现,但多不严重,随尿量增加,程度可逐渐减轻。

3.血常规

轻度血红蛋白降低,为水钠潴留、血液稀释的结果。白细胞一般不增多,或仅轻微增高,嗜酸性粒细胞有时稍增多,血沉常增快。

4.其他

血清总补体 CH_{50}、C_3、C_4 呈一过性下降,抗"O"滴定度升高,去氧核糖核酸酶B常增加,血浆清蛋白降低而 α_2 球蛋白升高。

四、鉴别诊断

(一)与发热性蛋白尿鉴别

在急性感染发热期间,出现蛋白尿、管型尿,有时为镜下血尿,易与不典型急性肾炎相混,但前者无水肿及高血压,热退后尿异常消失。

(二)与急性肾盂肾炎鉴别

急性肾盂肾炎常有腰部不适、血尿、蛋白尿等类似肾炎的表现,而急性肾炎的少尿期亦常有排尿不适感,但前者一般无少尿表现,而发热、尿频、尿急明显,尿中白细胞增多,有时可见白细胞管型,尿细菌培养阳性,多数无水肿及高血压,抗感染治疗有效。

(三)与慢性肾炎急性发作鉴别

慢性肾炎急性发作多有肾炎史,每于上呼吸道感染后3～5天内出现症状,潜伏期短,贫血、低蛋白血症及高脂血症往往较明显,尿少而比重低,肾功能呈持续性损害等。

五、并发症

在治疗不当或病后不注意休息的儿童,有时可发生急性充血性心力衰竭,少数发生高血压脑病、急性肾衰竭。

六、中医证治枢要

(一)祛邪利水是基本法则

本病是一种以标实为主的疾病,故疏散外邪,恢复失调的脏腑功能,是本病治疗的主要原则。针对病因多为风湿毒,常用疏风宣肺,清热利湿等法。即《黄帝内经》指出的"去菀陈莝……开鬼门,洁净府"。

(二)掌握病机转归及治疗重点

初起邪气壅盛,肺卫失宣,水湿潴留,治肺为主,肺为水上之源,上源清则下流洁。嗣后水渐消而湿未净,困阻中焦,治当运脾为主,脾旺则能胜湿。后期湿邪渐化而肾气已虚,以治肾为主,肾气复则病向愈。这些分段治疗方法,是指突出重点,把握某一阶段的主要病机而言。正如《医宗金鉴》所载:"治水肿症宜先导其水以杀其势,后补其火以壮其肾;清肺以利气机,和肠胃以畅消化,通膀胱以行水泉。真气即知,机关自顺。"可见调理肺、脾、肾三脏功能,实为治疗本病的关键。但临证使用时并非截然分开,有时尚须相互配合,数法同用,但需主次有序。

(三)参合诸多因素,务求辨证为主

本病部分患者向中医求治前,已使用过利尿剂,以致浮肿不著,症状隐匿,甚至无证可辨,在这种情况下,当参考实验室检查的异常变化,结合个人的临床经验,采用相应的方药予以治疗。一般从病史、病程、初起症状、治疗经过及就诊时的舌苔、脉象等大多可以判断相应证候类型,决定从肺脾肾何脏入手或采用针对异常检查指标的效方验方。如能在长期的临床实践中,逐步积累经验,探索出用药规律,对辨证论治将大有裨益。

七、辨证施治

（一）风寒束肺

主症：起病急骤，眼睑先肿，继则四肢及全身皆肿，微恶风寒，咳喘，骨节酸痛，溲少便稠。舌质淡，苔薄白，脉浮滑或紧。

治法：疏风散寒，宣肺利水。

处方：麻黄汤合五皮饮加减。麻黄 10g，杏仁 10g，桂枝 10g，甘草 6g，生姜皮 15g，桑白皮 15g，陈皮 10g，大腹皮 30g，茯苓皮 15g。

阐述：方用麻黄汤解表散寒，开利肺之郁闭；五皮饮利水消肿，二者相合，可奏祛风寒，利肺气，行水湿之效。兼呕恶欲吐者，加苏叶、藿香；尿中有白细胞者，加白花蛇舌草、半枝莲；红细胞较多甚至肉眼血尿者，加小蓟、三七。若恶风有汗者，加白芍，酌减麻黄之量。本证发于起病之初，临床并不少见，只是由于一般多运用西药利尿等法，而为医者所忽视。临床运用时，可于本方加入石膏，取越婢汤意，用麻黄、石膏相伍，一宣一清，使肺布散有度，水气自消。麻黄、石膏用量比以 1∶(3～5)最佳。

（二）风热犯肺

主症：突然眼睑和面部浮肿，血尿明显，发热恶风，咽喉肿痛，口干而渴，小便短赤。舌边尖微红，苔薄而黄，脉浮数或沉数。

治法：疏风清热，宣肺利水。

处方：桑菊饮加味。桑叶 12g，菊花 9g，桔梗 6g，连翘 12g，杏仁 9g，甘草 3g，薄荷 6g，蒲公英 15g，紫花地丁 15g，银花 12g，益母草 15g，桑白皮 30g，茯苓皮 30g。

阐述：方以桑菊饮辛凉疏表，宣散肺热；又以蒲公英、紫花地丁清热解毒；银花合连翘透邪清热，发表肃肺；桑白皮肃肺走表，散表湿；茯苓皮淡渗行水湿。佐以益母草活血利水，取血行气畅而水去之义。诸药合用，共奏宣肺清热利水之效。肺热甚，咳嗽重者，可加黄芩；咽喉痛甚者，加僵蚕、射干；尿痛者，加生地、瞿麦；血尿者，加鲜茅根、地榆。

上述风邪外袭两个证候，均见于急性肾炎初起，风水搏击，起病急骤，病情变化迅速，治疗用药同中有异，宜细审之。

（三）湿毒浸淫

主症：眼睑浮肿，延及全身，小便不利，身发疮痍，甚则溃烂。舌质红，苔薄黄腻，脉濡数或滑数。

治法：祛湿消肿，清热解毒。

处方：麻黄连翘赤小豆汤合五味消毒饮加减。麻黄 12g，连翘 15g，赤小豆 15g，桑白皮 15g，杏仁 10g，生姜皮 12g，金银花 15g，菊花 12g，蒲公英 15g，紫花地丁 15g，紫背天葵 15g。

阐述：此证气候炎热地区多见。多由于皮肤湿疹疮毒或外感表证已解，湿郁化热而引起。方中麻黄、杏仁、生姜皮发表逐邪，宣降肺气，调畅水道；连翘、赤小豆、桑白皮苦寒性善下行，清利肺热，又能清热解毒，行血排脓；金银花、蒲公英、菊花味苦性寒，与紫花地丁、紫背天葵共为疗疮肿脓毒之良品；甘草、大枣和胃缓中。此方可发表利水，消肿解毒。若湿热壅盛，皮肤糜烂者，加苦参、土茯苓；风盛夹湿而瘙痒者，加白鲜皮、地肤子疏风利湿止痒；血热红肿甚者，加丹皮、赤芍；肿势重者，加大腹皮、茯苓皮。

（四）水湿浸渍

主症：肢体浮肿，延及全身，按之没指，小便短少混浊，身重困倦，胸闷纳呆，泛恶。苔白腻，脉沉缓。

治法：行气利水，渗湿消肿。

处方：中满分消丸加减。厚朴 12g，枳实 10g，黄连 6g，黄芩 9g，知母 12g，半夏 12g，陈皮 9g，茯苓 12g，泽泻 12g，猪苓 12g，砂仁 6g，干姜 6g，党参 12g，白术 9g。

阐述：本型出现于急性肾炎以肾病综合征表现为主的患者。水势弥漫，内外交困，外肿肌肤，内肿脏腑，极易出现多种并发症。故当以利水为第一要务。方用李东垣的中满分消丸，集行气燥湿利水于一体，使脾气振奋，水湿得除。若上半身肿甚者，加麻黄、杏仁；下半身肿甚者，加防己、薏苡仁；若身寒肢冷、脉沉迟者，加附子、干姜。

（五）肾虚湿热

主症：血尿、蛋白尿迁延不愈，水肿时起时消，全身疲乏，口干口苦口腻，纳食不佳，夜有盗汗，五心烦热。舌质红，苔腻或厚，脉细弱或滑数。

治法：清利湿热，和阴益肾。

处方：八正散合二至丸加减。车前子 12g(包煎)，黄柏 12g，萹蓄 15g，瞿麦 15g，茯苓 12g，蒲公英 15g，紫花地丁 15g，金银花 15g，连翘 15g，白花蛇舌草 15g，旱莲草 12g，女贞子 12g。

阐述：此型为急性肾炎急性期过后，主症已不显著，但尿液检查仍未转阴，临床似乎是无证可辨。此时不可早进温补，免致滋腻生湿留热之弊。方用车前子、茯苓利湿于下窍，配以萹蓄、瞿麦泄热利湿，蒲公英、紫花地丁、白花蛇舌草苦寒，清热解毒，以肃清残余之热。用二至丸益肾阴，扶助被邪耗伤之阴。此型属正虚邪恋，治宜标本兼顾。

（六）肾络瘀阻

主症：血尿、蛋白尿持续不愈，水肿大部消退，腰膝酸痛，或有肢体麻木。舌质紫黯，脉细涩。

治法：活血化瘀，利水泄浊。

处方：益肾汤加减。当归 12g，川芎 9g，白芍 12g，生地 12g，益母草 30g，白茅根 15g，丹参 12g，泽兰 12g，红花 6g。

阐述：本型常见于本病的后期，有转化成慢性肾炎之趋势，为水湿潴留，三焦气滞，血行不畅与水湿相合而致，病难速愈。方以四物汤养血和血，益母草、丹参、泽兰活血利水，红花活血化瘀，白茅根凉血止血，共成祛瘀活络之效。

八、特色经验探要

（一）关于血尿

急性肾炎血尿病机并非单一，非见血止血所能概治。正本清源，则往往不止血而血自消。

热灼血络者，其血色多鲜红，排尿可有不适感，身热，病程短，治疗以清热凉血为法，于辨证处方中加用生地、玄参、益母草、白花蛇舌草等，知柏地黄汤亦常配合使用。

脾不统血者，多表现为面色淡白，神疲乏力，病程较长，纳食不佳，尿清，但镜检见有大量红细胞。宜用归脾汤，党参、黄芪、白术、当归和穞豆衣等常可选用。

气滞血瘀者，多为病久不愈，小腹或有痛胀之感，面色发黯，舌质黯紫。宜选用丹参、泽兰、益母草、牛膝、川芎、当归尾或少量的制大黄、红花、土鳖虫等，旨在疏通血络，兼以利水。

同其他出血一样，此证亦是见血休止血，不可拘泥一法，要灵活运用多种对因疗法。

（二）关于高血压

急性肾炎时高血压多由于水钠潴留而引起，一般于水肿消退后会逐渐恢复正常。但有少部分人可因持续血压增高，甚至出现高血压脑病，因此控制血压甚为重要。

一般认为热毒炽盛，肝经湿热，易致肝阳偏亢，而出现血压升高，所以治疗重在清热解毒泻火，可于龙胆泻肝汤中加入钩藤、夏枯草、草决明、珍珠母。临床应想到此病血压升高乃其标象，有时不用平肝降压之剂，血压亦可随病症好转而下降。

（三）阴虚与湿热的关系

急性肾炎水肿消退后，或病情迁延反复，每可致类似阴虚津亏的证候，可出现口干、五心烦热、易汗、腰膝酸软等症，此实为湿热留恋而耗灼阴津。脏腑功能失司，水液代谢受阻，水湿留滞，渐而化热，湿热相合，可致各种变证，也形成了病情缠绵的基础。治疗应重在清利湿热，但因阴虚已现，故用药时，要注意化湿不伤阴，清热不恋湿，运用清淡芳化之剂，以和为主，滋腻碍湿之品理当回避。

九、西医治疗

采取对症和支持疗法，主要环节为预防和治疗水钠潴留，控制循环血容量，从而达到减轻症状（水肿、高血压)、预防致死性并发症(心力衰竭、脑病)及防止各种加重肾脏病变因素、促进病肾组织学和功能修复的目的。

(一)消除感染病灶

对尚留存体内的前驱感染灶及隐蔽病灶,均主张用青霉素(过敏者用红霉素)常规治疗2周。

(二)对症治疗

1.利尿

控制水、盐摄入量后,水肿仍明显者,应加利尿剂,常用噻嗪类利尿剂,必要时可用强利尿剂,如呋塞米(速尿)等。襻利尿剂于肾小球滤过功能严重受损,内生肌酐清除率(Ccr)<5%时仍有利尿作用。还可应用各种解除血管痉挛的药物以达到利尿的目的,常用利尿合剂(20%~25%葡萄糖注射液200mL,普鲁卡因0.5g,咖啡因0.25g,氨茶碱0.25g)静滴。利尿治疗中应注意维持水、电解质及酸碱平衡。

2.降压

积极控制血压,预防心脑血管并发症,常用药有肼屈嗪(肼苯哒嗪)等血管扩张药与利血平综合使用,必要时可用甲基多巴,如需快速降压者可用硝普钠等。合并惊厥者,降压治疗同时可加用10%水合氯醛灌肠,或异戊巴比妥(阿米妥)肌注或静注。

3.控制心衰

主要措施为利尿、降压、减轻心脏前后负荷,可用α受体阻滞剂如酚妥拉明、襻利尿剂如呋塞米(速尿)。洋地黄类不作常规使用。仍不能控制可应用血液滤过脱水治疗。

4.其他

如肾上腺皮质激素及免疫抑制剂一般无需使用。

5.具有下列情形之一者,应及时行肾活检以助确诊

急性期出现大量蛋白尿;少尿持续1周以上或进行性尿量减少,血清肌酐水平持续增高,要警惕急进性肾炎的可能;持续性低补体血症超过1个月。

十、中西医优化选择

中医治疗本病有一定的优势,除非有较严重的并发症,一般均可通过常规服中药而获愈。中药主要是通过疏风宣肺、清热解毒、活血化瘀、利水消肿等法,达到祛邪扶正,调节脏腑失司,促进病肾早日修复的目的。

在如下情况下可考虑用西药配合。

(1)水肿在用中药后效果不显,或出现心衰征象。

(2)局部感染严重,病灶明显者,可早期足量用抗生素。

(3)出现严重并发症如左心衰、高血压脑病、急性肾衰竭等。

十一、饮食调护

根据水肿、肾功能损害程度及高血压情况,合理控制饮食。蛋白质以乳类及鸡蛋为最好,盐类应加以限制,在水肿及高血压时每日食盐以1~2g为宜,过分限盐会促使食欲减退。糖类及维生素应充分供给,每日液体摄入量也应限制。很多食物具有祛湿利水消肿的功效,饮食中可适当选用。如薏苡仁、绿豆、赤小豆、蚕豆、芹菜、西瓜、冬瓜、黄瓜、鸭肉、乌鱼、鲫鱼等。

在疾病的不同阶段,可配合一些食疗方。

1.苡仁杏仁粥

薏苡仁30g,杏仁10g(去皮),冰糖少许。将薏苡仁加水适量武火烧沸,再改文火煮至半熟,放入杏仁,继用文火熬熟,加入冰糖即成。适于风水为患,时有咳嗽者。

2.大蒜蒸西瓜

大蒜60～90g，西瓜1个。先在西瓜上挖一小洞，将大蒜去皮后纳入瓜内，把口封好，洞口向上置于碟中，隔水蒸熟，吃蒜及瓜瓤，趁热服下。适宜于湿热内盛，烦热口渴明显者。

3.荠菜粥

新鲜荠菜250g，粳米90g。将荠菜洗净切碎，同粳米煮粥服食。适宜于急性肾炎、出血、水肿、血尿。

（董建国）

第二节 慢性肾小球肾炎

一、概说

慢性肾小球肾炎是指由多种原发性肾小球疾病所导致的较长病程的疾病，临床以蛋白尿、水肿、血尿、高血压或伴肾功能减退为特征，成年人常见，除小部分有急性肾炎史外，多数起病缓慢，呈隐匿性经过。根据其临床表现，本病可归于中医的“水肿”“虚劳”“尿血”等范畴。

二、病因病理

慢性肾炎主要是由于外邪入侵，饮食不节，劳倦内伤，调摄失宜及禀赋不足诸因素致脏腑内虚后，复受邪袭，迁延日久而成。其病位主要与肺、脾、肾有关，亦可累及心、肝，致病之邪主要是外感六淫，也包括由于脏腑失调而产生的病理产物，如瘀血、湿浊、湿热等。其中正虚是发病的基础，邪实是发病的条件。

肺失通调，脾失健运，肾失开合，可致三焦水道失畅，水液停聚，泛滥肌肤而成水肿；脾肾不固或邪浊停蓄，迫精外泄均可致精微不摄，而成蛋白尿；脾失统摄，肾络受损可出现血尿；水不涵木，肝肾不足，湿浊瘀血阻络均可致阳亢无制，而出现高血压。本病早期多出现水湿潴留之证，渐至脾肾渐亏，湿化为热，湿热耗伤气阴，使正气更虚，日久必致阴阳气血俱亏，邪浊更甚，终于脾肾愈衰，邪浊愈重，而归于脾肾衰败，浊邪壅闭的重症。正气不复，易使邪气留恋，而邪气留恋，导致正气更难恢复，此为本病邪正消长，标实本虚的病理特点，亦构成其迁延不愈和逐渐进展的病理基础。

三、诊断

（一）临床表现

1.水肿

患者均有不同程度的水肿，轻者仅面部、眼睑和组织松弛部水肿，甚至可间歇出现，重者则全身普遍性水肿，并可有腹（胸）水。

2.高血压

一部分患者有高血压症状，血压升高可为持续性，亦可呈间歇性，以舒张压升高[高于12kPa（90mmHg）]为特点。

3.尿异常表现

此为必有症状，尿量变化与水肿及肾功能情况有关，水肿期尿量减少，无水肿者尿量多正常，肾功能明显减退；浓缩功能障碍者常有夜尿，多尿，尿比重偏低（＜1.020），尿蛋白含量不等，多在1～3g/24h，亦可呈大量蛋白尿（＞3.5g/24h），尿沉渣中可见颗粒管型、透明管型，伴有轻中度血尿，偶可见肉眼血尿（为肾小球源血尿）。

4.肾功能不全

主要指肾小球滤过率（GFR）降低，就诊时多数患者内生肌酐清除率（Ccr）尚未降到正常值50%以下。

5.贫血

有轻至中度以上正常细胞正色素性贫血。水肿明显者可轻度贫血，可能与血液稀释有关。

(二)实验室检查

除上述尿常规及肾功能检查外,还有其他检查有助于诊断及预后判断。

1.尿液检查

尿 C_3 测定、尿纤维蛋白降解产物(FDP)测定、尿圆盘电泳、尿蛋白选择指数,有助于分析其原发病的病理类型。

2.血液检查

血清补体测定、免疫球蛋白测定、β 微球蛋白,对分析病理类型及预后有参考价值。

3.超声检查

观察肾脏形态学改变,以供诊断参考。

4.肾脏活体组织检查

直接观察慢性肾炎之原发疾病病理类型,对其诊断、治疗和预后都有很重要的意义。

四、鉴别诊断

(一)本病普通型和慢性肾盂肾炎鉴别

泌尿系感染史,尿沉渣中白细胞经常反复出现,甚至有白细胞管型,尿细菌学检查阳性,均可提示慢性肾盂肾炎。其晚期亦有大量蛋白尿和高血压及肾功损害,但肾小管功能损害先于氮质血症,且具有肾小管性蛋白尿的特征,一般无低蛋白血症,肾图示双侧肾损害差异较大。多见于女性。有时慢性肾炎合并尿路感染,用抗生素治疗,其尿改变、氮质血症或可好转,但肾炎综合征仍会存在。

(二)本病高血压与原发性高血压继发肾脏损害的鉴别

后者多发生于 40 岁以后,常先有多年的高血压史,有全身各器官动脉硬化表现,尿蛋白多不严重,无低蛋白血症,无贫血,肾小管损害较肾小球损害明显。

(三)本病急性发作而既往史不明显者需要与急性肾炎鉴别

较短的潜伏期,伴明显的贫血,低蛋白血症,眼底及心脏改变和 B 超检查双肾不增大,均可与急性肾炎鉴别。

(四)与继发于全身疾病的肾损害鉴别

全身性疾病出现肾损害的有过敏性紫癜、糖尿病、结缔组织病、高尿酸血症等。各系统的详细检查可助确诊。

(五)本病肾病型与类脂性肾病鉴别

均可有肾病综合征的表现,有时类脂性肾病虽一过性出现高血压、肾功能不全,但经利尿及消肿治疗会很快恢复,一般镜下血尿很少,且尿蛋白高度选择性,尿 C_3、FDP 无,对激素敏感,而肾病型与之相反。

五、并发症

(一)心功能不全

由于高血压、贫血、水肿等,表现为心脏扩大、心律失常及心力衰竭。

(二)多种感染

因低蛋白血症,抗感染能力低,易发生呼吸道、泌尿道、皮肤等感染。

六、中医证治枢要

(一)权衡邪正主次、把握治法侧重

本病以脾肾损伤为根本,但急性发作时常可表现出标实为主的症状,如热毒、湿热、瘀血、外感,可在邪气壅盛之时,主以祛邪之法;在邪气较缓,正虚较著时,以扶正为法,兼以祛邪。

(二)治标治本灵活使用

扶正之法包括培补脾肾、滋补肝肾、补脾益气;祛邪之法包括清利湿热、活血化瘀、清热解毒、祛风胜湿等,在辨证基础上可灵活配合施用。

(三)水肿与蛋白尿孰主孰从,掌握辨证重点

水肿和蛋白尿是慢性肾炎的难治点,水肿不去,蛋白尿难解。治水肿重在宣肺、健脾、温肾,以恢复失调的脏腑功能,可根据临床表现辨证运用。蛋白尿为脾肾不固或邪实迫精外泄,因此可有益脾肾与祛浊邪单用或合用的不同。临床应注意水肿与蛋白尿孰主孰从,以此制订合理的治疗方案。

(四)重视湿热与瘀血病理产物的作用

本病迁延过程中,均可不同程度表现出湿热瘀血的证候,它是病变不愈的重要环节。如常法疗效不著时,应多加考虑。

(五)重视恢复脾胃功能

脾胃为后天之本,精微漏失,机体营养不良,抵抗力下降,都有赖脾胃健运而恢复。在用药上及治疗中都要时时顾护脾胃的健运功能。

七、辨证施治

(一)风邪外束,三焦不利

主症:全身浮肿,来势迅速,多有恶寒、发热、肢节酸楚、小便不利等症,或伴咽喉红肿疼痛。舌苔薄白,脉浮数。

治法:疏风清热,宣肺利水。

处方:越婢汤加味。麻黄 10 g,生石膏 30 g(先煎),甘草 6 g,车前子 15 g(包煎),冬瓜皮 15 g,白术 15 g,杏仁 10 g,生姜 9 g,大枣 3 枚。

阐述:本型多见于慢性肾炎急性发作者。在呼吸道感染、皮肤感染等之后 3~4 天出现。方中麻黄辛温,散邪宣肺,以复通调水道之功;石膏辛寒,宣清肺之郁热。麻石相伍,一宣一清,使邪去肺之宣降自复。杏仁止咳,车前子、冬瓜皮利水,白术利水祛湿,共成宣肺清热利水之功。本病急性发作期,配合清热解毒法治疗,比单纯地从风水论治,疗效更为显著。尤其对一些持续性水肿、蛋白尿不易消除的治疗,酌情加入清热解毒之品,如金银花、连翘、蒲公英、板蓝根、鱼腥草等可提高疗效,减少疾病反复。

本型有时可出现一过性的肾功能不全加重,此时应采取综合疗法,可配合西药的降压、利尿、强心等法以加强效果。

(二)脾虚气滞,水湿内停

主症:下肢浮肿或全身浮肿,面色少华,神疲乏力,四肢倦怠,食欲下降,大便不实或溏泄,脘腹痞满。舌淡,苔白腻,脉沉。

治法:健脾行气,化湿利水。

处方:香砂六君子汤加味。党参 15 g,白术 12 g,茯苓 15 g,木香 10 g,砂仁 6 g(后下),半夏 12 g,陈皮 9 g,冬瓜皮 30 g,大腹皮 15 g。

阐述:本型多见于慢性肾炎肾病型,水肿较著,持续难消。方用香砂六君子汤健脾行气,加冬瓜皮、大腹皮祛湿行水,共奏实脾利水之功。水肿甚者,加泽泻、猪苓;腹胀甚者,加枳壳、槟榔;呕吐者,加藿香、生姜;面色㿠白,纳呆便溏,水肿相对较轻者,可去冬瓜皮、大腹皮,加扁豆、山药、莲子;如水湿化热,可合用疏凿饮子。

慢性肾炎治疗过程中,经常出现脾胃不和的症状,如纳食不馨,脘痞腹满。调理脾胃,是治疗疾病重要的一环。临证时,一定要详审病情,酌情运用健脾和胃之法。此正体现了中医的崇土制水、脾为后天的思想。

(三)肾阴不足,热毒内蕴

主症:腰痛,身热口渴,咽干,小便黄赤,稍有不慎即可引起血尿加重,甚则蛋白尿,眼睑浮肿或有或无。舌红,苔微黄或净,脉细数。

治法:益肾滋阴,清热解毒。

处方:知柏地黄丸合二至丸加减。生地 15 g,玄参 15 g,白芍 12 g,竹叶 6 g,丹皮 10 g,黄柏 10 g,知母

10 g，茯苓 15 g，双花 15 g，连翘 10 g，旱莲草 15 g，女贞子 15 g，益母草 20 g。

阐述：此型多发生于慢性肾炎而兼有扁桃体炎、咽炎的患者。足少阴肾经循喉挟舌本，而外感热毒，迁延不愈，循经入肾，耗灼肾阴，标本同病，故用上方标本同治。如尿热不适，加半枝莲、白花蛇舌草；血尿明显者，可加大小蓟、地榆；舌苔腻者，加苍术、薏苡仁；潮热盗汗者，加青蒿、鳖甲。如扁桃体红肿日久，反复发作，可考虑行扁桃体摘除术。

（四）肝肾阴虚，血瘀络阻

主症：头昏目眩，甚则视物不清，耳鸣，腰背酸痛，午后颧红。舌质黯红，脉弦细。

治法：滋养肝肾，活血化瘀。

处方：杞菊地黄汤合桃红四物汤加减。红花 6 g，当归 12 g，生地 15 g，白芍 12 g，川芎 10 g，茯苓 15 g，益母草 15 g，女贞子 15 g，枸杞 15 g，杭菊花 15 g，山萸肉 10 g，丹参 15 g，钩藤 15～30 g（后下），灵磁石 30 g（先煎）。

阐述：慢性肾炎高血压患者多见此型。当阴亏日久，肾络失和，渐积血滞成瘀所致。属本虚标实之证。若神疲乏力，面浮肢肿者，加黄芪；小便短涩不适，加半枝莲、白花蛇舌草；腰酸膝软甚者，加桑椹、山萸肉。方用杞菊地黄汤调益肝肾之阴，并加川芎、红花、当归、丹参、益母草等活血祛瘀，钩藤、灵磁石等潜镇降压，余如臭梧桐、珍珠母、罗布麻等亦可酌情选用。

（五）脾肾两虚

主症：形寒怕冷，面浮肢肿，面色淡白，少气乏力，腰膝酸软，足跟痛，口淡纳差，大便溏薄，尿多色清或微混。舌胖嫩，脉沉细。

治法：温补脾肾。

处方：济生肾气汤加减。党参 15 g，黄芪 30 g，熟地 30 g，山药 15 g，山萸肉 10 g，茯苓 15 g，泽泻 10 g，丹皮 10 g，肉桂 3～6 g，熟附片 6～10 g，车前子 10 g，牛膝 10 g。

阐述：本型多见于慢性肾炎后期，血浆蛋白持续不升，病情处于相对的稳定期。故用济生肾气汤加减，脾肾双补，阴阳并调，振奋阳气，并能利湿。方中加入党参、黄芪益气固脾，兼有脾胃湿浊者，症见恶心呕吐，腹胀有水鸣，大便溏薄，可加苍术、厚朴、藿香；兼有湿热者，症见尿频或混浊不清，可加萹蓄、瞿麦、白花蛇舌草；兼有热毒者，症见咽红不适，白细胞总数高或淋巴细胞增高者，可加银花、蒲公英、紫花地丁；兼有瘀血者，症见舌质黯红，肢体麻木，可加丹参、赤芍、川芎。

（六）气阴两虚，湿热蕴蓄

主症：晨起眼睑浮肿，面㿠神疲，五心烦热，时有自汗，咽部黯红。舌质淡尖红，苔白略腻，脉沉。

治法：益气养阴，清热利湿。

处方：清心莲子饮加味。党参 15 g，生黄芪 30 g，车前子 15 g（包煎），茯苓 15 g，黄芩 15 g，地骨皮 15 g，麦冬 15 g，莲子 20 g。

阐述：此型最常见，亦为决定慢性肾炎转归的重要阶段。因慢性肾炎气化失司，水湿潴留，渐而化热，可形成湿热合邪，且湿伤气，热耗阴，久之气阴暗耗；气阴一耗，则水湿无以化，虚热更甚，致成气阴两虚，湿热蕴蓄之证。如任其发展，气损及阳，阴伤及血，湿热蔓延衍生瘀血、水湿浊邪等，势必形成脾肾衰败，浊邪内闭的危证，故应积极治疗，阻止其进一步发展。方中以党参、生黄芪益气；地骨皮、黄芩、麦冬、莲子滋阴清热，茯苓、车前子利湿。如尿涩热，口腻者，可加瞿麦、白花蛇舌草；咽痛者，可加僵蚕、牛蒡子。

八、特色经验探要

（一）关于水肿

水肿是慢性肾炎突出的症状，常时轻时重，时起时伏，经年累月，缠绵不已。消肿之法，非一味利尿所能概其全。一般而言，病之初起或急性发作者，兼有表证，此肺气不宣，水道不通，故以宣肺利水，常选方为越婢汤，麻黄附子细辛汤合五皮饮、五苓散等。如病程较长，体重肢沉，纳呆便溏，面㿠神疲，可主以健脾行水。肿势甚者，用大橘皮汤；肿势缓者，则以参苓白术散缓图。病程长，有脾肾阳虚表现者，如畏寒肢冷，舌淡嫩胖，腹胀便溏等，可用实脾饮、真武汤。

本症为一本虚标实之候。脾肾不足，气化失调，而致水湿停留，由于其病程绵长，水湿可渐而化热，合成湿热，甚则为热毒；又由于水湿碍血正常循行，血脉不和而致瘀血形成，所以本症常出现虚实错杂的证候。这也就构成了本病反复不愈的特点。湿热、瘀血等病理产物留着人体，一方面伤及正气，使正气更虚；另一方面其本身又可成为水肿新的成因。故在慢性肾炎水肿的治疗上，多是祛邪扶正同施，内外标本兼顾。临床上，如标实明显者，治标为主，针对不同的病邪，可用清热解毒、清利湿热、活血化瘀，以冀邪去正复。即使标证不显者，亦应想到湿热、瘀血等病邪的存在，在扶正的同时配合使用。

（二）关于消除蛋白尿

蛋白尿是肾小球肾病的主要临床表现之一。蛋白尿质与量的变化，客观地反映了肾脏的功能状态，降低尿中蛋白质含量，对改善肾功能和病理状态，延缓慢性肾衰竭的进展有重要意义。

中医认为蛋白尿是脾肾不固，精微下泄而引起的，但引起脾肾不固的原因多是由于邪浊留恋，固摄封藏失职而致，所以不可徒行固涩一法，而应治本澄源，辨证施治。如见有尿中蛋白，尿感涩热，口干而黏，纳呆，手足心热，目胞微肿，苔白略腻，此兼有湿热；如尿中蛋白，咽红久久不愈，劳则尤甚，伴见口干而渴，身热，此内有热毒；如兼有水肿，腹胀，此为水湿作祟；其他如外感等，亦可出现蛋白尿。尚有腰痛不移，舌质黯红，脉涩，此多夹有瘀血。凡邪实症状明显者，治疗必须以祛邪为主，兼扶正气为治则。常用治法与方药：清利湿热类，如车前、萹蓄、瞿麦、黄柏、萆薢、半枝莲、白花蛇舌草；活血化瘀类，如当归、川芎、赤芍、丹参、益母草；清热解毒类，如蒲公英、地丁、银花、连翘；利湿消肿类，如茯苓、猪苓、泽泻、通草、冬瓜皮、大腹皮；如其主要表现为腰酸痛乏力时，则可用补脾益肾缓图，但用药不可滋腻，以防他变，另外，仍应适当加些祛邪之品。

此外，一些确有消除蛋白尿的单方验方，以及雷公藤多苷片、昆仙胶囊、黄葵胶囊等也可酌情参入使用。

（三）关于中药配合激素治疗的问题

激素类同于中药的纯阳之品，长期运用可致阳盛，进而耗伤阴液，可表现出阴虚内热之象。当撤减激素时，阳气相对转虚，可表现阳弱之象。所以激素应用时，可造成人体阴阳失调。配合中药，可望调整此失衡状态，纠正激素的不良反应，从而最大限度地发挥其治疗效用。

一般分3个阶段：

1.早期大剂量阶段

表现为食欲亢进，面赤身热，心悸多汗，兴奋失眠，此脾肾阳旺，阴虚内热，宜滋补肾阴，清热利尿。方用知柏地黄汤加减。具体选药为太子参、生地、麦冬、地骨皮、知母、黄柏、龟甲、女贞子、茯苓、芦根、白茅根。

2.撤减过程中

食欲下降，或食后饱胀，大便不实，此阴耗气损，宜补脾益气，可用参苓白术散合二至丸。方药为党参、白术、茯苓、甘草、扁豆、山药、女贞子、旱莲草、薏苡仁、桔梗、陈皮。

3.撤至维持量或停用

出现便溏，背恶寒等，此阳弱之象，宜阴阳并补，巩固疗效。用参芪麦味地黄汤加附子。

激素最大的弊端在于使人体阴阳失调，而阴阳失调，升降出入紊乱，可致湿浊瘀毒的产生。常见有的患者在治疗过程中出现尿混浊、涩热，口舌生疮，局部感染，舌苔厚腻，此为精微气血不化而变生之邪浊所致。一旦出现这种情况，就要急则治其标，务使邪去。

（四）慢性肾炎过程中的湿热证治

慢性肾炎以脾肾不足为其发病基础，脾肾不足，水湿难化，而变生诸证。临床中发现慢性肾炎过程中多有不同程度的湿热表现，究其原因有四：一是慢性肾炎病程长，湿郁日久，湿从热化，而成湿热；二是久用激素，每有助湿化热之弊；三是热毒侵袭，与湿浊相搏，而成湿热；四是过用温补，阳复太过，湿化为热。湿热相合，胶着难解，使慢性肾炎病机更趋复杂。湿热日久则可损气耗阴，使正气更虚；湿热相招，可致外感迭起；湿热阻滞脉络，气血运行不畅，可产生瘀血为患；湿热蕴蓄，亦可酿生热毒，可以说它构成了疾病迁延不愈和进展的基础。因此合理治疗湿热这一病理因素，是提高疗效重要的一环。对于湿热之邪，吴鞠通之《温病条辨》至今仍具有指导意义。

临床上根据湿热所在部位，亦可分为上、中、下三焦湿热。上焦湿热表现为咽痛，面赤，胸闷咳嗽；中焦湿热表现为胸痞纳呆，恶心呕吐，大便溏泄不爽；下焦湿热表现为尿赤涩热不适，色混浊不清。它们在不同阶段可表现得相对突出，但仍是相兼者多。根据临床所见，单纯一个部位的湿热并不多见，甚至很不典型，而只要表现出舌苔厚腻有垢，尿混浊不清，脉濡滑者，即可认定其湿热蕴蓄。治疗上，以三仁汤、黄连温胆汤、萆薢分清饮等方主之。

本证为标实之候，其根源在于正虚，所以清利湿热之法一定要同扶正之法结合起来，分清不同时期，不同表现采取相应的治法。

九、西医治疗

（一）控制感染

常选用青霉素类或大环内酯类抗生素或林可霉素等药。

（二）对症处理

水肿、尿少者可选用噻嗪类利尿剂，常同时配用保钾利尿药，以增强利尿效果。常用氢氯噻嗪（双氢克尿塞）合氨苯蝶啶。如上药无效时，可用呋塞米（速尿）、依他尼酸（利尿酸）等强利尿剂，特别是呋塞米（速尿）在肾功能严重受损时仍有效果。若血浆蛋白过低（小于 25 g/L），利尿剂往往达不到消肿目的，应适当补充清蛋白或血浆，以提高血液胶体渗透压，促进利尿，消肿。

高血压患者可适当选用利尿剂或降压药。在利尿消肿之后，血压仍不降者，可加用血管紧张素转化酶抑制剂（ACEI）、钙通道阻滞剂，还可配合周围血管扩张药，中枢降压药亦可选用。少数顽固患者，可用血管紧张素Ⅱ转化酶抑制剂。但切记血压不宜下降得过快、过低。

（三）糖皮质激素和细胞毒药物的运用

常用药物为泼尼松（强的松），剂量 0.5～1mg/(kg · d)，对其反应好的病例，服药后约 1 周，开始利尿消肿，尿蛋白逐渐减少，直到消失，以后逐渐减量，每周减少 5mg，当减至 10～15mg 时，作为维持量不再减少，并改为隔日服药 1 次，将 2 日药量于早餐前 1 次服下，维持量应服半年或 1 年，激素撤退不宜过快，否则症状易复发。若服泼尼松（强的松）3～4 周后，仍无利尿效果，蛋白尿亦不减轻，则表明疗效差，可改用地塞米松或泼尼松龙（强的松龙）或加用细胞毒药物，若再用 2～3 周仍无疗效，则表明对激素反应差，宜停药。细胞毒药可用环磷酰胺、氮芥之类。

十、中西医优化选择

目前中西医对慢性肾炎均无公认的特效药，中药通过其调整机体免疫状态，改善肾脏病理变化，从而缓解慢性肾炎的病理变化，对促进病情好转有益，一般对症治疗病情较重者，如水肿、高血压甚者，可先用西药予以控制，然后再用中药辨证治疗。各症状表现较缓者，通过中医辨证论治多可收到效果。中医药配合激素乃至细胞毒药物，既减轻了后者的不良反应，又起到协同作用，降低了激素依赖型的依赖程度，还可以使部分激素无效型转为有效型。而对难治性病例，还应中西医结合治疗为好，如激素加中医辨证论治疗法。

十一、饮食调护

根据其水肿及高血压情况，可采取低盐或无盐饮食。蛋白质一般按正常生理需要量供给，成人每日 0.8～1.0g/kg。肾功能良好，肾小球滤过率正常而蛋白丢失多，血浆蛋白低于正常者，可用高蛋白饮食，每日可进 90～100g，并选富含必需氨基酸的食物，如鱼、鸡、乳类、蛋类等。有高脂血症者可选用一些能降低血脂、改善血压的食品如芹菜、金针菜、山楂等。伴贫血者可选用含铁和蛋白质丰富的食物，如瘦肉、动物肝脏等。若非水肿明显者，液体摄入量一般可以不限。

在疾病不同阶段，可酌情配一些食疗方。

1.复方黄芪粥

生黄芪30g，生薏苡仁30g，赤小豆15g，鸡内金9g(为细末)，金橘饼2枚，粳米30g。先以水600mL煮黄芪20分钟，捞去渣；次加薏苡仁、赤小豆煮20分钟；再加鸡内金、粳米，煮熟成粥，作一日量，分2次服之，食后嚼金橘饼1枚，每日1剂。适用于肾气衰弱的慢性肾炎患者。

2.鲫鱼羹

鲫鱼500g，大蒜1头，胡椒30g，川椒3g，陈皮3g，缩砂仁3g，荜茇3g。先将鲫鱼去鳞及肠杂，洗净，然后将蒜、椒等诸佐料放入鱼肚中缝合，煮熟作羹，调味食之。适用于脾气不足的水肿患者。

3.乌龟肉煮猪肚

乌龟肉200g，猪肚200g。两味均切成小块，放沙锅内加水适量，共炖成糊状，加食盐少许调味，早晚分服。适用于脾肾亏虚，气血虚弱之尿蛋白不消者。

4.核桃蜂蜜饮

蜂蜜30g，核桃仁10枚。核桃仁加水适量，煮沸后15分钟，调入蜂蜜即可，每日1剂，长期服用。主治长期蛋白尿不清，脾气不足，肾精不固者。

（董建国）

第三节　肾病综合征

一、概说

肾病综合征是由各种不同疾病引起的临床综合征。其临床共同表现有四大特点：即大量蛋白尿、低蛋白血症、高脂血症及不同程度的水肿。本征可分为原发性及继发性两大类。原发性主要是由原发性肾小球疾病所引起，继发性常见于系统性红斑狼疮、过敏性紫癜、糖尿病、多发性骨髓瘤等。其基本病理变化是肾小球滤过膜通透性增高，由此而致大量血浆蛋白从肾小球滤出，出现蛋白尿；由于尿中丢失蛋白量多，机体虽增加肝脏中蛋白的合成，但仍不能补偿其损失，而导致低蛋白血症；低蛋白血症时胶体渗透压下降，水分潴留于组织间隙而产生不同程度的水肿；亦由于低蛋白血症，肝脏合成蛋白增加的同时，胆固醇和脂蛋白的合成也增加，从而引起高脂血症。

肾病综合征属于中医“水肿”范畴，在水肿消退后则属“虚劳”“腰痛”等范畴。在发病过程中常出现感染、血栓形成、循环衰竭、急性肾衰竭、冠状动脉硬化、肾小管功能异常等并发症，则应分别参考温热、瘀血、厥脱、关格、胸痹、消渴诸症进行辨证论治。

二、病因病理

肾病综合征临床见症以水肿为主，故按中医水肿门而论，其发病总由外邪侵袭、内伤脾胃所致。其外因则以感受风寒湿邪为主。诚如《素问·水热穴论》曰：“勇而劳甚……传为胕肿……名曰风水。”《素问·气交变大论》：“岁水太过，寒气流行，邪害心火……甚则腹大胫肿”，“岁土太过，雨湿流行，肾水受邪……体重烦冤”。此外饮食劳倦，房室所伤，亦可诱发或加重本病。外因必须通过内因而起作用，故其内因当以内伤脏腑、脾肾虚损为主。《诸病源候论》曰：“水病无不由脾肾虚所为。”

张景岳云：“凡水肿等证乃肺脾肾相干之病，盖水为至阴，故其本在肾；水化于气，故其标在肺；水惟畏土，故其志在脾。”可见水肿之病理主要责之于肺脾肾三脏功能失调。肺脾肾三焦系人体气化系统，主水液代谢功能之调节，若风邪侵袭，肺失宣降，肺气闭塞，不能通调水道。脾肾虚损，水液不得运行和蒸化而致水肿，脾肾不能升清，精微下注，肾虚封藏失职，精微外溢，而产生蛋白尿及低蛋白血症。

水肿日久湿浊蕴结，阻滞气机，气滞不畅又可加重水肿。气滞亦可形成血瘀，瘀血又可加重气滞及水停，气血水三者交互搏击，互相转化，外邪也易乘虚而入，形成虚实夹杂交错的局面，以致病程缠绵，迁延难愈，邹澍云："肾固摄精泄浊之总汇也。"若病久不愈，耗伤正气，肾之精气不足，气化不利，浊邪不泄，潴留体内，升降失司，三焦壅塞，外溢皮肤，内陷心包，动风迫血，变证蜂起，终致邪陷正虚，精气耗竭，内闭外脱，而生命垂危。

三、诊断

(一)临床表现

临床上凡患者具有大量蛋白尿(≥3.5g/24h)、低蛋白血症(＜30g/L)、水肿、高脂血症者，即可诊断为肾病综合征。

1.蛋白尿

大量蛋白尿是诊断肾病综合征的最主要条件，一般 24 小时尿蛋白定量在 3.5g 以上，即为大量蛋白尿，严重者可达 10～20g。亦有个别患者长期蛋白尿达 3.5g/24h 以上，而不出现肾病综合征，故需根据患者的个体差异，进行一定时间的动态观察，方可作出正确之判断。

2.低蛋白血症

主要为清蛋白下降，常低于 30g/L，甚至可下降到 10g/L。此时常有面色㿠白，神疲乏力，肢体酸重，伴贫血、纳呆、恶心呕吐、甲横嵴(即指甲上见 2 条平行白线)、易感染等临床表现。

3.水肿

肾病综合征常有严重的全身性水肿，皮肤肿胀而苍白，呈凹陷性，尤以下坠及组织疏松部位更显著，甚至出现胸水、腹水。水肿严重时可有呕吐、腹泻、昏厥、血压下降，甚至产生循环衰竭、休克等。但有不少患者在病程的某一阶段可无水肿，甚至少数患者在整个病程中从未出现过水肿。此时如有大量蛋白尿及低蛋白血症，仍可诊断为肾病综合征。

4.高脂血症和脂质尿

高脂血症以胆固醇升高为主，在较轻的患者中，常见胆固醇升高到 12.4～13mmol/L(400～600mg/dL)，而甘油三酯水平正常。在较严重时就有极低密度脂蛋白增加，甘油三酯和胆固醇都有增加;若病情进一步加重，患者血清清蛋白少于 10g/L 时，低密度脂蛋白大大提高，而胆固醇增高则不明显。还有些患者如长期厌食等，血脂也不一定升高，因此高脂血症并非诊断肾病综合征的必备条件。脂质尿主要表现为尿中双折光的脂肪体出现，可能系含有胆固醇成分的上皮细胞和脂肪管型。

高脂血症早期可增加血管壁通透性使水肿加重，持续日久可引起心血管病变，有心悸、胸闷、心动过速，严重时可引起心律失常、心肌梗死，或血管内血栓形成。

1985 年在南京召开的第二届全国肾病学术会议上，将原发性肾病综合征分为Ⅰ型和Ⅱ型：Ⅰ型无持续性高血压、离心尿红细胞＜10 个/高倍视野、无贫血、无持续性肾功能不全，蛋白尿通常为高度选择性(SPI＜0.1)，尿 FDP 及 C_3 值在正常范围内。Ⅱ型常伴有高血压、血尿或肾功能不全，肾病的表现可以不典型，尿 FDP 及 C_3 值往往超过正常，尿蛋白为非选择性。有人对此分型有不同意见，因此仅作参考用。

(二)实验室检查

1.尿常规

大量尿蛋白＋＋＋～＋＋＋＋，伴管型尿。

2.尿蛋白圆盘电泳(SDS-PAGE)测定

肾病综合征患者主要是高或中分子蛋白尿，部分伴肾小管脂肪变、混浊肿胀等病变。

3.蛋白尿选择性测定

可以估计病变轻重、疗效及预后。SPI＞0.2 为选择性差，SPI 0.1～0.2 为选择性一般，SPI＜0.1 为选择性好。

4.血浆蛋白

血浆总蛋白低于 60g/L，清蛋白低于 30g/L。α_1 球蛋白正常或降低，α_2 球蛋白、β 球蛋白却相对增高，

γ 球蛋白在原发性肾病综合征中一般均降低。

5.血脂检查

如前述。

6.尿 FDP 测定

尿 FDP 阳性提示炎症存在，含量极高提示为增殖性病变。病情进展或恶化可见尿 FDP 急剧升高。

7.尿 C_3 测定

尿 C_3 阳性提示肾小球滤过膜通透性增高，多见于膜性肾炎。尿 C_3 明显升高者见于膜增殖性及局灶硬化性肾炎。

8.尿溶菌酶测定

尿溶菌酶含量增加超过 2μg/mL，提示肾小球炎症及间质损害，多见于膜增殖性肾炎，预后不佳。

(三)特殊检查

肾活组织检查：肾病综合征只是一个症状诊断名词，因此必须进一步找出原发疾病，才能正确进行治疗和估计预后。肾穿刺活检对确定原发病因常有重要帮助，原发性肾小球疾病所引起的肾病综合征，肾活检病理常见微小病变性、系膜增殖性、膜性、膜增殖性肾炎及局灶性阶段性肾小球硬化等。

四、鉴别诊断

肾病综合征分原发性和继发性两大类，其鉴别诊断主要排除继发性肾病综合征。继发性肾病综合征原因很多，也较复杂，往往最终依靠肾穿刺活检才能加以确诊。

(一)狼疮肾炎

多见于生育年龄妇女，常合并有关节痛、发热、皮疹及多器官损害等全身表现，贫血，血沉增快，血小板减少，γ 球蛋白升高。抗核抗体阳性，补体 C_4、C_{1q}与 C_3 一致性显著下降。

(二)过敏性紫癜性肾炎

最常见于 6～7 岁儿童，但可发生于任何年龄，半数病例病前 1～3 周有上呼吸道感染史、过敏性斑点状出血性皮疹、关节痛及腹痛，血冷球蛋白阳性，血清 IgA 升高，部分患者在急性期出现肾病综合征，预后差。

(三)糖尿病肾病

糖尿病患者如有持续性蛋白尿＞0.5g/24h，并能除外高血压及其他肾脏疾病，便应考虑为糖尿病性肾脏病变。其病程长，进展慢，出现肾病综合征时多伴有视网膜病变、肾功能不全，预后较差。若起病较急，虽有糖尿病，亦往往系非糖尿病性肾小球硬化所致，应作肾活检以确诊。

五、并发症

(一)感染

以肺炎双球菌感染最常见，患者常并发肺炎及原发性腹膜炎，严重者可有败血症。因免疫球蛋白的丢失，体内补体的消耗，T 细胞、B 细胞功能障碍等所致。在大量应用激素时，合并感染症状常被掩盖，尤应加以注意。

(二)血栓形成

常见肾静脉血栓、肺静脉或动脉血栓，以及血栓性静脉炎。多在血肿严重时静脉血流淤滞，血脂及纤维蛋白含量过高，凝血因子增加，或应用激素血液易发生高凝状态，而有利于血栓形成。

(三)营养不良

蛋白尿的大量丢失致低蛋白血症，营养不良造成维生素 D 的缺乏，和钙磷代谢紊乱，常易继发甲状旁腺功能亢进，营养不良亦可有贫血及铜、锌等微量元素的缺乏。

六、中医证治概要

(一)肾病综合征乃正虚邪实之证

正虚者乃肺脾肾虚,而以脾肾虚损为主,邪实者乃风寒湿热侵袭及气血水互相搏结为患。故治疗方法宜扶正祛邪。扶正宜益气健脾补肾之法,而阳虚宜温阳,阴虚当滋阴;祛邪宜利水、活血、疏气、祛风、利湿、清热诸法,当视其何者所偏而有所侧重。又因其病程绵长,虚实夹杂,则扶正祛邪之缓急轻重亟宜斟酌,大略补虚之中宜略佐祛邪,泻实之中毋忘补虚,益气之中宜少加疏导。

(二)治疗肾病综合征宜分水肿期和无水肿期(包括始终不出现水肿者)进行治疗

水肿期可应用温阳利水、益气利水、健脾渗湿、宣肺行水、滋阴利水、活血利水等法。水肿退后当按脏腑虚损予以扶正培本,又要注意湿热、瘀血、气滞诸邪的处理。同时应注意预防和治疗外邪之侵袭及皮肤疮毒等感染,增强正气御邪之功能以减少复发。如同用温阳之品,水肿期宜温宜燥,而水肿退后虽有阳虚见症,当虑其水去阴伤的一面,用药宜温和而忌刚燥,水肿期宜温运(忌温阳利水中少佐运气疏导之品),而无水肿期宜温补;水肿期不宜早换固涩之品,无水肿期宜用涩精之剂以治蛋白尿。其中区别临证用药当仔细体量。

(三)治疗肾病综合征无论水肿和蛋白尿,其治疗均应切合病机

当有治肺、治脾、治肾和在气、在血之分,既要注意有所侧重,又要注意之间的转化和内在联系。如宣肺行水、清肺利水、泻肺逐水及清肺解毒利湿皆治肺之法,健脾利水、燥湿行水、温化水湿及益气补中升清皆治脾之法;温肾利水、滋阴利水及滋阴补肾固精皆治肾之法。至于在气,自当调试三焦之气,而三焦之通达又赖肝气疏泄,故疏肝理气亦为一重要环节;在血,血虚贫血自当益气养血,而瘀血停留又当活血化瘀。因肾病综合征往往虚实并见,寒热夹杂,数脏同病,故治疗上往往数法并用,随病机之转化而予进退增减,才能收到预期之效果。

七、辨证施治

(一)水肿期

1.脾肾阳虚

主症:周身肢体明显浮肿,甚则伴有胸水、腹水,而有胸闷气急,腹满而胀,不得平卧,小便不利而量少,面色苍白或黧黑,精神委顿,形寒怯冷,身肢瞤动或沉重疼痛,或腰酸腿软,纳少便溏。舌质淡,舌体胖大而有齿痕,舌苔薄白或白腻而滑,脉沉细或沉紧。

治法:温阳利水。

处方:真武汤合五苓散、济生肾气汤、肾水散(经验方)化裁。附子 12 g,白术 12 g,茯苓 30 g,生姜 10 g,泽泻 15 g,肉桂 10 g,猪苓 15 g,胡芦巴 10 g,仙茅 10 g。

阐述:脾肾阳虚,水湿泛滥为肾病水肿常见证型,温阳利水方药有较好疗效。方药组成不外两部分:一部分为利水药,一般以茯苓、猪苓、泽泻为主,水肿严重可暂用逐水药,如葶苈子、川椒目、黑白丑之类;另一部分为温阳药,以附子、肉桂为主,或加仙茅、胡芦巴之类。脾阳虚为主,面色多萎黄或苍白,纳少腹胀便溏,除白术健脾外,散水用生姜,温脾则易干姜,或加厚朴、大腹皮、草豆蔻行气之药,以达温而运之的目的。肾阳虚为主,面色多黧黑,腰膝酸软,可加仙灵脾、补骨脂、巴戟天之类;水肿渐消,肿势不重,可应用济生肾气汤或加龟甲胶、鹿角胶、紫河车等血肉有情之品。肾气不足在应用前方无效时,可采用自拟肾水散[猪肾(1 对,阴干)、附子、肉桂、泽泻共研细粉],每次 10g,开水顿服,每日 3 次,有较好疗效,可供参考。

2.脾虚湿困

主症:肌肤或全身浮肿或有轻度水肿,但持续不退,面色萎黄不泽,气短懒言,肢软无力,或胸闷腹胀泛恶,小便短少,大便溏软。舌淡红,苔薄白或白腻,脉濡软或沉缓。

治法:益气健脾,燥湿利水。

处方:防己茯苓汤合参苓白术散、胃苓汤。防己 15g,桂枝 10g,生黄芪 30g,茯苓 30g,党参 12g,白术 12g,薏苡仁 15g,扁豆 10g,山药 15g,甘草 6g。

阐述：脾虚湿困当分两端；一为脾虚气弱，健运失司，水湿逗留，其水肿较轻但持续减退，以气短乏力、面色萎黄之脾气虚证明显，治宜健脾益气以利水，以黄芪、党参、白术益气健脾，以防己、茯苓、泽泻利水，此类患者血浆清蛋白常较低，随着水肿缓慢消退，血浆清蛋白往往有所升高，蛋白尿亦有所减轻。二为湿盛困脾，脾运迟滞，亦致水肿，其脾气虚证不著，而水肿、胀满、泛恶、口黏等湿困见症明显，治宜燥湿运脾以利水，方用胃苓汤，以苍术、厚朴、陈皮燥湿运脾，以猪苓、茯苓、泽泻利水消肿，或稍加木香、砂仁、大腹皮之引气以助脾运。在水肿消退后，蛋白尿及血浆蛋白往往无明显之变化。

3.风邪犯肺

主症：全身浮肿，头面眼睑尤甚，恶寒发热，头痛身痛，咳嗽气急，胸满，小便不利。舌苔薄白，脉浮或弦滑。

治法：疏风宣肺利水。

处方：越婢加术汤合五皮饮、麻黄连翘赤小豆汤。炙麻黄 10g，生石膏 30g，甘草 10g，生姜 3 片，大枣 4 枚，白术 12g，桑白皮 10g，茯苓皮 30g，陈皮 10g，大腹皮 15g。

阐述：肾病综合征因感受风寒或风热之邪，突然引起周身浮肿或原有之浮肿骤然加重，以头面部为重，并伴风寒或风热表证及肺气失宣之证，此时当急则治其标，宜疏风宣肺利水，用越婢加术汤，目的重在宣开肺气，服药后并不见汗出，小便增加，水肿迅速消除。五皮饮则可视病情选用一两味药即可。若咽喉疼痛或皮肤疮毒感染，而兼有风热表证，应用麻黄连翘赤小豆汤加黄芩、桔梗、银花、蒲公英之类。此类患者常见反复感染性病灶存在，在使用激素时往往被掩盖，因此应仔细检查搜寻，及时加以清除。

4.气滞水停

主症：肢体或全身浮肿，反复发作，脘腹胀满，胸闷短气，喘气不舒，纳呆，尿少，大便不畅。舌淡红，脉弦。

治法：行气利水。

处方：大橘皮汤、木香流气饮。橘皮 10g，滑石 12g，赤茯苓 15g，猪苓 15g，泽泻 15g，肉桂 5g，生姜 2 片，木香 6g，槟榔 10g，乌药 12g，威灵仙 10g，木瓜 6g，桑皮 12g，厚朴 6g。

阐述：三焦气塞，水道不利因致水肿，胸闷嗳气为上焦气壅，脘腹胀满为中焦气滞，泄便不利为下焦气塞，故用大橘皮汤加味，以五苓六一散利水以消肿，以桑皮泻肺理上焦之气，厚朴、陈皮宽中理中焦之气，槟榔、木香下气理下焦之气。又三焦之决渎，气机之畅通，还赖肝气之疏泄，故每于方中稍加柴胡、白芍、香橼、佛手疏肝调气之品，既有利于三焦气机之调运，又有利于水液之运行。行气虽非肾病综合征之主要治法，但于宣肺、健脾、温肾之中稍佐疏气之品，则可增该方之条达，有利于水湿之消散。

5.瘀水交阻

主症：浮肿尿少日久不愈，面色晦暗不泽，两目黑环，肌肤粗糙不润，或有瘀点或色素沉着。舌质黯有瘀斑，舌下血脉青紫，苔薄白微腻，脉涩。

治法：活血化瘀利水。

处方：当归芍药散。

当归 12g，赤芍 15g，川芎 10g，茯苓 15g，白术 12g，泽泻 15g，丹参 30g，桃仁 10g，红花 10g，益母草 30g，车前子 15g。

阐述："血不利则为水"，瘀血内停，气机不利，水湿不运，故成水肿。水肿不退，湿阻气机，气滞血涩，亦成瘀血。故临床既有水肿尿少等水湿见症，又有晦暗瘀滞等瘀血见症。治疗当活血化瘀与利水消肿合用。当归芍药散中归、芍、芎为活血化瘀药，尚可加丹参、桃仁、红花，茯苓、白术、泽泻则为渗利水湿药，尚可加防己、车前子之类，还有泽兰、益母草既能化瘀又可利水。若瘀血较重水肿顽固不退，则可加䗪虫、水蛭散结破血之品，常能取效，不但水肿消退，蛋白尿常可明显减轻。

6.湿热蕴结

主症：周身浮肿，面赤气粗，烦热汗出，胸脘痞闷，口苦口黏，咽痛，小便短涩，大便不畅。舌质红，苔黄腻，脉弦滑而数。

治法：清热利湿。

处方：萆薢分清饮、五味消毒饮，阴虚夹湿热者可用猪苓汤。萆薢 15g，菖蒲 10g，白术 10g，丹参 15g，莲子心 6g，茯苓 15g，黄柏 10g，车前子 10g，银花 30g，连翘 10g，蒲公英 10g，地丁 10g。

阐述：肾病水肿乃由肾之气化失常，水湿泛滥而成，湿邪久郁化热则成湿热壅滞。或痤疮或疮疖，或上呼吸道感染，或久用激素治疗，致人之气机升降出入紊乱，气血痰湿郁滞经隧，也为湿热蕴结或热毒壅盛。故见烦满泄涩、咽痛口黏等湿热征象。若湿热之邪不能得到彻底清除，在继发感染下又易致肾之气化失常，以致肾病综合征反复发作而缠绵难愈。故清利湿热虽未必直接消除水肿，但仍为治疗中的重要一环。用萆薢分清饮重在清利湿热、分清泌浊，方以黄柏、车前子清热利水，白术、茯苓健脾祛湿，萆薢、菖蒲分清泌浊，丹参、莲子心清心通络，一方之中清热利湿通络兼顾。如水肿较重可加萹蓄、泽泻、滑石，或合八正散。五味消毒饮以五种清热解毒药并用，对于疮疖感染有较好疗效。若阴虚而夹湿热者，则既有尿频尿急、下肢水肿，又伴口干欲饮、心烦不得眠等阴虚内热之症，应滋阴利水，方用猪苓汤，以猪苓、泽泻甘淡利水，滑石滑利水道，阿胶养阴清热，俾水去热清，阴津回复。

（二）无水肿期

水肿消退之后，或始终未见水肿者，常表现为面色无华，头晕目眩，腰膝酸软，疲乏无力等虚证，并常见蛋白尿、管型尿、血尿及肾功能减退，故应按中医虚劳进行辨证。

1.脾肾气虚

主症：面色淡黄，神疲气短，纳差，腹满便溏，腰膝酸软，夜尿频多，小便清长。舌淡有齿痕，脉沉缓。

治法：健脾补肾。

处方：参苓白术散、五子衍宗丸化裁。党参 15g，茯苓 10g，白术 12g，山药 20g，扁豆 12g，桔梗 10g，菟丝子 15g，枸杞子 15g，覆盆子 10g，芡实 15g，车前子 10g。

阐述：水肿退后或始终无水肿的肾病综合征，常见上述脾肾气虚的症状，也有患者仅有蛋白尿而无明显自觉症状，亦可采用健脾补肾法治疗。偏脾虚者可用参苓白术散加芡实、金樱子、菟丝子等固精补肾之品，偏肾虚者可用五子衍宗丸加党参、黄芪等健脾益气之药。若见脾肾阳虚者宜加仙茅、仙灵脾、补骨脂、巴戟天等温和的补阳药，因阳虚水肿在水肿消退后，往往出现气阴耗伤，虽此时仍现阳虚，但不宜姜、附、桂等刚燥之品，而仍应用健脾益气、补肾固精之法治疗，不但能改善整体状况，而且能使蛋白尿减少或消失，肾功能恢复。

2.肝肾阴虚

主症：面白颧赤，眩晕耳鸣，目涩肢颤，口干咽燥，渴欲饮水，五心烦热，溲赤便干。舌红少津，脉细数或细结。

治法：滋补肝肾。

处方：知柏地黄汤、建瓴汤。生地 25g，山萸 12g，山药 12g，丹皮 10g，茯苓 10g，泽泻 10g，知母 10g，黄柏 10g，龟甲 20g，茅根 30g，益母草 30g。

阐述：肝肾阴虚常因过用温热刚燥之品，或长期大量应用激素而耗伤阴液，使原有的脾肾阳虚或气虚转化为肾阴亏损和肝肾阴虚。亦可因素体阳盛阴亏发病即见肝肾阴虚。其证有二：一为阴虚内热，见五心烦热、口干便结等症，宜滋阴降火，常用知柏地黄丸、大补阴丸之类。如热伤血络而见镜下血尿，可加小蓟、茅根、生侧柏、血余炭、旱莲草等。二为阴虚阳亢，见眩晕耳鸣、头胀易怒等症，常伴血压升高，宜滋肾平肝，可用建瓴汤，或六味地黄丸加天麻、钩藤、菊花、生石决等。

3.气阴两虚

主症：神疲气短，腹胀纳差，手足心热，口咽干燥，口渴喜饮，腰酸腰痛，头晕头疼。舌淡红有齿痕，苔薄，脉沉细或弦细。

治法：益气养阴。

处方：参芪地黄汤、大补元煎。党参 15g，生黄芪 30g，熟地 25g，山萸 12g，山药 12g，云苓 10g，丹皮 10g，泽泻 10g。

阐述：水肿退后阴液耗伤，过用滋腻反令脾虚，故既见脾气不足，又有肾阴亏损之证，加之肾病综合征病程缠绵，迁延不愈，气损及阴或阴损及气，故气阴两虚证近年来明显增多，而单纯的虚证较以前有所减少。气阴两虚涉及五脏，而以脾肾气阴两虚为多，故治疗一方面健脾益气，一方面滋补肾阴。参芪地黄汤、大补元煎均有疗效，应用时还须看气虚阴虚轻重而灵活加减。使用本方可使患者的免疫功能及血浆环核苷酸的双向调节趋向平衡，保护和促进肾功能恢复。

无水肿期上述各型亦涉及湿热、热毒、瘀血诸邪，可参考水肿期有关证型及慢性肾炎有关治法辨证施治。

八、特色经验探要

(一)关于肾病水肿的治疗及评价

水肿当以利水。《黄帝内经》云："去菀陈莝……开鬼门，洁净府"，也就是攻泻逐水。宣肺发汗和渗湿利水为治疗水肿的主要方法，意在水湿有出路，总以祛邪为主。

1.攻泻逐水法

攻泻逐水法是应用峻泻攻下的方药，使水从大便排出的方法。在肾病综合征高度水肿伴胸水腹水，经其他利水无效而正虚不显者可用此法，常用方如舟车丸、卢氏肾炎丸等，常用药物如大戟、甘遂、芫花、商陆、葶苈子、黑丑等，有时亦用大黄、枳实、槟榔等。初用时少少予之，渐渐加重用量，必审其元气与药相当，使攻逐而不伤正。药后常能迅速排除体内过多水分及部分尿素氮，降低血容量，减轻心脏负荷，以解危急于一时。但攻邪之法并不能完全阻止水肿复发，且连续使用不仅克伐正气，又可造成电解质紊乱，加剧酸中毒，又因肠道营养吸取不良而加重低蛋白血症，使尿量进一步减少。因此目前攻泻逐水法仅为个别病例短期应用，很少作为常规疗法。

2.宣肺发汗法

宣肺发汗法是使用疏风宣肺达到发汗利尿以消除水肿的方法。肾病综合征因上呼吸道感染，引起急性发作之全身浮肿以头面为重者可用此法，常用药物如麻黄、桂枝、杏仁、浮萍、防风、紫苏、藿香等。麻黄本为解表发汗药，但用在风水时，即或用量较大如10～15g，亦很少见到大汗出，却常常见到小便显著增加而浮肿迅速消除。还可降低血压，对防止心力衰竭及高血压脑病也有一定作用。

3.渗湿利水法

渗湿利水法是应用淡渗之药物通过利小便达到消肿目的的方法。常用五皮饮、五苓散等方，常用药物有茯苓、猪苓、泽泻、车前子、防己、滑石、通草等。渗湿利水法利水作用不如攻泻逐水法猛烈，也不如宣肺发汗法迅速，但其作用持久而疗效巩固，因而成为肾病水肿最常用最基本的方法。由于肾病水肿因脾肾虚损，三焦失司，气血失调，水湿泛滥所致，故应用渗湿利水法，需与温补脾肾、健脾益气、理气行气、活血化瘀法合用，才能取得较好疗效。

(1)温肾利水法：即温肾助阳药与渗湿利水药结合而成，常用温阳药有附子、肉桂、仙茅、仙灵脾、巴戟天、胡芦巴等。临床观察与实验研究所见，温肾药如不加利水药则利尿作用不明显，单用利水药效果亦欠佳，而两者合用时则出现显著的利尿作用。一般服药3天后开始利尿，1周后达到利尿高峰。其作用机制是：在利尿消肿的早期，温肾利水法能使肾小管回吸收率降低90%，使水和氯化物的排出大大增加；接着肾小球滤过率及有效肾血流量明显增加，其中温肾药起了主导作用；而肾功能的改善则是在利尿消肿后期出现的结果。

(2)健脾利水法：包括健脾益气利水和燥湿运脾利水法。其利水程度不如温肾利水法，而消除蛋白尿和升高血浆清蛋白之功效又不如温补脾肾方药，故在临床上适用于肾病综合征轻度或中度水肿。水肿消退后仍需给予健脾益气、温补脾肾等扶正培本之剂继续治疗，才能进一步恢复肾功能消除蛋白尿。

(3)行气利水法：即行气、理气药与渗湿利水药合用。肾病水肿，胸满腹胀尿少，多有三焦气滞，应用行气利水法，令气滞水停消除，三焦气化才能恢复，故也称通利三焦法。对肾病全身水肿明显，伴胸水、腹水，无明显虚象者，常有较好疗效。即使脾肾阳虚水肿，应用温阳利水，于方中少加木香、砂仁行气之品，也可以加强利水之功效，而免壅滞之弊。

(4)活血利水法：肾病综合征常易合并肾静脉微血栓，甲皱微循环可见红细胞聚集性增高，血液流变学可见血浆黏度增高，全血黏度及血细胞比容降低等改变。尿中红细胞及FDP增多。以上均与瘀血水停相合，治当活血化瘀与利水消肿法合用方可取效。有学者认为"去菀陈莝"中"菀陈"二字代表瘀血阻滞之意，"去菀陈莝"乃活血化瘀以消肿，可见古人对治瘀利水法相当重视由来已久。此说确否当需进一步探讨。

综上所述，肾病水肿治疗，除攻泻逐水法暂用于一时外，渗湿利水法最常应用，结合宣肺、健脾、温肾、养阴、行气、活血之法灵活应用，以达到消除水肿，恢复和调整肺脾肾三焦气化功能的目的。此外渗湿利水药多数均含有一定量的钾离子，故在尿量增多时低钾现象并不显著，或检查血钾正常。所以应用渗湿利水药，一般情况下可不必按见尿补钾的常规盲目补充大量钾，而要根据血钾值来确定是否补钾。

(二)关于蛋白尿的治疗

大量蛋白尿和低蛋白血症是肾病综合征最重要的特征，故在水肿消退后或无水肿的患者，蛋白尿的治疗就显得十分重要了。蛋白尿之产生主要因肾小球滤过膜孔隙增大，负电荷损失过多，因而对蛋白质的通透性增强，以致原来较少滤过的清蛋白大量漏出。中医则认为系脾肾亏损，脾不升清，肾不固摄，精微下泄而致，湿热、热毒、瘀血之干扰可加重蛋白尿。故蛋白尿中经辨治有健脾、补肾、固精、祛湿、清热、化瘀六法，兹简述如下。

1.健脾法

因脾虚气弱，精微下陷，见脾气虚证，或在肾病恢复期无明显症状。仅有轻中度蛋白尿。常用参苓白术散、补中益气汤等，党参、黄芪为必不可少之药。

2.补肾法

水肿退后肾阳虚或肾阴虚证仍在，温补肾阳的常用金匮肾气丸、右归丸，滋补肾阴常用六味地黄丸、知柏地黄丸。临床上常脾肾虚损并见，结合气血阴阳之偏，兼顾脾肾，由此又化生出温补脾肾、气血双补、益气养阴、阴阳双补诸法，选用大补元煎、八珍汤、地黄饮子、龟鹿二仙胶等方。

健脾补肾中药能促进和调整人体细胞免疫和体液免疫，阻断免疫复合物在肾小球滤过膜的沉积，提高血浆清蛋白，改善肾功能，从而减少和消除尿蛋白。

3.固精法

蛋白尿因脾肾虚损，精微下注外泄所致，故应用收涩固精法治疗蛋白尿有一定疗效。常用方剂有水陆二仙丹、桑螵蛸散、金锁固精丸等。常用药物有芡实、金樱子、沙苑子、桑螵蛸、补骨脂、白果、覆盆子、龙骨、牡蛎等。单纯收涩固精仍属治标之法，应用时需结合偏脾虚、偏肾虚而加用健脾或补肾药。

上述三法偏重在扶正培本，是以往治疗蛋白尿的主要方法，近年来由于激素及细胞毒药物的应用，使肾病综合征的病机趋向复杂，单纯扶正固精已不能完全解决蛋白尿的治疗，其主要原因是由于湿邪、热毒和瘀血等病理产物的干扰，形成虚实夹杂、寒热交错之局面，因而在扶正固精的基础上，还需结合祛湿、清热和活血化瘀法。

4.祛湿法

湿邪是使肾病蛋白尿诱发和加重的因素之一。脾虚水液运化失常，脾虚水液蒸化失司，均为湿邪停蕴。脾精下注变为湿浊，郁而化热，清浊相混而使蛋白尿加重。故去除湿邪是治疗蛋白尿的重要方法。若小便混浊，泡沫和沉淀物较多，苔腻，脉濡滑，当用分清泌浊以祛湿，常用萆薢分清饮，或单用萆薢60g，常使蛋白尿很快减少。若湿邪久留，见身体沉重，纳少困倦，或轻度浮肿，或易受风邪，当以苦辛温燥、祛风胜湿治之，如羌活胜湿汤加减，服药后汗出并不显著，而外感明显减少，自觉周身温和而舒适，饮食增加，尿量增多，水肿消退，蛋白尿及高脂血症也随之减轻。故风能胜湿，近年来有用雷公藤、昆明山海棠等治疗类风湿关节炎的药物治疗蛋白尿，取得一定疗效。

5.清热法

临床上由于上呼吸道和其他部位感染的反复存在，使本来脾虚肾损之证转化为热证，热与湿合则为湿热蕴结，长期使用激素，使人之气机出入升降失调，亦可形成湿热或热毒而使蛋白尿加重。故宜用清热解毒法治疗，常用黄连解毒汤、五味消毒饮、清利方(徐嵩年方)等方，常用药有银花、连翘、蒲公英、地丁、白花蛇舌草、蚤休、鱼腥草、板蓝根、穿心莲、荠菜花等。清热解毒药能提高机体免疫功能，对局部炎症具有消炎和修复损伤组织的作用。临床上部分肾病综合征，长期应用激素或温补脾肾药，病情迁延不愈，蛋白尿持续存在，及时应用清热解毒、清热利湿配合活血化瘀法治疗，往往使病情缓解，蛋白尿减少或消失。

6.化瘀法

肾病迁延日久，水病及血，久病入络，而有面色晦暗、舌瘀、脉涩等血瘀见症，蛋白尿持续不减，应用活血化瘀法治疗常能取效，因活血化瘀药既能改善瘀血障碍，又能调节免疫功能，故能治疗蛋白尿。若瘀血久留，津枯血燥，隐伏深潜，或夹痰夹湿者，单用活血化瘀则难取效，攻之则伤正，补之则壅塞，唯软坚散结一法可缓缓图之。常用方剂有海藻玉壶汤、消瘰丸等，常用药物有蝉蜕、海藻、昆布、海带、夏枯草、牡蛎、海蛤粉、海螵蛸等。有学者曾以益母草、蝉衣、海藻、昆布四药为主，治疗 146 例肾性蛋白尿，有效率达 77.3%，用药需 3 个月至半年以上，一旦缓解，疗效较巩固。

上述六法在应用时不是固定不变的，由于肾性蛋白尿的病机比较复杂，以致治疗上常是数法合用，如滋肾汤(时振声方)是滋阴清热、活血、利湿、固精法合用，清心莲子饮(《太平惠民和剂局方》)是益气、养阴、清热、利湿、活血法同用，常常取得良好疗效。

(三)关于低蛋白血症和高脂血症的治疗

肾病综合征的低蛋白血症和高脂血症，随着水肿消退以及蛋白尿的减少和消失，可同时得到纠正。对于无肾功能障碍的患者，应摄入充足高质的蛋白质，以纠正低蛋白血症，但高蛋白饮食需在食欲改善后才能耐受，故当患者出现胃纳呆钝、气短神疲等脾胃虚弱或胃失和降证时，应予香砂六君子汤、二陈汤、温胆汤等调理脾胃。此外健脾益气之党参、黄芪、白术、山药、莲子、芡实；养血益精之当归、阿胶、龟甲胶、鹿角胶、紫河车等，均有升高血浆蛋白的功效。因此，健脾和胃、益气健脾、养血益精三法是治疗低蛋白血症的主要方法，但须辨证论治才能有效。

高脂血症中医责之于痰(或湿)瘀互结，故化痰、除湿、活血化瘀及消导之法合用，如玉楂冲剂(玉竹 30g、山楂 30g)、脉安冲剂(麦芽 30g、山楂 30g)、白金丸(白矾、郁金)等，对肾性高血脂病人有一定疗效。

九、西医治疗

肾病综合征应根据不同病因，首要治疗原发病。在临床症状明显时，可采用对症治疗，改善食欲和全身健康状况，预防和治疗感染。在一般情况得到改善后，应用激素和免疫抑制剂，以减少和消除蛋白尿，巩固疗效防止复发。

(一)一般治疗

1.饮食

以高蛋白、低钠饮食为主。高蛋白饮食必须在食欲改善后才能耐受，一般每日每千克体重 1～1.5g，再加上每天尿中蛋白丢失量，还须补充由激素引起的消耗量(每日应用泼尼松 30～40mg 时，约增加蛋白质消耗 19g)，这样在一个体重 60kg 的患者，每天需供应 90～100g 蛋白质。但在有氮质血症时，蛋白摄入量应适当限制。在水肿明显时须严格限制食盐及含钠药物，一般每天应在 1g 以下，高度水肿应限在 200mg 以下，水肿减轻时可适当增加，但以每天不超过 5g 为宜。

2.利尿消肿

利尿剂能增加尿量，但又不能利尿过快，以免引起电解质的紊乱及钾的负平衡。一般水肿为了减少尿钾丢失过多，最好先用螺内酯(安体舒通)20～40mg，每日 3 次，然后加用氢氯噻嗪(双氢克尿塞)每日 70～100mg，分 2～3 次服；水肿严重可用呋塞米(速尿)20～40mg，每日 2～3 次，口服或静脉注射，用量应根据水肿程度及肾功能情况，逐渐增加直至达到利尿效果，可用到 400mg/d；若此时仍不能达到利尿效果，则应考虑因严重低蛋白血症而引起血容量减低，此时应加用扩容剂，可输入新鲜血浆、5%无盐右旋糖酐 500～1000mL，适当补充人体清蛋白固属必要，而过多地输入清蛋白，则徒然增加尿蛋白的丢失，加重肾小管的损害，故不宜长期大量地使用。

（二）肾上腺皮质激素及免疫抑制剂的应用

1.肾上腺皮质激素

具有免疫抑制及抗炎作用。一般以泼尼松为首选，每日30～40mg，分3～4次口服，或晨起顿服，效果不著增至60mg/d，如增至80mg/d以上仍无效，或出现精神或其他系统不良反应，应立即减量停药。多数有效患者在使用1～2周尿蛋白开始减少，亦有1个月方见效，持续用药8周，然后逐渐减量，至15mg/d时递减速度应放慢，以不出现尿蛋白或仅有微量时的用量为维持量，为5～15mg，维持半年左右，采用隔日或每日服药。在服维持量过程中如有复发，需重新用足量治疗，待病情控制后再改为维持量。在治疗4～8周之后，应注射10～20单位的促肾上腺皮质激素，每周1次，以减轻泼尼松对肾上腺皮质的抑制。在用大量激素时，应适当补钾，予氯化钾1～3g/d，以及小量的钙和维生素D。

2.免疫抑制剂（细胞毒物质）

通过抗体的形成，可以减少抗原抗体复合物在肾小球基底膜的沉积。一般在激素治疗效果不满意时加用。常用的有环磷酰胺、硫唑嘌呤、苯丁酸氮芥、噻替哌等。首选为环磷酰胺，每日或间日静脉滴注200mg（于0.9%氯化钠注射液内），以10次为一疗程，或每天100～150mg，分2～3次口服，总量6～12g，疗程2～3个月，激素和环磷酰胺合用可减少各自的药量和不良反应。

3.抗凝疗法

可采用肝素每天125～250mg，静注或滴注，但大剂量易导致出血。肝素主要作用是减少肾小球新月体形成和纤维蛋白样物沉着，对水肿明显者采用激素、环磷酰胺和肝素联合治疗，可取得显著利尿，肾小球滤过率增加，肾功能改善。而对水肿不明显的肾病综合征则无效。肝素主要用于肾病综合征伴高凝状态者。血小板凝集拮抗药双嘧达莫（潘生丁）等有时亦应用。

4.吲哚美辛（消炎痛）

为非固醇类抗炎药，对部分患者能减少蛋白尿的排出。但该药为前列腺素抑制剂，可引起肾血流量下降，降低肾小球滤过率，而易致血尿素氮及肌酐升高，所以应慎用。

目前西医治疗的总趋势是以小剂量、多品种联合用药为主，这样可以协同作战，最大限度地发挥治疗作用，而减少各自的不良反应，以利于长期用药巩固疗效防止复发。只是在顽固性难治性肾病综合征时才有限地、暂时地应用大剂量激素和环磷酰胺冲击疗法，而且同样需要联合用药，至于疗效的评价还有待于进一步探讨。

十、中西医优化选择

肾病综合征的主要见症是水肿，故迅速退肿对消除症状、改善患者精神状态十分重要。辨证治疗的关键在于健脾、温肾、清利。临床上健脾利水一般用参、芪、白术合五皮饮、五苓散；温阳利水一般用真武汤合济生肾气丸；清热利水一般用银花、连翘、蒲公英合猪苓汤、滋肾通关丸等。现代医学实验研究认为，白术、茯苓、猪苓、泽泻、玉米须、白茅根等能使肾小球滤过率增加20%～30%，抑制肾小管再吸收，并使肾血流量增加，从而钠盐大量排出，使水肿消退。

对一些顽固性水肿，服中药而疗效不满意者，也可同时配合西药激素、免疫抑制剂、利尿剂治疗，以加速病变的修复，加速疗效。激素一般为泼尼松、地塞米松，尤以泼尼松最常用，起始剂量为20～40mg/d，2周后效果不显者再加20mg/d，一般不超过60～80mg/d。免疫抑制剂，以环磷酰胺较常用，剂量为每次100～200mg，每日或隔日静脉注射，10次后改为口服，每次100～150mg。利尿剂如氢氯噻嗪（双氢克尿塞，每次25～50mg，每日2次）、螺内酯（安体舒通，每次20mg，每日3次）、呋塞米（速尿，每次20～40mg，每日3次）等。

水肿退后，中药治疗以温肾滋阴、培补肾元为主，不仅促使病变修复，还能依此巩固疗效。常用方剂如大补元煎、济生肾气丸、河车大造丸、大补阴丸等，其中温肾如附子、肉桂、仙灵脾、巴戟天、菟丝子、补骨脂、覆盆子；滋阴如熟地、萸肉、枸杞子、龟板、麦冬、桑椹子、首乌；培补肾元如人参、黄芪、山药、紫河车粉、肉苁蓉、黄精、炙甘草、杜仲、核桃肉、猪脊髓等。如尿少明显者，则不用温涩药，如菟丝子、补骨脂、覆盆子、五味子等；肾阴虚而有热者，可配合知母、黄柏、旱莲草、丹皮、泽泻等。

对本病的治疗中西医各有优缺点，西医治疗的优点是取效快，缺点是明显不良反应大、易复发；中医治疗的优点是无明显不良反应、疗效较巩固、复发率低，缺点是收效缓慢、疗程较长。中西医结合扬长避短，其疗效优于单纯西医和单纯中医。

（一）中医辨证论治与激素应用的有机结合

激素的应用因病理类型不同，疗效差异很大，且存在易发生药物性 Cushing 综合征及撤减激素容易反跳等缺点。但随着药物使用方法、剂量的改进，和细胞毒药物、抗凝疗法的联合应用，仍使肾病综合征的治疗取得相当疗效，激素是西医治疗的最重要的首选药物。因此中西医优化选择的重点是中医辨证论治与激素应用的有机结合。根据多年临床经验有以下 3 种情况。

1.激素应用时的中医辨治

在应用激素治疗，泼尼松 40～60mg 或 60mg 以上时，一方面取得疗效，一方面出现 Cushing 综合征等不良反应，从中医辨证来看主要表现有肾阴耗伤、湿热或热毒蕴结、瘀血阻滞等 3 种证候，此时应适时应用滋阴补肾、清利湿热或清热解毒、活血化瘀法，分别选用大补阴丸、清利方或五味消毒饮、丹参饮或泽兰防己汤等，可明显减轻激素的不良反应，保证其连续应用。

2.激素撤减时的中医辨治

经过激素治疗一段时间，症状基本缓解，开始撤减用量，当渐减到 15～20mg/d 时，容易出现反跳现象，或加用环磷酰胺治疗后，患者常易出现脾肾阳虚或气血两虚的征象，因而在撤减激素时配合使用温补脾肾药，如金匮肾气丸、右归丸加黄芪、党参等，可明显减少反跳。而应用益气养血药，如当归补血汤加首乌、鸡血藤、党参等，可减少环磷酰胺的毒副作用。因为长期应用激素产生反馈性抑制垂体与肾上腺皮质功能，而温补脾肾药可能作用于垂体—肾上腺皮质系统，并提高其兴奋性。

3.激素无效时的中医辨治

一些病情较重的患者，应用激素及环磷酰胺效果欠佳，水肿及蛋白尿不消，增加激素用量或使用清蛋白病情反而加重。此时患者可能存在细胞免疫功能不足或体液免疫功能失衡，应用左旋咪唑、转移因子、免疫核糖核酸等促进细胞免疫功能的药物，此类药物一则疗效不确切，二则因其价格昂贵而不易应用；此时应撤减直至停用激素和环磷酰胺，而采用中药治疗。一方面益气养血，健脾补肾以扶正培本，用黄芪 40～60g、当归 15g、山萸 30g、熟地 20g、山药 30g，或以玉屏风散益气固表。另一方面健脾和胃，用香砂六君子汤等。经过一段时间中药调理，肾病综合征虽无明显好转，但食欲及全身健康状况得到改善，细胞及体液免疫渐趋调整，然后重新使用激素及免疫抑制剂治疗，往往仍能取得疗效。

（二）利尿药的运用

肾病综合征有水肿时应使用利尿剂，就利尿强度而言，西药氢氯噻嗪（双氢克尿塞）和呋塞米（速尿）均较中药渗湿利水药和逐水药为强，但中药利水消肿的效应不是单纯利尿中药的作用，而是依据辨证论治原则，应用渗湿利水药与温肾、健脾、宣肺、化瘀药协同作用的结果，因而一般肾病水肿及部分严重水肿，应用中药治疗均能达到利尿消肿的目的。只是部分顽固性水肿，中药疗效不佳时，才加用氢氯噻嗪（双氢克尿塞）、呋塞米（速尿），若疗效仍不满意，则应配合提高血浆蛋白、增加胶体渗透压、增加有效血容量、减少继发性醛固酮的增加等综合措施，此时如合用温肾利水中药，则可使其利尿效果进一步加强。

（三）实验室检查有利于肾功能及预后的判断

肾病综合征高度水肿，伴胸水、腹水时，常出现恶心呕吐，血尿素氮升高可达 21.3mmol/L，而血肌酐的上升较轻，在 354μmol/L 以下，酚红排泄也降低。这是由于血容量的不足，肾小球滤过率降低，而肾小管重吸收相对正常，血浆蛋白下降及尿量减少，又使近端肾小管的排泄减少，因此上述肾功能不全的表现是暂时的、可逆的，并非是肾实质损害所致的真正的肾衰竭，因此只要恰当辨证论治，应用温肾利水、疏利三焦法，配合补充血容量、提高胶体渗透压及联合利尿的方法，待水肿消退后血尿素氮、肌酐及酚红排泄率可迅速恢复正常。若是无水肿患者，而见尿素氮、肌酐平行升高，酚红排泄率降低，则系肾实质损害所引起的慢性肾衰竭尿毒症，须参阅慢性肾衰竭章有关方法进行中西医结合治疗。

(四)感染的防治

感染的防治在肾病综合征的治疗中有重要意义。在防治感染中，西医抗生素和中医清热解毒药各有优缺点：抗生素抗菌力度强大，但对细菌代谢产生的内毒素则无效，且许多抗生素对肾脏有毒性；清热解毒药抗菌强度不如抗生素，但对内毒素有良效，对肾脏无毒性。因此预防和治疗一般皮肤及上呼吸道感染，可服用清热解毒药，稳妥有效。若急性感染症状明显时，则应立即使用广谱抗生素以迅速控制感染，并同时服用清热解毒中药控制内毒素，实践证明中西医结合菌毒并治的方法，不但能提高感染的治疗效果，而且减少和避免肾的损害。

(五)肾病综合征高凝的中药选择

肾病综合征时血液多呈高凝状态，易合并肾静脉血栓，西医用肝素作抗凝治疗，有些病例可减少蛋白尿增加尿量，但该药用量很不易掌握，稍有过量极容易导致出血，故结论尚未一致，使临床应用受到限制。近年来研究证实，中医活血化瘀方药，如桃红四物汤、丹参、益母草等，能改善微循环，抑制血小板凝集，改善毛细血管的通透性，其药性平和无明显不良反应，及时使用可防止血栓形成。但此类药的不足之处也在于它仅能防止血栓形成，对已经形成的血栓则只能溶解吸收其边缘部分，而对其核心部分则无效。此时应选用虫类药物，如大黄䗪虫丸、百劳丸等。结合辨证论治在健脾补肾、利水消肿药中加入䗪虫10g、穿山甲15g、水蛭12g，每使部分顽固病例蛋白尿减少或消失，尿量明显增加。但尿中红细胞较多时应慎用此药，用之不当可使血尿加重。

有学者采用"三段加减法"配合泼尼松治疗肾病综合征取得显著疗效。第一阶段用泼尼松治疗直至出现不良反应后，治以清热解毒、养阴活血法，予清养利肾汤。第二阶段病情基本缓解，泼尼松渐减到隔日20～30mg，治以益气活血、健脾补肾法，予健脾补肾汤。第三阶段经上述两个阶段病情稳定，但还有脾肾两虚证，治以益气健脾补肾法，选用人参健脾丸、金匮肾气丸、参芪地黄丸等，一直用到健康恢复。

十一、饮食调护

肾病综合征严重水肿，血浆清蛋白持续低下，以及合并急性感染、高热、心力衰竭及水电解质平衡失调，均应绝对卧床休息。一般患者也应起居有时，活动适当，切勿过劳，衣着适度，注意保暖，慎避风寒湿露，保持皮肤清洁，同时还要静养心神，舒畅情怀，绝禁房帏，以保肾精。

饮食调养，宜进高蛋白低盐饮食，忌食海鲜、笋、蟹及胡椒、辣椒、烟、酒等辛辣刺激之品。水肿时可食赤小豆、薏苡仁、茯苓、冬瓜、鲤鱼、鲫鱼等排水消肿的食物，水肿消失后可食山药、芡实、莲子、甲鱼、猪肾、羊肾等滋补固精的食物。下列食疗方法亦可选用。

(1)乌鲤鱼汤：乌鲤鱼1条(500g)，去鳞鳃内脏，纳入桑皮、陈皮、白术、赤小豆各15g，葱白5根，煮成浓汤，吃鱼喝汤，可利水消肿。

(2)豆汁饮：黑大豆、赤小豆、绿豆、生米仁各30g，蒜头10个，麦麸60g(布袋包)。水煮至熟烂，喝浓汁，增食欲，消水肿。

(3)鲜羊奶每天500g，治水肿，并消蛋白尿。

(4)桑椹粥：桑椹子30g，生苡仁30g，赤小豆30g，葡萄干20g，粳米30g，带衣花生米20枚，大枣10枚。共煮粥，健脾，补肾，消水肿。

(5)黄芪煮鸡：母鸡1只，去内脏，纳黄芪120g，煮烂，喝汤吃鸡，益气补虚消水肿。

(6)虫草鸭：湖鸭1只，去内脏，纳冬虫夏草10g、大蒜5只，煮烂，吃鸭喝汤，补虚消肿。

(董建国)

第四节　急进性肾小球肾炎

急进性肾小球肾炎简称急进性肾炎(rapidly progressive glomerulonephritis,RPGN),是一个较少见的肾小球疾病。特征是在血尿、蛋白尿、高血压和水肿等肾炎综合征表现基础上,肾功能迅速下降,数周内进入肾衰竭,伴随出现少尿(尿量<400mL/d)或无尿(尿量<100mL/d)。此病的病理类型为新月体性肾炎。

1914年德国学者Frenz提出的肾炎分类,把血压高、肾功能差和进展快的肾炎称为“亚急性肾炎”(本病雏形)。1942年英国学者Ellis对600例肾炎患者的临床和病理进行了回顾性分析,提出了“快速性肾炎”概念(本病基本型)。此后,1962年发现部分RPGN患者抗肾小球基底膜(GBM)抗体阳性,1982年又发现部分患者抗中性粒细胞胞浆抗体(ANCA)阳性,证实本病是一组病因不同但具有共同临床和病理特征的肾小球疾病。1988年Couser依据免疫病理学特点对RPGN进行分型,被称为Couser分型(经典分型),本病被分为抗GBM抗体型、免疫复合物型及肾小球无抗体沉积型(推测与细胞免疫或小血管炎相关),这是现代RPGN的基本分型。这种分型使RPGN诊断标准统一,便于临床研究。

国外报道在肾小球疾病肾活检病例中,RPGN占2%~5%,国内两个大样本原发性肾小球疾病病理报告,占1.6%~3.0%。在儿童肾活检病例中,本病所占比例<1%。由于并非所有RPGN患者都有机会接受肾活检,而且部分病情危重风险大的患者医师也不愿做肾活检,所以RPGN的实际患病率很可能被低估。

一、急进性肾炎的发病机制

(一)发病机制概述

对RPGN发病机制的研究最早始于动物模型试验。1934年Masugi的抗肾抗体肾炎模型(用异种动物抗肾皮质血清建立的兔、大鼠抗肾抗体肾炎模型)、1962年Steblay的抗GBM肾炎模型(用羊自身抗GBM抗体建立的羊抗GBM肾炎模型)及1967年Lerner的Goodpasture综合征动物模型(用注入异种抗GBM抗体的方法在松鼠猴体内制作出的肺出血-肾炎综合征模型)都确立抗GBM抗体在本病中的致病作用。随着Couser免疫病理分类法在临床的应用,对本病发病机制的研究从Ⅰ型(抗GBM型)逐渐扩展至Ⅱ型(免疫复合型)和Ⅲ型(寡免疫沉积物型)。研究水平也由早期的整体、器官水平转向细胞水平(单核巨噬细胞,T、B淋巴细胞,肾小球固有细胞等),目前更深入到分子水平(生长因子、细胞因子、黏附分子等),但是对本病的确切发病机制仍尚未完全明白。

RPGN在病因学和病理学上有一个显著的特征,即多病因却拥有一个基本的病理类型。表明本病起始阶段有多种途径致病,最终可能会有一共同的环节导致肾小球内新月体形成。研究表明肾小球毛细血管壁损伤(基底膜断裂)是启动新月体形成的关键环节。基底膜断裂(裂孔)使单核巨噬细胞进入肾小囊囊腔、纤维蛋白于囊腔聚集、刺激囊壁壁层上皮细胞增生,而形成新月体。进入囊腔中的单核巨噬细胞在新月体形成过程中起着主导作用,具有释放多种细胞因子,刺激壁层上皮细胞增生,激活凝血系统和诱导纤维蛋白沉积等多种作用。新月体最初以细胞成分为主(除单核巨噬细胞及壁层上皮细胞外,近年证实脏层上皮细胞,即足细胞,也是细胞新月体的一个组成成分),随之为细胞纤维性新月体,最终变为纤维性新月体。新月体纤维化也与肾小囊囊壁断裂密切相关,囊壁断裂可使肾间质的成纤维细胞进入囊腔,产生Ⅰ型和Ⅲ型胶原(间质胶原),促进新月体纤维化。

肾小球毛细血管壁损伤(GBM断裂)确切机制仍欠明确,主要有如下解释:

1.体液免疫

抗GBM抗体(IgG)直接攻击GBM的Ⅳ胶原蛋白α_3链引发的Ⅱ型(细胞毒型)变态反应和循环或原位免疫复合物沉积在肾小球毛细血管壁或系膜区引发的Ⅲ型(免疫复合物型)变态反应,均可激活补体、吸引中性粒细胞及激活巨噬细胞释放蛋白水解酶，造成 GBM 损伤和断裂。20 世纪 60～90 年代体液免疫一直是本病发病机制研究的重点，在Ⅰ型和Ⅱ型 RPGN 也都证实了体液免疫的主导作用。

2.细胞免疫

体液免疫的特征是免疫复合物的存在。1979 年 Stilmant 和 Couser 等报道了 16 例原发性 RPGN 患者的肾小球并无免疫沉积物，对体液免疫在这些患者中的致病作用提出了质疑。而后，1988 年 Couser 对 RPGN 进行疾病分型时，直接提出第 3 种类型，即"肾小球无抗体沉积型"，它的发病机制可能与细胞免疫或小血管炎相关。1999 年 Cunningham 在 15 例Ⅲ型患者肾活检标本的肾小球中，观察到活化的 T 细胞、单核巨噬细胞和组织因子的存在，获得了细胞免疫在本型肾炎发病中起重要作用的证据。由 T 淋巴细胞介导的细胞免疫主要通过细胞毒性 T 细胞（$CD4^- CD8^+$）的直接杀伤作用和迟发型超敏反应 T 细胞（$CD4^+ CD8^-$）释放各种细胞因子、活化单核巨噬细胞的作用，而导致毛细血管壁损伤。

3.炎症细胞

中性粒细胞可通过补体系统活性成分（C_{3a}、C_{5a}）的化学趋化作用、F_C 受体及 C_{3b}受体介导的免疫黏附作用及毛细血管内皮细胞损伤释放的细胞因子（如白细胞黏附因子），而趋化到并聚集于毛细血管壁受损处，释放蛋白溶解酶、活性氧和炎性介质损伤毛细血管壁。

新月体内有大量的单核巨噬细胞，其浸润与化学趋化因子、黏附因子及骨桥蛋白相关。巨噬细胞既是免疫效应细胞也是炎症效应细胞。它可通过自身杀伤作用破坏毛细血管壁，也可通过产生大量活性氧、蛋白溶解酶及分泌细胞因子而损伤毛细血管壁；它还能刺激壁层上皮细胞增生及纤维蛋白沉积，从而促进新月体形成。

4.炎性介质

在本病中 T 淋巴细胞、单核巨噬细胞、中性粒细胞、肾小球系膜细胞、上皮细胞及内皮细胞均可释放各自的炎性介质，它们在 RPGN 的发病中起着重要作用。已涉及本病的炎症介质包括：补体成分（C_{3a}、C_{5a}、膜攻击复合体 $C_{5b\text{-}9}$ 等），白介素（IL-1，IL-2，IL-4，IL-6，IL-8），生长因子（转化生长因子 TGF-β、血小板源生长因子 PDGF、成纤维细胞生长因子 FGF 等），肿瘤坏死因子（TNF-α），干扰素（IFN-β，IFN-γ），细胞黏附分子（细胞间黏附分子 ICAM、血管细胞黏附分子 VCAM）及趋化因子，活性氧（超氧阴离子 O_2^-、过氧化氢 H_2O_2、羟自由基 HO^-、次卤酸如次氯酸 HOCl），一氧化氮（NO），花生四烯酸环氧化酶代谢产物（前列腺素 PGE_2、PGF_2、PGI_2 及血栓素 TXA_2）和酯氧化酶代谢产物（白三烯 LTC_4、LTD_4），血小板活化因子（PAF）等。炎性介质具有网络性、多效性和多源性特点，作用时间短且局限，多通过相应受体发挥致病效应。

综上所述，在 RPGN 发病机制中，致肾小球毛细血管壁损伤（GBM 断裂）的过程，既有免疫机制（包括细胞免疫及体液免疫）也有炎性机制参与。今后继续对各种炎性介质的致病作用进行深入研究，将有助于从分子水平阐明本病发病机制，也能为本病治疗提供新的思路和线索。

（二）发病机制研究的进展

近年，RPGN 发病机制的研究有很大进展，本文将着重对抗 GBM 抗体及 ANCA 致病机制的某些研究进展作一简介。

1.抗肾小球基底膜抗体新月体肾炎

（1）抗原位点：GBM 与肺泡基底膜中的胶原Ⅳ分子，由 α_3、α_4 和 α_5 链构成，呈三股螺旋排列，其终端膨大呈球形非胶原区（NC1 区），两个胶原Ⅳ分子的终端球形非胶原区头对头地相互交联形成六聚体结构。原来已知抗 GBM 抗体的靶抗原为胶原Ⅳα_3 链的 NC_1 区，即 α_3（Ⅳ）NC1，它有两个抗原决定簇，被称为 E_A（氨基酸顺序 17-31）及 E_B（氨基酸顺序 127-141）；而近年发现胶原Ⅳα_5 链的 NC1 区，α_5（Ⅳ）NC1，也是抗 GBM 抗体的靶抗原，同样可以引起抗 GBM 病。

在正常的六聚体结构中，两个头对头交联的 α_3（Ⅳ）NC1 形成双聚体，抗原决定簇隐藏于中不暴露，故不会诱发抗 GBM 抗体。在某些外界因素作用下（如震波碎石，呼吸道吸入烃、有机溶剂或香烟），此双聚体被解离成单体，隐藏的抗原决定簇暴露，即可诱发自身免疫形成抗 GBM 抗体。

(2)抗体滴度与抗体亲和力:抗 GBM 抗体主要为 IgG_1 亚型(91%),其次是 IgG_4 亚型(73%),IgG_4 亚型并不能从经典或旁路途径激活补体,因此在本病中的致病效应尚欠清。北京大学第一医院所进行的研究已显示,抗 GBM 抗体亲和力和滴度与疾病病情及预后密切相关。2005 年他们报道抗 GBM 抗体亲和力与肾小球新月体数量相关,抗体亲和力越高,含新月体的肾小球就越多,肾损害越重。2009 年他们又报道,循环中抗 E_A 或(和)E_B 抗体滴度与疾病严重度和疾病最终结局相关,抗体滴度高的患者,诊断时的血清肌酐水平及少尿发生率高,最终进入终末肾衰竭或死亡者多。此外,北京大学第一医院还在少数正常人的血清中检测出 GBM 抗体,但此天然抗体的亲和力和滴度均低,且主要为 IgG_2 亚型及 IgG_4 亚型,这种天然抗体与致病抗体之间的关系值得深入研究。

(3)细胞免疫:动物实验模型研究已显示,在缺乏抗 GBM 抗体的条件下,将致敏的 T 细胞注射到小鼠或大鼠体内,小鼠或大鼠均会出现无免疫球蛋白沉积的新月体肾炎。α_3(Ⅳ)NC_1 中的多肽序列——pCol(28-40)多肽,或与 pCol(28-40)多肽序列类似的细菌多肽片段均能使 T 细胞致敏。

动物实验还显示,$CD4^+$ T 细胞,特别是 Th_1 和 Th_{17} 细胞,是致新月体肾炎的重要反应细胞;近年,$CD8^+$ T 细胞也被证实为另一个重要反应细胞,给 WKY 大鼠腹腔注射抗 CD8 单克隆抗体能有效地预防和治疗抗 GBM 病,减少肾小球内抗 GBM 抗体沉积及新月体形成。对抗 GBM 病患者的研究还显示,$CD4^+CD25^+$ 调节 T 细胞能在疾病头 3 个月内出现,从而抑制 $CD4^+$ T 细胞及 $CD8^+$ T 细胞的致病效应。

(4)遗传因素:对抗 GBM 病遗传背景的研究已显示,本病与主要组织相容性复合物(MHC)Ⅱ类分子基因具有很强的正性或负性联系。1997 年 Fisher 等在西方人群中已发现 HLA-DRB1*15 及 HLA-DRB1*04 基因与抗 GBM 病易感性密切相关,近年日本及中国人群的研究也获得了同样结论。而 HLA-DRB1*0701 及 HLA-DRB1*0101 却与抗 GBM 病易感性呈负性相关。

2.抗中性白细胞胞浆抗体相关性新月体肾炎

(1)抗体作用:近年对 ANCA 的产生及其致病机制有了较清楚了解。感染释放的肿瘤坏死因子 α(TNF-α)及白介素 1(IL-1)等前炎症细胞因子,能激发中性粒细胞使其胞浆内的髓过氧化物酶(MPO)及蛋白酶-3(PR_3)转移至胞膜,刺激 ANCA 产生。ANCA 的(Fab)2 段与细胞膜表面表达的上述靶抗原结合,而 Fc 段又与其他中性粒细胞表面的 Fc 受体结合,致使中性粒细胞激活。激活的中性粒细胞能高表达黏附分子,促其黏附于血管内皮细胞,还能释放活性氧及蛋白酶(包括 PR_3),损伤内皮细胞,导致血管炎发生。

(2)补体作用:补体系统在本病中的作用,近来才被阐明。现已知中性粒细胞活化过程中释放的某些物质,能促进旁路途径的 C_3 转化酶 $C_{3b}Bb$ 形成,从而激活补体系统,形成膜攻击复合体 C_{5b-9},杀伤血管内皮细胞;而且,补体活化产物 C_{3a} 和 C_{5a} 还能趋化更多的中性粒细胞聚集到炎症局部,进一步扩大炎症效应。

(3)遗传因素:对 ANCA 相关小血管炎候选基因的研究很活跃。对 MHC Ⅱ类分子基因的研究显示,HLA-DPBA*0401 与肉芽肿多血管炎(原称韦格纳肉芽肿)易感性强相关,而 HLA-DR4 及 HLA-DR6 与各种 ANCA 相关小血管炎的易感性均相关。

此外,还发现不少基因与 ANCA 相关小血管炎易感性相关,这些基因编码的蛋白能参与免疫及炎症反应,如 CTLA4(其编码蛋白能抑制 T 细胞功能),PTPN22(其编码蛋白具有活化 B 细胞功能),IL-2RA(此基因编码高亲和力的白介素-2 受体),AATZ 等位基因(α-抗胰蛋白酶能抑制 PR_3 活性,减轻 PR_3 所致内皮损伤。编码α-抗胰蛋白酶的基因具有高度多态性,其中 AATZ 等位基因编码的α-抗胰蛋白酶活性低,抑制 PR_3 能力弱)。

总之,对 RPGN 发病机制的研究,尤其在免疫反应及遗传基因方面的研究,进展很快,应该密切关注。

二、急进性肾炎的表现、诊断及鉴别诊断

(一)病理表现

确诊 RPGN 必须进行肾活检病理检查,如前所述,只有病理诊断新月体肾炎,RPGN 才能成立。光学显微镜下见到 50%以上的肾小球具有大新月体(占据肾小囊切面 50%以上面积),即可诊断新月体肾炎。

依据新月体组成成分的不同，又可进一步将其分为细胞新月体、细胞纤维新月体和纤维新月体。细胞新月体是活动性病变，病变具有可逆性，及时进行治疗此新月体有可能消散；而纤维新月体为慢性化病变，已不可逆转。

免疫荧光检查可进一步对 RPGN 进行分型：Ⅰ型（抗 GBM 抗体型）——IgG 和 C_3 沿肾小球毛细血管壁呈线状沉积，有时也沿肾小管基底膜沉积。Ⅱ型（免疫复合物型）——免疫球蛋白及 C_3 于肾小球系膜区及毛细血管壁呈颗粒状沉积。Ⅲ型（寡免疫复合物型）——免疫球蛋白和补体均阴性，或非特异微弱沉积。

以免疫病理为基础的上述 3 种类型新月体肾炎，在光镜及电镜检查上也各有其自身特点。Ⅰ型 RPGN 多为一次性突然发病，因此光镜下新月体种类（指细胞性、细胞纤维性或纤维性）较均一，疾病早期有时还能见到毛细血管襻节段性纤维素样坏死；电镜下无电子致密物沉积，常见基底膜断裂。Ⅱ型 RPGN 的特点是光镜下肾小球毛细血管内细胞（指系膜细胞及内皮细胞）增生明显，纤维素样坏死较少见；电镜下可见肾小球内皮下及系膜区电子致密物沉积。Ⅲ型 RPGN 常反复发作，因此光镜下新月体种类常多样化，细胞性、细胞纤维性及纤维性新月体混合存在，而且疾病早期肾小球毛细血管襻纤维素样坏死常见；电镜下无电子致密物沉积。另外，各型 RPGN 早期肾间质均呈弥漫性水肿，伴单个核细胞（淋巴及单核细胞）及不同程度的多形核细胞浸润，肾小管上皮细胞空泡及颗粒变性；疾病后期肾间质纤维化伴肾小管萎缩；Ⅲ型 RPGN 有时还能见到肾脏小动脉壁纤维素样坏死。

曾有学者将血清 ANCA 检测与上述免疫病理检查结果结合起来对 RPGN 进行新分型，分为如下 5 型：新Ⅰ型及Ⅱ型与原Ⅰ型及Ⅱ型相同，新Ⅲ型为原Ⅲ型中血清 ANCA 阳性者（约占原Ⅲ型病例的 80%），Ⅳ型为原Ⅰ型中血清 ANCA 同时阳性者（约占原Ⅰ型病例的 30%），Ⅴ型为原Ⅲ型中血清 ANCA 阴性者（约占原Ⅲ型病例的 20%）。以后临床实践发现原Ⅱ型中也有血清 ANCA 阳性者，但是它未被纳入新分型。

（二）临床表现

本病的基本临床表现如下。①可发生于各年龄段及不同性别：国内北京大学第一医院资料显示Ⅰ型 RPGN（包括合并肺出血的 Goodpasture 综合征）以男性患者为主，具有青年（20～39 岁，占40.3%）及老年（60～79 岁，占 24.4%）两个发病高峰。而Ⅱ型以青中年和女性多见，Ⅲ型以中老年和男性多见。②起病方式不一，病情急剧恶化：可隐匿起病或急性起病，呈现急性肾炎综合征（镜下血尿或肉眼血尿、蛋白尿、水肿及高血压），但在疾病某一阶段病情会急剧恶化，血清肌酐（SCr）于数周内迅速升高，出现少尿或无尿，进入肾衰竭。而急性肾炎起病急，多在数天内达到疾病顶峰，数周内缓解，可与本病鉴别。③伴或不伴肾病综合征：Ⅰ型很少伴随肾病综合征，Ⅱ型及Ⅲ型肾病综合征常见。随肾功能恶化常出现中度贫血。④疾病复发：Ⅰ型很少复发，Ⅲ型（尤其由 ANCA 引起者）很易复发。

下列实验室检查有助于 RPGN 各型鉴别。①血清抗 GBM 抗体。Ⅰ型 RPGN 患者全部阳性。②血清 ANCA。约 80%的Ⅲ型 RPGN 患者阳性，提示小血管炎致病。③血清免疫复合物增高及补体 C_3 下降。仅见于少数Ⅱ型 RPGN 患者，诊断意义远不如抗 GBM 抗体及 ANCA。

（三）诊断及鉴别诊断

本病的疗效和预后与能否及时诊断密切相关，而及时诊断依赖于医师对此病的早期识别能力，和实施包括肾活检在内的检查。临床上呈现急性肾炎综合征表现（血尿、蛋白尿、水肿和高血压）的患者，数周内病情未见缓解（急性肾炎在 2～3 周内就会自发利尿，随之疾病缓解），SCr 反而开始升高，就要想到此病可能。不要等肾功能继续恶化至出现少尿或无尿（出现少尿或无尿才开始治疗，疗效将很差），而应在 SCr “抬头”之初，就及时给患者进行肾活检病理检查。肾活检是诊断本病最重要的检查手段，因为只有病理诊断新月体肾炎，临床才能确诊 RPGN；同时肾活检还能指导制订治疗方案（分型不同，治疗方案不同，将于后述）和判断预后（活动性病变为主预后较好，慢性化病变为主预后差）。无条件做肾活检的医院应尽快将患者转往能做肾活检的上级医院，越快越好。

RPGN 确诊后，还应根据是否合并系统性疾病（如系统性红斑狼疮、过敏性紫癜等）来区分原发性 RPGN 及继发性 RPGN；并根据肾组织免疫病理检查及血清相关抗体（抗 GBM 抗体、ANCA）检验来对原发性 RPGN 进行分型(详见前述)。

三、急进性肾炎的治疗

(一)治疗现状

随着发病机制研究的深入和治疗手段的进步,RPGN 的短期预后较以往已有明显改善。Ⅰ型 RPGN 患者的 1 年存活率已达70%~80%,肾脏 1 年存活率达 25%,而出现严重肾功能损害的Ⅲ型 RPGN 患者 1 年缓解率可达 57%,已进行透析治疗的患者 44%可脱离透析。但要获得长期预后的改善,还需要进行更多研究。

由于本病是免疫介导性炎症疾病,所以主要治疗仍是免疫抑制治疗。临床治疗分为诱导缓解治疗和维持缓解治疗两个阶段,前者又包括强化治疗(如血浆置换治疗、免疫吸附治疗及甲泼尼龙冲击治疗等)及基础治疗(糖皮质激素、环磷酰胺或其他免疫抑制剂治疗)。

(二)各型急进性肾炎的治疗方案

1.抗肾小球基底膜型(Ⅰ型)急进性肾炎

由于本病相对少见,且发病急、病情重、进展快,因此很难进行前瞻性随机对照临床试验,目前的治疗方法主要来自于小样本的治疗经验总结。此病的主要治疗为血浆置换(或免疫吸附)、糖皮质激素(包括大剂量甲泼尼龙冲击及泼尼松口服治疗)及免疫抑制剂(首选环磷酰胺)治疗,以迅速清除体内致病抗体和炎性介质,并阻止致病抗体再合成。

2012 年 KDIGO 制订的“肾小球疾病临床实践指南”对于抗 GBM 型 RPGN 推荐的治疗意见及建议如下。①推荐:除就诊时已依赖透析及肾活检示 100%新月体的患者外,所有抗 GBM 型 RPGN 患者均应接受血浆置换、环磷酰胺和糖皮质激素治疗(证据强度 1B)。临床资料显示,就诊时已依赖透析及肾活检示 85%~100%肾小球新月体的患者上述治疗已不可能恢复肾功能,而往往需要长期维持性肾脏替代治疗。②建议:本病一旦确诊就应立即开始治疗。甚至高度怀疑本病在等待确诊期间,即应开始大剂量糖皮质激素及血浆置换治疗(无证据等级)。③推荐:抗 GBM 新月体肾炎不用免疫抑制剂做维持治疗(1C)。

药物及血浆置换的具体应用方案如下:

糖皮质激素:第 0~2 周,甲泼尼龙 500~1000mg/d 连续 3 天静脉滴注,此后口服泼尼松 1mg/(kg·d),最大剂量 80mg/d(国内最大剂量常为 60mg/d)。第 2~4 周,0.6mg/(kg·d);第 4~8 周,0.4mg/(kg·d);第 8~10 周,30mg/d;第 10~11 周,25mg/d;第11~12 周,20mg/d;第 12~13 周,17.5mg/d;第 13~14 周,15mg/d;第 14~15 周,12.5mg/d;第15~16 周,10mg/d;第 16 周,标准体重<70kg 者为 7.5mg/d,标准体重≥70kg 者为 10mg/d,服用 6 个月后停药。

环磷酰胺:2mg/(kg·d)口服,3 个月。

血浆置换:每天用 5%人血清蛋白置换患者血浆 4L,共 14 天,或直至抗 GBM 抗体转阴。对有肺出血或近期进行手术(包括肾活检)的患者,可在置换结束时给予 150~300mL 新鲜冰冻血浆。有学者认为,可根据病情调整血浆置换量(如每次 2L)、置换频度(如隔日 1 次)及置换液(如用较多的新鲜冰冻血浆)。有条件时,还可以应用免疫吸附治疗。此外,国内不少单位应用双重血浆置换,它也能有效清除抗 GBM 抗体,在血浆清蛋白及新鲜冰冻血浆缺乏时也可考虑应用。队列对照研究表明,用血浆置换联合激素及免疫抑制剂治疗能提高患者存活率。

英国(71 例,2001 年报道)和中国(176 例,2011 年报道)两个较大样本的回顾性研究显示,早期确诊、早期治疗是提高疗效的关键。影响预后的因素有抗 GBM 抗体水平、血肌酐水平及是否出现少尿或无尿等。

2.寡免疫复合物型(Ⅲ型)急进性肾炎

近十余年来许多前瞻性多中心的随机对照临床研究已对本病的治疗积累了宝贵经验,本病治疗分为诱导缓解治疗和维持缓解治疗两个阶段。2012 年 KDIGO 制订的“肾小球疾病临床实践指南”对于 ANCA 相关性 RPGN 治疗的推荐意见及建议如下:

(1)诱导期治疗：推荐，用环磷酰胺及糖皮质激素作为初始治疗(证据强度 1A)。环磷酰胺禁忌的患者，可改为利妥昔单抗及糖皮质激素治疗(证据强度 1B)。对已进行透析或血肌酐上升迅速的患者，需同时进行血浆置换治疗(证据强度 1C)。

建议：对出现弥漫肺泡出血的患者，宜同时进行血浆置换治疗(证据强度 2C)。ANCA 小血管炎与抗 GBM 肾小球肾炎并存时，宜同时进行血浆置换治疗(证据强度 2D)。

药物及血浆置换的具体应用方案如下：

环磷酰胺：①静脉滴注方案。$0.75g/m^2$，每 3～4 周静脉滴注1次；年龄＞60 岁或肾小球滤过率＜20mL/(min・$1.73m^2$)的患者，减量为 $0.5g/m^2$。②口服方案。1.5～2mg/(kg・d)，年龄＞60 岁或肾小球滤过率＜20mL/(min・$1.73m^2$)的患者，应减少剂量。应用环磷酰胺治疗时，均需维持外周血白细胞＞3×10^9/L。

糖皮质激素：甲泼尼龙 500mg/d，连续 3 天静脉滴注；泼尼松 1mg/(kg・d)口服，最大剂量 60mg/d，连续服用 4 周。3～4 个月内逐渐减量。

血浆置换：每次置换血浆量为 60mL/kg，两周内置换 7 次；如有弥漫性肺出血则每日置换 1 次，出血停止后改为隔日置换 1 次，总共 7～10 次；如果合并抗 GBM 抗体则每日置换 1 次，共 14 次或至抗 GBM 抗体转阴。

已有几个随机对照临床试验比较了利妥昔单抗与环磷酰胺治疗 ANCA 相关小血管炎的疗效及不良反应，两药均与糖皮质激素联合应用，所获结果相似，而利妥昔单抗费用昂贵。

当患者不能耐受环磷酰胺时，吗替麦考酚酯是一个备选的药物。小样本前瞻队列研究(17 例)和随机对照研究(35 例)显示，吗替麦考酚酯在诱导 ANCA 相关小血管炎缓解上与环磷酰胺疗效相近。

(2)维持期治疗：对诱导治疗后病情已缓解的患者，推荐进行维持治疗，建议至少治疗 18 个月；对于已经依赖透析的患者或无肾外疾病表现的患者，不做维持治疗。

维持治疗的药物如下。①推荐硫唑嘌呤 1～2mg/(kg・d)口服(证据强度 1B)。②对硫唑嘌呤过敏或不耐受的患者，建议改用吗替麦考酚酯口服，剂量用至 1g 每日 2 次(证据强度 2C)(国内常用剂量为 0.5g 每日 2 次)。③对前两药均不耐受且肾小球滤过率≥60mL/(min・$1.73m^2$)的患者，建议用甲氨蝶呤治疗，口服剂量每周 0.3mg/kg，最大剂量每周 25mg(证据强度 1C)。④有上呼吸道疾病的患者，建议辅以复方甲噁唑口服治疗(证据强度 2B)。⑤不推荐用依那西普(为肿瘤坏死因子 α 拮抗剂)做辅助治疗(证据强度 1A)。

除上述指南推荐及建议的药物外，临床上还有用他克莫司或来氟米特进行维持治疗的报道。

ANCA 小血管炎有较高的复发率，有报道其 1 年复发率为 34%，5 年复发率为 70%。维持期治疗是为了减少疾病的复发，但是目前的维持治疗方案是否确能达到上述目的仍缺乏充足证据，而且长期维持性治疗是否会潜在地增加肿瘤及感染的风险也需要关注。已经启动的为期 4 年的 REMAIN 研究有可能为此提供新的循证证据。

3.免疫复合物型(Ⅱ型)急进性肾炎

Ⅱ型 RPGN(如 IgA 肾病新月体肾炎)可参照Ⅲ型 RPGN 的治疗方案进行治疗，即用甲泼尼龙冲击做强化治疗，并以口服泼尼松及环磷酰胺做基础治疗。对环磷酰胺不耐受者，也可以考虑换用其他免疫抑制剂。

总之，在治疗 RPGN 时，一定要根据疾病类型及患者具体情况(年龄、体表面积、有无相对禁忌证等)来个体化地制订治疗方案，而且在实施治疗过程中还要据情实时调整方案。另外，一定要熟悉并密切监测各种药物及治疗措施的不良反应，尤其要警惕各种病原体导致的严重感染，避免盲目“过度治疗”。最后，对已发生急性肾衰竭的患者，要及时进行血液净化治疗，以维持机体内环境平衡，赢得治疗时间。

(周　波)

第五节　IgA 肾病

IgA 肾病是一组以系膜区 IgA 沉积为特征的肾小球肾炎，1968 年由法国病理学家 Berger 和 Hinglais 最先报道，目前已成为全球最常见的原发性肾小球疾病。我国最早于 1984 年由北京协和医院与北京医科大学第一医院联合报道了一组 40 例 IgA 肾病，此后，国内各中心对该病的报道日益增多，研究百花齐放。本章将针对 IgA 肾病的一些重要而值得探索的问题加以讨论。

一、IgA 肾病的流行病学特点与发病机制

（一）流行病学特点

1.广泛性与异质性

IgA 肾病为全世界范围内最常见的原发肾小球疾病。各个年龄段都能发病，但高峰在 20～40 岁。北美和西欧的调查显示男女比例为 2∶1，而亚太地区比例为 1∶1。IgA 肾病的发病率存在着明显的地域差异，亚洲地区明显高于其他地区。美国的人口调查显示 IgA 肾病年发病率为 1/100 000，儿童人群年发病率为 0.5/100 000，而这个数字仅为日本的 1/10。中国的一项 13 519 例肾活检资料显示，IgA 肾病在原发肾小球疾病中所占比例高达 45%。此外，在无肾病临床表现的人群中，于肾小球系膜区能发现 IgA 沉积者也占 3%～16%。

以上数据提示了 IgA 肾病的广泛性与异质性特点。首先，IgA 肾病发病的地域性及发病人群的构成存在明显差异。这些差异可能与遗传、环境因素相关，也可能与各地选择肾活检的指征不同有关。日本和新加坡选择尿检异常（如镜下血尿）的患者常规进行肾穿刺病理检查，为此 IgA 肾病发生率即可能偏高；而美国主要选择蛋白尿＞1.0g/d 的患者进行肾穿刺，则其 IgA 肾病发生率即可能偏低。其次，IgA 肾病的发病存在明显的个体差异性。肾脏病理检查发现系膜区 IgA 沉积却无肾炎表现的个体并不少。同样为系膜区 IgA 沉积，有的患者出现肾炎有的患者却无症状，原因并不清楚。欲回答这个问题必须对发病机制有更透彻理解，IgA 于肾小球沉积的过程与免疫复合物造成的肾损伤过程可能是分别独立调控的环节，同时，基因的多态性的研究或许能解释这些表型差异。最后，不同地域患者、不同个体的临床表现及治疗反应的差异势必会影响治疗决策，为此目前国际上尚无统一的治疗指南。2012 年改善全球肾脏病预后组织（Kidney Disease：Improving Global Outcomes，KDIGO）发表了“肾小球肾炎临床实践指南”，其中对 IgA 肾病治疗的建议几乎都来自较低级别证据。那么 IgA 肾病高发的亚洲地区及我国是否应对此做出自己贡献？

2.病程迁延，认识过程曲折

早期观点认为 IgA 肾病是一良性过程疾病，预后良好。随着研究深入及随访期延长，现已明确其中相当一部分患者的病程呈进展性，高达 50%的患者能在 20～25 年内逐渐进入终末期肾脏病（ESRD），这就提示对 IgA 肾病积极进行治疗、控制疾病进展很重要。

（二）发病机制

1.免疫介导炎症的发病机制

（1）黏膜免疫反应与异常 IgA_1 产生：大量研究表明 IgA 肾病的启动与血清中出现过量的异常 IgA_1（铰链区 O-糖链末端半乳糖缺失，对肾小球系膜组织有特殊亲和力）密切相关。这些异常 IgA_1 在循环中蓄积到一定程度，并沉积于肾小球系膜区，才可能引发 IgA 肾病。目前关于致病性 IgA_1 的来源主要有两种观点，均与黏膜免疫反应相关。其一，从临床表现来看，肉眼血尿往往发生于黏膜感染（如上呼吸道、胃肠道或泌尿系感染）之后，提示 IgA_1 的发生与黏膜免疫相关，推测肾小球系膜区沉积的 IgA_1 可能来源于黏膜免疫系统。其二，IgA 肾病患者过多的 IgA_1 可能来源于骨髓免疫活性细胞。Julian 等提出“黏膜-骨髓轴”观点，认为血清异常升高的 IgA 并非由黏膜产生，而是由黏膜内抗原特定的淋巴细胞或抗原递呈细

胞进入骨髓腔，诱导骨髓 B 细胞增加 IgG_1 分泌所致。所以，血中异常 IgA_1 的来源目前尚未明确，有可能来源于免疫系统的某一个部位，也可能是整个免疫系统失调的结果。

以上发病机制的认识开阔了治疗思路，即减少黏膜感染，控制黏膜免疫反应，有可能减少 IgA 肾病的发病及复发。对患有慢性扁桃体炎并反复发作的患者，现在认为择机摘除扁桃体有可能减少黏膜免疫反应，降低血中异常 IgA_1 和循环免疫复合物水平，从而减少肉眼血尿发作和尿蛋白。

(2)免疫复合物形成与异常 IgA_1 的致病性：异常 IgA_1 沉积于肾小球系膜区的具体机制尚未完全清楚，可能通过与系膜细胞抗原（包括种植的外源性抗原）或细胞上受体结合而沉积。大量研究证实免疫复合物中的异常 IgA_1 与系膜细胞结合后，即能激活系膜细胞，促其增殖、释放细胞因子和合成系膜基质，诱发肾小球肾炎；而非免疫复合物状态的异常 IgA_1 并不能触发上述致肾炎反应。上述含异常 IgA_1 的免疫复合物形成过程能被多种因素调控，包括补体成分 C_{3b} 及巨噬细胞和中性粒细胞上的 IgA Fc 受体(CD89)的可溶形式。

以上过程说明系膜区的异常 IgA_1 沉积与肾炎发病并无必然相关性，其致肾炎作用在一定程度上取决于免疫复合物形成及其后续效应。此观点可能也解释了为何有人系膜区有 IgA 沉积却无肾炎表现的原因。

(3)受体缺陷与异常 IgA_1 清除障碍：现在认为肝脏可能是清除异常 IgA 的主要场所。研究发现，与清除异常 IgA_1 免疫复合物相关的受体有肝细胞上的去唾液酸糖蛋白受体(ASGPR)及肝脏 Kupffer 细胞上的 IgA Fc 受体(FcαRI，即 CD89)，如果这些受体数量减少或功能异常，就能导致异常 IgA_1 免疫复合物清除受阻，这也与 IgA 肾病发病相关。

肝硬化患者能产生一种病理表现与 IgA 肾病十分相似的肾小球疾病，被称为“肝硬化性肾小球疾病”，其发病机制之一即可能与异常 IgA_1 清除障碍相关。

(4)多种途径级联反应致肾脏损伤：正如前述，含有异常 IgA_1 的免疫复合物沉积于系膜，将触发炎症反应致肾脏损害。从系膜细胞活化、增殖，释放前炎症及前纤维化细胞因子，合成及分泌细胞外基质开始，通过多种途径的级联放大反应使肾损害逐渐加重。受累细胞从系膜细胞扩展到足细胞、肾小管上皮细胞、肾间质成纤维细胞等肾脏固有细胞及循环炎症细胞；病变性质从炎症反应逐渐进展成肾小球硬化及肾间质纤维化等不可逆病变，最终患者进入 ESRD。

免疫－炎症损伤的级联反应概念能为治疗理念提出新思路。2013 年 Coppo 等人认为应该对 IgA 肾病早期进行免疫抑制治疗，这可能会改善肾病的长期预后。他们认为 IgAN 治疗存在“遗产效应”，若在疾病早期阻断一些免疫发病机制的级联放大反应，即可能留下持久记忆，获得长时期疗效。这一观点大大强调了早期免疫抑制治疗的重要性。

综上所述，随着基础研究的逐步深入，IgA 肾病的发病机制已越来越趋清晰，但是遗憾的是，至今仍无基于 IgA 肾病发病机制的特异性治疗问世，当前治疗多在减轻免疫病理损伤的下游环节，今后应力争改变这一现状。

2.基因相关的遗传发病机制

遗传因素一定程度上影响着 IgA 肾病发生。在不同的种族群体中，血清糖基化异常的 IgA_1 水平显现出不同的遗传特性。约 75％的 IgA 肾病患者血清异常 IgA_1 水平超过正常对照的第 90 百分位，而其一级亲属中也有 30％～40％的成员血清异常 IgA_1 水平升高，不过，这些亲属多数并不发病，提示还有其他决定发病的关键因素存在。

家族性 IgA 肾病的病例支持发病的遗传机制及基因相关性。多数病例来自美国和欧洲的高加索人群，少数来自日本，中国香港也有相关报道。2004 年北京大学第一医院对 777 例 IgA 肾病患者进行了家族调查，发现 8.7％患者具有阳性家族史，其中 1.3％已肯定为家族性 IgA 肾病，而另外 7.4％为可疑家族性 IgA 肾病，为此有学者认为在中国 IgA 肾病也并不少见。

目前对于 IgA 肾病发病的遗传因素的研究主要集中于 HLA 基因多态性、T 细胞受体基因多态性、肾素-血管紧张素系统基因多态性、细胞因子基因多态性及子宫珠蛋白基因多态性。IgA 肾病可能是个复杂的多基因性疾病，遗传因素在其发生发展中起了多大作用，尚有待进一步的研究。

二、IgA 肾病的临床-病理表现与诊断

(一)IgA 肾病的临床表现分类

1.无症状性血尿、伴或不伴轻度蛋白尿

患者表现为无症状性血尿，伴或不伴轻度蛋白尿(少于 1g/d)，肾功能正常。我国一项试验对表现为单纯镜下血尿的 IgA 肾病患者随访 12 年，结果显示 14%的镜下血尿消失，但是约 1/3 患者出现蛋白尿(超过 1g/d)或者肾小球滤过率(GFR)下降。这个结果也提示对表现无症状性血尿伴或不伴轻度蛋白尿的 IgA 肾病患者，一定要长期随访，因为其中部分患者随后可能出现病变进展。

2.反复发作肉眼血尿

多于上呼吸道感染(细菌性扁桃体炎或病毒性上呼吸道感染)后 3 天内发病，出现全程肉眼血尿，儿童和青少年(80%～90%)较成人(30%～40%)多见，多无伴随症状，少数患者有排尿不适或胁腹痛等。一般认为肉眼血尿程度与疾病严重程度无关。患者在肉眼血尿消失后，常遗留下无症状性血尿、伴或不伴轻度蛋白尿。

3.慢性肾炎综合征

常表现为镜下血尿、不同程度的蛋白尿(常＞1.0g/d，但少于大量蛋白尿)，而且随病情进展常出现高血压、轻度水肿及肾功能损害。这组 IgA 肾病患者的疾病具有慢性进展性质。

4.肾病综合征

表现为肾病综合征的 IgA 肾病患者并不少见。对这类患者首先要做肾组织的电镜检查，看是否 IgA 肾病合并微小病变病，如果是，则疾病治疗及转归均与微小病变病相似。但是，另一部分肾病综合征患者，常伴高血压和(或)肾功能减退，肾脏病理常为 Lee 氏分级(详见下述)Ⅲ～Ⅴ级，这类 IgA 肾病治疗较困难，预后较差。

5.急性肾损伤

IgA 肾病在如下几种情况下可以出现急性肾损害(AKI)。①急进性肾炎：临床呈现血尿、蛋白尿、水肿及高血压等表现，肾功能迅速恶化，很快出现少尿或无尿，肾组织病理检查为新月体肾炎。IgA 肾病导致的急进性肾炎还经常伴随肾病综合征。②急性肾小管损害：这往往由肉眼血尿引起，可能与红细胞管型阻塞肾小管及红细胞破裂释放二价铁离子致氧化应激反应损伤肾小管相关。常为一过性轻度 AKI。③恶性高血压：IgA 肾病患者的高血压控制不佳时，较容易转换成恶性高血压，伴随出现 AKI，严重时出现急性肾衰竭(ARF)。

上述各种类型 IgA 肾病患者的血尿，均为变形红细胞血尿或变形红细胞为主的混合型血尿。

(二)IgA 肾病的病理特点、病理分级及对其评价

1.IgA 肾病的病理特点

(1)免疫荧光(或免疫组化)表现：免疫病理检查可发现明显的 IgA 和 C_3 于系膜区或系膜及毛细血管壁沉积，也可合并较弱的 IgG 或(和)IgM 沉积，但 C_{1q} 和 C_4 的沉积少见。有时小血管壁可以见到 C_3 颗粒沉积，此多见于合并高血压的患者。

(2)光学显微镜表现：光镜下 IgA 肾病最常见的病理改变是局灶或弥漫性系膜细胞增生及系膜基质增多，因此最常见的病理类型是局灶增生性肾炎及系膜增生性肾炎，有时也能见到新月体肾炎或膜增生性肾炎，可以伴或不伴节段性肾小球硬化。肾小球病变重者常伴肾小管间质病变，包括不同程度的肾间质炎症细胞浸润，肾间质纤维化及肾小管萎缩。IgA 肾病的肾脏小动脉壁常增厚(不伴高血压也增厚)。

(3)电子显微镜表现：电镜下可见不同程度的系膜细胞增生和系膜基质增多，常见大块高密度电子致密物于系膜区或系膜区及内皮下沉积。这些电子致密物的沉积部位与免疫荧光下免疫沉积物的沉积部位一致。肾小球基底膜正常。

所以，对于 IgA 肾病诊断来说，免疫荧光(或免疫组化)表现是特征性表现，不做此检查即无法诊断

IgA 肾病；电镜检查若能在系膜区（或系膜区及内皮下）见到大块高密度电子致密物，对诊断也有提示意义。而光镜检查无特异表现。

2.IgA 肾病的病理分级

（1）Lee 氏和 Hass 氏分级：目前临床常用的 IgA 肾病病理分级为 Lee 氏（见表 11-1）和 Hass 氏分级（见表 11-2）。这两个分级系统简便实用，对判断疾病预后具有较好作用。

表 11-1　Lee 氏病理学分级系统，1982 年

分级	肾小球病变	肾小球一间质病变
Ⅰ	多数正常、偶尔轻度系膜增宽（阶段）伴/不伴细胞增生	无
Ⅱ	＜50％的肾小球呈现局灶性系膜增生和硬化，罕见小新月体	无
Ⅲ	弥漫系膜细胞增生和基质增宽（偶尔局灶节段），偶见小新月体和粘连	局灶肾间质水肿，偶见细胞浸润，罕见肾小管萎缩
Ⅳ	显著的弥漫系膜细胞增生和硬化，＜45％的肾小球出现新月体，常见肾小球硬化	肾小管萎缩，肾间质炎症和纤维化
Ⅴ	病变性质类似Ⅳ级，但更重，肾小球新月体形成＞45％	类似Ⅳ级病变，但更重

表 11-2　Hass 氏病理学分级系统，1997 年

亚型	肾小球病变
Ⅰ（轻微病变）	肾小球仅有轻度系膜细胞增加，无节段硬化，无新月体
Ⅱ（局灶节段肾小球硬化）	肾小球病变类似于原发性局灶节段肾小球硬化，伴肾小球系膜细胞轻度增生，无新月体
Ⅲ（局灶增殖性肾小球肾炎）	≤50％的肾小球出现细胞增殖，为系膜细胞增生，可伴内皮细胞增生，绝大多数病例为节段性增生。可见新月体
Ⅳ（弥漫增殖性肾小球肾炎）	＞50％的肾小球出现细胞增殖，为系膜细胞增生，伴或不伴内皮细胞增生，细胞增生可为节段性或球性。可见新月体
Ⅴ（晚期慢性肾小球肾炎）	≥40％的肾小球球性硬化，其余可表现为上述各种肾小球病变。≥40％的皮质肾小管萎缩或消失

（2）牛津分型：国际 IgA 肾病组织与肾脏病理学会联合建立的国际协作组织，2009 年提出了一项具有良好重复性和预后预测作用的新型 IgA 肾病病理分型——牛津分型。

牛津分型应用了 4 个能独立影响疾病预后的病理指标，并详细制订了评分标准。这些指标包括系膜细胞增生（评分 M0 及 M1）、节段性硬化或粘连（评分 S0 及 S1）、内皮细胞增生（评分 E0 及 E1）及肾小管萎缩/肾间质纤维化（评分 T0、T1 及 T2）。牛津分型的最终病理报告，除需详细给出上述 4 个指标的评分外，还要用附加报告形式给出肾小球个数及一些其他定量病理指标（如细胞及纤维新月体比例、纤维素样坏死比例、肾小球球性硬化比例等），以更好地了解肾脏急性和慢性病变情况。

牛津分型的制定过程比以往任何分级标准都严谨及科学，而且聚集了国际肾脏病学家及病理学家的共同智慧。但是,牛津分型也存在一定的局限性,例如新月体病变对肾病预后的影响分析较少,且其研究设计没有考虑到不同地区治疗方案的差异性,亚洲的治疗总体较积极(用激素及免疫抑制剂治疗者较多),因此牛津分型在亚洲的应用尚待进一步验证。

综上可见,病理分级(或分型)的提出需要兼顾指标全面、可重复性好及临床实用(包括操作简便、指导治疗及判断预后效力强)多方面因素,任何病理分级(或分型)的可行性都需要经过大量临床实践予以检验。

(三)诊断方法、诊断标准及鉴别诊断

1.肾活检指征及意义

IgA 肾病是一种依赖于免疫病理学检查才可确诊的肾小球疾病。但是目前国内外进行肾活检的指征差别很大,欧美国家大多主张对持续性蛋白尿>1.0g/d 的患者进行肾活检,而在日本对于尿检异常(包括单纯性镜下血尿)的患者均建议常规做肾活检。有学者认为,掌握肾活检指征太紧有可能漏掉一些需要积极治疗的患者,而且目前肾穿刺活检技术十分成熟,安全性高,故肾活检指征不宜掌握过紧。确有这样一部分 IgA 肾病患者,临床表现很轻,尿蛋白<1.0g/d,但是病理检查却显示中度以上肾损害(Lee 氏分级Ⅲ级以上),通过肾活检及时发现这些患者并给予干预治疗很重要。所以,正确掌握肾活检指征,正确分析和评价肾组织病理检查结果,对指导临床合理治疗具有重要意义。

2.IgA 肾病的诊断标准

IgA 肾病是一个肾小球疾病的免疫病理诊断。免疫荧光(或免疫组化)检查见 IgA 或 IgA 为主的免疫球蛋白伴补体 C_3 呈颗粒状于肾小球系膜区或系膜及毛细血管壁沉积,并能从临床除外过敏性紫癜肾炎、肝硬化性肾小球疾病、强直性脊柱炎肾损害及银屑病肾损害等继发性 IgA 肾病,诊断即能成立。

3.鉴别诊断

IgA 肾病应注意与以下疾病鉴别:

(1)以血尿为主要表现者:需要与薄基底膜肾病及 Alport 综合征等遗传性肾小球疾病鉴别。前者常呈单纯性镜下血尿,肾功能长期保持正常;后者除血尿及蛋白尿外,肾功能常随年龄增长而逐渐减退直至进入 ESRD,而且还常伴眼耳病变。肾活检病理检查是鉴别的关健,薄基底膜肾病及 Alport 综合征均无 IgA 肾病的免疫病理表现,而电镜检查却能见到各自特殊的肾小球基底膜病变。

(2)以肾病综合征为主要表现者:需要与非 IgA 肾病的系膜增生性肾炎鉴别。两者都常见于青少年,肾病综合征表现相似。假若患者血清 IgA 增高或(和)血尿显著(包括肉眼血尿),则较支持 IgA 肾病。鉴别的关键是肾活检免疫病理检查,IgA 肾病以 IgA 沉积为主,而非 IgA 肾病常以 IgM 或 IgG 沉积为主,沉积于系膜区或系膜及毛细血管壁。

(3)以急进性肾炎为主要表现者:少数 IgA 肾病患者临床呈现急进性肾炎综合征,病理呈现新月体性肾炎,他们实为 IgA 肾病导致的Ⅱ型急进性肾炎。这种急进性肾炎应与抗肾小球基底膜抗体或抗中性白细胞胞浆抗体致成的Ⅰ型或Ⅲ型急进性肾炎鉴别。血清抗体检验及肾组织免疫病理检查是准确进行鉴别的关键。

三、IgA 肾病的预后评估及治疗选择

(一)疾病活动性及预后的评估指标及其意义

1.疾病预后评价指标

(1)蛋白尿及血压控制:蛋白尿和高血压的控制好坏会影响肾功能的减退速率及肾病预后。Le 等通过多变量分析显示,与肾衰竭关系最密切的因素为时间平均尿蛋白水平(time-average proteinuria,TA-UP)及时间平均动脉压水平(time-average mean arterial blood pressure,TA-MAP)。计算方法为:求 6 个月内每次随访时的尿蛋白量及血压的算术平均值,再计算整个随访期间所有算术平均值的均值。

(2)肾功能状态:起病或病程中出现的肾功能异常与不良预后相关,表现为 GFR 下降,血清肌酐水平上升。日本一项针对 2270 名 IgA 肾病患者7 年随访的研究发现,起病时血清肌酐水平与达到 ESRD 的比

例成正相关。

(3)病理学参数:病理分级的预后评价意义已被许多研究证实。系膜增生、内皮增生、新月体形成、肾小球硬化、肾小管萎缩及间质纤维化的程度与肾功能下降速率及肾脏存活率密切相关。重度病理分级患者预后不良。

(4)其他因素:肥胖 IgA 肾病患者肾脏预后更差,体质指数(BMI)超过25kg/m^2的患者,蛋白尿、病理严重度及 ESRD 风险均显著增加。此外,低蛋白血症、高尿酸血症也是肾脏不良结局的独立危险因素。

2.治疗方案选择的依据

只有对疾病病情及预后进行全面评估才可能制定合理治疗方案。应根据患者年龄、临床表现(如尿蛋白、血压、肾功能及其下降速率)及病理分级来综合评估病情,分析各种治疗的可能疗效及不良反应,最后选定治疗方案。而且,在治疗过程中还应根据疗效及不良反应来实时对治疗进行调整。

(二)治疗方案选择的共识及争议

1.非免疫抑制治疗

(1)拮抗血管紧张素Ⅱ药物:目前血管紧张素转化酶抑制剂(ACEI)或血管紧张素 AT_1 受体阻滞剂(ARB)已被用作 IgA 肾病治疗的第一线药物。研究表明,ACEI/ARB 不仅具有降血压作用,而且还有减少蛋白尿及延缓肾损害进展的肾脏保护效应。由于 ACEI/ARB 类药物的肾脏保护效应并不完全依赖于血压降低,因此 ACEI/ARB 类药物也能用于血压正常的 IgA 肾病蛋白尿患者治疗。2012 年 KDIGO 制定的“肾小球肾炎临床实践指南”,推荐对尿蛋白>1g/d 的 IgA 肾病患者长期服用 ACEI 或 ARB 治疗(证据强度 1B);并建议对尿蛋白 0.5～1g/d 的 IgA 肾病患者也用 ACEI 或 ARB 治疗(证据强度 2D)。指南还建议,只要患者能耐受,ACEI/ARB 的剂量可逐渐增加,以使尿蛋白降至 1g/d 以下(证据强度 2C)。

ACEI/ARB 类药物用于肾功能不全患者需慎重,应评估患者的药物耐受性并密切监测药物不良反应。服用 ACEI/ARB 类药物之初,患者血清肌酐可能出现轻度上升(较基线水平上升<30%～35%),这是由药物扩张出球小动脉引起。长远来看,出球小动脉扩张使肾小球内高压、高灌注及高滤过降低,对肾脏是起保护效应,因此不应停药。但是,用药后如果出现血清肌酐明显上升(超过了基线水平的30%～35%),则必须马上停药。多数情况下,血清肌酐异常升高是肾脏有效血容量不足引起,故应及时评估患者血容量状态,寻找肾脏有效血容量不足的原因,加以纠正。除急性肾损害外,高钾血症也是ACEI/ARB类药物治疗的另一严重不良反应,尤易发生在肾功能不全时,需要高度警惕。

这里还需要强调,根据大量随机对照临床试验的观察结果,近年国内外的高血压治疗指南均不提倡 ACEI 和 ARB 两药联合应用。指南明确指出:在治疗高血压方面两药联用不能肯定增强疗效,却能增加严重不良反应;而在肾脏保护效应上,也无足够证据支持两药联合治疗。2013 年刚发表的西班牙 PRONEDI 试验及美国VANEPHRON-D试验均显示,ACEI 和 ARB 联用,与单药治疗相比,在减少 2 型糖尿病肾损害患者的尿蛋白排泄及延缓肾功能损害进展上并无任何优势。而在 VANEPHRON-D 试验中,两药联用组的高钾血症及急性肾损害不良反应却显著增加,以致试验被迫提前终止。

(2)深海鱼油:深海鱼油富含的 n-3(ω-3)多聚不饱和脂肪酸,理论上讲可通过竞争性抑制花生四烯酸,减少前列腺素、血栓素和白三烯的产生,从而减少肾小球和肾间质的炎症反应,发挥肾脏保护作用。几项大型随机对照试验显示,深海鱼油治疗对 IgA 肾病患者具有肾功能保护作用,但是荟萃分析却未获得治疗有益的结论。因此,深海鱼油的肾脏保护效应还需要进一步研究验证。鉴于深海鱼油治疗十分安全,而且对防治心血管疾病肯定有益,所以 2012 年 KDIGO 制定的“肾小球肾炎临床实践指南”建议,给尿蛋白持续>1g/d 的 IgA 肾病患者予深海鱼油治疗(证据强度 2D)。

(3)扁桃体切除:扁桃体是产生异常 IgA_1 的主要部位之一。很多 IgA 肾病患者都伴有慢性扁桃体炎,而且扁桃体感染可导致肉眼血尿发作,所以择机进行扁桃体切除就被某些学者推荐作为治疗 IgA 肾病的一个手段,认为可以降低患者血清 IgA 水平和循环免疫复合物水平,使肉眼血尿发作及尿蛋白排泄减少,甚至对肾功能可能具有长期保护作用。

近期日本一项针对肾移植后复发 IgA 肾病患者的小规模研究表明,扁桃体切除术组降低尿蛋白作用显著(从880mg/d降到280mg/d),而未行手术组则无明显变化。日本另外一项针对原发性IgA肾病的研究也同样显示,扁桃体切除联合免疫抑制剂治疗,在诱导蛋白尿缓解和(或)血尿减轻上效果均较单用免疫抑制治疗优越。不过上面两个研究均为非随机研究,且样本量较小,因此存在一定局限性。Wang等人的荟萃分析也认为,扁桃体切除术联合激素和肾素-血管紧张素系统(RAS)阻断治疗,至少对轻中度蛋白尿且肾功能尚佳的IgA肾病患者具有肾功能的长远保护效应。

但是,2012年KDIGO制定的"肾小球肾炎临床实践指南"认为,扁桃体切除术常与其他治疗(特别是免疫抑制剂)联合应用,所以疗效中扁桃体切除术的具体作用难以判断,而且也有临床研究并未发现扁桃体切除术对改善IgA肾病病情有益。所以,该指南不建议用扁桃体切除术治疗IgA肾病(证据强度2C),认为还需要更多的随机对照试验进行验证。不过,笔者认为如果扁桃体炎与肉眼血尿发作具有明确关系时,仍可考虑择机进行扁桃体切除。

(4)抗血小板药物:许多抗血小板治疗都联用了激素和免疫抑制治疗,故其确切作用难以判断。2012年KDIGO制定的"肾小球肾炎临床实践指南"不建议使用抗血小板药物治疗IgA肾病(证据强度2C)。

2.免疫抑制治疗

(1)单用糖皮质激素治疗:2012年KDIGO的"肾小球肾炎临床实践指南"建议,IgA肾病患者用ACEI/ARB充分治疗3~6个月,尿蛋白仍未降达1g/d以下,而患者肾功能仍相对良好(GFR>50mL/min)时,应考虑给予6个月的激素治疗(证据强度2C)。多数随机试验证实,6个月的激素治疗确能减少尿蛋白排泄及降低肾衰竭风险。

不过,Hogg等人进行的试验,是采用非足量激素相对长疗程治疗,随访2年,未见获益。另一项Katafuchi等人开展的低剂量激素治疗,虽然治疗后患者尿蛋白有所减少,但是最终进入ESRD的患者比例并无改善。这两项试验结果均提示中小剂量的激素治疗对IgA肾病可能无效。Lv等进行的文献回顾分析也发现,在肾脏保护效应上,相对大剂量短疗程的激素治疗方案比小剂量长疗程治疗方案效果更优。

在以上研究中,激素相关的不良反应较少,即使是采用激素冲击治疗,3月内使用甲泼尼龙达到9g,不良反应报道也较少。但是,既往的骨科文献认为使用甲泼尼龙超过2g,无菌性骨坏死发生率就会上升;Lv等进行的文献复习也认为激素治疗会增加不良反应(如糖尿病或糖耐量异常、高血压、消化道出血、Cushing样体貌、头痛、体重增加、失眠等)发生,因此仍应注意。

(2)激素联合环磷酰胺或硫唑嘌呤治疗:许多回顾性研究和病例总结(多数来自亚洲)报道,给蛋白尿>0.5~1g/d或(和)GFR下降或(和)具有高血压的IgA肾病高危患者,采用激素联合环磷酰胺或硫唑嘌呤治疗,病情能明显获益。但是,其中不少研究存在选择病例及观察的偏倚,因此说服力牵强。

近年有几篇联合应用激素及上述免疫抑制剂治疗IgA肾病的前瞻随机对照试验结果发表,多数试验都显示此联合治疗有效。两项来自日本同一组人员的研究,给肾脏病理改变较重或(和)蛋白尿显著而GFR正常的IgA肾病患儿,进行激素、硫唑嘌呤、抗凝剂及抗血小板制剂的联合治疗,结果均显示此联合治疗能获得较高的蛋白尿缓解率,并且延缓了肾小球硬化进展,因此在改善疾病长期预后上具有优势。2002年Ballardie等人报道的一项小型随机临床试验,用激素联合环磷酰胺续以硫唑嘌呤进行治疗,结果肾脏的5年存活率联合治疗组为72%,而对照组仅为6%。但是,2010年Pozzi等发表了一项随机对照试验却获得了阴性结果。此试验入组患者为血清肌酐水平低于176.8μmol/L(2mg/dL)、蛋白尿水平高于1g/d的IgA肾病病例,分别接受激素或激素联合硫唑嘌呤治疗,经过平均4.9年的随访,两组结局无显著性差异。

总的来说,联合治疗组的不良反应较单药治疗组高,包括激素不良反应及免疫抑制剂的不良反应(骨髓抑制等),而且两者联用时更容易出现严重感染(各种微生物感染,包括卡氏肺孢子菌及病毒感染等),这必须高度重视。因此,在治疗IgA肾病时,一定要认真评估疗效与风险,权衡利弊后再作出决策。

2012年KDIGO制定的"肾小球肾炎临床实践指南"建议,除非IgA肾病为新月体肾炎肾功能迅速减退,否则不应用激素联合环磷酰胺或硫唑嘌呤治疗(证据强度2D);IgA肾病患者GFR

<30mL/(min・1.73m^2)时，若非新月体肾炎肾功能迅速减退，不用免疫抑制剂治疗(证据强度 2C)。

(3)其他免疫抑制剂的应用。①吗替麦考酚酯：分别来自中国、比利时以及美国的几项随机对照试验研究了高危 IgA 肾病患者使用吗替麦考酚酯(MMF)治疗的疗效。来自中国的研究指出，在 ACEI 的基础上使用 MMF (2g/d)，有明确降低尿蛋白及稳定肾功能的作用。另外一项中文发表的研究也显示 MMF 治疗能够降低尿蛋白，12 个月内尿蛋白量由 1～1.5g/d 降至 0.5～0.75g/d，比大剂量口服泼尼松更有益。与此相反，比利时和美国在白种人群中所做的研究(与前述中国研究设计相似)均认为 MMF 治疗对尿蛋白无效。此外，Xu 等进行的荟萃分析也认为，MMF 在降尿蛋白方面并没有显著效益。所以 MMF 治疗 IgA 肾病的疗效目前仍无定论，造成这种结果差异的原因可能与种族、MMF 剂量或者其他尚未认识到的影响因素相关，基于此，2012 年 KDIGO 制定的"肾小球肾炎临床实践指南"并不建议应用 MMF 治疗 IgA 肾病(证据强度 2C)。认为需要进一步研究观察。

值得注意的是，如果将 MMF 用于肾功能不全的 IgA 肾病患者治疗，必须高度警惕卡氏孢子菌肺炎等严重感染，以前国内已有使用 MMF 治疗 IgA 肾病导致卡氏孢子菌肺炎死亡的案例。②雷公藤多苷：雷公藤作为传统中医药曾长期用于治疗自身免疫性疾病，其免疫抑制作用已得到大量临床试验证实。雷公藤多苷是从雷公藤中提取出的有效成分。Chen 等的荟萃分析认为，应用雷公藤多苷治疗 IgA 肾病，其降低尿蛋白作用肯定。但是国内多数临床研究的证据级别都较低，因此推广雷公藤多苷的临床应用受到限制。此外，还需注意此药的毒副作用，如性腺抑制(男性不育及女性月经紊乱、闭经等)、骨髓抑制、肝损害及胃肠道反应。③其他药物：环孢素 A 用于 IgA 肾病治疗的相关试验很少，而且它具有较大的肾毒性，有可能加重肾间质纤维化，目前不推荐它在 IgA 肾病治疗中应用。来氟米特能通过抑制酪氨酸激酶和二氢乳清酸脱氢酶而抑制 T 细胞和 B 细胞的活化增殖，发挥免疫抑制作用，临床已用其治疗类风湿关节炎及系统性红斑狼疮。国内也有少数用其治疗 IgA 肾病的报道，但是证据级别均较低，其确切疗效尚待观察。

3.对 IgA 肾病慢性肾功能不全患者进行免疫抑制治疗的争议

几乎所有的随机对照研究均未纳入 GFR<30mL/min 的患者，GFR 在 30～50mL/min 之间的患者也只有少数入组。对这部分人群来说，免疫抑制治疗是用或者不用？若用应该何时用？如何用？均存在争议。

有观点认为，即使 IgA 肾病已出现慢性肾功能不全，一些依然活跃的免疫或非免疫因素仍可能作为促疾病进展因素发挥不良效应，所以可以应用激素及免疫抑制剂进行干预治疗。一项病例分析报道，对平均 GFR 为 22mL/min 的 IgA 肾病患者，用大剂量环磷酰胺或激素冲击续以 MMF 治疗，患者仍有获益。另外，Takahito 等的研究显示，给 GFR 小于 60mL/min 的 IgA 肾病患者予激素治疗，在改善临床指标上较单纯支持治疗效果好，但是对改善肾病长期预后无效。

对于进展性 IgA 肾病患者，如果血清肌酐水平超过221～265μmol/L(2.5～3mg/dL)时，至今无足够证据表明免疫抑制治疗仍然有效。有时这种血肌酐阈值被称为"一去不返的拐点"，因此选择合适的治疗时机相当关键。但是该拐点的具体范围仍有待进一步研究确证。

综上所述，对于 GFR 在 30～50mL/min 范围的 IgA 肾病患者，是否仍能用免疫抑制治疗？目前尚无定论；但是对 GFR<30mL/min 的患者，一般认为不宜进行免疫抑制治疗。

(三)关于 IgA 肾病治疗的思考

IgA 肾病的临床过程变异很大，从完全良性过程到快速进展至 ESRD，预后较难预测。国内多数医师根据 IgA 肾病的临床-病理分型来选用不同治疗方案，但是具体的治疗适应证及治疗措施，仍缺乏规范化的推荐或建议。2012 年 KDIGO 制订的"肾小球肾炎临床实践指南"关于 IgA 肾病治疗的推荐或建议证据级别也欠高，存疑较多。正如前述，指南对非新月体肾炎的 IgA 肾病患者，不推荐用激素联合环磷酰胺或硫唑嘌呤治疗，但是临床实践中仍可见不少这类患者用上述治疗后明显获益。另外，对于 ACEI/ARB 充分治疗无效、尿蛋白仍>1g/d 而 GFR 在 30～50mL/min 水平的 IgA 肾病患者，就不能谨慎地应用免疫抑制治疗了吗？也未必如此。因此，有关 IgA 肾病的治疗，包括治疗适应证、时机及方案还有许多研究工作需要去做。应努力开展多中心、前瞻性、随机对照临床研究，选择过硬的研究终点(如血肌酐倍增、进入

ESRD 和全因死亡等)，进行长时间的队列观察(IgA 肾病临床经过漫长，可能需要 10 年以上追踪观察)。只有这样，才能准确地判断治疗疗效，获得高水平的循证证据，以更合理地指导临床实践。

(刘泽珏)

第六节 局灶节段性肾小球硬化

原发性局灶节段性肾小球硬化(focal segmental glomerulosclerosis，FSGS)于 1957 年由 Rich 首先描述，病理检查可见部分肾小球出现节段性瘢痕，临床上以大量蛋白尿及肾病综合征(NS)为突出表现。

FSGS 在儿童和成人的原发性肾小球疾病中占 7%～35%。近年来，FSGS 的发病率有逐年升高趋势。过去 20 年里，美国儿童和成人 FSGS 的发病率增加了 2～3 倍，可能的原因包括：近年来除了重视经典型 FSGS 病理改变外，还注意到了许多 FSGS 的变异型，因而提高了 FSGS 检出率。此外，随着非洲裔美国人经济地位的提高，保健意识的增强，就诊人数明显增加，而非洲裔人群 FSGS 的发病率很高，从而导致美国整个人群发病率的上升。中山大学附属一院的资料也显示，在我国南方地区，近 10 多年来，FSGS 的发病率也有逐步升高的趋势。另外，原发病为 FSGS 接受肾移植的终末肾脏病患者，移植肾的 FSGS 发生率也较高。

与微小病变肾病相比，FSGS 患者临床上除表现大量蛋白尿及 NS 外，还常出现血尿、高血压及肾功能损害，对激素治疗常不敏感，常进行性发展至终末肾脏病。

一、局灶节段性肾小球硬化的发病机制

FSGS 的发病机制目前还不完全清楚。FSGS 的肾小球节段性病变主要是细胞外基质蓄积构成的瘢痕。这种节段性硬化病变的产生，目前认为与遗传因素、循环因子、病毒感染、足细胞损伤、血流动力学改变、细胞外基质合成与降解失衡、细胞因子介导免疫损伤、高脂血症和脂质过氧化，以及细胞凋亡等密切相关。

(一)遗传因素

大量的资料显示 FSGS 的发病具有明显的种族差异和家族聚集性。如美国的资料显示，黑人肾病患者中 FSGS 的发病率是白人的 2～3 倍(50%～60%对 20%～25%)。FSGS 是南非和非洲裔美国人 NS 最常见的病理类型。而在我国广东地区仅占成人 NS 的 7%左右。上述资料显示 FSGS 的发病具有明显的种族差异。

FSGS 的发病还与不同种族人群中人类白细胞抗原(HLA)等位基因出现的频率有关，已有报道，北美洲 FSGS 患者中 HLA-DR4 频率显著增高，而有 HLA-DR4 表型的成年人发生 FSGS 几率较高，提示具有该等位基因者较易发生 FSGS。西班牙裔儿童 FSGS 的发生与 HLA-DR8 相关，德国裔 FSGS 患儿则与 HLA-DR3 和 DR7 相关。而吸食海洛因的 FSGS 患者 HLA-B53 出现频率高。

FSGS 还呈现家族聚集性的特点，但 FSGS 的遗传特性尚不清楚，常染色体显性和隐性遗传都有报道。在一项对 18 个家族 45 个成员经肾活检证实为 FSGS 的病例研究中发现，FSGS 的家族遗传聚集性特征为常染色体显性遗传，伴随的 HLA 等位基因包括 HLA-DR4、HLA-B12、HLA-DR8 和 HLA-DR5。遗传性 FSGS 家族进行连锁分析发现，可疑基因定位在 19q13 上。

最近对家族性 FSGS 病例研究发现，肾小球滤过屏障中足细胞蛋白具有突出的重要性。例如，ACTN4 基因(编码足细胞上 α-辅肌动蛋白 4，即 αactinin 4，具有交联肌动蛋白微丝功能)变异可能引起家族性常染色体显性遗传 FSGS；NPHS1 基因(编码足细胞上nephrin蛋白)变异能导致芬兰型先天性 NS(呈常染色体隐性遗传疾病)；NPHS2 基因(编码足细胞上 podocin 蛋白)变异能导致家族性常染色体隐性遗传性 FSGS(病人在儿童期开始出现蛋白尿，而后很快进展至终末肾脏病，肾移植后很少复发)。家族性 FSGS 的 NPHS2 变异常由该基因发生无意义密码子、错义、移码或终止密码早熟导致。另外，NPHS2 基

因变异也能发生于散发 FSGS 病例。最近，还发现 $TRPC_6$ 基因（编码足细胞的一种钙离子内流通道）变异、CD2AP 基因（编码足细胞上 CD2 相关蛋白）变异、或 PLCE1 基因（编码足细胞上磷脂酶 Cε）变异也与家族性 FSGS 发病相关。但是，大部分的研究资料显示，这些基因型变异与临床表现和免疫抑制治疗的反应性没有明显的关联性。

近期美国学者采用混合连锁不平衡全基因组扫描的方法，发现在美国黑人中 MYH9 可能是主要的遗传易感基因。随后采用的小样本全基因组关联分析研究发现，22 号染色体包括 APOL1 和 MYH9 基因的一段 60kb 区域可能与 FSGS 的发病密切相关。有趣的是，APOL1 变异可以保护非洲人免受引起昏睡病的锥虫（布氏锥虫罗得西亚亚种）感染，但是却可导致美国黑人易患 FSGS，进一步提示遗传因素在 FSGS 的发病中起着重要的作用。

（二）循环因子

对循环因子的重视和研究很多来自于肾移植的临床观察和治疗。Savin 等的研究发现，与正常对照者相比，33 名肾移植后再发 FSGS 患者的肾脏对清蛋白有更高的通透性。经血浆置换治疗后，其中 6 例患者尿蛋白显著减少，因而推测 FSGS 患者体内可能存在某些因子导致 FSGS 的发生。随后 Sharma 等从 FSGS 患者血清中提取了一种具有在短时间内显著增强肾小球基底膜（GBM）通透性的肾小球滤过因子，称之为循环因子或渗透因子。体外研究证实，肾移植 FSGS 复发患者血清相对于未复发者可明显增强 GBM 的清蛋白的通透性。部分复发的 FSGS 患者接受血浆置换治疗后，GBM 通透性降低，尿蛋白明显减少，因此多数学者认为，循环因子或渗透因子与移植肾 FSGS 的复发有关。而在非移植的 NS 患者，仅发现少数患者（如激素抵抗的先天性 NS 患者）经血浆置换治疗可减少蛋白尿和稳定肾脏功能。因此，对大多数 FSGS 患者而言，尽管血浆置换治疗后循环因子可减少，但蛋白尿没有改善。为此人们一直在探索循环中是否存在致病因子？迄今对循环因子究竟为何物还不清楚，循环因子在原发性 FSGS 发病机制中的重要性仍所知甚少。

2011 年 Reiser 等发现血清可溶性尿激酶受体（suPAR）在 2/3 原发性 FSGS 患者中升高。在肾移植术前血清中较高浓度的suPAR预示着移植术后复发的可能性比较大。循环中 suPAR 可激活足细胞 β_3 整合素，造成足细胞足突融合消失、大量蛋白尿。在三种小鼠模型实验中提示 suPAR 可以造成蛋白尿和肾脏 FSGS 的发生，提示 suPAR-足细胞 β_3 整合素在 FSGS 发生机制中具有重要作用，降低 suPAR 浓度可能防止 FSGS 的发生。2012 年该研究组又发表了验证研究的结果，显示在两组原发性 FSGS 的临床研究的患者中，84.3%成人患者和 55.3%儿童患者的血清 suPAR 均升高。目前，有关 suPAR 在 FSGS 患者血液中的表达及对长期预后的预示作用的验证工作正在进行中，而且中和或清除 suPAR 可作为 FSGS 的潜在治疗手段。

（三）病毒感染

艾滋病病毒（HIV）是导致 FSGS 的常见病毒之一。有研究发现，HIV-1 病毒感染是儿童期 HIV 相关肾病的直接原因，并在很大程度上影响到肾小球及肾小管上皮细胞的生长和分化，单核细胞局部浸润和细胞因子高表达，从而导致肾小球硬化。HIV 相关的 FSGS 在病理改变上与原发性塌陷型 FSGS 相似，前者内皮细胞中有管网状包涵体形成，而后者没有。

另外，细小病毒 B19 在 FSGS 中的可能致病作用近来也倍受关注。在镰状细胞贫血合并 FSGS 的 NS 患者肾组织中，细小病毒 B19 mRNA 表达增高，尤其在塌陷型 FSGS 患者中表达更高，提示该病毒可能参与 FSGS 致病。另有报道，与其他病理类型的肾脏疾病比较，原发性塌陷型 FSGS 患者的肾组织更易找到细小病毒 B19。Moudgil 等在 78%的原发性 FSGS 患者肾活检组织中检测到细小病毒组 B19，这些研究都提示细小病毒 B19 可能参与原发性塌陷型 FSGS 的发生和发展。

（四）足细胞损伤

近年来，足细胞损伤在 FSGS 发病机制中的作用已为多数学者所重视。在大鼠残肾动物模型中，残余肾毛细血管襻扩大可导致足细胞发生代偿性胞体增大，同时细胞周期蛋白依赖性激酶-1（CDK-1）及其抑制剂 p27 和 p57 表达减少。随着病程进展，足细胞胞体增大失代偿并出现退行性变，变得扁平，滤过液进入胞体下空间，足细胞胞浆隆起并进一步与 GBM 剥离，GBM 裸露，并与壁层上皮细胞发生粘连，最终在襻粘连区出现透明样变，形成节段性硬化。足细胞黏附表型的改变，如分泌整合素 α_3 显著减少，也参与了上述病理损伤过程。上述病理变化过程可能是足细胞病变导致肾小球发生节段性硬化的主要途径之一。

在人类 FSGS 中，足细胞损伤导致 FSGS 发生的机制目前还不清楚。最近的研究发现在足细胞上表达与裂隙膜相关的分子如 CD2 激活蛋白、α-辅肌动蛋白 4、podocin 和 nephrin 蛋白以及血管紧张素Ⅱ的 AT_1 受体都与 FSGS 的发病机制有关。研究发现，尽管微小病变肾病和膜性肾病的发病与足细胞的损伤密切相关，但是这些病理类型足细胞的标志蛋白仍然存在，而塌陷型 FSGS 和 HIV 相关 FSGS 患者，足细胞的正常标志蛋白消失。提示在这些疾病中足突细胞表型改变起了重要作用。另外，在 FSGS 中，有部分患者会出现足细胞增殖，这可能是细胞周期蛋白依赖性激酶抑制剂 p27 和 p57 表达下调的结果。足突的消失可能是氧自由基和脂质过氧化酶堆积过度所导致。

最近有研究发现，在动物模型中高表达 miR-193a 可引起广泛足突融合消失，导致 FSGS 样病理改变，其机制是 miR-193a 可下调转录因子 WT1 表达，进而下调其靶基因 PODXL（编码足细胞上 podocalyxin 蛋白）及 NPHS1（编码足细胞上 nephrin 蛋白）表达。podocalyxin 与 nephrin 均为足细胞重要的骨架蛋白，其表达减少势必影响足细胞骨架结构稳定性，导致足突融合消失，引起大量蛋白尿。

(五)其他因素

导致 FSGS 发病的因素较多，包括血流动力学改变、细胞外基质合成与降解失衡、细胞因子介导免疫损伤、高脂血症和脂质过氧化，以及细胞凋亡等。

此外，在肾单位数量显著减少的情况下，容易出现 FSGS 的病理改变，如孤立肾损害、先天性肾单位减少、反流性肾病、局灶肾皮质坏死、单侧肾切除等。其可能的机制是，随着肾单位的丢失，剩余肾单位出现代偿性肥大和高压，这种代偿性改变会导致肾脏上皮细胞和内皮细胞的损伤，并最终导致肾脏的节段性硬化。

尽管 FSGS 的发病机制目前还不完全清楚，但已有的研究显示，FSGS 可能是多因素共同作用的结果。不同的致病因素可能通过不同的途径导致 FSGS。各致病因素可单独或联合参与 FSGS 的发生发展过程。

二、原发性局灶节段性肾小球硬化分型的演变

(一)对疾病认识和分型的演变

局灶性肾小球病变是指病变仅累及部分肾小球而不是全部肾小球，节段性肾小球病变是指病变仅累及肾小球毛细血管襻的部分节段，而非全球性病变。

自 1957 年由 Rich 首先描述以肾小球节段性瘢痕和透明样变为特征的原发性 FSGS 以来，人们逐渐发现 FSGS 在病理上有很多复杂的病理改变特征，包括系膜基质增加、透明样变、系膜区 IgM 沉积、系膜细胞增生、泡沫细胞形成、足细胞增生肥大等。因此，有关 FSGS 的病理分型有许多分歧和争议，它大致经历了如下演变过程：

经典型 FSGS(classic FSGS)：即 1957 年 Rich 描述的原发性 FSGS。病变肾小球局灶分布于皮髓质交界处，节段性瘢痕靠近肾小球血管极，常伴透明样变。

变异性 FSGS：1980 年后人们陆续发现了几种不同于经典型 FSGS 的亚型，它们被统称为变异性 FSGS，包括。①周缘型 FSGS(peripheral FSGS)，硬化部位出现于毛细血管襻周缘部位。②顶端型 FSGS(tip FSGS)，硬化部位位于肾小球尿极。此型是 Howie 及 Brewer 于 1984 年最先报道。③系膜增生型 FSGS(mesangial hypercellular FSGS)，肾小球弥漫系膜细胞增生伴节段硬化。④细胞型 FSGS(cellular FSGS)，部分肾小球呈球性或节段性足细胞增生、肥大，伴内皮细胞增生，白细胞浸润及核碎。此型是 Schwartz 和 Lewis 于 1985 年最先报道。⑤塌陷型 FSGS(collapsing FSGS)，肾小球毛细血管塌陷闭塞，伴足细胞增生、肥大。

2000 年在我国肾活检病理诊断研讨会上，我国病理学家也制订了中国 FSGS 的病理诊断及分型标

准，包括了上述 6 个类型（经典型被称为门部型，其他 5 个类型命名与上相同）。

2004 年国际肾脏病理学会（IRPS）组织国际知名专家综合分析了近 20 年的 FSGS 临床和病理资料，然后提出了具有权威性的国际新 FSGS 分型方案，此方案将 FSGS 分为门周型、细胞型、顶端型、塌陷型和非特殊型等类型。其中，门周型与上述经典型相当，细胞型、顶端型及塌陷型与上述各相应变异型类似，但是新设了非特殊型（not otherwise specified FSGS，即 NOS FSGS），取消了上述变异型中的周缘型（有学者认为它是门部型进展的结果）及系膜细胞增生型（有学者认为它是系膜增生性肾炎基础上继发的 FSGS）。下文将对此新分型作一详细介绍。

（二）2004 年国际肾脏病理学会的病理分型

1.光学显微镜检查

目前 FSGS 诊断及分型主要依靠光学显微镜检查，具体如下：

（1）门周型 FSGS：该型必须同时满足以下 2 项标准才能诊断。①至少 1 个肾小球的门周部位（即血管极处）出现透明样变，伴或不伴硬化。②50%以上呈现节段病变的肾小球必须有门周硬化和（或）透明样变。常伴小动脉透明样变，并有时与肾小球门周透明样变相连。少见足细胞增生和肥大，硬化部位有时可见泡沫细胞。肾小球肥大和球囊粘连很常见，一般不伴系膜细胞增生。该型须排除细胞型、顶端型和塌陷型才能诊断。

该类型 FSGS 通常见于原发性 FSGS，也常见于由肾单位丧失或肾小球高压继发的 FSGS，例如肥胖、发绀型先天性心脏病、反流性肾病、肾缺如、肾发育不良、先天性肾单位减少伴代偿肥大、慢性肾脏病晚期肾单位毁坏等。与儿童相比，门周 FSGS 在成人中更常见。

（2）细胞型 FSGS：该型至少见 1 个肾小球毛细血管内细胞增多，并至少累及 25%毛细血管襻，导致毛细血管管腔堵塞。此病变可发生于肾小球的任何节段包括门周或周缘毛细血管襻。毛细血管内细胞主要为泡沫细胞、巨噬细胞及内皮细胞，有时也有中性粒细胞及淋巴细胞，且偶见这些细胞凋亡，形成核固缩和核碎裂。有时可见基底膜下透亮区，但是节段性透明样变或硬化却不常见。偶见毛细血管内纤维蛋白沉积，但不伴肾小球基底膜断裂。有或无球囊粘连。损伤部位常见足细胞增生和肥大。肾小球肥大和系膜细胞增生却不常见。其他肾小球可呈节段性或（和）全球性肾小球硬化。该型需排除顶端型和塌陷型才能诊断。

与门周型 FSGS 相比，细胞型 FSGS 在黑人中多见，大量蛋白尿显著（＞10g/d，细胞型 FSGS 中占 44%～67%，而在门周型中只占 4%～11%），呈现 NS。细胞型 FSGS 常只存在于临床发病早期，患者很易进展至终末肾脏病。

（3）顶端型 FSGS：该型至少见 1 个肾小球顶部（即尿极处，靠近近端肾小管的起始部）节段病变，常为毛细血管襻与肾小囊粘连，或足细胞与壁层上皮细胞或肾小管上皮细胞融合。有时病变毛细血管襻会嵌入肾小管。常见毛细血管内细胞增多（累及 50%以下毛细血管襻）或硬化（累及 25%以下毛细血管襻）。损伤部位常见足细胞增生和肥大。常见泡沫细胞，也可见透明样变。有时可见肾小球肥大、系膜细胞增生和小动脉透明样变。虽然病变开始在外周，但是肾小球中心部位也能受累。该型需排除塌陷型才能诊断。

临床研究发现，该型 FSGS 的临床表现与微小病变相似，对激素治疗反应好，及时治疗预后佳。

（4）塌陷型 FSGS：该型至少见 1 个肾小球毛细血管壁塌陷，伴足细胞增生和肥大，病变可呈节段性或全球性，前者可出现在门周或周缘毛细血管襻。增生和肥大的足细胞可充满肾小囊腔，并可见胞浆蛋白滴及空泡样变。足细胞充满肾小囊腔时可形成"假新月体"。早期球囊黏连和透明样变不常见，系膜细胞增生、肾小球肥大、小动脉透明样变也不常见。其他肾小球可出现各型 FSGS 的节段性病变（常见硬化，毛细血管内细胞增多，顶端病变等）和（或）球性硬化。

20 世纪 80 年代初，有学者观察到 HIV 相关性肾病伴发塌陷型 FSGS。此后逐渐注意到一些原发性 FSGS 患者也有相似的组织学改变，但超微结构上这些患者的内皮细胞内无管网状包涵体。塌陷型 FSGS 患者的肾小管间质损害往往比较严重。肾小管上皮细胞内含大的吞噬小体，小管内有蛋白管型，管腔局部膨胀。间质中有大量的单核细胞浸润。治疗效果是各 FSGS 类型中最差的病理类型。

(5)非特殊类型 FSGS:非特殊类型 FSGS 是指不能将其归为其他 4 种类型的 FSGS 病变,该类型须排除门周型、细胞型、顶端型和塌陷型才能诊断。肾小球节段性(门周或周缘毛细血管襻)细胞外基质增多,毛细血管腔闭塞,伴节段性毛细血管壁塌陷。球囊粘连及透明样变常见。泡沫细胞也常见。足细胞增生和肥大少见。系膜细胞增生、肾小球肥大、小动脉透明样变也能见到。该类型最常见,随着疾病的进展,其他4 种病理类型均可进展为此型 FSGS。

2.免疫荧光检查

FSGS 的免疫荧光常表现为 IgM、C_3 在肾小球节段硬化部位呈团块状沉积。无硬化的肾小球通常无免疫球蛋白及补体沉积,不过有时系膜区仍可见较弱的 IgM、C_3 沉积,而 IgG、IgA 沉积罕见。由于 FSGS 病变呈局灶节段性分布,肾穿刺标本若无此病变肾小球,则免疫荧光检查也可全部阴性。

足细胞胞浆内有时可见清蛋白和其他免疫球蛋白(尤其是 IgA 和 IgG),这是足细胞吸收蛋白所导致。同样,近端肾小管上皮细胞的胞浆内也可见清蛋白和免疫球蛋白,也是肾小管重吸收的结果。

3.电子显微镜检查

在电子显微镜下观察 FSGS 的超微结构,常可见足细胞肥大、细胞器增多、微绒毛变性及胞浆内吞噬空泡和脂肪滴。肥大的足细胞,胞体呈圆形,平滑地黏附在肾小球基底膜上,足突消失。在硬化节段处可看到足细胞剥离,裸露的肾小球基底膜和剥离的足细胞间有板层状的新生膜样物质沉积。光镜下基本正常的肾小球,也能呈现不同程度的足突消失,由此可见,在电镜超微结构下 FSGS 的足细胞病变是球性的。在足突消失区域通常可观察到裂孔隔膜的消失和细胞骨架微丝与肾小球基底膜平行排列。节段硬化病变处可见肾小球基底膜皱缩,最终导致肾小球毛细血管腔狭窄或闭塞。通常肾小球内并无提示免疫复合物的电子致密沉积物,但是需注意的是,有时血浆物质沉积也可呈现电子致密物,会被误认为是免疫复合物,此时需结合光学显微镜和免疫荧光显微镜观察加以鉴别。

塌陷型 FSGS 的主要超微结构观察在于判定有无上皮的管网状包涵体。90%以上的 HIV 感染并发塌陷型 FSGS 患者有上皮的管网状包涵体,在原发性塌陷型 FSGS 和吸毒所致塌陷型 FSGS 患者中只不到 10%有上皮的管网状包涵体。此外,上皮的管网状包涵体在狼疮性肾炎患者和 α-干扰素治疗的患者中也很常见。

三、原发性局灶节段性肾小球硬化的治疗原则

与微小病变肾病相比,FSGS 患者常表现为大量蛋白尿、血尿、高血压、肾功能损害、对激素治疗不敏感,及疾病持续进行性进展等特点。其中蛋白尿的程度和血清肌酐水平与预后密切相关。有资料显示,蛋白尿≥3~3.5g/d 的原发性 FSGS 患者约 50%在 5~10 年后发展至终末期肾病;而蛋白尿>10g/d 的患者进展更快,5 年内全都进展至终末肾脏病。相比之下,非 NS 范畴蛋白尿的患者预后就较好,追踪 10 年仅 20%的患者进展至终末肾脏病。另一组资料显示,就诊时血清肌酐>115μmol/L(1.3mg/dL)的患者比肌酐小于此值的患者进展至终末肾脏病的风险明显增加。因此,临床治疗过程中必须密切观察患者尿蛋白和肾功能的变化,这是判断治疗效果和预后的最重要的指标。

原发性 FSGS 的治疗目标是达到蛋白尿的完全或部分缓解,减少复发,并维持肾功能稳定,延缓肾功能损害进展。具体包括以下几方面:

(一)治疗前的初始评估

除详细询问病史(包括肾脏病家族史)、进行体格检查、实验室检查及影像学检查外,患者需经肾活检病理检查确诊 FSGS。2012 年改善全球肾脏病预后组织(KDIGO)强调,对原发性 FSGS 成人患者进行治疗前,应对患者进行彻底检查以除外继发性 FSGS,但并无必要常规做遗传学检查。

(二)支持治疗

FSGS 患者的支持治疗包括:寻找并清除潜在感染灶、积极控制高血压、进行调脂治疗等。血管紧张素转化酶抑制剂(ACEI)或血管紧张素 AT_1 受体阻滞剂(ARB)能通过血压依赖性及非血压依赖性作用机制,来减少蛋白尿及延缓肾损害进展。所以,ACEI 或 ARB 被推荐应用于所有的原发性 FSGS 患者治疗。

（三）FSGS 病人的初始治疗

20 世纪 80 年代以前，原发性 FSGS 的初始治疗一直遵循常规的原发性 NS 的治疗方案：泼尼松 0.5～1.0mg/(kg・d)，连服 4～8 周；然后逐步减量至停药。尽管这个方案对微小病变肾病有效，但是对原发性 FSGS 疗效并不理想，缓解率不超过 30%，完全缓解率低于 20%。

20 世纪 80 年代以后，一些用激素治疗原发性 FSGS 的队列研究疗效显著提高，完全缓解率超过 30%，最高达到 40%以上。将完全缓解率＜30%与＞30%的研究结果做比较，发现两者泼尼松的用量相同，但是治疗持续时间差别极大，低缓解率的激素治疗时间≤2 个月，而高缓解率的激素治疗时间是 5～9 个月。

Pei 等的研究发现，使用足量和长疗程的激素治疗原发性 FSGS，完全缓解率可达到 44%，缓解所需时间的中位数是 3～4 个月。同时，有近一半的患者需加用细胞毒药物如环磷酰胺（CTX）或硫唑嘌呤。获得完全缓解的患者 15 年内肾功能基本稳定，而不能获得缓解的患者肾功能 5 年、10 年、15 年分别下降了 27%、42%和 49%。对激素治疗抵抗的患者中有 50%在 4 年后血清肌酐翻倍。基于上述研究结果，他们推荐呈现 NS 的原发性 FSGS 患者足量激素治疗时间应为 3～4 个月，最长可用到 6 个月。

Ponticelli 等报道激素治疗少于 4 个月的患者完全缓解率只有 15%，而治疗时间≥4 个月者，完全缓解率可高达 61%。其中首次足量激素治疗时间对预后可能起更重要作用。因为 FSGS 患者激素治疗8 周获得完全缓解期患者不到 1/3，达到完全缓解所需时间的中位数是 3～4 个月，绝大多数患者需要 5～9 个月。因此，有学者提出成人 FSGS 患者激素抵抗的定义为 1mg/(kg・d)泼尼松治疗4 个月无效者。

隔天大剂量激素治疗可减少激素的不良反应，但治疗效果欠佳，尤其是年轻人。Bolton 等观察了 10 名平均年龄 29 岁的患者，泼尼松 60～120mg/d，隔天口服，随访 9～12 个月，结果没有一例获得完全缓解。Nagai 等对一组≥60 岁的表现为 NS 的 FSGS 患者进行了观察，隔天顿服泼尼松 1.0～1.6mg/kg（最大剂量 100mg），随访 3～5 个月，有 44%的患者获得完全缓解。其可能原因是老年人对激素的清除率下降，血药浓度相对较高和（或）激素效果更持久。

一个回顾性研究比较了足量泼尼松治疗[始量 1mg/(kg・d)至少服用 4 个月，然后逐渐减量]与低剂量泼尼松[始量 0.5mg/(kg・d)]联合环孢素 A[CsA，始量 3mg/(kg・d)，逐渐减量至 50mg/d]或硫唑嘌呤治疗[始量 2mg/(kg・d)，逐渐减量至 0.5mg/(kg・d)]。低剂量泼尼松主要用于合并肥胖、骨病或轻度糖尿病的患者。平均治疗20 个月。结果显示：足量泼尼松治疗缓解率为 63%；低剂量泼尼松联合硫唑嘌呤治疗为 80%；低剂量泼尼松联合 CsA 治疗为 86%。提示对足量长疗程激素可能不耐受的患者，改用低剂量激素联合免疫抑制剂治疗同样有效。

2012 年 KDIGO 指南建议的 FSGS 患者 NS 治疗方案如下：足量激素如泼尼松 1mg/(kg・d)治疗至少 4 周，如果 NS 未缓解且患者能耐受，则可继续足量用药达 4 个月，NS 完全缓解后，再用半年以上时间缓慢减量。对激素相对禁忌或不能耐受的患者，可选用钙调神经磷酸酶抑制剂（包括 CsA 及他克莫司）。此建议可供参考。

（四）FSGS 复发病人的治疗

既往的研究资料证实，FSGS 患者治疗后缓解期越久，其复发率越低。缓解期长达 10 年甚至更久的患者预后好，很少复发。大多数（＞75%）复发的 FSGS 患者经合理治疗能仍能获得缓解。

2012 年 KDIGO 指南建议，FSGS 患者 NS 复发的治疗与成人微小病变肾病复发的治疗相同。具体如下：口服 CTX 2～2.5mg/(kg・d)，共 8 周；使用 CTX 后仍复发或希望保留生育能力的患者，建议使用钙调神经磷酸酶抑制剂如 CsA 3～5mg/(kg・d)或他克莫司0.05～0.1mg/(kg・d)，分次口服，共 1～2 年；不能耐受糖皮质激素、CTX 和钙调神经磷酸酶抑制剂的患者，可以使用吗替麦考酚酯（MMF）0.75～1.0g/次，每天 2 次，共 1～2 年。此指南建议可予参考。

环磷酰胺：研究发现 CTX 与激素联用可使 30%～60%的 NS 患者完全缓解，降低复发率，并可减少激素用量及其不良反应。近年来多项研究认为 CTX 的治疗疗效往往与患者本身对激素的敏感程度相关，用于频繁复发及激素依赖的 FSGS 常有效，而对激素抵抗型则疗效有限。

环孢素 A:CsA 的疗效也取决于患者对激素治疗的敏感程度,在激素治疗敏感的患者中,应用 CsA 治疗后获得完全缓解、部分缓解和无效的患者比例分别为 73%、7%和 20%。应用 CsA 治疗原发性 FSGS 的多中心前瞻性随机对照研究显示,CsA 治疗 FSGS 的缓解率明显优于单用激素治疗或 CTX 治疗。尽管 CsA 在复发的 FSGS 患者的治疗中显示出良好的疗效,但其治疗的最大问题仍是停药后复发。Ponticelli 等比较了激素加 CTX 2.5mg/(kg·d)和激素加 CsA 5～6mg/(kg·d)治疗的疗效,随访 2 年,CsA 治疗组的复发率是 75%,而 CTX 治疗组的复发率是 37%。因此,如何在获得良好治疗效果的同时,减少或避免 FSGS 复发是临床医师需要解决的问题。

他克莫司:目前已有多项关于他克莫司治疗 FSGS 的临床研究,提示他克莫司联合激素治疗儿童及成人 FSGS 都可诱导 NS 缓解,在短期内可减少蛋白尿,延缓肾病进展。有研究表明他克莫司与 CTX 在诱导 FSGS 缓解以及预后方面无明显差异,但他克莫司联合激素治疗可以有效控制难治性 NS。目前国内应用他克莫司治疗原发性 FSGS 推荐剂量为 0.05～0.1mg/(kg·d),维持血清谷浓度在 5～10ng/mL 范围。

吗替麦考酚酯:MMF 是近十余年来用于治疗原发性 NS 的新型抗代谢类免疫抑制剂。有报道用 MMF 治疗难治性 FSGS 能增加 NS 缓解率、降低复发率、减少不良反应,但多为小样本研究,治疗效果亦不一致。有限的临床数据显示 MMF 能使对激素和 CsA 抵抗的 FSGS 患者得到部分和全部缓解。有研究表明在 CsA 抵抗型 FSGS 患者中,联合应用 CsA 和 MMF 治疗 12 个月能使部分患者蛋白尿减少,但未能阻止肾功能恶化。目前还不清楚 MMF 停药后的复发率。

(五)激素抵抗病人的治疗

2012 年 KDIGO 指南建议,对激素抵抗型 FSGS 患者采用 CsA 治疗,CsA 3～5mg/(kg·d),分次服用,疗程≥4～6 个月。如果获得了部分或完全缓解,则继续 CsA 治疗达≥12 个月,然后逐渐减量。若对 CsA 不能耐受,则应用 MMF 与大剂量地塞米松联合治疗。此建议也可供参考。

已有的临床研究结果发现,应用 CsA 治疗成人和儿童激素抵抗的 FSGS 有较高的缓解率,并对患者的肾功能有保护作用。约有 48%激素抵抗型 FSGS 患者能获得缓解,儿童患者的疗效比成人好。低剂量泼尼松和 CsA 联合治疗能增加激素抵抗型 FSGS 患者的缓解率。目前使临床医师困惑的最大问题仍然是 CsA 减量或停药后的复发。Cattran 等发现 60%的患者于停药 1 年后复发,而Ponticelli等则发现 75%的患者 1 年后复发。因此,如何在取得较好疗效的同时减少 NS 的复发是亟待解决的重要问题。

对激素抵抗的 FSGS 儿童患者,有报道采用大剂量甲泼尼龙冲击加烷化剂治疗缓解率可达 60%以上,但更多的临床研究并没能支持上述结论。相反在唯一的一个评价 CTX 对激素抵抗 FSGS 患儿疗效的前瞻性随机试验中,泼尼松(40mg/m^2,隔天口服共 12 个月)加与不加 CTX[2.5mg/(kg·d),治疗 90 天]的完全和部分缓解率并无统计学差别(分别为 56%和 50%)。因而对激素抵抗的 FSGS 患者加用细胞毒药物的作用似乎并不太大,尤其是儿童患者。

近年来,有一些小标本的研究结果显示,MMF 或他克莫司在激素抵抗的 FSGS 患者取得较好的疗效,能较好地减少蛋白尿和延缓肾功能的恶化,且不良反应轻微,但仍需增大样本数继续观察验证。

(六)其他治疗及展望

利妥昔单抗是抗 CD20 抗原的单克隆抗体,它与 B 淋巴细胞表面的 CD20 抗原结合后,能通过补体依赖性细胞毒作用及抗体依赖细胞的细胞毒作用,而导致 B 细胞溶解,此药原用于抵抗性 B 淋巴细胞型非何杰金淋巴瘤的治疗,但是它也能作为免疫抑制剂治疗某些难治性免疫介导性疾病,包括难治性 FSGS。迄今,用利妥昔单抗治疗 FSGS 的临床试验病例数都很少,初步观察显示它能提高 FSGS 缓解率,对激素有效患者它的治疗效果较好,但对激素抵抗患者治疗效果较差。其确切治疗疗效尚需多中心前瞻性随机对照试验验证。

鉴于循环因子很可能是移植肾 FSGS 的重要致病因素,FSGS 患者肾移植前和移植后复发时都可进行血浆置换或免疫吸附治疗。而原发性 FSGS 患者血浆置换疗效欠佳,一般不推荐采用。

另外,近年对家族性 FSGS 的认识在逐渐深入,NPHS2 基因突变甚至还能见于散发性 FSGS 病例,这些病例用激素及免疫抑制剂治疗疗效均差。所以如何从 FSGS 病人中筛选出这些基因变异病例,是临床医师的一个重要任务，这可避免对这些患者盲目应用激素及免疫抑制剂治疗，甚至引起严重不良反应。

目前还有一些新治疗药物正在研究中，包括。①半乳糖。有研究认为循环因子是与肾小球血管内皮表面糖萼中的糖起反应，而导致血管通透性增加，因此口服或静脉投给半乳糖即可能拮抗循环因子的这一致病作用。初步临床观察显示，此药单独应用或与免疫抑制剂联合应用都能减少尿蛋白排泄。进一步评估其疗效的临床试验正在进行中。②吡非尼酮。为抗纤维化制剂，动物试验显示它能拮抗肺及肾纤维化。少数临床试验已观察了它对原发性 FSGS 及移植肾 FSGS 的治疗疗效，发现它能显著延缓肾小球滤过率下降。进一步评估其疗效的临床试验也在进行中。③脱氧精胍菌素衍生物。能调节 T 淋巴细胞功能，发挥免疫抑制作用。动物试验用LF15-0195治疗 Buff/Mna 大鼠的自发性 FSGS 及移植肾 FSGS 均显示出良好效果，能使尿蛋白正常，肾损害减轻。但是这类药物尚未进入临床试验。

FSGS 的预后主要与其临床-病理表现和病理类型有关。进行性发展的危险因素包括血清肌酐水平 $>115\mu mol/L(1.3mg/dL)$、大量蛋白尿（$>3.5g/d$）、肾间质纤维化 $>20\%$。在 FSGS 亚型中塌陷型疗效及预后最差，顶端型比较好。

（张　静）

第七节　膜增生性肾小球肾炎与 C_3 肾小球病

一、概述

膜增生性肾小球肾炎（membrano proliferative glomerulo nephritis，MPGN），又称为系膜毛细血管性肾小球肾炎，是根据光镜组织病理学特征诊断的一类肾小球疾病，表现为肾小球系膜细胞和基质增生，并沿内皮细胞与基底膜之间的间隙插入，毛细血管壁增厚伴双轨征形成。由于它能导致肾小球毛细血管襻呈分叶状，因此又曾称为分叶状肾小球肾炎。

多种病因（如慢性感染）或系统性疾病（如自身免疫性疾病及异常球蛋白血症等）导致的 FSGS，被称为继发性 MPGN；而病因不明确者，称为原发性 MPGN。传统上，根据免疫荧光和电镜超微结构的不同特点，将原发性 MPGN 分为Ⅰ、Ⅱ和Ⅲ型。其中，Ⅱ型 MPGN 电镜下可见均匀的电子致密物呈条带状沉积于肾小球基底膜致密层，故又称为致密物沉积病（dense deposit disease，DDD），免疫荧光是以 C_3 强阳性沉积为主，无或很少有免疫球蛋白沉积，为此其具有不同于Ⅰ型和Ⅲ型 MPGN 的病理特征和发病机制，故而有学者建议将 DDD 列为一个独立疾病，并将其归入一类新命名的疾病——C_3 肾小球病。

MPGN 的发病率国内外相差较大，国外报道 MPGN 占原发性肾小球肾炎的 6.4%～7.3%。国内 MPGN 的总体发病率较低，南京军区南京总医院对 13 519 例肾活检资料的统计显示，MPGN 占原发性肾小球肾炎的 3.38%。北京大学第一医院肾内科对 5398 例肾活检的疾病谱分析显示，MPGN 占原发性肾小球肾炎的 1.35%。这可能与不同的地域或人种有关。

MPGN 临床表现为持续进展性肾小球肾炎，以肾病综合征伴血尿、高血压和肾功能不全为常见特征，或表现为肾病综合征合并肾炎综合征，多数伴有低补体血症，以血 C_3 降低为主，伴或不伴血 C_4 降低。因此，MPGN 曾被称为低补体血症性肾小球肾炎，提示补体系统活化与 MPGN 的发病机制密切相关。随着近年来对补体代谢研究的巨大进展，人们注意到病理类型属于 MPGN 的部分病例，免疫荧光检查肾小球并无免疫球蛋白沉积，仅有补体 C_3，与经典的免疫复合物沉积介导的 MPGN 不同，其发病机制与补体旁路途径活化有关。为此，Sethi 等提出应根据免疫荧光结果将 MPGN 作进一步分类，即分成免疫复合物介导性 MPGN 和补体介导性 MPGN 两大类，试图从病因和发病机制方面诠释 MPGN。同时，也促使了 C_3 肾小球病的独立分类和命名。

C_3 肾小球病是指肾组织内孤立的 C_3 沉积，而无免疫球蛋白和 C_{1q} 沉积的一类疾病，2010 年由 Fakhouri 等将其正式命名，包括 DDD 和 C_3 肾小球肾炎，病理类型可表现为 MPGN 和非 MPGN 型肾小球肾炎。目前证实 C_3 肾小球病主要与补体旁路途径的调节失衡导致补体异常活化有关，是由先天性基因突变或后天获得性自身抗体导致补体调节失衡而发病，属于补体旁路代谢性疾病。

广义上，MPGN 是以光镜组织病理学特征定义的一种肾小球损伤的病理模式，根据不同的病因和发病机制，又进一步分为原发性 MPGN、继发性 MPGN、MPGN 型 C_3 肾小球肾炎和 DDD。另一方面，C_3 肾小球病可表现为 MPGN 型和非 MPGN 型肾小球肾炎。在发病机制上，两类疾病均与补体系统的异常活化有关。由于 MPGN 与 C_3 肾小球病在病理类型和发病机制方面有一定关联，因此，本书将两类疾病放于同一章内进行阐述，下面分别就其临床病理特征及其发病机制和研究进展进行逐一介绍。

二、原发性膜增生性肾小球肾炎

（一）临床表现

可发生于任何年龄，好发于儿童、青少年及青年，发病高峰年龄为 7～30 岁，不同性别之间的发病率无明显差异。临床以肾炎综合征合并肾病综合征为常见表现，也可表现为急性肾炎综合征、非肾病综合征范畴蛋白尿伴缓慢进展的肾功能不全、复发性肉眼血尿或无症状性血尿等。部分病人有前驱上呼吸道感染病史，临床表现为急性肾炎综合征，类似急性链球菌感染后肾小球肾炎表现，但病程6～8 周后，血尿、蛋白尿和低补体血症仍持续存在，可与急性感染后肾小球肾炎鉴别。约 1/3 病例发病时伴轻度高血压，部分病例随着病情进展出现高血压，成人较儿童常见。50%～80%的病人表现低补体血症，以补体 C_3 下降较显著，也可出现 C_4，C_{1q}和 B 因子、备解素的降低。随着病情进展，逐步出现慢性肾功能不全，并进展至终末肾脏病（ESRD）。

（二）病理特征

根据电镜下超微结构的不同，将原发性 MPGN 又分为Ⅰ型和Ⅲ型。两种类型的光镜和免疫荧光检查基本相似。

光镜：可见弥漫性肾小球系膜细胞增生和基质增多，重度增生时毛细血管襻呈分叶状；同时，增生的系膜细胞和基质沿内皮细胞与基底膜之间的间隙插入，在内皮侧形成新的基底膜样结构，导致毛细血管壁弥漫性增厚，新形成的基底膜与原有的基底膜并行形成“双轨征”或“车轨征”，严重者肾小球毛细血管壁呈多层状改变，即形成“多轨征”。Masson 三色染色显示肾小球内皮下嗜复红蛋白沉积。由于系膜增生和插入，挤压肾小球毛细血管腔，导致肾小球毛细血管腔严重狭窄或闭塞。急性期尚可见肾小球内中性白细胞和单核巨噬细胞浸润。病变后期，渗出性炎症细胞消失，系膜区增生的细胞逐渐被系膜基质取代，呈系膜结节状硬化。Ⅲ型 MPGN 病例还可见增厚的毛细血管壁上皮侧形成类似膜性肾病的钉突样增生，或链环状改变。约 10%病例可见新月体形成，可以为局灶的小新月体，也可出现累及 50%以上肾小球的大新月体，是 MPGN 预后不良的病理指标。

肾小管间质病变随着肾小球病变的轻重，出现不同程度的肾小管萎缩、肾间质淋巴单核细胞浸润伴纤维化。大量蛋白尿时可见近端小管上皮细胞内蛋白质吸收滴，肾间质泡沫细胞浸润。病变后期可见小动脉壁增厚，内膜纤维化。

免疫荧光：以 IgG、IgM 和 C_3 沿毛细血管壁颗粒样、花瓣样沉积为主，伴系膜区沉积，可有少量 IgA、C_4 和 C_{1q}的沉积。

电镜：根据电镜下电子致密物沉积的部位不同，分为Ⅰ型和Ⅲ型。Ⅰ型 MPGN 可见内皮下电子致密物沉积，系膜区也可见少量电子致密物沉积。肾小球系膜细胞增生和基质增多，沿毛细血管壁内皮下插入形成新生的基底膜结构，与原有的基底膜之间以沉积的电子致密物相隔，毛细血管壁基底膜呈复层化，上皮足突大部分融合。Ⅲ型 MPGN 又分为 Burkholder 型和 Strife 及 Anders 型两个亚型。Burkholder 亚型兼具Ⅰ型 MPGN 和膜性肾病的病变特点，肾小球基底膜增厚伴双轨征和钉突形成，电镜下除可见内皮下和系膜区电子致密物沉积外，还可见上皮下电子致密物。Strife 及 Anders 亚型表现为肾小球基底膜不规则增厚伴链环状改变，电镜下可见内皮下、系膜区和肾小球基底膜内电子致密物沉积，基底膜呈分层状和虫蚀样改变。

（三）诊断与鉴别诊断

1.诊断

MPGN 的诊断依赖于肾活检病理检查。临床表现有一些提示作用，如发生于儿童及青少年的肾病综合征合并肾炎综合征，血补体 C_3 下降；或初期表现类似急性感染后肾小球肾炎，但迁延不愈。最终确诊仍需要进行肾穿刺活检病理检查。光镜表现为 MPGN 的病理特点，免疫荧光检查可见免疫球蛋白和补体 C_3 沿毛细血管壁伴系膜区沉积，再结合电镜超微结构特点，区分为Ⅰ型和Ⅲ型 MPGN。

2.鉴别诊断

（1）继发性 MPGN：多种病因或系统性疾病可导致继发性 MPGN。病理上诊断 MPGN 后，需要进一步完善相关检查，积极寻找有无导致继发性 MPGN 的各种可能病因。

（2）MPGN 型 C_3 肾小球病：光镜具有 MPGN 的特点，但免疫荧光仅有 C_3 沉积，无免疫球蛋白和 C_{1q} 沉积，即提示为 C_3 肾小球病，包括 C_3 肾小球肾炎和 DDD。

（3）急性感染后肾小球肾炎：表现为急性肾炎综合征，可有补体 C_3 一过性降低（在发病后8周内恢复正常），肾活检病理显示为毛细血管内增生性肾小球肾炎，电镜下可见上皮下驼峰状电子致密物沉积。MPGN 急性期有时易与毛细血管内增生性肾小球肾炎混淆，电镜检查有助于鉴别，MPGN 是以内皮下大量电子致密物沉积伴系膜增生及插入为特征，与急性感染后肾小球肾炎表现不同。

（4）系膜结节状硬化性肾小球病：MPGN 病变后期，细胞增生消退，代之以系膜基质增生，形成结节状硬化病变。此时需要与病理形态上以系膜结节状硬化病变为特点的一组疾病相鉴别，包括糖尿病肾小球硬化症、轻链沉积病、纤连蛋白肾小球病等，结合其各自的临床特点和免疫病理检查可以与之鉴别。

（四）发病机制

循环免疫复合物沉积，补体经典途径持续活化，是导致 MPGN 的主要发病机制。MPGN 患者血清可检测到循环免疫复合物（CICs），肾组织有多种免疫球蛋白（IgG，IgM，IgA）和补体成分（C_3，C_4，C_{1q}）沉积。CICs 沉积于肾脏局部，可激活补体经典途径，形成经典途径的 C_3 转化酶（C_{4b2b}），裂解 C_3 为 C_{3a} 和 C_{3b}，进一步形成 C_5 转化酶（C_{4b2b3b}），依次激活下游的补体成分 C_5 至 C_9，形成膜攻击复合物 $C_{5b\text{-}9}$（MAC）。补体成分的消耗，导致血 C_3 和 C_4 水平降低，形成低补体血症。补体的各种代谢成分具有炎症介质作用，如 C_{3a} 和 C_{5a} 具有过敏毒素作用，并能趋化中性白细胞和单核-巨噬细胞，促进炎症反应。MAC 在细胞膜上可导致细胞溶解性破坏，并可活化局部细胞变为炎症效应细胞，释放各种炎症介质包括黏附分子如细胞间黏附分子-1（ICAM-1）及 E-选择素（E-selectin），趋化因子如白介素-8（IL-8）及单核细胞趋化蛋白-1（MCP-1），以及生长因子如血小板源生长因子（PDGF）及成纤维细胞生长因子（FGF）等。疾病早期为损伤期，可见肾小球内皮下免疫复合物和补体成分沉积导致的组织损伤；随后为增生期，可见系膜细胞增生和基质增多，并向内皮下插入，且肾小球毛细血管腔内中性白细胞和单核巨噬细胞浸润，毛细血管壁破坏；后期为修复期，可见系膜病变进一步加重，以基质增多为著，新生的基底膜样结构包绕内皮下的免疫复合物、补体成分及细胞碎片等，形成双轨征。若抗原血症持续存在，会出现病情反复发作并不断加重，免疫复合物继续沉积，将导致损伤期-增生期-修复期的病生理过程循环发生，最终致使肾小球毛细血管壁进一步增厚，形成多轨征。

此外，部分 MPGN 患者的血清能检测到 C_3 肾炎因子（C_3Nef），它是补体旁路激活途径的 C_3 转化酶——C_{3b}Bb 的自身抗体，能导致补体异常活化。另外，补体系统调节因子（H 因子、I 因子等）的先天性基因突变或多态性导致的补体先天性缺陷，也可能参与 MPGN 发病，它们能使机体对各种病原菌感染易感性增加，及对沉积的免疫复合物清除能力降低。

（五）治疗及预后

成人原发性 MPGN 的治疗，尚无有效疗法，也缺乏循证医学证据。一些临床的治疗观察也多来自儿科，而且病例数少、随访时间短，所以，目前并无建立在强证据基础上的有效治疗方案可被推荐。

2012 年改善全球肾脏病预后组织（KDIGO）制定的肾小球肾炎治疗指南建议，对于出现肾病综合征和进行性肾功能减退的成人或儿童原发性 MPGN 患者，可给予环磷酰胺或吗替麦考酚酯联合低剂量糖皮质激素口服治疗，总疗程不超过 6 个月。

激素及免疫抑制剂治疗无效的病例应及时减停药，以免严重药物不良反应发生。此时只能应用血管紧张素转化酶抑制剂(ACEI)及血管紧张素 AT_1 受体阻滞剂(ARB)类药物来减轻患者症状、减少尿蛋白排泄及延缓肾损害进展。由于 ACEI 或 ARB 能通过血压依赖性及非血压依赖性作用机制来发挥上述作用，所以 FSGS 患者无论有无高血压均可接受它们的治疗。

MPGN 是原发性肾小球肾炎中进展快速的病理类型之一，总体预后较差。影响预后的因素包括以下几方面。①临床表现：出现肾功能减退、高血压或肾病综合征持续不缓解。②病理方面：出现一定比例的新月体(＞20％)、重度系膜增生、肾小球硬化及肾间质病变重。③年龄因素：成人较儿童的治疗效果差，进展快，年龄＞50 岁者，预后差。西方国家报道，成人 MPGN 的 10 年肾脏存活率为 50％，而儿童可达到 83％。国内南京军区南京总医院的报道，成人原发性 MPGN 的 5 年和 10 年的肾脏存活率分别为 80％和 60％。

三、继发性膜增生性肾小球肾炎

多种病因和系统性疾病可导致 MPGN，称为继发性 MPGN，见于慢性感染、自身免疫性疾病、异常球蛋白血症等。本节重点介绍导致继发性 MPGN 的常见疾病的临床病理特征及其发病机制。

(一)丙型肝炎病毒相关性膜增生性肾小球肾炎

丙型肝炎病毒(HCV)感染是导致继发性 MPGN 最常见的病因，可通过免疫复合物介导或混合性冷球蛋白血症(Ⅱ型和Ⅲ型)而导致 MPGN。

1.临床及实验室表现

有 HCV 慢性感染史，肾小球肾炎多在 HCV 感染 10 年以上发病，60％以上的病人表现肝功能异常，20％的病人符合慢性丙型肝炎或肝硬化的诊断。血清 HCV 抗体或(和)HCV RNA 阳性。其中，约 2/3 的病例血清冷球蛋白阳性，类风湿因子阳性，血清 C_3 和 C_4 降低。常见的肾脏症状是蛋白尿伴轻度肾功能不全，70％的病例出现大量蛋白尿，部分合并血尿。

2.肾脏病理表现

最常见的病理类型是Ⅰ型 MPGN，其次为Ⅲ型 MPGN(Burkholder亚型)。若合并冷球蛋白血症时，除表现 MPGN 的病理特征外，还具备以下特点：肾小球毛细血管内细胞增生明显，伴有单核细胞和中性白细胞浸润，内皮下和毛细血管腔内可见大量免疫复合物沉积，形成白金耳和微血栓；电镜可见电子致密物内有微管样、指纹样等有形结构，提示为冷球蛋白形成的结晶。

3.发病机制

HCV 感染可形成 HCV 抗原血症，并与相应抗体结合，形成抗原抗体复合物沉积肾小球，导致免疫复合物介导的肾小球肾炎。另一方面，HCV 感染可诱发混合型冷球蛋白血症，由它引起肾损害。HCV 通过其包膜蛋白 E_2 与 B 细胞膜上的受体 CD81 结合后，降低了 B 细胞的活化阈值，刺激多克隆的 B 细胞活化，产生了针对 IgG 的多克隆 IgM 抗体，首先形成Ⅲ型冷球蛋白血症；进一步多克隆B 细胞在病毒刺激后过度活化，发生了染色体易位和免疫球蛋白基因重排，转化为单克隆 B 细胞的异常增生，产生单克隆 IgM 型类风湿因子，即形成Ⅱ型冷球蛋白血症，导致冷球蛋白血症性肾小球肾炎。

4.治疗及预后

主张以抗病毒治疗为主，采用 α 干扰素联合利巴韦林治疗，也有研究显示聚乙二醇干扰素联合利巴韦林治疗效果更优。有报道病毒复制指标下降后，肾病可相应减轻，蛋白尿减少。多数患者病情常进行性发展，抗病毒治疗难以逆转肾脏病变。

(二)冷球蛋白血症相关性膜增生性肾小球肾炎

又称为冷球蛋白血症性肾小球肾炎，MPGN 是其最常见的病理类型，该病是由冷球蛋白沉积于肾小球诱发炎症及增生性病变而引起。冷球蛋白是血液中在低温(4℃)发生凝集沉淀、而温度回升至 37℃时溶解的一种免疫球蛋白。冷球蛋白血症根据血中冷球蛋白的成分不同分为三型：Ⅰ型含一种单克隆免疫球蛋白，多为 IgGκ 或 IgMκ；Ⅱ型含一种单克隆免疫球蛋白（多为 IgMκ）和多克隆球蛋白（通常为 IgG）；Ⅲ型由多克隆免疫球蛋白组成，多为 IgG 和 IgM。Ⅱ型和Ⅲ型属于混合性冷球蛋白血症。三型冷球蛋白血症的特点及其常见疾病见表 11-3。

表 11-3　冷球蛋白血症的分型及其常见疾病

类型	冷球蛋白成分	常见疾病
Ⅰ	单克隆免疫球蛋白，多为 IgG 和 IgM，也可见 IgA，轻链以 κ 多见	多发性骨髓瘤，B 细胞性淋巴瘤，华氏巨球蛋白血症
Ⅱ	单克隆免疫球蛋白（多为 IgMκ）和多克隆免疫球蛋白（多为 IgG），其中 IgMκ 具有类风湿因子活性	常见于 HCV 慢性感染和其他感染，包括 HBV、EB 病毒和细菌性心内膜炎等，也可见于副蛋白血症和自身免疫性疾病
Ⅲ	多克隆免疫球蛋白，多为 IgG 和 IgM，具有类风湿因子活性	多见于自身免疫性疾病（包括 SLE、干燥综合征、类风湿关节炎）和慢性感染

注：HCV，丙型肝炎病毒；HBV，乙型肝炎病毒；SLE，系统性红斑狼疮

1.临床表现

多为隐匿起病，肾脏症状表现为血尿、蛋白尿、高血压伴肾功能不全，约 20%病人表现为肾病综合征。全身表现类似系统性血管炎的特点，表现为乏力、不适、皮肤紫癜、雷诺征、关节痛和关节炎、腹痛、周围神经病、肢体远端溃疡等。

2.实验室检查

血清冷球蛋白阳性，进一步分析冷球蛋白的成分，进行免疫分型。Ⅰ型的血免疫固定电泳，可见单克隆免疫球蛋白，多为 IgG 和 IgM，也可见 IgA，轻链则以 κ 多见；Ⅱ型和Ⅲ型的类风湿因子常为阳性，其中Ⅱ型单克隆免疫球蛋白以 IgMκ 为主。90%的患者有低补体血症，血清 C_4 降低常见，也可见血清 C_3 减低。

3.肾脏病理

光镜表现为 MPGN 的病理特征外，冷球蛋白血症相关性 MPGN 常表现明显的炎症渗出性改变，肾小球内可见较多的单核细胞伴中性白细胞浸润；其次，肾小球内皮下可见 PAS 阳性的沉积物，并可突入毛细血管腔内，形成类似于白金耳和微血栓的结构。少见新月体形成。约 1/3 病例合并血管炎，以小动脉受累为主，表现为动脉内膜炎，血管内膜下或血管腔内可见冷球蛋白沉积或血栓，少见透壁性坏死性血管炎。免疫荧光检查肾小球内沉积的免疫球蛋白种类，与血清中冷球蛋白成分一致。Ⅰ型冷球蛋白血症可见肾小球内单克隆免疫球蛋白和轻链沉积伴补体 C_3 和 C_{1q} 沉积，以单克隆 IgGκ 常见，华氏巨球蛋白血症可见单克隆 IgMκ 沉积。Ⅱ型和Ⅲ型可见多克隆免疫球蛋白伴补体 C_3 和 C_{1q} 沉积，以 IgG 和 IgM 常见，其中Ⅱ型冷球蛋白血症可见单克隆 IgMκ 强阳性沉积。电镜检查可见肾小球毛细血管腔内浸润的单核细胞具有丰富的溶酶体；内皮下和系膜区可见电子致密物沉积，上皮下及毛细血管腔内有时也可见沉积。沉积的电子致密物呈颗粒样基质或形成有形子结构，尤其是Ⅰ型和Ⅱ型冷球蛋白血症含有单克隆免疫球蛋白成分时，易形成结晶，形态多种多样，如纤维状、微管状、晶格样和指纹状等，以直径20～35nm的微管结构最常见。由此可见电镜检查对于冷球蛋白血症性肾小球肾炎的诊断具有重要价值。

4.治疗和预后

包括针对原发病的治疗、冷球蛋白血症的治疗和对症治疗。Ⅰ型冷球蛋白血症应针对其原发病，治疗骨髓瘤和淋巴瘤为主。Ⅱ型和Ⅲ型冷球蛋白血症患者病程中，部分病例可发生自发性部分或完全缓解；但是多数患者的肾脏和全身表现反复发作或加重，与血中冷球蛋白水平的波动有关。针对冷球蛋白血症可用糖皮质激素联合细胞毒药物（环磷酰胺或硫唑嘌呤等）进行治疗；对于严重肾脏病、发生指（趾）端坏疽或重要脏器受累者，也可用血浆置换疗法清除血清中的冷球蛋白。ESRD 患者，可采用透析和肾移植，但移

植肾可再次复发冷球蛋白血症性肾小球肾炎。

四、C_3 肾小球病

(一)定义和命名

C_3 肾小球病是指肾组织内孤立的 C_3 沉积，无免疫球蛋白和 C_{1q}沉积的一类肾脏病。最早对该病的认识，始于 1974 年 Verroust 等，描述了一组肾小球肾炎患者，免疫荧光检查只有 C_3 沉积，免疫球蛋白和 C_{1q} 阴性，当时并未将这种疾病独立出来。其后相继有学者报道了表现为系膜增生、内皮增生的肾小球肾炎病例，其免疫荧光仅见 C_3 沉积而免疫球蛋白阴性，先后以不同的名称进行了报道，如“系膜区孤立 C_3 沉积”“C_3 沉积性系膜增生性肾小球肾炎”“伴孤立 C_3 沉积的原发性肾小球肾炎”“C_3 沉积性肾小球病”“C_3 肾小球肾炎”等。此外，部分 MPGN 病例也表现孤立的 C_3 沉积，包括Ⅱ型 MPGN(即 DDD)和部分Ⅰ型 MPGN，并以“Ⅰ型 MPGN 伴孤立的内皮下 C_3 沉积”的名称报道。直到 2010 年才由 Fakhouri 等将此病独立出来，正式命名为“C_3 肾小球病”，根据电镜下超微结构的不同，又可进一步分为 DDD 和 C_3 肾小球肾炎。目前证实 C_3 肾小球病主要与补体旁路途径的调节失衡导致补体异常活化相关。

(二)发病机制

1.补体系统的激活途径及其调节

补体系统是人体天然的免疫系统，包括 30 多种蛋白，一部分存在于循环的血液或体液中，另一部分位于细胞膜上。正常生理状态下，补体系统激活，可以通过裂解靶细胞和促进吞噬等作用清除病原微生物或凋亡、坏死的细胞；同时，其活化过程产生的活性片段具有过敏毒素、趋化作用等致炎症作用，因此，补体的过度激活会导致组织损伤。补体系统的活化通常有三条途径，分别为经典途径、甘露糖结合凝集素途径和旁路途径。经典途径的激活需要抗体介导，主要参与特异性免疫应答；甘露糖结合凝集素途径和旁路途径的激活，不需要抗体参与，在感染早期即可激活，参与非特异性免疫应答。

补体旁路途径为自主活化，正常时 C_3 被低水平地持续水解为 $C_3(H_2O)$，再与 B 因子结合后在 D 因子作用下生成起始阶段的补体旁路 C_3 转化酶，即 $C_3(H_2O)Bb$，降解 C_3 为 C_{3a}和 C_{3b}。C_{3b}再与 B 因子结合，并在 D 因子作用下生成旁路途径的 C_3 转化酶，即 $C_{3b}Bb$，$C_{3b}Bb$ 再降解更多的 C_3 生成 C_{3a}和 C_{3b}，由此进入一个正反馈。$C_{3b}Bb$ 再与 C_{3b}结合形成 C_5 转化酶，即 $C_{3b}BbC_{3b}$，降解 C_5 生成 C_{5a}和 C_{5b}，C_{5b}作用于后续的其他补体成分 C_6 至 C_9，最终形成补体活化终末产物，即 MAC，导致细胞膜损伤和靶细胞裂解。

补体旁路途径的活化需要一个精致复杂的调节系统以保持其处于平衡状态。由于补体旁路途径活化存在正反馈，因此，体内相应有一系列液相或固相的补体调节蛋白，在各个水平抑制补体旁路途径的激活。H 因子通过与 B 因子竞争性结合 C_{3b}，抑制旁路 C_3 转化酶形成；同时，加速 C_3 转化酶降解；还作为 I 因子的辅助因子，降解 C_{3b}生成 iC_{3b}和 C_{3f}。膜辅助蛋白(MCP，CD46)分布于细胞表面，作为 I 因子的辅助因子降解 C_{3b}和 C_{4b}。I 因子是一种丝氨酸蛋白酶，在 H 因子、膜辅助蛋白和补体Ⅰ型受体(CR_1，CD35)的辅助下降解 C_{3b}成为 iC_{3b}和 C_{3dg}。抑制补体旁路激活的调节蛋白因先天性基因突变或后天获得性自身抗体作用而出现功能异常，即能使补体旁路途径调节平衡失调，补体旁路过度活化。产生的补体代谢片段和补体终末活化产物 MAC 沉积于肾小球，诱发肾组织损伤。

2.补体旁路途径异常活化与 C_3 肾小球病

C_3 肾小球病的发病机制与补体旁路途径的异常活化以及补体活化产物在肾小球的沉积有关。目前已在 C_3 肾小球肾炎和 DDD 的病例中，检测到补体调节蛋白的遗传性异常或自身抗体存在，并通过动物实验进一步得到验证。

(1)传学变异和基因突变：在家族性 C_3 肾小球病家系中，已经检测到 H 因子的纯合突变，形成突变的 H 因子，不具有抑制 C_3 转化酶的功能。对 C_3 肾小球病的散发个例和较大宗病例进行研究，已检测到 H 因子、I 因子和膜辅助蛋白的纯合或杂合突变，同时，这些杂合突变也见于不典型溶血性尿毒症的病例，提示两类疾病在发病机制上具有相似之处。此外，在 DDD 家系中检测到 C_3 基因两个密码子的杂合缺失，形成了功能亢进的 C_3 分子。在塞浦路斯的一家系中，发现 H 因子相关蛋白 5(CFHR5)的基因突变。除了基因突变，在 DDD 病例还检测到 H 因子、C_3 和 CFHR5 的基因多态性。至于这种基因变异是否参与了 C_3 肾小球病的发病，尚待进一步对基因功能进行研究证实。

(2)自身抗体：C_3Nef 是一种 IgG 型针对旁路途径 C_3 转化酶(C_{3b}Bb)的自身抗体，与 C_3 转化酶结合后，延长其半衰期，具有稳定 C_3 转化酶、拮抗 H 因子的作用，导致 C_3 转化酶持续激活，C_3 被大量降解，致使血 C_3 水平显著降低，补体旁路途径过度激活。尤其是 DDD 病例的 C_3Nef 阳性率高达 80%。但是，C_3Nef 在Ⅰ型 MPGN 病例、少数狼疮肾炎和非肾脏病的病例也可阳性，因此，其在 DDD 发病机制的作用并不具有特异性。此外，部分病例也可检测到 H 因子、B 因子和 C_{3b}的自身抗体，而 B 因子的自身抗体与其结合后，也可稳定 C_3 转化酶，从而导致补体系统过度激活。

(3)动物模型：H 因子先天性缺乏的 Norwegian Yoykshire 猪以及 H 因子基因敲除($Cfh^{-/-}$)小鼠，均出现血 C_3 下降，免疫荧光仅见 C_3 在肾小球中沉积，电镜检查可见内皮下、系膜区及基底膜内的电子致密物沉积，是接近人类 C_3 肾小球病的动物模型。给 H 因子基因敲除的小鼠喂养 H 因子，血 C_3 水平可恢复至正常，肾小球基底膜内沉积的 C_3 出现溶解。H 因子和 B 因子同时敲除的小鼠($Cfh^{-/-}$ $Cfb^{-/-}$)则不出现 C_3 肾小球病，是由于 B 因子缺乏，不能形成 C_3 转化酶和导致旁路途径过度激活。上述动物实验证实，补体旁路途径的过度活化参与了 C_3 肾小球病的发病。

C_3 肾小球病包括 DDD 和 C_3 肾小球肾炎两大类，由于 DDD 除具有 C_3 肾小球肾炎的基本临床病理特征外，在临床病理特征及其发病机制方面，尚具有自身的独有特点，将相关章节进行专门讨论。本节只着重介绍 C_3 肾小球肾炎的临床病理诊断及其治疗原则。

(三)临床病理表现

可发生于任何年龄，男女之间发病率无差异，主要表现为血尿、蛋白尿，可伴有高血压和不同程度的肾功能不全，可出现血 C_3 水平降低，血 C_4 水平多正常。45%～50%病例 C_3Nef 阳性。血清抗 HBV 抗体、抗 HCV 抗体、抗核抗体(ANA)及抗中性白细胞胞浆自身抗体(ANCA)等均阴性。有报道个别病例血清单克隆免疫球蛋白或轻链阳性，并证实其为针对补体 H 因子的自身抗体。多数患者病情缓慢进展，5 年和 10 年进展至 ESRD 的病例分别占 25%和 50%。移植肾可在 12～18 个月内再次复发 C_3 肾小球肾炎。

肾脏病理的常见类型为 MPGN，其次为系膜增生性肾小球肾炎和毛细血管内增生性肾小球肾炎，也可表现为肾小球轻微病变、局灶增生坏死性肾小球肾炎、新月体性肾小球肾炎、局灶硬化性肾小球病等。免疫荧光具有诊断意义，表现为 C_3 强阳性沉积于肾小球系膜区及毛细血管壁，免疫球蛋白和轻链均为阴性。通过激光微切割技术和质谱分析显示，肾小球内含有补体旁路途径成分和终末补体成分，以 C_3 和 C_9 的含量最丰富，其次为 C_5、C_6、C_7、C_8 和CFHR-1、CFHR-5，而无免疫球蛋白及补体经典途径的代谢成分 C_1、C_2 和 C_4，这与 DDD 病例的分析结果一致。电镜检查可见肾小球内皮下、系膜区的电子致密物沉积，个别病例可伴有上皮下驼峰样电子致密物和节段性基底膜内电子致密物沉积。

(四)诊断与鉴别诊断

1.诊断

临床表现无特异性，血清补体 C_3 降低而 C_4 正常，除外继发性疾病，即提示本病。肾活检组织免疫荧光检查是诊断本病的主要依据。肾小球仅见 C_3 的强阳性沉积，分布于系膜区及毛细血管壁，无免疫球蛋白及其轻链和 C_{1q}沉积；同时，电镜检查除外 DDD，即可诊断 C_3 肾小球肾炎。进一步检查补体旁路调节蛋白(H 因子、I 因子)水平、及其自身抗体和基因突变，对于明确疾病发病机制和采取针对性治疗措施很重要。但是有关补体代谢的检查方法，尚未得到广泛应用，目前仍处于研究阶段。

2.鉴别诊断

(1)DDD：两者的临床表现和肾活检的光镜组织学特点相似，但是 DDD 的免疫荧光表现有其特点，典型的 DDD 可见 C_3 沿肾小球毛细血管壁呈条带样、系膜区呈圆圈样分布，可伴肾小囊壁和肾小管基底膜的线条样沉积；电镜检查可见其特征性改变，肾小球基底膜致密层呈均匀飘带样的电子致密物沉积。

(2)链球菌感染后毛细血管内增生性肾小球肾炎：部分 C_3 肾小球肾炎的病理光镜表现为毛细血管内增生性肾小球肾炎，电镜下可见上皮下驼峰状电子致密物，与急性感染后肾小球肾炎难以区分。但是，急性感染后肾小球肾炎的肾组织免疫荧光检查常伴 IgG 沉积，而且疾病呈自限性，发病后 6～8 周血清补体 C_3 恢复正常，临床症状逐渐缓解。若表现为持续性低补体血症，血尿、蛋白尿不缓解，甚至病情进行性加重，即应考虑为 C_3 肾小球肾炎。

(五)治疗与展望

C_3 肾小球肾炎属于少见病。而且由于 C_3 肾小球病的独立命名时间较短，临床上尚缺乏大宗病例的治疗经验。现在的治疗措施如下：一般性治疗包括应用 ACEI 或 ARB 类药物控制高血压及减少尿蛋白排泄，以及进行调脂治疗等。主要治疗是针对补体旁路调节异常的治疗，包括。①血浆输注：针对补体抑制因子的基因突变，导致其功能缺陷者。如 H 因子突变的家族性 C_3 肾小球肾炎患者，此方案可使病情得到有效的控制。②依库珠单抗：为抗 C_5 单克隆抗体，可阻断终末补体活化产物 MAC 的形成，减轻炎症反应。有部分 C_3 肾小球肾炎和 DDD 病例，治疗后病情减轻。但其确切疗效尚需进一步研究验证。③免疫抑制剂：针对 C_3Nef 等自身抗体进行治疗，对于活动的 C_3 肾小球病可能有抑制炎症作用，少数病例治疗后有一定疗效。但是关于病例的入选及免疫抑制药物的选择和用法，目前尚无统一认识。

总体上讲，C_3 肾小球肾炎预后较 DDD 好，目前的临床观察主要来自非 MPGN 型 C_3 肾小球肾炎，短期预后较好。Ginesta 等延长随访至 7 年以上，发现部分患者已进入维持性透析治疗，提示长期预后可能较差；但是 Orfila 等对部分患者随访至 10～17 年，只有 2/13 例患者出现中度肾功能减退。上述差异可能与当时的 C_3 肾小球肾炎诊断标准不统一及病例数少有关。来自美国梅奥医学中心(Mayo Clinic)的报道，对 12 例 C_3 肾小球肾炎随访 26 个月，无明显肾功能下降，因此认为 C_3 肾小球肾炎病程相对缓和，预后相对较好。C_3 肾小球肾炎肾移植后复发率也较 DDD 低。

五、致密物沉积病

DDD 是 C_3 肾小球病中的特殊类型，其特征表现为电镜下肾小球基底膜致密层可见均匀的、飘带样电子致密物沉积，肾小管基底膜和肾小囊基底膜也可见类似电子致密物。传统上将 DDD 划为Ⅱ型 MPGN，但陆续的病例报道发现，DDD 并非全部表现为 MPGN，也可表现为系膜增生性肾小球肾炎等其他病理类型。

(一)发病机制

DDD 的发病机制与补体旁路调节失衡导致液相的补体旁路过度活化有关，可由于补体旁路调节蛋白的基因突变或其自身抗体产生所致。报道较多的是在家族性 DDD 患者检测到 H 因子的纯合突变，发生于 N 末端的 SCR4、SCR7 的氨基酸替换和缺失的突变，导致 H 因子功能缺陷。另有 C_3 的基因突变，形成循环中突变型 C_3 和 C_3 转换酶(C_3△923DG)，其不能被 H 因子结合和抑制，导致液相的补体旁路的过度激活。也有报道 DDD 患者检测到基因多态性，包括 H 因子、B 因子和 C_3 的基因多态性具有患病倾向，可通过叠加效应，导致 DDD 发病。关于自身抗体的报道，最早见于 1969 年Spitzer首先发现了一种能与裂解 C_3 的蛋白结合的物质，后证实为 C_3 转化酶的自身抗体，命名为 C_3Nef。C_3Nef 是一种 IgG 型抗体，与 C_3 转化酶结合后，使其半衰期由几秒钟延长至 45～60 分钟，同时拮抗H 因子的作用，C_3 转化酶持续降解 C_3，导致补体过度激活。C_3Nef 在 DDD 患者的阳性率高达 80%，提示其在 DDD 的发病机制中具有重要作用。另有报道 DDD 患者检测到 H 因子和 B 因子自身抗体，后者与 B 因子结合后也可稳定 C_3 转化酶(C_{3b}Bb)，加速补体活化。Sethi 等对 DDD 肾小球的成分进行质谱分析显示，肾组织内的沉积物主要含补体旁路的代谢成分和终末补体活化产物(C_3、C_5、C_8、C_9)，以及补体液相活化的调节蛋白——玻连蛋白，不含 B 因子。后者是在细胞表面(固相)形成补体旁路 C_3 转化酶(C_{3b}Bb)和 C_5 转化酶(C_{3b}BbC_{3b})所必需的调节因子，说明 DDD 的补体旁路激活主要发生于液相而非固相。基因敲除的动物模型也证实，H 因子和 I 因子同时敲除($Cfh^{-/-}Cfi^{-/-}$)的小鼠，仅见系膜区 C_3 沉积而无毛细血管壁的 C_3 沉积，说明液相的补体调节因子——I 因子对于毛细血管壁的 C_3 沉积必不可少。

另一个有趣的现象是，同样是补体旁路途径调节异常导致补体旁路过度活化致病，为什么 C_3 在 DDD 和 C_3 肾小球肾炎的肾小球内沉积的形态却不相同？DDD 和 C_3 肾小球肾炎到底是同一疾病的不同阶段还是两个不同疾病？从人和动物模型的观察结果推测，C_3 在肾小球的沉积形态不同可能与沉积的补体片段不同有关：C_{3b}倾向于沉积在系膜区，导致非 MPGN 型 C_3 肾小球肾炎；在 I 因子作用下，C_{3b}降解为 iC_{3b}，倾向于沉积在毛细血管襻，可导致 MPGN 型 C_3 肾小球肾炎。目前多数人认为 DDD 患者其肾小球基底膜内沉积的 C_3 也应为 iC_{3b}，但至今未能获得直接证据。如果都是 iC_{3b}沿毛细血管襻沉积，为什么有时形成 DDD，有时形成 MPGN 型 C_3 肾小球肾炎呢？有学者推测可能 DDD 和 MPGN 型 C_3 肾小球肾炎是同一疾病的不同阶段，依据是：在 H 因子缺失的 Norwegian Yorkshire 猪观察到肾小球电子致密物最开始出现在内皮下，后逐渐发展至肾小球基底膜致密层，同时可有上皮下沉积；部分 DDD 患者可同时伴内皮下电子致密物沉积，而 C_3 肾小球肾炎患者也可见节段性肾小球基底膜内电子致密物沉积，出现两种疾病的形态并存的现象，提示两种疾病可能是同一疾病的不同阶段，其确切的发病机制尚待进一步的研究。

（二）临床表现

DDD 多见于儿童，也可见于成人，老年患者可因副蛋白血症继发的自身抗体（如 H 因子抗体）导致 DDD。美国的 DDD 数据库显示，女性比例略高于男性（男与女比例为 2∶3）。发病前可有上呼吸道感染史。表现为急性肾炎综合征、单纯肉眼血尿、肾病综合征、镜下血尿伴非肾病综合征水平蛋白尿、单纯蛋白尿，还可有无菌性白细胞尿。多数患者 C_3 下降，C_3 水平与病情活动无明显相关性，C_4 一般正常。

肾外表现有视网膜黄斑变性，是包含补体的物质（电镜下为电子致密物）在视网膜色素上皮细胞和 Bruch 膜之间沉积形成疣状物所致，黄斑变性与肾脏病变活动无明显相关性。不到 5%的患者也可合并获得性部分脂肪营养不良，表现自面部到上半部躯体皮下脂肪萎缩，可先于肾脏病数年出现，与补体旁路介导的脂肪组织损伤相关。

（三）病理表现

DDD 特征性改变为电镜下肾小球基底膜致密层均匀的电子致密物沉积，似缎带样或香肠状改变，有时也可呈间断性沉积。类似电子沉积物也可见于肾小囊壁和肾小管基底膜。免疫荧光可见 C_3 沿肾小球毛细血管壁、肾小囊壁及肾小管基底膜呈线条样沉积，在系膜区呈圆环状沉积，免疫球蛋白阴性或少量沉积。光镜检查可见肾小球基底膜呈带状增厚，用过碘酸-雪夫染色（PAS）片观察尤显著。病理类型可多种多样，25%～43.8%患者表现为 MPGN，其余可表现为系膜增生性肾小球肾炎、新月体性肾小球肾炎、毛细血管内肾小球肾炎和硬化性肾小球病。

（四）诊断及鉴别诊断

临床上如发现 C_3 下降而 C_4 正常、合并视网膜黄斑变性或获得性部分脂肪营养不良则高度提示 DDD 可能，但最终明确诊断仍需进行肾活检病理检查。DDD 诊断明确后，应进一步寻找补体旁路调节异常的具体环节，检测血浆 C_3Nef、H 因子自身抗体及基因、B 因子自身抗体及免疫固定电泳等。鉴别诊断主要依靠免疫荧光和电镜与 C_3 肾小球肾炎鉴别。

（五）治疗及展望

本病为罕见病，无大规模的临床试验，治疗方法主要基于少数病例的治疗经验报道和针对可能发病机制的治疗尝试。DDD 的一般治疗与 C_3 肾小球肾炎治疗相同，而主要治疗也是针对补体旁路调节异常进行，包括：

1.血浆置换

适用于 H 因子基因突变、H 因子自身抗体、C_3Nef、副蛋白血症等，机制是置换出各种致病因子，及通过新鲜冰冻血浆补充缺乏的 H 因子等补体辅助因子。H 因子基因突变引起的 DDD 理论上应终身实施血浆治疗，目前已能重组 H 因子，但尚未在人类使用。副蛋白血症患者还可能采用化疗或化疗及干细胞移植。

2.利妥昔单抗

为抗 CD20 单克隆抗体，它与 B 淋巴细胞表面的 CD20 抗原结合后，能发挥免疫抑制作用。理论上讲，其对 C_3Nef 阳性、抗 H 因子抗体阳性、抗 B 因子抗体阳性及副蛋白血症等患者均可能有效，但目前尚无相关报道。

3.依库珠单抗

此抗 C_5 单克隆抗体与 C_5 结合后可抑制 C_5 分解为 C_{5a} 和 C_{5b}，从而可以阻断 C_{5a} 和 MAC 的产生，有报道依库珠单抗对部分 DDD 患者有效，有限的经验认为起病时间短、肾活检有活动性病变(如新月体、毛细血管内增生)、肾小球和肾间质慢性病变轻、近期有血肌酐或(和)尿蛋白上升、循环 MAC 升高者效果较好，有待今后进一步研究验证。

4.免疫抑制剂

可选用糖皮质激素、环磷酰胺、环孢素 A 等药物，部分病例报道有一定疗效。

DDD 预后较差，10 年 50%～70%发展至 ESRD。肾移植后 50%～100%复发，通常在移植后 1～2.5 年内复发。肾移植前、后行血浆置换是否能减少复发或治疗复发目前尚不肯定。随着 DDD 发病机制研究的深入，未来更有效的新的治疗方法将可能出现。

(张　静)

第八节　特发性膜性肾病

膜性肾病(membranous nephropathy，MN)为一病理学诊断名词，其病理特征为弥漫性肾小球基底膜(GBM)增厚伴上皮细胞下免疫复合物沉积。MN 可分为特发性膜性肾病(idiopathic membranous nephropathy，IMN)和继发性膜性肾病两大类，继发性者多由自身免疫性疾病、感染、肿瘤、药物等引起，病因未明者称之为 IMN。IMN 是中老年人原发性肾病综合征(NS)的最常见疾病，国外报道占成人原发 NS 的 20%～40%，在我国 IMN 发病率稍低，占原发性肾小球疾病的 10%～15%，但是近年其发病率已显著增高。

IMN 多在 40 岁后发病，男性居多(男女比例约为 2∶1)，儿童少见。本病临床上起病缓慢，以蛋白尿为主要表现，60%～80%患者呈现 NS，少数患者(约占 40%)伴随镜下血尿，无并发症时不出现肉眼血尿。IMN 的自然病程差别较大，约 25%患者可自发缓解，也有 30%～40%的患者能在起病 5～10 年内进展至终末期肾病(ESRD)。

一、特发性膜性肾病的发病机制

目前认为，IMN 是一个器官特异性自身免疫性足细胞病。循环中的自身抗体与足突上的靶抗原结合形成免疫复合物沉积在上皮下，激活补体系统，诱发肾小球毛细血管壁损伤，出现蛋白尿。近 50 余年，随着研究深入，人们对 IMN 发病机制的认识已取得了很大进展。

(一)足细胞靶抗原成分

1956 年，Mellors 和 Ortega 首次报道：通过免疫荧光检查，在 MN 患者肾组织切片中，发现免疫复合物呈现在肾小球毛细血管壁。从此开启了对 MN 发病机制的探索历程。几十年来，人们对 MN 致病抗原认识过程大致经历了如下几个阶段：

1959 年 Heymann 等利用大鼠近端肾小管刷状缘的组织成分 Fx1A 免疫大鼠制作成功人类 IMN 模型，即 Heymann 模型，并在血液中找到含有 Fx1A 的免疫复合物，所以当时认为 IMN 是由循环中的 Fx1A 抗原与抗体形成免疫复合物沉积于肾小球致病。1978 年 Couser 等运用抗 Fx1A 的 IgG 抗体灌注分离的大鼠肾脏，重复出 Heymann 模型的病理表现，免疫荧光检查见 IgG 沿肾小球毛细血管壁呈细颗粒样沉积，电镜检查可见电子致密物广泛沉积于肾小球上皮细胞下及足突裂孔上，提示 Fx1A 在肾小球中形成的原位免疫复合物也能致病。

1983 年 kerjachki 等发现存在于大鼠足细胞表面及近端肾小管刷状缘上的致病抗原成分是糖蛋白 megalin(原称为 GP330)。megalin 为跨膜糖蛋白，由 4600 个氨基酸组成，其胞外区 N 端的小糖化片断可能是其抗原决定簇。1990 年又发现第二个抗原成分，即受体相关蛋白(RAP)，它能结合于 magalin 上。

试验显示当循环抗体与足细胞表面的 megalin 及 RAP 结合后，即能形成上皮下原位免疫复合物致病。但是遗憾的是 megalin 在人类足细胞上并不表达，甚至与 megalin 结构相似的抗原也未能发现。

对于人类 MN 致病抗原研究的重大进展起始于 2002 年 Debiec 等对同种免疫新生儿膜性肾病的研究，患此病的新生儿出生时即出现 NS，肾活检证实病理类型为 MN。Debiec 等在患儿足细胞的足突上发现了中性肽链内切酶(neutral endopeptidase，NEP)，并首次证实它是导致人类 MN 的一个自身抗原。研究发现，此类患儿的母亲均为先天性 NEP 缺乏者，而其父亲正常，故母亲在妊娠过程中即会产生抗 NEP 抗体，该抗体可以透过胎盘与胎儿肾小球足细胞上的 NEP 结合，形成原位免疫复合物，激活补体生成 C_{5b-9}，损伤足细胞，导致 MN 发生。但是此抗原是否也参与成人 IMN 的发病，并不清楚。

2009 年 Beck 等通过检测 IMN 患者的血清，发现 75%～80%的患者血清 M 型磷酸酯酶 A_2 受体(phospholipase A_2 receptor，PLA_2R)抗体阳性，而在继发性膜性肾病、其他肾小球疾病和正常人的血清中此抗体皆阴性。后来，又有学者从 IMN 患者肾小球沉积的免疫复合物中分离出了 PLA_2R 抗体，而Ⅴ型狼疮性肾炎和 IgA 肾病患者的肾组织却无此抗体。上述研究均表明抗 PLA_2R 抗体为 IMN 所特有。PLA_2R，这一人类肾小球足细胞上具有丰富表达的蛋白成分，目前已备受关注，已明确它是人类 MN 的另一个重要自身抗原。

新近有学者提出醛糖还原酶、超氧化物歧化酶-2 和 α-烯醇化酶，也可能是导致人类 IMN 的足细胞抗原成分，但它们在疾病发生与进展过程中的作用尚未明确。

(二)致病抗体分子

应用免疫荧光或免疫组化方法检查人 IMN 患者肾小球毛细血管壁上沉积的 IgG 亚类，发现主要是 IgG_4，但是常同时并存较弱的 IgG_1、IgG_2 或(和)IgG_3。已知 IgG_4 分子具有"半抗体交换"特性，交换后重组的 IgG_4 分子的两个 Fab 臂即可能结合不同的抗原，致使此 IgG_4 抗体-抗原复合物不能与补体结合，失去激活补体能力。那么，IMN 患者的补体系统是如何被激活的呢？一种解释是，抗 PLA_2R 抗体虽然主要由 IgG_4 构成，但是常伴随其他 IgG 亚型，补体系统即可能通过伴随的 IgG_1、IgG_2 或(和)IgG_3 激活。对同种免疫新生儿膜性肾病的研究显示，母亲血清只存在抗 NEP 的 IgG_4 抗体时，新生儿不发病，只有同时存在抗 NEP 的 IgG_1 和 IgG_4 抗体，新生儿才会出现蛋白尿，此观察似支持这一观点。另一种解释是，IgG_4 虽然不能从经典途径及旁路途径激活补体，但是近年发现它仍可能从甘露糖-凝集素途径激活补体系统，特别是其糖类侧链结构发生变化而导致其免疫活性改变时。

检测患者血清 PLA_2R 抗体，不但对 IMN 诊断及鉴别诊断有帮助，而且研究显示血清 PLA_2R 抗体滴度还与疾病活动性密切相关。IMN 发病时血清 PLA_2R 抗体滴度升高，病情缓解时 PLA_2R 抗体滴度下降直至转阴(有的患者在蛋白尿消失前数月血清抗 PLA_2R 抗体就已转阴)，复发时其滴度再次上升。所以，临床上可监测血清 PLA_2R 抗体滴度，来判断 IMN 的疾病活动性。尽管 PLA_2R 抗体滴度与疾病病情相关，但是有时仍能发现某些患者的血清抗体滴度与蛋白尿程度并不相关，血清抗 PLA_2R 抗体已转阴，但是蛋白尿仍持续在 2～3g/d 水平，对这种现象的解释是：尽管促使 IMN 发病的免疫反应已缓解，但是长时间病程导致的肾小球硬化(局灶节段性硬化及球性硬化)和肾小管间质纤维化致使蛋白尿不消失。

(三)补体系统激活

在肾小球上皮下的免疫复合物(循环免疫复合物沉积或原位免疫复合物形成)，要通过激活补体形成膜攻击复合体 C_{5b-9}，才能损伤足细胞致病。在被动 Heymann 肾炎大鼠模型中，予以抗 Fx1A 抗体后，再予眼镜蛇毒因子耗竭补体，可显著减少 C_{5b-9} 在肾脏的沉积，蛋白尿减轻；另外，给予具有固定补体作用的绵羊抗大鼠 Fx1A 抗体 γ_1 亚类，大鼠将发生蛋白尿；而给予无固定补体作用的抗 Fx1A 抗体 γ_2 亚类，即使在肾小球足细胞上沉积了大量免疫复合物，但是无 C_3 沉积，大鼠不出现蛋白尿，由此说明足细胞上沉积的免疫复合物必须通过激活补体才能致病。

补体有 3 条激活途径，包括经典途径、旁路途径及甘露糖-凝集素途径。由于肾小球毛细血管壁上很少有补体 C_{1q}沉积，故目前认为 IMN 主要是从旁路途径而非经典途径激活补体，其具体机制为：一方面抗 Fx1A 抗体可增强 C_{3b}在肾小球足细胞下沉积，促进 C_3 转化酶(C_{3b}BbP)形成；另一方面，抗 Fx1A 抗体还可拮抗补体调节蛋白如H因子的调节作用，延长C_3转化酶($C_{3b}BbP$)半衰期，维持旁路途径活化。但是，正如前述，少数IMN患者的补体系统是否是由甘露糖-凝集素途径激活？很值得研究。

补体激活形成的终末产物即膜攻击复合体C_{5b-9}可在细胞膜上形成非选择性亲水跨膜通道，或在其周围形成“膜漏网”，即在细胞膜上“打孔”。溶解量的C_{5b-9}可使细胞穿孔坏死，而亚溶解量的C_{5b-9}则可作为人肾小球足细胞的一种刺激剂，插入细胞膜活化细胞，产生多种活性介质，损伤足细胞，产生蛋白尿。

(四)足细胞损伤

足细胞处于肾小球滤过膜最外层，它不仅参与构成滤过膜的机械屏障和电荷屏障，而且在维持肾小球毛细血管襻的正常开放、调节静水压、合成GBM基质及维持其代谢平衡上起着重要作用。其结构与功能的完整性对于维护滤过膜的正常功能具有重要意义。足细胞在GBM上稳定附着和发挥正常功能需要一组足细胞相关蛋白来维系。根据蛋白的分布部位将其分为：裂孔隔膜蛋白、顶膜蛋白、骨架蛋白和基底膜蛋白。IMN发病时无论是原位免疫复合物形成及循环免疫复合物沉积，或是补体膜攻击复合体C_{5b-9}产生，都与足细胞有着密切联系，而其也是最终的受损靶细胞。

目前研究认为，膜攻击复合体C_{5b-9}插入足细胞膜后，破坏了裂孔隔膜蛋白nephrin与足细胞膜的锚定结构，使裂孔隔膜蛋白复合体结构解离，同时还导致骨架蛋白结构松散，顶膜蛋白丢失，负电荷屏障受损，这些足细胞相关蛋白的异常均加速了足细胞结构与功能的损伤。还有研究指出，C_{5b-9}可通过转换生长因子-β(TGF-β)/Smad7通路及活性氧产生导致足细胞损伤，促使足细胞凋亡与脱落。脱落的足细胞产生的蛋白酶能够进一步加重肾小球滤过膜损伤。裸露的GBM能与肾小囊壁黏连，启动肾小球硬化机制。还有研究发现C_{5b-9}还参与了足细胞细胞周期的调节，上调了细胞周期抑制蛋白p21及p27，阻止了足细胞增殖，同时C_{5b-9}通过损伤DNA加速了足细胞死亡。

综上所述，目前对于人IMN的研究已经取得了重要进展。肾小球上皮下的免疫复合物沉积或原位形成，及由此引起的补体系统活化、膜攻击复合体C_{5b-9}产生，最终造成足细胞损伤，这是IMN的重要发病机制。但是对IMN发病机制的认识仍存在不少未明之处，需要更进一步深入研究澄清。

二、特发性膜性肾病的病理、临床表现与诊断

本病诊断有赖于肾脏病理检查，而且需要排除继发性膜性肾病后，IMN诊断才能成立。

(一)肾脏病理表现

1.光镜检查

早期光镜下仅能见肾小球上皮下嗜复红蛋白沉积，而后GBM弥漫增厚，“钉突”形成，甚至呈“链环状”改变。晚期系膜基质增多，毛细血管襻受压闭塞，肾小球硬化。通常肾小球无细胞增殖及浸润，系膜区和内皮下也无嗜复红蛋白沉积。如果出现明显的系膜细胞增殖，炎细胞浸润和坏死性病变，则需考虑继发性膜性肾病可能。另外，在一些大量蛋白尿持续存在、肾功能异常的IMN患者中，发现伴发局灶节段性肾小球硬化病变，此类患者往往对免疫抑制治疗反应差，预后不良。近年来，一些伴发新月体肾炎的病例也屡见报道，其中部分患者的血清可检出抗GBM抗体或抗中性粒细胞胞浆抗体(ANCA)，但其发病机制欠清。

肾小管间质病理改变主要包括肾小管上皮细胞颗粒及空泡变性，肾小管灶状萎缩，肾间质灶状炎性细胞浸润及肾间质纤维化。肾小管间质的病变程度往往与蛋白尿的严重程度和持续时间相关。

2.免疫荧光检查

免疫球蛋白IgG呈弥漫性细颗粒状沉积于肾小球毛细血管壁，是IMN特征性的免疫病理表现，在个别早期病例或免疫复合物已进入消散期的患者，IgG可呈节段性分布。大部分患者伴有C_3沉积。此免疫荧光检查十分敏感，有助于疾病的早期诊断。IMN一般无多种免疫球蛋白及补体C_{1q}沉积，而且也不沉积于肾小球毛细血管壁以外区域，若有则需排除继发性膜性肾病可能。

3.电镜检查

可于GBM外侧(即上皮细胞下)见到排列有序的电子致密物，GBM增厚，并常能在电子沉积物间见

到“钉突”。此外，足细胞足突常弥漫融合。

4.疾病分期

目前公认的Ehrenreich-Churg分期法，是以电镜表现为主，光镜表现为辅的IMN分期，共分为如下4期：

Ⅰ期：GBM无明显增厚，GBM外侧上皮细胞下有少数电子致密物。

Ⅱ期：GBM弥漫增厚，上皮细胞下有许多排列有序的电子致密物，它们之间可见“钉突”。

Ⅲ期：电子致密物被增多的GBM包绕，部分电子致密物被吸收，而呈现出大小不等、形状不一的透亮区。

Ⅳ期：GBM明显增厚，较多的电子致密物被吸收，使GBM呈虫蚀状。系膜基质逐渐增多，直至肾小球硬化。

另外，还有Gartner的五期分法，除上述4期外，将IMN自发缓解、肾小球病变已恢复近正常（可能遗留部分肾小球硬化）的阶段称为Ⅴ期。

起初大多学者认为IMN患者随着发病时间的延长，肾脏病变分期会升高。但是近年的大量研究并未发现分期与病程间存在明确的对应关系，因此，上述病理分期对临床病程、治疗疗效及疾病预后的评估到底具有多大意义？仍待今后进一步研究去澄清。

（二）临床表现与并发症

IMN大多隐匿起病，以水肿为首发症状，病程进展缓慢。多数患者（约80%）有大量蛋白尿（>3.5g/d），呈现NS；少数患者（约20%）为无症状的非肾病范畴蛋白尿（<3.5g/d）。尿蛋白量可随每日蛋白质摄入量及活动量而波动。20%～55%的患者存在轻度镜下血尿，不出现肉眼血尿，当患者存在显著的镜下血尿或肉眼血尿时，临床上要注意继发性膜性肾病或IMN出现并发症的可能。17%～50%成年患者起病时伴随高血压。早期肾功能多正常，4%～8%的患者在起病时即存在肾功能不全，预后常较差。

IMN的自然病程差距较大，约20%的患者可自发完全缓解，也有30%～40%的患者起病5～10年后进展至ESRD。有研究发现，蛋白尿的程度和持续时间与患者预后密切相关。此外，男性、高龄患者、伴随高血压或（和）肾功能不全、肾脏病理检查可见较多硬化肾小球和较重肾小管间质病变者预后较差。

NS的各种并发症均可在本病中见到，但血栓和栓塞并发症发生率明显高于其他病理类型的肾小球疾病，其中肾静脉血栓、下肢静脉血栓、肺栓塞最为常见。有报道在NS持续存在的IMN患者肾静脉血栓的发生率可高达50%。当患者存在大量蛋白尿、严重低清蛋白血症（<20～25g/L）、过度利尿、长期卧床等诱因时，患者突然出现腰痛、肉眼血尿、急性肾损害（肾静脉主干血栓），双下肢不对称性水肿（下肢静脉血栓），胸闷、气促、咯血（肺栓塞）等症状，均应考虑到血栓及栓塞性并发症可能，并给予及时检查及治疗。

如下情况还能导致IMN患者出现急性肾损害：肾前性氮质血症（严重低清蛋白血症致血浆胶体渗透压降低，水分外渗，肾脏有效血容量减少而诱发），并发急性肾静脉主干（双侧或右侧）大血栓，出现抗GBM抗体或ANCA小血管炎性新月体肾炎，以及药物肾损害（包括肾小管坏死及急性过敏性间质性肾炎）。

（三）诊断与鉴别诊断

依据患者典型的临床实验室表现及肾活检病理改变，诊断MN并不困难，但需除外继发性膜性肾病才能确诊IMN。

继发性膜性肾病有时呈现“非典型膜性肾病”病理改变，免疫荧光检查常见IgG伴其他免疫球蛋白、补体C_3及C_{1q}沉积，沉积于肾小球毛细血管壁及系膜区；光镜检查毛细血管壁增厚，有或无“钉突”形成，常出现“假双轨征”，并伴系膜细胞增生和基质增多；电镜检查于上皮下、基底膜内、内皮下及系膜区多部位见到电子致密物。

另外，近年开展的血清PLA_2R抗体检测，及肾切片上IgG亚型及PLA_2R的免疫荧光或免疫组化检查，对鉴别继、原发性膜性肾病极有意义。IgG亚型的免疫荧光或免疫组化检查显示，IMN患者肾小球毛细血管壁上沉积的IgG以IgG_4亚型为主，伴或不伴较弱的其他IgG亚型，而继发性膜性肾病常以其他亚型为主。另外，PLA_2R的免疫荧光或免疫组化检查显示，IMN患者肾小球PLA_2R染色阳性，细颗粒状高表达于肾小球毛细血管壁，而已检测的一些继发性膜性肾病（如狼疮性肾炎及乙肝病毒相关性肾炎等）阴性。血清 PLA_2R 抗体的检测结果也与此相同。

常见的继发性膜性肾病有如下 4 类。①自身免疫性疾病。常见于狼疮性肾炎，并可见于类风湿关节炎、慢性淋巴细胞性甲状腺炎、干燥综合征等。②感染。常见于乙型肝炎病毒感染，其次为丙型肝炎病毒感染及梅毒等。③肿瘤。包括实体肿瘤及淋巴瘤等。④药物及重金属。常见汞、金制剂、D-青霉胺等。现简述于下：

1.膜型狼疮性肾炎

常见于青中年女性，常有系统性红斑狼疮的多器官受累表现，肾病常表现为大量蛋白尿及 NS，伴或不伴镜下血尿。肾组织免疫荧光检查常呈“满堂亮”现象（各种免疫球蛋白和补体 C_3 及 C_{1q} 均阳性），光镜检查常为“非典型膜性肾病”，电镜检查于上皮下、基底膜内、系膜区及内皮下均可见电子致密物。需要注意的是，有少数膜型狼疮性肾炎患者起病时仅肾脏受累，无其他系统表现，还不能完全达到系统性红斑狼疮诊断标准。对这类患者应严密追踪观察，其中一些患者随后能表现出典型的系统性红斑狼疮。

2.乙型肝炎病毒相关性膜性肾病

多见于青中年，有乙型肝炎病毒感染的临床表现及血清标志物（抗原、抗体）。肾组织光镜检查可呈 IMN 或非典型膜性肾病改变，免疫荧光多呈“满堂亮”，诊断的关键是能在患者肾小球中检测到乙肝病毒抗原（如 HBcAg、HBsAg）存在。

3.肿瘤相关性膜性肾病

见于各种恶性实体瘤（常见于肺癌、乳腺癌、消化道恶性肿瘤及前列腺癌）及淋巴瘤，其病理表现常与 IMN 无明显区别。此病好发于老年人，有统计表明，60 岁以上 MN 患者中恶性肿瘤相关性肾病可达 20%。因此，对于老年患者，尤其肾小球中 IgG 沉积物并非以 IgG_4 为主且 PLA_2R 染色阴性的患者，一定要严密随访，观察病程中发现肿瘤的可能。

肿瘤相关性膜性肾病目前尚无公认的诊断标准，有学者认为在诊断 MN 前后 1 年内发现肿瘤，患者蛋白尿的缓解及复发与恶性肿瘤的治疗缓解及复发密切相关，并能除外其他肾脏病即能诊断。有的诊断标准更严格，需在肾小球的上皮下沉积物中发现肿瘤相关抗原或抗体，这一严格标准较难普及。

4.药物及重金属所致膜性肾病

金制剂、D-青霉胺等药物可以引起 MN，但是近代这些药物已经少用。而由含汞增白化妆品引起的 MN 国内近年却屡有报道，2012 年国内民间环保组织抽查实体店及网店出售的美白、祛斑化妆品，发现 23%的产品汞含量超标，最高者达到国家规定标准的 44 000 倍，很值得重视。汞所致 MN 的病理改变与 IMN 无法区分，可是肾小球内沉积的 IgG 亚类并非 IgG_4 为主，可助鉴别。至于这些药物及重金属所致继发性膜性肾病的 PLA_2R 检测结果目前尚无报道。

三、特发性膜性肾病的治疗

IMN 的自然病程差距较大，存在自发缓解和肾功能逐渐恶化两种结局，且药物治疗时间长、疗效不一、不良反应多，因此在过去的几十年中对于临床治疗方案存在较大争议，人们对其研究的探索也从未停止。2012 年改善全球肾脏病预后组织（Kidney Disease：Improving Global Outcomes，KDIGO）发表了《肾小球肾炎临床实践指南》（下文简称为 KDIGO 指南），其中相关章节讲述了 IMN 的治疗，包括初治和复发后治疗，提出了一些重要推荐及建议，可供我们治疗 IMN 时参考。但由于循证证据的有限性，仍有许多实际应用问题亟待解决，这也是今后研究的方向。

（一）病情进展评估与风险分层

正如前述，IMN 的自然进程存在较大差异，那么哪些患者可能是进展至 ESRD 的高危人群？哪些指标能帮助医师对患者病情进展进行评估？对症治疗与免疫抑制治疗的时机该如何选择？这些都是我们在确定初始治疗方案前需要明确的问题。

1992 年，Pei 及 Cattran 等创建了一种根据尿蛋白排泄量及持续时间，以及肌酐清除率（CCr）起始水平和变化率来评估 IMN 疾病进展风险的模型，其阳性预测值及敏感性为 66%。其后，Cattran 利用此模型将 IMN 疾病进展风险分成了如下 3 级。①低风险。患者在 6 个月的观察期内，尿蛋白量持续低于4g/d 且 CCr 正常。②中等风险。患者在 6 个月的观察期内，CCr 正常无变化，但尿蛋白含量处于 4～8g/d。③高风险。患者的尿蛋白持续大于 8g/d，伴或不伴有 CCr 下降。

2005 年 Cattran 及 2007 年 Lai 相继分别在美国肾脏病学会会刊和国际肾脏病学会会刊上发表文章，建议根据上述低中高风险分级来分层地制定治疗方案：对于低风险患者推荐应用血管紧张素转化酶抑制剂（ACEI）或血管紧张素 AT_1 受体阻滞剂（ARB）治疗，并限制蛋白质入量；对中、高风险患者应结合患者具体情况采取免疫抑制剂治疗（详见下述）。这一风险评估在很大程度上避免了有可能自发恢复或（和）稳定低水平蛋白尿的病人被过度治疗，乃至出现严重治疗不良反应。

2012 年的 KDIGO 指南对 IMN 患者进行免疫抑制治疗的适应证及禁忌证作了明确阐述。指南推荐只有表现为 NS 且具备如下之一条件者，才用免疫抑制剂作初始治疗。①经过至少 6 个月的降血压和降蛋白治疗，尿蛋白仍然持续大于 4g/d 和超过基线水平 50%以上，并无下降（证据强度 1B）。②出现 NS 引起的严重的、致残或威胁生命的临床症状（证据强度 1C）。③明确诊断后 6～12 个月内血清肌酐（SCr）升高≥30%，但肾小球滤过率（eGFR）不低于25～30mL/（min・1.73m^2），且上述改变并非由 NS 并发症所致（证据强度 2C）。而对于 SCr 持续＞309μmol/L（3.5mg/dL）或 eGFR ＜30mL/（min・1.73m^2），及超声显示肾脏体积明显缩小者（例如长度小于 8cm），或并发严重的或潜在危及生命的感染，建议避免使用免疫抑制治疗（无证据强度分级）。

（二）免疫抑制药物的选择与证据

1.糖皮质激素

半个多世纪以来，已有极多的用糖皮质激素治疗 IMN 的报道，结果十分不同。1979 年一个多中心对照研究显示，给予泼尼松治疗（125mg 隔日口服，共 8 周）能显著降低肾功能恶化的发生率。1981 年美国的一个协作研究组用泼尼松 100～150mg 隔日口服 8 周治疗 IMN，得到了相似结果，能降低患者蛋白尿至 2g/d 以下，并降低 SCr 倍增风险。这些研究结果曾鼓励临床医师用糖皮质激素治疗 IMN。

但是，1989 年加拿大学者 Cattran 等的一项前瞻性研究按泼尼松 45mg/m^2 体表面积隔日给药治疗 IMN（包括尿蛋白≤0.3g/d 的患者），结果显示泼尼松对降低蛋白尿和改善肾功能均无效。1990 年英国学者 Cameron 等也用类似方案治疗 IMN，观察 3～9 个月，结果也未发现治疗能改善肾功能，而尿蛋白和血浆清蛋白的改善也只是暂时的。

2004 年 Schieppati 等对免疫抑制剂治疗成人 IMN 疗效进行了系统评价，纳入了 18 个随机对照研究，包含 1025 例患者，结果显示，与安慰剂对照组比较，单用糖皮质激素并不能提高蛋白尿缓解率，也不能提高患者肾脏长期存活率。

所以近代研究结果多不支持单独应用糖皮质激素治疗 IMN。为此，2012 年的 KDIGO 指南已明确指出，不推荐糖皮质激素单一疗法用于 IMN 的初始治疗（证据强度 1B）。

2.细胞毒药物

（1）苯丁酸氮芥：在 20 世纪 80 年代意大利学者 Ponticelli 进行了一项设计严谨的前瞻随机对照试验治疗 IMN，后被称为“意大利方案”。试验共入选了 81 例表现为 NS 而肾功能正常的 IMN 患者，被随机分为免疫抑制治疗组[42 例，第 1、3、5 个月用甲泼尼龙 1g 静脉输注连续3 天，余 27 天每日顿服甲泼尼龙 0.4mg/（kg・d）；第 2、4、6 个月仅口服苯丁酸氮芥 0.2mg/（kg・d），交替使用，总疗程 6 个月]和对症治疗组（39 例），进行了为期 10 年的随访观察，结果显示：存活且未发生 ESRD 的患者试验组占 92%，对照组仅 60%（P＝0.0038）；疾病缓解率试验组为 61%（40%完全缓解），对照组为 33%（5%完全缓解）（P＝0.0001）。随后，Ponticelli 等在另一项随机对照试验中，又将这一方案与单独口服泼尼松龙 0.5mg/（kg・d）进行对比，为期 6 个月。结果显示，与单用泼尼松龙组比较，联合苯丁酸氮芥治疗组的疾病缓解率高及持续缓解时间长。

2002 年西班牙学者 Torres 等发表了他们的回顾性研究结果。他们将 1975 年至 2000 年已出现肾功能不全的39例IMN患者，分成免疫抑制治疗组[19例，口服泼尼松6个月，并在治疗初14周里联合口服苯丁酸氮芥0.15mg/(kg·d)]和保守治疗组(20例)，进行比较分析。治疗前两组患者的肾功能和肾脏病理改变并无差异，但是其后保守治疗组肾功能逐渐恶化，而大部分免疫抑制治疗组患者尿蛋白下降，肾功能改善或稳定。因此有学者认为，对早期肾功能损害的IMN患者仍应给予糖皮质激素联合苯丁酸氮芥进行免疫抑制治疗。

由此可见，用糖皮质激素配合苯丁酸氮芥治疗IMN出现NS肾功能正常的患者，乃至轻度肾功能不全的患者，均有疗效。

(2)环磷酰胺：1998年Ponticelli等对肾功能正常的IMN患者，进行了甲泼尼龙联合苯丁酸氮芥0.2mg/(kg·d)口服(50例)，或甲泼尼龙联合环磷酰胺2.5mg/(kg·d)口服(45例)的对比治疗观察。治疗6个月，结果显示两者都能有效缓解蛋白尿，延缓肾功能损害进展，但是苯丁酸氮芥不良反应较大，由于不良反应停药的患者占12%，而环磷酰胺治疗组仅占4%。

1998年Branten等对伴有肾功能不全的IMN患者给予泼尼松联合环磷酰胺1.5～2.0mg/(kg·d)口服治疗(17例)，或甲泼尼龙联合苯丁酸氮芥0.15mg/(kg·d)(15例)口服治疗，疗程6个月，结果显示苯丁酸氮芥治疗组疗效较环磷酰胺组差，且不良反应大。

2004年du Buf-Vereijken等给65例肾功能不全(SCr＞135μmol/L)的IMN患者，予糖皮质激素(泼尼松0.5mg/kg，隔日口服，共6个月，并于第1、3、5个月静脉滴注甲泼尼龙1g/d，连续3天)及环磷酰胺[1.5～2.0mg/(kg·d)口服，共12个月]治疗，随访51个月(5～132个月)，发现糖皮质激素联合环磷酰胺治疗能有效延缓肾损害进展。随访结束时，16例(24.6%)完全缓解，31例(47.7%)部分缓解；患者5年肾脏存活率是86%，显著高于历史对照32%。但是仍有28%的患者5年内疾病复发，而且如此长期地服用环磷酰胺不良反应大，约2/3患者出现了治疗相关性并发症，主要为骨髓抑制及感染，2例出现了癌症。

由此看来，环磷酰胺与苯丁酸氮芥相似，与糖皮质激素联合治疗时，对IMN呈NS的肾功能正常患者，乃至轻度肾功能不全患者均有效。而且与苯丁酸氮芥比较，环磷酰胺的不良反应较轻。不过长期服用时仍能出现骨髓抑制、感染及癌症等不良反应。

(3)硫唑嘌呤：1976年加拿大西部肾小球疾病研究组报道，表现为NS的IMN病患者应用硫唑嘌呤治疗无效。Ahuja等用泼尼松联合硫唑嘌呤治疗IMN患者，也得到同样结论。2006年Goumenos等发表了一项10年随访观察资料，33例患者接受泼尼松龙(初始量60mg/d)及硫唑嘌呤[初始量2mg/(kg·d)]治疗，治疗26±9个月，17例患者不接受任何免疫抑制剂治疗。随访结束时，治疗组14例(42%)、对照组6例(35%)出现SCr翻倍(P＞0.05)；治疗组7例(21%)、对照组3例(18%)进展至ESRD(P＞0.05)；二组NS的缓解率分别为51%及58%(P＞0.05)。所以认为对于呈现NS的IMN患者用泼尼松龙联合硫唑嘌呤治疗无益。

2012年KDIGO指南关于细胞毒药物的应用作了如下推荐及建议：推荐在开始治疗时，应用口服或静脉糖皮质激素与口服烷化剂每月交替治疗，共治疗6个月(证据强度1B)；初始治疗建议应用环磷酰胺而非苯丁酸氮芥(证据强度2B)。指南并未推荐或建议使用非烷化剂的细胞毒药物硫唑嘌呤治疗IMN。

3.钙调神经磷酸酶抑制剂

(1)环孢素A：2001年Cattran等报道了北美11个中心完成的前瞻单盲随机对照研究结果，将51例伴有NS范畴蛋白尿泼尼松治疗失败的IMN患者分为如下两组：治疗组用环孢素A[起始量3.5mg/(kg·d)]联合低剂量泼尼松[剂量0.15mg/(kg·d)，最大剂量为15mg]治疗；对照组用安慰剂联合低剂量泼尼松治疗。26周治疗结束时，治疗组的完全及部分缓解率为75%，而对照组为22%(P＜0.001)；随访78周结束时，两组缓解率分别为39%和13%(P＝0.007)。在52周时治疗组中9例患者(43%)及对照组中2例患者(40%)病情复发。因此认为对糖皮质激素抵抗的IMN患者仍可考虑给予环孢素A治疗，尽管有一定复发率，但仍能提高疾病总疗效。

2006年希腊学者Alexopoulos等将表现为NS的IMN患者分为两组，其中31例给予泼尼松龙联合环孢素A，20例单独应用环孢素A，环孢素A的起始量均为2～3mg/(kg·d)，治疗时间为12个月。结果显示，联合用药组的 26 例(83.9%)患者、单一用药组的17 例(85.0%)患者尿蛋白都均获得了完全或部分缓解，两组患者肾功能无明显变化，单一用药组患者的复发率为 47%，联合用药组为 15%。因此认为对表现为 NS 的 IMN 患者单用环孢素 A 或联合糖皮质激素治疗均有效，但联合用药组可减少复发率。另外，还给治疗 12 个月时达到完全或部分缓解的患者，继续用低剂量环孢素 A 维持治疗，联合用药组服环孢素 A 1.3±0.4mg/(kg・d)共 26±16 个月，单一用药组服用环孢素 A 1.4±0.5mg/(kg・d)共 18±7 个月，结果显示两组在维持缓解上均获得了良好疗效。

2010 年 Kosmadakis 等对比研究了甲泼尼龙(12.5mg/d 口服)联合环孢素 A[3.0～3.5mg/(kg・d)]及甲泼尼龙[0.75mg/(kg・d)]联合环磷酰胺[2mg/(kg・d)]治疗 IMN 呈现 NS 患者的疗效。治疗9 个月，两组尿蛋白均减少，血清清蛋白均增高，但是环磷酰胺组肾功能显著改善，而环孢素 A 组肾功能却显著减退。治疗结束时，环磷酰胺组 4/8 例完全缓解，4/8 例部分缓解，而环孢素 A 组 1/10 例完全缓解，5/10例部分缓解。因此认为环孢素 A 为基础的治疗疗效不如环磷酰胺为基础的治疗。

(2)他克莫司：此药与环孢素 A 同属钙调神经磷酸酶抑制剂(CNI)，其免疫抑制作用是环孢素 A 的 10～100 倍。作为一种新型免疫抑制剂，其相关研究数据相对较少。2007 年 Praga 等完成了一项治疗 IMN 的随机对照试验，患者均呈现 NS 而肾功能正常，治疗组(n＝25)使用他克莫司单药治疗[0.05mg/(kg・d)，治疗 12 个月，6 个月后逐渐减小剂量]，对照组(n＝23)采用保守疗法。18 个月后，他克莫司组患者疾病缓解率为 94%，对照组仅为 35%；他克莫司组有 1 例(4%)而对照组有 6 例(26.1%)患者 SCr 升高 50%。不过，治疗组在停用他克莫司后有一半以上患者疾病复发。因此，他克莫司是否也能像环孢素一样用低剂量长期服用来维持缓解呢？目前尚无报道。

2010 年国内一项多中心随机对照试验对 IMN 呈现 NS 的患者用糖皮质激素联合他克莫司或环磷酰胺治疗进行对比观察。他克莫司治疗组(n＝39)用 0.05mg/(kg・d)剂量口服 6 个月，再 3 个月逐渐减量至停；环磷酰胺组(n＝34)以 100mg/d 剂量口服 4 个月，累积量达 12g 停药。治疗 6 个月时，他克莫司组在疾病缓解率及尿蛋白减少上均优于环磷酰胺组($P<0.05$)；而随访至 12 个月时两组患者的疗效基本相当，但是他克莫司组不良反应较多如糖代谢异常、感染及高血压。两组都有约 15%患者复发。此试验结果提示糖皮质激素联合他克莫司可以作为治疗 IMN 患者的一个替代方案，但是需要注意药物不良反应。长期应用他克莫司治疗 IMN 的疗效和不良反应如何？目前尚缺经验。

2012 年 KDIGO 指南关于 CNI 治疗 IMN 作了如下推荐及建议：推荐用环孢素 A 或他克莫司作为 IMN 初始治疗的替代治疗方案，用于不愿接受烷化剂或应用烷化剂有禁忌证的患者，至少治疗6 个月(证据强度 1C)。尽管目前他克莫司治疗 IMN 的临床研究证据远不如环孢素 A 多，但是 2012 年的 KDIGO 指南仍将他克莫司提到了与环孢素 A 并列的重要地位。

4.吗替麦考酚酯

2007 年 Branten 等的一项研究入选了 64 例肾功能不全的 IMN 患者，一组(n＝32)口服吗替麦考酚酯 2g/d 及糖皮质激素；另一组(n＝32)口服环磷酰胺 1.5mg/(kg・d)及糖皮质激素。两组均治疗 12 个月，结果显示两组 SCr、尿蛋白排泄量及尿蛋白缓解率均无统计学差异，两组患者不良反应发生率相似，但吗替麦考酚酯组复发率较高。

2008 年 Dussol 等发表了一个治疗 IMN 呈 NS 患者的前瞻随机对照试验结果，治疗组(n＝19)每日口服 2g 吗替麦考酚酯，不并用糖皮质激素；对照组(n＝19)仅用保守治疗。治疗 12 个月后，结果显示两组的疾病完全及部分缓解率相似，提示单用吗替麦考酚酯治疗 IMN 疗效不佳。

2012 年 KDIGO 指南建议不单用吗替麦考酚酯作为 IMN 的初始治疗(证据强度 2C)。其联合激素治疗是否确能取得较好疗效，还需要更多的随机对照研究去评估。

5.利妥昔单抗

目前有关利妥昔单抗(抗 B 细胞抗原 CD20 的单克隆抗体)用于 IMN 患者的治疗尚无随机对照研究证据，仅有一些规模较小的研究提供了一些鼓舞人心的结果。2003 年 Ruggenenti 等用利妥昔单抗(375mg/m^2，每周静脉输注 1 次，共 4 次)治疗了 8 例呈大量蛋白尿的 IMN 患者，并进行了为期 1 年的随访。随访结束时所有患者的尿蛋白均显著减少，血清清蛋白显著上升，肾功能稳定，而且并无明显不良反应发生。此后又有几篇小样本的治疗观察报道，显示部分 IMN 患者经利妥昔单抗治疗后病情确能获得完全或部分缓解。

2012 年 KDIGO 指南认为，尽管上述初步结果令人鼓舞，但是利妥昔单抗的确切疗效（包括长期复发情况）尚需随机对照试验来肯定。基于此，KDIGO 指南尚不能对其治疗 IMN 作出推荐。

（三）免疫抑制治疗方案与思考

1.初始治疗方案

2012 年 KDIGO 指南关于 IMN 初始治疗方案作了如下推荐或建议。①推荐口服和静脉糖皮质激素与口服烷化剂每月 1 次交替治疗，疗程 6 个月（证据强度 1B）。②建议首先选用环磷酰胺而非苯丁酸氮芥（证据强度 2B）。③根据病人的年龄和 eGFR 水平调整环磷酰胺及苯丁酸氮芥的剂量（证据强度未分级）。④可以每日连续（并非周期性）服用烷化剂治疗，此治疗也有效，但有增加药物毒性作用风险，尤其是使用药物＞6 个月时（证据强度 2C）。⑤不推荐单独应用糖皮质激素（证据强度 1B）或吗替麦考酚酯（证据强度 2C）做初始治疗。

由于目前对于肾功能不全的 IMN 患者用免疫抑制剂治疗的前瞻对照研究较少，因此该指南未对这类患者的治疗提出推荐意见或建议，今后需要进行更多高质量的随机对照临床研究来提供循证证据。而且，目前对预测 IMN 治疗疗效及疾病结局的有价值的指标（包括临床病理表现、血和尿生物学标志物如 PLA_2R 抗体等）的研究还很不够，今后也需加强，若能更准确地判断哪些患者能从治疗中获益，哪些难以获益，这对避免过度治疗及减少药物不良反应均具有重要意义。这些都应该是未来的研究内容。

2.初始治疗的替代治疗方案

2012 年 KDIGO 指南对 IMN 初始治疗的替代治疗方案作了如下推荐及建议。①对于符合初始治疗标准但不愿接受激素及烷化剂治疗或存在禁忌证的患者，推荐应用环孢素 A 或他克莫司，至少治疗 6 个月（证据强度 1C）。②用 CNI 治疗 6 个月而未获得完全或部分缓解时，建议停用 CNI（证据强度 2C）。③若达到持续缓解且无 CNI 治疗相关肾毒性出现时，建议 CNI 在 4～8 周内逐渐减量至起始剂量的 50%，并至少维持 12 个月（证据强度 2C）。④建议在开始治疗期间及 SCr 异常增高（大于基线值 20%）时要规律地检测药物血浓度（无证据强度分级）。

指南也给出了 CNI 为基础的治疗方案中药物的参考剂量，环孢素 A 3.5～5.0mg/(kg・d)，每 12 小时口服 1 次，同时给予泼尼松 0.15mg/(kg・d)，共治疗 6 个月；他克莫司 0.05～0.075mg/(kg・d)，每 12 小时口服 1 次，不并用泼尼松，共治疗 6～12 个月。为避免急性肾毒性发生，建议两药均从低剂量开始应用，然后逐渐加量。

治疗期间应定期检测 CNI 的血药浓度及肾功能，宜将患者环孢霉素 A 的血药谷浓度维持于 125～175ng/mL或峰浓度维持于400～600ng/mL水平；将他克莫司的血药谷值浓度维持于5～10ng/mL水平。

CNI 在 IMN 治疗中最突出的问题是停药后疾病的高复发率，由于尚缺高水平证据，因此 KDIGO 指南并未对此复发问题提出具体推荐意见和建议，已有学者应用低剂量环孢素 A 进行较长期维持治疗来减少复发，但目前尚缺乏高水平的随机对照试验来评价长期应用 CNI（尤其是他克莫司）对减少复发的确切效果及安全性。另外，对于 IMN 肾功能不全患者是否还能用 CNI？目前也缺乏足够证据来做肯定回答。这些也应是我们今后研究的方向。

3.对初始治疗抵抗病例的治疗方案

2012 年 KDIGO 指南建议如下：对烷化剂及激素为基础的初始治疗抵抗者，建议使用 CNI 治疗（证据强度 2C）；对 CNI 为基础的初始治疗抵抗者，建议应用烷化剂及激素治疗（证据强度 2C）。

4.NS 复发的治疗方案

2012 年 KDIGO 指南建议如下：NS 复发的 IMN 患者，建议使用与初始诱导缓解相同的治疗方案（证据强度 2D）；对于初始治疗应用糖皮质激素与烷化剂交替治疗 6 个月的患者，疾病复发时建议此方案仅能重复使用 1 次(证据强度 2B)。

应用烷化剂治疗的 IMN 患者,治疗后 5 年内的疾病复发率为 25%～30%;应用 CNI 治疗者,治疗后 1 年内疾病复发率为40%～50%。一些低级别证据提示,再次使用与初始诱导缓解相同的治疗方案仍然有效,但是较长期地使用烷化剂有增加肿瘤、机会性感染和性腺损害的风险。文献报道,环磷酰胺累积量超过 36g(相当于 100mg/d,持续 1 年)时,可使韦格纳肉芽肿患者膀胱癌风险增加 9.5 倍,烷化剂疗程的延长同样也增加了淋巴组织增生病和白血病的风险。因此指南强调初始治疗用糖皮质激素与烷化剂交替方案治疗 6 个月的患者,疾病复发时最多再使用此方案 1 次。也有报道利妥昔单抗对一些 CNI 依赖的复发患者有较好疗效,但是证据尚欠充分,指南还未做推荐。

关于重复使用免疫抑制治疗的大多数资料,均来自于肾功能正常的复发患者,几乎没有资料指导如何治疗肾功能不全的复发患者。另外,今后还应进行随机对照试验来评估其他药物如吗替麦考酚酯及利妥昔单抗对治疗 IMN 复发患者的疗效。

综上所述,基于循证医学证据而制定的 2012 年 KDIGO 指南为临床合理治疗 IMN 提供了指导性意见,但是目前绝大部分循证医学证据都来自国外;高质量的前瞻性、大样本随机对照研究尚缺乏;研究随访期限普遍偏短,对于治疗的远期预后评估不足;不同免疫抑制剂方案之间尚缺乏大样本的对比性研究。这些问题依然存在,因此尚需继续努力来解决。另外,在临床实际应用指南内容时,切忌盲目教条地照搬,要根据患者的具体情况具体分析进行个体化治疗。

最后还要指出,在实施免疫抑制治疗同时,还应配合进行对症治疗(如利尿消肿,纠正脂代谢紊乱、服用 ACEI 或 ARB 减少尿蛋白排泄等)及防治并发症治疗,其中尤其重要的是预防血栓栓塞并发症。2012 年KDIGO 指南建议,对伴有肾病综合征且血清蛋白<25g/L的 IMN 患者,应预防性的应用抗凝药物,予口服华法林治疗。

(张　静)

第十二章

高血压肾病

第一节　肾实质性高血压

肾实质性高血压是由各种肾实质疾病引起的高血压，占全部高血压的2.5%～5.0%，其发病率仅次于原发性高血压，在继发性高血压中居首位。2007年欧洲高血压学会的数据显示50%～70%的慢性肾脏病(CKD)患者合并高血压；2012年我国CKD流行病学调查资料显示，60.5%肾小球滤过率(GFR)<60mL/(min·1.73m^2)的患者具有高血压，61.2%呈现清蛋白尿的患者具有高血压。

肾实质性高血压易引起心、脑血管并发症。文献报道，CKD合并高血压患者的心血管不良事件发生率为40.6%，而正常血压的CKD患者心血管不良事件仅为13.3%，故高血压在CKD患者心血管并发症中无疑扮演着重要角色。另外，肾实质性高血压也能促进CKD进展，导致终末期肾脏病(ESRD)。所以，肾实质性高血压应早期实施干预，将血压控制达标，保护心脑肾靶器官。

一、肾实质性高血压的病因及发病机制

(一)病因

肾实质性高血压在不同CKD疾病中发病率有所不同。一般来说，肾小球疾病及多囊肾的高血压发病率高于慢性间质性肾炎；而在肾小球疾病中，病理呈增殖性或(和)硬化性病变者高血压发病率较高，临床上肾功能损害重者高血压发病率较高。

(二)发病机制

1.细胞外液过多

透析前患者因GFR下降，存在显著的水钠潴留，细胞外液增加，从而引起高血压。多项研究发现，在大多数接受维持性血液透析患者中，细胞外液增多是引起高血压的重要原因。调整透析超滤量以及限制膳食中钠摄入量可以控制血压。通过血液透析来控制细胞外液容量从而达到液体平衡可以有效控制血压。法国Tassin透析中心给患者每周血液透析3次，每次8小时，在透析后几个月内，患者平均动脉压下降至13.0kPa(98mmHg)，仅有不足5%的患者需要多种药物治疗。这种有效的降压方式要求患者透析后达到干体重，并在透析间期体重不增加过多。法国Tassin透析中心的死亡率远低于美国透析中心，这与其较良好的血压达标率是密不可分的。容量超负荷常见于腹膜透析患者，系残余肾功能丧失、腹膜超滤失败及患者依从性差而造成，当这些患者从腹膜透析改为血液透析时，随着多余容量的清除，体重和血压在3个月内会显著下降。

2.肾素—血管紧张素—醛固酮系统活化

肾实质疾病缺血可激活肾素—血管紧张素-醛固酮系统(RAAS)，血管紧张素Ⅱ(AngⅡ)不仅与血管壁上AT_1受体(AT_1R)结合发挥缩血管作用，还能与近端、远端肾小管及集合管上AT_1R结合，增加钠离子(Na^+)重吸收，从而增加血容量，加重高血压。

3.交感神经系统活化

交感神经系统活化在肾实质性高血压发病中起着重要作用。激活的交感神经系统释放去甲肾上腺素等介质，刺激血管收缩，增加血管阻力，导致高血压；并直接增加近端肾小管对 Na^+ 的重吸收，增加血容量，加重高血压。

此外，交感神经还能与 RAAS 相互作用，活化的交感神经能刺激 AngⅡ合成，而 AngⅡ又能增强外周和中枢交感神经活性。

4.内皮素合成增加

内皮素是 1988 年分离获得的一个血管活性肽，它能通过自分泌、旁分泌或内分泌作用参与肾实质性高血压形成。肾实质疾病时，内皮素水平升高，进而与其血管平滑肌上 A 型受体(ETAR)结合，导致肾及外周血管收缩，增加血管阻力，造成肾实质性高血压。

5.内源性类洋地黄物质

1980 年 Curber 等报道盐负荷狗的血浆提取物能抑制钠泵，并能与地高辛抗体发生交叉反应，因此该因子被称之为内源性类洋地黄物质，实际上就是内源性哇巴因。肾实质疾病导致水钠潴留细胞外容量膨胀时，能反馈刺激下丘脑组织释放哇巴因。循环中增多的哇巴因抑制血管平滑肌细胞钠泵，使细胞内外 Na^+/K^+ 交换减少，胞内 Na^+ 浓度增高，Na^+ 依赖性钙离子(Ca^{2+})流出减弱，胞内 Ca^{2+} 增加，从而刺激血管平滑肌收缩，增高血管阻力，诱发高血压。

6.一氧化氮生成减少

内皮细胞中的氧化亚氮合成酶(NOS)能催化 L-精氨酸生成一氧化氮(NO)。NO 可拮抗血管收缩因子，舒张血管平滑肌，减少外周血管阻力；NO 还参与肾脏压力-排钠效应，减少肾小管 Na^+、水重吸收，降低血容量。而肾实质疾病能导致血管内皮受损，NOS 活性下降，NO 产生减少，从而出现血管收缩及水钠潴留，发生高血压。

7.花生四烯酸代谢紊乱

前列腺素控制血压主要部位在阻力性小动脉和肾脏。前列腺素 E_2(PGE_2)和前列环素(PGI_2)能舒张小动脉，降低外周血管阻力，从而降低血压；PGE_2 能与其髓襻升支粗段上的受体 EP_3 结合，抑制 Na^+ 重吸收，PGI_2 也具类似作用，故能减少水钠潴留，降低血压。肾实质性疾病时花生四烯酸代谢紊乱，PGE_2 及 PGI_2 生成减少，从而引起高血压。

二、肾实质性高血压的诊断与鉴别诊断

(一)血压的测量

准确的血压测量对于高血压的诊断、治疗意义重大，血压测量方式有诊室血压(OBP)、家庭血压(HBP)、24 小时动态血压监测(ABPM)。高血压的诊断及分级一直沿用 OBP 测量，2013 年欧洲高血压学会及欧洲心脏病学会(ESH/ESC)制定的高血压指南强调诊室外血压监测(HBP 和 ABPM)的重要性。相较于 OBP，HBP 更能反映患者真实血压情况，避免白大褂高血压等效应。自 20 世纪 80 年代 ABPM 开始被应用于临床以来，为临床医师提供了平均血压、血压昼夜节律、血压变异度(BPV)、动态动脉僵硬度(AASI)等指标资料，有助于鉴别白大褂高血压、隐匿性高血压、阵发性高血压、顽固性高血压、夜间高血压、高血压晨峰及降压药物导致的低血压等，为临床诊断血压异常、判断高血压程度、指导合理降压治疗及判断治疗疗效提供了更为科学的依据，若与颈动脉内-中膜厚度(IMT)及脉搏波传导速度(PWV)等检查结合，还能有效地评估血管病变情况，为靶器官损害提供预警作用。所以，临床上现提倡“三位一体”的血压测量方式，即 OBP、HBP 及 ABPM 联合起来评估 CKD 患者血压状态。2013 年 ESH/ESC 高血压指南就有关诊室和诊室外高血压的定义做出了明确规定，详见表 12-1。

表 12-1　2013 年 ESH/ESC 指南的诊室和诊室外高血压定义

类别	收缩压		舒张压
诊室血压	≥140	和(或)	≥90
动态血压			
日间(或清醒状态)	≥135	和(或)	≥85
夜间(或睡眠状态)	≥120	和(或)	≥70
24 小时	≥130	和(或)	≥80
家庭血压	≥135	和(或)	≥85

注:血压单位为 mmHg,1mmHg=0.133kPa

(二)高血压的分级

2010 年中国高血压防治指南及 2013 年 ESH/ESC 高血压管理指南制订的高血压定义和分级标准已分别列于表 12-2 及表 12-3。二者主要区别在血压"正常"与"正常高限"的划分上。目前国内主要应用 2010 年的中国高血压分级标准。

表 12-2　2010 年中国高血压防治指南标准

类别	收缩压		舒张压
正常	<120	和	<80
正常高限	120～139	和(或)	80～89
高血压	≥140	和(或)	≥90
1 级高血压	140～159	和(或)	90～99
2 级高血压	160～179	和(或)	100～109
3 级高血压	≥180	和(或)	≥110
单纯收缩期高血压	≥140	和	<90

注:表中血压为诊室血压,单位 mmHg,1mmHg=0.133kPa
若收缩压和舒张压分属不同等级则以较高等级为准

表 12-3　2013 年 ESH/ESC 高血压管理指南标准

类别	收缩压		舒张压
最优	<120	和	<80
正常	120～129	和(或)	80～84
正常高限	130～139	和(或)	85～89
高血压 1 级	140～159	和(或)	90～99
高血压 2 级	160～179	和(或)	100～109
高血压 3 级	≥180	和(或)	≥110
单纯收缩期高血压	≥140	和	<90

注:表中血压为诊室血压,单位 mmHg,1mmHg=0.133kPa

肾实质疾病患者出现高血压,在除外原发性及其他继发性高血压后,即可诊断肾实质高血压。

(三)鉴别诊断

肾实质性高血压具有如下特点。①易于进展为恶性高血压,即血压迅速升高,舒张压超过 17.3kPa(130mmHg),伴眼底出血、渗出或(和)视盘水肿。②心血管并发症发生率高。美国肾脏病数据系统

(USRDS)报告CKD患者的心血管疾病(CVD)患病率高于非CKD患者,且随着CKD分期递增,CKD中CVD患病率亦显著增加。血清肌酐(SCr)水平是预测肾实质性高血压患者心血管事件的一个重要指标。国内外流调资料显示,ESRD患者近一半死于CVD并发症。③加速肾损害进展及肾衰竭发生。肾实质疾病时肾小球入球小动脉呈舒张状态,系统高血压易传入肾小球,引起肾小球内高压力、高灌注及高滤过(即"三高"),加速残存肾小球硬化;长期高血压亦会导致肾小动脉硬化,小动脉管壁增厚,管腔变窄,进一步加重肾小球缺血,最终导致肾小球缺血性硬化。综上所述,肾实质性高血压患者病情常较重,预后较差。

肾实质性高血压应与如下疾病鉴别。

1.高血压性肾硬化症

肾实质性高血压与高血压性肾硬化症的鉴别病史资料很重要,是高血压在先?还是肾脏病在先?对鉴别诊断起关键作用。高血压性肾硬化症诊断要点包括。①中年以上多见,可有高血压家族史。②出现肾损害以前已有10年左右持续性高血压。③病情进展缓慢,肾小管功能损害(尿浓缩功能减退,夜尿增多)早于肾小球功能损害。④尿改变轻微(尿蛋白少,尿镜检有形成分少)。⑤常伴随高血压视网膜病变,及心、脑血管并发症。临床诊断困难时可行肾穿刺病理检查鉴别。高血压性肾硬化症的主要病理变化为肾小动脉硬化(弓状动脉及小叶间动脉肌内膜增厚及入球小动脉玻璃样变)及肾小球缺血性皱缩及硬化,与肾实质疾病病理改变有明显区别。

2.肾血管性高血压

绝大多数的肾血管性高血压系由肾动脉粥样硬化狭窄引起,它可同时导致患侧肾脏缺血性肾病及对侧肾脏高血压肾硬化症,从而出现肾功能损害。肾血管性高血压常有如下特点可资鉴别。①由肾动脉粥样硬化引起者,常发生于老年人及绝经期后妇女,并常伴心、脑及外周动脉粥样硬化表现。②血压常很高,不用血管紧张素转化酶抑制剂(ACEI)或血管紧张素 AT_1 受体拮抗剂(ARB)常难控制,而ACEI或ARB用量稍大又易造成血压剧降,出现急性肾损害。③出现缺血性肾脏损害时,其表现与高血压肾硬化症相似,尿改变轻微,肾小管功能损害早于肾小球损害,进展较缓慢。④由于两侧肾动脉病变常轻重不一,因此影像学检查双肾大小及核素检查双肾肾功能常不一致。⑤上腹部及(或)腰背部有时可闻及血管杂音。高度疑诊时可行选择性肾动脉造影确诊。

3.其他继发性高血压

包括各种内分泌疾病导致的高血压,例如皮质醇增多症、嗜铬细胞瘤及原发性醛固酮增多症等,它们都有各自的内分泌疾病表现,而无肾脏损害,鉴别并不困难。

另外,也需与主动脉缩窄鉴别,它或为先天性,或由多发性大动脉炎引起,较少见。临床表现为上肢血压高而下肢血压不高或降低;腹主动脉、股动脉和其他下肢动脉搏动减弱或不能触及;肩胛间区、胸骨旁、腋部可有侧支循环的动脉搏动、杂音和震颤。主动脉血管造影可以确诊。

三、肾实质性高血压的治疗

积极治疗肾实质性高血压对于减少心脑血管并发症、延缓肾功能进展及降低死亡率都具有重要意义。一体化的治疗不仅包括生活方式的干预,更要注重降压药物的选择、联用,以达到降压目标值。

(一)降压目标值:变迁及思考

1.CKD高血压的降压目标值

肾实质性高血压的降压目的在于降低尿蛋白排泄、延缓肾功能进展及预防心血管事件发生,最终降低全因死亡率,这就必须降压达标。不同指南对CKD高血压患者降压目标值的推荐并不一样,而且在不断调整。最初的降压目标值主要来自于1997年美国"肾脏病膳食改良研究"(MDRD研究)获得的结果,该研究显示:尿蛋白>1g/d的CKD患者,宜将血压控制在16.63/9.98kPa(125/75mmHg)以下;而尿蛋白<1g/d的患者,宜将血压控制在17.29/10.64kPa(130/80mmHg)以下。这一目标值已被写入世界卫生组织及国际高血压学会(WHO/ISH)1999年制定的高血压指南。

但是,2003年美国高血压国家联合委员会公布的第7次报告(JNC7)并没有根据患者尿蛋白量进行分层，而将高血压的降压目标统一定 17.29/10.64kPa（130/80mmHg）以下；2004 年美国肾脏基金会（NKF）所属“肾脏病预后质量倡议”组织（K/DOQI）发布的 CKD 高血压指南，也推荐糖尿病及非糖尿病的 CKD 高血压患者应将血压降到 17.29/10.64kPa（130/80mmHg）以下；2007 年ESH/ESC高血压指南也推荐，伴有脑卒中、心肌梗死、糖尿病、肾功能不全或蛋白尿的高危/极高危高血压患者应将血压降至 17.29/10.64kPa（130/80mmHg）以下。2010 年中国高血压防治指南同样建议，合并 CKD 的高血压患者可将血压控制至 17.29/10.64kPa（130/80mmHg）以下。这些指南都没有再推荐把血压降达 16.63/9.98kPa（125/75mmHg）以下。

2012 年国际“改善全球肾脏病预后”组织（KDIGO）制定的 CKD 高血压指南建议，对于糖尿病及非糖尿病的 CKD 患者，尿清蛋白排泄率＜30mg/d 时，降压目标值为 18.62/11.97kPa（140/90mmHg）以下；而尿清蛋白排泄率＞30mg/d 时，降压目标值为17.29/10.64kPa（130/80mmHg）以下。2013 年的 ESH/ESC 新版高血压指南推荐，CKD、糖尿病、心脑血管疾病患者的降压目标值均为 18.62/11.97kPa（140/90mmHg）以下，不过当 CKD 患者出现明显蛋白尿时仍宜将收缩压降至 17.29kPa（130mmHg）以下。2014 年美国的 JNC8 认为没有证据显示，将 CKD 高血压降到 17.29kPa（130mmHg）以下会比降到 18.62/11.97kPa（140/90mmHg）以下更加获益，因此该指南就只推荐将 CKD 高血压降达 18.62/11.97kPa（140/90mmHg）以下。所以，最新的欧、美国家的高血压指南，又有调高降压目标值的趋势。

上述各家指南的建议都可供我们临床实践参考，但是 2012 年 KDIGO 在 CKD 高血压指南中提出的降压目标值可能对我们的参考意义更大。

2.CKD 高血压老年患者的降压目标值

针对老年高血压患者血压波动大，“晨峰”现象多，易出现体位性低血压，并常伴发冠心病、心力衰竭和脑血管疾病等特点，指南均强调，老年人的降压目标值不能与年轻人相同。但是目前并没有针对 CKD 高血压老年患者降压目标值的循证研究，所以只能从一般老年高血压患者降压目标值的研究获得启示。

2008 年日本进行的一项关于老年患者血压控制靶目标值的随机对照试验（JATOS 研究）发现：降压目标值控制在 18.09～18.22kPa（136～137mmHg）之间的患者与控制于 18.89～19.29kPa（142～145mmHg）的患者比较并无更多收益。2009 年 ESH/ESC 指南再评价指出，将老年高血压患者的降压目标值定为收缩压降至 18.62kPa（140mmHg）以下，并没有循证医学依据，不支持这种推荐。2008 年国际多中心完成的 HYVET 研究显示，年龄＞80 岁的老年高血压患者将血压控制达 19.95/10.64kPa（150/80mmHg）水平就能获益。2010 年中国高血压指南建议，65 岁以上的老年患者宜将收缩压控制至 19.95kPa（150mmHg）以下，若能耐受还可以进一步降低，达 18.62kPa（140mmHg）以下，但是大于 80 岁的患者将血压降达 18.62kPa（140mmHg）以下能否更多获益尚不清楚。2013 年的 ESH/ESC 高血压指南内容与我国指南十分相似，他们推荐收缩压≥21.28kPa（160mmHg）的老年患者应予治疗，将收缩压降到 18.62～19.95kPa（140～150mmHg）水平，而年龄小于 80 岁且能很好耐受的患者还可考虑将血压降至 18.62kPa（140mmHg）以下。对于老年高血压患者，所有指南都强调个体化制订治疗方案及降压目标非常重要，降压不宜过快，一定要避免将血压降得过低或诱发体位性低血压，以免诱发严重心、脑血管事件。

据上面介绍的各家指南看，2010 年我国高血压指南及 2013 年 ESH/ESC 高血压指南建议的降压目标值可能更有参考价值。

3.过度降压与 J 形曲线现象

1987 年 Cruickshank 等提出高血压患者在降压治疗中可能出现 J 形曲线现象，即随着高血压下降患者心血管疾病死亡率也下降，但是血压降到一定程度后若继续降低，则心血管疾病死亡率却反而上升。J 形曲线的观点在理论上应能成立，但是多年来在积极倡导和鼓励降压治疗的背景下并未被充分重视。

ESH/ESC 指南对 J 形曲线的阐述最多，但是在他们不同时期的指南，表明的观点仍有所差异。2007 年的 ESH/ESC 指南写道，某些事后分析已怀疑血压下降程度与病人死亡率之间存在 J 形曲线，此 J 形曲线现象仅发生在血压下降至远低于目标值时。2009 年 ESH/ESC 发表的指南再评述对此作了更清楚的阐述。此指南再评述讲，基于某些临床试验及事后分析，近年过度热情的积极降压似乎已有收敛，目前尽管证据尚弱，但已有试验提示当血压降达15.96～16.63/9.31～9.98kPa(120～125/70～75mmHg)以下时，已很难进一步获得器官保护效益，却可能诱发J形曲线现象。可是2013年的ESH/ESC公布的新指南在阐述J形曲线现象上，观点似乎没有1999年那么明朗。此指南讲，从病理生理角度看出现J形曲线现象存在可能，但是欲用临床试验去提供证据却相当困难，迄今的临床试验有的支持，有的否定J形曲线现象，而且各试验获得的曲线“低谷值”(血压低于此值危险即开始增加)更是差别甚大。因此，指南提出在出现J形曲线现象上，是否可能患者的基础危险因素比过度降压更重要？今后需要设计更为合理的试验去进行进一步研究。

不同的高危患者对降压的耐受性确实可能不同。已有临床试验显示，冠心病患者若将血压降达9.31～7.98kPa(70～60mmHg)以下有可能增加心肌梗死及全因死亡的风险；而慢性脑卒中患者并无证据显示将收缩压降达17.29～15.96kPa(130～120mmHg)以下能更多获益。在临床治疗CKD合并心、脑血管病变的高血压患者时，上述资料可供参考。

(二)降压药物的合理应用：应关注的几个问题

1.第一线降压药物

1999年以前的高血压治疗指南均推荐ACEI、ARB、钙通道阻滞剂(CCB)、β受体阻滞剂、α受体阻滞剂及利尿剂等6种药物作为降压治疗的第一线用药；2003年后，ESH/ESC高血压治疗指南及美国JNC7只推荐ACEI、ARB、CCB、β受体阻滞剂及利尿剂等5种药物作为第一线用药；而2006年英国国家卫生与临床优化研究院(NICE)制订的高血压指南及2014年美国的JNC8却只推荐ACEI、ARB、CCB及利尿剂4种药物作为第一线用药。

据美国JNC8的介绍，不再推荐α受体阻滞剂作为第一线降压药物的主要原因是，ALHHAT研究显示与利尿剂相比，α受体阻滞剂治疗组患者发生脑卒中及复合心血管疾病的风险显著增加；不再推荐β受体阻滞剂作为第一线降压药物的主要原因是，LIFE研究显示与ARB相比，β受体阻滞剂治疗组患者达到心血管病死亡、脑卒中及心肌梗死原发复合终点的比例显著增高。

但是，要强调的是未被推荐作为第一线降压药的药物，仍然是临床可用的降压药，在第一线药物联合治疗效果不佳时，仍可配合第一线降压药应用。

2.降压药物的联合应用

由于肾实质性高血压降压达标比较困难，因此联合用药相较于单一用药显然更受推崇。Corrao等的一项调查表明，与单一用药相比，联合用药血压控制好、心血管事件发生率低、不良反应少，并且患者的失随访率也显著下降。Wald等纳入了42项临床研究的荟萃分析显示，两药联用与增加单一用药的药物剂量相比具有更为优异的降压效果。因此，2007年的ESH/ESC高血压指南推荐，对于较重(≥2级)的高血压患者或合并心脑血管疾病、肾脏病或糖尿病的高危和极高危高血压患者，从治疗开始即采用药物联合治疗。2014年美国的JNC8虽然没有推荐在治疗之初即联合用药，但是对药物联合治疗的重要性仍十分强调。

那么应该如何进行药物联合治疗呢？两药或多药联用时，作用机制应具有互补性，降压效应能叠加，而且不良反应能抵消或减轻。近年的国内、外高血压指南在治疗CKD高血压时，都一致推荐ACEI或ARB作为联合用药的基石药物，这与它们有显著的器官保护效应相关。指南还推荐ACEI或ARB应首先与利尿剂或(和)CCB联合治疗，疗效不佳时再加用其他降压药物。ACEI或ARB与噻嗪类利尿剂联用时，后者激活RAAS的不良效应能被ACEI或ARB抵消，而利尿剂排钠又能增强ACEI或ARB的降血压疗效；ACEI或ARB与双氢吡啶类CCB联用时，前者通过拮抗血管紧张素Ⅱ作用扩张血管，后者通过阻滞血管平滑肌细胞的钙离子流入使血管扩张，两药协同能显著增强降压疗效。

但是，利尿剂与β受体阻滞剂联合应用有增加新发糖尿病可能，必须警惕。另外，2013年ESH/ESC高血压指南及2014年的美国JNC8都已明确提出不主张ACEI与ARB联合应用，如此联用虽可能增强降低尿蛋白效果，但却会增加急性肾衰竭等严重不良反应。

3.肾功能不全对降压药物药代动力学的影响

凡是经肾排泄为主的降压药物均需参考肾功能状态调整用药，包括减少每次剂量或延长给药时间。具体应用时可以查阅药物学或肾脏病学的相关书籍或手册，这里拟对这4种第一线降压药的用药调整作一简述。①ACEI类。仅福辛普利是经肝肾双通道排泄，而且肾功能损害时，肝脏排泄会代偿性增多，所以只有GFR＜10mL/min时才需适当减量，而其他所有ACEI都是以肾脏排泄为主，它们都需要在肾功能损害的较早时期减量。②ARB类。都是经肝肾双通道排泄，且以肝脏排泄为主，故肾功能损害时无需调节用药。③CCB类。均以肾外清除为主，肾功能损害时无需调节用药。④利尿剂。当血清肌酐(SCr)＞159μmmL/L(1.8mg/dL)时，噻嗪类利尿剂即失去利尿作用，不应再使用；而氯噻酮是以肾脏排泄为主，肾损害早期即应延长给药时间，GFR＜50mL/min时即应停用。不能应用上述利尿剂时可改用小剂量襻利尿剂。

4.血液净化对于降压药物药代动力学的影响

肾脏病进行血液净化治疗时许多药物的药代动力学也会发生改变，因此用药需要调整，尤其是能被血液净化清除的药物，需要在血液净化结束后补充给药，否则会显著降低药物疗效。

一般而言，药物能否被血液净化清除取决于如下因素。①药物蛋白结合率。药物的分子量较小(一般小于500Da，很少大于1500Da)，故游离状态很容易被血液净化清除，但是当它们与分子量较大的血浆蛋白结合后，则很难被清除，因此药物的蛋白结合率是决定其能否被血液净化清除的最重要因素。②药物的表观分布容积(Vd)。代表药物在体内组织分布的广泛程度。不同个体间Vd存在差异，Vd≤1L/kg时药物易被清除，而≥2L/kg时则清除困难。蛋白结合率低的高Vd药物，若蛋白结合率低，仍能被血液透析清除，使透析后血药浓度明显下降，但是在两次透析的间期，组织中的高浓度药物又会迅速进入血液，致使血药浓度迅速回升。③血液净化治疗方式。高通量膜及延长透析时间会增强药物清除；连续性肾脏替代治疗(CRRT)对高Vd药物的清除效力远较一般透析高。

这里拟对血液净化治疗清除几种常用降压药的情况作一简述。①ACEI类。仅贝那普利及福辛普利的蛋白结合率高(均达95%)不被血液透析清除，无需透析后追加给药，而其他ACEI均能被透析清除，需要透析后追加给药。②ARB类。蛋白结合率均高(厄贝沙坦90%，缬沙坦94%～97%，氯沙坦、替米沙坦、奥美沙坦及坎地沙坦均高达99%)，不能被血液透析清除，无需透析后追加给药。③CCB类。蛋白结合率也均很高(氨氯地平95%，硝苯地平97%，贝尼地平＞98%，非洛地平99%)，不能被血液透析清除，无需透析后追加给药。

(三)维持性血液透析患者的降压治疗：问题与思考

高血压在维持性透析患者中发生率高达80%～90%，而且是脑血管疾病、冠心病及充血性心力衰竭的重要危险因素，与疾病不良结局密切相关，因此需要予以治疗。但是，近年一些大样本的临床研究结果却显示，不是血压较高，而是血压较低，与血液透析患者的不良结局相关，为此已有学者提出血透高血压患者进行降压治疗到底是有利还是有害的质疑，这说明血液透析患者的高血压治疗，与非透析患者不同，有其特殊性，需要深入研究。

目前至少有如下问题值得考虑。①血透患者的血压判断应以OBP还是应以ABPM为准？血透患者透析前后的血压波动常较大，若测量OBP，那又应以透析前还是透析后血压为准？到目前为止，仅某些临床研究是用ABPM来观察透析患者的血压变化，而临床上仍在用OBP测量血压，既然透析前后血压波动较大，那么透析前后的血压都应关注。②有临床观察显示，血透患者透析前低收缩压及透析后高舒张压能显著增加死亡率，如果这观察正确，那么血透患者透析前应避免过度降压(部分患者需在透析前暂停降压药)，而透析后应努力避免高舒张压发生(掌握好脱水程度，透后追加降压药物等)。③血透患者透析前后的血压应控制到什么程度？这很重要，过高或过低都对靶器官不利，这目标值尚待确定。目前某些研究推荐透析前血压宜降至＜18.62/11.97kPa(140/90mmHg)，透析后血压宜降至＜17.29/10.64kPa(130/80mmHg)，可供参考。④控制透析患者的高血压同样需要综合治疗，包括改变生活方式、实施透析及服用降压药等。但是需要强调的是，透析干体重达标是有效降压的基础，超滤脱水达到干体重能使

85%～90%患者的高血压得到控制。不过某些透析患者的降压效果会延迟出现，在脱水至干体重后不能及时见效，需要数周至数月高血压才能被有效控制。⑤应十分注意透析对降压药物的清除（详见前述），能被清除的降压药一定要在透析后追加给药，否则也可导致透析后血压增高。

2012 年 KDIGO 发布的 CKD 高血压最新指南，仍没有对血液透析患者的高血压治疗提出建议。指南解释这是因为许多问题目前尚未明确，例如血透患者的血压应如何测量？血压高低与不良结局到底存在什么联系？相互牵连的影响血压的各种复杂因素又在如何起作用？所以 KDIGO 工作组认为目前对血透患者的高血压治疗提出指南性意见尚为时过早。由此看来，对维持性血透患者进行合理的降压治疗，还有许多问题需探索。

（四）肾脏去神经支配术：现状与前景

经导管肾脏去神经支配术可作为顽固性高血压治疗的一种备选治疗策略，适用于在生活方式调整和药物治疗后未达到降压目标的耐药顽固性高血压患者。2013 年欧洲心血管学会（ESC）制订的经导管去肾神经支配术专家共识认为满足如下标准的患者适宜接受此治疗。①诊室血压≥21.28kPa（160mmHg）［糖尿病患者标准为≥19.95kPa（150mmHg）］。②调整生活方式及足量使用 3 种或更多抗高血压药物（包括利尿剂）治疗无效。③已排除继发性高血压。④通过动态血压检测已排除假性顽固性高血压。⑤GFR ≥45mL/（min・1.73m^2）。⑥无肾极动脉（指不经肾门而入肾实质的动脉，又称副动脉），无肾动脉狭窄，无肾动脉重建史。肾脏去神经支配术可能通过降低外周阻力、减少肾素释放及改善水钠潴留而达到降压目的，在治疗顽固性高血压方面有良好应用前景。

CKD 可引起交感神经活化，而交感神经活化又在 CKD 进展中具有重要作用，因此肾脏去神经支配术对 CKD 高血压治疗可能具有一定益处。尽管目前已有应用此治疗的初步报告，但是其确切疗效及安全性均仍需更大样本临床试验验证。而且，2013 年 ESC 专家共识是将继发性高血压作为这一疗法的排除指征，故目前此疗法尚难在治疗 CKD 高血压中推广应用。

（王丰军）

第二节　肾血管性高血压及缺血性肾病

肾血管性高血压（renovascular hypertension，RVH）是各种病因引起肾动脉狭窄（renal artery stenosis，RAS）或闭塞而发生的继发性高血压，病变可累及肾动脉入口、主干或其主要分支。缺血性肾病（ischemic nephropathy，IN）是由于慢性肾动脉狭窄或闭塞导致肾脏缺血，引起肾小球缺血性硬化及继发肾间质纤维化、肾功能缓慢减退的一种疾病。RVH 与 IN 可以并存或独立存在，虽然前者更强调高血压，后者更强调肾功能异常，但它们共同的病理生理学基础是肾动脉狭窄或闭塞导致的肾脏缺血缺氧。近年来，随着社会老龄化和人均寿命延长，RVH 及 IN 的病因已发生了很大变化，肾动脉粥样硬化性肾动脉狭窄（atherosclerotic renal artery stenosis，ARAS）已成为最常见病因。正确诊断和治疗 RAS 是处理 RVH 及 IN 的焦点。诊断上，主要应用肾脏彩色多普勒超声、CT 血管造影（CTA）及磁共振血管成像（MRA）等影像学技术进行筛查，并用经皮经腔选择性肾动脉造影确诊；治疗措施主要包括药物治疗、介入及外科手术血管重建治疗，以控制高血压，保护肾功能，减少心脑血管事件及全因死亡率。

一、流行病学现状及病因变迁

RVH 是继发性高血压的第二位常见原因，占全部高血压患者的 5%～10%。各种病因引起的一侧或双侧肾动脉及其分支狭窄，引起肾血流量减少及肾缺血，继而激活肾素－血管紧张素－醛固酮系统，导致血压升高、肾功能受损及心、脑血管事件。

（一）RVH 及 IN 的流行病学

近年来，关于 RVH 及 IN 流行病研究不断增加，揭示了不同地域人群 RVH 及 IN 的流行病学现状和变化。然而，由于 RVH 及 IN 检查手段的特殊性，普通人群的流行病学资料难以获得。初步研究显示，在老年人群中血流动力学提示肾动脉明显狭窄（大于 60%管腔）者所占比例不小，在 65 岁以上人群中，男性高达 5.5%，女性为 1.9%。美国一项研究纳入了超过 100 万人，结果显示，65 岁以上人群 ARAS 患病率为 0.5%，年发病率为 0.39%。

更多的流行病学证据来源于冠状动脉疾病、外周动脉粥样硬化性疾病及脑卒中患者的血管造影资料及尸检资料。根据不同人群的特点，RVH 的患病率从 1%～50%不等。尸检报告显示，不同年龄段 ARAS 的患病率波动在 4%～50%，64 岁以下和 65～74 岁人群 ARAS 的检出率分别是 5%和 18%，而 75 岁以上人群高达 42%。国外研究资料显示，具有冠状动脉疾病的患者 ARAS 的发生风险为 55%，而冠状动脉正常的人群这一风险不足 10%。在行外周血管造影的患者中，11%～42%合并有 ARAS。我国的资料显示冠心病、缺血性脑血管病、下肢血管血栓栓塞性疾病患者 ARAS 的患病率分别为 27.9%、30.0%和 40.0%。患有 2 种或 3 种动脉粥样硬化性疾病的患者合并 ARAS 的比例进一步升高。在高血压进行动脉造影的患者中，47%合并不同程度的 ARAS，其中 19.2%狭窄程度＞50%，7%狭窄程度＞70%和 3.7%同时双侧狭窄。

ARAS 是老年慢性肾脏病（CKD）患者导致终末期肾脏病（ESRD）的常见原因之一。有研究显示，具有双侧 ARAS 的患者肾小球滤过率（GFR）平均每年下降 8mL/min。来自美国的一个报道显示，在 1991—1997 年因 ARAS 导致的 ESRD 从 2.9/百万上升至 6.1/百万，每年增长 12.4%，高于糖尿病增长率的 8.4%，成为 ESRD 中增长最快的病因。45 岁或以上开始透析的 ESRD 患者中 41%合并 ARAS，其中 16%的患者双侧狭窄。50 岁以上的 ESRD 患者中有 5%～14%来自于 ARAS。ARAS 不仅引起肾功能受损，同时也是心脑血管疾病的重要危险因素。67%的 ARAS 患者可能合并冠状动脉疾病，而合并外周血管疾病和脑血管疾病的比例分别为 56%和 37%，其风险较正常人群升高 2～4 倍。研究显示 65 岁以上 RVH 患者发生冠状动脉事件的危险性升高了 1.96 倍。冠状动脉疾病伴有 ARAS 的患者死亡率是单纯冠状动脉疾病患者的 2 倍；其存活率与肾动脉的狭窄程度呈负相关。死于中风患者的尸检结果显示，15%具有 ARAS。另外，46%的 ARAS 患者具有颈动脉粥样硬化疾病，然而，非 ARAS 人群中这一比例仅为 12%。

（二）RVH 及 IN 的病因变迁

RVH 及 IN 的常见病因包括动脉粥样硬化、纤维肌性发育不良和大动脉炎。在西方国家，ARAS 一直是导致 RVH 及 IN 的首要病因（尤其在老年患者中，占 85%～90%），其次是肾动脉纤维肌性发育不良，而大动脉炎罕见。在我国，早期流行病学资料显示导致 RVH 及 IN 的首位病因是大动脉炎，占 40%～50%，纤维肌性发育不良约为 20%。随着人口老龄化加重和人类寿命延长，我国 ARAS 发病率也在不断攀升。近期国内有研究资料显示我国 RVH 病因已和欧美国家类似，动脉粥样硬化已成为第一位病因（文献报道，20 世纪 90 年代前仅占 28.9%，90 年代后增至 71.1%）。此外，RVH 病因还包括肾移植术后动脉吻合口狭窄、肾动脉损伤、肾动脉瘤、肾梗塞、肾动静脉瘘等，但是这些疾病都很少见。

1.动脉粥样硬化症

多见于 50 岁以上人群，常累及肾动脉的起始部及近 1/3 段。约 2/3 患者形成偏心性斑块，其余则为环状斑块，造成管腔狭窄。约 50%患者为双侧肾动脉病变。大多数（占 80%～85%）患者的肾动脉粥样硬化是全身动脉广泛粥样硬化的一部分，仅 15%～20%的患者粥样硬化局限在肾动脉。正如前述，在西方国家及我国动脉粥样硬化现在都是导致 RVH 及 IN 的第一位病因。

2.纤维肌性发育不良

此病于 1938 年由 Ledbetter 等报告首例，直至 1965 年 Hunt 等提出了“纤维肌性发育不良”这一术语，此病才逐渐被广泛认识。纤维肌性发育不良主要影响中小动脉，肾动脉受累时病变常发生在中 1/3 和远 1/3 段，并可累及分支，导致动脉狭窄和动脉瘤。单侧者以右侧多见。偶尔身体其他部位动脉如颈动脉也可出现纤维肌性发育不良病变。此病病理可以分为如下 4 型。①内膜纤维增生，血管造影显示肾动脉灶性狭窄。②纤维肌性增生，血管造影示肾动脉或其分支光滑狭窄。③中层纤维增生，血管造影显示肾动脉呈“串珠状”(动脉壁形成一串环状狭窄,而狭窄环之间的动脉呈瘤样扩张,故形似“串珠”)。④外膜纤维增生,血管造影示不规则性狭窄,侧支循环丰富。纤维肌性发育不良一般仅导致 RVH,唯严重的内膜纤维增生才可能诱发 IN。

纤维肌性发育不良常见于青年病人,女多于男,主要影响 15～50 岁女性,女性患病比例是男性的 4 倍。在欧美等国家的 RAS 患者中,纤维肌性发育不良约占 25%以上,是年轻患者最主要的病因。国内资料的初步统计,在 80 年代末期,纤维肌性发育不良占 RVH 的30%～40%,而目前仅占约 10%,依此计算,有症状的纤维肌性发育不良的患病率约为 0.4%。

3.大动脉炎

大动脉炎是一种原因不明的自身免疫性疾病,主要见于亚洲人种的育龄期妇女,也可见于男性及其他年龄段人群。主要累及主动脉及其主要分支,肺动脉也可受累。此种病变的炎性改变累及动脉壁全层,中层受累最为严重。动脉壁呈弥漫性不规则增厚及纤维化改变。血管造影以多发性狭窄为主,少数可伴节段性扩张或动脉瘤,亦能有血栓形成。临床上既可导致 RVH,又能导致 IN。

据统计,全球的年平均发病率约为 3.3/百万,流行病学资料显示:北美和欧洲成年人群大动脉炎的年发病率分别为 2.6/百万和1/百万,而在瑞典、英国和科威特,这年发病率分别为 1.2/百万、0.8/百万和 2.2/百万。大动脉炎流行病学具有显著的地域差异,东亚、南亚及拉丁美洲的发病率要高于其他地区,日本大动脉炎的患病率高达 40/百万人口。在我国,多见于北方农村寒冷地区,曾一度是年轻患者肾动脉狭窄的首要病因。但目前尚缺乏确切的流行病学资料。

二、诊断技术的发展与展望

(一)RVH 及 IN 诊断技术的发展及现状

RVH 及 IN 的形态学基础是肾动脉管腔狭窄,病理生理学基础是血流动力学改变及肾实质缺血缺氧,血管成形术治疗能否有效降低 RVH,在一定程度上与患侧肾脏释放的肾素水平相关;而能否改善 IN 预后,主要取决于缺血导致的肾脏纤维化程度。因此想明确 RVH 及 IN 诊断并指导临床治疗,单独依靠肾动脉形态学检查并不够,还必须配合进行多种相关检查。目前临床上应用的各项诊断技术详见表 12-4。

表 12-4　目前临床应用于 RAS、RVH 及 IN 诊断的有关检查技术

肾动脉形态学检查	肾功能评估	肾脏纤维化评估	肾静脉肾素水平
多普勒超声检查	肾小球功能检验	超声检查肾脏大小	两侧肾静脉肾素活性
CT 血管成像	肾小管功能检验	超声检查血流阻力指数	
磁共振血管成像	核素肾动脉显像		
经皮经腔肾动脉造影			

在上述检查的基础上,近年又发展出一些新技术,它们正在临床逐步推广(详见下文)。那么对目前的这些检查技术应该如何评价呢?应该认为,诊断 RAS 的技术现在已经十分成熟,但是预测血管成形术治疗疗效(包括 RVH 的降压疗效及 IN 的延缓肾损害进展疗效)的检查技术还十分不够,尤其是对 IN 远期疗效的预测。需要今后继发努力。

(二)RVH 及 IN 诊断技术的优势与弊端

1.多普勒超声检查

多普勒超声检查能够显示肾动脉血流情况、肾动脉内径及肾脏形态,从而协助诊断 RAS。此项检查的优势:安全、快捷、价廉、非侵入性,并且可动态监测病变进展,因此多普勒超声检查已普遍应用于 RAS 的一线筛选。弊端。①传统多普勒超声对管腔内径及狭窄部位显示较差,它主要通过血流信号来间接反映 RAS。②血流信号指标缺乏统一诊断标准,一般认为如下指标诊断价值较大:肾动脉主干峰流速(PSV)≥180cm/s;肾动脉/主动脉峰流速比(RAR)≥3.5;叶间动脉收缩期血流加速时间(AT)≥0.07s。③屏气困难、肥胖、肠胀气等因素都会影响检查。④检查准确度十分依赖于操作者水平及认真程度,其检查准确度大概在60%～95%范围。

近年此项检查的进展包括。①超声微泡造影剂的应用增加了显示清晰度，能更清楚显示肾动脉形态及肾脏血流状态。②应用多普勒微探头插入肾动脉及其分支做血管内超声检查，能更清楚地显示狭窄病变。③多普勒能量图技术的应用能更好显示肾脏血流状态，提高诊断准确性。

2.CT 血管成像

CTA 是经外周静脉注射碘对比剂，然后连续快速扫描得到腹主动脉、肾动脉主干及分支、副肾动脉等血管影像，对超过50%狭窄程度的RAS有较高的敏感性（88%～98%）和特异性（96%～100%）。此项检查的优势：非侵入性，可清晰显示腹主动脉、肾动脉及其分支、副肾动脉及肾实质等影像。弊端。①使用碘对比剂剂量比经皮经腔肾动脉造影多，有导致碘过敏及对比剂肾病的风险，故碘过敏患者或血清肌酐（SCr）＞221～265μmol/L（2.5～3.0mg/dL）的患者不宜进行此项检查。②与经皮经腔选择性肾动脉造影“金指标”相比，对狭窄程度有高估现象。

近年此项检查的进展包括。①电子束CT（EBCT）血管成像检查能加快扫描速度，更清晰地显像，因此对肾动脉等血管病变的诊断更具优势。②通过检测两侧肾盂的尿CT衰减率（分别测量两肾的尿CT衰减值，求其比率），可以敏感地发现具有功能意义的单侧RAS。

3.磁共振血管成像

钆增强MRA能显示腹主动脉、肾动脉主干及分支、副肾动脉等血管影像，清晰度可与CTA媲美，对超过50%狭窄亦有较高的敏感性和特异性。此项检查的优势：非侵入性，可清晰显示肾动脉、特别是肾动脉主干影像，因此适用于ARAS检查。弊端。①钆对比剂在肾功能中重度损伤患者有导致肾源性系统纤维化的风险，严重者可以致残致死。国外文献报道，透析患者应用钆对比剂后1%～6%发生此并发症，因此钆对比剂不推荐在GFR＜30mL/min的患者使用，而GFR＜60mL/min时即要慎用，而且要尽可能地减少钆对比剂剂量。②不适用于体内检查部位附近有金属物质的患者。③对远端肾动脉及其分支狭窄的检查效果较差。④与经皮腔内肾动脉造影相比，对狭窄程度有高估。

近年此项检查的进展包括。①非对比剂增强肾动脉MRA检查，适用于肾功能较差的ARAS患者。对肾动脉主干近端RAS的诊断可以与钆对比剂增强MRA媲美，但是总体上其检查效果仍比使用钆对比剂者差，其敏感性为53%～100%，特异性为47%～97%。②肾功能不全不能应用钆对比剂时，改用其他金属离子做MRA对比剂，目前已有使用超顺磁性超微粒氧化铁对比剂 ferumoxytol 及 ferumoxtran-10 的报道。③血氧合水平依赖MRI（blood oxygenation level-dependent MRI，BOLD-MRI）的应用，该检查能很好地判断肾实质的缺血缺氧状态，对预测血管成形术能否改善IN患者肾功能可能会很有帮助。

4.经皮经腔肾动脉造影

经皮经腔插入导管，先在主动脉的肾动脉开口处注射碘对比剂进行主动脉-肾动脉造影（对防止肾动脉开口处狭窄漏诊很重要），然后分别插入两侧肾动脉进行选择性肾动脉造影，此检查能清晰显示RAS部位、范围、程度及侧支循环的建立等情况。此项检查的优势：敏感性和特异性高，被认为是诊断RAS的“金标准”。弊端。①需要使用碘对比剂，所以碘过敏者不能应用，并且也有导致对比剂肾病风险。②是有创检查，存在肾动脉穿刺并发症及发生胆固醇结晶栓塞风险。

近年此项检查的进展包括。①利用导管对狭窄部位前后的动脉压力进行检测，此压力差对评估狭窄程度及判断是否需要进行血管成形术治疗有所帮助。②对于不能应用碘对比剂者，可改用二氧化碳做对比剂行血管造影，但是此造影清晰度较差，尚未在临床推广应用。

5.其他

（1）核素肾动态显像：可用于评估RAS患者的分肾肾功能。曾经用卡托普利增强肾闪烁显像检查来诊断RAS，但由于敏感性及特异性皆低，目前已基本废弃。

（2）肾静脉肾素活性测定：测分肾肾静脉血肾素活性，对预估介入血管成形术的降压效果具有一定价值。

(三)RVH 及 IN 诊断技术的临床实践指南解读与思考

RAS 的诊断与治疗涉及肾内科、超声科、放射科、介入治疗科、血管外科及其他相关学科，因此 RAS 的诊断和治疗需要规范化。为了提高 RAS 诊断和治疗的水平，近年来国际上相继出版了多个指南。如美国介入放射学会(SIR)于 2002 年发布的《成人肾动脉狭窄诊断和治疗中血管造影术、血管成形术和支架置入术质量提高指南》。该指南分为方法学、定义、适应证、成功率、RVH、心脏紊乱综合征和并发症七个部分，重点是患者筛选、完成手术操作和患者监测。虽然该指南是由美国介入放射学学会组织制订，但对所有相关领域医师的临床实践与科学研究，具有普遍的指导意义。美国心脏病学会基金会(ACCF)和美国心脏协会(AHA)分别于 2005 年和 2011 年制订的《外周动脉疾病治疗指南》及《成人外周动脉疾病的执行措施》，其内容涵盖下肢外周动脉疾病、肾动脉疾病、肠系膜动脉疾病、腹主动脉及其分支动脉瘤等方面，并在新的《2013 年ACCF/AHA外周动脉疾病患者管理指南》中对 2011 年指南建议的部分内容进行了变更。2011 年欧洲心脏病学会(ESC)公布了《外周动脉疾病诊断和治疗指南》，该指南对肾动脉疾病做了系统阐述，为该病的诊断和治疗进一步指明了方向。其他相关指南，如跨大西洋国家多个学会共同制订的《2007 年外周动脉疾病管理共识(第 2 版)》(即 TASCⅡ)和《2011 年德国周围动脉疾病诊断和治疗指南》等也可供参考。

目前国际上发布的有关 RAS 诊断及治疗的主要指南见表 12-5。

表 12-5　国际上已发布的 RAS 诊断及治疗的相关指南

制订指南的学术组织	指南名称	年份
美国介入放射学会(SIR)	成人肾动脉狭窄诊断和治疗中血管造影术、血管成形术和支架植入术质量提高指南	2002
美国心脏病学会基金会(ACCF)和美国心脏协会(AHA)	外周动脉疾病治疗指南	2005
美国心脏病学会基金会(ACCF)和美国心脏协会(AHA)等	成人外周动脉疾病的执行措施	2011
欧洲心脏病学会(ESC)	外周动脉疾病诊断和治疗指南	2011
美国心脏病学会基金会(ACCF)和美国心脏协会(AHA)	外周动脉疾病患者管理指南	2013

下面再就上述指南所述 RAS 诊断的几个问题作一强调：

1.检查技术的选择

2011 年 ESC 指南及 2013 年 ACCF/AHA 指南的推荐相一致，即推荐多普勒超声检查、CTA、MRA 做为 RAS 诊断的筛选检查；推荐应用经皮经腔肾动脉造影作为确诊检查；而不推荐应用核素卡托普利肾扫描、选择性肾静脉肾素测定、血浆肾素测定和卡托普利试验，作为 RAS 诊断的筛选试验。

相对于 2013 年 ACCF/AHA 指南，2011 年 ESC 指南以 GFR 为标准，对 MRA 及 CTA 的选择做出了推荐：CTA 不推荐用于 GFR＜60mL/min 的患者，MRA 不推荐用于 GFR＜30mL/min 的患者。指南未涉及 BOLD-MRI 等有希望的新技术，表明这些技术还处于临床探讨阶段，尚未大规模进入临床使用。

RAS 的诊断技术应能为临床治疗措施的选择提供足够的信息，但是目前没有哪一种诊断技术可独自提供这些信息，因此，多种检查联合应用成为必要的选择。

2.提示疾病的线索

各个指南都十分强调临床线索提示 RAS 的重要性，包括：①30 岁之前或 55 岁之后出现的高血压。②近期突然持续恶化的高血压。③联合应用 3 种以上降压药物仍然控制不佳的顽固性高血压。④恶性高血压或伴有重度视网膜病变的高血压。⑤反复发作肺水肿的高血压。⑥应用血管紧张素转化酶抑制剂(ACEI)或血管紧张素 AT_1 受体阻滞剂(ARB)后血压明显下降、肾功能迅速恶化的高血压。⑦存在难以解释的肾萎缩或双侧肾脏大小不等。⑧伴有腹部或腰部血管杂音的高血压。⑨老年人不明原因肾功能进行性下降。

三、防治对策的进展和预后

(一)药物治疗的现状和问题

1.降血压控制目标的思考

CKD和高血压互为因果,CKD参与了高血压的形成与发展,而高血压又可导致肾损害进一步恶化,加速ESRD进程,并诱发心血管事件。因此,高血压的治疗已成为CKD治疗中最重要的一个环节。RVH的降压目标值并无指南给出明确意见,因此似可参考CKD高血压的目标值来进行治疗。简而言之,无清蛋白尿(<30mg/24h)的CKD非透析患者,血压宜降至≤18.62/11.97kPa(140/90mmHg),而呈清蛋白尿(≥30mg/24h)的CKD非透析患者血压宜降至≤17.29/10.64kPa(130/80mmHg)。对于老年患者,要强调个体化地制订降压目标,一定要避免将血压降得过低,以免诱发严重心、脑血管事件。一般而言,老年患者宜将收缩压降到18.62～19.95kPa(140～150mmHg)水平,而年龄<80岁的老年患者若能很好耐受,还可考虑将血压降至18.62kPa(140mmHg)以下。

2.降血压药物的应用

治疗RVH的降压药物与治疗肾实质性高血压的药物相同,但是在用药原则上两者有较大差别,在此作一简要讨论。

(1)肾素-血管紧张素阻滞剂应用:肾素-血管紧张素阻滞剂包括ACEI和ARB两大类,在治疗肾实质性高血压上它们是基石药物,但是用于RVH治疗却需谨慎。一般认为,单侧RAS导致的RVH为肾素依赖性高血压,故应用ACEI或ARB降压效果好,但是一定要从小剂量开始用药,逐渐加量,否则很容易造成血压过度下降及急性肾损害(SCr异常升高,超过用药前基线的30%);而双侧RAS或孤立肾RAS导致的RVH多为容量依赖型高血压,故应用ACEI或ARB疗效常不好,而在肾缺血情况下再扩张出球小动脉,也有诱发急性肾损害可能,故不主张使用。

(2)其他降压药物的应用:钙离子拮抗剂(CCB)被广泛应用于RVH的治疗,当ACEI及ARB使用禁忌时,CCB仍可使用。β受体阻滞剂能通过阻断β肾上腺素能受体而抑制肾素释放,故能在一定程度上降低血浆肾素活性,从而应用于单侧RAS的RVH治疗。利尿剂用于双侧RAS或孤立肾RAS治疗,能通过减少血容量而降低血压,但是应用于单侧RAS治疗,却需注意勿因血容量减少而激活肾素-血管紧张素加重高血压。β受体阻滞剂及利尿剂在治疗RVH时降压疗效常有限,故多与其他降压药物联合应用。

(二)血管重建术的选择和并发症防治

1.介入血管重建治疗

自1978年Gruntzig开创性地将经皮经腔肾血管成形术(PTRA)成功应用于临床以来,介入血管成形术已成为治疗早期IN及难治性RVH的主要治疗手段。目前临床应用的介入血管成形术主要为PTRA及经皮经腔肾血管成形加支架植入术(PTRAS)。与PTRA相比,PTRAS能显著减少术后再狭窄发生率(尤其是对肾动脉入口处狭窄,而此处狭窄约占ARAS的80%以上),改善远期预后。在一项入选1322例患者的研究分析中,支架植入与单纯PTRA相比,技术成功率更高(分别为98%和77%),再狭窄率更低(分别为17%和26%),因此现阶段对ARAS的治疗,均倾向于用PTRAS代替PTRA。介入血管重建术后尚需长期服用抗血小板药物(如氯吡格雷及阿司匹林),若肾血流明显减少还需应用低分子肝素数天。

介入血管重建术适应证包括:①单侧肾动脉狭窄≥75%。若狭窄程度较轻可暂予药物治疗观察。②制止或延缓IN肾损害进展。要符合下述指标介入血管重建才可能对延缓IN进展有益:SCr<265μmol/L,核素检查患肾GFR>10mL/min;患肾长轴>8.0cm;患肾叶间动脉阻力指数<0.8。③难治性RVH。当用多种降压药联合治疗无效,或反复出现肺水肿时可考虑介入血管重建。总之,一定要严格掌握好介入血管重建治疗适应证。如果RAS程度较轻、或者RVH能够被降压药物有效控制,都可暂不做此治疗;而IN病期过晚,估计血管重建已不能改善肾功能,则更不应做此治疗。

禁忌证包括:①严重的腹主动脉瘤累及肾动脉。②大动脉炎致肾动脉闭塞。③肾动脉分支狭窄。④合并出血倾向或其他严重疾病不适于做介入治疗。

并发症包括:肾动脉内膜撕裂,肾动脉夹层,血栓形成,穿破血管导致出血及形成假性动脉瘤,胆固醇结晶栓塞,碘对比剂肾损害等,文献报道这些并发症的发生率占3%~10%。正规合理的操作能减少上述多数并发症的发生,而使用远端滤网保护装置能避免或减少胆固醇结晶发生。

介入术后再狭窄的问题:PTRA术后再狭窄的发生率高达20%~30%,由新生内膜增殖、扩张后的动脉弹性回缩及动脉粥样硬化再发等因素造成。ARAS所致肾动脉入口处狭窄患者的术后再狭窄发生率尤高,因此,对ARAS的治疗目前已基本用PTRAS取代了PTRA,而且应用药物洗脱支架、放射性支架还可能进一步降低再狭窄的发生。Zohringer等一项多中心非随机的研究共入选105例病人,随访6个月,发现雷帕霉素涂层组与裸支架组比较再狭窄率有所降低,分别为6.7%和14.3%,但其有效性仍有待更大规模的临床研究证实。因此,在介入血管成形术后,应给患者定期进行肾脏多普勒超声检查,观察有无再狭窄发生。

介入血管重建治疗效果的争论:既往多项较小规模研究显示,介入治疗后患者的高血压得到有效控制,肾功能有了进一步改善。但是近期几项较大规模的循证医学研究(STAR研究及ASTRAL研究等)比较了介入联合药物治疗与单纯药物治疗的效果,结果在降低死亡率、减少心血管事件及延缓肾损害进展上二者并无显著性差别。因此,合理掌握适应证及选择最佳治疗时机对于治疗RAS至关重要。其中肾脏残存功能的状况是影响介入治疗疗效和预后的关键,只有在缺血肾脏尚存一定功能的情况下进行介入治疗对延缓肾损害进展才有意义。正如前述,新技术BOLD-MRI可以较好地判断肾实质的缺血缺氧状态,应用此技术可能对预估血管成形术能否改善IN肾功能有所帮助。

2.手术血管重建术治疗

我国2009年制订的"老年粥样硬化性肾动脉狭窄诊治的中国专家共识"认为如下情况应考虑进行外科血管重建手术。①肾动脉重度狭窄(管径小于4mm)或闭塞,或肾动脉解剖学特征不适合行PTRA治疗如肾动脉粥样硬化伴有严重钙化、近肾动脉处有溃疡性及脆性粥样硬化斑块等。②多发肾动脉病变。③RAS病变位于血管分支处,或伴发腹主动脉或髂动脉病变。④经PTRA介入治疗失败或产生严重并发症时。上述指征可供参考。

可根据情况选择如下方式进行手术。①主动脉－肾动脉旁路重建术:直接将肾动脉同腹主动脉进行旁路手术,具有吻合路途短,不改变正常解剖位置和关系的特点。可以选用自体血管(如大隐静脉)或人工血管(如涤纶血管或膨体聚四氟乙烯人工血管)进行旁路移植。②非解剖位动脉重建手术:主要应用于腹主动脉壁有严重的动脉粥样硬化病变而不适于进行主动脉-肾动脉旁路重建术者。此时可以采用一些特殊的非解剖动脉重建,如右侧肾动脉可以利用肝动脉、胃十二指肠动脉进行重建,而左侧可以利用脾动脉进行重建。③肾动脉内膜剥脱术:主要用于治疗肾动脉近端动脉粥样硬化病变,如果病变位于血管远端或分叉处时,需进行补片成型,防止血管狭窄。④肾动脉狭窄段切除术:适用于肾动脉局限性狭窄,狭窄长度在1~2cm的患者。⑤肾动脉再植术:适用于肾动脉开口处或肾动脉开口水平的腹主动脉内有斑块病变时,切断肾动脉后将远端再植于附近的腹主动脉。⑥自体肾移植术:适用于肾动脉近端和腹主动脉有明显病变的病例,将肾脏切除,冷却灌注后移植于髂窝内,以髂内动脉作为供血动脉。

手术血管重建术是一种有效的治疗手段,手术成功率高、再狭窄率低,但是其改善肾功能和预后的报道却差异较大。Steinbach等报道222例手术血管重建术的患者,术后随访7.4年,肾功能改善者35%,稳定者占37%,恶化者占28%。而另有多项研究表明,手术血管重建术后高血压治愈或易于控制者高达50%~72%,肾功能明显好转或长期保持稳定者高达72%~93%,继续恶化者仅有7%~28%。这可能与介入血管重建术疗效的影响因素一样,如果治疗过晚,肾组织已经广泛纤维化,即使血管重建成功也无法改善肾功能。

血管重建术的缺点是创伤大、风险亦较大,特别是ARAS伴严重心、脑血管疾病者,手术风险明显增加,因此选择进行手术血管重建术治疗时,应该严格掌握适应证。

此外，当病侧肾脏已无功能或几乎无功能，但其所致高血压却难以控制时，还可以考虑做肾切除手术。肾切除的前提条件是对侧肾功能基本正常、或者可以在成功重建后维持功能。肾切除手术可以在腹腔镜下进行，如此可明显减少创伤，降低并发症。

（三）疾病预后

在自然病程方面，近年发现只有1.3%～11.1%的RAS进展为重度狭窄或闭塞，这表明对于多数RAS患者在动态监测病变进展情况下，控制症状比盲目血管重建治疗更重要，尤其对患ARAS、甚至合并心、脑血管疾患的老年患者，进行血管重建治疗更需仔细权衡利弊。

2002年美国SIR指南及2011年ESC指南都强调RAS患者的肾功能与死亡风险相关。2011年的ESC指南显示，SCr＜106.1μmol/L（1.2mg/dL）、106.1～221μmol/L（1.2～2.5mg/dL）和≥221μmol/L（2.5mg/dL）患者的3年死亡率分别为5%、11%和70%。当然除SCr水平外，合并的心、脑血管病变对预后也有重要影响。

（王丰军）

第十三章

糖尿病肾病

随着肥胖人口的增加及饮食结构改变，糖尿病已成为继肿瘤、心血管疾病之后第三大威胁人类健康的慢性非传染性疾病，2007 年全球有 1.7 亿糖尿病患者，至 2010 年全球糖尿病患者已达 2.8 亿，其增长速度每年达 2.2%。糖尿病的高发年龄在 40～60 岁，但有年轻化趋势。世界卫生组织（WHO）资料显示，2025 年中国和印度将有 1.3 亿糖尿病患者，该数字将消耗医疗预算的 40%，将严重阻碍经济发展。目前全球患者已达 3.66 亿。我国 2007—2008 年的全国抽样流行病学调查资料显示，20 岁以上成人糖尿病及糖尿病前期患病率已分别达到 9.7%和 15.5%；而 2010 年的再次流调资料显示，18 岁以上成人糖尿病及糖尿病前期患病率已更高，分别达到11.6%及 50.1%。按此估计，我国成年人中现已有近 1.14 亿糖尿病患者和逾 4.93 亿糖尿病前期患者。

糖尿病肾病（diabetic nephropathy，DN）是糖尿病常见的慢性微血管并发症之一。15%～25%的 1 型糖尿病及 30%～40%的 2 型糖尿病将出现肾脏受累，DN 是西方国家终末期肾脏病（end stage renal disease，ESRD）及进行肾脏替代治疗的首位病因，在我国也是继慢性肾小球疾病后的第二位病因。1936 年 Kimmelestiel 和Wilson首先报道糖尿病本身病情进展能累及肾脏，导致肾损害，后命名为 DN。2007 年美国肾脏病基金会（NKF）下属组织 K/DOQI 制定的“糖尿病和慢性肾脏病临床实践指南和临床实践推荐”，建议把由于糖尿病导致的肾脏病命名为糖尿病肾脏病（diabetic kidney disease，DKD），来取代 DN。随着糖尿病发病率在全球范围的迅速增加以及糖尿病患者生存时间的延长，DKD 在糖尿病以及 ESRD 患者中的比例也在逐年增加。美国 USRDS 数据显示，糖尿病引起的 DKD 占 ESRD 的 44.1%；在我国，仅以 2012 年上半年全国血液透析登记质控分析数据为例，新增血液透析患者 32 000 例中，18.4%患者的基础肾脏病为 DKD；新增腹膜透析患者 9249 例中，17.5%为 DKD。DKD 的高发病率带来了沉重的社会经济负担。

迄今为止，DKD 发生发展的机制尚未完全明了，DKD 的防治也是医学界的难题。因此，探讨 DKD 的发病机制，寻求预防和综合治疗 DKD 的措施具有重要的社会意义和经济价值。

第一节　糖尿病肾病的发病机制

DKD 发生发展的机制尚未完全明了。目前公认，由胰岛素分泌或（和）作用缺陷导致的长期高血糖是 DKD 发生的始动因素及关键。高血糖造成的肾脏血流动力学变化及代谢异常是造成肾损害的基础，众多细胞因子的激活及炎症介质的释放，也将作为上述机制的下游环节在 DKD 发病中发挥重要作用，而且 DKD 发生在某种程度上也有遗传因素参与，探讨 DKD 的发病机制一直是糖尿病领域的一个热点研究课题，对其深入了解将有利于发掘 DKD 的有效防治措施。

一、DKD 的肾小球损害机制

DKD 既往被称为“糖尿病肾小球硬化症”，认为它是起源于肾小球的疾病，肾小管间质病变是继发于肾小球损害的结果。虽然其后已认识到DKD的肾小管间质病变在肾损害早期即已出现，并非完全是肾小球损害的结果，但是仍应认为DKD是以肾小球病变为主。

肾小球由肾小囊及其包裹的一团毛细血管构成，是肾单位的重要组成部分。肾小球结构复杂而独特，其固有细胞包括肾小球内皮细胞、系膜细胞和壁层及脏层上皮细胞，它们在结构和功能上密切联系，相互关联。

由于系膜细胞的分离、纯化和培养相对容易，在一个相当长的时期内，对DKD发病机制的研究主要集中在系膜细胞上，人们进行了大量研究工作，对糖尿病状态下系膜细胞肥大、细胞外基质(ECM)产生与降解失衡有了较清楚的认识。例如，目前认为转化生长因子-β(TGF-β)是DKD发病的重要因素，研究证实DKD时TGF-β在系膜细胞表达增强，它通过调节ECM的基因表达，增加ECM蛋白积聚，而促进DKD发生。细胞肥大被认为与细胞周期蛋白、细胞周期蛋白激酶和细胞周期蛋白激酶抑制剂的调控失衡相关。P21和P27是目前已知的具有最广泛活性的细胞周期蛋白激酶抑制剂，DKD时P21和P27在系膜细胞表达增加，导致细胞周期停滞，从而引起细胞肥大。此外，公认的DKD发病机制中蛋白激酶C(PKC)途径、己糖激酶途径、醛糖还原酶途径激活及糖基化终末产物(AGEs)形成也主要在系膜细胞中有较为深入的研究。

肾小球脏层上皮细胞是一种高度分化的、贴附于肾小球基底膜(GBM)外侧面的特殊细胞，它由胞体、主突起及次级突起构成，次级突起即为足突，故此细胞又被称为足细胞。其足突间的滤过裂孔是构成肾小球滤过屏障的结构之一。在生理状态下，足细胞不仅构成滤过屏障，对血浆蛋白发挥选择性滤过作用，而且还参与GBM的更新和修复。此外，在肾小球固有细胞功能调节以及机体免疫应答中足细胞也起着重要作用。糖尿病的代谢和血流动力学因素是足细胞损伤的始动因素。糖尿病状态下高糖、非酶糖基化反应引起足细胞裂孔膜蛋白nephrin表达下调，导致足细胞足突消失；另一方面，肾小球高压、高灌注及高滤过(所谓“三高”现象)造成的机械牵张力进一步影响足细胞功能，削弱足细胞与GBM的附着，加速足细胞凋亡。此外，血管紧张素Ⅱ(AngⅡ)也能导致nephrin表达下调，并激活其他细胞因子如TGF-β和血管内皮生长因子(VEGF)，促进系膜基质合成、GBM增厚、和足细胞凋亡及脱落；高糖条件下，活性氧簇(ROS)产物过表达，氧化-抗氧化平衡遭破坏，也能诱导足细胞结构和功能损伤。足细胞损伤导致患者出现大量蛋白尿，而大量蛋白尿本身又会进一步加重足细胞损伤，形成恶性循环，最终导致肾小球硬化。有人曾将DKD归类于足细胞病，此尚存争议，但是足细胞病变在DKD发病中占有重要地位，这已是共识。

肾小球毛细血管壁由一层扁平内皮细胞构成，是肾小球滤过膜的首道屏障。糖尿病患者血糖持续升高引发细胞功能紊乱时，内皮细胞是首当其冲的受害者。由于肾小球内皮细胞难以在体外分离、纯化和培养，因此对内皮细胞参与DKD发病机制的研究起步较晚。在糖尿病及其并发症中，内皮细胞受损被认为是多种血管病变发生的重要机制。导致糖尿病血管内皮损伤的因素包括高血糖、血脂异常、氧化应激反应、炎症因子及AngⅡ活化等，其中炎症因子受到格外关注。内皮损伤可表现为内皮细胞通透性增加、舒缩功能障碍及黏附分子表达上调等。我们通过1型糖尿病模型大鼠的实验研究证实，在高糖刺激下，补体甘露聚糖结合凝集素(MBL)途径能被激活，最终产生补体膜攻击复合物C_{5b-9}，导致肾小球内皮细胞损伤，且此MBL途径的激活与高糖浓度和时间呈依赖性。我们通过体外培养的人肾小球内皮细胞实验研究又证实，高糖刺激的MBL途径激活，可能导致多糖-蛋白复合物缺失和膜表面核心蛋白多配体蛋白聚糖及磷脂酰蛋白聚糖表达降低，如此造成内皮通透性增加，这可能也是DKD的发病机制之一。

总之，肾小球三种固有细胞——系膜细胞、脏层上皮细胞和内皮细胞均参与DKD的发生与发展。三种细胞之间又存在相互联系和相互影响。例如，VEGF是一种内皮特异性有丝分裂原，是内皮细胞重要的存活因子，它主要表达于足细胞的足突，而VEGF受体则以跨膜蛋白的形式表达于内皮细胞，所以足细胞可以通过旁分泌途径调节内皮细胞功能。此外内皮细胞也可以通过分泌血小板源生长因子(PDGF)对系膜细胞的功能进行调节。进一步全面阐明肾小球固有细胞之间的相互联系和作用将有助于加深对DKD发病机制的认识。

二、DKD的肾小管间质损害机制

在DKD中对占肾脏体积90%的肾小管间质病变的研究甚少。至1999年Gilbert提出DKD时肾小管间质损害并不依赖于肾小球病变，而是导致DKD的独立因素后，对肾小管间质在DKD发生发展中的作用才逐渐受到重视。事实上，DKD早期其病理特征之一的肾脏肥大，在很大程度上即与肾小管上皮细胞肥大相关，早期发生的这些结构改变正是启动和促进肾小管间质纤维化进程的一个关键因素。进一步研究还证实，糖尿病时肾小管间质病变的严重程度直接影响DKD的预后，因此关注DKD的肾小管间质病变具有十分重要的意义。高血糖是引起DKD肾小管间质损害的始动因素。高糖时肾小管Na^+-K^+-ATP酶活性增强，此酶活性的改变在一定程度上参与了肾小管间质功能和结构的改变。另外，高糖能下调阻止细胞凋亡的Bcl_2基因表达，并上调促进细胞凋亡的Bax基因表达，从而引起肾小管上皮细胞凋亡。近年研究指出，AngⅡ通过其受体在肾小管间质纤维化过程中扮演着重要角色。AngⅡ通过AT_1受体刺激肾小管上皮细胞肥大，诱导肾间质成纤维细胞增生，并促使它们转分化或分化为肌成纤维细胞，合成及分泌ECM，导致肾小管间质纤维化。

三、发病机制的研究热点

（一）炎症机制

既往DKD并没有被视为炎症性疾病。近来的研究显示肾脏炎症在促进DKD的进展中起着重要作用。有学者认为，PKC途径激活、AGEs形成及肾小球内"三高"是导致DKD发生及发展的三大致病因素，而在这些致病因素的上游是始动因素高血糖，下游则是微炎症及其致成的ECM聚集。

传统观点认为，单核-巨噬细胞在肾组织中浸润是炎症的特征性表现，浸润的单核-巨噬细胞通过分泌炎症介质及产生氧自由基等造成肾组织破坏，促进DKD进展。但是，新近研究指出，远离血流的细胞如足细胞产生的细胞因子，也能作为炎症介质，共同诱发炎症反应，所以炎症细胞不仅限于单核-巨噬细胞等。另外，参与DKD发病的炎症介质也多种多样，包括前炎症细胞因子如肿瘤坏死因子-α（TNF-α）白介素-1（IL-1）及白介素-6（IL-6），趋化因子如单核细胞趋化蛋白-1（MCP-1），黏附分子如细胞间黏附分-1（ICAM-1），脂肪细胞因子如瘦素，转录因子如NF-κB，Toll样受体及核受体等，它们可以进入血流发挥作用，也可以通过旁分泌和自分泌途径发挥效应。

越来越多的研究显示，DKD的发病也涉及补体系统激活。正如前述，糖尿病患者可经MBL途径激活补体，最终形成补体膜攻击复合物C_{5b-9}。有报道在DKD患者的肾组织和尿液中能检测到高浓度的膜攻击复合物。补体激活也是导致炎症的重要因素。

（二）遗传因素

研究发现DKD发病常呈家庭聚集性及种族差异，提示DKD发病存在遗传易感性。全基因组连锁分析显示3q，7q35-36，7p15，10q26，13q33.3，18q22-23等区域与DKD相关。结合基因功能研究，发现了多个与DKD易感性相关的候选基因，例如ADIPOQ，IGF1，IGFBP1，TIMP3，CNDP1，AGTR1，SMAD3，APOE，SLC2A1等。利用候选基因关联分析或全基因组关联分析，也发现多个基因变异可能与DKD易感性相关。

Mooyaart等对671篇有关DKD的遗传关联研究进行荟萃分析，发现有34个重复基因变种，通过随机效应荟萃分析显示，有21个变种与DKD显著相关，这些变种分别是或者邻近于下述基因：ACE，AKR1B1（两个变种），APOC1，APOE，EPO，NOS3（两个变种），HSPG2，VEGFA，FRMD3（两个变种），CARS（两个变种），UNC13B，CPVL，CHN2和GREM1，另外四个变种未邻近特殊基因。

（三）microRNA

microRNA是一类非编码的小分子RNA，参与调控细胞的增殖、分化和凋亡，在多种疾病的发生发展过程中起到了重要的调节作用。近年研究显示microRNA参与了DKD的发生发展。研究发现DKD患者肾脏组织的microRNAs表达谱与正常人存在明显差异，其中miR-155及miR-146a表达明显增高，原位杂交结果进一步证实其主要表达于肾小球系膜及内皮细胞。体外研究发现，高糖可以诱导人肾小球内皮细胞高表达 miR-155 及 miR-146a，而 miR-155 及 miR-146a 可促进该细胞产生炎症因子 TNF-α、IL-1β 及致纤维化因子 TGF-β_1 和结缔组织生长因子(CTGF)，参与 DKD 发病。除此而外，文献报道还有 miR-192、miR-216a、miR-217、miR-377、miR-93 及 miR-29a 等表达异常与 DKD 发病相关。

总之，DKD 的发病机制错综复杂，炎症与非炎症效应相互影响，许多机制尚未明了，存在宽广的研究空间。但是于不同侧面和深度探讨 DKD 的发病机制时，还应注意从系统的层面对已有的认识进行整合与分析，以便得出相对完整的概念。

（王丰军）

第二节　糖尿病肾病的表现、诊断与鉴别诊断

一、DKD 的临床表现及早期筛查

作为糖尿病最主要的微血管并发症之一，糖尿病肾损害早期出现肾小球高滤过，实验室检查肾小球滤过率(GFR)增高，而后逐渐出现微量清蛋白尿、蛋白尿及进行性肾功能减退。2013 年美国糖尿病学会(ADA)制定的“糖尿病诊疗标准”要求，对糖尿病患者需早期实施尿清蛋白排泄和估算肾小球滤过率(eGFR)筛查，以早期发现糖尿病肾损害，及时进行干预。

（一）尿清蛋白排泄

30～299mg/d 范围的持续性清蛋白尿(既往称为 microalbuminuria，即微量清蛋白尿)已被认为是 1 型糖尿病患者出现 DKD 的早期表现及 2 型糖尿病患者肾脏病变进展的标志，同时，它也是糖尿病患者心血管疾病风险增高的标志。患者从微量清蛋白尿进展到更显著水平(≥300mg/d，既往称为 macroalbuminuria，即显著清蛋白尿)，则意味着 DKD 可能进展到终末期肾病(ESRD)。因此，2013 年 ADA 的“糖尿病诊疗标准”推荐，病程超过 5 年的 1 型糖尿病患者或新诊断的 2 型糖尿病患者均应每年进行 1 次尿清蛋白排泄率的筛查(证据等级 B)。

清蛋白尿的检测有 3 种方法。①留取任何时间点的尿液(最好留清晨首次尿)，测定清蛋白和肌酐比值(ACR)。②留取 24 小时尿液，测定清蛋白浓度，计算全天尿清蛋白排泄量。③留取过夜 8 小时尿液，测定清蛋白浓度，计算 8 小时尿清蛋白排泄量。2013 年 ADA 制定的“糖尿病诊疗标准”推荐用 ACR 作为测定尿清蛋白排泄的检查法，并划定其正常值为＜30μg/mg，≥30μg/mg 为尿清蛋白排泄增加。

（二）估算肾小球滤过率

2013 年 ADA 的“糖尿病诊疗标准”推荐，所有糖尿病患者无论其尿清蛋白排泄水平是否正常，每年均应检验一次血清肌酐水平，以估计 eGFR(证据等级 E)。由于肾脏病的并发症与肾功能水平密切相关，因此从 eGFR＜60mL/(min・1.73m^2)起，即应筛查和处理慢性肾脏疾病的并发症(证据等级 E)。

二、DKD 的病理表现

（一）DKD 的病理改变

DKD 的主要病理表现为肾小球基底膜弥漫性增厚，肾小球系膜基质增宽及 Kimmelstiel-Wilson 结节形成，并可见渗出性病变(肾小囊滴和纤维素帽)及肾小球毛细血管瘤，而且肾小球入、出球小动脉常发生玻璃样变。这些组织学病变有助于 DKD 与其他类型肾小球疾病相鉴别。另外，随病变进展肾间质可出现不同程度的炎细胞浸润和纤维化，以及肾小管颗粒空泡变性和萎缩。

1.系膜 Kimmelstiel-Wilson 结节

DKD 进展到第Ⅲ级病变时(详见后叙)，即可能出现 Kimmelstiel-Wilson 结节，病变肾小球系膜基质高度增多，形成同心圆状排列的结节状硬化。在糖尿病患者中，Kimmelstiel-Wilson 结节的出现与糖尿病病程长和不良预后相关，故其被认为是 DKD 从早、中期转化为更严重阶段的一个标志。

2.渗出性病变

渗出性病变包括肾小囊滴(出现在肾小球囊基底膜与壁层上皮之间)及纤维素帽(出现在肾小球毛细血管壁基底膜与内皮之间),内含血浆蛋白成分。渗出性病变常出现于DKD进展期。尽管它们并非DKD所特有,但在其他疾病时很少见。

3.肾小球毛细血管瘤

毛细血管瘤样扩张虽然也非DKD特异病变,但是也主要见于糖尿病肾损害时。

(二)DKD的病理分级

DKD不同于其他肾脏疾病,既往缺少一个统一的国际病理分级标准。直至2010年,由肾脏病理学会发起、多国肾脏病理学家共同完成的"糖尿病肾病病理分级"标准公布,才填补了这一空缺。此标准对1型和2型糖尿病继发的DKD都适用,它分成肾小球病变(见表13-1)及肾小管间质和血管病变(见表13-2)两部分讲述。

表13-1 糖尿病肾病肾小球病变的病理分级

分级	描述	分级标准
Ⅰ	轻度或非特异性光镜改变,电镜显示肾小球基底膜增厚	病变未达到Ⅱ～Ⅳ标准,基底膜厚度>395 nm(女性)或>430nm(男性)
Ⅱa	轻度系膜增宽	病变未达到Ⅲ及Ⅳ级标准,>25%的系膜区系膜呈轻度增宽
Ⅱb	重度系膜增宽	病变未达到Ⅲ及Ⅳ级标准,>25%的系膜区系膜呈重度增宽
Ⅲ	结节性硬化(Kimmelstiel-Wilson结节)	病变未达到Ⅳ级标准,至少可见一个确定的Kimmelstiel-Wilson结节
Ⅳ	晚期糖尿病肾小球硬化	>50%的肾小球呈球性硬化

表13-2 糖尿病肾病肾小管间质及血管病变

病变	诊断标准	评分
肾小球间质病变		
IFAT	无	0
	<25%	1
	25%～50%	2
	>50%	3
间质炎症	无	0
	近浸润于IFAT相关区域	1
	无IFAT得区域也有浸润	2
肾血管病变		
小动脉玻璃样变	无	0
	至少1个区域存在	1
	多于1个区域存在	2
是否有大血管动脉硬化		是/否
	无内膜增厚	0
	内膜增厚未超过中膜厚度	1
	内膜增厚超过中膜厚度	1

注:IFAT——间质纤维化与肾小管萎缩

三、DKD 的诊断及鉴别诊断

(一)诊断

由于 1 型糖尿病的 DKD 自然史比较清晰,丹麦学者 Mogensen 1987 年将其分为如下 5 期,Ⅰ期,肾小球高滤过期(仅表现为 GFR 增高);Ⅱ期,正常清蛋白尿期(平时尿清蛋白排泄率正常,应激时出现微量清蛋白尿);Ⅲ期,早期糖尿病肾病期(出现持续性微量清蛋白尿);Ⅳ期,临床糖尿病肾病期(出现蛋白尿,并在数年内进展至大量蛋白尿及肾病综合征);Ⅴ期,肾衰竭期(进入肾衰竭)。

对于 2 型糖尿病所致 DKD,Mogensen 的分期标准仅能做参照,而且疾病进展速度也不一样。1 型糖尿病的肾损害约 5 年进展一期,而 2 型糖尿病肾损害却 3～4 年进展一期,这是因为后者常发生在中老年已出现退行性变的肾脏基础上,而且除高血糖外,还常有代谢综合征的其他因素如高血压、高血脂及高尿酸等共同作用损害肾脏,所以疾病进展相对较快。由于 2 型糖尿病起病较隐袭,许多患者并不知道自己糖尿病的准确起病时间,这在估计患者的病程上必须注意。

如患者糖尿病病程短、无糖尿病眼底病变、短期内 GFR 迅速下降、短期内尿蛋白急剧增多或(和)尿中红细胞增多时,应高度怀疑糖尿病合并其他肾脏疾病。如果患者无禁忌证,则应进行肾穿刺病理检查。国外研究资料显示,糖尿病患者做肾穿刺病理检查能发现 12%～39%患者并非 DKD。

(二)鉴别诊断

光学显微镜检查肾小球系膜呈结节性硬化改变在 DKD 中常见,这需要与轻链沉积病、膜增生性肾炎、淀粉样变肾病等可能具有系膜结节改变的疾病相鉴别,表 13-3 为临床－病理表现的鉴别要点。

表 13-3　具有肾小球系膜结节样改变的肾脏病鉴别要点

肾脏疾病	病理学特点	临床特点
糖尿病肾脏病	系膜基质增宽及结节形成,伴基底膜弥漫增厚	具有长期糖尿病病史,临床呈现肾病综合征
轻链沉积肾病	系膜结节形成,刚果红染色阴性。免疫荧光检查可见轻链沉积。电镜检查于基底膜内皮侧可见沙粒样电子致密物沉积	血清免疫固定电泳呈现轻链单克隆条带
膜增生性肾炎	弥漫性系膜细胞增生及基质增多,广泛插入呈现双规征,严重时形成系膜结节。免疫荧光检查可见 IgG 及 C_3 于系膜区及毛细血管壁呈颗粒样沉积(花瓣样分布)。电镜检查于系膜区及内皮下见到电子致密物	临床常出现肾炎综合征及肾病综合征,50%～75%患者血清补体 C_3 水平持续降低
肾脏淀粉样变	可见均质无结构物质沉积于系膜区及小动脉壁,有时形成系膜结节。刚果红染色阳性。电镜检查可见排列紊乱直径8～10nm的细纤维结构	临床呈现肾病综合征,肾功能进行性减退。并常伴心脏及其他器官病变

(王丰军)

第三节　糖尿病肾病的防治

如何将 DKD 发病机制的研究和疾病早期诊断指标的开发成果用于指导临床治疗,优化治疗方案,改善患者预后,提高生存质量,这是医学研究的终极目标,也是每一个临床医师的职责。面对 DKD 患者日渐增多的趋势及 DKD 对人类健康的危害,加强 DKD 防治十分重要,同时也极具挑战性。

由于DKD病程长，并发症多，因此依据病期具体制订防治方案就很重要。近年来，人们提倡实施三级预防。①一级预防：病人一经诊断为糖尿病或发现糖耐量减低(impaired glucose tolerance，IGT)就应积极治疗。仅为IGT者，应纠正IGT状态，防范糖尿病发生；已诊断为糖尿病者，则应竭力防止微量清蛋白尿出现。这一阶段的防治措施主要是改变生活方式(饮食管理、运动、降低体重)和严格控制血糖(合理选择和使用降糖药物)，使糖化血红蛋白(HbA1c)水平达标。②二级预防：糖尿病患者出现微量清蛋白尿是其肾脏损害进展的标志，应积极加以干预以减少和延缓蛋白尿产生。这一阶段的危险因素包括血糖水平及尿清蛋白水平等，防治措施除饮食及生活方式管理和继续控制血糖达标外，还应该服用血管紧张素转化酶抑制剂(ACEI)或血管紧张素 AT_1 受体拮抗剂(ARB)，以减少尿清蛋白排泄。③三级预防：此阶段的尿蛋白量、高血压、高血糖、高血脂及高尿酸血症等都是导致肾损害持续进展的重要危险因素，所以尽力控制这些危险因素是延缓DKD进程、预防肾功能不全发生发展的主要措施，也是防治心血管并发症及降低病死率的主要措施。

一、生活方式的改善和饮食管理

生活方式的改善仍然是糖尿病和DKD治疗的基础，如控制糖类及热量摄入减肥、适度体力活动、戒烟限酒等。

2011年的ADA制定的“糖尿病诊疗标准”强调医学营养治疗对糖尿病及其肾病患者极为重要，且应根据糖尿病的类型、肥胖情况、蛋白尿的程度、肾功能的状态及有无并发症而进行个体化的食谱制定和营养管理，最好由注册营养师来进行相关辅导，并应将其纳入医保或其他第三方付款范围。

对慢性肾功能不全患者实施低蛋白饮食，能减轻胰岛素抵抗，改善蛋白、糖及脂肪代谢，并能减少尿蛋白排泄，延缓DKD进展，减轻尿毒素所致症状。2005年我国专家协作组修订的“慢性肾脏病蛋白营养治疗共识”推荐对DKD患者实施如下治疗方案。①蛋白质入量：从出现蛋白尿起即减少饮食蛋白入量，推荐0.8g/(kg・d)；从GFR下降起即开始低蛋白饮食治疗，推荐蛋白入量为0.6g/(kg・d)，并可同时补充复方-α酮酸制剂0.12g/(kg・d)。②热量摄入：实施低蛋白饮食治疗时，热量摄入需维持于125.5～146.4kJ/(kg・d)，即30～35kcal/(kg・d)。但是，肥胖的2型糖尿病患者需适当限制热量(每日总热量摄入可比上述推荐量减少1046～2092kJ，即250～500kcal)，直至达到标准体重。由于病人蛋白入量(仅占总热量的10%左右)及脂肪入量(仅能占总热量的30%左右)均被限制，故所缺热量往往只能从糖类补充，必要时应注射胰岛素保证糖类利用。

慢性肾功能不全患者从GFR小于60mL/min起即容易发生营养不良，故从此时起即应对患者进行营养状态监测；对已实施低蛋白饮食治疗的患者，为防止营养不良发生，就更应对患者营养状态进行密切监测。常用的营养状态监测指标包括：摄入的热量(据饮食记录计算，连续3日)，摄入的蛋白质量(测定氮表现率蛋白相当量或蛋白分解代谢率)，体质指数(BMI)、上臂肌围及皮褶厚度检测，血浆清蛋白、前清蛋白及胆固醇检验，以及主观综合营养评估(SGA)等。

二、控制血糖

(一)血糖控制目标值

近年ADA制定的“糖尿病诊疗标准”都对HbA1c的治疗目标值作了基本相同的推荐，指出：①无论1型或2型糖尿病患者，将HbA1c水平控制在7%左右或7%以下，可以降低糖尿病微血管并发症发生的风险；如果在糖尿病确诊后立即将HbA1c水平控制达标，也能长时期地降低大血管疾病发生风险。②对于糖尿病患病时间短、无心血管并发症、预期寿命长并能很好耐受治疗(无低血糖或其他不良反应)的患者，可以考虑将HbA1c水平控制得更严格(如低于6.5%)。③对于有低血糖病史、预期寿命短、存在较重的微血管或大血管并发症，以及多病并存的患者，应该放宽HbA1c水平的控制(如低于8.0%)。所以，应个体化地制定DKD患者的血糖控制目标值。

这里需要强调的是，已出现肾功能不全的DKD患者(多为老年人，常存在糖尿病的心脑血管并发症，且常合并其他疾病，因此预期寿命较短)，特别是他们的血糖水平波动大或(和)曾有低血糖发生史时，均应将 HbA1c 控制水平放宽，根据我国内分泌学专家2011 年制订的“中国成人 2 型糖尿病 HbA1c 控制目标的专家共识”，此时可放宽至 7%～9%范围。对于这些患者避免因治疗引起严重低血糖反应尤为重要，否则可能诱发致命性心血管事件。

(二)治疗药物的应用

1.注射用胰岛素的应用

对于 1 型 DM 患者，以及 DKD 进入临床糖尿病肾病期或肾衰竭期的患者，应该选用胰岛素治疗。目前的胰岛素制剂有短效、中效及长效三大类。①短效者有正规胰岛素(RI)，可供皮下及静脉注射。②中效者有低精蛋白锌人胰岛素(NPH)及慢胰岛素锌混悬液，仅供皮下注射。③长效者有精蛋白锌胰岛素(PZI)及特慢胰岛素锌混悬液，仅供皮下注射。市售商品还有不同比例的短效及中效胰岛素的预混制剂，例如诺和灵 30R，为 30%RI 与 70%NPH 的混悬液；诺和灵 50R，为 50%RI 与 50%NPH 的混悬液。

除此而外，目前还有胰岛素类似物(氨基酸序列与胰岛素不同，但是能与胰岛素受体结合，发挥类似于胰岛素的功能)可供使用，包括。①速效者如赖脯胰岛素及门冬胰岛素。②长效者如甘精胰岛素。市售商品也有速效与中效双时相胰岛素类似物的预混制剂，例如诺和锐 30，为 30%的可溶性门冬胰岛素与 70%的精蛋白门冬胰岛素的混悬液。

使用胰岛素时应注意个体化，从小剂量开始。多数肾功能不全患者，体内胰岛素水平高，更需要减少外源性胰岛素注射量，以免低血糖发生。建议：当 eGFR 为 30～50mL/(min · 1.73m^2)时，胰岛素用量宜减少 25%；当 eGFR＜30mL/(min · 1.73m^2)时，胰岛素用量应减少 50%。

短效或预混胰岛素餐前 15～30 分钟皮下注射，中效应餐前 1 小时给药；自行混合的胰岛素应先抽吸短效胰岛素，再抽吸中效胰岛素；动物胰岛素不与人胰岛素相混，不同厂家生产的胰岛素不能相混；动物胰岛素换用人胰岛素时，总量需减少 20%～30%。

2.口服降糖药物的应用

临床常用的口服降糖药物如下：①促胰岛素分泌剂，包括磺脲类、格列奈类及二肽基肽酶 4(DPP_4)抑制剂。②胰岛素增敏剂，包括双胍类及噻唑烷二酮类。③α-葡萄糖苷糖抑制剂。本文不拟对各种口服降糖药物的药理作用及临床应用作详细介绍，只想强调上述口服药中的某些药物，因为原药或(和)代谢产物主要经肾排泄，故在肾功能不全时必须减少用量或禁止使用，否则，它们在体内蓄积可导致严重不良反应，如磺脲类药物蓄积导致严重低血糖反应，双胍类药物蓄积导致乳酸酸中毒。

2013 年中国医师协会内分泌代谢医师分会制订的“2 型糖尿病合并慢性肾脏病患者口服降糖药应用原则的中国专家共识”，对肾功能不全时口服降糖药的应用作了清楚阐述，对临床实践很有帮助。现将其转录于此(见图 13-1)，供临床医师参考。

三、肾素一血管紧张素系统阻断剂治疗

虽然 DKD 发生和发展的机制尚未完全阐明，但是目前认为肾素-血管紧张素系统(RAS)激活是其重要机制之一。20 世纪 80 年代至 21 世纪初，许多临床研究都已证实，RAS 阻断剂(包括 ACEI 及 ARB)除具有降压依赖性肾脏保护作用外，尚有独立于降压效应的肾脏保护作用，是它们直接作用于肾脏的结果。因此糖尿病患者只要出现微量清蛋白尿，无论有无高血压，都应给予 ACEI 或 ARB 治疗，这已经成为共识。美国 NKF 2012 年更新的“糖尿病及慢性肾脏病 KDOQI 临床实践指南”指出：对于正常血压和正常清蛋白尿的糖尿病患者不推荐使用 ACEI 或 ARB 对 DKD 做一级预防(证据强度 1A)；对于正常血压，但 ACR 大于 30mg/g 的糖尿病患者(他们处于 DKD 高危或 DKD 进展中)建议使用 ACEI 或 ARB(证据强度 2B)。

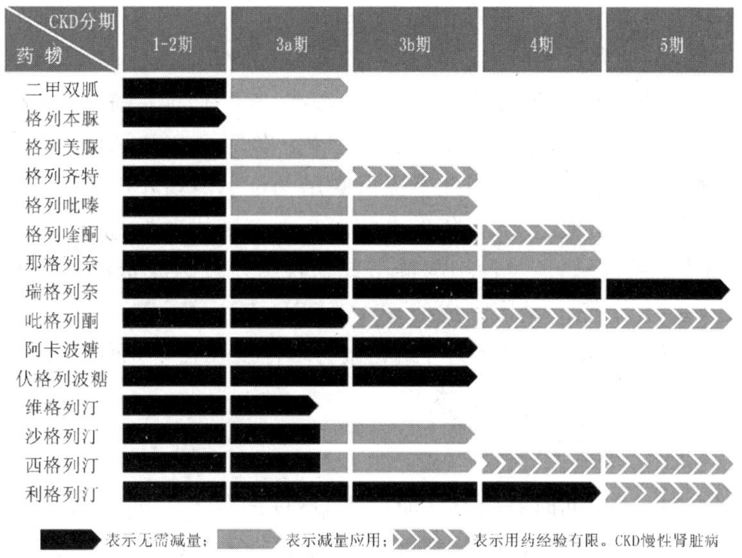

图 13-1　肾功能不全时口服降糖药物应用的调整

在应用 ACEI 或 ARB 的过程中应该注意监测肾功能及血钾水平。由于应用 ACEI 或 ARB 后，Ang Ⅱ效应被阻断，肾小球出球小动脉扩张，球内压、灌注及滤过降低，即有可能导致血清肌酐水平升高。若上升幅度＜35％是正常反应，不应停药；但是，如果上升幅度＞35％则为异常反应，主要见于肾脏有效血容量不足时（如脱水、肾病综合征、左心衰竭及肾动脉狭窄），此时应该及时停用 ACEI 或 ARB，认真寻找肾脏血容量不足原因并设法改善。如果肾脏有效血容量能改善，血清肌酐回落到用药前水平，ACEI 或 ARB 仍能重新应用；如果血容量不能改善（如肾动脉狭窄未行血管成型术），则不可再用。另外，肾功能不全时，肾脏排钾受限，此时若用 ACEI 或 ARB 可导致醛固酮生成减少，肾脏排钾进一步受阻，有可能诱发高钾血症。因此，肾功能不全患者要慎用 ACEI 或 ARB，并在整个用药过程密切监测血钾水平，一旦血钾增高必须及时处理。

四、控制血压

高血压在 DKD 中不仅常见，同时还是导致 DKD 进展的一个重要因素。有效地控制高血压既能延缓 DKD 进展，又能改善心血管并发症。因此，对伴随 DKD 的高血压应该积极治疗。

（一）降压治疗的目标值

高血压患者应该将血压降低到什么程度？是个一直在探索的问题。关于糖尿病合并高血压的降压目标值，2013 年欧洲高血压学会及欧洲心血管学会（ESH/ESC）修订的“高血压治疗指南”，及 2014 年美国高血压国家联合委员会修订的“成人高血压治疗指南（JNC8）”，都推荐糖尿病的降压目标值为≤18.62/11.97kPa（140/90mmHg）。关于 DKD 合并高血压的降压目标值，不同指南推荐值不同，2012 年 KDIGO 制定的“CKD 高血压治疗临床实践指南”的推荐可能最为合理，该指南推荐：AUE＜30mg/d 的 CKD 患者降压目标值为≤18.62/11.97kPa（140/90mmHg）（证据强度 2B），而 AUE＞30mg/d 的 CKD 患者降压目标值为≤17.29/10.64kPa（130/80mmHg）（证据强度 2DB）。所以绝大多数 DKD 属于后者，应该将高血压降达≤17.29/10.64kPa（130/80mmHg）。

（二）降压药物的选择

在治疗糖尿病或 DKD 合并的高血压时，国内、外高血压治疗指南均一致推荐首选 ACEI 或 ARB，若无禁忌均应首先使用，所以 ACEI 或 ARB 已被称为治疗糖尿病或 DKD 高血压的基石药物。

为了有效地达到降压目标值，大多数患者均需要多种药物联合治疗。指南推荐，首先与 ACEI 或 ARB 配伍的降压药是钙通道阻滞剂（CCB）或（和）利尿剂。如此联用能增强疗效并减少不良反应。如果血压还不能达标，则应再联合其他降压药物，包括 α 受体阻滞剂（2003 年及以后国内外发表的高血压治疗指南，已不再推荐它为第一线降压药）、β受体阻滞剂（2014年的“美国成人高血压治疗指南JNC8”，已不推荐它为第一线降压药）及其他降压药。

这里需要强调的是，近年国内、外高血压治疗指南均不提倡ACEI与ARB联合治疗。2009年ESH/ESC发表的“欧洲高血压治疗指南再评价”最先明确指出，ACEI与ARB联合治疗并不能确切地增强降压疗效，但却可能增加严重不良反应，因此不提倡联用。至于两药联用能否增强减少尿蛋白及延缓肾损害的疗效？既往研究证据不足，但是2013年发表的两个大型随机对照试验却一致地获得了否定结论。西班牙完成的PRONEDI试验显示，厄贝沙坦与赖诺普利联用在减少尿蛋白及降低高血压上疗效并不比单药优越，不过不良反应也并未增加；美国完成的VA NEPHRON-D试验显示，与单药治疗比较，氯沙坦与赖诺普利联合治疗并未减少原发肾脏终点事件、心血管事件及死亡率，而高钾血症及急性肾损害不良反应却显著增加，致使试验提前中止。

五、控制血脂

糖尿病患者常伴脂代谢紊乱，同时高脂血症能加速DKD的肾损害进展，促进心血管并发症发生及增加病死率，因此应该积极治疗。在调脂治疗的靶目标上，近代指南都特别强调要首先将血清低密度脂蛋白控制正常。治疗首先要改变不良生活方式，如增加体力活动，进低胆固醇饮食及戒烟等，这是有效治疗的前提。在药物治疗上，美国2012年更新的“糖尿病及慢性肾脏病KDOQI临床实践指南”推荐，选用羟甲基戊二酰辅酶A还原酶抑制剂（他汀类药物）治疗，或用该类药与依折麦布（ezetimibe，为肠道胆固醇吸收抑制剂）进行联合治疗（证据强度1B）。而对于已经进行维持性透析且未用他汀类药物治疗的患者，该指南不推荐开始应用（证据强度1B），因为4D、AURORA及SHARP等几个大型随机对照临床试验并未提供能有效减少动脉粥样硬化事件的证据。至于透析前已经服用他汀类药物的患者是否需要停止服用？目前尚缺临床研究资料，还无法回答。

六、其他探索中对DKD的治疗

（一）蛋白激酶C抑制剂

PKC激活参与了DKD发病。动物实验证实PKCβ亚型选择性抑制剂芦布妥林能减少肾间质巨噬细胞浸润和纤维化。2005年Tuttle等通过多中心随机双盲对照研究发现芦布妥林可减轻2型DKD患者的蛋白尿，该研究对123例用RAS抑制剂治疗仍有持续性蛋白尿的2型糖尿病患者，予以芦布妥林治疗，随访1年。芦布妥林治疗组ACR下降了24%（$P<0.05$），而安慰剂组仅下降了9%（$P>0.05$）；芦布妥林治疗组患者GFR无显著降低（$P>0.05$），而安慰剂组却显著降低（$P>0.01$）。

（二）舒洛地特

舒洛地特是高纯度的醣胺聚糖类药物，它由80%的肝素片断（硫酸艾杜糖糖胺聚糖）及20%的硫酸肤质构成。该药进入体内后能迅速附着至血管内皮，它能促进肾小球毛细血管内皮细胞合成及分泌硫酸类肝素，并竞争性抑制肝素酶-1活性减少酶对硫酸类肝素的降解，如此维护和修复GBM阴电荷，因此它能减少DKD的尿蛋白排泄。2002年Gambaro等完成的、纳入了223例患者的DiN.A.S临床研究显示，伴有微量清蛋白尿或显著清蛋白尿的1型和2型糖尿病患者经过舒洛地特治疗4个月后，尿清蛋白排泄均显著减少。但是，2012年发表的Sun-MACRO临床研究却获得了阴性结果，此试验纳入了1248例2型糖尿病并发DKD和轻度肾功能不全的患者，用舒洛地特治疗观察48个月，试验结束时治疗组与安慰剂组在到达原发终点（血清肌酐上升1倍或达到≥530.4μmol/L或进入终末肾衰竭）上并无显著差别。因此，舒洛地特的确实疗效还需要更多临床研究进行验证，疗效可能与DKD病期、舒洛地特用量及给药途径（口服或静脉给药）均相关。

（三）吗替麦考酚酯

炎症反应参与了DKD的发生和发展。目前已有学者在动物模型中尝试对DKD进行抗炎治疗，并取得了一定效果。吗替麦考酚酯（MMF）是一种新型高效免疫抑制剂，但是它还能下调多种细胞因子表达，抑制氧化应激反应，从而具有抗炎症效应。从2003年Utimura等首次报道开始，现在国内外已有不少动物实验研究，显示 MMF 对 DKD 大鼠模型具有肾脏保护效应（尿清蛋白排泄减少，肾组织病变改善）。但是，至今尚无用 MMF 治疗 DKD 的临床试验报告。

七、肾脏替代治疗

一般认为，DKD 患者开始透析治疗应比非 DKD 的 ESRD 患者早，早期进入透析有利于心、脑等重要器官的保护。DKD 患者的内生肌酐清除率（CCr）下降至 20～30mL/min 时，即可开始做透析准备，当 CCr 进一步降至 15～20mL/min，或（和）血清肌酐升至＞530μmol/L（6mg/dL）时，即应开始透析治疗。若出现严重尿毒症症状或合并药物难以纠正的心力衰竭时，即使 CCr 或血清肌酐没有达到上述水平也应进行透析。

DKD 患者采用血液透析为好？还是腹膜透析为好？文献报道并无一致。比如，在近年的文献报道中，WeinhandL 等认为从总体上讲腹膜透析较优，而 Chang 等却认为血液透析较优。其实血透与腹透谁优于谁？不应一概而论，两种透析模式各有各的适应证及禁忌证、优点及缺点，需要据患者具体情况进行个体化的分析才能决定。

DKD 的器官移植包括单独肾移植及胰肾联合移植，联合胰腺移植能使血糖、糖压血红蛋白及 C 肽浓度恢复正常。Martins 等报道胰肾联合移植、单独肾移植的 5 年存活率分别为 82%、60%，因此胰肾联合移植比单纯肾移植具有更好的效果，似应作为 1 型糖尿病 DKD 的首选治疗。

总之，随着对 DKD 发病机制认识的不断深入，DKD 的防治措施已取得了较大进展。

（王丰军）

第十四章
狼疮性肾炎

系统性红斑狼疮(systemic lupus erythematosus，SLE)是一累及全身多系统、器官的自身免疫性疾病，患者血清含有以抗核抗体为代表的多种自身抗体。我国SLE的患病率为0.7/1000～1/1000，高于西方国家报道的0.5/1000。SLE主要发生于女性，性别比例为7.0∶1～9.5∶1，育龄期(15～40岁)女性发病率尤高，此时性别比例可达11∶1。尽管80%的SLE发生于育龄期妇女，但是儿童、青少年、老年及男性也可发病。

肾脏是SLE最易累及的器官，肾活检免疫荧光检查显示，肾受累率几乎为100%，而有临床表现者占45%～85%，被称为狼疮性肾炎(lupus nephritis，LN)。LN的临床表现包括血尿、蛋白尿、肾炎综合征、肾病综合征、急性及慢性肾衰竭等，病理改变也同样多样化。本章将作一简介。

第一节　狼疮性肾炎的发病机制

SLE是一个自身免疫性疾病，免疫调节异常致使机体自身耐受丧失，而诱发自身免疫反应。此病的发病机制十分复杂，尚未完全阐明，可能涉及环境因素、免疫因素及遗传因素等多个方面，此处仅将近年的某些进展作一简介。

一、自身抗体与肾脏免疫复合物沉积

SLE的自身抗体直接针对核抗原，包括DNA(dsDNA和ssDNA)、组蛋白、SSA、SSB及核糖核蛋白等。其中抗dsDNA抗体是SLE的标志性抗体，与LN发病密切相关。

含抗dsDNA的免疫复合物是如何沉积于肾小球进而致病的呢？现在认为可能有3种机制导致其肾小球沉积。①自身抗体与抗原形成循环免疫复合物，而后沉积至肾小球。②自身抗体与肾小球抗原(如层黏连蛋白、膜联蛋白A_2及硫酸类肝素等)于肾小球原位形成免疫复合物。③循环中DNA/核小体通过电荷作用沉积于肾小球基底膜，作为抗原刺激抗dsDNA产生，然后原为形成免疫复合物。

这些免疫复合物能通过Fcγ受体(FcγRs)与胞内体toll样受体(TLRs)的复合刺激，或(和)通过补体系统激活，来进一步放大免疫反应，导致组织损伤。

二、补体系统激活与抗C_{1q}抗体

补体系统活化对SLE和LN的发病具有极重要作用，它不但导致肾小球疾病，而且参与肾小管损伤。在SLE和LN发病中，早已认识到补体系统的经典途径激活是补体激活的最主要途径，但是近年也已肯定补体系统的旁路途径激活及甘露糖-凝集素途径激活也起重要作用。

另外，近年还在30%～80%的LN患者血清中发现了抗C_{1q}特异自身抗体，Ⅳ型LN阳性率尤高。国内外观察均显示，其抗体滴度与肾脏病变活动指数及患者蛋白尿程度呈正相关。血清抗C_{1q}抗体与抗ds-

DNA 抗体并存能加速 LN 进展。当 LN 治疗好转时抗 C_{1q}抗体滴度将降低甚至消失，有报道此抗体滴度的显著下降(≥50%)能预测疾病缓解；而缓解病例复发时此抗体滴度又会升高，有报道抗 C_{1q}抗体在预测 LN 复发上优于抗 dsDNA 抗体。

三、遗传因素

SLE 的发病机制涉及环境因素和基因因素两者的相互作用。现已认识到 SLE 是一种多基因疾病，全基因组扫描使 SLE 易感基因的研究取得了重要进展，现已发现约 30 个易感基因。不过，LN 目前还没有得到这样的数据，迄今为止在人群中进行的大多数关联研究所获结果并不一致。

已经证明 SLE 的易感性与 HLA-DRB1＊1501 和 HLA-DRB1＊0301 相关，在高加索人群中尤其如此。一些研究发现HLA-DRB1＊15与 LN 相关，有研究提示 DRB1＊15 和 DQA1＊01 的相互作用增加了 LN 易感性，然而尚未被独立验证。有趣的是有学者在单变量分析中发现 DRB1＊0301 等位基因是 LN 的保护性因素，但是在多种族队列的多变量分析中却未能证实。

最近发现 FcγRⅠ、Ⅱ和Ⅲ基因与 SLE 的敏感性及严重性密切相关。然而一项近期的荟萃分析表明，仅在亚洲人群中 LN 与 FCγRⅢa-V/F158 的 F158 等位基因显著相关，而在欧洲或者非洲裔人群无相关性。另外，已证明 FCγRⅡa-R/H131 和 FCγRⅢb-NA1/NA2 的基因多态性与 LN 无相关性，关于 FCγRⅡb-232T/I基因多态性的研究数据有限。

有研究观察了Ⅰ型干扰素通路中的多种候选基因与 LN 的可能相关性。其中 STAT4 编码一种转录因子，可以被包括干扰素-α(IFNα)在内的多种生长因子和细胞因子激活。几个人群的全基因组扫描发现 STAT4 是 SLE 的危险因素。欧洲裔患者的两个大型研究中发现 STAT4 单体型与 LN 具有相关性，但是另一个欧洲较小的研究却未发现相关，在日本 SLE 患者及中国汉族人群中也没有检测到相关。提示 STAT4 基因型和 SLE 表现型的相关性可能存在种族差异。

一个最近的中国汉族人群全基因组扫描发现了几个既往在欧洲人群中未发现的 SLE 相关基因，其中 IKZF1 被发现独特地与 LN 相关。这个基因编码 Ikaros 家族的锌指 1 转录因子，能够促进淋巴细胞的分化和增殖，部分是通过调控 T 细胞的 STAT4 起作用。

干扰素调节因子(IRFs)是 TLR 介导的Ⅰ型 IFN 表达的关键调节者，随后诱导许多Ⅰ型 IFN 调节基因。虽然 IRF5 是 SLE 明确的危险因素，目前还没有发现其与 LN 显著相关。然而在一个中国汉族人群中发现 LN 与 IRF7/KIAA1542 区域强烈相关(1 个 IRF7 多态性与 KIAA1542 的 SNP 严重的连锁不平衡)。

(陈红兵)

第二节　狼疮性肾炎的病理表现及病理－临床联系

制订 LN 的治疗方案需以肾活检病理表现作基础。因此，在治疗前应进行肾穿刺病理检查。尽管肾活检仍可能存在一定局限性，譬如有时取材不够造成诊断偏倚，但是它仍是非常有用的检查手段。①肾活检能对 LN 进行正确诊断和病理分型。②可对 LN 肾组织的活动性和慢性化程度进行半定量评分，预测肾脏病变的可逆性。③通过重复肾活检，能动态地准确了解 LN 的转归(缓解、转型及慢性化)。上面这一切对于指导 LN 的治疗都非常重要。

一、狼疮性肾炎的病理表现

(一)免疫病理检查

LN 是一种自身免疫性疾病，患者体内有多种自身抗原－抗体形成的免疫复合物，所以其成分及沉积部位也多样化。免疫荧光或免疫组化检查显示，绝大多数 LN 患者的肾组织均有 IgG、IgA、IgM、C_3、C_{1q}和纤维蛋白相关抗原(FRA)沉积,被称为“满堂亮”现象。免疫沉积物除能沉积于肾小球系膜区和毛细血管壁外,也可同时沉积于肾小管基底膜和小动脉壁。

(二)光学显微镜检查

1.肾小球基本病变

(1)细胞增生及浸润:活动性LN都有不同程度的肾小球固有细胞增生及循环炎症细胞(淋巴细胞、单核细胞及中性粒细胞等)浸润。肾小球固有细胞增生以系膜细胞最常见,轻者呈节段性增生,重时呈球性增生,并且伴系膜基质增多。LN明显活动时,内皮细胞也常伴随系膜细胞增生。足细胞增生有时也可见。

(2)新月体形成:早期为细胞新月体,见于LN高度活动时,细胞新月体主要由壁层上皮细胞及单核巨噬细胞构成,足细胞也能参与。若不及时治疗,则将迅速进展成细胞纤维新月体及纤维新月体,变成不可逆性病变。

(3)纤维素样坏死:常见于LN明显活动时,坏死常累及肾小球毛细血管襻的某个节段,该处毛细血管正常结构消失,并有纤维蛋白沉积。

(4)毛细血管内透明血栓:透明血栓充填于毛细血管腔中,HE染色呈红色均质结构。常见于活动性LN,多与纤维素样坏死并存;也常见于SLE伴抗磷脂抗体阳性患者。

(5)核碎裂及苏木素小体:可能与抗核抗体作用相关,见于LN活动时。

(6)嗜复红蛋白沉积:肾小球中多部位出现嗜复红蛋白沉积是LN的常见病变。内皮下大块嗜复红蛋白沉积被为白金耳样沉积物,也是LN活动的标志。

(7)肾小球硬化:是LN的慢性化病变,可表现为节段性硬化或球性硬化,并常伴球囊粘连。

2.肾小管及间质基本病变

LN常见肾间质炎性细胞(淋巴细胞、单核-巨噬细胞及中性粒细胞等)浸润及肾小管上皮细胞变性,慢性化时出现不同程度的肾间质纤维化肾小管萎缩。这可能由肾小球病变继发,但是也可能由免疫反应直接导致,后者的肾小管间质病变严重程度与肾小球病变不平行,常相对较重。

3.血管病变

活动性狼疮可出现血管炎病变,表现为免疫复合物于血管壁沉积,管壁出现纤维素样坏死,并可伴管腔透明血栓。

(三)电子显微镜表现

电镜下可见肾小球内多部位电子致密物沉积,包括内皮下的大块高密度电子致密物(与光镜下白金耳样沉积物一致)。有时还能见到如下特殊结构,对LN诊断也有一定参考价值。①苏木素小体:细胞器完好,细胞核染色质浓缩和边集,核膜完整,与凋亡细胞相似。②电子致密物中的指纹状结构:为含有磷脂成分的结晶产物。③管泡状小体:为一种直径20nm的中空的微管状结构,常见于内皮细胞胞浆内,也可见于肾间质的小血管内皮细胞内,属于一种变性的糖蛋白,可能为细胞内质网对病毒性感染的一种反应。④病毒样颗粒:是LN常见的现象。

(四)LN的活动性和非活动性病变

LN的肾组织病理检查,除明确病理诊断及病理分型外,还必须注意肾脏病变有无活动,以指导临床治疗及判断疾病预后。

二、狼疮性肾炎病理分型的演变

LN的病理分型有一个不断完善的演变过程,历史上重要的病理分型标准包括:1974年世界卫生组织(WHO)制订的标准,1982年WHO及儿童肾脏病国际研究组织(International Study of Kidney Disease in children,ISKD)制定的标准,1995年WHO制订的标准,及2003年国际肾脏病学会(ISN)与肾脏病理学会(RPS)制定的标准。现将2003年ISN/RPS标准与应用较广的1982年WHO/ISKD标准的病理分型作一对比(表14-1),这两种标准都主要依据LN的肾小球病变来作分型,不过ISN/RPS标准强烈推荐病理报告要描述肾小管间质病变及肾血管病变。

表 14-1　1982 年 WHO/ISKD 标准与 2003 年 ISN/RPS 标准的对比

	WHO/ISKD 标准(1982 年)	ISN/KPS 标准(2003 年)
Ⅰ型	正常肾小球	轻微系膜性 LN
	A.所有检查均无异常；B.光镜检查正常，免疫荧光或电镜检查可见沉积物	光镜检查肾小球正常，但免疫荧光检查可见系膜区免疫沉积物
Ⅱ型	纯系膜病变	系膜增生性 LN
	A.系膜区增宽或(和)轻度系膜细胞增生；B.中度系膜细胞增生	光镜检查见不同程度的纯系膜细胞增生或系膜区增宽，伴系膜区免疫沉积物 免疫荧光或电镜见少量孤立的上皮下或内皮下免疫沉积物，而光镜检查不能发现
Ⅲ型	局灶节段性肾小球肾炎	局灶性 LN
	A.伴活动性坏死病变；B.伴活动性和硬化性病变；C.伴硬化性病变	活动或非活动性，局灶性，节段性或球性，毛细血管内或毛细血管外肾小球肾炎，累及＜50％肾小球。可见局灶性内皮下沉积物 Ⅲ(A)活动性病变：局灶增生性 LN；Ⅲ(A/C)活动性和慢性病变：局灶增生和硬化性 LN；Ⅲ(C)慢性非活动性病变伴有肾小球瘢痕：局灶硬化性 LN
Ⅳ型	弥漫性肾小球肾炎	弥漫性 LN
	严重的系膜、毛细血管内或膜增生肾炎，或(和)广泛的内皮下沉积物。A.无节段性病变；B.伴活动坏死性病变；C.伴活动性和硬化性病变；D.伴硬化性病变	活动或非活动性，弥漫性，节段性或球性，毛细血管内或毛细血管外肾小球肾炎，累及≥50％肾小球。可见弥漫性内皮下沉积物 Ⅳ-S 弥漫节段性 LN：即＞50％肾小球有节段性病变(累及＜50％肾小球毛细血管襻)；Ⅳ-G 弥漫球性 LN：即＞50％肾小球有球性病变。几乎无或无细胞增生，但却有弥漫性白金耳样沉积物的 LN 也属于此型 Ⅳ-S(A)活动性病变：弥漫节段增生性 LN；Ⅳ-G(A)活动性病变：弥漫球性增生性 LN；Ⅳ-S(A/C)活动性和慢性病变：弥漫节段增生和硬化性 LN；Ⅳ-G(A/C)活动性和慢性病变：弥漫球性增生和硬化性 LN；Ⅳ-G(C)慢性非活动性病变伴瘢痕：弥漫节段硬化性 LN；Ⅳ-G(C)慢性非活动性病变伴瘢痕：弥漫球性硬化性 LN
Ⅴ型	弥漫膜性肾小球肾炎	膜性 LN
	A.纯膜性肾小球肾炎；B.合并Ⅱ型病变；C.合并Ⅲ型病变；D.合并Ⅳ型病变	球性或节段性上皮下免疫沉积物，或由其引起的光镜、免疫荧光或电镜形态学改变，伴或不伴系膜病变 Ⅴ型 LN 可能与Ⅲ型或Ⅳ型并存，此时应做出复合性诊断；Ⅴ型 LN 也可能进展成Ⅵ型
Ⅵ型	晚期硬化性 LN	晚期硬化性 LN
		≥90％肾小球硬化，已无残留活动病变

注：LN.狼疮性肾炎

2003 年 ISN/RPS 分型更强调了临床和病理的紧密联系，它具有如下特点：①免疫病理、光镜和电镜检查均正常的肾活检标本，不再诊断 LN。②Ⅲ型和Ⅳ型 LN 都强调要区分活动性病变(A)及非活动性(C)，Ⅳ型 LN 还强调要区分节段性病变(S)及球性病变(G)。③明确指出Ⅴ型 LN 可与Ⅲ型或Ⅳ型重叠，此时应诊断为Ⅴ＋Ⅲ型或Ⅴ＋Ⅳ型。④Ⅵ型 LN 的球性硬化肾小球比例必须超过 90％。

另外，2003 年 ISN/RPS 分型还明确界定了 LN 的活动性病变和慢性病变。

三、狼疮性肾炎病理类型的转换

不但不同病理类型的LN可以互相重叠，如Ⅴ+Ⅲ型或Ⅴ+Ⅳ型，而且不同类型的LN还可能随疾病活动和治疗缓解而互相转换，例如病变较轻的Ⅱ型，可因疾病活动而转化成病情严重的Ⅳ型；而Ⅳ型弥漫增生型LN，经过治疗随病情缓解又能转换成Ⅱ型或Ⅴ型。LN的慢性化过程可由多次反复发作的急性病变累积而成。所以，LN在病情变化时（活动或缓解），若必要则应进行重复肾活检，以准确掌握肾脏病变变化，制定相应治疗措施。

四、狼疮性肾炎的病理一临床联系

LN的病理分型与临床表现之间存在一定的联系。Ⅰ型LN常无肾损害临床表现。Ⅱ型LN肾损害表现轻，常仅出现少至中量蛋白尿。Ⅲ型LN患者除呈现蛋白尿及血尿（肾小球源血尿）外，约30%患者有肾病综合征，15%～25%患者肾小球滤过率下降，并可出现高血压。Ⅳ型LN常出现于SLE高度活动的患者，临床上除呈现肾炎综合征表现（血尿、蛋白尿、水肿及高血压）外，还经常伴随出现肾病综合征，且肾功能常急剧坏转。Ⅳ型LN是肾损害最严重的类型，但是如能及时治疗，将SLE活动控制，受损的肾功能也常能显著好转或完全恢复。Ⅴ型LN常呈现大量蛋白尿及肾病综合征，血尿不显著，血压及肾功能也经常正常。另外，此型LN与特发性膜性肾病相似，容易发生血栓栓塞并发症。Ⅵ型LN患者已进入终末肾衰竭，此型并不多见，只有长期存活的LN患者才可能逐渐进入此期。

（陈红兵）

第三节　狼疮性肾炎的治疗

一、制订狼疮性肾炎治疗方案的原则

LN患者治疗方案的制订主要取决于SLE活动度及LN的活动度，同时要考虑患者的治疗反应及不良反应。评价SLE疾病活动性的标准很多，如下3个标准应用最广泛。①SLEDAI（the Systemic Lupus Erythematosus Disease Activity Index，即系统红斑狼疮疾病活动指数）。②BILAG（the British Isles Lupus Assessment Group Scale，即英国狼疮评估组评分）。③SLAM（the Systemic Lupus Activity Measure，即系统性狼疮活动测定）。SLEDAI标准较简明实用，它采集评分时及评分前10天内的临床及实验室表现进行评分，其中评为8分者包括7个中枢神经系统及1个血管异常表现，4分者包括4个肾脏及两个肌肉骨骼异常表现，2分者包括两个浆膜、3个皮肤黏膜及两个免疫学异常表现，1分者包括发热及两个血液系统异常表现。为此，SLEDAI评分的最高分为105分。

LN病理组织学检查显示的活动病变及慢性化病变已列入表14-1，在此基础上也有学者制定了病理评分标准。应用较多的有1984年Austin等制定的标准，此标准中LN的活动指标有：肾小球毛细血管内增生，白细胞渗出，核碎裂及纤维素样坏死，细胞新月体，玻璃样沉积物（白金耳病变及血栓）及肾间质炎症。慢性化指标有肾小球硬化，纤维新月体，肾小管萎缩，肾间质纤维化。每个指标根据病变严重度分别授予1、2、3分，而活动性指标中"核碎裂及纤维素样坏死"及"细胞新月体"这两项所授分数加倍，为此，活动性指标的最高分为24分，慢性化指标为12分。

LN的治疗目的是控制SLE活动及LN活动，从而保护靶器官包括肾脏。因此治疗前一定要对患者的SLE活动及LN活动情况认真评估，权衡治疗利弊，才能制订合理有效的治疗方案。

二、狼疮性肾炎的具体治疗措施

活动性LN的治疗，要划分为诱导期及维持期两个治疗阶段。诱导治疗阶段主要是针对SLE的急性活动病变治疗，此期要迅速控制免疫介导性炎症反应，减轻器官组织损伤，防止病变慢性化。一般认为

LN 的缓解标准为:血清补体正常,抗 dsDNA 抗体转阴或仅低滴度存在,无 SLE 肾外表现,尿化验蛋白<0.3g/d,红、白细胞和管型转阴,肾功能正常。维持治疗阶段重在稳定 SLE 病情,巩固治疗疗效,防止病情复发。维持治疗期应该多长?尚无定论,但对于大多数 LN 患者来讲,维持治疗可能需要 3～5 年或更长。

本章不准备介绍 LN 的对症治疗(如利尿消肿、降血压、调血脂等)及肾脏替代治疗(包括急性肾衰竭的透析治疗、慢性肾衰竭的维持性透析治疗及肾移植),有关内容可参阅相关章节。此处仅拟着重介绍 LN 的免疫抑制治疗。

(一)糖皮质激素

糖皮质激素通过其强大的抗免疫-炎症效应治疗 SLE 及 LN。激素治疗包括常规口服治疗及大剂量冲击治疗,前者适用于 SLE(包括 LN)疾病一般性活动患者,以泼尼松或泼尼松龙为例,起始剂量为 1mg/(kg·d),以后逐渐减量,直至维持量(5～10mg/d);后者适用于重症 SLE 患者,主要包括:Ⅳ型 LN 肾功能急剧坏转患者,中枢神经狼疮呈现神经精神症状患者,狼疮性心肌炎严重心律紊乱患者,累及血液系统出现严重血小板减少或(和)白细胞减少或(和)严重贫血患者,冲击治疗能顿挫狼疮活动,使病情迅速缓解,常用甲泼尼龙静脉点滴,每次 0.5～1.0g,每日或隔日 1 次,3 次为 1 个疗程,根据患者病情可用 1～2 个疗程。

糖皮质激素类治疗具有多方面不良反应,例如:诱发感染(包括结核),高血压,水钠潴留,消化道溃疡甚至出血穿孔,类固醇糖尿,高脂血症,血钾降低,眼压增高,精神兴奋,股骨头无菌性坏死,骨质脱钙疏松,伤口愈合不良,向心性肥胖及痤疮等。具体应用时应予注意。

(二)环磷酰胺(cyclophosphamide,CTX)

CTX 是一种细胞毒药物,具有免疫抑制作用,特别是对 B 细胞的抑制。它与激素合用治疗Ⅳ型 LN 疗效很好,缓解率可达70%～80%。CTX 可常规口服治疗或大剂量静脉滴注治疗。CTX 口服的常用剂量为 2mg/(kg·d),成人常为 100mg/d,一般认为累积剂量达 8～12g 即停药。大剂量 CTX 静脉滴注治疗的方案如下:每次 0.5～0.75g/m^2(外周血白细胞大于 4×10^9/L 时,可增量至 1g/m^2),以生理盐水稀释后静脉滴注,每月 1 次,共 6 次;6 个月后,每 3 个月再静滴 1 次,又 6 次,总治疗疗程为 24 个月。美国国立卫生研究院(NIH)于 1996 年最早报道此大剂量 CTX 静脉滴注疗法,认为尤适用重症增生性Ⅳ型 LN,能改善疾病预后,减少复发。

CTX 的主要不良反应有骨髓抑制(外周血白细胞减少,肾衰竭时更易发生此时用药要减量)、中毒性肝炎、胃肠反应、性腺抑制(主要为男性)、脱发及出血性膀胱炎等。另外,用药时间过长、药物累积量过大时还可能诱发肿瘤。

(三)吗替麦考酚酯(mycophenolate mofetil,MMF)

MMF 是一种新型免疫抑制剂,口服吸收后它将在肠壁和肝脏代谢为吗替麦考酚酸,后者能抑制次黄嘌呤单核苷酸脱氢酶,从而阻断鸟嘌呤核苷酸的从头合成,抑制 T、B 淋巴细胞增殖而发挥免疫抑制作用。因此 MMF 现已广泛应用于 LN 治疗。对于应用 CTX 治疗疗效欠佳者、或出现毒副作用不能耐受者均可改用 MMF。成人诱导期治疗剂量一般为 1.5～2.0g/d,维持期治疗剂量并未统一,常用 1.0g/d。有条件时可监测药物浓度作治疗参考。一般均与糖皮质激素联合应用。

MMF 的不良反应主要有:①胃肠道反应。腹痛、腹胀、腹泻、呕吐和食欲不振,主要见于治疗初期。此时可以暂时将 MMF 减量,待症状缓解后再逐渐加到全量,病人多能耐受,不影响疗效。②感染。感染是 MMF 治疗中最严重的不良反应。带状疱疹病毒、巨细胞病毒等病毒感染,细菌及霉菌感染较常见,而且已有卡氏肺孢子菌病感染的报道,严重可以致死,这必须注意。③骨髓抑制。比较少见,但还是有个别病人出现白细胞减少、贫血和血小板减少。一般 MMF 减量或停药后骨髓抑制多可以恢复。④肝功能损害。可见血清转氨酶一过性升高。

(四)来氟米特(leflunomide,LEF)

LEF 是异噁唑类化合物,口服吸收后在肠壁和肝脏内通过打开异噁唑环转化成活性代谢物,后者能抑制二氢乳清酸脱氢酶,从而拮抗嘧啶核苷酸的从头合成,抑制激活状态下的淋巴细胞增殖,发挥免疫抑制作用。适合于 SLE(包括 LN)治疗。LEF 治疗 LN 的起始剂量为 1mg/(kg·d),最大不超过 50mg/d,连续服用 3 天,然后改为 20~30mg/d 继续服用半年。缓解期服用 10~20mg/d 维持治疗。来氟米特一般均与糖皮质激素联合治疗。

LEF 的不良反应主要有消化道症状(恶心、呕吐及腹泻等,症状轻重与剂量相关),肝脏损害(可逆性转氨酶升高),外周血白细胞下降,感染。另外,还可见皮疹及脱发。

(五)环孢素 A(cyclosporin A,CsA)

CsA 为钙调神经磷酸酶抑制剂,能抑制白介素-2(IL-2)产生,从而选择性抑制 T 辅助细胞及 T 细胞毒细胞效应,发挥免疫抑制作用。常用剂量为 3~5mg/(kg·d),分 2 次口服,服药期间需监测并维持其血浓度谷值为 100~200ng/mL。出现明显疗效后,缓慢减量至维持量 1.0~1.5mg/(kg·d),必要时可服 1~2 年。CsA 若与糖皮质激素联合治疗,后者的起始剂量应减半,如泼尼松 0.5mg/(kg·d)。

CsA 的主要不良反应有肾毒性、肝毒性、高血压、高尿酸血症、震颤、多毛症和齿龈增生,并偶见高钾血症。CsA 的肾毒性分为急性及慢性两种,前者与 CsA 起始用药剂量过高相关,为肾前性急性肾损害,及时停药多能完全恢复;慢性肾毒性是长期应用 CsA 导致的肾间质纤维化,是不可逆性不良反应,应高度警惕,因此临床应用 CsA 治疗时,需密切监测血清肌酐变化,若血清肌酐较基线升高 30%,即应减量或停药。

(六)他克莫司

他克莫司又称为普乐可复及 FK506,是一种新型的免疫抑制剂,与 CsA 一样同属于钙调神经磷酸酶抑制剂,其作用机制也与 CsA 相似。临床上他克莫司的起始用量为 0.05~0.1mg/(kg·d),分 2 次空腹服用。用药期间须每月监测血药浓度,目标谷浓度一般为 4~8ng/mL,如果超过此值或出现明显不良反应时应减量。6 个月后如病情缓解,应逐步减少剂量。同 CsA 一样,若与糖皮质激素联合治疗,后者的起始剂量应减半。

他克莫司的不良反应在某些方面与 CsA 相似,如肾毒性、肝毒性、高血压、震颤、高钾血症等,另外还可以引起血糖升高,但是齿龈增生及多毛症罕见。其毒副作用与药物剂量相关,因此治疗过程中应密切检测血药浓度。

(七)硫唑嘌呤(azathioprine,AZA)

AZA 是具有免疫抑制作用的抗代谢药物,主要抑制 T 淋巴细胞介导的免疫反应,可用于 LN 的维持治疗,剂量为 1~2mg/(kg·d)。不良反应主要是骨髓抑制,肝损害,胃肠道反应等。用药期间一定要密切监测外周血白细胞变化,警惕严重骨髓抑制作用发生。

(八)羟氯喹(hydroxy chloroquine,HCQ)

抗疟药羟氯喹能阻断抗原呈递,调节免疫反应,抑制炎性细胞因子产生,减轻炎症反应,故已被应用于 SLE 治疗。2012 年改善全球肾脏病预后组织(KDIGO)制定的肾小球肾炎临床实践指南指出,若无禁忌证,所有类型的 LN 都应该用羟氯喹治疗,指南推荐的最大用量为 6.0~6.5mg/(kg·d),现在临床上常每日服药 2 次,每次0.1~0.2g。羟氯喹对血象、肝肾功能影响小,主要不良反应为视力减退,服药期间应定期做眼科检查,并建议每服药半年,即停药1月,以减少视力损害。

(九)丙种球蛋白

大剂量丙种球蛋白静脉输注治疗 SLE(包括 LN)的作用机制尚未完全清楚,可能与其封闭巨噬细胞及 B 细胞上 Fc 受体,活化 T 抑制细胞 CD8,从而减少自身抗体产生相关。常用剂量为400mg/(kg·d),连续 5 日 1 个疗程,必要时可重复治疗。一些小型非对照研究结果显示此治疗对活动性 SLE(包括 LN)有效,但是尚缺高质量的循证医学证据。一般认为,此治疗尤适用于合并感染而不能应用糖皮质激素及其他免疫抑制剂治疗的患者。大剂量丙种球蛋白静脉输注的不良反应较少,偶见发热及过敏反应。

(十)其他免疫治疗措施

1.血浆置换治疗

理论上讲,血浆置换可以清除 SLE 患者的致病自身抗体、循环免疫复合物、凝血因子等,从而对疾病发挥有益效应。但是,临床实践中血浆置换对 LN 的疗效并未肯定。1992 年公布了一项大样本随机对照多中心试验的研究结果，该研究对 46 例严重 LN 患者采用泼尼松和 CTX 治疗，另 40 例采用上述药物联合血浆置换治疗（每周置换 3 次，共 4 周），平均随访 136 周，两组结局并无差异，血浆置换并未改善疾病预后。为此，目前国内外指南均不推荐血浆置换作为 LN 的常规治疗。尽管如此，血浆置换对下列 LN 患者仍然可能有益。①LN 合并严重的肺出血、狼疮性脑病、抗磷脂抗体综合征或狼疮相关性血栓性血小板减少性紫癜（TTP）患者。②常规药物治疗无效的重症患者。③骨髓抑制等原因不能应用细胞毒性药物的患者。因此，上述情况仍可考虑应用。

2.免疫吸附治疗

免疫吸附疗法能选择性地清除患者血液中的内源性致病因子，从而达到净化血液和缓解病情的目的。免疫吸附目前已经广泛用于自身免疫性疾病的治疗。对重症狼疮患者，免疫吸附治疗可能较血浆置换更有效。

3.造血干细胞移植治疗

对于严重的顽固性 SLE（包括 LN）可以进行造血细胞和免疫系统的深层清除，随后进行造血干细胞移植，有可能缓解甚至治愈 SLE，具有一定的应用前景，目前还在研究和论证之中。

三、新的治疗策略及在开发的新生物制剂

（一）多靶点疗法

LN 的免疫介导炎症发病机制非常复杂，在这样情况下，单独用一种药物，专攻某一种病变很难全面奏效。2005 年，我国已故肾脏病学家黎磊石院士提出了针对重症 LN 患者的多靶点免疫疗法，即联合应用激素、MMF 及他克莫司进行治疗，利用它们作用于不同疾病环节的协同作用提高疗效，并通过减小药物剂量而减少不良反应。

（二）生物制剂治疗

1.贝利木单抗

2011 年贝利木单抗同时被美国食品与药物管理局（FDA）和欧洲药品审理部门批准用于 SLE 治疗，是近十年来第一个被批准治疗 SLE 的新药。它是一个完全针对人 B 淋巴细胞刺激物（BLyS）的单克隆抗体，BLyS 也被称作 B 细胞活动因子（BAFF），是一种为 B 细胞提供生存信号的细胞因子，在 SLE 患者中过表达。应用贝利木单抗抑制 BlyS 导致循环 $CD20^+$ B 淋巴细胞和短效浆细胞亚型减少，从而发挥免疫抑制作用。

两个应用贝利木单抗联合泼尼松、免疫抑制剂或抗疟药治疗活动性 SLE 患者的Ⅲ期临床试验，已证明它在减少疾病活动性和复发方面有效。这两个临床试验均未纳入严重活动的 LN 患者，但贝利木单抗在纠正抗 dsDNA 抗体和低补体水平上的显著效果，提示它对 LN 也可能有益。

2.利妥昔单抗和奥瑞珠单抗

利妥昔单抗是抗 CD20 嵌合体的单克隆抗体，能溶解前 B 淋巴细胞体和成熟 B 淋巴细胞，发挥免疫抑制效应。2008 年欧洲风湿病防治联合会（EULAR）制订的“系统性红斑狼疮治疗推荐”总结说，一些小的非对照短期治疗观察已显示，约 50%CTX 治疗抵抗的 SLE 患者改用利妥昔单抗后病情能显著改善。2012 年美国风湿病学会（ACR）公布的“狼疮性肾炎筛查、治疗及管理指南”明确提出，利妥昔单抗可以应用于 MMF 或静脉 CTX 诱导治疗无效的患者。

利妥昔单抗最常见的不良反应是感染，输液反应也较多见（多发生于首次静脉滴注时），而最值得关注的不良反应是进行性多灶性脑白质病，2006 年美国 FDA 已为此发出警告。

一项应用完全人化的抗 CD-20 单克隆抗体奥瑞珠单抗与糖皮质激素和 MMF 或 CTX 联合治疗 LN 的Ⅲ期临床试验正在进行中。

3.其他生物制品

例如依帕珠单抗（抗 CD22 的人源性单克隆抗体），阿巴他塞（通过与 CD28 竞争性结合 CD80/86，来阻止 T 细胞活化），阿塞西普（是一种重组融合蛋白，能影响 B 细胞发育，减少 B 细胞数量），阿贝莫司（为

B细胞耐受原,可与B细胞抗dsDNA抗体交联而诱导B细胞产生免疫耐受)等,它们都具有免疫抑制作用,那么能否用于SLE及LN治疗呢?目前尚无研究,还有待今后临床试验观察。而肿瘤坏死因子(TNF)拮抗剂及白介素-1(IL-1)受体拮抗剂目前不建议用于LN治疗。

四、狼疮性肾炎治疗临床实践指南

近年LN治疗已有不少进展,许多国家的风湿病或肾脏病学会或组织已纷纷发布了各自的LN治疗指南或推荐意见。最新的指南是2012年ACR、欧洲风湿病防治联合会/欧洲肾脏协会-欧洲透析和移植协会(EULAR/ERA-EDTA)及KDIGO分别发表的LN治疗指南,现将这些指南的主要内容简述如下。

(一)Ⅰ型和Ⅱ型狼疮性肾炎

KDIGO指南建议,Ⅰ型LN应根据SLE的肾外临床表现来决定治疗;Ⅱ型LN尿蛋白<3g/d的患者也应根据SLE的肾外临床表现来决定治疗;对Ⅱ型LN尿蛋白>3g/d的患者,则应使用糖皮质激素或钙调神经磷酸酶抑制剂进行治疗,具体方案与治疗微小病变肾病相同(证据强度2D)。而ACR指南对于Ⅰ型或Ⅱ型LN患者的肾脏损害,不建议使用免疫抑制疗法。

(二)Ⅲ型和Ⅳ型狼疮性肾炎

1.Ⅲ/Ⅳ型LN的诱导治疗

KDIGO指南和ACR指南均推荐应予以糖皮质激素联合CTX或MMF进行治疗(证据强度1A和1B)。

ACR指南推荐先用甲泼尼龙静脉滴注冲击(500~1000mg/d)3天,然后再予足量激素口服,并认为用上述方案治疗半年无效时,宜将其中CTX换成MMF,或将MMF换成CTX,如果再无效,对某些病例可考虑用利妥昔单抗治疗。而KDIGO指南建议,如果经过上述方案治疗3个月,患者病情未控制反而恶化(血清肌酐上升,尿蛋白增加)时,则应改变治疗方案,或重复肾活检来指导后续治疗。

2.Ⅲ/Ⅳ型LN的维持缓解治疗

KDIGO指南及ACR指南均推荐用AZA或MMF联合小剂量糖皮质激素(≤10mg/d)进行维持治疗(证据强度1B)。

当患者不能耐受上述治疗时,KDIGO指南建议,可改为钙调神经磷酸酶抑制剂及小剂量糖皮质激素治疗。

(三)Ⅴ型狼疮肾炎

对于单纯Ⅴ型LN呈现非肾病水平蛋白尿及肾功能正常的患者,KDIGO指南推荐应用抗蛋白尿及抗高血压药物治疗,至于是否需用糖皮质激素和免疫抑制剂?指南认为应根据SLE的肾外表现来决定(证据强度2D),而ACR指南对这部分患者未作建议。

对于单纯Ⅴ型LN并呈现肾病水平蛋白尿的患者,KDIGO指南建议用糖皮质激素联合免疫抑制剂进行治疗,后者包括CTX(证据强度2C),钙调神经磷酸酶抑制剂(证据强度2C),MMF(证据强度2D)或AZA(证据强度2D);而ACR指南推荐用糖皮质激素联合MMF或CTX治疗。

对于伴增殖性病变的Ⅴ型LN患者,即Ⅴ+Ⅲ或Ⅴ+Ⅳ型患者,KDIGO指南及ACR指南均认为治疗方案应与Ⅲ型或Ⅳ型相同。

(四)Ⅵ型狼疮性肾炎

KDIGO指南推荐,此型患者需根据SLE的肾外表现来决定是否使用糖皮质激素及免疫抑制剂治疗,而ACR指南对于这部分患者未作建议。

(五)狼疮性肾炎的辅助治疗

两KDIGO指南及ACR指南都指出,若无禁忌证,所有类型的LN患者均应加用HQC作为基础治疗;除此而外,ACR指南还强调应用肾素-血管紧张素系统拮抗剂、进行降血压及调血脂治疗在LN基础治疗中的重要性。

关于复发性LN、难治性LN、合并血管病变(血管炎、微血管病等)的LN、及LN孕妇的治疗,KDIGO

指南和 ACR 指南也都给出推荐意见或建议。

除了 KDIGO 及 ACR 指南外，EULAR/ERA-EDTA 指南也对成人和儿童 LN 的治疗作了如下推荐。①对于Ⅲ/Ⅳ型 LN、或Ⅲ/Ⅳ型＋Ⅴ型 LN 患者，推荐采用 CTX 或 MMF 联合糖皮质激素进行治疗。②对于单纯Ⅴ型 LN 伴大量蛋白尿的患者，也推荐采用 CTX 或 MMF 联合激素治疗。③对于Ⅱ型 LN 尿蛋白＞1g/d 用肾素-血管紧张素系统拮抗剂治疗无效的患者，推荐用小至中等剂量糖皮质激素如泼尼松 0.25～0.5mg/(kg・d)治疗，或用上述剂量激素与 AZA 联合治疗。④对于Ⅰ型 LN 合并足细胞病的患者，可考虑用糖皮质激素联合免疫抑制剂治疗。

这 3 部 LN 治疗指南的发布对于规范临床实践具有重要的指导意义，但是任何指南的制定均是基于目前现有的证据，都有其特定的背景，不可避免地具有一定的局限性。因此在应用指南时，一定要结合自己国家国情，特别要结合每例患者的具体病情，来个体化地制定出最合理治疗方案。

五、狼疮性肾炎的预后和复发

影响 LN 预后的因素颇多。男性、高血压、大量蛋白尿、血清肌酐增高、贫血、白细胞及血小板减少、抗 dsDNA 抗体滴度高及低补体血症，均被认为是影响预后的临床因素；而新月体比例、肾小球硬化及间质纤维化程度、及肾脏血管病变，是影响预后的重要病理指标。研究还发现，诱导治疗 6 个月后重复肾活检，观察病理指标的变化，将有助于判断 5 年内肾功能不全发生的风险。此外，LN 的预后还与治疗因素相关，积极的诱导治疗及其后的长程维持治疗，可以使患者病情持续缓解、不复发。

一般而言，Ⅰ型和Ⅱ型 LN 患者除非转型，一般预后较好。增殖性病变只累及少数肾小球的Ⅲ型 LN 患者对药物治疗反应较好，5 年内终末期肾病发生率＜5%。而肾小球有坏死性病变或(和)新月体形成的Ⅲ型 LN 患者，预后与Ⅳ(A)型 LN 患者类似。多数研究认为Ⅳ型 LN 的预后不佳，Ⅳ-S 型患者的预后较Ⅳ-G 型更差。Ⅴ型LN 患者肾功能减退相对缓慢，5 年、10 年肾存活率分别为96.1%、92.7%。

SLE 复发在临床上较常见，27%～66%的患者会出现 SLE 复发。肾脏病复发的表现包括出现明显的血尿及无菌性白细胞尿，尿蛋白排泄量增加和血清肌酐水平上升。由于 LN 复发与肾功能减退风险的增加独立相关，因此对治疗缓解的 SLE 患者，一定要定期检验狼疮活动指标(补体 C_3 水平及自身抗体滴度等)及肾病状况(尿化验及肾功能检测等)。若有复发，就要尽早重新开始诱导治疗，研究显示，绝大部分的 LN 复发患者，通过再次诱导治疗病情仍能缓解。

六、对狼疮性肾炎治疗的展望

近年来，随着遗传学、免疫学、细胞分子生物学的突飞猛进发展，SLE 及 LN 发病机制中的免疫-炎症级联反应环节已被日益了解，这对寻找更具靶向性、更有效及毒性更小的治疗药物提供了前提。实际上，近年已涌现出不少很有希望的新药物(如针对不同把抗原的单克隆抗体及一些新型生物制剂)及新疗法(如免疫系统深层清除后的造血干细胞移植)，它们很可能打破传统免疫抑制治疗模式，为 SLE 及 LN 带来新希望。但是，由于这些药物及疗法价格昂贵或(和)需要一定特殊的医疗条件，从而限制了它们的临床应用，更难以组织大规模前瞻随机对照试验对疗效及不良反应进行评价，这一局面需要尽力改变。

现在能应用于治疗 SLE 及 LN 的免疫抑制剂的确不少，除了糖皮质激素及 CTX 这些已于临床用了几十年的药物外，而且近二十余年又涌现出了一些疗效不错的新药如 MMF 及钙调神经磷酸酶抑制剂等。对于上述药物的应用，指南已提出了一些推荐意见及建议，但是还需要从临床实践中去摸索更多经验，尤其是如何减少它们在治疗中的不良反应。临床医师都知道，在已有不少强效免疫抑制剂可供选用的今天，SLE 患者死于狼疮活动已越来越少，而死于治疗不良反应(尤其是严重感染)却越来越多，这是一个必须高度关注的问题。

(陈红兵)

第十五章

肾脏淀粉样变

第一节　淀粉样变的分子机制

一、淀粉样变纤维的分子结构

早在1854年，德国病理学家Rudolph Virchow就提出了“淀粉样物质”一词，用于描述神经系统的一种特殊的病理改变。这种病变的神经组织表现出类似淀粉样的染色特性，即碘染色后呈现红色或紫色，从此“淀粉样变”术语就一直沿用至今。可是早在1859年，两位德国科学家Friedreich和Kekulé通过测定氮含量的方法证实，沉积在病变组织中的特殊物质不是淀粉，而是某种蛋白质。随后研究又发现，此淀粉样沉积物可以被刚果红染料染成特殊砖红色，此染色能特异地区分淀粉样沉积物和非淀粉样沉积物。1927年，比利时学者Divry和Florin发现组织中的淀粉样沉积物经刚果红染色后，在偏振光显微镜下观察呈现出特殊的苹果绿色双折光现象。这一现象提示，淀粉样沉积物并不是无结构的物质，它具备纤维状结构特性。这一结论在1959年被美国学者Cohen和Calkins证实，他们通过电镜观察发现淀粉样沉积物的超微结构为一种特征性的细纤维丝结构。1968年，研究者通过X射线晶体衍射方法验证了淀粉样纤维的分子构象：氨基酸多肽链以连续平行的β片层结构折叠形成原纤维丝，数条（4～6条）原纤维丝沿长轴互相缠绕形成一条淀粉样纤维。正是这种特殊的分子构象使得淀粉样纤维对刚果红染料具有亲和性。

20世纪60年代，随着生物化学和分子生物学的进展，人们发现淀粉样沉积物的构成成分中除了淀粉样纤维以外，还有一些非纤维成分，包括血清淀粉样物质P（serum amyloid P component，SAP）、葡胺聚糖和载脂蛋白E。70年代以后，通过氨基酸测序分析等研究方法，人们发现来自不同病例的淀粉样纤维可以来源于不同的蛋白质或多肽。也就是说，沉积于组织中的淀粉样纤维可以来源于不同的前体蛋白。

根据淀粉样纤维的前体蛋白不同，淀粉样变被分为不同的类型。按照惯例，将淀粉样变命名为大写字母A加淀粉样变前体蛋白的英文缩写。目前已知的淀粉样变前体蛋白已经超过了25种，包括免疫球蛋白轻链、血清淀粉样蛋白A、转甲状腺素蛋白、纤维蛋白原Aα链、载脂蛋白AⅠ、载脂蛋白AⅡ和溶菌酶等。白细胞趋化因子2是最近发现的一种新的淀粉样变前体蛋白。故目前已证实淀粉样变前体蛋白应为26种，今后随着研究深入还必将有所增加。

根据病变范围不同，淀粉样变分为系统性（累及全身多器官）和局限性（仅累及某一器官如阿尔茨海默病及皮肤限局性淀粉样变）两类。肾脏是系统性淀粉样变最常累及的脏器。

二、淀粉样变纤维的形成机制

尽管不同的淀粉样变前体蛋白在生理情况下结构和功能各不相同，但在特殊条件下都可以形成一种在形态学上一致的淀粉样纤维。淀粉样变前体蛋白因具有形成不同构象的能力又被称之为“变色龙蛋白”，故有学者提出淀粉样变应当归属于蛋白质构象疾病。淀粉样纤维丝形成的第一步，也是最关键的一步是蛋白质分子发生了构象改变，即原来稳定的球状分子结构转变为另一种不稳定的构象，这种不稳定构象的主要特征是其二级结构中含有大量的连续反向平行的β片层结构，这种β片层结构是通过两条相邻肽链主链的酰胺氢与羰基氧之间形成的氢键维持的。具有这种构象的蛋白质分子很容易发生折叠和自我聚合，形成原纤维丝后，进一步形成淀粉样纤维。

蛋白质发生构象改变进而形成淀粉样纤维机制可归纳于以下。①蛋白质本身具有折叠特性，当血中浓度持续升高（如透析相关淀粉样变的前体β_2微球蛋白）或随着年龄的增长（如老年性淀粉样变中的前体转甲状腺素蛋白）这种折叠特性变得明显。②基因突变导致蛋白质氨基酸序列中的某个氨基酸改变，使得其变异体的构象稳定性降低。例如突变的转甲状腺素蛋白热力学稳定性降低，容易从四聚体解聚为单体。而溶菌酶的基因突变则使其三级结构变得不稳定，形成部分折叠的构象异构体。转甲状腺素蛋白的单体和溶菌酶的构象异构体很容易发生自我聚合形成纤维丝结构。此外，某个氨基酸被替换后，突变蛋白携带的净电荷减少，使其与其他蛋白质分子之间的相互排斥作用减弱，易导致淀粉样纤维的形成。③蛋白质被蛋白酶水解，产生了不稳定的多肽片段。如阿尔茨海默病的淀粉样前体蛋白全长共有753个氨基酸残基，但是构成淀粉样纤维的只有包含第39～43位氨基酸残基的水解片段。④某些蛋白因功能需要，使其构象具有较大的可塑性。如载脂蛋白AⅠ/AⅡ和血清淀粉样蛋白A，它们是一组独特的蛋白，有着相似的结构特点。载脂蛋白AⅠ在没有与脂质结合时是一种展开的未折叠的构象，这种状态保证了蛋白的灵活性，当它将脂质释放后，呈部分伸展的状态，当它与脂质结合时，则再次折叠。这种构象可塑性满足了功能的需要，但是同时也更容易形成淀粉样纤维。⑤局部环境因素的改变如温度升高、pH值改变、金属离子浓度以及前体蛋白与细胞外基质的相互作用都会促进或影响淀粉样纤维产生的过程。⑥组织中淀粉样物质沉积的多少取决于淀粉样纤维形成和降解的相对率。在淀粉样变纤维形成的过程中，葡胺聚糖和SAP的参与使得淀粉样纤维的形成速率增快而降解速度减慢，促进了淀粉样物质的沉积。葡胺聚糖如硫酸类肝素可以沉积在组织间隙，定位于细胞外基质的构成分子如基底膜聚糖、层粘连蛋白、巢蛋白和Ⅳ型胶原中，与这些分子一起构成类似脚手架样结构，加速了淀粉样纤维最初形成阶段的成核作用。SAP能促进多肽聚合成稳定的纤维，并与形成的淀粉样纤维结合，保护其不被蛋白酶水解，稳定地沉积在组织中。

三、淀粉样变蛋白导致组织损伤的机制

目前认为，淀粉样变蛋白主要通过以下两种机制导致受累的脏器损伤。首先，大量的淀粉样变蛋白沉积于细胞外间隙，对组织结构造成破坏，导致器官功能障碍。其次，淀粉样变前体蛋白构象改变后形成的不稳定中间体、原纤维丝及最终形成的淀粉样变纤维，能与细胞表面受体相互作用或通过受体进入胞内，发挥细胞毒性作用，直接导致细胞损伤（包括细胞凋亡）。

四、免疫球蛋白轻链的生物学特性及其导致肾脏损伤的机制

（一）免疫球蛋白轻链分子和基因结构

轻链淀粉样变（light chain amylodosis，AL）的前体蛋白是单克隆免疫球蛋白轻链或轻链的N-端可变区片段。免疫球蛋白轻链有κ和λ两种类型。每条轻链都包括可变区和恒定区，其氨基酸序列包含220个氨基酸残基，分子量约25kDa。编码轻链的基因分别位于第2和第22条染色体上。人的轻链基因结构由三组分离的基因片段V、J、C组成，在这些基因片段之间有一些长度不等的非编码DNA将其隔开。互补决定区的多样性反映了V-J基因片段连接的多种可能性，κ轻链可变区来源于40种Vκ和5种Jκ基因片段的连接，λ轻链可变区来源于30种Vλ和8种Jλ的连接。轻链可变区的编码基因是由众多的V和J片段中的某个V和某个J以不同的排列组合方式连接。在V-J重组连接的过程中，轻链可变区的氨基酸替换将导致轻链分子的结构改变，在某种特定的环境下会在组织沉积造成组织损伤。

（二）致淀粉样变轻链的特性

浆细胞病时，异常增生的浆细胞产生大量的单克隆免疫球蛋白，使血中游离轻链（free light chain，FLC）增多。但是，在多发性骨髓瘤患者中，只有11%～21%的患者合并淀粉样变，并不是所有的免疫球蛋白轻链都会形成淀粉样变纤维，这与轻链的固有性质有关。AL型淀粉样变中，受累轻链的类型多为λ轻链，λ与κ之比为（3～4）∶1，在肾脏AL淀粉样变中，λ与κ之比可高达12∶1。λ轻链可变区编码基因

中的V基因片段以VλⅥ亚组中的6a片段和VλⅢ亚组中的3r片段多见。这两种基因类型约占所有AL-λ的42%，可变区编码基因为VλVI亚组的游离轻链更易沉积在肾小球。

与非致病性FLC比较，致AL的FLC轻链可变区氨基酸序列的某个氨基酸发生替代，导致其热力学不稳定，容易形成纤维样结构。另外，致AL的FLC可能在其互补决定区或在骨架区发生了异常的糖基化也可能参与淀粉样变纤维的形成机制。

（三）致病性轻链导致肾脏损伤的机制

循环中的FLC主要在肾脏清除，所以浆细胞病患者肾脏是最常受累的脏器。经肾小球滤过的FLC被转运到系膜区或进入肾小管的超滤液中。系膜细胞和肾小管上皮细胞对某种克隆增生的FLC的反应决定了损伤发生的特殊类型。单克隆增生的FLC通过以下途径导致肾小球损伤。①导致AL的游离轻链通过受体途径进入系膜细胞，在溶酶体内被分解代谢，最终形成纤维样物质沉积在系膜区。②致AL的FLC可以使系膜细胞基质金属蛋白酶（matrix metalloproteinase，MMP）表达增加，其中MMP-7的功能是降解细胞外基质蛋白腱糖蛋白，最终导致细胞外基质减少，被淀粉样物质所取代。③致AL的FLC使得系膜细胞向巨噬细胞表型转化，以完成更多的分解代谢作用。

（王秋娜）

第二节　肾脏淀粉样变的特点及诊断

一、肾脏淀粉样变的发病率和各型所占比例

系统性淀粉样变是一种相对少见的疾病，英国最新统计的每年每百万人口新发病例大约为8例。诊断时平均年龄62岁，男女比例约为3∶2。与发展中国家的AA型淀粉样变最常见（可能与这些国家慢性感染性疾病患病率较高相关）不同，在发达国家AL是淀粉样变最常见类型。我国几家医院的初步报道显示，我国现在也以AL型为主。有资料显示，1990—2011年间肾内科经肾活检诊断的肾脏淀粉样变共205例，占同时期肾穿刺患者的0.9%（205/23 400例）。205例肾脏淀粉样变中190例为AL型，占92.7%，其中λ轻链型占86.8%（165/190例），κ轻链型占13.2%（25/190例）。其余15例中，2例为白细胞趋化因子2淀粉样变（leukocyte chemotactic factor 2-associated amyloidosis，ALECT2），占1.0%（2/205例），1例淀粉样蛋白A淀粉样变（amyloid A amyloidosis，AA），占0.5%（1/205例），1例为纤维蛋白原Aα链淀粉样变（fibrinogen Aα amyloidosis，AFib），占0.5%（1/205例），其余11例（5.4%）分型不明确。必须指出，ALECT2为最近国外报道发病率很高的一种新的淀粉样变类型。在Larsen等2010年报道的285例淀粉样变病例中，它约占2.5%，仅次于AL和AA淀粉样变（前者86.3%，后者7.0%）。北京大学第一医院肾内科资料显示，ALECT2发病率仅次于AL型，占所有肾脏淀粉样变患者的1%，是值得引起重视的新认识的淀粉样变。

二、肾脏淀粉样变的临床表现

蛋白尿是肾脏淀粉样变最常见的、也常是最早的临床表现，70%～80%患者呈现肾病综合征。镜下血尿发生率不高，若出现肉眼血尿或显著性镜下血尿（呈均一性血尿类型）应考虑膀胱、输尿管累及。少数肾病综合征患者可合并肾静脉血栓，加速肾功能恶化，偶导致急性肾衰竭。高血压不常见、发生率约为20%；与此相反，体位性低血压发生率却明显增多。部分患者肾小管间质也可受累，出现肾小管功能异常，如肾性糖尿、范可尼综合征或（和）肾小管酸中毒。我国AL型肾脏淀粉样变确诊时约有20%患者已出现肾功能不全。随着肾病综合征的发展，肾功能常呈进行性恶化，逐渐进入终末期肾脏病。

肾脏淀粉样变临床上可同时具有肾外的多器官系统受累表现，如心、血管、肝、脾、胰、胃、甲状腺、脑、神经、皮肤和关节等，淀粉样蛋白在组织中沉积可引起组织结构损伤和器官功能失调，甚至衰竭。国外资

料显示，AL 淀粉样变累及的脏器依次为肾脏(74%)，心脏(60%)，肝脏(27%)，消化道(10%～20%)，自主神经系统(18%)。69%的患者在疾病确诊时已存在两个或更多的脏器受累。

三、肾脏淀粉样变的病理改变

(一)光镜检查

淀粉样物质可以沉积在肾组织中的任何部位，包括肾小球、肾小动脉、肾小管及间质。在大多数病例中，肾小球是主要的沉积部位，光镜下可见均质无结构的物质弥漫沉积在肾小球系膜区和毛细血管壁，六胺银(PASM)染色有时还能在基底膜上皮侧见到节段性“睫毛状”结构。淀粉样物质在系膜区大量沉积可以形成结节样病变，类似于糖尿病肾病或轻链沉积病。由于形成结节的物质是淀粉样蛋白，并非细胞外基质，故过碘酸-Schiff 试剂(PAS)染色不着色，而刚果红染色阳性(普通光镜检查呈砖红色，偏振光显微镜检查呈苹果绿色双折光)。淀粉样物质还可以沉积在小动脉、微动脉以及肾小管基底膜和间质。淀粉样物质在肾小管间质沉积可以导致肾小管萎缩和肾间质纤维化。在小部分病例中，淀粉样物质主要沉积在肾小管间质或肾小动脉，而无明显的肾小球沉积。

(二)免疫荧光或免疫组化检查

免疫球蛋白 IgG、IgA、IgM、补体 C_3、C_{1q}及纤维蛋白相关抗原(FRA)检查阴性或呈非特异阳性，无诊断价值。抗体与相应淀粉样蛋白呈阳性反应，具有协助诊断和分型的意义。临床上常用抗 AA 蛋白、抗 κ 或 λ 轻链、抗 LECT2 抗体来协助诊断和分型。如怀疑遗传性淀粉样变时，应该用常见的遗传性淀粉样变如 AFib、转甲状腺素蛋白淀粉样变(transthyretin amyloidosis，ATTR)、载脂蛋白 AⅠ淀粉样变(apolipoprotein AⅠ amyloidosis，AApoAⅠ)、载脂蛋白 AⅡ淀粉样变(AApoAⅡ)及溶菌酶淀粉样变(lysozyme amyloidosis，ALys)的前体蛋白抗体作免疫荧光或免疫组化染色来明确诊断。

(三)电镜检查

电镜下，肾组织沉积物中可见排列紊乱无分支的细纤维结构，直径 8～10nm，见到这样特征性的淀粉样纤维，即能高度提示肾脏淀粉样变。电镜下看到的淀粉样纤维与其他免疫球蛋白沉积病的纤维性状不同，纤维样肾小球病的纤维虽也紊乱排列，但其直径为 15～20nm，而免疫触须样肾小球病的纤维丝直径为 30～60nm，并排列有序，形成微管样结构，均不难鉴别。免疫电镜检查还能用来做疾病分型。

正如前述，肾脏淀粉样变常同时伴随肾外器官系统淀粉样变，所以也可以取其他部位组织做病理检查。文献报道，腹壁脂肪活检刚果红染色的敏感度在 AL 为 80%～90%，在 AA 为 65%～75%，而在一些遗传性淀粉样变则相对较低，所以腹壁脂肪活检刚果红染色阴性不能排除淀粉样变。唾液腺和直肠活检创伤相对较小，也可以用来获取组织标本做刚果红染色等病理检查。但是，肾脏毕竟是淀粉样变最经常且往往最早受累的器官，其组织活检的阳性率最高，因此，肾活检病理学检查是诊断淀粉样变的最重要手段。

四、AL 型肾脏淀粉样变的临床与病理的相关性

迄今为止，关于肾脏淀粉样变临床病理相关性的研究较少，因而目前肾脏病理改变特点与 AL 患者临床和预后的关系还不十分明确。部分学者认为淀粉样物质在肾组织沉积的程度可能与蛋白尿和肾功能无关。但近年来对 AL 和 AA 肾脏淀粉样变患者的研究都发现肾小球受累为主的患者蛋白尿水平高，而局限于肾血管沉积的患者蛋白尿少。梅奥医学中心的研究显示，淀粉样物质局限沉积在肾血管的患者临床表现为少量蛋白尿和严重的肾功能不全，提示淀粉样物质在肾组织的沉积部位与临床表现相关；也曾有小样本研究结果提示肾组织淀粉样变沉积的程度与 AL 患者的肾脏预后呈负相关。

某医院对 205 例肾脏淀粉样变的研究显示，通过对淀粉样物质在肾组织不同部位沉积的程度进行半定量评分，发现在 AL 型肾脏淀粉样变，肾小球淀粉样变的程度与确诊时的蛋白尿水平和肾功能相关，肾小球淀粉样变程度重的患者蛋白尿水平高、肾功能不全的发生率高；肾血管淀粉样变的程度与心脏和肝脏受累相关：肾血管淀粉样变程度越重，肝脏、心脏受累的发生率越高；另外还发现，不同轻链类型的 AL 型肾脏淀粉样变的病理和临床特点存在差异，AL-κ 患者肾血管淀粉样变程度重，容易发生肝脏和心脏受累。

五、肾脏淀粉样变诊断、分型与鉴别诊断

(一)肾脏淀粉样变的诊断

肾脏淀粉样变诊断依赖于肾脏病理学检查,主要依据为:光镜下肾小球系膜区见到均质无结构的团块状物质沉积,基底膜有时出现"睫毛状"结构。此均质状物质有时也能沉积于肾血管等其他部位。沉积物刚果红染色呈砖红色,在偏振光显微镜下呈苹果绿双折光;电镜检查在上述沉积物中见到大量直径为8～10nm,僵硬无分支、杂乱排列的纤维丝样物质。

凡有以下情况,应做相应检查且必要时做肾活检病理检查以明确肾脏淀粉样变诊断。①中老年患者不明原因出现蛋白尿、肾病综合征、慢性肾功能不全而肾脏体积增大。②多发性骨髓瘤患者出现大量蛋白尿或肾病综合征,且尿中蛋白以清蛋白为主。③呈家族性发病,出现大量蛋白尿或肾病综合征的中老年患者。④有明确的慢性感染性疾病或类风湿关节炎等自身免疫性疾病患者,出现蛋白尿或肾病综合征。尤其是上述肾脏病合并心脏疾患(心脏肥大、心力衰竭、心律失常等)、肝脾肿大及胃肠功能紊乱(便秘和消化不良等)等系统性表现时。

(二)肾脏淀粉样变的分型

正如前述,目前至少已知有26种淀粉样变的前体蛋白,依据前体蛋白的不同肾脏淀粉样变基本上可以分为如下4型:AL、AA、ALECT2及遗传性淀粉样变。用形态学检查(光镜下的组织改变和电镜下的纤维丝结构)无法将它们区别,分型诊断只能依靠鉴定出组织中沉积的淀粉样蛋白成分。

最早人们应用高锰酸钾氧化后刚果红染色的方法来鉴别原发与继发性淀粉样变(即现在分类的AL及AA淀粉样变),认为高锰酸钾处理后刚果红染色转阴者为继发性淀粉样变,但是该检查的特异性和敏感性都差,而且无法区分其他类型淀粉样变,因此目前已很少应用。目前最常用和简便的分型诊断方法是用上述各型淀粉样变的前体蛋白抗体做免疫荧光或(和)免疫组化检查。胶体金标记抗体免疫电镜检查可用于早期淀粉样变的分型诊断,较之免疫荧光/免疫组化染色更为敏感,但是操作难度较大。

对临床上考虑遗传性淀粉样变的病例,应进行家系调查和基因分析。鉴于常见的几种遗传性淀粉样变遗传外显率变异很大,多数患者并没有家族史,临床上对于那些不是AL、又没有确凿证据证实是AA和ALECT2的患者都应进行基因分析,筛查其是否携带淀粉样变前体蛋白编码基因的突变。需要指出的是,不能单靠基因分析结果确定分型,最终的确诊仍需依据免疫荧光/免疫组化、免疫电镜、质谱分析或氨基酸序列分析等方法对肾组织中沉积的淀粉样蛋白做鉴定。

近年来,已有研究报道利用质谱分析或氨基酸序列分析方法,对从组织中提取的淀粉样蛋白进行鉴定,能准确对淀粉样变进行分型。但是由于这些分析方法需要先进设备,技术难度较高,且花费昂贵,故无法在临床上广泛应用。

在临床工作中,我们建议按照如下流程来进行肾脏淀粉样变的分型诊断(图15-1)。

(三)肾脏淀粉样变的鉴别诊断

电镜下在肾脏淀粉样变性组织中观察到的纤维丝样淀粉样物质,需与纤维样肾小球病、免疫触须样肾小球病及某些呈现纤维样结晶的冷球蛋白血症相鉴别。肾脏淀粉样变刚果红染色阳性,而其他疾病染色都阴性,是重要的鉴别依据。此外,电镜下纤维丝的直径和形状和各自的临床及实验室检查特点等均有助于鉴别。

AL淀粉样变属于浆细胞病,故全部AL淀粉样变患者的骨髓均有异常增生的浆细胞或淋巴浆细胞克隆群。应用敏感的血和(或)尿免疫固定电泳检查,AL型肾脏淀粉样变患者单克隆轻链的检出率高达75%～90%。由于肾脏淀粉样变是非糖尿病老年肾病综合征的一个重要病因,AL型又是肾脏淀粉样变最常见的类型,所以近年来不少学者强烈呼吁:对中老年肾病综合征患者应常规做血和尿免疫固定电泳检查,以尽早发现和诊断AL淀粉样变或多发性骨髓瘤等浆细胞病。

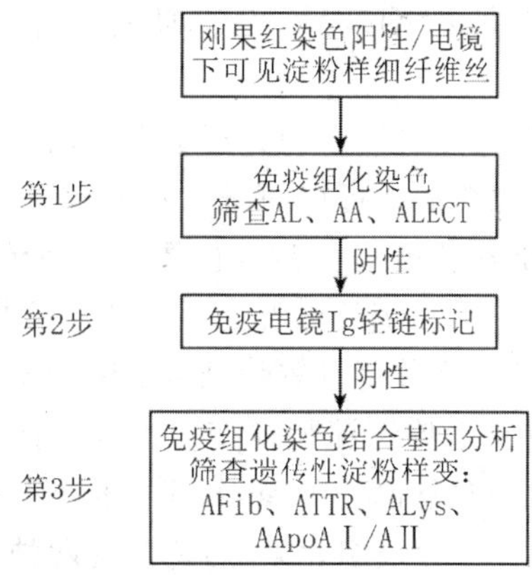

图 15-1 肾淀粉样变分型诊断流程

注：AL.轻链淀粉样变；AA.淀粉样蛋白 A 淀粉样变；ALECT.白细胞趋化因子 2 淀粉样变；Ig.免疫球蛋白；AFib.纤维蛋白原 Aα 链淀粉样变；ATTR.转甲状腺素蛋白淀粉样变；ALys.溶菌酶淀粉样变；AApoAⅠ/AⅡ.载脂蛋白 AⅠ/AⅡ淀粉样变

以其他脏器受累为主并经组织活检证实的系统性淀粉样变患者，若出现蛋白尿(尿蛋白定量常大于0.5g/d，以清蛋白为主)，均应考虑合并肾脏淀粉样变。

(王秋娜)

第三节 传统诊断方法的评价、不足之处和展望

一、早期淀粉样变的诊断

刚果红染色的方法是诊断淀粉样变的“金标准”。但是部分早期肾淀粉样变患者因肾组织中沉积的淀粉样物质过少，刚果红检查可呈假阴性；另外，已出现严重肾小球硬化的患者，因肾小球内的淀粉样沉积物被增多的细胞外基质掩盖，刚果红染色也能呈假阴性。所以，对每例可疑的肾活检标本都应该进行电镜超微结构检查，电镜可以早期发现肾组织中的淀粉样纤维，减少误漏诊，有利于疾病早期诊断。

二、重视淀粉样变分型诊断的重要性

近年来有关淀粉样变的治疗研究取得了很大进展，而制定正确治疗方案的前提是正确分型。AL 患者应给予化疗，符合条件的患者可以进行大剂量美法仑联合自体外周血干细胞移植治疗；对于其他类型的淀粉样变患者，化疗或联合自体干细胞移植不但没有任何帮助，反而会增加治疗带来的风险。因此，对淀粉样变进行正确分型至关重要。

三、目前肾脏淀粉样变病理诊断和分型中某些不足

首先应该指出，目前应用免疫组化或免疫荧光进行 AL 淀粉样变的诊断和分型仍存在不足之处，即对肾组织中淀粉样变轻链的染色可能出现假阴性，或由于非特异着色背景较强而影响结果判读。主要有以下几点。①形成 AL 淀粉样变纤维的片段多来源于轻链可变区，而商品化的抗体针对的抗原位点主要在轻链恒定区，所以有些轻链来源的淀粉样变蛋白可能对商品化的抗体不产生免疫反应，出现假阴性。②免疫球蛋白轻链是一种高丰度的血浆蛋白，在标本制作过程中，血浆中蛋白会对组织切片造成污染；免疫球蛋白轻链又是小分子蛋白，经肾小球滤过后在近端肾小管被大量重吸收，且可以弥散到组织间隙。上述两点导致在某些病例中轻链的免疫组化染色背景较强，影响了结果判读。③对于石蜡组织切片，由于在甲醛固定的过程中会使抗原发生变性，也是免疫组化染色出现假阴性的一个可能原因。因此，刚果红染色阳性

而κ、λ轻链染色均阴性时，仍不能完全排除AL淀粉样变，此时血清免疫固定电泳及胶体金免疫电镜检查可能对明确AL诊断有帮助。

其次，目前AL型淀粉样变和遗传性淀粉样变的分型鉴别上仍存在难点。即在缺乏家族史的情况下，遗传性淀粉样变和AL的临床表现非常相似。近期的研究发现，肾脏淀粉样变患者中，遗传性淀粉样变的比例接近10%。常见的几种遗传性淀粉样变均为常染色体显性遗传，但遗传外显率变异很大，多数患者没有家族史。其中部分(24%)遗传性淀粉样变的患者还存在低水平的单克隆免疫球蛋白血症。由于前述原因，对κ、λ两种轻链染色出现假阴性或染色背景较强难以清晰分辨时，可出现AL型与遗传性淀粉样变的病理分型混淆。既往研究中曾有过将遗传性淀粉样变误诊为AL，因而接受了化疗甚至自体干细胞移植的报道。对于肾组织轻链免疫组化染色均阴性的患者，正如前述，可以进行胶体金免疫电镜检查，已肯定免疫电镜检查对AL诊断的敏感性高于免疫组化染色，造成这两种方法敏感性差异的原因并不清楚，可能与标本制备和保存条件不同从而对抗原影响不同相关。如果轻链的免疫电镜检查仍阴性，则应进一步进行遗传性淀粉样变的免疫组化染色，并进行相关基因分析。

四、蛋白质组学方法的应用

由于没有相应的抗体或由于未知淀粉样蛋白的存在，致使国内外大样本的肾脏淀粉样变研究均有近10%的患者不能明确分型。随着研究的进展，现在如下蛋白质组学检查方法已成熟，即对肾活检组织中沉积的淀粉样物质进行微切割，然后提取其中全长蛋白，再利用生物质谱技术或(和)氨基酸序列分析技术进行淀粉样蛋白成分分析，这不但能对淀粉样变作准确分型诊断，而且还能帮助发现新的淀粉样蛋白。

(王秋娜)

第四节　肾脏淀粉样变的治疗

早期诊断和正确分型是有效治疗的关键。针对不同类型的肾淀粉变应采取不同的治疗方法。下文将作一简介。

一、AL型肾脏淀粉样变的治疗

(一)治疗目标和疗效判断标准

治疗的目标为促进循环中错误折叠的致病性轻链蛋白清除，保护脏器功能。表15-1为第12届国际淀粉样变研讨会修订的血液和器官反应标准，它能帮助判断治疗疗效。获得血液学反应将使总的生存时间延长。循环中FLC水平的显著下降将意味着很好的临床反应，而血清脑利钠肽N末端前体肽(NT-ProBNP)水平降低能敏感地反映心功能改善，因此在治疗过程中应该对它们进行密切监测。

表15-1　血液和器官反应的标准

反应类型	判断标准
血液学反应	
完全缓解(CR)	血及尿免疫固定电泳检查阴性，κ/λ比值正常
非常好的部分缓解(VGPR)	dFLC<40mg/L
部分缓解(PR)	dFLC下降≥50%
无反应(NR)	dFLC下降<50%
器官反应	

续表

反应类型	判断标准
心脏	平均室间隔厚度下降 2mm；或左室射血分数提高 20%，在没有使用利尿剂的情况下心功能(NYHA 分级)改善两个级别；或室壁厚度无增加；或 NT-ProBNP 下降≥30%[eGFK≥45mL/(min・1.73m^2)的患者]
肾脏	24 小时尿蛋白定量下降 50%，前提是eGFK较基线值下降不超过 25%或血肌酐较基线值升高不超过 44.2μmol/L
肝脏	血清碱性磷酸酶下降 50%；或超声测量肝脏大小至少缩小 2cm

注：dFLC.血清中两种游离轻链的差值；NT-ProBNP.脑钠肽 N 末端前体肽；eGFR.估算肾小球滤过率

（二）常规化学疗法

1.美法仑联合泼尼松(MP)方案

应用美法仑[melphalan，0.15mg/(kg・d)]及泼尼松0.8mg/(kg・d)口服，两者连续服用 7 天，每 6 周重复，持续 2 年。

MP 方案治疗淀粉样变开始于 20 世纪 70 年代，已经历近 40 年的历史。MP 方案疗效明显优于单独使用美法仑、泼尼松或秋水仙碱。220 例患者的随机对照试验结果显示：MP 组中 28%患者对治疗有反应，表现为血或尿单克隆轻链消失或减少≥50%，或蛋白尿减少≥50%，肾功能维持稳定或有改善；而单独使用秋水仙碱的对照组中仅有 3%患者对治疗有反应(P＜0. 001)。尽管如此，MP 方案的疗效仍不尽人意，MP 治疗组的平均存活时间仅为 18 月。

2.美法仑联合地塞米松(MD)方案

应用美法仑 10mg/m^2 及地塞米松 40mg/d 口服，二者连续服用 4 天，每月重复，疗程 18 个月。在 Jaccard 等的研究中，对 46 例不适合做外周血自体干细胞移植的患者给予 MD 方案治疗，治疗后 48%的患者出现脏器受累程度改善，同时治疗相关的死亡率只有 4%。随访 6 年后，仍有一半以上患者存活，其中无进展生存的患者比例占 40%。MD 治疗组中位生存时间为 56. 9 个月。鉴于 MD 方案的低毒性，而且对晚期患者也可以产生效果，故 MD 方案目前被列为治疗 AL 的一线方案。

（三）大剂量美法仑联合自体干细胞移植(HDM-ASCT)方案

美法仑用量 200mg/m^2(≤60 岁)，140mg/m^2(61～70 岁)，100mg/m^2(≥71 岁)，可依据受累器官损伤程度和患者一般状况适当调整剂量。常用剂量为 140～200mg/m^2。

1996 年首次应用自体造血干细胞移植治疗 AL 淀粉样变。HDM-ASCT 治疗方案能清除克隆增生的异常浆细胞，从而清除致淀粉样变的免疫球蛋白轻链。临床研究显示，接受 HDM-ASCT 治疗的患者完全缓解率明显提高，生存期明显延长。HDMASCT 治疗的致命的弱点是治疗相关死亡率很高，可能与应用初期没有对接受 HDM-ASCT 治疗的患者进行严格的危险分层和严格选择相关，有些患者其实并不适合接受 HDM-ASCT 治疗。自 2006 年以来，HDM-ASCT 治疗相关的死亡率已经下降至 7%。美国 Boston 大学统计了 421 例接受 HDM-ASCT 治疗患者的预后资料，其中 34%的患者得到完全缓解，其器官反应率为 78%，中位生存时间是13.2 年；没有获得完全缓解的患者，其器官反应率为 52%，中位生存时间是 5.9 年。该研究显示，对于符合条件的患者进行HDM-ASCT治疗，即便治疗后没有获得完全缓解，仍能使患者总的生存期延长。该项研究中，治疗相关的死亡率为 11.4%，其中 5 年内治疗相关死亡率为 5.6%。

北京大学第一医院血液科 2006—2011 年应用 HDM＋ASCT 治疗 AL 型共 20 例。除 3 例早期死亡(移植后 3 个月内死亡，占 15%)外，11 例达到血液学缓解(血液学总反应率 73%)，其中完全缓解 6 例(40%)、部分缓解 5 例(33%)。11 例血液学缓解者均有肾脏器官治疗反应。除去 3 例早期死亡外，其余 17 例随访 15 个月(4～55 个月)，3 年生存率达 71.4%。研究显示在严格掌握入选标准的前提下，HDM＋

SCT 治疗 AL 淀粉样变性可获得较好疗效。

大约只有不到 1/4 的淀粉样变患者符合 HDM-ASCT 治疗入选标准。自体干细胞移植的入选标准为。①年龄≤70 岁。②体能状态评分≤2，③肌钙蛋白 T(cTNT，系心脏损伤的生物标记物)<0.06ng/mL。④心功能为纽约心脏病协会(NYHA)分级的Ⅰ级或Ⅱ级。⑤肌酐清除率≥30mL/ min。⑥明显受累的器官不超过两个(肝脏、心脏、肾脏或自主神经系统)。

对于符合 HDM-ASCT 治疗入选标准的患者，HDM-ASCT 是一个重要的选择。

(四)治疗 AL 淀粉样变的新药物

1.硼替佐米

应用硼替佐米 1.3mg/m^2 于第 1、4、8 及 11 天静脉注射，21 天为 1 个疗程，一般不超过 8 个疗程。常与地塞米松或其他药物联合应用。

硼替佐米为蛋白酶体抑制剂，通过抑制核转录因子 NF-κB 活性发挥作用，研究显示应用硼替佐米治疗，血液学反应率为50%～80%，完全缓解率为 16%～20%(最高达 44%)。还有研究发现，应用硼替佐米后患者的心功能得到改善。硼替佐米联合地塞米松(BD)方案进行治疗，完全缓解率为 25%～31%。BD 方案治疗还被用于 HDM-SCT 治疗后，以达到深度缓解的目的。

硼替佐米的主要不良反应有周围神经病变如肢体麻木、感觉异常等，发生率为 30%左右，停药后可基本恢复或明显改善。其他常见不良反应有疲劳、感染、骨髓抑制(如血小板下降、贫血、中性粒细胞减少等)，胃肠道症状(如恶心、呕吐、腹泻、便秘等)，患者多可耐受、且停药后恢复正常。

2.沙利度胺

常用沙利度胺 100～200mg/d 口服，从小剂量开始，逐步增量，一般不超过 400mg/d。有效者宜继续治疗或减量使用，以求在最低不良反应下巩固治疗疗效。

沙利度胺通过免疫调节效应(如抑制肿瘤坏死因子-α 产生、刺激 Th_1 免疫反应、抑制 NF-κB 活性等)及非免疫效应(如抗血管生成作用、抗增殖和抗凋亡作用等)发挥治疗作用。有研究显示应用沙利度胺后，48%的患者出现了血液学反应，其中 19%的患者为完全缓解；沙利度胺联合美法仑和地塞米松治疗，22 例患者中 8 例出现血液学反应，4 例出现器官反应。沙利度胺还被用于和环磷酰胺、地塞米松合用(CTD 方案)，血液学反应率为 74%，完全缓解率为 21%。

沙利度胺治疗相关的不良反应为便秘、腹痛、极度疲惫、认知困难、心动过缓、周围神经炎和深静脉血栓等，部分患者难以耐受不得不停药。

除此而外，近年还有应用沙利度胺衍生物来那度胺及泊马度胺治疗 AL 淀粉样变的报道。

(五)治疗方案的选择

早期诊断十分关键。只有做到早期诊断，可供选择的治疗方法才会更多、更有效。根据年龄、脏器受累情况和药物的不良反应，应对不同患者制定个体化的治疗方案(图 15-2、图 15-3)。

二、AA 型肾脏淀粉样变的治疗

对于 AA 患者，治疗的目标是快速、完全的控制炎症反应过程。治疗过程中应监测血清淀粉样 A 物质(SAA)的水平，来评估治疗效果。

(一)秋水仙碱

家族性地中海热患者约 30%会发生 AA 淀粉样变。通过口服秋水仙碱 1.5mg/d 能有效地控制炎症反应，防止淀粉样变发生。即使淀粉样变已发生，秋水仙碱治疗仍然有效。

(二)抗细胞因子制剂

继发于类风湿关节炎的 AA 患者可考虑使用抗肿瘤坏死因子-α 制剂治疗，包括单独应用或与甲氨蝶呤联合应用。

白介素-1 的异常分泌是导致自身免疫性疾病及家族性地中海热患者发生淀粉样变的一个重要机制，因此可考虑应用抗白介素制剂进行治疗。对于那些秋水仙碱治疗无效或不能耐受的患者，抗白介素-1 制剂无疑是另一种治疗选择。

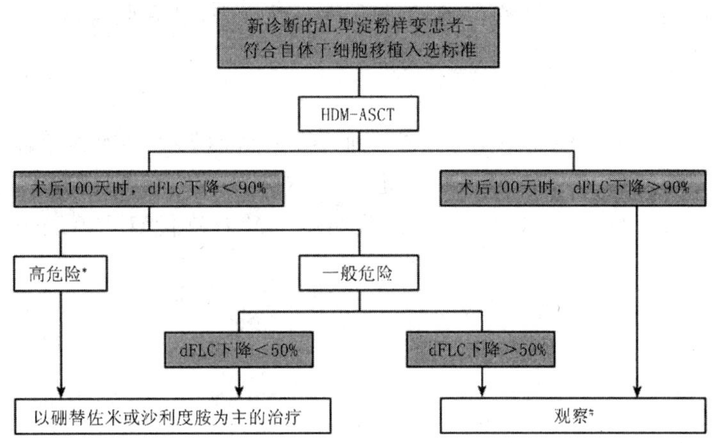

图 15-2 AL 型淀粉样变治疗流程(一)

注：*.Mayo stageⅢ(cTnT>0.035μg/L 和 NT-proBNP>332ng/L)；
#.如果器官受累发生进展，随时采用其他治疗方案。dFLC.血清中两种游离轻链的差值；HDM-ASCT.大剂量美法仑联合自体干细胞移植。

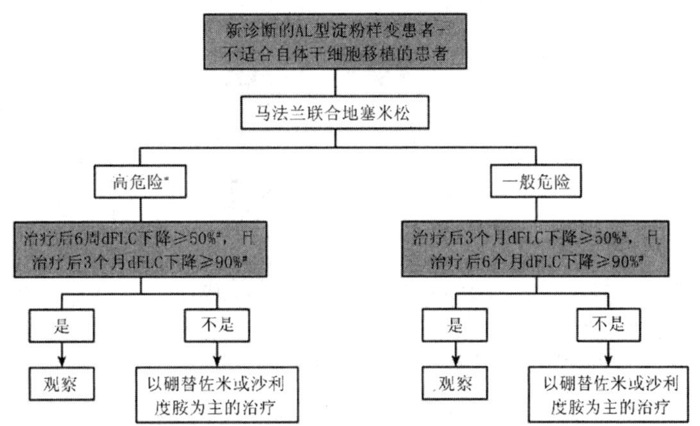

图 15-3 AL 型淀粉样变治疗流程(二)

注：*.Mayo stageⅢ(cTnT>0.035μg/L 和 NT-proBNP>332ng/L)；
#.如果器官受累发生进展，随时采用其他治疗方案。dFLC.血清中两种游离轻链的差值。

但是，何时开始治疗还需要认真考虑。因为如何平衡治疗获益与风险还是一个问题。抗细胞因子制剂治疗将增加患者发生感染的风险。目前认为，如果 SAA 水平持续大于 10mg/L 或携带某种特殊基因突变的家族性地中海热患者可以考虑较为严格的抗炎治疗。

(三)新型药物

一些新型药物正在研制过程中，其中一个新药为依罗沙特，该药能抑制 SAA 与组织基质中葡胺聚糖相互作用，从而抑制淀粉样蛋白的聚合沉积，研究显示依罗沙特有延缓慢性炎症继发性 AA 淀粉样变患者肾功能恶化的作用。另一个新药是 CPHPC，此药为脯氨酸衍生的小分子生物制剂，能与 SAP 结合，从而减少淀粉样物质沉积，不过其确切疗效尚待临床试验观察。

三、遗传性肾淀粉样变的治疗

(一)肝脏移植

对于前体蛋白主要在肝脏产生的淀粉样变类型如 ATTR、AFib、AApoAⅠ和 AApoAⅡ，可以考虑肝脏移植，从而清除异常的突变蛋白，达到治疗目的。肝脏移植最早应用于 ATTR 患者，由于移植手术相关的死亡率较高,因此仅应用于少数适宜的患者。普遍认为肝移植应在淀粉样变早期进行,如果肾活检显示肾组织中淀粉样物质大量沉积,预示肝移植术后结果差。近年来,已有肝肾联合移植治疗 AFib、AApoAⅠ和 AApoAⅡ的成功案例。

(二)新型药物

基因突变导致的 ATTR 变异体热力学稳定性降低,容易从四聚体解聚为单体,进后发生自我聚合形成纤维丝结构。研究证实一些小分子物质可以稳定 ATTR 变异体的四聚体结构,防止其解聚形成致病单体。这些小分子药物包括双氟尼酸、双氯酚酸、碘代氟酚那酸及碘代双尼氟酸,有的已经进入临床试验阶段。

(王秋娜)

第十六章

乙型肝炎病毒相关性肾炎

第一节　乙型肝炎病毒相关性肾炎概述

一、乙型肝炎病毒及其慢性感染的概述

乙型肝炎病毒(hepatitis B virus,HBV)是1964年在澳大利亚土著人血清中发现的一种DNA病毒,属于嗜肝DNA病毒科。HBV只侵犯人类和其他灵长类动物。HBV感染者血清中常存在具有传染性的完整病毒颗粒,又称Dane颗粒。Dane颗粒呈球形,直径为42nm,分为外壳和核心两部分,外壳含乙型肝炎表面抗原(hepatitis B surface antigen,HBsAg),核心含乙型肝炎核心抗原(hepatitis B core antigen,HBcAg)、环状双股HBV DNA和HBV DNA多聚酶。

HBV基因组长约3.2kb,为双链、部分环状DNA,由长链及短链组成。长链为负链,为长度固定的闭合环状DNA;短链为正链,为长度可变的半闭合(有一缺口,未完全闭合)环状DNA。HBV DNA负链有四个开放区,分别称为S、C、P及X,能编码全部已知的HBV蛋白质。S区可分为二部分,S基因和前S基因。S基因负责编码HBsAg,前S基因负责编码前S1及前S2蛋白。C区基因包括前C基因和C基因,分别编码乙型肝炎e抗原(hepatitis B e antigen,HBeAg)和HBcAg。HBeAg的功能尚未完全阐明,其对病毒复制并非必要,但与免疫耐受及持续感染有关。P区编码HBV的DNA多聚酶。X区编码一个16.5kd的蛋白(HBxAg),具有信号传导、转录激活、DNA修复和抑制蛋白降解等多种功能,X蛋白对病毒复制是重要的,还与肝癌的发生相关。

HBV是在肝细胞内繁殖。首先,HBV侵入肝细胞后,HBV DNA进入胞核内,在DNA多聚酶作用下,以负链DNA为模板延长正链,修补正链中的缺口,形成共价闭合环状DNA(covalently closed circular DNA,cccDNA)。然后仍在DNA多聚酶作用下,以cccDNA中负链为模板,转录成几种不同长度的mRNA,进入胞质。这些mRNA在胞质中分别编码翻译HBV的各种抗原,而其中的3.5kd mRNA还能在逆转录酶(即DNA多聚酶)作用下,作为模板,逆转录生成新的HBV DNA。cccDNA半寿(衰)期较长,很难从肝细胞内被彻底清除。

HBV有逆转录的复制过程,故其基因变异率较一般DNA病毒高,容易逃脱宿主的免疫应答清除作用,导致病毒感染持续存在。已发现HBV有9个基因型,即A基因型至I基因型。HBV基因型分布具有一定地域性,在我国以C型和B型为主。HBV基因型与疾病进展有关。与C基因型感染者相比,B基因型感染者较早出现HBeAg血清学转换(即血清出现HBeAb,而HBeAg转阴),较少进展为慢性肝炎、肝硬化和原发性肝细胞癌。

乙型病毒性肝炎是血源传播性疾病,主要通过血液(如静脉滥用毒品、输血制品和血液透析等)、母婴(即垂直传染)及性接触途径传播。HBV感染于全世界流行,但是不同地区HBV感染的流行强度差异很大。据世界卫生组织报道,全球约20亿人口感染过HBV,其中3.5亿人为慢性HBV感染者,每年约有

100 万人死于 HBV 感染所致肝衰竭、肝硬化和原发性肝细胞癌。持续性 HBeAg 阳性和(或)HBV DNA >2000U/mL(相当于 10^4 拷贝/mL)是肝硬化和原发性肝细胞癌发生的显著危险因素。

HBV 感染的肝外并发症包括血清病样综合征、肾小球肾炎、结节性多动脉炎和儿童丘疹性皮炎等。这些肝外并发症见于1%～10%的慢性 HBV 感染患者。其发病机制不明,一般认为是由免疫复合物引起,与高水平的病毒抗原血症相关。

二、乙型肝炎病毒相关性肾炎的认识过程

HBV 相关性肾小球肾炎(hepatitis B virus associated glomerulonephritis,HBV-GN)是与 HBV 感染相关的肾小球疾病,它是 HBV 感染的常见肝外并发症。

HBV-GN 患者包括儿童及成人,伴或不伴明显的肝炎病史。1971 年 Combes 等首次报道一例 53 岁男性 HBV 携带者发生膜性肾病(MN),在其肾活检组织的肾小球内发现 HBsAg 免疫复合物。随后研究证实,在 HBV-GN 患者的肾小球中均可发现 HBsAg、HBcAg或 HBeAg。HBV-GN 的病理类型以 MN 最常见,此外还有系膜增生性肾炎(MsPGN,伴或不伴系膜硬化病变)及膜增生性肾炎(MPGN),在亚洲还有 IgA 肾病(IgAN)的报道。

HBV-GN 中,儿童 MN 与 HBV 感染的关系已得到流行病学调查资料支持。上世纪 80 年代的流行病学研究显示,在人群 HBsAg 感染率低(为 0.1%～1.0%)的美国和西欧,MN 患儿的血清HBsAg检出率为 20%～60%;而在 HBV 感染率高的亚洲和非洲(如我国感染率为 15%),MN 患儿的血清 HBsAg 检出率常高达80%～100%。所以,儿童 MN 与慢性 HBV 感染之间存在密切关系。

HBV-MN 患儿的预后大多良好,但是部分 HBV-GN 成人病例可进展到终末肾脏病(ESRD),提示该病具有慢性进展性质。

文献关于该病的命名,除 HBV-GN 外,还包括乙型肝炎病毒相关性肾病和乙型肝炎病毒感染相关性肾小球肾炎等。

(刘　玉)

第二节　乙型肝炎病毒相关性肾炎的发病机制

一般认为,病毒导致肾小球疾病的发病机制可能有。①免疫复合物介导疾病,包括循环免疫复合物沉积及原位免疫复合物形成。②病毒感染引起的细胞病变效应。

一、免疫复合物介导肾损害

许多学者认为病毒抗原与宿主抗体结合形成免疫复合物,激活补体系统导致肾小球损伤是 HBV-GN 的主要发病机制。支持证据包括:①患者循环中存在免疫复合物,而且从免疫复合物中分离出 HBsAg 及 HBcAg。②肾活检组织免疫病理检查常见肾小球内有 HBsAg、HBcAg 或(和)HBeAg,且上述抗原的分布与免疫球蛋白和补体的分布一致。③用患者肾活检组织作酸洗脱试验,可从洗脱液中找到抗 HBV 抗体。④动物实验早已证实注入 HBsAg 可诱发狒狒的免疫复合物性肾炎,肾组织出现 HBsAg 及免疫球蛋白沉积。

下文将对免疫复合物致肾损害的几个问题作一简要讨论:

(一)HBV 抗原特性与免疫复合物形成

虽然在 HBV-MN 患者肾活检组织中可检出 HBsAg、HBeAg 或 HBcAg 等多种 HBV 抗原,但是许多研究显示 HBeAg 是主要致病抗原。Lai 等(1989 年)用单克隆抗体的 F(ab')2 片段进行检测肯定 HBeAg 是 HBV-MN 肾小球沉积的特异成分。Lin 等(1997 年)在 HBV-MN 患者的血清和肾脏中都发现了 HBeAg 和抗 HBe 抗体形成的免疫复合物,提示 HBeAg 在 HBV-MN 发病中起重要作用。Takekoshi 等

(1991 年)发现 HBV-MN 患者循环中 HBeAg 存在两种形式,小分子的游离 HBeAg 和大分子的与 IgG 结合的 HBeAg,后者即可能为循环免疫复合物。此外,临床上还观察到 HBV-MN 患者蛋白尿的缓解与血清 HBeAg 清除相关,这也间接支持 HBeAg 在 HBV-GN 发病中具有重要作用。

除循环免疫复合物沉积于肾小球外,肾小球内原位免疫复合物形成也是 HBV-MN 的重要发病机制之一。一般认为,能够穿过肾小球基底膜(GBM)定位于上皮下的物质相对分子质量应较小(小于 $3\times10^5\sim5\times10^5$,最大不超过 1×10^6),并且携带阳电荷。在 HBV 抗原成分中,HBsAg 及 HBcAg 分子量皆大,并带负电荷,因此无法穿过 GBM 而于上皮下形成原位免疫复合物。HBeAg 的分子量小,仅为 $3.9\times10^4\sim9.0\times10^4$,因此有可能穿过 GBM 到达上皮下,再与抗 HBe 抗体结合原位形成免疫复合物;但是 HBeAg 也带负电荷,不一定能克服 GBM 的负电荷屏障到达上皮下,所以又有学者认为,是带强正电荷的抗 HBe-IgG(其分子量也小,约为 1.6×10^5)靠其电荷穿过 GBM 植入上皮下,然后再吸引 HBeAg 至上皮下原位形成免疫复合物。此外,抗 HBe-IgG 与 HBeAg 形成的循环复合物也可能沉积于上皮下,此循环免疫复合物分子量也较小($2.4\times10^5\sim5.4\times10^5$),带正电荷,因此也能通过 GBM 到上皮下。

HBsAg 分子量大(可达 $3.7\times10^6\sim4.6\times10^6$),HBcAg 分子量更大(可达 $8.5\times10^6\sim9.0\times10^6$),都不能通过 GBM,但它们往往也能在 HBV-MN 患者的肾小球毛细血管壁上皮下检测到,如何解释?一种解释认为这是它们的肽链碎片所致。完整的 HBV 抗原在体内代谢,最后能分解成许多仍然含有抗原决定簇的小分子多肽亚单位,这些亚单位能到达上皮下形成原位免疫复合物,或形成循环免疫复合物再沉积至上皮下。

(二)HBV 基因突变与机体免疫应答异常

HBV-GN 的发病涉及病毒、宿主以及二者间的相互作用。文献报道,HBV-MN 患者的血清检验 HBeAg 多阳性,反映病毒复制活跃,说明 HBV 持续感染是 HBV-GN 发生的一个必要条件。

HBV 感染持续存在有病毒方面因素,与 HBV 基因突变相关。有报道发现,感染 HBV-MN 患儿的 HBV 有 S 基因或(和)前 S 基因(前 S1,前 S2)的突变,这些基因突变都可能影响机体免疫应答,干扰宿主对病毒的清除。

HBV 感染持续存在也与机体免疫功能受损相关。Lin 等研究发现,HBV-MN 患者的 T 细胞亚群失调,$CD4^+$ 细胞较少,$CD8^+$ 细胞增多,$CD4^+/CD8^+$ 比率下降,这将使特异性抗体生成不足,清除 HBV 能力减低。另外,Lin 等还发现 HBV-MN 患者的细胞毒性T 细胞活性降低,Th1 细胞相关的白介素-2(IL-2)和干扰素-γ(INF-γ)水平也明显低,提示细胞免疫反应也存在缺陷,对清除 HBV 不利。

(三)遗传因素

遗传因素对 HBV-GN 的发病也可能有影响。1998 年 Vaughan 等在波兰 HBV-MN 患者中发现 DQB1 * 0303 的基因频率显著增加;2002 年 Bhimma 等在南非黑人 HBV-MN 患儿中发现DQB1 * 0603基因频率显著增加;2003 年 Park 等在南韩 HBVGN 患者中发现 DQB1 * 1502 及 * 0601 与 HBVMPGN 发病相关,DQB1 * 1501 与 HBV-MN 发病相关,而 DRB1 * 1302、DQB1 * 0402 和 DQB1 * 0604 在慢性 HBV 感染中具有保护作用。

二、病毒感染引起细胞病变效应

许多病毒感染都可能通过细胞病变效应导致细胞变性死亡。2004 年 Bhimma 等在讨论 HBVGN 的发病机制时,认为 HBV 也可能通过细胞病变效应导致肾组织损害。但是,这一假说十分缺乏证据。

首先,HBV 是否能够感染肾脏细胞并复制?尽管早年来自动物实验和尸体解剖的研究提示 HBV 除嗜肝外也具有轻度泛嗜性,而且一些原位杂交和原位 PCR 研究也发现在某些 HBV-GN 患者的肾小球系膜细胞中确有 HBV DNA 存在,这似乎十分支持 HBV 能感染系膜细胞并于胞内复制的看法。可是,近年的转基因动物实验已清楚显示 HBV 并不攻击系膜细胞,为此这些在系膜细胞内发现的 HBV DNA,很可能是被系膜细胞吞噬进入,并无其它意义。

其次,HBV-MN 是一种足细胞病,即使 HBV 真能感染系膜细胞并引起细胞病变效应的话,也无法解释 HBV-MN 的足细胞损害。

(刘　玉)

第三节　乙型肝炎病毒相关性肾炎的表现和诊断

一、病理表现

1990年中华内科杂志发表的“乙型肝炎病毒相关性肾炎座谈会纪要”指出：我国HBV-GN最常见的病理类型为MN，其次为MPGN或IgAN。2012年美国出版的肾脏病学专著“The Kidney”（第9版）认为：在HBV-GN的病理类型中，虽有系膜增生及硬化的报道，但是最常见者仍为MN，而MPGN（包括Ⅰ型及Ⅲ型）及新月体肾炎（包括MN合并新月体肾炎及或原发性新月体肾炎）则报道较少。

国内外资料都公认HBV-GN最常见的病理类型是MN，儿童尤其如此，在儿童罕见特发性MN，MN都主要继发于HBV感染或系统性红斑狼疮。HBV-MN可呈现与特发性MN相同的病理改变，但也能出现与其不同的病理特征，例如：①免疫病理检查呈现“满堂亮”表现，即IgG、IgA、IgM、C_3、C_{1q}及纤维蛋白相关抗原均阳性，它们不但沉积于毛细血管壁，也能同时沉积于系膜区。②光镜检查不一定都出现基底膜“钉突样”改变，但是却经常出现“假双轨征”（并非由系膜插入形成的双轨征）及不同程度的系膜增生，嗜复红蛋白不但沉积于上皮下，也常同时沉积在基底膜内、内皮下及系膜区。③电镜检查除上皮下外，其他部位（基底膜内、内皮下和系膜区）也常见电子致密物沉积，而且有时还能见到病毒样颗粒及管网样包涵体。有学者将上述具有特殊表现的MN称之为“非典型膜性肾病”。

当然，无论哪种病理类型的肾小球疾病，进行免疫病理检查时，都必须在肾小球内发现HBV抗原包括HBsAg、HBcAg或（和）HBeAg才能诊断HBV-GN。

二、临床表现

HBV-GN多发生于HBV感染流行区，患者包括成人及儿童，男性居多。一般而言，HBV-GN的临床表现与相同病理类型的原发性肾小球肾炎相似，但是HBV-MN可能有如下特点与特发性MN不同：HBV-MN患者可偶见肉眼血尿，发病初期血清补体C_3、C_{1q}及C_4水平下降，循环免疫复合物增多，且在此免疫复合物中能发现HBV抗原。

文献报告HBV-MN病例诊断初血清HBeAg常阳性，例如在Lai等、Lin等和Tang等报告的HBVMN病例中，血清HBeAg阳性率分别为100%（5/5例）、100%（20/20例）和70%（7/10例）。临床观察发现，血清病毒复制指标（包括HBeAg）阴转常伴随HBV-MN病情好转，而HBV不被清除则肾病常逐渐进展。

HBV-MN儿童患者的自发缓解率高达30%～60%，尤其是出现HBeAg血清学转换者；而成人患者自发缓解率低，约10%患者将最终进入ESRD，需要进行透析或肾移植治疗。

三、诊断标准

（一）HBV-GN诊断标准

国际上尚无HBV-GN的统一诊断标准。目前，我国成人患者仍在沿用1990年公布的“乙型肝炎病毒相关性肾炎座谈会纪要”建议的HBV-GN诊断标准，包括：①血清HBV抗原阳性。②患肾小球肾炎，并可排除狼疮性肾炎等继发性肾小球病变。③在肾组织切片中找到HBV抗原，包括HBsAg、HBcAg及HBeAg。座谈会纪要强调，此中第③点为最基本条件，无此即不能下HBV-GN诊断，而第①点可以缺如，因为HBV感染者的血清HBV抗原滴度时高时低呈现波动，且血清中HBV抗原的消长也并不与组织中的消长同步。

2010年中华医学会儿科学会制订了“儿童乙型肝炎相关性肾炎诊断治疗指南”规定HBV-GN的诊断依据为：①血清乙肝病毒标志物阳性，包括HBV抗原、抗体或（和）DNA阳性。②患肾病或肾炎并能除外其它肾小球疾病。③肾小球中有1种或多种HBV抗原沉积。④肾脏病理改变绝大多数为膜性肾病，少数为膜增生性肾炎和系膜增生性肾炎。确诊标准为：同时具有上述①②③三条；同时具有上述①②及④中的膜性肾病；个别患者具有上述②③两条，而血清乙肝病毒标志物阴性也能诊断。

（二）HBV 复制指标

判断 HBV 有无复制对制订治疗方案意义很大，1990 年公布的"乙型肝炎病毒相关性肾炎座谈会纪要"讲述，如下血清 HBV 标志物阳性即提示病毒复制：HBeAg 阳性、HBV DNA 多聚酶阳性、HBV DNA 阳性及存在高滴度抗 HBc IgM 抗体。但是，一般医院都未开展血清 HBV DNA 多聚酶检测。

四、关于 HBV-GN 检查法及诊断标准的思考

（一）关于 HBV-GN 诊断标准

"乙型肝炎病毒相关性肾炎座谈会"制订的 HBV-GN 诊断标准已应用 20 余年尚未修订，看来此标准中的如下内容已值商榷：首先，标准第①条是企图证实患者有或曾经有 HVB 感染，如此仅写"血清 HBV 抗原阳性"即不全面，而应改为"血清乙肝病毒标志物阳性"，包括 HBV 抗原或（和）抗体（乃至 HBV DNA）阳性。其次，标准第③条写"肾组织切片中找到 HBV 抗原"也不够准确，因为HBVGN是肾小球疾病，故应写为"肾小球中有 HBV 抗原沉积"。所以，应该讲 2010 年"儿童乙型肝炎相关性肾炎诊断治疗指南"中的诊断标准更为合理。至于此儿科标准认为血清 HBV 病毒标志物阳性、能除外狼疮性肾炎等其它肾小球疾病的 MN 也能诊断为HBV-GN，这是因为儿童罕见特发性 MN，他们的 MN 主要继发于系统性红斑狼疮或 HBV 感染，所以除外狼疮性肾炎后即基本能诊断 HBV-MN。需要注意的是此条标准并不适用于成人患者。

除了在肾小球中发现 HBV 抗原外，还有两项检查技术对诊断 HBV-GN 也极有意义，即用肾组织切片做原位杂交在肾小球中发现 HBV DNA，以及用肾活检组织进行酸洗脱于洗脱液中查找到 HBV 抗体，但是这两项检查的技术要求都很高，很难应用于临床，所以它们一般只用于科研，而不作为临床诊断 HBV-GN 的依据。

（二）关于组织中 HBV 抗原的检测

通过免疫病理检查（包括免疫荧光或免疫组化检查）在肾小球中发现 HBV 抗原（包括 HBsAg、HBcAg 及 HBeAg）是诊断HBV-GN的最基本条件，因此保证检查的准确性很重要。除了高质量试剂及规范化操作外，有如下两点需要强调。①要注意肾组织中具有抗球蛋白活性的 IgM 对试验的干扰，这常见于狼疮性肾炎。具有抗球蛋白活性的 IgM 能与试剂抗体分子 IgG 的 Fc 段结合造成假阳性结果，解决办法是用酸性缓冲液先将组织切片上的抗体全部洗脱，然后再重新染色。②如果患者血清中存在高滴度的抗 HBV 抗体，而且它们已将肾切片上的 HBV 抗原位点全部饱和，此时试剂中的抗 HBV 抗体即无法与 HBV 抗原再结合而造成假阴性结果。假若临床高度怀疑有此情况，仍需应用酸洗脱术将切片上的抗体洗掉，再重新染色。

（刘　玉）

第四节　乙型肝炎病毒相关性肾炎的治疗

一、抗病毒治疗

由于肾小球中免疫复合物的原位形成或沉积是 HBV-GN 发病的关键，所以进行抗病毒治疗减少或清除 HBV，即可能减少免疫复合物形成，帮助肾损害恢复。临床已观察到，随着体内 HBV 被清除（包括机体自发清除或药物治疗清除），HBVGN 患者的蛋白尿也常随之减少。所以，对血清 HBV 复制指标阳性的 HBV-GN 患者，进行抗病毒治疗已是标准治疗方案，包括使用干扰素和核苷类似物治疗。

（一）干扰素治疗

普通干扰素 α（IFNα-2a，IFNα-2b 及 IFNα-1b）和聚乙二醇干扰素 α（Peg-IFNα-2a 及 2b，为长效制剂）

具有抗病毒和免疫调节的双重作用。它们能抑制病毒 DNA 转录、降解病毒 RNA 及干扰病毒蛋白质合成，从而阻止病毒复制。已有临床观察显示，用 IFNα 或Peg-IFNα治疗 HBV-MN 患儿，当血清 HBeAg 转阴后，蛋白尿也随之缓解。需要注意的是干扰素治疗疗程要足够长(有学者认为至少需要治疗 1 年)，否则停药后血清 HBV 又会重新转阳。干扰素的主要不良反应为流感样反应及一过性外周血白细胞或(和)血小板下降，绝大多数患者都能耐受。干扰素治疗的禁忌证为：高龄、严重抑郁症、失代偿性肝硬化、有临床症状的冠心病、未控制的自身免疫性疾病等。

(二)核苷类似物治疗

核苷类似物包括拉米夫定、阿德福韦酯、恩替卡韦、替比夫定、替诺福韦等，它们能通过抑制 DNA 多聚酶而阻止 HBV 复制。与干扰素比较，核苷类似物具有给药方便和耐受性好的优点，但是同样需要长期服药，否则停药后 HBV 又会重新复制。

拉米夫定为第一代核苷类似物药物，在我国应用已经 15 年，所以病毒变异株已显著增多，而当变异株成为优势株时即出现耐药，此时即应改用新的其它核苷类似物治疗。临床应用已显示，这些新核苷类似物药物对野生型 HBV 和拉米夫定耐药型 HBV 都有明显的抑制作用，不过它们在治疗 HBVGN 上的疗效研究尚少，还需进一步观察。在使用核苷类似物进行治疗时要注意。①已知阿德福韦酯及替诺福韦具有肾毒性，较大剂量使用时毒性更明显，可导致范可尼综合征及血清肌酐增高，所以应用这两种药治疗 HBV-GN 时需要密切监测血清肌酐和血磷变化。②上述核苷类似物都主要经肾排泄，所以肾功能不全患者用药，一定要根据肾功能调节用药剂量或用药间隔时间，以免药物体内蓄积增加不良反应(替诺福韦需特别注意，因为它在体内蓄积时可引起乳酸酸中毒)。

2006 年 Fabrizi 等、2010 年 zhang 等及 2011 年 Yi 等先后发表了 3 篇单独用抗病毒药物(绝大多数用 IFNα，个别用拉米夫定)治疗 HBV-GN 疗效的荟萃分析，结果均显示抗病毒治疗十分有效，能显著提高 HBeAg 清除率，减少蛋白尿，及促进肾病综合征缓解。

二、糖皮质激素和免疫抑制剂的使用

关于 HBV-GN 患者能否应用糖皮质激素及免疫抑制剂治疗？治疗是否有效？一直存在着争论。1990 年发表的“乙型肝炎病毒相关性肾炎座谈会纪要”认为：HBV 复制指标阴性且肝功能正常的患者，可试用激素及免疫抑制剂进行治疗，但在治疗过程中应密切监测 HBV 复制指标及肝功能变化。而 2010 年公布的“儿童乙型肝炎相关性肾炎诊断治疗指南”认为：HBV-GN 患儿应以抗病毒治疗为主，在抗病毒治疗同时可慎用糖皮质激素，但不推荐单用糖皮质激素治疗。另外，对 HBV-MN 患儿不推荐应用免疫抑制剂，而对 HBV-MPGN 患儿可以在应用抗病毒治疗基础上加用免疫抑制剂，但不推荐单用免疫抑制剂治疗。

国内应用糖皮质激素或(和)免疫抑制剂(多为吗替麦考酚酯)或(和)抗病毒药物(多为核苷类似物)治疗 HBV-GN 的文章很多，可是高质量的随机对照试验却十分缺乏，所以至今仍难对上述治疗的疗效及不良反应作一客观评价。2012 年 Zheng 等对 1980—2010 年收集到的国内外发表的免疫抑制药物(应用糖皮质激素、吗替麦考酚酯或来氟米特)联合抗病毒药物(应用拉米夫定、恩替卡韦或阿德福韦酯)治疗 HBV-GN 的研究资料进行了荟萃分析，结果显示此联合治疗能显著减少尿蛋白、增加血清清蛋白，而对 HBV-DNA 复制及肝功能并无明显不良影响。可是本文作者并没有将联合治疗与单独抗病毒治疗的疗效进行比较，由于单独抗病毒治疗的疗效已比较肯定，那么此联合治疗中激素及免疫抑制剂到底起了治疗作用没有？以及起了多大作用？并不清楚。

在治疗 HBV-GN 时激素及免疫抑制剂是把双刃剑，它们可能通过免疫抑制作用对免疫介导的 HBV-GN 发挥治疗效应，但是它们又可能促进 HBV-DNA 复制、延迟 HBV 中和抗体产生而加重乙型肝炎，甚至导致重症肝炎爆发。因此 HBV-GN 患者是否该用糖皮质激素及免疫抑制剂治疗？如果能用，用药指证是什么？应该选用什么药物？如何制定治疗疗程？这一切问题都没有解决，需要今后进行大样本前瞻随机对照试验来深入研究。

三、防治乙型肝炎病毒相关性肾炎的思考及展望

接种乙型肝炎疫苗是预防 HBV 感染的最有效策略。已证明在 HBV 感染高发区普及乙型肝炎疫苗接种能显著降低 HBV-GN 发生率。其他的预防措施包括对慢性乙型肝炎患者的适当隔离和对高危人群的管教。为防止医院院内交叉感染，各项规章制度必须严格执行。

HBV 持续复制的患者更容易并发 HBV-GN，因此对于血清 HBeAg 持续阳性者需要额外重视，应定期进行尿常规化验，若出现蛋白尿等异常就应及时进行肾活检，以早期明确诊断进行干预治疗。

HBV cccDNA 存在于肝细胞核内，目前的药物很难将其清除，所以长期应用抗 HBV 药物抑制病毒复制，乃是防止 HBV 感染患者肝外并发症包括 HBV-GN 的现实策略。

抗 HBV 药物的疗效目前仅限于少数小样本临床观察，且主要为儿童 HBV-MN 患者，而儿童患者有很高的自然缓解率，故很难排除自发缓解对试验结果的影响。因此今后需要进行更大规模的前瞻随机对照临床试验，并包括成人 HBV-MN 患者，才能更准确地判断抗 HBV 药物疗效。

HBV-GN 的发生由病毒及宿主两方面因素共同决定，在人体免疫系统无法清除 HBV 抗原的情况下才会导致免疫复合物性肾炎发生。目前对 HBV-GN 的研究主要是由肾内科医师进行，故对 HBV 的病毒学特征及机体抗 HBV 的免疫状态，及它们在发病及治疗过程中的动态变化往往研究较少，所以今后对 HBV-GN 的研究需要加强不同学科之间的合作，要有更多的病毒学家及免疫学家参与，这十分必要。

（刘　玉）

第十七章
丙型肝炎病毒相关性肾炎

第一节　丙型肝炎病毒相关性肾炎的认识历程

一、丙型肝炎病毒及人群感染率

丙型肝炎病毒(hepatitis C virus,HCV)是1989年发现的一种小分子核糖核酸(RNA)病毒,属于黄病毒科丙型肝炎病毒属。它是一种球形病毒,直径30～80 nm。病毒最外层为带脂质的包膜,其内是核衣壳,壳内含有单股正链RNA基因组,由大约9500 bp组成。

HCV在肝细胞内复制,基因组两侧分别为5′和3′非编码区,中间为开放性读码框(ORF),编码一条含有3008～3037个氨基酸的病毒前体多肽蛋白。编码区从5′端依次为核心蛋白区(C区)、包膜蛋白区(E1,E2/NS1区)和非结构蛋白区(NS2,NS3,NS4A,NS4B,NS5A和NS5B区)。C区编码分子量为19 kDa的核心蛋白构成核衣壳。E1,E2/NS1区编码分子量为33 kDa的E1蛋白及分子量为72 kDa的E2蛋白构成包膜,E蛋白具有高度变异性,可导致病毒不断逃避宿主的免疫应答而维持HCV感染。非结构蛋白区能编码几种重要的蛋白酶,如病毒特异性解螺旋酶(主要由NS3区编码)及RNA依赖性RNA聚合酶(主要由NS5区编码),它们在病毒复制中发挥重要作用。

由于HCV的高度变异性,基因序列之间存在较大差异。2005年Simmonds等根据基因序列的差异将HCV分为6型及11个亚型。HCV基因型分布具有明显的地域性,其中1型呈全球性分布,占所有HCV感染的70%以上,1b和2a基因型在我国常见,其中以1b型为主。

HCV主要通过血液传播(包括输血、血制品、静脉滥用毒品、脏器移植等),另外还有母婴垂直传播、性交传播及家庭日常接触传播等,其感染途径与人类免疫缺陷病毒(HIV)基本相同。据世界卫生组织统计,全球HCV的平均感染率约为3%,估计约1.8亿人已感染HCV。不同国家和地区的感染率存在差异,例如加拿大和北欧为0.3%,美国和中欧为0.6%,日本和南欧为1.2%～1.5%,我国为3.2%,而非洲某些地区可高达3.5%～6.4%。

二、慢性丙型肝炎病毒感染与混合性冷球蛋白血症

慢性HCV感染的定义是感染后血清HCV RNA持续阳性6个月以上。慢性HCV感染可引起多种肝外并发症,其中混合性冷球蛋白血症是重要并发症之一。

冷球蛋白指在4 ℃下沉淀的血清蛋白,根据组成可分为三种类型:Ⅰ型由单克隆免疫球蛋白组成,多为单克隆IgM或IgG,常见于淋巴增生性疾病如多发性骨髓瘤及华氏巨球蛋白血症。Ⅱ型的抗多克隆免疫球蛋白抗体是具有类风湿因子(RF)活性的单克隆IgM(免疫固定电泳检查显示几乎全是IgMκ),它们与免疫球蛋白共同构成免疫复合物如IgM-IgG等。Ⅲ型的抗多克隆免疫球蛋白抗体为多克隆IgM或多克隆IgG,也与免疫球蛋白共同构成免疫复合物。Ⅱ型和Ⅲ型是由2种免疫球蛋白构成,因此称为混合性冷球蛋白血症。近年发现慢性HCV感染是混合型冷球蛋白血症的主要原因,Ⅱ型混合性冷球蛋白血症

中 95%的病例与 HCV 感染相关，Ⅲ型混合性冷球蛋白血症 30%～50%的病例与 HCV 感染相关；而 36%～55%慢性 HCV 感染患者的血液中存在冷球蛋白。

研究发现，HCV 极易感染 B 淋巴细胞，这很可能是其导致冷球蛋白产生的初始因素。1996 年意大利科学家发现 CD81 是 HCV 受体。HCV 通过其包膜蛋白 E2 与 B 细胞膜上的受体 CD81 结合后，降低了 B 细胞的活化阈值，刺激多克隆的 B 细胞活化，产生了针对 IgG 的具有 RF 活性的多克隆 IgM，首先形成Ⅲ型冷球蛋白血症；进一步多克隆 B 细胞在病毒刺激后过度活化，发生了染色体易位和免疫球蛋白基因重排，转化为单克隆 B 细胞的异常增生，产生具有 RF 活性的单克隆 IgM，即形成Ⅱ型冷球蛋白血症。

混合型冷球蛋白血症常引起免疫复合物介导性系统性血管炎，临床出现相应症状。

（夏凤芝）

第二节　丙型肝炎病毒相关性肾炎发病机制研究现状

一、免疫复合物介导肾损害

丙型肝炎病毒相关性肾炎（HCV-GN）可以分为混合型冷球蛋白血症肾小球肾炎（mixed cryoglobulinemic glomerulonephritis，CGN）及非冷球蛋白血症肾小球肾炎（non-cryoglobulinemic glomerulonephritis，nCGN），现将它们的发病机制作一简介。

（一）混合型冷球蛋白血症肾小球肾炎

从 1993 年 Johnson 等首次报告慢性 HCV 感染伴混合型冷球蛋白血症的患者发生膜增生性肾小球肾炎（MPGN）以来，HCV 感染所致 CGN（HCVCGN）已受到充分重视。

现在认为，HCV-CGN 是由 HCV 抗原、抗 HCV 抗体及具有抗 IgG 活性的 IgM-RF 形成免疫复合物沉积于肾小球激活补体而致病。已发现 IgM-RF 与肾小球系膜基质中的纤连蛋白具有亲和性，这能促进上述免疫复合物沉积于肾小球。动物实验发现，将患者血清冷球蛋白中的单克隆 IgM 注射给小鼠，可在小鼠肾小球中见到类似于冷球蛋白血症的肾损害。

2007 年 Roccatello 等对 HCV-CGN 的遗传背景作了研究，发现本病呈肾炎表现的患者 *DRB*1＊11 基因频率显著增加，而 *DRB*1815 基因频率显著降低，提示前者可能与发病相关，而后者具有保护作用。

（二）非冷球蛋白血症肾小球肾炎

HCV 感染也能通过与乙型肝炎病毒相关性肾炎（HBV-GN）类似的机制引起 nCGN（HCV-nCGN），它们是 HCV 抗原和抗 HCV 抗体形成免疫复合物沉积肾小球激活补体致病。2009 年 Cao 等用免疫组化检查，在 3 例 HCV-MPGN 患者的肾小球中发现 HCV 抗原成分（HCV-NS3）与 IgM、IgG 及补体一起沉积系膜区及毛细血管壁；在 1 例 HCV 相关膜性肾病（MN）患者的肾小球中发现 HCV-NS3 与 IgG、IgM 及补体一起沉积于毛细血管壁。这些发现均支持免疫复合物致病观点。

二、病毒感染引起细胞病变效应

病毒感染可引起细胞病变效应，包括促细胞凋亡、生长或变性。在 HCV 感染的 B 淋巴细胞上已观察到，HCV 的核心蛋白能促细胞凋亡，而胞膜蛋白能促细胞生长及变性。所以，这些病毒蛋白之间的平衡状态，能决定 HCV 感染的后果。

利用 HCV-GN 患者的肾活检组织，2008 年 Fowell 等做酶链聚合反应（PCR）检查，已在肾组织提取物中发现 HCV RNA 存在；而 2005 年 Sansonno 等应用显微切割技术分离患者肾小球及肾小管，也在这些分离组织中检测到 HCV RNA 及 HCV 核心蛋白，这些研究都提示 HCV 有感染肾细胞可能。

更重要的是近年还发现，HCV 不必进入细胞及复制，只要通过细胞表面的某些受体附着到细胞上，就能引起细胞病变效应。例如，2006 年 Wörnle 等在 HCV-MPGN 患者的肾小球系膜细胞内发现 Toll 样受体 3(Toll-like receptor 3,TLR3)表达增强,并伴随病毒载量增加,白介素-1β(IL-1β)、白介素-6(IL-6)、白介素-8(IL-8)、单核细胞趋化蛋白-1(MCP-1)及 RANTES 等细胞因子及趋化因子增多,和肾功能下降。这一观察为细胞病变效应可能参与肾炎致病提供了某些线索。

(夏凤芝)

第三节　丙型肝炎病毒相关性肾炎的表现及诊断

一、病理改变

(一)混合型冷球蛋白血症肾小球肾炎

HCV-CGN 的病理表现主要为Ⅰ型 MPGN,常发生于Ⅱ型混合型冷球蛋白血症患者。光镜检查可见系膜细胞增生及基质增加,并插入基底膜与内皮之间形成"双轨征",毛细血管襻呈现"分叶状"。但是如下特点却与原发性 MPGN 不同。

(1)大量单核－巨噬细胞和少数多形核白细胞滞留于肾小球毛细血管腔,使肾小球细胞数显著增多。

(2)肾小球毛细血管腔内可见"透明血栓"样物质,它们由含冷球蛋白的免疫复合物沉积形成,嗜伊红染色阳性。

(3)部分病例还伴随出现肾脏血管炎,中小动脉壁炎细胞浸润及纤维素样坏死。病理检查可见大量腔内"透明血栓"或血管炎的病例,临床上容易出现急性肾炎综合征及肾功能迅速减退。

免疫荧光或免疫组化检查常见 IgM、IgG、补体 C_3 和 G_{1q} 呈颗粒样沉积于系膜区和肾小球毛细血管壁。轻链染色常见 κ 链沉积于系膜区、毛细血管壁及"透明血栓"中。CD68 染色可见大量单核－巨噬细胞滞留于毛细血管腔。

电镜检查常于内皮下及腔内"透明血栓"沉积物中见到呈现多种形态(纤维、微管、晶格及球状等)的结晶物质,提示冷球蛋白沉积。

(二)非冷球蛋白血症肾小球肾炎

文献报道,HCV-nCGN 的病理类型也以Ⅰ型 MPGN 最常见,此外还有 MN 以及其他病理类型。这些患者的 MPGN 及 MN 的病理表现与原发性肾小球疾病中的相同病理类型表现一样,唯这些患者的血清可发现 HCV-RNA 及抗 HCV 抗体,而没有冷球蛋白。在已报道的病例中,仅 Cao 等报道的少数病例检查和发现了肾小球内的 HCV 抗原,而绝大多数病例都未检测肾小球内 HCV 抗原及 HCV RNA。

有学者认为只根据 HCV 感染与肾小球肾炎并存就诊断 HCV-nCGN 是很不可靠的。所以,文献中报道的其他 HCV-nCGN 如急性感染后肾炎、IgA 肾病、局灶节段性肾小球硬化、急进性肾炎、糖尿病肾病、狼疮性肾炎、纤维样肾小球病、免疫触须样肾小球病及血栓性微血管病等疾病,是否真与 HCV 感染相关?并不十分清楚。

二、临床表现

(一)混合型冷球蛋白血症肾小球肾炎

HCV-CGN 常呈现如下几方面表现。

1.HCV 感染及肝炎表现

患者感染 HCV 后,首先是血清 HCV RNA 水平升高,4～12 周后才逐渐出现肝炎表现及血清抗 HCV 抗体。多数患者在 HCV 感染的急性期并无症状,或仅出现轻度消化道症状及血清转氨酶增高。所以绝大多数患者表现为无黄疸型肝炎,仅少数患者出现黄疸,若不与 HBV 感染重叠更罕有重症肝炎出现。

仅 15%～40%的急性丙型病毒肝炎病情能自限,而 60%～85%的患者将转成慢性。患者出现肝脾肿大，血清转氨酶轻度持续增高或反复波动，血清 HCV RNA 及抗 HCV 抗体持续阳性（少数免疫功能低下者抗体可阴性）。慢性丙型病毒肝炎还常能进展成肝硬变及肝细胞癌。

2.混合型冷球蛋白血症表现

文献报道仅约 1/3 的患者会出现临床症状，被称为“混合型冷球蛋白血症综合征”，包括发热、关节痛或关节炎、紫癜样皮损、寒冷性荨麻疹，雷诺现象、周围神经病（感觉异常或活动障碍）、肝脾淋巴结肿大及肾脏损害。个别患者还可以出现 B 细胞淋巴瘤。化验血清冷球蛋白阳性，常伴 RF 阳性及明显的低补体血症（血清 C_3 水平轻度降低，而 C_{1q} 及 C_4 水平明显下降，甚至检查不出）。

3.肾脏损害表现

临床上约 1/3HCV 感染伴Ⅱ型混合型冷球蛋白血症的患者会出现肾损害，即 HCV-CGN。冷球蛋白血症多出现在肾损害前若干年，但有时二者也能同时出现。临床表现为非肾病或肾病范围蛋白尿、镜下血尿（变形红细胞性血尿）、不同程度的肾功能损害及高血压。据文献统计，大约 20％的患者呈现肾病综合征，25％～30％的患者呈现急性肾炎综合征，5％的患者出现少尿性急性肾衰竭，10％～15％的患者最后进入终末肾脏病（ESRD）。

（二）非冷球蛋白血症肾小球肾炎

文献中报道的绝大多数 HCV-nCGN 病例，正如前述，都没有进行肾小球中 HCV 抗原或（和）HCV RNA 的检查，所以诊断并不准确，其发病率更无法统计。不过，有文献报道在不伴冷球蛋白血症的 MPGN 或 MN 患者中，HCV 感染率为 1％～10％，这可以从另一侧面粗略了解二者关系。HCV-nCGN 中 MPGN 及 MN 的临床表现与原发性肾小球疾病中相同病理类型的表现相似，此处不拟再叙。

由于 HCV 感染可能出现 HCV-CGN 及 HCV-nCGN，所以 2008 年“改善全球肾脏病结局》机构（KDIGO）制订的《慢性肾脏病患者预防、诊断、评估及治疗丙型肝炎的临床实践指南”建议，HCV 感染患者至少要每年检查一次蛋白尿、血尿及肾小球滤过率（GFR），而慢性肾脏病患者也应筛查 HCV 感染。该指南还建议 HCV 感染患者出现肾小球肾炎的临床证据时即应进行肾活检。

三、对诊断标准及检查方法的思考

至今国内、外尚无统一的 HCV-GN 诊断标准，下列标准似可参考。

HCV-CGN 的诊断标准：①存在 HCV 感染，血清 HCV RNA 或（和）HCV 抗体检验阳性。②具有冷球蛋白血症，血清冷球蛋白检验阳性，常伴补体 C_3、C_4 降低（C_4 降低尤明显）。③患肾小球肾炎，病理检查符合 MPGN，且肾小球毛细血管腔内有大量 $CD68^+$ 细胞及“透明血栓”，沉积物中有轻链蛋白 κ 及特殊结晶物质。④能够除外其他肾小球疾病。文献中，诊断 HCV-CGN 通常不把肾小球中检出 HCV 抗原或（和）HCV RNA 作为必备条件。

HCV-nCGN 的诊断标准似可参照 HBV-GN 的诊断标准，故应包括如下几方面指标：①存在 HCV 感染，血清 HCV RNA 或（和）HCV 抗体检验阳性。②患肾小球肾炎并能除外其他肾小球疾病。③在肾小球内检出 HCV 抗原或（和）HCV RNA。上面第③条最重要，应作为诊断的基本条件，但是，既往受试剂和实验条件所限，文献报道的绝大多数病例都没有做此检查，今后必须改进。

近年，美国密理博（Millpore）公司已生产出商品化的抗 HCV-NS3 单克隆抗体，可用于免疫病理检查，检测肾小球内 HCV-NS3 抗原，应该推广应用。除此而外，HCV 还有多种抗原成分，希望今后也能研制出相应的特异抗体用于免疫病理检查，这必定会进一步提高 HCV-nCGN 的检出率及准确性。

2000 年 Rodríguez-Inigo 等曾用原位分子杂交技术，给 10 例感染 HCV 的肾病患者肾组织进行了检查，发现 HCV RNA 存在于肾小管及肾小球内皮细胞中，而给 4 例非 HCV 感染患者的肾组织做检查，结果阴性。但是，这 10 例肾病患者中有多囊肾、高血压肾硬化症及结节性多动脉炎各 1 例，他们的肾脏病变能认为与 HCV 感染相关吗？而另有 MPGN、局灶节段性肾小球肾炎、新月体肾小球肾炎各两例，这些肾炎都有明显的系膜病变，为何却未能在系膜中发现 HCV RNA 存在？因此对此检测结果的可靠性应存质疑。作者解释，他们的检测结果证明“HCV 感染肾细胞是普遍现象”，“不一定与发病机制存在联系”。如果真是这样，那么做原位杂交检查对诊断 HCV-GN 就毫无意义了。

2005 年 Sabry 等从肾组织中提取 RNA 做 PCR 试验检测 HCV RNA 时发现，从石蜡包埋组织中提取 RNA 做检测结果阴性，而从冰冻组织中提取 RNA 则结果阳性。作者解释，因为 HCV 是 RNA 病毒，不像 DNA 病毒那样稳定，在福尔马林固定及石蜡包埋过程中易遭破坏，尤其肾组织中 HCV 病毒载量低，一破坏就容易出现假阴性。Sabry 等的这一发现很有意义，在做原位杂交检测时也应参考。

应该认为用原位杂交技术检测肾小球中 HCV RNA，目前还存在不少问题，需要进一步研究。

（夏凤芝）

第四节　丙型肝炎病毒相关性肾炎的治疗对策及防治展望

一、治疗药物及措施

（一）抗病毒治疗

抗病毒治疗能减少或清除体内 HCV，从而减少 HCV 免疫复合物形成，有助于 HCV-GN 病情改善。它适用于所有血清 HCV RNA 阳性的病例，包括 HCV-CGN 及 HCV-nCGN 患者，文献报道，冷球蛋白血症并不影响抗病毒治疗疗效。

1.抗 HCV 治疗药物及其疗效

抗 HCV 治疗的主要药物是干扰素 α(IFNα)，它具有直接抗病毒作用（抑制 HCV 吸附及脱衣壳，诱导胞内抗病毒蛋白及脱氧核糖核酸酶产生）及免疫调节效应，能抑制 HCV 复制。20 世纪 90 年代初，常单独应用 IFNα 治疗，疗程 6 个月，虽然近期有效，但是远期疗效差，持久性病毒学应答（SVR，抗病毒治疗结束后 6 个月血清 HCV RNA 始终阴性）比例很低，仅 10％。为提高远期疗效，此后对治疗方案做了很大改进，用聚乙二醇干扰素 α(Peg-IFNα，为干扰素 α 长效制剂）与利巴韦林联合治疗已成为当今标准治疗方案，而且疗程长短需依据 HCV 基因型决定：1 型及 4 型对治疗欠敏感，需要持续治疗 48 周；2 型及 3 型对治疗较敏感，一般治疗 24 周；5 型的治疗敏感性与 2、3 型相似；6 型治疗敏感性介于 1 型与 2、3 型之间。应用这一标准方案进行治疗，HCV 的 SVR 比例已显著提高，1 型已达 41％～54％，2、3 型更高达 80％。

2.不同 CKD 分期的抗 HCV 治疗

2008 年 KDIGO 制订临床实践指南建议，应根据 CKD 分期调整抗 HCV 治疗。

3.抗病毒治疗对 HCV-GN 的效果

1994 年 Johnson 等首先应用 IFNα 治疗 HCV-GN，至今绝大多数临床试验（包括用 Peg-IFNα 与利巴韦林联合治疗的试验）均显示此抗病毒治疗对肾病有益。抗病毒治疗获得 SVR 的病例，肾病也随之好转，表现为尿蛋白减少、血尿减轻、肾功能稳定或改善。

2012 年 Feng 等进行了一项荟萃分析研究，分析 HCV-GN 治疗疗效。此荟萃分析共纳入 11 个临床试验，225 例 HCV-GN 患者，其中 5 个试验单用 IFNα 治疗，6 个试验用 IFNα 或 Peg-IFNα 联合利巴韦林治疗。结果显示，以 IFNα（包括 Peg-IFNα）为基础的抗病毒治疗能显著减少患者蛋白尿，稳定血肌酐，其中治疗后 HCV RNA 阴转的患者，尿蛋白改善更显著。

4.抗 HCV 治疗的安全性

总体上看，上述抗病毒治疗是安全的，患者能很好耐受。1999 年 Ohta 等在用 IFNα 治疗 HCV-GN 时，发现 IFNα 能使患者蛋白尿或（和）血尿增多，虽然以后再未见类似报道，但仍应关注。利巴韦林的主要不良反应是溶血性贫血，此药主要经肾排泄，因此肾功能不全时用药必须小心，以免药物蓄积加重此不良反应，当 GFR＜50 mL/min 时应禁用此药。

（二）免疫抑制治疗

免疫抑制治疗主要用于 HCV 相关性冷球蛋白血症及其并发症包括 HCV-CGN 的治疗，简述如下：

1.糖皮质激素

糖皮质激素常与环磷酰胺等免疫抑制剂配合治疗 HCV-CGN。如果出现冷球蛋白血症严重并发症，包括肾病范畴蛋白尿或肾功能快速减退时，还常用大剂量甲泼尼龙冲击治疗来加快病情缓解。尽管激素治疗对 HCV-CGN 可能有效，但是多数学者仍不主张长期用低-中剂量糖皮质激素如泼尼松 0.5～1.0 mg/(kg・d)治疗 HCVCGN，这有激活 HCV 加重肝炎的较大风险。

2.免疫抑制剂

环磷酰胺常与激素或(和)血浆置换配合应用，但不推荐单独治疗。对环磷酰胺不耐受的患者，已有学者试用吗替麦考酚酯进行替代。环磷酰胺除可能激活 HCV 外，还具有直接肝毒性作用，应用时必须小心。

3.利妥昔单抗

利妥昔单抗是抗 CD20 的单克隆抗体，它能通过耗竭表达 CD20 的 B 淋巴细胞而抑制冷球蛋白产生。从 21 世纪开始，利妥昔单抗已应用于 HCV 相关性混合型冷球蛋白血症(包括 HCV-CGN)治疗，其标准治疗方案是：375 mg/m^2，每周静脉输注 1 次，共 4 次，治疗初可短期联合应用糖皮质激素，也可以完全不用激素而单独治疗。该药疗效常十分显著，可见外周血 B 淋巴细胞数减少，血清冷球蛋白及 RF 水平降低，补体 C_4 上升，随之冷球蛋白血症的各种病症也显著改善乃至消失。文献报道，应用利妥昔单抗治疗约 90%以上的 HCV-CGN 患者能够显效，疗效常出现在治疗后 1～6 个月(多数出现在头 3 个月)。显效的患者多数疗效稳定，但也有少数患者在停药后短期内(3～4 个月)病情复发，复发病例再次使用利妥昔单抗治疗仍然有效。

利妥昔单抗的不良反应有发热、恶心、呕吐、荨麻疹、支气管痉挛等，这些不良反应常出现在静脉输注药物时，事先给予糖皮质激素或抗组胺药常能预防。利妥昔单抗的免疫抑制作用强，因此容易继发严重感染如致死性播散性隐球菌感染等，必须高度警惕。尽管利妥昔单抗治疗也会增加 HCV 病毒载量，但是一般并不加重肝脏损害。为了减轻 HCV 复制，利妥昔单抗与抗病毒药物的联合治疗已被推荐。

(三)血浆置换治疗

血浆置换，包括双重滤器血浆置换，可以清除血浆中冷球蛋白和细胞因子，从而减少免疫复合物的肾脏沉积，改善冷球蛋白血症及 HCV-CGN 病情。目前主张血浆置换仅应用于出现冷球蛋白血症严重并发症包括出现肾病范畴蛋白尿或(和)肾功能快速减退的患者。血浆置换应与糖皮质激素或(和)环磷酰胺联合应用，以抑制冷球蛋白生成，预防其清除后的“反跳”。至于血浆置换治疗本病的方案(置换量、频度及次数)目前尚无统一意见。

二、治疗方案及其适应证

2008 年 KDIGO 制订的《慢性肾脏病患者预防、诊断、评估及治疗丙型肝炎的临床实践指南》对 HCV-GN治疗方案做了具体建议。

(一)对 HCV-CGN 的治疗

1.中度蛋白尿、肾功能损害缓慢进展的患者

可采用 IFNα 单药治疗(3mU 每周 3 次，SQ)；也可采用 Peg-IFNα-2a(180μg/w，SQ)或 Peg-IFNα-2b(每周 1.5μg/kg，SQ)与利巴韦林(800～1200mg/d 分 2 次服，GFR＜50mL/(min・1.73m^2)患者不推荐使用)联合治疗。此抗病毒治疗至少持续 1 年。

2.肾病范畴蛋白尿或(和)肾功能快速减退的患者

推荐进行血浆置换治疗(3L 血浆，每周置换 3 次，共 2～3 周)；或利妥昔单抗治疗(375mg/m^2，每周静脉输注 1 次，共 4 次)；或甲泼尼龙冲击(0.5～1.0g/d 静脉滴注，共 3 d)与环磷酰胺(每日 2mg/kg，共 2～4 个月)联合治疗。将冷球蛋白血症的血管炎综合征控制后，将针对 HCV 感染实施抗病毒治疗(与前述治疗方法同)前。

(二)对 HVC-nCGN 的治疗

2008 年的 KDIGO 临床实践指南对于 HCV-nCGN，包括 MPGN 及 MN，仅推荐进行抗病毒治疗，治

疗方法与 HCV-CGN 的抗病毒治疗基本相同。指南并未建议对 HCV-nCGN 患者进行免疫抑制治疗。

当然，所有的 HCV-GN 患者还应进行对症治疗，包括抗高血压、利尿及减少蛋白尿治疗等。

三、对治疗现状的思考和展望

与 HBV 感染相比，急性 HCV 感染很少引起重型肝炎，但是很易转成慢性感染，而慢性 HCV 感染却容易诱发混合型冷球蛋白血症及 HCV-GN，并容易使慢性肝炎转变成肝硬化及肝癌，所以危害极大。而另一方面，应用当今标准的抗病毒治疗方案（Peg-IFNα 与利巴韦林联合治疗）治疗慢性 HCV 感染，其疗效常比 HBV 的抗病毒疗效好，总 SVR 比例可达 61%～65%。所以，应像 HBV 感染一样，对人群的 HCV 感染进行普查，以早期发现感染者并早期实施规范化抗病毒治疗，只有这样才能减少 HCV-GN 等并发症发生。

重症 HCV-CGN 患者，尤其伴发冷球蛋白血症的其他较重并发症（如神经病变）时，指南推荐在抗病毒治疗基础上可用糖皮质激素、免疫抑制剂、甚至利妥昔单抗进行免疫抑制治疗。但是，对于 HCV-nCGN，指南却没有进行免疫抑制治疗的建议。这种差异可能与 HCV-nCGN 病情相对较轻，及 HCV-nCGN 缺乏免疫抑制治疗试验证据相关。有学者认为，HCV-nCGN 在某些方面与 HBV-GN 十分相似，后者可以在抗病毒治疗基础上对有选择的病例进行免疫抑制治疗，那么 HCV-nCGN 也应能进行类似治疗探索，这是一个值得思考的问题。当然，进行免疫抑制治疗时，均应高度警惕药物促病毒复制及加重肝炎的可能不良反应。

当今治疗 HCV-GN 的多数临床试验质量欠佳，或样本数少，或观察期短，或未设试验对照等，因此它们提供的试验证据强度较低，难以据此准确判断、比较不同方案的治疗疗效，及进行指南推荐。所以，今后对 HCV-GN 患者，开展多中心高质量长时间的大型队列研究，来观察药物疗效（近、远期疗效）十分重要。

（夏凤芝）

第十八章
感染性心内膜炎肾损害

第一节　概　述

感染性心内膜炎(infective endocarditis，IE)是病原微生物经血行途径感染心瓣膜和(或)心内膜引起的炎症，并伴赘生物形成。据调查，感染性心内膜炎的年发病率为30/100万～100/100万人，美国报道为50/100万～79/100万。随着医疗技术发展，在过去几十年里感染性心内膜炎的诊断及治疗(包药物治疗及外科手术)水平都有很大提高，但是患者死亡率仍居高不下，文献报道住院期间死亡率为10%～20%，患病第一年死亡率为30%～40%。导致死亡率高的原因很多，其中肾功能损害是重要因素之一。Buchholtz等发现内生肌酐清除率每下降10mL/min，患者死亡风险比将增加23.1%。感染性心内膜炎患者的肾损害可由感染性心内膜炎本身引起(如肾小球肾炎，间质性肾炎，小灶性肾梗塞及肾皮质坏死等)，也可能由感染性心内膜炎治疗引起(如抗生素肾损害，外科手术并发症等)，本文将对前者作一讨论。

(夏凤芝)

第二节　感染性心内膜炎的易感人群及病原体

感染性心内膜炎发病涉及病原微生物与人体之间复杂的相互反应，微生物方面包括其侵入人体血循环能力、黏附于受损内皮及赘生物(内皮受损，其下胶原纤维暴露，致使血小板聚集及纤维蛋白沉积而形成)能力以及进入赘生物生长繁殖的能力等，而人体方面包括是否存在心脏解剖异常、内膜损伤、及免疫功能低下等易感因素。本文不拟讨论感染性心内膜炎的详细发病机制，只准备在易感人群、病原体及侵入途径3方面作一简述，与历史上的感染性心内膜炎不同，近代它们都发生了很大变化。

一、易感人群

原有心脏结构异常的患者容易罹患感染性心内膜炎，这很肯定，但是从前这主要是风湿性瓣膜病，而现在退行性瓣膜病(如二尖瓣脱垂及主动脉瓣病变)、先天性心脏病(如主动脉瓣二叶瓣畸形)，人工瓣膜及其他人工心内装置(如起搏器)继发感染性心内膜炎者已显著增加。

随着近代血液透析患者明显增多，长期使用静脉通路及免疫力低下等问题使他们也成为了当今感染性心内膜炎高危人群，其发病率是一般人群20～60倍。另外，近代老年人及糖尿病病人明显增多，他们免疫力低下也易罹患感染性心内膜炎。

二、病原体

感染性心内膜炎病原体从前主要是草绿色链球菌，它常在风湿性瓣膜病基础上引起亚急性心内膜炎，但是现在也发生了很大变化。许多研究资料显示，金黄色葡萄球菌感染性心内膜炎发病率已显著增加，在西方发达国家中它已是首位致病菌，这可能与近代静脉注射毒品、血管内侵入性医疗操作及血液透析患者增多相关。金黄色葡萄球菌毒力强，甚至能使原无心脏瓣膜疾病者发生感染性心内膜炎，且此感染性心内膜炎病情常严重，死亡率高。感染性心内膜炎的第二位致病菌为链球菌，有报道它是心脏起搏器继发感染性心内膜炎的最常见病原体，除草绿色链球菌外，牛链球菌感染也在明显增加。链球菌导致的感染性心内膜炎治愈率较高。感染性心内膜炎的第三位致病菌为肠球菌，肠球菌感染常发生于老年人，尤其在胃肠道、尿路或妇产科侵入性医疗操作后。肠球菌对抗生素常耐药，治疗较困难。尽管在不同国家和地域上述病原体的排列顺序可能不同，而且社区获得性感染性心内膜炎与医院获得性感染性心内膜炎的病原体也可能存在差异，但是上述 3 类球菌是感染性心内膜炎的最主要病原体，占 80%～90%，这并无异议。除此而外，文献报道 5%～10%感染性心内膜炎是由革兰氏阴性 HACEK 杆菌组(包括嗜血杆菌属、放线杆菌属、心杆菌属、艾肯杆菌属及金氏杆菌属)致病，不到 1%的感染性心内膜炎是由真菌致病。此外，还有一些少见微生物如立克次体属及巴尔通体属等致病的报道。

三、微生物侵入途径

微生物只有从身体外周部位侵入，经血循环进入心脏才可能导致感染性心内膜炎。从前草绿色链球菌常从牙科手术伤口进入体内，而现在，正如上述，静脉注射毒品、导管侵入性操作及血液透析已经变成金黄色葡萄球菌侵入的主要途径，而肠球菌感染则常由胃肠道、尿路或妇产科手术操作引起。

(夏凤芝)

第三节　感染性心内膜炎的表现

一、临床表现

(1)发热：是感染性心内膜炎的最常见症状，几乎所有患者均有发热。急性感染性心内膜炎常呈寒战、高热，而亚急性感染性心内膜炎可呈弛张热，常伴盗汗、食欲减退、体重下降等非特异性表现。

(2)心脏杂音：约 85%的患者可以闻及心脏杂音，主要为瓣膜关闭不全杂音，约 48%的患者可出现新的心脏杂音或杂音性质改变。

(3)皮肤、黏膜及视网膜淤斑：如肢体远端皮肤出血，Janeway 损害(手掌及脚掌的出血斑或结节)，Osler 结节(手掌及脚掌的红或紫色痛性结节)，Roth 斑(中心苍白的视网膜出血)等。

(4)赘生物脱落栓塞：可出现在身体任何部位，如右心赘生物脱落造成肺栓塞，左心赘生物脱落致成脑及肾栓塞等。

(5)其他：常见脾大及贫血，亚急性感染性心内膜炎还常见杵状指。

二、实验室检查

(一)血常规

白细胞计数升高或正常，分类核左移；出现正色素正细胞性贫血；血沉增快。

(二)血培养

血培养对诊断感染性心内膜炎及帮助选择敏感抗生素治疗都十分重要。2012 年英国的感染性心内膜炎诊断及治疗指南，对血培养操作做了许多重要推荐，现摘录如下。

(1)需严格遵守无菌操作规程，避免操作不当细菌污染出现假阳性。

(2)临床呈慢性或亚急性表现的患者，开始抗生素治疗前，至少应做 3 次血培养，且每次抽血需间隔至少 6 h。

(3)临床怀疑感染性心内膜炎且有严重脓毒败血症或感染性休克的病人，在开始试验性抗生素治疗前应至少应做 2 次血培养，且两次抽血需间隔 1 h 以上。

(4)由于感染性心内膜炎的菌血症持续存在，所以如果多次做血培养只 1 次阳性时，作出感染性心内膜炎诊断需谨慎。

(5)尽量避免从血管导管内抽血做血培养，因为污染风险较大。

(6)在怀疑感染性心内膜炎前已用抗生素治疗者，若病情稳定，则应停用抗生素，然后做 3 次血培养(常需停抗生素 7～10 d 血培养才阳性)。

(7)在血培养获得肯定的微生物学诊断后，无必要常规地反复做血培养。

(8)抗生素治疗 7 天以上患者仍发热，则应重复进行血培养。

(三)免疫学检查

可出现单株或多株血清免疫球蛋白升高，并导致血清 γ 球蛋白及总球蛋白增高。血清类风湿因子及循环免疫复合物常阳性，甚至血清冷球蛋白(Ⅲ型)也阳性，血清补体 C_3 及 C_4 水平下降。上述免疫血清学异常尤其易见于亚急性感染性心内膜炎及感染性心内膜炎并发肾小球肾炎患者。

另外，从 1998 年起已有报道，在极少病例亚急性感染性心内膜炎并发急性肾衰竭(已做肾活检者显示为寡免疫沉积物性新月体肾炎)患者的血清中发现了抗中性白细胞胞浆自身抗体(ANCA)主要是针对蛋白酶 3 的抗中性白细胞胞浆自身抗体(PR3-ANCA)，有学者认为这是感染性心内膜炎患者出现血管炎性肾损害的原因。

三、影像学检查

(一)超声心动检查

超声心动检查对感染性心内膜炎诊断及病情判断十分重要，它能观察有无瓣膜赘生物(大小和形态)、脓肿、新出现的瓣膜关闭不全及人工瓣膜裂开等表现，帮助感染性心内膜炎诊断及判断并发症风险。2012 年英国的感染性心内膜炎诊断及治疗指南有如下推荐意见。

(1)临床怀疑感染性心内膜炎即应尽早(最好在 24 h 内)行超声心动检查。

(2)首先选择经胸壁超声心动检查(TTE)。

(3)如果 TTE 或经食管超声心动检查(TEE)皆阴性，而临床仍怀疑感染性心内膜炎时，7～10 d 后应重复 TTE 或 TEE。

(4)金黄色葡萄球菌或念珠菌败血症患者均应做超声心动检查(怀疑感染性心内膜炎时应在 24 h 内检查，否则也应在治疗第 1 周进行检查)。

(5)感染性心内膜炎患者抗生素治疗结束时，应复查 TTE，以评估心脏及瓣膜的形态和功能。

(6)治疗期间并不需要常规反复进行超声心动检查。文献报道，TTE 诊断感染性心内膜炎的敏感性是70%～80%，TEE 的敏感性可达 90%～100%。而近来有报道，TTE 及 TEE 未能发现瓣膜赘生物时，心内超声心动检查(ICE)却能发现，提示 ICE 诊断感染性心内膜炎的敏感性可能更高。

(二)其他检查

如果出现赘生物脱落栓塞时需要及时进行相应检查，如考虑肺栓塞应进行放射性核素肺通气/灌注扫描、肺 CT 磁共振检查，以及肺动脉造影等；考虑脑栓塞时做脑 CT 磁共振检查及脑动脉造影等。

四、对血培养阴性结果的考虑

部分感染性心内膜炎患者血细菌培养阴性。Katsouli 等认为在大于 48 h 里进行了≥3 次的需氧菌及厌氧菌培养(培养时间>1 周)结果皆阴性才能称为“血培养阴性”。这些患者在感染性心内膜炎中占多大比例？不同文献报告并不一样，Hill 等报道占 9%～25%，而且 4%～7%患者抽血前未用过抗生素；Naber 等报道占 10%～30%；Houpikian 等及 Katsouli 等报道占 2.5%～31%。那么这阴性结果应该怎样分析呢？首先，患者在留血标本前用过抗生素是个重要原因。Katsouli 等报道 45%～60%的血培养阴性感染性心内膜炎实际上仍是普通的葡萄球菌或链球菌感染，只不过因为用了抗生素后细菌不生长，做多聚酶链反应(PCR)即可检出其 DNA 证实其存在。第二，病原体是真菌。第三，病原体为非细菌、真菌微生物，例如立克次体属(引起Q热的伯纳特立克次体等)、巴尔通体属(五日热巴尔通体等)及衣原体属(鹦鹉热衣原体等)微生物,以及某些难培养(需要特殊培养基或细胞培养系统发现胞内细菌)生长慢(需培养3～42 d)的细菌。Houpikian等报道了法国的一项研究发现,在血培养阴性的348例感染性心内膜炎疑诊患者中,最后确定48%为立克次体感染,28%为巴尔通体感染。为了提高病原微生物检出率,不但应留取血标本,而且已行手术的患者还应留取切除的瓣膜及赘生物标本进行检查;除做一般细菌(包括需氧菌及厌氧菌)培养外,还应做特殊微生物培养。另外,还应做某些特殊微生物的免疫血清学检验来检测其抗体,做免疫组化染色、免疫印迹试验及PCR来检测其蛋白质及核酸表达。第四,右侧心内膜炎(常由静脉注射毒品、静脉留置导管引起),有学者解释这类患者血培养阴性原因是细菌被肺滤过,但尚缺乏足够证据支持。

(夏凤芝)

第四节　感染性心内膜炎的诊断标准

1981年von Reyn等以临床表现及微生物学检查为基础制订了最早的感染性心内膜炎诊断标准;1994年美国Duck大学医学院Durack等对此标准作了修订,加上了重要的超声心动检查资料,这标准被称为Duck标准。经过极多的临床研究验证,甚至与病理检查"金指标"对照,用Duck标准诊断感染性心内膜炎的敏感性高达80%以上,而且特异性及阴性预测价值也高。但是,随着对感染性心内膜炎认识的深入,尤其对血培养阴性致病微生物认识的深入,以及疾病检查手段的提高,如TEE在临床上的广泛应用,Duck标准仍显现出一些不足,为此又有学者提出了一些修订建议,其中以2000年Li等修订的标准最重要。2005年美国制订的感染性心内膜炎指南、2009年欧洲制订的感染性心内膜炎指南及2012年英国制定的感染性心内膜炎指南都推荐应用Li等修订的Duck标准(或略作修改)对感染性心内膜炎进行诊断。

Duck诊断标准原将"符合感染性心内膜炎,但尚不能满足主要指标条件"的超声心动检查结果订作一条"次要指标",Li等认为在TEE广泛应用后,超声心动检查水平已显著提高,能清楚判断是否符合感染性心内膜炎,所以这一"次要指标"已无必要存在,在修订标准中他们已将这一指标删除。另外,2012年英国制定的感染性心内膜炎指南还在Li等的修订指标中加了一条多聚酶链反应检查,认为"针对细菌DNA的宽范围PCR阳性"可以作为"次要指标"之一。

上述各个感染性心内膜炎指南都强调,在推荐应用修订的Duck标准时,还必须充分认识它的局限性。最初制订Duck标准是为了流行病调查及临床研究,现在把它延伸到指导临床诊疗实践,必有一定局限性;加之,感染性心内膜炎是一个异质性疾病,临床表现多样化,简单地套用一个标准去诊断,必然会出现困难。所以,临床医师必须清楚,修订的Duck标准对诊断感染性心内膜炎很有帮助,但决不能替代临床判断,而且临床判断对某些感染性心内膜炎患者尤为重要,例如血培养阴性感染性心内膜炎、累及人工瓣膜或起搏器的感染性心内膜炎、及右心感染性心内膜炎(静脉注射毒品导致者尤甚),Duck标准在诊断这些患者时敏感性较低。

(夏凤芝)

第五节　感染性心内膜炎肾损害

一、概况

Neugarten等复习文献认为,抗生素问世前肾小球肾炎是感染性心内膜炎的一个常见并发症,发生率超过75%。但是,近代抗生素广泛应用和外科手术日趋推广后,情况已发生明显改变。1984年

Neugarten 等报道的 107 例感染性心内膜炎患者尸解结果，仅发现 22.4%患者并发肾小球肾炎。

2000 年 Majumdar 等对经肾活检或尸解确诊的 62 例感染性心内膜炎肾损害病例作了报道，其中 31%是小灶性肾梗死（约一半为脓毒性栓子造成），26%为肾小球肾炎，10%为间质性肾炎，10%为肾皮质坏死。肾梗死及肾皮质坏死仅在尸解时被发现。所以全面地讲，感染性心内膜炎肾损害应包括上面 4 方面病变。

2005 年国内曾有一篇感染性心内膜炎合并肾损害的报道，作者对 155 例感染性心内膜炎患者做了回顾性分析，发现 137 例出现肾损害，占 88.4%。由于仅对其中 4 例患者做了肾活检病理检查，因此这肾损害性质并不完全清楚，抗生素肾损害未能完全排除。

二、发病机制

左心赘生物脱落，以及右心赘生物脱落通过卵圆孔到达左心，随血流移动最后栓塞至肾脏小动脉，即能引起小灶性肾梗塞，脓毒性栓子还可能在局部引起小脓肿。肾小球肾炎是通过免疫机制产生。许多患者的肾小球有免疫球蛋白及补体沉积，甚至还有细菌抗原存在，提示免疫复合物致病；约 50%的感染性心内膜炎患者伴发Ⅲ型冷球蛋白血症，有时还能在肾小球中发现冷球蛋白，提示冷球蛋白致病。而且，正如前述，少数感染性心内膜炎患者血清 ANCA 阳性，病理为寡免疫沉积物性肾炎，故提示血管炎致病。急性间质性肾炎可能由感染引起，但也难完全除外药物过敏所致。肾皮质坏死的发生主要与严重低血压或严重脓毒败血症相关。

三、临床及实验室表现

感染性心内膜炎肾损害呈多样化表现，与其肾脏病变性质相关。这里仅拟作一简述。

(1)蛋白尿：多数患者皆有蛋白尿，尿蛋白一般不多，仅少数肾小球肾炎（如新月体肾炎）患者可出现大量蛋白尿，乃至肾病综合征。

(2)血尿：镜下血尿十分常见，个别患者（如新月体肾炎或肾皮质坏死）也偶尔发生肉眼血尿。要注意尿中红细胞形态，肾小球肾炎及间质性肾炎为变性红细胞血尿，而肾梗塞及肾皮质坏死则为均一红细胞血尿。

(3)白细胞尿：应做尿微生物学检查（涂片染色及培养），新月体肾炎及间质性肾炎为无菌性白细胞尿，而脓毒性栓子所致肾梗塞则能查出致病微生物。

(4)肾功能损害：文献报道约 1/3 感染性心内膜炎肾损害患者会出现急性肾损害，血清肌酐升高，而新月体肾炎或肾皮质坏死还可能导致急性肾衰竭。

(5)高血压：常出现于增生性肾小球肾炎及肾功能不全患者。

四、病理表现

肾小球肾炎多并发于亚急性感染性心内膜炎病例，急性感染性心内膜炎较少发生。最常见的病理改变为弥漫分布的增生性肾小球肾炎，其中新月体肾炎约占一半，包括免疫复合物性及寡免疫沉积物性新月体肾炎。此外，还可见膜增生性肾小球肾炎及毛细血管内增生性肾小球肾炎等。除此而外，还有局灶节段性增生或增生坏死性肾小球肾炎，及少数膜性肾病的报道。

急性间质性肾炎患者肾间质可见弥漫性炎细胞（单个核细胞及多形核细胞）浸润；若伴有较多的嗜酸细胞浸润，则需要考虑药物过敏可能。严重的肾小球肾炎也会伴随肾间质炎细胞浸润，此时莫误认为急性间质性肾炎，有学者认为此时的炎细胞浸润多呈灶状或多灶状分布，严重度与肾小球病变平行，可资鉴别。

小灶性肾梗死及急性肾皮质坏死常在尸体解剖时才发现，前者尚可能诱发小脓肿。

五、影像学表现

临床怀疑出现肾皮质坏死或肾梗死时，可以做肾脏计算机断层扫描（CT）或磁共振成像（MRI）检查，较大病灶有时能被发现。

（夏凤芝）

第六节 感染性心内膜炎及其肾损害的治疗

一、抗微生物药物治疗

根除致病微生物是治疗感染性心内膜炎的关键，而药物治疗是基础。应用抗微生物药物的基本原则如下。

（一）血培养检查

在开始抗生素治疗前应先做血培养。正如前述，2012 年英国感染性心内膜炎诊疗指南推荐：对临床怀疑感染性心内膜炎和具有严重脓毒败血症或感染性休克的病人，在开始试验性抗生素治疗前应至少做 2 次血培养，且两次抽血需间隔 1 h 以上；对临床呈慢性或亚急性表现的感染性心内膜炎患者，开始抗生素治疗前，至少应做 3 次血培养，且每次抽血需间隔至少 6 h。

Lee 等对血培养次数与发现致病菌几率的关系进行了调查，结果显示：24 h 内做 2 次血培养发现致病菌的几率仅 90%，只有进行多达 4 次血培养此几率才达到 99%，因此他们认为 24 h 内做 2～3 次血培养次数不够，这一传统认识应改变。

（二）抗生素治疗的开始时间与药物选择

留完血培养标本，不等化验结果即应尽早开始抗生素治疗，先做经验性治疗，血培养出现阳性致病菌后，再根据药敏试验进行药物调整。一般而言，抑菌药物治疗疗效差，要选用杀菌药物（它能更好地进入赘生物消灭细菌），并可联合用药（包括与抑菌药物联用）。另外，人工瓣膜感染性心内膜炎的治疗方案与自体瓣膜感染性心内膜炎基本相同，但由葡萄球菌感染引起的人工瓣膜感染性心内膜炎治疗药物则必须包括利福平（无论药敏试验是否敏感）及庆大霉素。

选择经验性治疗药物时应考虑如下因素。患者为自体瓣膜或人工瓣膜感染；当地感染性心内膜炎流行病学状态（常见致病菌及其耐药情况）；患者是否接受过抗生素治疗。2009 年欧洲制订的感染性心内膜炎指南推荐。①自体瓣膜感染性心内膜炎及换瓣术后≥12 个月的人工瓣膜感染性心内膜炎：宜选用氨苄西林/舒巴坦或阿莫西林/克拉维酸加庆大霉素；或选用万古霉素加庆大霉素及环丙沙星（尤适用于对 β 内酰胺类抗生素不耐受者）。②换瓣术后＜12 个月的人工瓣膜感染性心内膜炎：宜选用万古霉素加庆大霉素及利福平。2012 年 P 感染性心内膜炎 rce 等推荐选用万古霉素或氨苄西林/舒巴坦加一种氨基核苷类抗生素，若为人工瓣膜感染性心内膜炎还需加利福平。

如果感染性心内膜炎患者已并发肾损害在应用抗生素时需注意如下两点。①在有效治疗感染性心内膜炎前提下，尽可能选用无肾毒性或肾毒性小的药物，以免药物毒性加重肾损害。②抗生素要根据肾功能调节药量或给药间隔时间，若药物能被血液净化清除，则尽量在血液净化结束后给药；必要时应监测血药浓度（尤其针对万古霉素及氨基核苷类抗生素进行检测）指导合理用药。

（三）抗生素治疗疗程

1.治疗疗程长短

抗生素治疗一定要充分，以根除致病微生物。现代指南均建议：自体瓣膜感染性心内膜炎疗程为 2～6 周，人工瓣膜感染性心内膜炎的疗程要长，至少 6 周。若在抗生素治疗期间，自体瓣膜感染性心内膜炎患者行人工瓣膜置换术，其抗生素要按自体瓣膜感染性心内膜炎治疗疗程用药，不应转换成人工瓣膜感染性心内膜炎的治疗疗程。

2.疗程计算方法

进行换瓣手术的患者，无论是自体瓣膜或人工瓣膜感染性心内膜炎，其抗生素治疗疗程均应从有效用药的第一天计算，而不从手术日计算；但是如果瓣膜细菌培养阳性，则一个新的治疗疗程需从手术后重新开始。

（四）血细菌培养阴性感染性心内膜炎的治疗

首先应按前述思路进行全面检查，绝大多数患者最后仍能发现致病微生物，然后针对这些病原体给予相应治疗。

二、外科手术治疗

合理的抗生素治疗已使感染性心内膜炎预后显著改观，但是一些病例仍然需要外科手术治疗，以清除感染组织及进行瓣膜修复或置换，成功的心脏外科手术又进一步提高了患者生存率。现将2005年美国感染性心内膜炎指南、2009年欧洲感染性心内膜炎指南及2012年英国感染性心内膜炎指南有关进行急诊手术（手术在24 h内进行）、紧急手术（手术在数天内进行）及择期手术（至少在抗生素治疗1～2周后再行手术）的治疗指征介绍如下。

（一）心力衰竭

主动脉瓣或二尖瓣感染性心内膜炎出现如下情况。

（1）严重的急性瓣膜关闭不全或瓣膜梗阻导致难治性肺水肿或休克（急诊手术）。

（2）形成瘘进入心腔或心包导致难治性肺水肿或休克（急诊手术）。

（3）严重的急性瓣膜关闭不全或瓣膜梗阻并发持续性心力衰竭或超声心动显示血流动力学不耐受征象（如二尖瓣早关闭或肺动脉高压）（紧急手术）。

（4）严重瓣膜关闭不全，但无心力衰竭（择期手术）。

（二）不能控制的感染

（1）局部不能控制的感染，包括脓肿，假性动脉瘤、瘘或增大的赘生物（紧急手术）。

（2）使用合适的抗生素治疗7～10 d以上，患者仍持续发热，且血培养阳性（紧急手术）。

（3）由真菌或对多种药物抵抗的微生物引起的感染（紧急或择期手术）。

（三）预防栓塞

（1）主动脉瓣或二尖瓣感染性心内膜炎的赘生物大于10 mm，尽管已使用合适的抗生素治疗，但仍有一次或多次栓塞事件发生（紧急手术）。

（2）主动脉瓣或二尖瓣感染性心内膜炎的赘生物大于10 mm，并发心力衰竭，持续感染或脓肿（紧急手术）。

（3）大于15 mm的特大赘生物（紧急手术）。

另外，2012年英国感染性心内膜炎指南还强调，累及人工瓣膜及其他心内人工装置的感染性心内膜炎要尽早进行外科手术治疗。

是否进行外科手术，需要根据每位患者的具体情况来个体化地决定。但是在临床实践中，及时正确地作出决策并不容易。一项调查资料显示，按指南内容应该进行外科手术治疗的患者中，约42%实际未做，这可能影响疾病预后。调查还发现，能否及时做出进行手术的正确决策往往与医师的专业及经验相关。为克服这一缺点，由心内科专家、感染病专家、微生物专家及心外科专家共同组成一个“ET专家组”，会诊决定手术治疗，是一个很好的解决方法。

三、感染性心内膜炎并发肾损害治疗上的困惑与思考

在治疗感染性心内膜炎肾损害上，如下措施十分重要。①清除病原体：包括抗生素治疗及心脏外科手术治疗，彻底清除病原体是治疗感染性心内膜炎的根本措施，对预防及治疗感染性心内膜炎肾损害也十分重要。②肾脏替代治疗：当肾损害导致急性肾衰竭时需及时做血液净化治疗，以赢得治疗时间控制感染性心内膜炎，改善预后；而如果肾损害已发展成慢性终末肾衰竭，也需进行维持性血液净化治疗或肾移植维持生命。

但是在感染性心内膜炎肾损害的某些方面，尤其对感染性心内膜炎并发的肾小球肾炎应该如何治疗？却存在不少困惑，前述的几个感染性心内膜炎诊治指南也未给出任何明确意见。由于感染诱发机体免疫反应是导致感染性心内膜炎相关肾小球肾炎发病的主要机制，所以从理论上讲控制感染及抑制免疫应该

是治疗的重要环节。从 20 世纪 80 年代起即有学者做了不少努力，进行了多种治疗探索，但是全部都是个案总结，并无足够样本的循证医学观察。

有报道单用抗生素治疗或抗生素及外科手术治疗，在感染性心内膜炎病情控制后肾小球肾炎，包括新月体肾炎，病情也随之好转，甚至获得临床痊愈（血清肌酐及尿化验均恢复正常）。有学者也观察到一例感染性心内膜炎患者，临床呈现急性肾衰竭、病理表现为新月体性肾炎（2/3 肾小球呈现大细胞新月体伴纤维素沉积），在早期实施外科手术（清除病灶，置换主动脉瓣及二尖瓣）并予抗生素治疗后，肾功能及尿化验也逐渐完全恢复正常。不过，也有不少病例单纯控制感染并不能使肾炎、尤其是新月体肾炎病情改善，所以不少医师在控制感染基础上，又加用了各种免疫抑制治疗，包括糖皮质激素，糖皮质激素及细胞毒药物，糖皮质激素及强化血浆置换治疗等。上述个案的治疗也很成功，也能使新月体肾炎获得显著好转或临床痊愈。

应用免疫抑制治疗在理论上讲合理，但是应该何时开始治疗？选用什么制剂及疗法？治疗疗程应多长？都并不清楚。由于肾小球肾炎是由感染性心内膜炎引起，所以如果应用免疫抑制治疗不当，尤其在病灶及病原体未清除前即应用，会有加重感染性心内膜炎感染的风险；可是，如果应用过晚，肾脏病变已慢性化（包括细胞新月体转变成纤维新月体），又会达不到治疗效果。所以，如何选择免疫抑制治疗的开始时间尤其重要。

Kannan 等复习文献后认为，感染性心内膜炎并发的新月体肾小球肾炎，与原发性肾小球疾病的新月体肾炎不同，预后相对良好。所以认为对感染性心内膜炎并发的肾小球肾炎包括新月体肾炎，控制感染（包括抗生素治疗及外科手术治疗）绝对是第一线治疗，感染控制后肾病不随之缓解才加用免疫抑制剂疗。至于单加激素？或加激素及免疫抑制剂？可参考病情决定，是否病情较重或治疗偏晚的患者，宜选用激素加免疫抑制剂（如环磷酰胺）治疗？至于感染性心内膜炎并发的新月体肾炎是否需要进行血浆置换？有学者认为需要更多临床观察验证。正如前述，由感染性心内膜炎导致的新月体肾炎是免疫复合物致病或血管炎致病，因此似无必要像抗肾小球基底膜抗体所致新月体肾炎那样，积极应用强化血浆置换治疗。有学者是将其作为第三线治疗（即抗生素治疗及激素治疗无效时应用）应用，似有一定道理。总之，在治疗感染性心内膜炎并发肾炎（包括新月体肾炎）上还存在很多问题与困惑，需要今后进行进一步研究解决。

（夏凤芝）

第十九章 肥胖相关性肾小球病

第一节 概 述

1997 年世界卫生组织明确宣布肥胖是一种疾病。近 20 年其发病率明显升高,已成为当今世界一个非传染病性流行病。2004 年 10 月卫生部公布我国成人超重和肥胖人数已分别为 2 亿和 6000 多万,大城市成人超重率与肥胖率分别高达 30.0%和 12.3%。而且青少年的肥胖率也在逐年升高,2010 年教育部公布的全国学生体质与健康调研结果显示,7～22 岁城市男、女生及农村男、女生的肥胖检出率分别为 13.33%、5.64%,和 7.83%、3.78%;超重检出率分别为 14.81%、9.92%和 10.79%、8.03%。现已明确肥胖是许多疾病的起源,它不仅能诱发代谢综合征、糖尿病、高血压及动脉粥样硬化,而且它还能导致及加重肾脏病。

肥胖引起的肾脏病被称为"肥胖相关性肾小球病"(obesity related glomerulopathy,ORG),包括"肥胖相关性肾小球肥大症"(obesity associated glomerulomegaly,OB-GM)及"肥胖相关性局灶节段性肾小球硬化"(obesity associated focal and segmental glomerulosclerosis,OB-FSGS)。该病最早由 Weisinger 等于 1974 年报道。近年随着肥胖患者日益增多,ORG 发病率也在迅速增加。Kambham 等对 1986—2000 年间 6818 例肾活检资料进行分析,发现 ORG 患者所占比例已从 0.2%(1986—1990 年)上升至 2.0%(1996—2000 年)。有学者曾对卫生部中日友好医院肾内科 2005—2008 年两年半所做的 1186 例肾穿刺病例进行分析,发现 ORG 患者占 3.8%,因此对 ORG 必须充分重视。本文即拟对此病作一讨论。

(夏凤芝)

第二节 肥胖相关性肾小球病的临床病理表现、诊断及应思考的问题

一、临床表现

患者肥胖(尤其是呈腹型肥胖),肾脏病起病隐袭。OB-GM 病初仅出现微量清蛋白尿,而后逐渐增多,直至出现大量蛋白尿(尿蛋白>3.5 g/d),肾小球滤过率(GFR)增高(提示出现肾小球高滤过)或正常;OB-FSGS 常呈现中、大量蛋白尿,GFR 逐渐下降,而后血清肌酐增高,直至进入终末肾衰竭,但是与原发性局灶节段性肾小球硬化(FSGS)相比,其肾功能坏转速度较慢。ORG 镜下血尿发生率低(约 1/5 患者),不出现肉眼血尿,呈现大量蛋白尿时,很少发生低清蛋白血症及肾病综合征,伴随出现的脂代谢紊乱常为高三酰甘油血症,胆固醇增高不显著。这些特点均可在临床上与其他肾小球疾病鉴别。

在目前绝大多数有关 ORG 的报道中,肥胖都只用体质指数(body mass index,BMI)来判断,并认为要达到肥胖标准才可能发生 ORG。西方国家常用美国国立卫生研究院(NIH)1998 年制订的标准,即成

人 BMI 25～29.9 为超重，30～34.9 为Ⅰ度肥胖，35～39.9 为Ⅱ度肥胖，＞40 为Ⅲ度肥胖。我国常用中国肥胖问题工作组 2002 年制订的标准，即 BMI24～27.9 为超重，＞28 为肥胖。但是，应用 BMI 此指标来判断肥胖存在如下问题。①BMI 是测量整个身体质量，其结果能受肌肉、骨骼等因素影响，而出现"假性"降低或升高，此时即不可能准确反映肥胖。②即使 BMI 增高是由肥胖引起，它也不能区分此肥胖是内脏脂肪或皮下脂肪增多引起，不能反映脂肪分布。

近代研究显示，身体脂肪的分布与肥胖相关性疾病(代谢综合征、糖尿病、高血压、高脂血症、心血管疾病及肾脏病等)的发生密切相关。现已了解内脏脂肪组织与皮下脂肪组织在结构及功能方面存在极大差异，只有腹型肥胖(又称内脏性肥胖或中心性肥胖)才易诱发胰岛素抵抗，引发各种肥胖相关性疾病，包括 ORG。因此，在临床上已涌现出不少能反映腹型肥胖的检测指标，它们包括腰围(waist circumference，WC)、腰围臀围比率(waist-tohip ratio，WHR)、腰围身高比率(waist-to-height ratio，WHtR)等人体测量指标，以及腹腔计算机断层扫描(computerized tomography scanning，于第 4～5 腰椎平面做 CT 扫描测量其皮下及腹腔脂肪组织面积)和空气置换体积描记(air displacement plethysmography，用全身光密度测定法去检测身体成分)等器械检查。用器械检查判断腹型肥胖的敏感性及特异性均较高，但是需要相应设备，检查费用较贵，无法应用于流行病学调查。人体测量指标无需特殊设备，操作容易，在流行病学调查中已广泛应用，但是这些检查较易出现误差，而且具体应用它们预测肥胖相关性疾病风险时，不同人体检测指标的敏感性及特异性仍有不同，需要注意。

资料显示，有的患者 BMI 并未达到肥胖标准，只在超重水平，但是具有腹型肥胖，且临床呈现 GFR 增高或(和)微量清蛋白尿，此时做肾穿刺病理检查证实已罹患 ORG。所以对 ORG 患者肥胖的判断，腹型肥胖似乎更重要。

二、病理表现

光学显微镜检查是确诊 ORG 的关键检查，并能清楚地区分 OB-GM(仅呈现肾小球肥大，有时可伴轻度系膜细胞增生及基质增加)与 OB-FSGS(在肾小球肥大基础上出现局灶节段性肾小球硬化病变，有时可伴少数球性硬化)。此 FSGS 绝大多数为门周型 FSGS(旧称经典型 FSGS)，其形成可能与肾小球高滤过相关，但是有时也能见到其他类型的 FSGS，如非特殊型 FSGS 等。免疫荧光检查 OB-GM 为阴性，而 OB-FSGS与原发性 FSGS 相似，有时在病变肾小球的受累节段上见到 IgM 和 C_3 沉积。电子显微镜检查于呈现大量蛋白尿的患者可见不同程度的肾小球足突融合。

通过光学显微镜检查，确定肾小球肥大是诊断 ORG 的病理基础，因此如何判断肾小球肥大就极为重要！这会涉及如下 3 个问题。

首先，用什么方法来测量肾小球大小？文献报道的测量方法有 Cavalieri 测量法、Weibel-Gomez 测量法、数密度测量法、肾小球两平行剖面测量法及肾小球最大剖面测量法等。一般认为 Cavalieri 测量法获得的结果最可靠，可以作为测量肾小球容积的"金指标"，但是此方法需要做肾组织连续切片，较耗费肾组织，难以应用于组织块较小的肾穿刺标本检查。目前应用得最多的是肾小球最大剖面测量法，此方法简单易行，而且其检测获得的肾小球容积结果与 Cavalieri 法所获结果具有很强的相关性。Kambham 等改良了肾小球最大剖面测量法，他们不再计算肾小球容积，而以此剖面上的肾小球毛细血管襻直径来反映肾小球大小，更为简单实用。我们在光学显微镜下用计算机图像分析系统测量肾小球直径，包括直接测量法检测(直接测量毛细血管襻最大剖面上相互垂直的两条最长直径，求平均值)，及间接测量法检测(从毛细血管襻的边缘勾画出肾小球最大剖面，测其面积然后计算直径，取平均值)，都同样获得了良好结果。

第二，成人肾小球大小的正常值是多少？不同种族人群的在肾小球大小常不同。早 20 世纪 90 年代，Moore 等即发现，澳大利亚土著人 Aborigine 的肾小球容积显著大于非土著人。同样，Lane 等发现，美国南亚利桑那州的比马人(印第安人的一个部落)肾小球容积显著大于白种人，而黑种人及非比马部落印第安人的肾小球大小在上述二者之间。所以，检查获得国人自己的肾小球大小正常值范围十分重要。欲用正常人肾组织标本来检测肾小球大小几无可能，怎么办？一般都是用肾小球几无病变的肾穿刺标本作为替代来进行测量。医学统计学讲："所谓'正常人'不是指完全健康的人，而是指排除了影响所研究指标的疾病和有关因素的同质人群"，所以这样测量是合理和允许的。Kambham 等以孤立性血尿或轻度蛋白尿的患者来替代正常人进行测量，测获肾小球直径的正常值范围为 168±12 μm，所以>192 μm(均数加 2 倍标准差)为肾小球肥大。我们选择临床为无症状性血尿或(和)轻度蛋白尿、病理诊断为肾小球轻微病变或薄基底膜肾病、血糖及体重正常的患者替代正常人进行检测，肾小球直径的正常值范围直接测量法为 147.1±19.4 μm，间接测量法为 146.6±19.5 μm，无论用哪种测量法若肾小球直径>186 μm 即为肾小球肥大。所以，不考虑人种区别，盲目挪用国外的生理正常值于国人是不可取的。

第三，要检测多少肾小球才能下 ORG 诊断？至今没有明确规定。但是正如肾穿刺标本中的肾小球数一样，肾小球越多，代表性越大，诊断越可靠。为了获得更多的具有最大剖面的肾小球[指具有血管极或(和)尿极的肾小球，及大于上述最小含极肾小球的无极肾小球]，可以多切切片，但是这会耗费宝贵的肾穿刺标本。无法这样做时，至少要仔细看完各种染色的全部病理片，来找寻最多的最大剖面肾小球。

三、诊断及鉴别诊断

(一)诊断

ORG 目前尚无统一的诊断标准，可以参考如下标准进行诊断。①肥胖(尤其是腹型肥胖)。②临床以蛋白尿为主，从呈现微量清蛋白尿直至大量蛋白尿，但是大量蛋白尿患者很少出现肾病综合征；OBGM 患者早期 GFR 可增高，而 OB-FSGS 患者晚期可出现肾功能损害。③病理检查呈现肾小球肥大，不伴或伴局灶节段性硬化(前者为 OB-GM，后者为 OB-FSGS)。④能排除其他肾脏疾病。

在上述诊断标准中，应该用什么指标来判断肥胖？这需要明确。目前不少研究都仅用 BMI 来判断，正如前述，这有很大局限性。我认为可以参考代谢综合征诊断标准中判断肥胖的指标，将其应用到 ORG 诊断中来。代谢综合征判断肥胖的指标有一衍变过程。1998 年世界卫生组织(WHO)最早制定的代谢综合征诊断标准中，肥胖用了 BMI、WC 及 WHR 三个指标判断；2001 年美国胆固醇教育计划成人治疗组第三次报告(NCEP-ATPⅢ)制定的标准，已将其改为 WC 一个指标。而 2005 年国际糖尿病联盟(IDF)制定的新标准，不仅仍然沿用 WC 一个指标，而且强调 WC 增高是诊断代谢综合征的必备条件。为什么会有这样的衍变呢？这与对腹型肥胖在肥胖相关性疾病发病中的重要作用认识越来越深入相关。ORG 的发病机制在某些方面与代谢综合征十分相似，为此，在 ORG 诊断标准中突出腹型肥胖的地位十分必要。

(二)鉴别诊断

最需要与 ORG 鉴别的肾脏病是早期糖尿病肾损害，两者都能由腹型肥胖引起，而且临床-病理表现有重叠。糖尿病肾损害第 1 期呈现 GFR 增高，第 2 期间断(常在应激时)出现微量清蛋白尿，此时做肾穿刺病理检查，主要见肾小球肥大，出现微量清蛋白尿后还可能见到轻度肾小球基底膜增厚及系膜基质增宽(常需电镜检查才能发现)。除基底膜轻度增厚外，OB-GM 完全可以呈现上述全部表现。鉴别要点是看临床有没有糖尿病存在，如果有糖尿病，特别是电镜检查见到肾小球基底膜明显增厚时，应该诊断早期糖尿病肾损害，否则诊断 OB-GM。

另外，还需要注意，其他非 ORG 的肾小球疾病导致较多肾小球硬化时，残存肾小球也会代偿性肥大，此时不要误认为 ORG，应结合临床资料全面分析。

(夏凤芝)

第三节　肥胖相关性肾小球病发病机制的研究现状及思索

一、ORG 是肾小球足细胞病

肾小球疾病似有这样一个规律，临床以肾炎综合征(血尿，轻、中度蛋白尿，水肿，高血压，乃至肾功能损害)为主要表现者,病理常呈现为肾小球系膜细胞或系膜及内皮细胞病变(细胞增生等);而临床上以大量蛋白尿或肾病综合征为主要表现者,病理常表现为足细胞病变(足突融合等)。

ORG 以蛋白尿为主要临床表现,早期出现微量清蛋白尿,后期呈现大量蛋白尿。电镜检查可以见到各种足细胞损伤表现,包括足细胞肿胀、肥大,胞浆空泡变性,足突宽度增加,轻度足突融合,足细胞密度及数量减少,足细胞从基底膜上剥脱等。而且这些足细胞损伤(如足细胞密度及数量减少和足突形态改变)与临床上的蛋白尿及肾功能损害密切相关。因此,ORG 是一个足细胞病,现在已成共识。

绝大多数的足细胞病在表现大量蛋白尿后,即很快出现肾病综合征,但是 ORG 与它们不同,呈现大量蛋白尿却很少发生肾病综合征,这是为什么?有学者认为这与肾小球足细胞损伤程度、蛋白尿严重度和选择性相关,与肾小管上皮细胞重吸收及降解滤过蛋白的能力相关,与本病尿蛋白增加缓慢,机体足以动员代偿机制抗衡蛋白尿的后果相关,并认为这现象在肾小球高滤过性肾病中普遍存在。上述机制的解释已被一些文献转载,但是它们都具有足够说服力吗?第一个解释似乎认为 ORG 患者足细胞病变轻所以不出现肾病综合征,但是从上述电镜检查所见及患者蛋白尿程度看,这一解释不能成立;第二个解释推测与近端肾小管上皮细胞处置滤过蛋白的能力增强相关,支持此推测的实验证据足吗?肾小管又为什么会出现这一代偿反应?有待说明;第三个解释可能最合理,但是 ORG 时机体产生了哪些代偿机制去抗衡蛋白尿后果?并未详述上述第二种解释是否正是这个代偿机制之一,都非常值得今后深入研究。

二、脂肪细胞因子在 ORG 发病中的作用

肥胖时常见脂肪细胞数量增多或(和)体积肥大。既往认为脂肪细胞仅是一个能量储存场所,而近代研究发现,它更是一个非常活跃的内分泌器官。脂肪细胞能分泌许多被称为脂肪细胞因子的活性物质,它们包括一些主要由脂肪细胞分泌的因子,如瘦素、脂联素、抵抗素、内脏脂肪素、网膜素、降脂素、酰化刺激蛋白(acylation-stimulating protein,ASP)、禁食诱导脂肪因子、adiponutrin、apelin 等;同时也包括一些已在其他细胞发现的因子,如肾素、血管紧张素Ⅱ(AngⅡ)、纤溶酶原激活物抑制物(PAI-1)、转化生长因子-β_1(TGF-β_1)、肿瘤坏死因子-α(TNF-α)、白介素-1β(IL-1β)、白介素-6(IL-6)、白介素-8(IL-8)、白介素-10(IL-10)等。

脂肪细胞因子在 ORG(包括 OB-GM 及 OBFSGS)的发病中发挥什么作用?现在已有一些认识。

(一)脂肪细胞因子与足细胞损伤

足细胞损伤能够表现为形态或(和)功能异常,并由此引起蛋白尿。脂肪细胞因子失调是足细胞损伤的一个重要原因。现有资料已有如下发现。

脂联素基因敲除小鼠能出现肾小球足突融合及清蛋白尿,而给予脂联素后上述病变能够逆转,提示脂联素在维持足细胞正常功能上具有重要作用。进一步研究显示,脂联素的足细胞保护效应是通过活化 AMPK 及抑制活性氧而获得。

AngⅡ能增加足细胞胞浆游离钙,进而活化氯离子通道,使足细胞去极化。AngⅡ还能使足细胞过度表达瞬时受体电位阳离子通道蛋白 6(TRPC6,它定位于足细胞裂孔隔膜,参与足细胞信号传导),导致足细胞肌动蛋白细胞骨架重组,足细胞受损,发生蛋白尿。

另外,现已知 AngⅡ抑制剂及过氧化酶体增殖体激活受体 γ(PPARγ)激动剂的肾脏保护效应,部分系通过抑制 PAI-1 而发挥,由此提示 PAI-1 对足细胞也可能有害。

(二)脂肪细胞因子与肾小球节段性硬化

OB-FSGS 是 ORG 的一个重要病理类型,肾小球节段性硬化的发生也与脂肪细胞因子密切相关。现有研究资料有如下发现。

瘦素能促进肾小球内皮细胞增殖,上调其 TGF-β_1 和 TGF-βⅡ型受体表达,增加Ⅰ型胶原和Ⅳ型胶原合成;并能刺激肾小球系膜细胞肥大,上调其 TGF-βⅡ型受体表达和Ⅰ型胶原合成。肾小球细胞外基质蓄积是 OB-FSGS 发生的基础。动物实验显示,给大鼠输注瘦素可诱发肾小球硬化;瘦素转基因小鼠的肾组织Ⅳ型胶原及纤连蛋白 mRNA 的表达显著上调。进一步证实了瘦素的致病作用。

AngⅡ能致高血压，系统高血压传入肾小球即能诱发球内高压、高灌注及高滤过(所谓“三高”)。AngⅡ能收缩肾小球入、出球小动脉，对出球小动脉作用更强，也能使球内“三高”发生。肾小球内“三高”对OB-FSGS发病具有重要作用。AngⅡ还能与胰岛素协同，显著上调系膜细胞TGF-β_1及细胞外基质表达，参与OB-FSGS致病。

新近发现肾素可以不依赖AngⅡ，而通过与前肾素/肾素受体结合，刺激系膜细胞合成TGF-β_1、PAI-1、Ⅰ型胶原及纤连蛋白，因此肾素也能直接对OB-FSGS发病发挥作用。

TGF-β_1可促进细胞外基质合成，PAI-1可抑制细胞外基质降解，均促进OB-FSGS发病，这已为共识不再详述。

三、内分泌素在ORG发病中的作用

肥胖患者常出现胰岛素抵抗等内分泌功能紊乱，它们也参与ORG致病。

(一)胰岛素的致病作用

脂肪细胞因子能通过“脂肪胰岛素轴”对胰岛素发挥重要调控作用，其中瘦素、抵抗素、ASP、PAI-1、TNF-α及IL-6能促进胰岛素抵抗，而脂联素、内脏脂肪素和网膜素则能拮抗胰岛素抵抗，如果它们的调控作用发生紊乱，即会出现胰岛素抵抗及高胰岛素血症。

胰岛素能刺激胰岛素样生长因子(IGF)产生。胰岛素和IGF-1可通过磷酯酰肌醇激酶/蛋白激酶(PI3K/Akt)信号转导途径，活化内皮细胞一氧化氮合成酶，导致一氧化氮合成增加；同时，还能减少血管平滑肌细胞内钙离子(Ca^{2+})浓度及Ca^{2+}－肌球蛋白轻链敏感性，而导致血管舒张。肾小球前小动脉的扩张，即能导致肾小球内“三高”。持续的肾小球内“三高”将促进OB-FSGS发生。

此外，胰岛素还能直接上调系膜细胞的TGF-β_1及细胞外基质(Ⅰ型胶原、Ⅳ型胶原、纤连蛋白及层连蛋白)表达，致OB-FSGS。

(二)醛固酮的致病作用

脂肪细胞能够分泌醛固酮释放因子(ARF)，ARF能刺激肾上腺皮质合成醛固酮，因此肥胖患者常出现高醛固酮血症。而肾小球足细胞表面具有盐皮质激素受体，醛固酮能通过此受体作用及损伤足细胞。SHR/cp代谢综合征大鼠常出现足细胞损伤及蛋白尿，醛固酮是其致病因素；高盐饮食能加重肾脏病变，与其能活化醛固酮受体相关。现已知醛固酮是通过诱导效应激酶Sgk1(即血清和糖皮质激素诱导蛋白激酶1)、活化NADPH氧化酶及产生活性氧等机制而导致足细胞损伤。

四、对ORG发病机制研究的一些思考

(一)内分泌与自分泌及旁分泌

脂肪细胞因子的上述各种效应都是通过内分泌途径而发挥(脂肪细胞分泌这些因子入血，然后通过循环作用于远隔脏器而发挥效应)。可是，近年发现某些所谓脂肪细胞“特异”的细胞因子如脂联素，也可能被一些非脂肪细胞合成，我们即发现肾小球内皮细胞可以合成及分泌脂联素，而Cammisotto等发现肾小球内皮细胞、系膜细胞及足细胞都有脂联素受体，这就提示我们肾小球内皮细胞分泌的脂联素，能否在肾小球局部以自分泌及旁分泌形式对ORG发病发挥调节作用(包括拮抗ORG发生)呢？这非常值得研究。

同样，前文已谈，脂肪细胞能分泌ARF，ARF能通过血循环到达肾上腺皮质，刺激醛固酮分泌。而近年发现足细胞也具有合成及分泌醛固酮的功能，那么ARF是否也能通过血循环到达足细胞，促其合成醛固酮，然后以自分泌形式在肾小球局部发挥致病作用呢？同样值得研究。

(二)致病因子与保护因子

在临床工作中我们存在着一个困惑，即同等肥胖(包括腹型肥胖)的患者为什么有的发生ORG，有的不发生ORG？甚至有时极度肥胖的患者不发生ORG，而超重水平的患者却发生了ORG？也就是说，肥胖患者在ORG发病上可能存在易感性差异，那么是什么因素在决定这个易感性呢？应该说机体同万物一样，永远处在矛盾的对立与统一中，肥胖时前述的许多因子在促进ORG发病，但是机体又一定有保护因子，能与之斗争而拮抗ORG发病。只有致病因子与保护因子失衡，前者占优势时ORG才发生。因此，

在研究 ORG 的发病机制时,大力寻找可能的保护因子十分重要。现在比较肯定的是脂联素是重要的保护因子之一,我们最近的研究发现 α-klotho 也可能是另一个保护因子。若对保护因子有了充分了解,即有可能寻获新的干预治疗途径。

(夏凤芝)

第四节 肥胖相关性肾小球病的治疗对策及防治展望

从前认为 ORG 是一个良性疾病,但是其后观察发现,部分 OB-FSGS 患者确能逐渐进展至终末肾衰竭。所以,对 ORG 应积极治疗,以尽力延缓或阻止肾脏病进展。ORG 需要综合治疗,下列措施可考虑应用。

一、减轻体重治疗

ORG 系由肥胖导致,因此减肥是最有效治疗方法。动物实验及临床观察均证实,减轻体重可显著减少尿蛋白,延缓肾损害进展。甚至体重仅仅中度下降,数周后尿蛋白即能显著减少。Morales 等对慢性肾脏病(CKD)肥胖患者进行研究发现,患者体重从 87.5±11.1kg 减至 83.9±10.9kg,仅减少 4.1%±3%($P<0.05$),5 个月后尿蛋白即从 2.8±1.4g/d 减至 1.9±1.4g/d,减少 31.2%±37%($P<0.05$)。

(一)改变饮食及生活习惯

欲减轻体重首先应改变不良生活习惯,减少饮食热量摄入,增加体力活动。但是,要做到这一点并不容易。这必须与营养师配合,由营养师亲自指导患者膳食,并应加强宣教,将疾病知识教给患者,使他们充分认识减肥重要性,自觉坚持治疗。

(二)减肥药物

上述治疗无效时才考虑应用药物,而且药物治疗也需与控制饮食及增加体力活动配合,才能获得良好效果。减肥药物曾经有如下 3 种:神经末梢单胺类物质(5-羟色胺和去甲肾上腺素)再摄取抑制剂盐酸西布曲明;胃肠道脂肪酶抑制剂奥利司他;及选择性大麻素 CB1 受体阻滞剂利莫那班。临床试验已证实这些药物在减肥上确有疗效,能减少患者体重的 8%~10%,其最大疗效常在持续服药 20~28 周时出现。

但是,这些药物的不良反应必须充分注意。盐酸西布曲明因能升高血压,增加心、脑血管事件,2010 年后已被欧盟、美国及我国药监部门禁用;奥利司他由于可能诱发肝功能损害,乃至肝衰竭,2010 年后也已被药监部门责令修改药物说明,加以警示。利莫那班也有引起患者情绪障碍的报道。

(三)外科手术

对于那些极度肥胖(如 NIH 标准中 BMI>40 kg/m^2 的Ⅲ度肥胖),及应用上述各种方法减肥无效的患者,还可考虑做胃肠改道手术。几位学者报道了手术减肥后 1~2 年的治疗疗效,术后 1 年与术前比较,体重(包括 BMI)显著下降,肾小球高滤过状态减轻,尿清蛋白排泄量减少,而且此疗效能巩固至术后 2 年。

二、胰岛素增敏剂治疗

胰岛素抵抗在 ORG 发病中占有重要地位,故可考虑应用胰岛素增敏剂对 ORG 进行治疗,包括双胍类药物如二甲双胍及噻唑烷二酮类药物如曲格列酮、罗格列酮及吡格列酮。

二甲双胍能增加组织对葡萄糖的利用,抑制肝糖原异生及肝糖输出,并能减少肠壁对葡萄糖的摄取,从而降低血糖。该药不良反应较轻,主要为胃肠反应(腹胀、腹泻、恶心、呕吐及食欲减退)。但是,肾功能不全时要减量使用(CKD3a 期)或禁用(CKD3b~5 期),因为该药系从肾脏排泄,肾功能不全时药物体内蓄积,可能引起严重乳酸酸中毒。

噻唑烷二酮类药物是通过激活 PPARγ 而发挥治疗效果,动物实验及临床观察均显示,这类药物对肥胖 Zucker 大鼠及 2 型糖尿病肾病患者均具有确凿肾脏保护效应，能减少尿清蛋白排泄，并延缓肾损害进展。但是，这类药能增加肥胖（增大脂肪细胞体积），并能导致水钠潴留而加重心力衰竭。更重要的是，在广泛应用后还发现曲格列酮具有严重肝毒性，有诱发急性肝衰竭风险，罗格列酮能显著增加心血管事件（心肌梗死、脑卒中），增加死亡风险，所以这两个药已先后于 1999 年及 2010 年被许多国家（包括我国）责令禁用或慎用。此外，2011 年美国药监部门对吡格列酮也发出了警告，认为长期服用此药有增加膀胱癌风险，应予注意。

三、拮抗血管紧张素Ⅱ治疗

由于 AngⅡ也参与了 ORG 发病，所以可应用血管紧张素转化酶抑制剂（ACEI）或血管紧张素 AT_1 受体阻滞剂（ARB）来进行干预治疗，同其他 CKD 治疗一样，伴随或不伴高血压的 ORG 患者均可应用，以减少尿蛋白排泄及延缓肾损害进展。临床上至今仅有少数应用 ACEI 或 ARB 治疗 ORG 的零星观察，例如 2001 年 Kambham 等报道，18 例接受 ACEI 治疗的 ORG 患者，尿蛋白平均下降了 1 g/d；同年 Adelman 等报道，3 例美国非洲裔 OB-FSGS 少年接受了 ACEI 治疗，结果尿蛋白从 2.9 g/d 下降至0.7 g/d；同年 Praga 等也报道，12 例接受 ACEI 治疗的 OB-FSGS 患者，治疗前半年尿蛋白从 4.6±3.3 g/d 下降到 2.4±1.3 g/d，但是其后尿蛋白逐渐增加，至治疗一年时已回复至治疗前水平，不过其中多数患者体重也同时增加，有学者分析体重增加可能影响了 ACEI 疗效。今后很需要进行用 ACEI 或 ARB 治疗 ORG 的大样本临床试验，观察长期治疗后患者尿蛋白及肾功能的变化，以寻获更有说服力的证据。

四、ORG 合并症的治疗

ORG 患者常合并代谢综合征，因为两者发病都与肥胖（尤其腹型肥胖）相关。在治疗 ORG 时，对代谢综合征的其他组分如高血压、糖代谢紊乱（包括糖尿病）、脂代谢失调（主要为高三酰甘油血症及低高密度脂蛋白胆固醇血症）及高尿酸血症等也要同时治疗，因为它们都能加重肾脏损伤，加速 ORG 进展。而且，治疗这些并发症时一定要达标（医师应熟悉它们的治疗目标值，此处不再赘叙），治疗而不达标，对保护靶器官（包括肾脏）而言，与未行治疗无本质区别。

五、对肥胖相关性肾小球病防治的展望

（一）加强对 ORG 危险因素研究，对高危患者早期实施干预

正如前述，肥胖患者在 ORG 发病上存在着易感性差异，我们推论这与体内 ORG 致病因子与保护因子的体内状态相关，二者失衡且前者增多或（和）后者减弱时 ORG 即易发病。因此，对这两组矛盾因子及其平衡状态进行研究，并从中寻获预测 ORG 发病的临床实验室指标，对指导 ORG 防治十分重要。已有学者在这方面做了一些探索，发现 WC 增粗或（和）第 4～5 腰椎平面计算机断层扫描腹腔脂肪面积增大、胰岛素抵抗（用 HOMA-IR 评估）、血清胰岛淀粉肽（又称淀粉素）水平增高及血清脂联素水平下降均可能影响 ORG 发病。我们最近发现血清 α-klotho 水平下降也与 ORG 发病相关。目前对 ORG 发病危险因素的了解还十分不够，研究还需要继续深入，而且单凭其中一个危险因素很难预测 ORG 发病，只有对多种危险因素进行综合分析，并做出危险分层，才可能得到良好预测效果。利用此危险分层从肥胖人群中筛选出 ORG 高危患者，早期实施干预，对 ORG 防治具有重要意义。

（二）深入研究 ORG 发病机制，进一步寻获有效治疗措施

只有深入了解疾病发病机制，才能有针对性地寻找有效治疗措施。正如前述，对胰岛素抵抗在 ORG 发病中作用的了解，促使临床医师应用胰岛素增敏剂治疗 ORG。又如，对 AngⅡ（包括脂肪细胞产生的 AngⅡ）在 ORG 发病中作用的认识，又促进临床应用拮抗 AngⅡ药物对 ORG 进行治疗。随着醛固酮在 ORG 发病中致病作用研究的深入，应用醛固酮拮抗剂对某些 ORG 患者进行治疗也将成为可能。今后欲想获得更多的 ORG 有效治疗措施，深入研究 ORG 发病机制是前提及基础。

（夏凤芝）

第二十章

尿酸性肾病

第一节　尿酸性肾病的发病机制

一、发病机制的基本认识

（一）高尿酸血症

尿酸是人体嘌呤代谢的终产物，它是一种弱有机酸，电离的尿酸很容易形成尿酸一价钠盐，以下简称为尿酸盐。在血液 pH 7.4 时，尿酸主要以尿酸盐形式分布于血浆、细胞外液和滑膜液，只有 4%～5%的尿酸能与血浆蛋白结合。尿酸的溶解度很低，其分解产物尿囊素的溶解度是尿酸的 5～10 倍，然而人类体内无分解尿酸为尿囊素的尿酸酶，因此在人体内尿酸就是嘌呤代谢的终产物。37℃时血浆中尿酸的饱和浓度是 420μmol/L（7.0mg/dL）。虽然血浆尿酸水平经常超过此值，但尿酸仍可超饱和地存在血浆中而不析出，其确切机制目前尚不清。

嘌呤代谢与尿酸合成过程需要一系列酶的参与，每种酶的异常都会导致尿酸产生异常。目前研究得比较清楚的尿酸代谢相关酶异常导致的疾病有如下几种。①磷酸核糖焦磷酸合成酶（PRS1）：其基因突变可导致酶活性增高，从而生成过多的 1′-焦磷酸-5′-磷酸核糖（PRPP），导致高尿酸血症和高尿酸尿症。②次黄嘌呤-鸟嘌呤磷酸核糖转移酶（HGPRT）：莱施-奈恩综合征是一种 X 性连锁的遗传性疾病，患者的 HGPRT 活性几乎完全丧失，造成嘌呤核苷酸补救合成途径障碍，次黄嘌呤和鸟嘌呤于体内堆积，生成大量尿酸。③葡萄糖-6-磷酸酶（G-6-PD）：Ⅰ型糖原贮积病（冯·吉尔克病，Von Gierke disease）即为一种 G-6-PD缺陷所致疾病，患者体内糖原不能分解成葡萄糖，戊糖分解增加，从而合成大量尿酸，出现高尿酸血症。

尿酸的排泄主要通过肾脏和肾外途径。每日尿酸的 2/3 经肾脏从尿中排泄，剩余的 1/3 经消化道由胆道、胃及小肠排出体外。肾功能受损时消化道的尿酸排泄会大大增加，以维持血尿酸水平稳定。尿酸在肾脏排泄的经典模型是由如下 4 步组成。①肾小球滤过（血中尿酸能 100%滤过）。②肾小管重吸收（达 98%～100%）。③肾小管再分泌（达 50%）。④分泌后的再重吸收（达 40%）。所以，最后只有 8%～12%经肾小球滤过的尿酸被尿排出体外。负责尿酸重吸收的转运蛋白主要是位于近端肾小管刷状缘侧的尿酸盐转运蛋白1（$URAT_1$）、尿酸盐转运蛋白 v_1（$URATv_1$）/葡萄糖转运蛋白9（$GLUT_9$）及有机阴离子转运蛋白 OAT_4；而负责尿酸分泌的转运蛋白有多药耐药蛋白 4（MRP_4）及有机阴离子转运蛋白 OAT_1、OAT_2 及 OAT_3。因此，肾脏疾病时引起高尿酸血症的机制主要有两方面。①肾小球滤过率（GFR）下降导致血尿酸滤过减少。②肾小管功能异常导致对尿酸的重吸收增加和（或）分泌下降。

（二）痛风

尿酸盐在关节等部位形成结晶沉积并进一步形成结石是痛风发作的物质基础。尿酸盐结石可以直接破坏骨与关节，而尿酸盐结晶可以诱发炎症促进痛风发作及进展。尿酸盐形成结晶甚至结石导致骨关节破坏的证据早在20世纪50年代就已被发现：Levin等发现尿酸盐形成的结晶及结石可以导致软骨破坏及关节结构破坏；Guerra和Resnick用影像学和组织化学方法证实尿酸结石可以导致侵蚀性骨破坏；Sokoloff等发现尿酸结石不仅可直接破坏骨组织，还可以侵蚀性地破坏软骨及肌腱，从而导致明显的结构损坏。随着现代组织化学等技术的不断发展，使人们对痛风的精细病理有了更清楚的认识，发现导致痛风的尿酸盐结晶或结石周围被肉芽组织包裹；2006年的两项研究进一步揭示炎症在痛风中的重要作用，包括白介素-1β(IL-1β)在内的许多细胞因子都参与发病。

（三）尿酸性肾病

高尿酸血症可以导致如下3种肾损害：

1.急性尿酸性肾病

急性高尿酸血症常导致急性肾损害，呈现急性肾衰竭，被称为急性尿酸性肾病。其发病机制是肾小球滤过的大量尿酸盐在肾小管及集合管析出，形成结晶堵塞管腔所致。一项报道称，正常人联用吡嗪酰胺和高嘌呤饮食数天后出现了急性高尿酸血症，但却不出现肾损害。吡嗪酰胺能抑制尿酸盐从肾脏排泄，所以即使产生了高尿酸血症，尿中尿酸盐水平仍旧很低，故无肾损害发生。为此，急性高尿酸血症时，采取措施（如碱化尿液及水化）防止肾小管中尿酸盐析出及沉积是预防其急性肾损害发生的重要措施。

急性尿酸性肾病通常发生在体内大量组织破坏时，如横纹肌溶解综合征及恶性肿瘤化疗后，大量细胞破坏释放大量嘌呤导致急性高尿酸血症，而诱发肾损害。急性高尿酸血症患者不宜应用促尿酸排泄药物来降低血尿酸，这些药物抑制了尿酸在近段肾小管的重吸收，导致大量尿酸涌入远端肾小管及集合管堵塞管腔，诱发急性尿酸性肾病。许多年前应用替尼酸造成急性可逆性肾衰竭的报道就是一个实例，替尼酸是一种能促进尿酸排泄的利尿剂，在患者使用其他利尿剂已造成体液不足情况下，换用替尼酸，首次用药即可引发急性尿酸性肾病。

2.慢性尿酸性肾病

慢性高尿酸血症引起的慢性肾脏损害称为慢性尿酸性肾病，习惯称为痛风性肾病，是最常见的高尿酸血症肾脏损害。尿酸盐结晶沉积于肾组织（主要沉积于肾间质）导致间质性肾炎及纤维化是其主要致病机制。此外，尿酸盐也可阻塞肾小管及集合管。高尿酸血症常合并肥胖、糖尿病、高血压及高脂血症等病，这些疾病也都能加重慢性尿酸性肾病的肾损害。

3.尿酸结石

尿酸在尿路的结晶可引起结晶尿、尿路结石和梗阻。在美国尿酸结石占整个肾脏结石的5%～10%，但是这一比例在全球不同地区各不一样，英国接近这一比例，德国和法国稍高于这一比例，以色列报道的比例最高，占结石的75%。尿酸结石多在痛风的关节症状出现前就已形成，随着血尿酸水平升高和尿尿酸排泄增加，尿酸结石形成的几率增大。

二、发病机制的研究现状及热点

（一）高尿酸血症

如前所述，高尿酸血症的发病与嘌呤代谢异常和（或）尿酸排泄障碍有关。关于嘌呤代谢异常，目前除前面提到的几个已知的先天性疾病外，知之甚少；而肾脏排泄尿酸障碍，除肾小球滤过功能减低外，人们现已十分注意肾小管尿酸转运蛋白的异常。

某些慢性肾脏病患者肾小球滤过率(GFR)已明显下降但血尿酸水平却正常，而另一些慢性肾脏病患者GFR并无显著下降血尿酸水平却已明显升高，这些事实即提示肾小管尿酸转运蛋白在其中发挥着重要作用。关于这些转运蛋白表达或功能异常导致高尿酸血症的研究甚少，目前研究比较明确的主要有两种转运蛋白：$URAT_1$和$URATV_1/GLUT_9$。$URAT_1$基因突变可以导致肾小管重吸收尿酸的功能改变，临床上出现高尿酸或严重的低尿酸血症。我们通过对部分IgA肾病患者的分析证实了肾功能正常的IgA肾病也有很大一部分伴有高尿酸血症，而且发现伴有高尿酸血症的这部分IgA肾病患者肾脏血管病变和肾小管间质病变明显重于血尿酸正常的IgA肾病患者，这与Myllymaki等报道的一致。我们进一步用免疫组化染色检查发现伴有高尿酸血症的IgA肾病患者肾脏$URAT_1$表达明显高于血尿酸正常的IgA肾病患者。体外试验证明醛固酮可以刺激肾小管上皮细胞高表达$URAT_1$，提示肾脏疾病时局部醛固酮增加可能是刺激$URAT_1$表达增加从而导致高尿酸血症的重要机制之一。$URATV_1/GLUT_9$的系统性敲除可引起轻至中度高尿酸血症及严重高尿酸尿症，而肝脏特异性$URATV_1/GLUT_9$敲除可引起严重高尿酸血症，说明$URATV_1/GLUT_9$在肝脏的尿酸转运及肾脏的尿酸重吸收中发挥着重要作用，关于$URATV_1/GLUT_9$基因突变与血尿酸水平的关系已有报道。

（二）痛风

尿酸盐结晶及结石、以及随后发现的炎症反应固然在痛风的发病及进展过程中发挥着重要作用，但是近年来的深入研究发现，痛风的发病机制远非那么简单，事实上，许多组织、细胞、甚至生物分子均参与了该病的发生发展过程。

1.慢性痛风的侵蚀性骨及关节破坏

尿酸盐结石的逐渐扩大可机械性地逐渐增加压力破环周围骨组织，但是更为重要的是结石周围的许多细胞及其分泌的细胞因子、化学趋化因子及某些酶类，在侵蚀性骨破坏及关节损害中发挥着重要作用。这些细胞包括单核/巨噬细胞、肥大细胞、T淋巴细胞和B淋巴细胞等，其中单核/巨噬细胞系统发挥决定性作用。实验研究证明尿酸盐结晶可促使单核/巨噬细胞分泌环氧化酶-2（COX-2）和前列腺素E_2（PGE_2），二者均可促进破骨细胞的形成及增殖。IL-1β是另一个介导骨破坏的重要炎症介质，IL-1β不仅可以促进破骨细胞形成和增殖，而且可以促使间充质细胞分泌基质金属蛋白酶（MMPs）促进骨基质的降解。单核/巨噬细胞还可以表达肿瘤坏死因子（TNF-α），促进破骨细胞的形成及增殖。痛风发病过程中IL-1β和TNF-α活化破骨细胞的机制与类风湿关节炎的发病机制十分相似。

2.破骨细胞的作用

通过对类风湿关节炎及银屑病性关节炎的研究发现，破骨细胞在侵蚀性骨及关节破坏中发挥着重要作用。随后的许多研究也证实，破骨细胞在痛风性关节炎的发病中起着与类风湿关节炎及银屑病性关节炎相似的作用。破骨细胞是一种多核的吞噬细胞，通过吸收矿化的骨组织在骨的重塑中发挥着重要作用。骨髓的造血细胞含有破骨细胞的前体细胞，这类细胞的表面有一种膜受体，称为核因子κB受体激活因子（RANK），当成骨细胞、骨髓间充质细胞等细胞分泌的RANK配体（RANKL）与破骨细胞前体细胞表面上的RANK结合，并有单核细胞集落刺激因子（M-CSF）参与，就能促使破骨细胞的前体细胞分化成为成熟的破骨细胞。骨保护素（osteoprotegerin，OPG）是一种由成骨细胞等细胞分泌的可溶性诱饵受体，它的配体也是RANKL，当它与RANKL结合时，即能抑制RANKL与RANK结合，从而抑制破骨细胞成熟。因此机体能通过OPG、RANK和RANKL的变化来调控成骨与破骨之间的动态平衡，调控骨重塑。痛风患者外周血中破骨细胞样多核细胞明显增多，在RANKL及M-CSF存在时，这些细胞很容易被诱导成酒石酸抗酸性磷酸酶（TRAP）染色阳性的破骨细胞。虽然用尿酸盐结晶直接刺激破骨细胞前体细胞并不能使其分化为成熟的破骨细胞，但是用尿酸盐结晶刺激过的成骨细胞条件培养液却可诱导破骨细胞前体细胞分化为成熟的破骨细胞，提示尿酸盐结晶系通过体液调节来诱导破骨细胞形成。后来的实验证实，尿酸盐结晶及结石均可以诱导RANKL和M-CSF分泌、抑制OPG基因转录及蛋白表达，从而促进破骨细胞分化成熟。

3.成骨细胞的作用

成骨细胞负责新骨形成，它与破骨细胞一起是调控骨重塑的两种主要细胞。成骨细胞的前体细胞分化为成熟成骨细胞的过程需要多种因子参与，这些因子包括RUNX2、osterix、骨涎蛋白（IBSP）、骨γ-羧基谷氨酸蛋白（BGLAP）等。尿酸盐结晶显著抑制这些因子，从而抑制成骨细胞的成熟及骨矿化；尿酸盐结晶周围招募的中性粒细胞，还能进一步抑制成骨细胞分化成熟。这些研究表明，尿酸盐结晶一方面可以直接抑制成骨细胞的形成及骨矿化从而减少新骨形成，而另一方面又可以通过调控RANKL与OPG的比例，间接促进破骨细胞分化成熟，从而使生理状态下的骨重塑平衡遭受破坏，抑制新骨形成及加快骨吸收从而导致侵蚀性骨破坏。

4.软骨细胞的作用

软骨细胞代谢相对缓慢，在关节软骨中，软骨细胞在细胞外基质形成和维持中发挥着重要作用，这些细胞外基质包括各种胶原纤维、蛋白多糖等。尿酸盐结晶很容易沉积于关节软骨表面，导致骨关节炎。关于尿酸盐结晶导致软骨破坏的机制尚不十分清楚，但近期的研究表明，一氧化氮（NO）可能发挥着重要作用，尿酸盐结晶导致的前炎症状态可以导致软骨细胞 NO 活化，NO 可显著抑制蛋白多糖及 MMPs 的合成，加快软骨细胞的变性，导致骨关节炎，在这一过程中 Toll 样受体 2（TLR_2）介导的核转录因子 NF-κB 活化也发挥了重要作用。此外，COX-2 和 PGE_2 也参与这一发病过程。

5.炎症小体的作用

炎症小体是由多种蛋白组成的复合体，现已证实它在尿酸盐结晶导致的炎症反应中担负着重要角色。NALP3 炎症小体能介导尿酸盐结晶诱发的 IL-1β 和白介素-18（IL-18）分泌，促进炎症反应。NALP3 基因敲除可以显著抑制 IL-1β 和 IL-18 水平及 IL-1β 受体表达，从而减轻尿酸盐结晶导致的炎症反应。

（三）尿酸性肾病

1.急性尿酸性肾病

前已述及，这是因急性高尿酸血症致使大量尿酸从肾小球滤过涌入肾小管及集合管堵塞管腔而发病。如此可导致肾小管内压增加，肾小囊压增加，从而肾小球滤过压下降；尿酸结晶也可以通过血管外挤压肾内小静脉网，而导致肾脏血管阻力增加，肾血流量减少，肾小球滤过率降低。上述机制共同诱发急性肾衰竭。关于急性尿酸性肾病发生过程中，炎症介质及细胞因子等是否参与了疾病发病过程？目前尚缺研究。

2.慢性尿酸性肾病

许多随机对照研究证实高尿酸血症是慢性肾脏病进展的独立危险因素。早期的研究发现肾髓质间质有尿酸盐小结石形成，围绕结石会有巨细胞反应，因此认为尿酸盐结石的形成以及结石导致的异物反应最终导致慢性炎症和肾脏纤维化。但是后来的多项大型研究显示，慢性高尿酸血症或痛风患者事实上鲜有尿酸盐结石甚至尿酸结晶直接沉积在肾脏，而且发现有尿酸结晶在肾脏沉积者也只有部分患者会发生难以解释的肾功能不全。因此，目前最新的假说是，高尿酸血症可能导致肾脏的自身调节能力遭到破坏，从而导致高血压、微量清蛋白尿直至显性蛋白尿，最终导致肾功能不全的持续进展。动物实验研究结果显示尿酸可以通过活化肾素-血管紧张素系统（RAS）以及 COX-2 促进血管平滑肌细胞增殖，也可以通过增强单核细胞趋化蛋白-1（MCP-1）表达和活化核转录因子 NK-κB 来增强炎症，从而使肾小球前小动脉增厚，导致肾小球及球后缺血。RAS 阻断剂可以预防氧嗪酸诱导的高尿酸大鼠的肾小球前血管病变、抑制尿酸介导的血管平滑肌细胞增殖，然而，这些可能的分子机制在人体尚缺乏有力的研究证据。

三、对痛风发病机制研究的思索

人们对痛风发病机制的认识经历了漫长的过程，最初将其多归咎于淫乱、奢靡的生活，是上帝的惩罚，后来发现尿酸盐结晶及结石是其病因，人们对其发病机制的研究才步入正轨。后来的研究证明尿酸盐结晶及其结石，以及由其导致的炎症是痛风发作的主要机制，为此，人们使用非甾体抗炎药（NSAID）治疗痛风急性发作获得成功；而通过控制血尿酸水平显著抑制了慢性痛风的发展。然而，通过对痛风发病机制的深入研究发现，痛风的发病及进展过程远非人们最初想象的那么简单，包括破骨细胞、成骨细胞、软骨细胞、中性粒细胞及单核/巨噬细胞等许多细胞都参与其中，NO、TLR_2、IL-1β、IL-18、COX-2、PGE_2 等多种分子也在其中发挥着重要作用。而在痛风发病机制的研究过程中尚存一些难以解释的问题，这些问题值得我们去积极思考和探索。

（一）痛风发作为什么有明显的个体差异

尿酸是一种弱有机酸，37℃，pH 7.4 时，98%的尿酸在血浆中以一价钠盐形式存在，当其浓度超过 420μmol/L（7.0mg/dL）时易在关节等部位析出形成结晶，导致痛风发作。但问题是某些痛风患者在血尿酸不太高甚至没有大于 420μmol/L 时就能导致痛风发作，而另外一些高尿酸血症患者（例如肿瘤化疗后患者）血中尿酸水平即便达到甚至远远超过 1000μmol/L 也不容易导致痛风发作，分析可能的原因是这些患者血浆中有增加尿酸溶解度的物质存在，但是这样的物质是否真存在？是什么物质？它们导致尿酸溶解度发生改变的确切机制是什么？均值得我们探索。

（二）对痛风发病机制的思索

尿酸的一价钠盐在关节等部位析出结晶是痛风发作的始动因素，然而痛风的严重程度与尿酸盐结晶的量以及结晶形成的大小是否直接相关？尚需进一步研究。从尿酸盐结晶形成后机械性破坏及导致炎症反应的角度看，似乎结晶形成的多少及结晶的大小与痛风的严重度相关；但是也有证据证明，一旦尿酸盐结晶促发破骨细胞、成骨细胞、软骨细胞及某些分子导致痛风发病后，炎症破坏将持续进行，与尿酸盐结晶的大小并无明显关系。这就提示我们在思考痛风发病机制的时候需要多方位、多角度地考虑，甚至通过分析现有发病机制的合理之处及尚存问题，设计更加科学的实验来解决目前尚不清楚和存在争议的问题。

（张　静）

第二节　痛风及尿酸性肾病的表现及诊断

一、临床表现

（一）痛风

急性痛风性关节炎发病前没有任何先兆。高嘌呤食物、过度饮酒、感染、手术、外伤、疲劳、情绪紧张等均可诱发痛风急性发作。夜间发作的急性单关节或多关节疼痛通常是首发症状。疼痛进行性加重。关节局部出现红肿热痛及功能障碍。足跗趾的跖趾关节最常受累，足弓、踝关节、膝关节、腕关节和肘关节等也是常见发病部位，少数情况下骶髂、胸锁或颈椎等部位关节亦可累及。全身表现包括发热及不适，化验外周血白细胞增多。开始的几次发作常只累及一个关节，且只持续数日，而后则可同时或相继侵犯多个关节，可持续数周。而后局部症状和体征消退，关节功能恢复。无症状间歇期长短差异很大，随着病情的进展愈来愈短。如果不进行预防，每年会发作数次，逐渐转变成慢性关节炎，发生永久性破坏性关节畸形。关节黏液囊壁与腱鞘内常能发现尿酸盐沉积。手、足可出现增大的痛风石并从皮肤破口排出白垩样尿酸盐结晶碎块。

（二）尿酸性肾病

血液系统肿瘤化疗导致的急性尿酸性肾病常表现为少尿性急性肾衰竭。慢性尿酸性肾病主要表现为间质性肾炎，患者出现少量蛋白尿，一般不超过＋＋，伴或不伴少量镜下血尿。患者常出现中度高血压。肾小管浓缩功能受损一般早于肾小球功能受损，患者出现夜尿多、尿比重及渗透压降低，而后 GFR 下降，血清肌酐升高。病情常缓慢进展，并最终进展到终末期肾脏病，需要进行透析治疗。痛风性肾病导致的慢性肾衰竭约占尿毒症患者的1％。

二、影像学检查

（一）X 线检查

X 线检查具有快捷、方便、良好的天然对比度及空间分辨率等优势。痛风早期 X 射线仅呈现关节周围软组织肿胀，无特异性。中、晚期常可见典型征象：关节边缘波浪状或穿凿样骨质破坏；软组织偏心性肿胀及痛风石形成。晚期关节间隙明显变窄甚至消失，形成纤维性强直，可出现关节半脱位。X 线检查虽有上述特征，但发现这些特征性改变时往往已到晚期，与计算机断层扫描（CT）、核磁共振成像（MRI）及超声检查相比，其诊断的敏感性仅为 30％左右。

（二）计算机断层扫描

CT 克服了 X 线的组织重叠、敏感性低等缺点，有成像速度快、密度分辨率高等优点，能为痛风的早期诊断提供依据。CT 的高分辨率、强大的图像后处理功能、特别是三维重建技术能较完整地显示并测量痛风石体积，观察其演变及评估临床治疗效果。双源双能量 CT(dual energy CT，DECT)利用不同原子序数的物质对不同能量 X 线产生的衰减变化不同而成像，用特殊的软件对组织进行彩色编码，借此区分尿酸盐(红色)及钙化组织(蓝色)。双源双能量 CT 评估痛风患者尿酸盐沉积的价值较高，尤其是鉴别无症状的痛风石。它的彩色编码信息和自动化软件可以计算痛风患者周围关节的尿酸盐沉积总量，其显示的尿酸盐沉积量可以是体格检查的 4 倍多，从而可以早期防治关节和骨质破坏，并在一定程度上避免关节畸形的发生。然而，部分研究者对 CT 检查痛风性关节炎的敏感性及诊断价值仍存疑问，Chen 等通过回顾性研究发现，CT 及 MRI 难以显示通过关节镜发现的沉积在关节软骨表面的尿酸盐结晶，而 DECT 在一定程度上能补充上述检查。由于 CT 昂贵的检查费用及电离辐射，可能会限制其作为评估痛风疗效的常规检查方法。

(三)核磁共振成像

MRI 具有较高的软组织分辨率，可以任意方位成像，无电离辐射等优点，在骨关节及软组织成像中具有独特的优势，能早期发现病变。CT 相对 MRI 在评价骨改变及病变内钙化方面较优，而 MRI 在评估软组织、滑膜厚度及炎性改变方面优越。MRI 显示痛风石敏感性高，但因痛风石复杂的组织结构，信号范围相对较宽，此信号代表蛋白、纤维组织、晶体及含铁血黄素等多种组织成分，易和其他骨关节病变相混淆，如巨细胞肿瘤，所以在判定痛风石上特异性较低。虽然目前还没有 MRI 对痛风石体积变化的敏感性研究，但 MRI 是一种测量痛风石大小的可靠方法；与对比增强梯度回波图像相比，平扫的自旋回波图像受伪影干扰少，更有利于痛风石大小的测量。Carter 等用 MRI 检查 X 线表现正常的受试者，发现 56%受试者有关节内骨质破坏，甚至在间隙期也可以观察到慢性炎性反应，在部分患者的无症状关节也能发现隐匿性关节破坏。MRI 在发现这部分骨关节破坏方面比超声敏感性高。以上表明，MRI 可能是发现上述早期骨破坏的最佳影像方法。

(四)超声检查

在评估晶体导致的关节病中，高分辨率超声(high resolution ultrasonography，HRUS)是一种有前景的工具。在痛风骨关节改变方面，高分辨率超声(频率约 13MHz)的敏感性高于 MRI，它能早期显示沉积在痛风患者关节内的尿酸盐结晶及软组织内的痛风石；这种方法无辐射、经济、方便、快捷，能动态监测痛风对治疗的反应，直接引导穿刺。缺点是对微小骨质破坏不敏感及复杂结构难以良好显示，而且目前尚没有在超声下诊断痛风的金标准。

三、肾组织病理检查

单纯性尿酸性肾病，如果病因非常清楚，一般不需要做肾活检。但如果考虑可能伴随其他肾脏病或需与其他肾脏病鉴别时，则需要进行肾活检病理检查以明确诊断。

(一)急性尿酸性肾病

短时间内大量尿酸经肾小球滤过进入原尿，导致尿酸盐结晶在肾小管及集合管内堆积，阻塞肾小管及集合管而出现急性肾衰竭。显微镜检查可见肾小管及集合管管腔内大量尿酸盐结晶沉积，被阻塞的肾小管近端管腔扩张。肾小球结构正常。肾间质并无纤维化。这种肾脏损害通常可逆，治疗得当可恢复正常。

(二)慢性尿酸性肾病

长期高尿酸血症可导致尿酸盐结晶在集合管和肾间质(尤其在肾髓质乳头)沉积，致成慢性间质性肾炎，其严重程度与血尿酸升高的持续时间和幅度相关。显微镜检查可见尿酸盐在集合管及肾间质内沉积，并可见白细胞、巨噬细胞及纤维物质包绕其周。尿酸盐的长时间作用，将最终导致肾间质纤维化。

四、痛风诊断的局限性

从关节滑膜积液或痛风石中检出尿酸盐结晶对确诊痛风固然重要，但这样的检查是有创性的，在临床实际应用中受到限制，这就为痛风的确诊带来一定的困难。典型的临床表现、血尿酸水平检测、影像学检查及痛风家族史在痛风的诊断起着重要作用，事实上有这些典型表现者在没有创伤性检查时也能确诊，但遇到临床表现不很典型、而又需要与其他疾病进行鉴别时就有一定困难，这时就需要综合尽量多的信息来分析。创伤性检查有其弊端，而使用CT、MRI等大型仪器检查又费用昂贵，因此未来仍需要进一步开发无创伤性、简便、廉价、高敏感和高特异性的诊断手段。

（张　静）

第三节　痛风及痛风性肾病的治疗

一、一般治疗

（一）饮食治疗

人体尿酸主要来自如下两方面。①内源性：为人体细胞核分解代谢产生，约占体内尿酸总量的80%。②外源性：由摄入的富含嘌呤食物（如动物内脏及某些肉类及海鲜）分解代谢产生，约占尿酸总量的20%。外源性来源可控，为此高尿酸血症患者应严格限制高嘌呤饮食摄入。

也应限制高热量食物的摄入，肥胖患者应减肥。肥胖（特别是腹型肥胖）易导致代谢综合征，高尿酸血症是其组分之一。而且高尿酸血症引起尿酸性肾病时，代谢综合征的其他组分如肥胖、高血压、高血糖及脂代谢紊乱还能加重其肾损害。痛风患者还应少食蔗糖或甜菜糖，因为它们分解后一半能成为果糖，而果糖能增加尿酸生成，蜂蜜含果糖较多，痛风患者也不宜食用。

另外，还应限制饮酒，酒精能使体内乳酸堆积，乳酸对肾小管排泄尿酸具有竞争性抑制作用，可使血尿酸急剧增高，诱发痛风急性发作。啤酒除具有上述作用外，还因为嘌呤含量高，更易导致高尿酸血症。

（二）碱化尿液

服用碳酸氢钠碱化尿液能增加尿酸溶解，防止尿酸结石形成。宜将尿pH值维持在6.5～6.8范围。但是不宜过分碱化，当尿液pH超过7.0时，钙盐容易沉淀，而形成含钙结石。患者应该多饮水，包括睡前饮水，以促尿酸从尿排出。

二、高尿酸血症的治疗

（一）抑制尿酸合成药物

包括别嘌呤醇及非布索坦，前者是临床已应用很久的药物，而后者为近年新开发药。

1.别嘌呤醇

此药为嘌呤类似物，能通过竞争性抑制黄嘌呤氧化酶，而阻断尿酸合成。此药尤其适用于促尿酸排泄药物治疗无效或不宜应用的痛风患者，临床上也常给肿瘤化疗患者预防性服用此药，以防止急性尿酸性肾病发生。患者对此药一般都能很好耐受，仅少数人会出现胃肠道不适、肝功能受损、骨髓抑制或过敏皮疹。文献报道严重的过敏反应会导致Stevens-Johnson综合征，皮肤出现多形性红斑，乃至表皮溶解坏死。此药的代谢产物主要经肾排泄，肾功能不全患者要酌情减少药量。

2.非布索坦

此药为非嘌呤类的选择性黄嘌呤氧化酶抑制剂，也能阻断尿酸合成。临床上别嘌呤醇不能耐受或用药后血尿酸不能降达目标值时，应选用此药。非布索坦的不良反应轻，偶有胃肠不适、肝功能损害及皮疹。轻、中度肾功能不全患者无需调整剂量。服药初期为避免痛风急性发作，可以同时服用秋水仙碱或萘普生进行预防。

（二）促进尿酸排泄的药物

常用如下几种药物。①丙磺舒（又称羧苯磺胺）。②磺吡酮（又称硫氧唑酮）。③苯溴马隆。上述药物都能抑制肾小管对尿酸的重吸收，从而增加尿酸排泄，其中苯溴马龙排泄尿酸作用最强，目前临床应用较多。这类药物在肾功能不全时要慎用。

此外，降血压药物氯沙坦、扩张冠状动脉药物苯碘达隆及抗焦虑药左托非索泮也具有一定的促尿酸排泄作用。

（三）尿酸酶类药物

尿酸酶能将尿酸氧化成无活性的尿囊素，随尿排出体外。目前商品化的尿酸酶主要有两类：一类是天然的尿酸酶，如从黄曲霉菌提取纯化的 uricozyme；另一类则是用基因重组技术制备的尿酸酶，如拉布立酶（rasburicase，2001 年在欧洲最早批准上市）及 pegloticase（2010 年美国批准上市）。目前临床上主要用于对传统药物治疗抵抗的高尿酸血症患者。拉布立酶从静脉输注给药，能有效降低血尿酸，并缩小痛风石。偶见过敏反应，G-6-PD 缺乏患者禁用，以免诱发溶血。

三、痛风急性发作的治疗

痛风急性发作时，应给予抗炎药物治疗，以缓解急性炎症及疼痛。急性期的主要治疗药物有以下三种：

1.非甾体抗炎药

对已确诊的痛风急性发作有效。痛风发作急性期可短时间使用 NSAID 如萘普生等。NSAID 通常与食物一起服用，连续服 2～5 天。NSAID 具有较多不良反应，常见胃肠不适及体液潴留，偶见过敏反应及肾损害。老年人、脱水患者要慎用。

2.糖皮质激素

不能使用 NSAID 或 NSAID 无效甚至发生多发性关节炎时，可以使用糖皮质激素。泼尼松 35mg/d 用药 5 日的疗效与萘普生 1000mg/d 的疗效相当。长效糖皮质激素也可以通过关节腔注射治疗痛风。

3.秋水仙碱

疗效常很显著，通常于治疗后 12 小时症状开始缓解，36～48 小时内完全消失。传统的秋水仙碱用法是首次给予 1.2mg，然后每小时追加 0.6mg 至 6 小时，累计总剂量 4.8mg。但是最近的一项临床对照研究发现，首次给予 1.2mg 后随后 1 小时追加 0.6mg、累计总剂量仅 1.8mg 的小剂量治疗方法，疗效与大剂量疗法相当，但不良反应却明显减少，甚至与安慰剂相当，因此，临床也可用小剂量方法来控制痛风的急性发作。秋水仙碱的不良反应主要为胃肠道症状（恶心、呕吐、腹泻等，严重腹泻可造成严重的电解质紊乱，在老年人可导致严重后果），与用药剂量密切相关，另外也可引发严重的骨髓抑制和过敏性休克。

临床上需要注意的是，降低血清尿酸浓度的药物（包括抑制尿酸合成或促进尿酸排泄的药物）在痛风急性发作初期不要应用，否则会延长发作期或（和）引起转移性痛风，一般在急性症状完全缓解 1～2 周后才用。但是，在原本服用这些降尿酸药物过程中出现急性痛风，则可不必停药而加服抗炎药治疗。

除上述药物治疗外，在急性发作期还需要注意休息，大量摄入液体。肿痛的关节可给予冷敷。

四、痛风性肾病的治疗

患者的一般治疗及降血尿酸治疗与前述内容相同。发生急性痛风性肾病出现急性肾衰竭时，或慢性痛风性肾病进入终末期肾衰竭时，均应予透析治疗，包括血液透析及腹膜透析。

五、治疗痛风新药展望

对痛风发病机制认识的日渐深入，已推动人们去发掘新药及新途径来治疗痛风，这里拟对开发中的两类新药作一介绍。

（一）IL-1β 抑制剂

IL-1β 抑制剂能减轻痛风急性发作的症状，目前已经有三种药物。①anakinra，是 IL-1β 受体的拮抗剂，最初用于治疗类风湿关节炎。②rilonacept，称为 IL-1 诱骗剂，是将两个分子的 IL-1β 受体用免疫球蛋白 Fc 段连接在一起的制剂。③canakinumab，是抗 IL-1β 的单克隆抗体。2007 年已有用 anakinra 治疗痛风急性发作的小样本报道，当用其他药物不能耐受或治疗失败时，换用 anakinra 治疗，获得了满意疗效。而近年用治疗 canakinumab 治疗痛风急性发作的临床研究已较多，包括 canakinumab 与肌注氟羟泼尼松龙及 canakinumab 与口服秋水仙碱或 NSAID 治疗痛风急性发作的随机对照研究，结果显示 canakinumab

具有显著的治疗作用。2011 及 2012 年完成的 rilonacept 治疗痛风急性发作的两个 3 期临床试验，均显示它在控制痛风急性发作上具有良好疗效。

（二）尿酸转运蛋白抑制剂

前文已介绍 $URAT_1$ 是近端肾小管的一个尿酸转运蛋白，在重吸收尿酸上发挥重要作用，lesinurad 能抑制 $URAT_1$ 的转运尿酸功能，从而增加尿酸排泄，降低血尿酸水平。2011 年已完成 2B 期临床扩展研究。

另外，arhalofenate 能通过抑制肾小管尿酸转运蛋白 $URAT_1$ 及 OAT_4，减少尿酸重吸收，促进尿酸排泄；而且还能抑制 IL-1β 产生，发挥抗炎症效应。已完成 2 期临床试验。

（三）其他在研新药

Ulodesine 为嘌呤核苷磷酸化酶抑制剂，它与别嘌呤醇联合应用能增强后者的降血尿酸效应。2012 年已完成 2 期临床试验。

关于这些新治疗药物的疗效及安全性尚需进一步观察，相信随着这些新药和治疗手段的不断涌现，痛风的防治将会逐渐走向更加有效、不良反应更少的未来。

（张　静）

第二十一章

血栓性微血管病

第一节　溶血性尿毒症综合征

一、溶血性尿毒症综合征的发病机制

溶血性尿毒症综合征(hemolytic uremic syndrome，HUS)属于经典的血栓性微血管病(thrombotic microangiopathy，TMA)之一，最早于1955年由Gasser等人报道，临床上主要表现为微血管病性溶血性贫血，血小板减少及急性肾损伤三联征。病因涉及基因异常、病原体侵袭及药物损害等多种因素。目前对其发病机制的研究主要涉及以下几个方面。

(一)细菌感染

1.大肠杆菌(产志贺毒素菌株)

腹泻相关HUS(D+HUS)由产志贺毒素(Shiga toxin，Stx)的细菌引起，主要是大肠杆菌O157：H7(60%)或其他产Stx的细菌(40%)。志贺毒素分为两种，即志贺毒性1(Stx1)(以O157：H7为主)和志贺毒性2(Stx2)(如2011年在欧洲引起流行性HUS的O104：H4)。上述细菌通过粪口途径引起肠道感染，临床表现为腹泻。细菌黏附在肠道黏膜表面，分泌Stx，后者一旦通过损伤肠黏膜进入血循环，可以迅速与血液循环中的中性粒细胞结合，到达损伤的靶器官，由于肾脏肾小球内皮细胞能高表达Stx受体，故肾脏受累常较突出。

Stx引起血管内皮细胞损伤是D+HUS发病的中心环节，其具体机制如下：Stx由1个亚单位A以及5个亚单位B组成。亚单位A与细菌的细胞毒作用相关，其解离后从高尔基体转移到内质网并进一步剪切为亚单位A1和A2。亚单位A1通过与60s的核糖体亚单位结合而抑制蛋白质合成从而发挥其细胞毒效应。亚单位B可以与细胞膜上特异的N-脂酰鞘氨醇三己糖(globotriaosylceramide，Gb3)糖脂受体相结合。该毒素与细胞膜受体结合后可以进入细胞内，使细胞表达各种炎性因子如白介素-1(IL-1)和肿瘤坏死因子-α(TNF-α)。这些因子可以上调内皮细胞的糖鞘脂Gb3受体，从而使内皮细胞更易与Stx结合。随后发生的不同靶器官的微血管损伤则引起不同的临床表现：与肠道黏膜血管网内皮细胞结合则引起出血性结肠炎，与血管内皮细胞结合则引起溶血及血小板减少，与肾脏微血管内皮细胞结合则引起急性肾损伤等。内皮细胞损伤后，内皮下基质暴露，凝血系统及补体系统被激活，进一步造成炎症反应、血小板黏附聚集及纤维素沉积。红细胞通过受损的毛细血管时易发生机械损伤，进而发生溶解。同时，受损的内皮细胞由于失去正常的抗凝功能，最终导致微血栓的形成。

2.侵袭性肺炎链球菌

侵袭性肺炎链球菌相关的HUS发病机制主要为Thomsen-Friedenreich抗原(TF抗原)的暴露。在生理状态下，TF抗原存在于人体红细胞、血小板及肾小球内皮细胞的表面，并被N-乙酰神经氨酸覆盖。如患者感染了产神经氨酸酶的肺炎链球菌，细菌分泌的神经氨酸酶可以分解细胞表面的N-乙酰神经氨

酸，使 TF 抗原暴露。TF 抗原暴露后，机体会产生针对 TF 抗原的自身抗体，引发免疫反应，造成红细胞、血小板及肾小球内皮细胞的损伤，最终导致 HUS 的发生。

（二）补体调节分子异常

补体系统是人类天然免疫系统的重要组成成分，补体活化后可识别并清除外源微生物、机体凋亡组织及免疫复合物。同时，机体还存在抑制补体活化的调节蛋白，从而避免了补体过度激活而导致对机体自身的损伤。如果补体调节蛋白的功能出现异常，则会导致相关疾病。

在生理情况下，血管内皮细胞可以通过多种补体调节蛋白来避免补体介导的损伤，如 H 因子（CFH）、I 因子（CFI）、膜辅助蛋白（MCP）等。当上述因子出现异常（如基因突变或机体产生针对补体调节蛋白的自身抗体）或补体活化分子基因突变后功能增强（即不再受补体调节蛋白的调节作用）时，均可引起补体在内皮细胞表面出现不适当的过度激活，从而引起内皮细胞损伤，导致 HUS。由于肾脏对补体活化异常敏感，故此类患者肾脏受累突出。以下就常见补体调节蛋白或相关因子功能异常所致 HUS 的机制作一详述。

1.H 因子

CFH 是血清中浓度最高的补体调节蛋白之一，由 20 个独立的能折叠的结构域组成，这些结构域称为短一致重复片段（SCRs）。CFH 基因位于 1q32，是 1213 个氨基酸残基组成的 150kDa 的糖蛋白，主要由肝脏合成，肾脏的系膜细胞、足细胞、血小板、外周血单个核细胞、视网膜色素上皮细胞、神经胶质细胞、成纤维细胞、内皮细胞等也有部分表达。CFH 能够与多个配体如 C_{3b}、肝素、C-反应蛋白（CRP）等相互作用，提示 CFH 功能的复杂性。目前已知 CFH 有3 个与 C_{3b}结合的位点，分别位于 SCR1-4、11-14 和 19～20；3 个与肝素结合的位点，分别位于 SCR7、13 和 20；3 个与 CRP 结合的位点，分别位于 7～8、11～13 和 16～20。CFH 在补体旁路途径活化的早期起着重要的调节作用，一方面可以作为 CFI 的辅助因子降解 C_{3b}，转化成 iC_{3b}；另一方面可以通过与 B 因子的裂解产物 Bb 竞争性结合 C_{3b}使 C_3 转化酶生成减少，同时加速已形成的 C_3 转化酶的降解。

在非典型的溶血性尿毒症综合征（aHUS）患者中近 30%～50%存在 CFH 水平降低或缺如，目前认为主要原因包括：CFH 基因纯合/杂合缺陷或存在抗 CFH 的自身抗体。纯合突变时血清 CFH 缺乏，通常在正常水平的 10%以下，患者可表现为散发 aHUS 或有家族史，通常在婴幼儿期发病。杂合缺陷的患者血清补体水平正常或接近正常，CFH 水平为正常水平的 50%左右。CFH 的基因突变主要发生于 SCR19-20，多为单个氨基酸的突变，使 CFH 与相应配体及内皮细胞的结合能力下降，从而引起临床病变。另外，6%～10%的 aHUS 患者中存在抗 CFH 的自身抗体。目前认为抗 CFH 自身抗体的主要结合位点也在 SCR19～20，研究提示其可能是通过降低 CFH 与 C_{3b}、肝素及与细胞结合的能力而致病。

2.I 因子

CFI 是另一种由肝脏合成的补体调节因子，由一条重链与轻链组成，主要在循环（液相）中发挥作用。其生物学功能是通过降解 C_{3b}及 C_{4b}而抑制 C_3 转化酶的形成，从而抑制补体的激活。CFI 生物学功能的发挥依赖于与其他辅助因子如 CFH、C_4 结合蛋白（C_4BP）及 MCP 的相互作用。

CFI 的基因编码位于 4 号染色体长臂 2 区 5 带。CFI 基因缺陷外显率较低，故大多为散发病例而非家族遗传。CFI 基因缺陷时，补体活化不受控制，其结果类似于 CFH 基因缺陷，最终会导致 TMA 的发生。

3.膜辅助蛋白

MCP 又称 CD46，是一类广泛表达于细胞表面的跨膜补体调节因子。除红细胞外，MCP 几乎表达于体内的所有细胞。其生物学功能为辅助 CFI 降解沉积于细胞表面的 C_{3b}和 C_{4b}。其编码基因毗邻 CFH 编码基因，基本结构单位也为 SCR 结构域。

与 CFH 基因突变相似，MCP 基因缺陷可导致其表达量减少、与 C_{3b}的结合能力降低及 CFI 辅助活性降低，引起补体在细胞表面的过度激活从而致病。MCP 基因缺陷能以常染色体显性遗传或常染色体隐性遗传方式遗传。但单纯 MCP 基因缺陷并不一定致病，携带 MCP 基因缺陷者病情也较轻，这可能与其他因素的参与有关。

4.B 因子

B 因子(CFB)是补体旁路激活途径的固有成分之一，具有旁路途径转化酶的酶切位点。aHUS 患者中 B 因子基因突变的报道较少。研究认为 CFB 突变可增加 C_{3b}B 的合成或使 C_{3b}Bb 不易被促衰变因子或 CFH 降解，故可使酶活性增强，使更多补体成分沉积于肾小球内皮细胞而致病。

5.其他补体相关因子

有报道血栓调节蛋白(thrombomodulin，TM)的基因缺陷可引发 aHUS。TM 是一种普遍存在于内皮细胞表面的糖蛋白，具有抗凝、抗炎和细胞保护等多重作用。其可在补体辅助因子(CFH 和 C_4BP)存在的条件下辅助 CFI 降解 C_{3b}，还可激活羧肽酶原 B，加速过敏毒素 C_{3a} 和 C_{5a} 的降解。TM 还可以激活蛋白 C，从而发挥其抗凝及促纤溶的作用。若 TM 基因缺陷可影响其与配体的结合，从而影响其对补体的调节功能而导致血栓形成。

二、溶血性尿毒症综合征的分类

根据病因学及临床特征等的不同，可将 HUS 分为两大类：一类是典型 HUS，也称腹泻相关型 HUS(D＋HUS)，另一类为无腹泻的 HUS(D-HUS)，也称不典型溶血性尿毒症综合征(aHUS)。

近年来也有学者提出应根据不同的发病机制对 HUS 进行分类，如病因明确者如细菌感染、补体系统异常等及疾病相关者如肿瘤、移植、妊娠、自身免疫病所致等，可能更有助于临床的诊治。

三、溶血性尿毒症综合征的表现

(一)临床表现

HUS 主要表现为微血管病性溶血、血小板减少和急性肾损伤，肾受累常较为严重，而不同类型的 HUS 又各具特点。

1.D^+ HUS

D^+ HUS 多见于儿童，常先有前驱腹泻症状，后发生急性肾损伤。有文献报道，其总体发病率为每年 2.1/10 万人，小于 5 岁的儿童发病率最高达每年 6.1/10 万，而 50～59 岁成人发病率最低为每年0.5/10 万人。

(1)前驱症状：近 90％的患者有前驱症状，大多为“胃肠炎”表现，如腹痛、腹泻、呕吐及纳差，伴中度发热。腹泻严重者可为脓血便，类似溃疡性结肠炎，少数病例以呼吸道感染为前驱症状。前驱期可持续数天至数周，其后常有一段无症状间歇期。

(2)贫血及血小板减少：常在前驱期后 5～10 天(也有长至数周)突然发病，以微血管病溶血所致贫血及血小板减少所致出血为突出表现。患者常表现为面色苍白、黄疸(占 15％～30％)、皮肤黏膜出血(皮肤出血点、瘀斑、甚至血肿)、呕血、便血及血尿，部分重症患者还可出现贫血相关性心力衰竭。患者肝脾常增大。

(3)急性肾衰竭：与贫血几乎同时发生。患者肾功能急剧恶化、出现水电解质平衡紊乱和酸中毒，严重时进展至少尿或无尿。常伴发高血压。

此外，部分患者还可以出现中枢神经系统症状，如头痛、嗜睡、性格异常、抽搐、昏迷及共济失调等。

2.aHUS

与 D^+ HUS 相比，aHUS 患者更好发于成人。虽无腹泻症状，但也常伴其他胃肠道表现。患者迅速出现少尿或无尿性急性肾衰竭及恶性高血压，其中约 50％患者可进展至终末期肾脏病(ESRD)。儿童中最为常见的 aHUS 为产神经氨酸酶肺炎链球菌感染相关的 HUS，临床可表现为肺炎和脑脊髓膜炎，严重者发生呼吸窘迫综合征和败血症。应注意的是该组患者的临床表现常可因血浆疗法而加重，需要警惕。

值得一提的是，随着现代遗传学及免疫学技术的发展，近年在 aHUS 中又分出一个亚类，名为 DEAP-HUS(deficient for CFHR proteins and factor H autoantibody positive)，该类患者存在 CFH 相关蛋白 1 和 3 基因的缺失并存在血清抗 CFH 的自身抗体，好发于年轻人，男女比例相近，可有较为突出的非腹泻的胃肠道症状。

(二)实验室检查

微血管溶血性贫血和血小板减少是HUS实验室检查的标志性特点，特别是后者即使在正常范围，若呈进行性下降趋势，临床意义也很大。HUS患者贫血一般较为严重，为微血管病性溶血，外周血涂片可见到>2%的破碎红细胞。而发生微血管病性溶血时，血管内溶血的指标如血清乳酸脱氢酶(LDH)上升、血和尿游离血红蛋白升高及血清结合珠蛋白降低等，以及血管内、外溶血共有的表现如血清总胆红素及间接胆红素升高、外周血网织红细胞升高等也都阳性。抗人球蛋白试验(Coomb'stest)阴性，但在系统性红斑狼疮和侵袭性肺炎链球菌感染引起的HUS中可能阳性。需要特别指出的有以下两点。①外周血涂片寻找破碎红细胞的比例非常重要，正常范围<0.5%，若处于0.5%~2%则要高度怀疑微血管溶血，如>2%则基本可以确诊。但由于该检查的准确性较大程度依赖于实验室技术人员的检测水平，故各个实验室的可靠性差异较大。为此，国际血液病破碎红细胞标准化工作组(The Schistocyte Working Group of the International Council for Standardization in Haematology, ICSH)于2012年制定了最新的关于判断外周血破碎红细胞的标准诊断流程，可供参考。②LDH升高对发现HUS最敏感，但特异性不强，其升高并不只见于HUS，在一些其他疾病如心肌梗死、横纹肌溶解综合征、肿瘤及重症感染时也可以见到，故需要结合患者实际状态进行判断。

D^+ HUS常有外周血白细胞数升高伴核左移，但aHUS则白细胞数多正常。多数患者的凝血酶原时间(PT)、部分凝血活酶时间(APTT)、Ⅴ因子、Ⅷ因子和纤维蛋白原都在正常范围。部分患者存在纤维蛋白降解产物升高和凝血酶时间(TT)延长。

HUS患者肾脏受累的临床表现与其肾脏病理受损的部位有关，如累及肾小球时，则突出表现为血尿、蛋白尿，严重时出现大量蛋白尿及血肌酐升高；如以肾血管受累为主，则尿中的有形成分不明显，临床上多表现为恶性高血压及血肌酐升高等。严重的血小板减少可导致非变形红细胞血尿。

其他实验室检查包括：大便培养(大肠埃希菌或志贺痢疾杆菌)，Stx检测或通过聚合酶链式反应(PCR)检测Stx的基因；痰培养；血浆补体成分及调节蛋白水平的测定(包括C_3、C_4、CFB、CFH、CFI、外周血单核细胞表面MCP的表达)、补体基因筛查等，但部分检查步骤较为复杂，价格昂贵，尚不能广泛应用于临床。

(三)肾脏病理表现

肾活检病理在明确TMA诊断、协助提示病因、与其他疾病鉴别、指导治疗及判断患者长期预后方面有很大帮助。

导致TMA的中心环节是血管内皮细胞损伤，从而出现了一系列病变。

1.肾小球

光镜检查急性期肾小球病理表现为：依据肾小动脉的损伤程度，可见程度不等、发病各异的毛细血管襻缺血性皱缩；肾小球毛细血管内皮细胞增生、肿胀；节段性毛细腔内微血栓形成；因基底膜内疏松层增宽而出现基底膜不规则增厚，并可出现假双轨征；因节段性系膜溶解，可出现毛细血管瘤样扩张；在病变慢性期可出现系膜基质增生导致系膜增宽，系膜细胞可不同程度的插入，毛细血管内皮细胞和系膜细胞产生的基底膜样物质导致肾小球毛细血管襻真双轨征样改变。在HUS的终末期，肾小球硬化和缺血性硬化，部分呈现膜增殖性肾炎样改变。

免疫荧光检查对HUS病变无决定性诊断价值，有时在肾小球内出现非特异性IgM弱阳性，纤维蛋白强弱不等的阳性，有微血栓形成时，更明显。

电镜检查对HUS病变的诊断，有一定意义。急性期最常见的病变是肾小球毛细血管基底膜内疏松层增宽，内皮细胞肿胀，有时可见血栓形成。

2.肾脏小动脉

光镜下急性期小动脉的病变在D^- HUS患者更常见。在疾病早期，肾脏小动脉表现为内皮细胞肿胀，内膜水肿，进而黏液变性，节段性血栓形成。慢性期随着疾病进展，受累小动脉内膜进一步增厚，纤维和胶原纤维增生，以血管腔为中心呈同心圆状排列，或称葱皮状增生。原来的血栓逐渐机化。

免疫荧光检查对小动脉病变无决定意义，特别是慢性期。

电镜下急性期小动脉内皮细胞的病变和肾小球内皮细胞病变类似，急性期血管基底膜内疏松层增宽。慢性期可见内膜胶原纤维增生。

3.肾小管和肾间质

HUS的肾小管和肾间质均为肾血管和肾小球病变的继发性病变。肾小管上皮细胞多少不等的刷状缘脱落、萎缩，肾间质水肿及轻重不等的淋巴和单核细胞浸润及纤维化。

四、溶血性尿毒症综合征的诊断

图21-1是对临床疑诊TMA（其中包括HUS和TTP）患者的诊断流程。

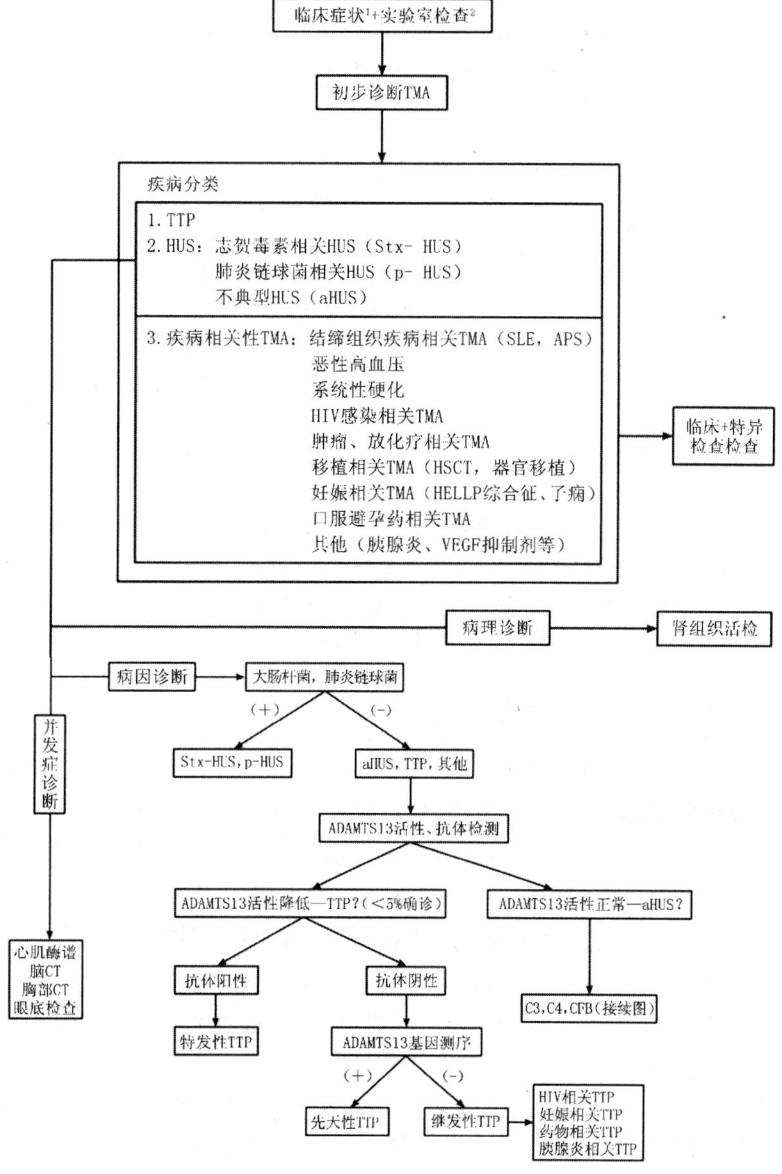

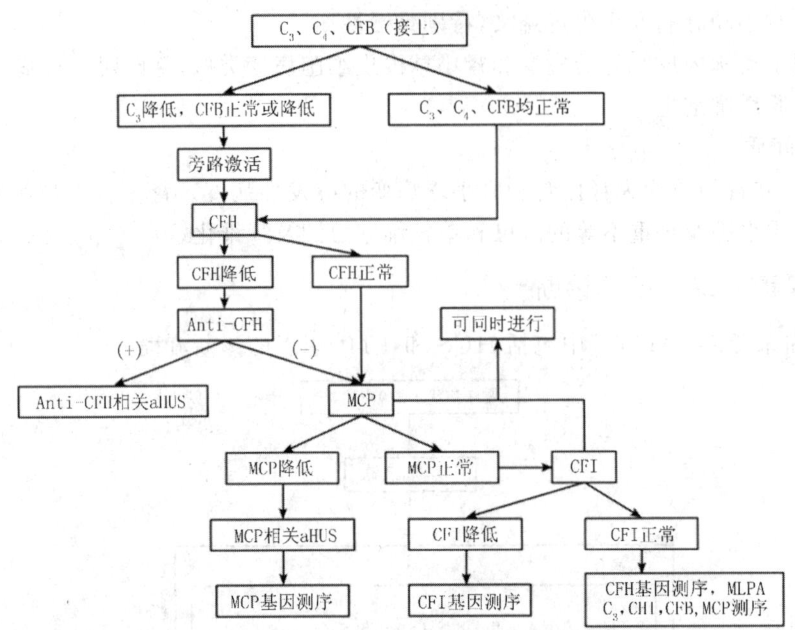

图 21-1　TMA(包括 HUS 和 TTP)诊断流程

注：(1)临床症状。①儿童常见 HUS，成人常见 TTP。②神经系统症状：头痛、嗜睡、意识模糊、局灶性神经损害、抽搐、昏迷。③贫血、出血症状：紫癜、黏膜出血、月经增多等。④肾功能损害症状(主要是 HUS)：血尿、蛋白尿、急肾衰。⑤胃肠道、上呼吸道或其他前驱感染症状。⑥非特异症状：发热、乏力、苍白、肌痛、关节痛。(2)实验室检查。①常规检查：血常规(血小板重度减少$(10\sim30)\times10^9$/L 和贫血 HB 80～100g/L)、尿常规、粪常规、肝功、肾功、感染筛查等。②外周血涂片(破碎红细胞＞1%)、网织红细胞计数(升高)、骨髓巨细胞(减少)、凝血功能(正常)、Coombs 实验(阴性，在 SLE 或 p-HUS 中可阳性)、其他溶血筛查(非结合胆红素升高、LDH 升高、网织红细胞计数、血清珠蛋白、血尿游离血红蛋白)。TMA.血栓性微血管病；HUS.溶血性尿毒症综合征；SLE.系统性红斑狼疮；APS.抗磷脂抗体综合征；HIV.人获得性免疫缺陷病毒；HSCT.造血干细胞移植；VEGF.血管内皮生长因子；Stx.志贺毒素；TTP.血栓性血小板减少性紫癜；CT.计算机断层扫描；CFB.补体 B 因子；C_3.补体第 3 成分；C_4.补体第 4 成分；CFH.补体 H 因子；Anti-CFH.抗补体 H 因子抗体；MCP.膜辅助蛋白；CFI.补体 I 因子；MLPI.多重连接依赖探针扩增术。

五、溶血性尿毒症综合征的治疗及预后

经典大肠杆菌感染引起的 D^+ HUS 的治疗通常遵循急性肾损伤的治疗原则，即以支持治疗为主，最大限度地降低急性期的死亡率，如针对容量负荷重、电解质紊乱及氮质血症等及时进行肾脏替代治疗。其他支持治疗主要包括输注悬浮红细胞、血小板(血红蛋白水平小于 60g/L 是输注悬浮红细胞的指征；在有活动性出血或拟进行有创检查时可输注血小板)。近期研究表明应用促红细胞生成素治疗可能会减少悬浮红细胞的输注量。对于应用抗生素目前尚存在争议，而止泻药物可能会增加中毒性巨结肠的可能，应慎用。目前研究中的新型治疗药物包括针对细菌黏附素、Stx 和其他蛋白抗原的活疫苗，高亲和力的口服毒素受体类似物、表达受体的益生菌、中和毒素的单克隆抗体及针对 Stx 介导的内皮损伤和组织损伤下游效应的小分子生物制剂等。该类疾病患者多数预后较好，肾功能可以完全恢复，仅少数发展至 ESRD。

补体调节蛋白基因突变引起的 aHUS 治疗首选血浆置换(但 MCP 基因突变者无效)及定期输注血浆治疗；如因抗补体调节蛋白抗体引起的 aHUS 可选择血浆置换、糖皮质激素和免疫抑制剂治疗，如上述治疗效果差，可考虑使用抗 CD20 单克隆抗体(利妥昔单抗)及抗 C_5 单克隆抗体(依库珠单抗)。血浆疗法虽会暂时维持血液学检测指标的正常水平，但无法治疗潜在的病因，故近年来生物制剂，特别是抗 C_5 单抗的使用逐渐受到关注。抗 C_5 单抗自 2007 年成功在全球 40 多个国家批准用于治疗阵发性睡眠性血红蛋白尿后，现已被美国和欧盟地区批准用于 aHUS 的治疗，特别适用于儿童、血浆置换无效或依赖、肾移植后预防或治疗复发、预后较差的 aHUS 患者。2013 年 6 月，新英格兰医学杂志发表了如下工作：法国巴黎市巴黎第五大学和内克尔医院的 Legendre 博士等人开展了两项前瞻性 2 期试验，纳入年龄不小于 12 岁的

aHUS 患者,受试者接受了为期 26 周的抗 C_5 单抗的治疗,并于扩展期接受了长期治疗。试验一纳入了血小板计数减少伴肾损伤的患者,而存在肾损伤、但在血浆置换或输注期间至少 8 周内的血小板计数下降不超过 25%的患者则进入试验二。试验一中主要终点事件为血小板计数的变化,试验二中的主要终点事件则为维持无 TMA 事件发生的状态(血小板计数下降不超过 25%,未予血浆置换或输注,未开始透析)。研究结果显示,总共有 37 例患者(其中试验一有 17 例,试验二有20 例)接受了抗 C_5 单抗的治疗,治疗中位时间分别为 64 周和62 周。抗 C_5 单抗治疗后,患者血小板计数增加,在试验一中,血小板计数从基线至 26 周时平均增加量为 73×10^9/L($P<0.001$)。在试验二中,80%的患者维持在无 TMA 事件的状态。抗 C_5 单抗与所有次要终点的显著改善相关,肾小球滤过率表现为持续性、时间依赖性的增加。在试验一,5 例患者中有 4 例摆脱透析。对于肾小球滤过率预估值而言,较早进行抗 C_5 单抗干预可带来更显著的改善。抗 C_5 单抗还与健康相关生活质量改善相关。在整个扩展治疗期内,均未见治疗的累积毒性或严重的感染相关不良事件(包括脑膜炎球菌感染)的发生。因此该研究得出结论:抗 C_5 单抗可抑制补体介导的 TMA,并且可使得 aHUS 患者出现时间依赖性的、显著的肾功能改善。aHUS 患者预后多较差,3 年内约 53%的患者死亡或发展至 ESRD。其中 CFH、C_3 和 CFB 基因突变者预后最差,肾移植后复发率很高;MCP 基因突变者预后最好,可自发缓解,理论上肾移植后无复发;CFI 基因突变者预后居中。

(于　征)

第二节　血栓性血小板减少性紫癜

血栓性血小板减少性紫癜(thrombotic thrombocytopenic purpura,TTP)属于经典的血栓性微血管病之一,最早于 1924 年由 Moschcowitz 报道,主要表现为血小板减少、微血管性溶血、神经系统症状、急性肾损伤及发热五联征。目前的对其发病机制的研究主要涉及 von Willebrand 因子(vWF)及其剪切酶功能的异常。

一、血栓性血小板减少性紫癜发病机制研究现状

(一)von Willebrand 因子

1.命名

vWF 的命名最早可以追溯到 1924 年,Erik von Willebrand 医生接诊并记录了一个凝血功能严重紊乱的 5 岁女患儿,之后这个女患儿的凝血功能紊乱证实为黏附聚集血小板的因子功能缺陷所致,而后这种因子被命名为 vWF,即为血管性血友病因子。

2.结构、合成与分泌

vWF 基因定位于 12 号染色体短臂末端(12p12-pter),全长 178kb,包括 52 个外显子和 51 个内含子,转录 9kb 的 mRNA,编码2813个氨基酸组成的前体蛋白。vWF 是一种大分子黏附糖蛋白,单体分子量 250kDa,在内皮细胞、巨核细胞及血小板中合成。vWF 在细胞内质网中合成后,通过分子 C 端形成二硫键聚合成二聚体,转运至高尔基体后,进一步聚合成多聚体,并进行糖基化修饰,修饰完成后一部分持续分泌至血浆,一部分以超大 vWF 多聚体(UL-vWF)的形式贮存于内皮细胞的 Weibel-Palade 小体以及巨核细胞或血小板的 α 颗粒中。当内皮细胞受损、血小板黏附于内皮时,可分泌大量 UL-vWF。UL-vWF 呈线样首先黏附于内皮细胞表面,在血流剪切力的作用下,被 vWF 的剪切酶 ADAMTS13(ADAMTS 是"a disintegrin and metalloprotease with thrombospondin type 1 motif,number 13"的缩写,译为"含 1 型凝血酶敏感蛋白模体的解整合素样金属蛋白酶-13")自 Tyr1605-Met1606 处切割,形成分子量 500～20 000kDa的多聚体。vWF 通常以多聚体的形式在血浆中存在,其多聚化程度对于维持 vWF 的正常生物学活性具有重要意义。成熟的 vWF 上有与凝血Ⅷ因子、内皮下胶原、血小板糖蛋白 Ibα(GPIα)、整合素 αⅡbβⅢ的结合位点,这些结合位点是 vWF 发挥生物学功能的基础。另外,vWF 单体上含有 12 个 N

连接糖基化位点和 10 个 O 连接糖基化位点，糖基化对于 vWF 的合成和分泌具有重要的意义。

3.生物学功能

(1)介导血小板的黏附与聚集，促进血小板血栓形成：vWF 是参与人体内止血与血栓形成中的主要蛋白之一。在正常血循环中，vWF 以多聚体的形式存在，与血小板 GPIα 的结合位点封闭，但与内皮下胶原的结合位点始终暴露。当血管内皮受到损伤，内皮下胶原暴露，包括 vWF 在内的各种黏附分子会在损伤部位聚集，vWF 多聚体黏附于胶原，在血流剪切力的作用下其分子结构展开，GPIα 结合位点暴露，使血小板停留并黏附于损伤局部的内皮下。vWF 与 GPIα 的结合还可以导致血小板与 vWF 结合的其他位点(如 GPⅡb/Ⅲa)大量活化，形成二者相互结合的正反馈，从而在血管损伤局部逐渐形成血小板一级止血。如 vWF 基因突变则导致其含量不足，或结构松散更易被 ADAMTS13 水解，进一步会出现生理性止血功能不全，引起血管性血友病。vWF 多聚化程度越高，其黏附血小板和促进血栓形成的功能越强，这可能是由于以多聚体形式存在的 vWF 含有更多配体结合位点、在血流剪切力的作用下更容易发生形态学改变所致。当血管损伤时，血流中的血小板自身难以抗拒血流剪切力的作用而停留于血管损伤局部，vWF 为血小板的黏附聚集提供了介质，使生理性止血过程得以顺利进行。然而，若该反应不能得到有效的生理调控，血小板会不断聚集，血管损伤局部便会形成血栓而非生理性止血。ADAMTS13 便是生理止血过程中重要的“刹车”装置之一。

(2)作为Ⅷ因子的载体并稳定Ⅷ因子：Ⅷ因子是内源性凝血途径中重要的凝血因子之一，其主要的生理功能是作为Ⅸa 因子的辅助因子加速Ⅹ因子的激活，构成内源性凝血级联反应中的一环。血浆中的 vWF 与Ⅷ因子以非共价键的形式结合，形成复合物，可稳定Ⅷ因子，延长其半衰期。在生理性止血过程中，血小板血栓形成的同时，内外源性凝血系统同时被激活，最终形成牢固的次级止血。

(二)ADAMTS13

1.发现和命名

1982 年 Moake 等在慢性复发性 TTP 患者血液循环中发现 UL-vWF，第一次提出患者血浆中可能缺乏降解 vWF 的蛋白酶的假设。1996 年，发现 ADAMTS13 为 vWF 的特异性水解酶。ADAMTS13 又称为 vWF 裂解酶，是 ADAMTS 家族成员之一。

2.生物合成与结构

ADAMTS13 主要在肝星状细胞中合成，在血管内皮细胞、巨核细胞或血小板中也有合成，在肾脏足细胞中有微量表达。但近来研究表明肾小管上皮细胞及内皮细胞亦可合成释放有活性的 ADAMTS13，调节局部的凝血功能。ADAMTS13 其生理血浆浓度为 0.5～1.0μg/mL，分子量由于糖基化水平不同，在 170～195kDa 之间。ADAMTS13 由 1427 个氨基酸组成，人类 ADAMTS13 基因位于第 9 号染色体的 q34 位点，模板 DNA 全长 37kb。ADAMTS13 含多个结构区，其结构自 N 端到 C 端依次为：金属蛋白酶结构域，解整合素样结构域，凝血酶敏感蛋白酶-1 重复序列，富含半胱氨酸结构域，间隔区，七个附加的凝血酶敏感蛋白 1 重复序列及两个 CUB 结构域。其中，解整合素样结构域用于剪切多聚及 UL-vWF，其余结构域用于黏附固定 vWF。

3.生物学功能

ADAMTS13 主要的生物学功能为裂解 vWF。在体内，血管损伤时血浆中 vWF 首先通过 A3 区结合到内皮细胞受损后暴露下的内皮下胶原，在血流剪切力作用下 vWF 多聚体的折叠结构打开，暴露出 A2 区 ADAMTS-13 的裂解位点，ADAMTS13 通过补体结合区(CUB 结构域)与 vWF 的 A3 区结合，作用于 vWF A2 区 842 酪氨酸 843 蛋氨酸间的肽键，将 vWF 多聚体裂解为大小不等的小分子肽段，在生理状态下调控 vWF 的结构与功能。ADAMTS13 可作用于刚从细胞中分泌的 UL-vWF，防止 UL-vWF 网罗血小板形成病理性血栓。在血管损伤局部，ADAMTS13 剪切 vWF，防止在生理性止血过程中血管损伤局部形成血栓。ADAMTS13 的生物学功能依赖二价阳离子如：锌离子(Zn^{2+})，钙离子(Ca^{2+})，钡离子(Ba^{2+})等的参与。

4.vWF、ADAMTS13 与 TTP

TTP 分为先天性(遗传性)TTP 和获得性 TTP,后者根据有无原发病分为特发性 TTP 和继发性 TTP。近年来 TTP 的病因与发病机制已逐步被阐明。

先天性 TTP 也称 Upshan-Schulman 综合征或慢性复发性 TTP,其发病机制是编码 ADAMTS13 的基因发生突变,导致ADAMTS13合成、分泌或活性异常,使 ADAMTS13 裂解 VWF 多聚体的能力减低,当血管内皮细胞受到刺激时释放大量的 UL-VWF 多聚体,在微小血管内 UL-vWF 可网罗血浆中的血小板从而导致富含血小板的微血栓形成。目前文献报道的导致遗传性 TTP 的ADAMTS13基因突变有 70 余种,约 60%的为错义突变,13%为无意义突变,13%的为缺失突变,还有一少部分为插入突变或剪辑错误突变。患者发病年龄不一,发作时间可从新生儿到成年以后,有些可能不发病,具体的发作诱因可能与环境刺激(如感染、腹泻、外伤、手术及妊娠等)有关,但机制尚未完全明确。亦有人提出,遗传性 TTP 表现为不完全的外显性,动物实验证实存在对 ADAMTS13 基因缺陷敏感的修饰性基因,两者的共同作用导致了 TTP 的发生。遗传性 TTP 对血浆输注或血浆置换敏感。

特发性 TTP 的发病机制多数为机体产生抗 ADAMTS13 自身抗体,导致 ADAMTS13 活性丧失。抗 ADAMTS13 自身抗体直接结合于 ADAMTS13 酶活性区域,抑制其活性,或形成循环免疫复合物加速 ADAMTS13 从血液循环中的清除。研究发现富半胱氨酸域/间隔区为抗体所识别的主要靶位,多数患者体内同时检测到针对不同功能域的多个抗体。抗 ADAMTS13 自身抗体主要是 IgG 型,也有 IgA 和 IgM 型的报道,但后两者的临床意义尚不明确。对其 IgG 亚型的分布研究发现约 90%的患者为 IgG_4 亚型,52%的患者为 IgG_1 亚型,50%的患者为 IgG_2 亚型,33%的患者为 IgG_3 亚型,IgG_4 亚型可以单独或与其他亚型同时出现,IgG_4 与 IgG_1 浓度呈负相关,IgG_4 浓度越高提示 TTP 越容易复发,认为 IgG 亚型可作为预测疾病复发的指标,但这一结论尚未得到公认。

继发性 TTP 多与感染、药物、肿瘤、妊娠、自身免疫性疾病和造血干细胞移植等原因有关。如人类免疫缺陷病毒(HIV)感染可以诱发 TTP,这可能与免疫调节紊乱、病毒本身损伤血管内皮细胞、细胞因子失调等多种因素有关,HIV 诱发的 TTP 患者血浆ADAMTS13活性下降,并可以出现抗 ADAMTS13 抗体,抗病毒及血浆置换是有效的治疗方法,但其预后主要取决于艾滋病的严重程度而非 TTP 本身。抗血小板药物氯吡格雷和噻氯匹定均可以引起继发性 TTP,这类患者血浆 ADAMTS13 活性往往下降,可以出现抗 ADAMTS13 抗体,血浆置换疗效好,疾病缓解后 ADAMTS13 活性能够恢复正常。骨髓移植引发 TTP 的机制与移植前后放化疗药物损伤血管内皮细胞及移植物抗宿主病等因素有关,这类患者血浆 ADAMTS13 的活性正常,vWF 多聚体结构正常,可能与 vWF 的大量释放超过了 ADAMTS13 的降解能力有关,故血浆置换对移植相关性 TTP 的疗效较差。在妊娠、恶性肿瘤以及自身免疫性疾病时,vWF 的含量可持续升高,可能诱发 TTP。

由此,vWF 与其剪切酶 ADMTS13 的功能失调是导致 TTP 的重要因素。近年亦有学者提出,在 TTP 患者中因严重的 ADMTS13 的缺乏而导致大量血小板血栓的产生,这可能引起补体的激活。Ruiz-Torre 等的研究中包括 4 名先天性和 4 名获得性 ADAMTS13 严重缺乏的患者,发现每一亚组均有两名患者在疾病急性阶段血清呈现了低水平的 C_3。与健康对照组比较,急性 TTP 出现更多 C_3 和末端补体复合体($C_{5b\text{-}9}$)在微血管内皮细胞的沉积,而 C_4 的沉积无差异,提示补体旁路途径的选择性激活。Réti 等的研究提示在急性 TTP 患者的血清 C_{3a} 与可溶性末端补体复合体($sC_{5b\text{-}9}$)的水平与健康对照组比较是升高的,在血浆置换后下降,缓解期则正常。Chapi 等报道了一例获得性严重 ADMTS13 缺乏患者,皮肤活检提示在内皮细胞有 C_{3d}、C_{4d} 和 $C_{5b\text{-}9}$ 的沉积。以上均提示在 TTP 的发病中有补体激活的参与,但如何被激活,其机制目前尚不清楚。

5.ADAMST13 的监测在 TTP 诊断中的意义

如前所述,由于 ADAMTS13 在 TTP 的发病中占有重要地位,其相关检测在 TTP 的临床诊断、治疗及预后判断中十分重要。目前 ADMTS13 的实验室检测方法主要涉及以下几方面:

(1)ADAMTS13 的活性测定:作为血浆中裂解 vWF 的主要蛋白酶,ADAMTS13 的活性可以直接反映其功能状态。检测其活性的实验基本原理如下。血浆 ADAMTS13 在尿素或盐酸胍等变性剂的作用下,裂解作为底物的 vWF 分子,后通过一系列方法对裂解后的 vWF 片段大小或数量检测,间接计算 ADAMTS13 活性,如:十二烷基磺酸钠(SDS)琼脂糖凝胶电泳,十二烷基磺酸钠聚丙烯酰胺(SDSPAGE)凝胶电泳,放射自显影检测,胶原结合酶联免疫吸附试验测定,瑞斯托霉素辅因子检测,荧光共振能量转移等。vWF 可以采用血浆内纯化或者重组等来源。目前,使用患者内源性 vWF 的胶原结合试验由于耗时较短,应用最为广泛。研究表明,ADAMTS13活性严重下降的 TTP 患者疾病复发风险更高(约 30%),而不伴有 ADAMTS13 活性严重下降者则疾病复发风险较低(约 9%)。

(2)抗 ADAMTS13 抗体的检测:经典的方法为将经热灭活的患者血浆与正常血浆以不同比例混合,间接测定中和抗体的效价,这种方法又称为 ADAMTS13 抑制物的测定。非中和抗体检测可用酶联免疫吸附试验(ELISA)或免疫印迹法进行测定,根据检测目的,可检测 IgG、IgA、IgM 等不同类型,也可以检测 IgG 亚型。ADAMTS13 抗体的检测结果可进一步预测 TTP 患者的预后情况。研究表明,抗体阳性患者有更高的疾病复发风险,高滴度的抗 ADAMTS13 抗体往往预示患者对血浆置换治疗反应不良、疾病难治或早期死亡风险较高等。

(3)ADAMTS13 的基因分析:对疑诊为先天性 TTP 的患者可做基因分析,主要利用多聚酶链反应(PCR)后测序的方法。ADAMTS13的基因位于 9 号染色体长臂 3 区 4 带,包含 29 个外显子,基因全长 37kb。用 PCR 方法扩增所有的外显子以及内含子-外显子结合区,然后进行 DNA 测序以确定基因变异。目前,已报道了超过 70 个突变和 30 个单核苷酸多态性位点。其中,大多数功能性的突变或单核苷酸多态性位点通过影响 ADAMTS13 的分泌功能致病,极个别变化直接影响了其水解功能,如 P475S 和 Q449X。

综上所述,血管壁发生损伤时,血小板黏附于损伤局部是生理性止血的关键环节,vWF 介导血小板黏附与聚集,在生理性止血过程中起着启动和加速的作用,而 ADAMTS13 作为 vWF 的裂解酶,维持着止血与血栓形成间的生理性平衡。作为生理性止血过程中的两个重要的因子,vWF 与 ADAMTS13 间的功能失调在 TTP 的发病机制中占有重要的地位。ADAMTS13 相关指标的实验室检测,在 TTP 的诊断、治疗和判断预后中非常重要,故建立快速可靠的实验室检测方法,是临床工作的需要。

二、血栓性血小板减少性紫癜的疾病表现

(一)临床表现

临床上 TTP 以 10～40 岁女性患者多见,起病急骤,进展迅速,主要表现为。①红细胞受机械性损伤而破碎引起的微血管病性溶血,出现不同程度的贫血、溶血性黄疸或伴有脾大。②血小板消耗性减少引起皮肤、黏膜和内脏的广泛出血,严重者可有颅内出血。③神经精神症状的临床表现多样,初期多为一过性,但可反复发作。患者可有程度不同的意识障碍和紊乱,头痛、眩晕、惊厥、言语不清、知觉障碍、精神错乱、嗜睡甚至昏迷。部分患者可出现脑神经麻痹、轻瘫或偏瘫,考虑可能与脑内微循环中血栓的不断形成有关,但一般可在 48 小时内缓解。④肾血管广泛受累可导致肾损害,表现为蛋白尿、镜下血尿和管型尿。重者可发生急性肾衰竭。⑤发热可见于病程的不同时期,热型无一定的规律,其原因不明,可能与下列因素有关:溶血产物的释放;下丘脑体温调节功能紊乱;组织坏死;抗原抗体反应使巨噬细胞及粒细胞受损,并释放出内源性致热原。以上五项临床表现如共存,则常称为 TTP“五联征”。有时还能有其他器官受累表现,如心肌、肺、腹腔内脏器微血管受累,均可引起相应的症状。

(二)实验室检查

1.血常规检查

血红蛋白下降,伴网织红细胞增高;血小板计数会出现不同程度的减少,常达$(10～50)×10^9/L$水平;白细胞可升高;外周血涂片中可见破碎红细胞、幼稚红细胞及巨大血小板。

2.出凝血功能检查

出血时间延长、血块收缩不良、血清纤维蛋白原减少及 D-二聚体增高。

3.溶血指标

血清乳酸脱氢酶(LDH)增高,并与临床病情相关;游离血红蛋白增加;结合珠蛋白减少;出现以间接胆红素升高为主的高胆红素血症、尿胆原增多;抗人球蛋白试验阴性。

4.骨髓象

表现为增生性骨髓象,粒细胞系统正常,红细胞系统增生,巨核细胞正常或增生,呈成熟障碍。

5.尿常规与肾功能

TTP 患者肾脏受累的实验室检查异常与其肾脏受累的部位有关。肾小球受累时呈现变形红细胞血尿及蛋白尿,严重时出现大量蛋白尿及血肌酐升高;若肾血管受累为主,则尿中的有形成分不明显,临床上常出现恶性高血压及血肌酐升高。严重的血小板减少可导致非变形红细胞血尿。

6.病因学检查

(1)ADAMTS13 活性分析:在正常人群中血浆 ADAMTS13 的活性为 50%～78%;先天性 TTP 患者血浆 ADAMTS13 缺乏或活性严重降低(<5%);继发性 TTP 患者血浆 ADAMTS13 活性可正常或轻度降低(<50%)。

(2)抗 ADAMTS13 自身抗体检测:有 44%～94%的获得性 TTP 患者血浆中可检测到抑制血浆 ADAMTS13 活性的 IgG 型自身抗体。

三、血栓性血小板减少性紫癜的诊断及体会

对于包括 TTP 在内的 TMA 诊断流程详见图 21-1。以下是 TTP 诊断过程中应该注意的事项:

目前,临床医师对于 TTP 的临床表现尚缺乏全面了解,片面强调现病史及局部症状、体征,忽视必要的病因学检查,且不能全面综合分析检查结果,是导致该病误诊和死亡的一个原因。接诊医师有时仅满足于对某一症状的发现,询问病史不全面,体检不详细,或仅针对本专科进行相关检查,而不能发现其他的阳性体征,对疾病的诊断缺乏纵观全过程的意识。该病初始症状多不典型,患者可因不同的首发症状而就诊于临床各科,首诊时入住血液科的患者并不多,很多患者初始分别就诊于神经内科、肾内科、消化科或急诊科等。如部分入院时初步诊断为特发性血小板减少性紫癜的患者,接诊医师只是注意到血小板计数的减少,而没有将其与贫血结合起来,究其原因,对同时引起血小板计数减少和贫血的疾病认识不够,尤其是对于患者血小板计数下降,有医师在第一时间即给予输注血小板治疗,从而可能加重血小板聚集和微血管血栓,使病情恶化。对有头痛、恶心、呕吐、肢体瘫痪或失语等临床表现,易误诊为脑炎、脑梗死。

另外,对临床上具有典型"五联征"表现的 TTP 患者容易确诊,但在部分患者中,此"五联征"并不典型:有资料显示,在发病早期或其他症状还没有出现时,血清 LDH 的水平就已经明显上升,这对于早期 TTP 的诊断具有重要价值;对于血小板计数减少的患者,应同时观察血涂片并进行骨髓检查,畸形和破碎红细胞数量增多是提示微血管病性溶血的有力佐证,具有较高的诊断价值。故我们在 TTP 的诊断过程中不应过于强调"五联征"的特异性,在临床中,如出现血小板计数减少、贫血、发热、神经精神症状、肾功能损害等不能单纯以原发病解释的症状时,应高度警惕 TTP 的可能,第一时间进行外周血涂片检查和 LDH 检查,综合分析实验室检查结果,如有条件应进一步检测血浆 ADAMTS13 活性将有助于与其他疾病的鉴别。

临床上有下列情况者应警惕 TTP 的可能性,需仔细进行排查。①怀疑弥漫性血管内溶血(DIC)而实验室检查显示凝血酶原时间(PT)、部分活化凝血活酶时间(APTT)、纤维蛋白原和纤维蛋白降解产物(FDP)正常,3P 试验阴性者。②怀疑血小板减少性紫癜,但合并不能以出血解释的神经系统症状者。③怀疑 Evan 综合征(呈现原发性血小板减少性紫癜及自身免疫性溶血性贫血),但血涂片显示较多破碎红细胞(>2%)、Coomb 试验阴性者。④有神经系统症状,但合并贫血、血小板减少者。⑤怀疑系统性红斑狼疮的血液和神经系统改变,而狼疮自身抗体系列等免疫指标检查阴性者。⑥有突发神经系统症状伴贫血、出血倾向者等。

四、血栓性血小板减少性紫癜的治疗与预后

(一)治疗

1.血浆置换

为治疗 TTP 患者首选的方法。血浆置换的机制是纠正ADAMTS13的缺乏或不足,去除导致内皮细胞损伤和血小板聚集的不利因子和自身抗体。血浆置换的原则是:早期、足量、优质、联合,只要患者有明显的血小板减少与微血管病性溶血性贫血,不能用其他的疾病解释时,即可开始使用。在开始治疗的前两天,每天置换 1.5 个血浆容量(约 60mL/kg),以后每天置换 1 个血浆容量(约 40mL/kg)直至血小板计数正常和溶血消失。如治疗有效(一般在1~2 周内)则血清 LDH 水平下降,血小板增高,神经系统症状恢复。有学者认为,通常在血清 LDH 水平下降至 400U/L 时,即可停止血浆置换。血浆置换疗法中不应用冷沉淀物,以免大量 vWF 因子触发血管内血小板聚集而加重疾病。

2.血浆输注

对于无条件进行血浆置换者或为先天性 TTP 患者,可行血浆输注以补充 ADAMTS13。因本法可使患者的 ADAMTS13 水平一过性上升,故也可视为一种替代疗法。慢性复发性 TTP 或维持性血液透析血小板持续减少的 TTP 患者,每 2~3 周预防性的输注血浆可以缓解症状及预防严重并发症。其他可维持正常或轻度异常的血小板计数的患者,仅需在病情急性加重时输注血浆,推荐剂量为 20~40mL/(kg·d),并注意输入液体量的平衡。单纯血浆输注的疗效不如血浆置换,多与糖皮质激素、静脉免疫球蛋白输注、环孢素等联合使用。

3.糖皮质激素及免疫抑制剂

获得性 TTP 被认为是一种自身免疫病,因此提示可应用免疫调节疗法。但大部分学者认为,单独使用这类药物对 TTP 患者的治疗效果并不满意,多推荐在血浆置换治疗的同时配合糖皮质激素或(及)免疫抑制剂:起始量多为泼尼松 60~80mg/d,必要时可增至 100~200mg/d;也有学者推荐甲泼尼龙(200mg/d)或地塞米松(10~15mg/d)静脉输注 3~5 天后过渡至泼尼松 1.0mg/(kg·d),但疗程尚不详;免疫抑制剂主要适用于难治和复发性 TTP 患者,常用的药物有长春新碱、环孢素、环磷酰胺、硫唑嘌呤等。其中,长春新碱能够改变血小板膜蛋白受体,阻止 vWF 多聚体与血小板的结合,抑制血小板聚集,另外它还有免疫调节作用,防止体内 IgG 型抗体对内皮细胞的损伤,故较为常用,剂量为每周静脉注射 1 次,每次 1~2mg,连用 4 周。

4.脾切除

本法去除了扣押和破坏血小板和红细胞的场所,也去除了 vWF 片段产生的部位,对部分难治 TTP 患者有效。

5.输注血小板

由于本法可能加重血小板聚集和微血管血栓,使病情恶化,故除非出现致命性出血或颅内出血,在 TTP 患者中血小板输注是禁忌的。

6.新型疗法

(1)利妥昔单克隆抗体:为针对 B 淋巴细胞表面 CD20 的单克隆抗体。理论上讲,利妥昔单抗可以清除产生抗 ADAMTS13 抑制性抗体的 B 细胞,及递呈抗原至活化 T 细胞的 B 细胞。在应用利妥昔单抗治疗后,外周血中 B 细胞需 6~12 个月才逐渐恢复。有研究发现利妥昔单抗可用于治疗难治性或多次复发的 TTP 患者,会使 ADAMTS13 活性升高或抗 ADAMTS13 的抗体滴度下降,但应用利妥昔单抗尚不能维持病情长期缓解。大多数报道所推荐的剂量为每周 375mg/m^2,疗程为 2~8 周。

(2)补充 ADAMTS13:给予患者补充源自血浆纯化的ADAMTS13,或克隆 ADAMTS13 基因获得的功能性 ADAMTS13 重组蛋白。虽然本法仍处于研究阶段,但从理论上讲,对于先天性 TTP 患者,采用重组 ADAMTSl3 进行替代治疗应该具有较好的前景。

(二)预后

急性 TTP 患者在 20 世纪 60 年代死亡率近 100%,死亡原因以中枢神经系统出血或血栓性病变为

主，其次为肾衰竭。但目前由于诊断水平提高、支持治疗的改进和及时应用血浆疗法，该病生存率已达90％。另外，随着急性TTP患者生存率的提高及随访时间的延长，有学者发现部分患者可以在病情完全缓解后复发，但需与急性TTP未达到完全缓解而再次发作相鉴别，后者多与停止治疗过早有关。复发性TTP常在首次发作完全缓解4周以后出现，少数可在数月或数年后出现，虽然每次发作经适时治疗常有效，且部分患者还有自发缓解趋势，但是复发性TTP患者的长期预后仍较差。ADAMTTS13活性的水平是目前一个比较理想的判断预后的指标，如果患者在病情缓解时ADAMTS13活性仍然低下，将有60％的比例将复发；若病情缓解时ADAMTS13活性正常，则复发率仅为19％。继发性TTP患者的预后通常与其原发病控制与否有关。

（于　征）

第二十二章
肾小管疾病

第一节　肾小管酸中毒

肾小管性酸中毒是由于近端及(或)远端肾小管功能障碍所致的代谢性酸中毒，而肾小球功能正常或损害轻微。临床多见于20～40岁女性，一般依据病变部位及发病机制的不同，肾小管性酸中毒可分为Ⅰ型、Ⅱ型、Ⅲ型、Ⅳ型等4型。

一、远端肾小管酸中毒(Ⅰ型)

(一)概述

本型RTA是由于远端肾小管酸化功能障碍引起，主要表现为管腔液与管周液间无法形成高 H^+ 梯度，因而不能正常地酸化尿液，尿铵及可滴定酸排出减少，产生代谢性酸中毒。

(二)临床表现

1.高血氯性代谢性酸中毒

由于肾小管上皮细胞泌 H^+ 入管腔障碍中 H^+ 扩散返回管周，故患者尿中可滴定酸及铵离子(NH_4^+)减少，尿液不能酸化至pH<5.5，血pH下降，血清氯离子(Cl^-)增高。但是，阴离子间隙(AG)正常，此与其他代谢性酸中毒不同。

2.低血钾症

管腔内 H^+ 减少，而从钾离子(K^+)代替 H^+ 与钠离子(Na^+)交换，使 K^+ 从尿中大量排出，导致低血钾症。重症可引起低钾性瘫痪、心律失常及低钾性肾病(呈现多尿及尿浓缩功能障碍)。

3.钙磷代谢障碍

酸中毒能抑制肾小管对钙的重吸收，并使1,25-$(OH)_2D_3$ 生成减少，因此患者出现高尿钙、低血钙，进而继发甲状旁腺功能亢进，导致高尿磷、低血磷。严重的钙磷代谢紊乱常引起骨病(骨痛、骨质疏松及骨畸形)、肾结石及肾钙化。

(三)诊断要点

(1)出现阴离子间隙(AG):正常的高血氯性代谢性酸中毒、低钾血症，尿中可滴定酸或 NH_4^+ 减少，尿pH>6.0，远端肾小管酸中毒诊断即成立。

(2)对不完全性远端肾小管酸中毒患者可进行氯化铵负荷实验(有肝病者可用氯化钙代替)，若尿pH不能降至5.5以下则本病诊断亦可成立。

(四)治疗

1.一般治疗

如有代谢性酸中毒，应减少食物固定酸摄入量，低盐饮食减少氯离子。对继发性患者应控制或去除病因。

2.药物治疗

(1)纠正代谢性酸中毒:碱性药物的剂量需个体化,可根据血 pH、二氧化碳结合力及尿钙排量加以调整,其中 24 h 尿钙排量(小于 2 mg/kg)是指导治疗的敏感指标。有高氯性代谢性酸中毒者,可用碳酸氢钠 2.0 g,3 次/天,口服;或用 5%碳酸氢钠 125 mL,静脉滴注。

(2)纠正电解质紊乱:目前认为纠正酸中毒开始即应予补钾;重症低钾,在纠酸前就应补钾。一般补钾应从小剂量开始,尽量避免使用氯化钾,以免加重高氯血症。补钾时应监测血钾或行心电监护,以防止高血钾,可用 10%枸橼酸钾 10 mL,3 次/天,口服;严重低钾时(血钾小于2.5 mmol/L),则可用 10%氯化钾 15 mL加入 10%葡萄糖注射液 500 mL 中静脉滴注。存在骨病或缺钙严重的,可给钙剂与维生素 D_3(一般不使用维生素 D_2),可用维生素 D_3 滴丸 5 万～10 万 U,1 次/天,口服;或用骨化三醇(罗钙全)0.25 μg,1 次/天,口服;有肾结石、肾钙化时不宜使用维生素 D 和钙剂。当血磷、碱性磷酸酶降至正常时可减量或停用。

二、近端肾小管性酸中毒(Ⅱ型)

(一)概述

Ⅱ型肾小管性酸中毒是由近端肾小管酸化功能障碍引起的,主要表现为 HCO_3^- 重吸收障碍,常见于婴幼儿及儿童。

(二)临床表现

与远端 RTA 比较,它有如下特点。①虽均为 AG 正常的高血氯性代谢性酸中毒,但是化验尿液可滴定酸及 NH_4^+ 正常,HCO_3^- 增多。而且,由于尿液仍能在远端肾小管酸化,故尿 pH 常在 5.5 以下。②低钾血症常较明显,但是,低钙血症及低磷血症远比远端 RTA 轻,极少出现肾结石及肾钙化。

(三)诊断要点

(1)患者有阴离子间隙(AG)正常的高血氯性代谢性酸中毒、低钾血症。

(2)尿中 HCO_3^- 增加,近端肾小管酸中毒诊断成立。

(3)如疑诊本病,可做碳酸氢盐重吸收实验,患者口服或静脉滴注碳酸氢钠后,肾 HCO_3^- 排泄分数大于 15%即可确诊本病。

(四)治疗

1.一般治疗

有病因者应注意去除病因。

2.药物治疗

(1)纠正代谢性酸中毒:可用碳酸氢钠 2～4 g,3 次/天,口服;对不能耐受大剂量碳酸氢钠患者,可用氢氯噻嗪 25 mg,3 次/天,口服。一般酸中毒纠正后应减量,可用氢氯噻嗪 50 mg/天,口服。

(2)纠正电解质紊乱:对有低血钾者,应予 10%枸橼酸钾 10 mL,3 次/天,口服;严重低钾时(血钾小于 2.5 mmol/L),则用 10%氯化钾 15 mL 加入 10%葡萄糖注射液 500 mL 中静脉滴注,应注意监测血钾或心电监护,以防止高血钾。若血磷低,可用磷酸盐合剂 20 mL,3 次/天,口服,长期服用磷盐治疗者,应注意监测血清磷水平,并维持在 1～1.3 mmol/L。

三、混合肾小管性酸中毒(Ⅲ型)

此型患者远端和近端 RTA 表现均存在,尿中可滴酸及 $NH4^+$ 减少,伴 HCO_3^- 增多,临床症状常较重,治疗与前两者相同。可视为Ⅱ型的一个亚型。

四、高血钾型肾小管性酸中毒(Ⅳ型)

(一)概述

此型 RTA 较少见,又称Ⅳ型 RTA。

病因及发病机制:本病发病机制尚未完全清楚。醛固酮分泌减少(部分患者可能与肾实质病变致肾素合成障碍有关)或远端肾小管对醛固酮反应减弱,可能起重要致病作用,为此肾小管 Na^+ 重吸收及 H^+、K^+ 排泌受损,而导致酸中毒及高血钾症。

本型 RTA 虽可见于先天遗传性肾小管功能缺陷,但是主要由后天获得性疾病导致,包括肾上腺皮质疾病和(或)肾小管一间质疾病。

(二)临床表现

本型 RTA 多见于某些轻、中度肾功能不全的肾脏患者(以糖尿病肾病、梗阻性肾病及慢性间质性肾炎最常见)。临床上本病以 AG 正常的高血氯性代谢性酸中毒及高钾血症为主要特征,其酸中毒及高血钾严重度与肾功能不全严重度不成比例。由于远端肾小管泌 H^+ 障碍,故尿 $NH4^+$ 减少,尿 pH>5.5。

(三)诊断要点

符合以下 3 点即可确诊本病。

(1)存在高血氯性代谢性酸中毒(AG 正常)。

(2)确诊有高钾血症。

(3)酸中毒、高血钾与肾功能不全程度不成比例。

(四)治疗

1.一般治疗

治疗上除病因治疗外,尚应纠正酸中毒、降低高血钾,以及予肾上腺盐皮质激素治疗。

2.药物治疗

(1)纠正酸中毒:有高氯性代谢性酸中毒,可用碳酸氢钠 2.0 g,3 次/天,口服;或用 5%碳酸氢钠 125 mL,静脉滴注。

(2)糖皮质激素治疗:有低醛固酮血症者,可用氟氢可的松 0.1 mg,1 次/天,口服。

(3)纠正高血钾:有高血钾者,应限制钾摄入,并可用呋塞米(速尿)20 mg,3 次/天,口服;或用聚苯乙烯磺酸钠 15~30 g,3 次/天,口服。血钾大于 5.5 mmol/L 应紧急处理,可用 10%葡萄糖酸钙 20 mL 加入 10%葡萄糖注射液 20 mL 中,静脉缓慢推注,并用 5%碳酸氢钠 125 mL,静脉滴注,以及普通胰岛素 6 U 加入 50%葡萄糖注射液 50 mL 中静脉滴注;如经以上处理无效,血钾大于 6.5 mmol/L,则应住院行血液透析治疗。

(肖艳美)

第二节　肾性尿崩症

肾性尿崩症又称抗利尿激素不敏感综合征,特征是肾小球滤过率和溶质排泄正常,血浆 AVP 水平正常甚至升高,外源性 AVP 治疗无效或疗效很差。肾性尿崩症的基本缺陷在于肾脏对 AVP 的敏感性下降。有些肾脏疾病既损伤肾脏对尿液的浓缩功能,又削弱稀释功能,肾脏持续排泄等渗尿,尿量亦可增多,这种状态不属于肾性尿崩症的范畴。不过,如合并有肾脏对 AVP 的敏感性下降,则应归入肾性尿崩症的范畴。

一、病因、分类与发病机制

肾性尿崩症可分为家族性和获得性两大类。家族性肾性尿崩症少见,按遗传方式分为 X-连锁隐性和常染色体隐性两种,前者较后者常见。获得性肾性尿崩症也称继发性肾性尿崩症,远较家族性肾性尿崩症多见,可由小管间质性肾病、电解质紊乱、药物和妊娠而引起。有些获得性肾性尿崩症无明显原因可查,称为特发性肾性尿崩症。

根据患者对 AVP 的反应可将家族性肾性尿崩症分为Ⅰ及Ⅱ两型:注射 AVP 后尿 cAMP 排泄不增加的为Ⅰ型,增加的为Ⅱ型。X-连锁隐性肾性尿崩症属Ⅰ型,常染色体隐性肾性尿崩症属Ⅱ型。

获得性肾性尿崩症的发病机制：小管间质性肾病是引起获得性肾性尿崩症最常见的原因。小管间质性肾病包括一组疾病，这些疾病可损害肾小管，致使 V_2 受体水平降低和(或)活性下降，于是 AVP 的作用减弱，从而产生尿崩症。

低钾和高钙亦可引起获得性肾性尿崩症。低钾引起肾性尿崩症的机制有。①钾的缺乏可通过某种机制增加肾脏 PGE_2 的产生，而 PGE_2 可拮抗 AVP 对集合管的作用。②缺钾可刺激渴感中枢，引起口渴；③缺钾可使内髓间质的 NaCl 浓度降低，从而削弱内髓间质的高渗状态。

高钙引起肾性尿崩症的机制有。①Ca^{2+} 可抑制 AVP 对腺苷酸环化酶的激活作用，从而拮抗 AVP 对集合管的效应。②高钙可通过某种机制使内髓间质的溶质浓度降低，从而削弱内髓间质的高渗状态。

某些药物亦可诱发肾性尿崩症。地美环素主要通过抑制 AVP 对腺苷酸环化酶的刺激作用而致病，它还可直接抑制蛋白激酶 A 的活性。地美环素诱发的肾性尿崩症是可逆的，停药后可恢复。甲氧氟烷在体内可代谢为草酸和氟化物，二者对肾脏皆有毒性作用，不过，肾性尿崩症系无机氟化物所致，与草酸无关。锂盐主要通过抑制集合管 cAMP 的产生而诱发肾性尿崩症，锂盐发挥这一效应的机制较为复杂。有资料显示，锂盐短期内主要通过抑制集合管刺激性 G 蛋白(Gs)的活性发挥作用，长期则通过激活抑制性 G 蛋白(Gi)的活性而发挥作用。此外，锂还可抑制 AQP2 的表达，从而降低集合管对水的通透性。据报道，血清锂浓度在 0.5～1.5 mmol/L 时 12%～30%的患者出现肾性尿崩症。锂诱发的肾性尿崩症亦是可逆的，停药后于数月内恢复。

某些特殊的生理状态可引起肾脏对 AVP 的敏感性下降。如极少数妊娠妇女肾脏对 AVP 的反应降低。此外，居住在高原的人对 AVP 的反应低于正常(这可能是一种适应性反应)。

二、病理生理

肾性尿崩症患者因集合管对 AVP 敏感性下降，远曲小管和集合管对水的通透性降低，致使大量游离水从终尿中排出，从而形成低渗性多尿。由于肾脏排泄游离水过多，故血浆渗透压升高，使 AVP 分泌增加，同时患者出现烦渴多饮。如患者能得到足量的饮水，其血浆渗透压一般不会显著升高甚至正常。但若因某种原因得不到足够的饮水，或因昏迷而不能饮水，则血浆渗透压可明显升高。如肾脏对 AVP 完全没有反应，则理论上流到集合管的尿液将完全被排出(实际上仍然有一部分水被吸收到内髓间质)，每日尿量可多至 18 L。久病者可损害内髓高渗状态。

三、临床表现

肾性尿崩症的临床表现与中枢性尿崩症极为相似，烦渴、多饮、多尿为最主要的症状。家族性肾性尿崩症的症状较获得性肾性尿崩症为重，常有显著的低渗性多尿。患儿多于生后数月出现症状，重症者可出现生长障碍和智力低下。如饮水受限，患者可出现严重的高张综合征。对 AVP 抵抗是肾性尿崩症最突出的特征，机体对 AVP 的抵抗只限于 V_2 受体，V_1 受体介导的效应(如血管收缩、促进 ACTH 分泌)则不受影响。给病者输注 AVP，并不能提升尿液渗透压，但可引起腹部绞痛和皮肤苍白。同中枢性尿崩症一样，肾性尿崩症病程较久者也可出现泌尿道扩张，有些患者的膀胱容量可达 1 L。严重者可出现输尿管积水和肾盂积水。

根据症状的轻重，肾性尿崩症亦可分为完全性和部分性两种。完全性肾性尿崩症患者对 AVP 几无反应，症状严重。部分性肾性尿崩症对 AVP 尚有一定的反应。家族性肾性尿崩症男性患者一般表现为完全性肾性尿崩症，女性如发病多表现为部分性肾性尿崩症。继发性肾性尿崩症多表现为部分性，但也可为完全性。

同中枢性尿崩症一样，肾性尿崩症的夜尿也增多，严重者可因夜间频繁排尿而影响睡眠。不过，夜间症状通常较白天为轻。完全性肾性尿崩症患者症状的昼夜变化可不甚明显，部分性肾性尿崩症则较明显。患者夜间的饮水量和单位时间的尿量均低于白天，夜尿的渗透压和溶质排泄率则较昼尿为高。获得性肾性尿崩症者除上述症状外，还有原发肾脏疾病的表现。

四、实验室检查

(一)实验室检查

尿比重和渗透压降低为尿崩症最显著的实验室检查特点，患者的尿比重一般在1.001～1.005；尿渗透压一般在50～200 mmol/L，低于血浆渗透压。尿钠、尿钾、尿钙浓度降低，但24 h总量一般正常。血钠和血浆渗透压一般在正常高限或轻度升高，但如患者饮水受限则血钠和血浆渗透压可显著升高。血肌酐和尿素氮一般正常，但伴有严重高张综合征者可因肾小球滤过率显著降低而致血肌酐和尿素氮升高。

血浆AVP测定对肾性尿崩症的诊断具有重要意义。正常人血浆AVP基础值为1～5 ng/L，肾性尿崩症者显著升高，且完全性者较部分性者更高。

(二)诊断性试验

1.禁水试验

完全性肾性尿崩症患者因对AVP显著抵抗，故于禁水后尿液仍不能充分浓缩，尿量无明显减少，尿比重在1.010以内，尿渗透压和血浆渗透压之比仍小于1。部分性肾性尿崩症患者对AVP仍有一定的反应，禁水后尿量减少、尿渗透压和尿比重升高，尿渗透压可超过血浆渗透压但低于750 mmol/L(多在400～500 mmol/L)，尿比重低于1.020。

2.禁水－AVP试验

完全性肾性尿崩症患者在充分禁水后，注射5 U AVP并不能使尿渗透压和尿比重升高。部分性肾性尿崩症患者在充分禁水后，注射5 U AVP一般也不能使尿渗透压和尿比重进一步升高，但有些患者可有轻微的升高。

3.高渗盐水试验

正常人在滴注高渗盐水后，血浆AVP水平显著升高，肾脏对游离水的重吸收增加，尿量较滴注前减少70%以上，同时尿比重和尿渗透压升高。高渗盐水试验中，肾性尿崩症患者血浆AVP的反应基本正常，但因肾脏对AVP敏感性下降，故没有上述尿量骤减、尿比重和尿渗透压升高的反应。

五、诊断

对于排泄大量低渗尿液的患者应想到肾性尿崩症的可能，通过测定血浆AVP及禁水-升压素试验可确立诊断。

遗传性肾性尿崩症已可进行基因诊断，以脐血提取的DNA为材料，可在生后48 h做出诊断，这样就可对患儿早期治疗，避免出现体格和智力障碍。

六、治疗

同中枢性尿崩症一样，只要有足够的水摄入，患者无生命危险。因此，对肾性尿崩症应给予足够的饮水，以避免体液渗透压过高及体液缩减。幼儿不能饮水，可由父母喂给水分，但量应适当。如果因某种原因摄入不足，造成高张综合征和休克，应给予相应的处理。遗传性肾性尿崩症目前尚无病因治疗，只能对症地减轻口渴、多尿症状，对继发性肾性尿崩症应查明病因并给予相应的治疗。药物所致者应停用引起尿崩症的药物，电解质紊乱所致者应尽快纠正电解质紊乱。

使用噻嗪类利尿药并减少钠的摄入可造成一定程度的容量不足和钠缺乏，于是近端肾小管的重吸收比例增加，到达远端肾小管的溶质量和液体量相应下降，终尿量遂减少。噻嗪类利尿药可使患者尿量减少一半，尿渗透压升高1倍以上。噻嗪类利尿药中以双氢克尿噻最为常用，成人剂量为50～150 mg/d，分2～3次口服；小儿剂量为2 mg/kg体重。在使用噻嗪类利尿药时，如果不减少钠的摄入量，则效果甚微。螺内酯(安体舒通)也有一定的作用，不过作用较弱，但它对锂盐诱导的肾性尿崩症则特别有效。完全性肾性尿崩症对AVP制剂无反应，部分性肾性尿崩症对AVP制剂有一定的反应。大剂量DDAVP(如200～400 μg每8 h鼻喷1次)可改善部分性肾性尿崩症患者的症状，但这种治疗花费太大。刺激AVP释放的药物如氯贝丁酯、氯磺丙脲对完全性肾性尿崩症无效，对部分性肾性尿崩症有微弱疗效。非类固醇抗炎药可抑制肾前列腺素的合成，使到达远端肾小管的溶质量减少，从而降低尿量。最常使用的是吲哚美辛（消炎痛）。异丁苯丙酸（布洛芬）亦常使用，其疗效较吲哚美辛略差。舒林酸也是一种前列腺素合成抑制药，但它不能抑制肾脏前列腺素的合成，故对肾性尿崩症无效。

单一药物不能完全控制肾性尿崩症的症状，近年主张联合用药。常见的联合用药方案有：噻嗪类利尿药加螺内酯、噻嗪类利尿药加前列腺素合成抑制药、前列腺素合成抑制药加 DDAVP 等。联合用药不仅可增强疗效，还可避免某些不良反应，如联合应用噻嗪类利尿药和螺内酯可避免噻嗪类利尿药的低血钾不良反应。

（肖艳美）

第三节　肾性糖尿

正常尿液中含有少量葡萄糖，称为基础糖尿。肾性糖尿是指血糖水平正常或低时，尿中排泄的葡萄糖含量超过正常基础糖尿的上限。肾性糖尿是近端肾小管重吸收葡萄糖功能减低的疾病。多为原发性，偶亦继发于慢性间质性肾炎、肾病综合征、多发性骨髓瘤或其他肾损害。原发性肾性糖尿亦称家族性肾性糖尿是常染色体隐性遗传病，也有呈显性遗传。通常，肾性糖尿是一种良性疾病，不需要特殊治疗。

目前普遍接受的肾性糖尿的标准为。①口服葡萄糖耐量试验、血浆胰岛素、游离脂肪酸和糖化血红蛋白含量均正常。②除了妊娠时可能增加，尿中葡萄糖含量相对稳定（10～100 g/d）。③尿糖的程度不决定于饮食，但可以根据摄入糖类的量而波动。④尿中排泄的糖为葡萄糖，而非其他糖类（果糖、戊糖、半乳糖、蔗糖、麦芽糖、庚酮糖）。⑤肾性糖尿患者储存和利用碳水化合物无异常。

一、肾性糖尿的生理基础

（一）基础糖尿

正常终尿中含有少量葡萄糖，成为基础糖尿，24 h 总量小于 0.5 g，浓度约为 0.28～0.83 mmol/L（5～15 mg/dL）。这样小量的葡萄糖用常规临床实验室方法不能测出（出现阳性反应需大于 40 mg/dL），只能通过葡萄糖氧化酶或己糖激酶酶法检测才能测到。成人每日尿中排泄的葡萄糖量约为 30～300 mg，新生儿或早产儿因肾脏发育尚未成熟，基础糖尿稍多，可达8.33 mmol/L（150 mg/dL）。

基础糖尿不依赖于血糖浓度、尿量、肾糖阈和肾小管的葡萄糖最大回吸收率（TMG）。这表明基础糖尿不反映近端小管的转运能力，而可能是小量葡萄糖由血浆经小管上皮细胞扩散进入管腔中。这与所有正常人存在的基础氨基酸尿类似。

（二）肾小管对葡萄糖的再吸收作用

葡萄糖近曲小管再吸收的机制尚未完全清楚。一般认为是一种需钠的耗能主动转运过程，能量消耗主要用于钠泵。具体过程有两步。①近曲小管上皮细胞的刷状缘有偶联载体，能与滤液中的葡萄糖结合 Na^+ 而转运入细胞内，其速率受膜两侧糖与钠的浓度差调节。②进入细胞内的葡萄糖积累达一定浓度后，就直接扩散（或经载体结合异化扩散）通过基膜而进入血浆，这型载体对 C2 有羟基的糖具有特异转运功能。而 Na^+ 则在管周膜上的钠泵的主动转运下，泵出至管周间隙的体液中，使细胞内与管腔内钠保持一定梯度，这样就使葡萄糖的再吸收能够持续不断的进行下去。

（三）肾小管的葡萄糖最大回吸收率（TMG）及肾的排糖阈

利用葡萄糖滴定曲线技术，即在静脉点滴葡萄糖来逐步提高血糖浓度的过程中，可观察到肾小管的葡萄糖再吸收率是与血糖浓度有一定关系，血糖越高，滤液中糖量就越多，肾小管回吸收的糖亦越多。但肾小管回吸收糖的功能有一定的限度，这个限度就是肾小管的葡萄糖最大回吸收率。当肾小球滤液中糖量超过 TMG 时，就出现糖尿。正常人 TMG 为 270～375 mg/min，男性高于女性，小儿按体表面积纠正后与成人相同，但老年人渐下降。近年研究表明，TMG 也不是完全固定的，因为 GFR、Na^+ 的再吸收量对它均有影响，所以有人认为，TMG也不能完全代表肾小管的再吸收功能，并主张用TMG/GFR来表示。

临床上把出现尿糖时的血糖水平称为排糖阈，一般波动于8.88～10.55 mmol/L(160～190 mg/dL)。

二、病因

发病原理未明，不同的家系研究得到的结果不尽相同。1937年，Hjarne等人对一个很大的家系进行研究，该家系中男性和女性均有糖尿患者。当父母均无糖尿时，子女亦无糖尿；当父母中一方有糖尿时，部分子女出现糖尿。后续的研究也支持该病为常染色体显性遗传疾病。也有研究发现重度持续性糖尿可能是常染色体隐性遗传。原发性肾性糖尿的基因缺陷还有待于进一步明确。对3名日本患者的研究发现GLUT2葡萄糖转运子存在2个基因突变的杂合子(L389P和V423E)，但其他研究并未发现类似情况。近来还发现肾性糖尿患者存在钠糖共转运子的基因突变。本病还可能与6p染色体的HLA位点相关。在X联锁的低磷血症小鼠中也发现有糖尿。

三、发病机制

(1)近端肾小管表面积与肾小球滤过膜面积相比，比率下降，导致球管失衡。

(2)肾小管对葡萄糖重吸收的转运系统有器质或功能上的不平衡。

(3)肾小管细胞内对不同浓度的葡萄糖贮积功能减低。

(4)肾小管细胞膜对葡萄糖的渗透性降低。

(5)肾小管转运葡萄糖的细胞载体对葡萄糖的亲和力减低。

四、病理

早期形态学检查均未发现特异改变，仅为肾小管转输功能异常。近年有报告，在近端小管上皮细胞有空泡变性，糖原染色阳性反应物质增聚，线粒体溶解，电镜下有明显改变，但尚需进一步复核证实。

五、临床表现

本病比较少见，发病率据Joslin统计50 000名糖尿的患者中仅94例为本病。国内也有少数报告，其临床特点有以下几点。

(1)经常持续糖尿，轻症仅在饭后出现，重症空腹也有，尿糖量轻－中度，24 h一般小于30 g，但亦偶有高达100 g以上者。

(2)初生发病，多无临床症状，亦不影响生长发育。虽终身不愈，但预后良好，不影响健康和寿命。

(3)空腹血糖和糖耐量试验均正常，终身追查未发现转变为代谢性糖尿病。如出现酮尿症，多属饥饿性，故在空腹而不在餐后发生。

(4)常有家族史。可能为常染色体显性遗传，同型合子为重型，异型合子为轻型，亦有隐性遗传的报告。

六、分型

肾性糖尿可根据葡萄糖滴定曲线证实肾糖阈减低。通常分为两型。A型与B型可出现于同一家族，说明这两种类型代表不同程度的糖尿，并不必需是两种不同基因突变。

(一)A型

特征表现是肾糖阈和肾小管葡萄糖最大重吸收率(TMG)均减低。在血糖不高时，肾小管对葡萄糖重吸收亦低于正常。这型肾性糖尿是真正的肾小管功能障碍，可能是所有肾单位的葡萄糖转运子都存在突变，伴有转运能力的下降，临床上较少见。常伴发于其他近端肾小管功能障碍如Fanconi综合征、Lowe综合征及重金属中毒等。

(二)B型

特征表现是肾糖阈减低，而TMG正常，是由于个别肾单位对葡萄糖的重吸收功能减低所致。在血糖浓度还未达到TMG值的浓度时，即出现尿糖，故为假性肾性糖尿。常为孤立性肾性糖尿。

有人还提出有第三型，即疲劳性回吸收型，在增加糖负荷的情况下，回吸收糖量呈进行性下降。

七、诊断及鉴别诊断

因无症状，多偶然或根据家族史追查发现。根据前述临床特点与家族史诊断不难，有时需与下列疾病鉴别。

(一)糖尿病

两者区别很重要，特别对真性糖尿患者伴有肾糖阈降低者(可能占糖尿病患者的 1/3)。因为两者治疗方法完全不同。此病血糖升高，葡萄糖耐量曲线呈糖尿病型，但注意有少数肾性糖尿可伴有隐性糖尿病。

(二)其他糖尿

如戊糖尿，常染色体隐性遗传疾病，尿 Bial 反应(盐酸二羧基甲苯)呈阳性可确定为戊糖；果糖尿，尿 Slivanoff 反应(间苯二酚)呈阳性可确定为果糖；乳糖尿、半乳糖尿及甘露庚糖尿，作尿纸上层析法可确定之。

(三)继发性肾性糖尿

如 Fanconi 综合征、Lowe 综合征及其他肾脏病所致的肾性糖尿，可根据原发病特征进行鉴别。

八、治疗

原发性肾性糖尿为良性疾病，不会引起肾功能和代谢状态的恶化。虽然肾性糖尿的程度可随着时间的迁延而变化，但通常数十年都保持稳定无进展。无症状者无须治疗，如有功能性低血糖症状应予对症处理、预后良好。继发性肾性糖尿主要治疗原发疾病。

(肖艳美)

第四节　特发性高钙尿症

一、概述

1953 年 Albright 首先报道一组原因不明的肾结石伴血钙正常而尿钙排泄增加患者，被命名为特发性高钙尿症(idiopathic hypercalciuria，IH)。

二、病因和发病机制

本病是一种 X 连锁隐性遗传病伴原发性 Fanconi 综合征，主要由编码氯离子通道的 CLCN5 基因突变引起。CLCN5 基因位于人类染色体 Xp11，22 区，编码肾小管上皮细胞膜的氯离子通道蛋白 CLC-5。CLC-5 与细胞重吸收小相对分子质量蛋白质形成内吞囊泡有关。CLCN5 基因突变，使氯离子通道 CLC-5 结构异常，Cl^- 跨囊泡膜内流受阻，囊泡酸化障碍，影响蛋白质重吸收，出现小相对分子质量蛋白尿。同时，囊泡不能酸化也影响细胞膜表面受体再循环，进而引起多种物质转运异常。本病患者高尿钙产生的原因可能是以下几个方面。

(1)空肠转运吸收钙增加，抑制甲状旁腺分泌功能，使肾小球超滤负荷增加，而肾小管重吸收钙减少，引起尿钙增多。吸收增加的钙由尿中排出，所以血钙不升高。此外，肠道钙吸收增加尚可见于乳类食品和钙摄入过多以及维生素 D 过多等。

(2)由肾小管重吸收钙缺陷引起。管腔膜上参与钙离子转运的蛋白通道再循环障碍或肾小管对某种调节蛋白重吸收减少，使原尿中钙重吸收降低，引起尿钙增加，血钙减少。血钙降低刺激甲状旁腺分泌 PTH 增加，同时维生素 D 活性产物合成增多，均可使血钙保持正常水平。

肾小管对磷重吸收减少，肾性失磷引起继发性低血磷，反馈作用使血 $1,25\text{-}(OH)_2D_3$ 增加，使空肠对钙吸收增加，可滤过钙增多，进一步加重了尿钙排泄。

肾小管钙重吸收减少和肠道钙再吸收增加导致高尿钙发生机制如图 22-1 所示。

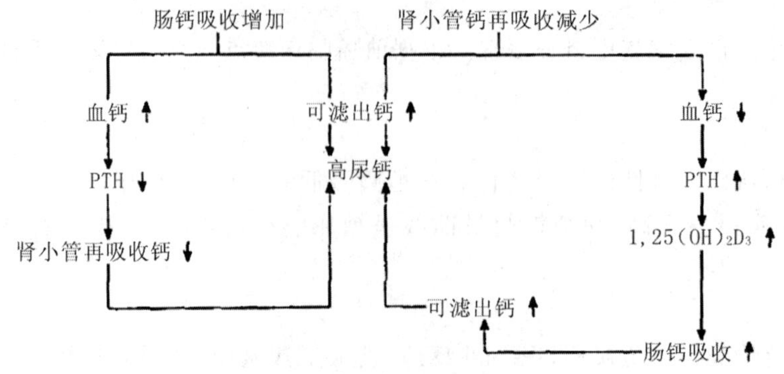

图 22-1 高尿钙的发病机制

三、临床表现

目前认为，Dent 病、特发性高钙尿症、X 连锁隐性遗传性低血磷性佝偻病和 X 连锁隐性肾钙化都是一种疾病的不同表现形式，即 X 连锁原发性 Fanconi 综合征。本病多见于中年女性，男性患者病情重，女性较轻。发病年龄 35～60 岁，轻者可无症状。约 50%患者发生肾结石、血尿，甚至肾绞痛。平日尿中可见大量钙结晶，尿蛋白电泳示不同程度的低相对分子质量蛋白尿。晚期可有烦渴多饮、多尿、肾钙化及进行性肾衰竭。由于长期负钙平衡及继发性甲旁亢，可发生关节痛，骨质疏松、骨折、畸形和佝偻病等。

四、诊断

尿钙高而血钙正常是本病诊断的重要依据。凡原因不明之钙结石，骨质疏松或软骨病患者均应排除本病。实验室检查如下几个方面。

(1)尿 Ca/Cr 比值大于等于 0.18～0.25(正常小于 0.12)。

(2)24 h 尿钙定量大于 0.1 mmol/kg 或女性大于等于 250 mg、男性大于等于 300 mg(正常小于 4 mg/kg)。

(3)尿中出现低相对分子质量蛋白质如清蛋白、β_2-微球蛋白和 α_1-微球蛋白等。24 h 尿蛋白定量在 0.5～2.0 g(儿童患者小于等于 1 g/d)。

(4)低钙饮食试验：限制钙摄入量 300 mg/d，3 天后作 24 h 尿钙定量仍高于正常者为阳性。

(5)钙耐量试验：低钙低磷饮食 3 天后，第 4 天静脉滴注钙剂 15 mg/kg，置于 1 000 mL 生理盐水中，5 h内滴完。滴完后开始留 24 h 尿，3 h 后取血，查血、尿钙和磷浓度。如果尿钙排出量减去基础尿钙后，仍超过滴入钙量 50%者，给钙后 4～12 h 尿磷排出量较 0～4 h 降低 20%，则为阳性。

五、鉴别诊断

(一)伴血钙升高

维生素 D 中毒、钙制剂治疗、甲状旁腺功能亢进、婴儿特发性高钙血症(Williams 综合征)、结节病、恶性肿瘤如骨髓瘤等应与本病鉴别。

(二)伴血钙正常

其他原因所致 Fanconi 综合征、抗 ADH 综合征、肾小管酸中毒和髓质海绵肾等应与本病鉴别。

六、治疗

(一)低钙饮食

每日钙摄入量应小于 400 mg，多饮水以稀释尿液，减少结石发生。

(二)磷酸纤维素钠

能与肠内钙结合，减少钙吸收，对肠道吸收钙增加而引起的高尿钙更有效。用量：每次 5 g，每日 3 次。

(三)噻嗪类利尿剂

氢氯噻嗪从小剂量开始,用量:25～75 mg/d。该药可能对肾小管上皮细胞钙钠转运存在相互竞争和制约,同时可激活 Ca^{2+}-ATP 酶,增加钾离子重吸收,使尿钙排泄减少。用药期间应监测 24 h 尿钙排量,注意药物不良反应。

(四)前列腺素抑制剂

吲哚美辛、对氨基乙酰水杨酸和舒林酸等。这类药物通过减少 PG 合成,减低 1,25$(OH)_2D_3$ 活性,使尿钙排出减少。

(五)二磷酸盐

羟乙膦酸钠和阿仑膦酸钠等可减少肠道中钙吸收。

(肖艳美)

第五节　肾小管性佝偻病

佝偻病是一组以骨钙化不全为特征的疾病(儿童期发病称佝偻病,成人期称骨质软化症或软骨病)。近年来,随着对维生素 D 代谢的深入研究和对肾小管钙磷转运机制的了解,我们在佝偻病病因和发病机制方面取得了很大的进展。目前佝偻病主要分为两大类。①低钙型:始发因素为低钙,常与维生素 D 代谢失常有关,可伴继发性甲旁亢。②低磷型:常与肾小管磷转运障碍或缺磷有关。现将佝偻病分类列表如下(表 22-1)。

表 22-1　佝偻病分类

		低钙性	低磷性	其他
肾性	肾小管	维生素 D 依赖症Ⅰ型	性连锁低磷性佝偻病	
		维生素 D 依赖症Ⅱ型	性连锁低磷性骨病	
			常染色体显性低磷性佝偻病	
			常染色体隐性低磷性佝偻病	
			肾小管酸中毒	
			Fanconi 综合征	
	肾小球	肾性骨营养不良	肾移植	透析性骨病
肝性		肝脏病(肝 25-羟化酶缺乏)		
营养性(胃肠型)		摄入不足或吸收障碍	药物性(磷结合剂)影响、磷缺乏性	缺镁性、缺铜性
其他		(VD 缺乏、缺钙)	外分泌性肿瘤伴发佝偻病	低磷酸酶血症

肾小管性佝偻病是因肾小管功能异常而导致以骨钙化不全为特征的一组疾病。本病大多数属遗传性佝偻病,常见类型有:家族性抗维生素 D 性佝偻病、遗传性低血磷性骨病,维生素 D 依赖性佝偻病Ⅰ型及Ⅱ型等。

一、家族性抗维生素 D 性佝偻病

是最常见的肾小管性佝偻病,主要特征为:低血磷伴尿磷增加,血中 1,25-$(OH)_2D_3$ 降低,血钙和血 PTH 正常。

(一)病因和发病机制

家族性抗维生素 D 性佝偻病是一种 X 连锁显性遗传病,致病基因定位于 X 染色体长臂,故男性患者不传给儿子,而女性患者可传给儿子或女儿。由于男性仅一个 X 染色体,肾小管功能障碍为完全性而病情较重,女性有两个染色体,功能障碍为不完全性而病情较轻。少数病例呈常染色体隐性遗传,也有散发病例报道。本病是由肾小管自身功能缺陷所致,由于近端小管上皮细胞刷状缘上的Ⅱ型 Na^+/Pi 转运蛋

白功能异常，导致小管对磷再吸收障碍，尿磷排出增加，血磷减少，继发骨病。

近年发现，患者骨钙化异常除上述因素引起之外，还与其自身成骨细胞功能缺陷有关。成骨细胞膜上有一种Ⅱ型跨膜糖蛋白 PHEX，具有中性肽链内切酶的活性。PHEX 基因位于人类染色体 Xp22.1 p22.2 区，该基因突变引起 PHEX 内切酶活性改变，通过降解循环中某种物质，产生一种体液因子。这种体液因子随血液循环运行到肾脏，与刷状缘上的受体结合，激活小管上皮细胞内的 PKC，使 Na^{+}/Pi 转运蛋白对磷转运降低，进而影响磷的再吸收。同时，PKC 激活，还使细胞内 1α-羟化酶活性降低，$1,25\text{-}(OH)_2D_3$ 合成减少，进一步加重磷和骨质代谢异常，诱发本病。目前，PHEX 作用底物及其相应受体是什么尚不清楚。由于在抗维生素 D 性佝偻病患者家族中发现多种 PHEX 基因突变，所以何种突变属致病性热点突变尚未确定。

（二）临床表现与诊断

抗维生素 D 性佝偻病的主要临床特点和诊断依据如下。

(1)血磷很低，常为 0.32～0.78 mmol/L(10～24 mg/L)；肾小管对磷回吸收降低致使尿磷大量丢失，尿磷增多，TmP/GFR 常低于 0.56 mmol/L。血钙磷乘积降低，常小于 30；血清碱性磷酸酶正常或稍高(决定于骨病的严重程度)；血清 $1,25\text{-}(OH)_2D_3$ 正常或降低，血 PTH 正常或稍高。患者无糖尿及氨基酸尿等。

(2)发病早，出生不久即有低血磷，1 周岁开始会走路时出现骨病变。"O"形腿常为引起注意的最早症状，病轻者多被忽视，身高多正常，严重者常有骨痛、骨畸形和生长发育停滞。成人发病者表现为软骨病。骨骼病变仅在部分患者中出现，肌无力明显，无手足搐搦症。

(3)男性患者临床症状较女性重。

(4)维生素 D 疗效差或无效。如充分补充磷酸盐可以奏效，静脉注射钙剂可有一过性效果。

（三）治疗

1.补充磷酸盐

每日 1～3 g 元素磷，分次口服，每 4～6 h 1 次，可使日夜间血磷维持在近正常值(1.29 mmol/L，或 40 mg/L)，能使骨骼病变迅速愈合，促进生长。

常用中性磷酸盐合剂配方如下(1 mL 供 30 mg 元素磷)。①Na_2HPO_4：130 g。②H_3PO_4：5.85 g；③H_2O：1 000 mL。每次 5 mL，每日 3～5 次，逐渐增至每次 15 mL，每日 3～5 次。

大量磷摄入可影响钙吸收而使血钙降低，甚至引起低钙性佝偻病和继发性甲旁抗，应同时合用维生素 D，长期口服 $1,25\text{-}(OH)_2D_3$(0.5～1 μg/d)对以上并发症有效。此外，大剂量磷摄入(每日大于 3 g)可引起腹泻、呕吐，应从小剂量开始，逐渐增加，可改善症状。

2.大剂量维生素 D

$1,25\text{-}(OH)_2D_3$ 从 0.5～0.75 μg/d 开始，逐渐增加到 2.0～3.0 μg/d；或应用维生素 D 5 万～20 万 U/d。维生素 D 能增加肾小管及肠道对磷的吸收，并从已矿化的骨质中动用磷和钙，提高血磷水平。单用维生素 D 需很大剂量，不同于缺乏维生素 D 引起的软骨病，生理小剂量即生效，有效剂量和中毒量很接近。但必须警惕高血钙，高尿钙及肾钙化，因此治疗期间应随访血钙、尿钙，保持尿钙小于 4 mg/(kg·24 h)，较为安全。

3.其他治疗

维生素 C(降低尿 pH)和加强肾小管对磷的再吸收。有学者认为，给予重组人类生长激素也可增加患者血磷水平，改善骨骼病变。

4.外科治疗

明显骨骼畸形可行矫正手术。为减少复发，手术时机不宜过早，于 12 岁以后手术为妥。术前术后 2 周停服维生素 D，以避免术后卧床，骨钙大量释放而加重高血钙和肾损害。

二、其他几种肾小管性佝偻病

(一)遗传性低血磷性佝偻病

本病是一种罕见的常染色体隐性遗传病，最先发现于近亲结婚的 Bedouin 家族中。患者近端肾小管对磷重吸收减少，引起尿磷排泄增加，导致低磷血症。低血磷刺激 1,25-$(OH)_2D_3$ 合成增加，促进肠道钙磷吸收，使血钙升高，反馈抑制 PTH 分泌，继发高尿钙。慢性低血磷及血 PTH 下降，使患者骨矿化障碍，并影响其生长发育。

主要临床表现为佝偻病，身材矮小。实验室检查示：肾磷廓清率增加，血磷降低；高尿钙，血钙正常；血清 1,25-$(OH)_2D_3$ 升高，血 PTH 降低。

口服磷酸盐治疗可纠正上述生化异常，并能促进生长，改善佝偻病或骨软化症状。无须应用维生素 D。

(二)维生素 D 依赖性佝偻病Ⅰ型

本病属常染色体隐性遗传病，是由于近端肾小管上皮细胞合成 1α-羟化酶功能障碍所致，病变基因定位于人类染色体 12q14 区。肾脏缺乏 1α-羟化酶，使肝脏来源的 1,25-$(OH)D_3$ 不能进一步被活化，引起 1,25-$(OH)_2D_3$ 合成减少，导致钙磷代谢紊乱，继发低血钙性佝偻病。

患儿出生时尚正常，但 2 个月后逐渐出现肌无力、手足搐搦、惊厥和佝偻病。血钙降低，血 PTH 升高，血中检测不到 1,25-$(OH)_2D_3$，血清 25$(OH)D_3$ 正常或轻度升高。

生理剂量的 1,25-$(OH)_2D_3$(0.5 μg/d)或 1-α$(OH)D_3$(0.5 μg/d)可纠正钙磷代谢紊乱，使佝偻病明显改善。

(三)维生素 D 依赖性佝偻病Ⅱ型

本病也是一种常染色体隐性遗传性低钙性佝偻病。由于编码维生素 D 受体的基因突变，使该受体蛋白缺乏配体结合域，导致肾小管对 1,25-$(OH)_2D_3$ 失敏，引起低血钙、低血磷，从而继发骨病。

患儿多在 1 岁以内发病，骨病严重时常有畸形和侏儒，半数患者有脱发。血钙低，血25$(OH)D_3$正常(区别于肝性与营养不良性)，血 1,25-$(OH)_2D_3$ 显著升高(区别于维生素 D 依赖性佝偻病Ⅰ型)。即使应用大剂量 1,25-$(OH)_2D_3$ 或 1-α$(OH)D_3$ 也常无效。

(四)成人散发性低血磷性软骨病

发生于青少年或成人，可由儿童患低磷血症未经很好治疗演变而来，仅是童年疾病的延续。但亦有成年发病者，往往无家族史，称非家族性成人型。严重骨痛，椎体压缩性骨折，使身长缩短，并有假性骨折线。严重肌无力，伴有甘氨酸尿。肾小管对磷和氨基酸的转运系统不同，这些患者的小管缺陷不如上述单一。

口服磷酸盐溶液和维生素 D 可改善肌无力、骨痛和 X 线软骨病表现。

(五)肿瘤引起的磷尿

间质性肿瘤，如硬化性血管瘤、巨细胞瘤、海绵腔血管瘤和骨化间叶瘤等，都是一些良性的软组织瘤。肿瘤产生一种排磷物质，促进肾磷廓清，发生磷尿，低血磷引起软骨病，血 1,25-$(OH)_2D_3$ 水平降低。可伴有神经纤维瘤，多发性骨纤维生成不良。切除肿瘤即可痊愈，无须补充磷和维生素 D。因此对低血磷性软骨病患者应全面检查，包括各种造影检查，寻找有无肿瘤。

(肖艳美)

第六节　Bartter 综合征

Bartter 综合征是一组临床表现为低血钾、代谢性碱中毒、肾性失钾、高尿钙、高肾素高醛固酮血症、正常或偏低血压的遗传性肾小管病，遗传方式主要为常染色体隐性遗传。确切的发病率尚不清楚，国外文献报道在 Costa Rica 地区和科威特发病率为(1.2～1.7)/10 万，瑞典为1.2/100 万。

随着分子遗传研究的进展，Bartter 综合征目前分 5 型，Na^+-K^+-$2Cl^-$ 共转运蛋白 NKCC2 基因突变导致Ⅰ型 Bartter 综合征，钾通道 ROMK 突变导致Ⅱ型 Bartter 综合征，NKCC2 和 ROMK 突变导致表型非常严重的新生儿 Bartter 综合征，CLCNKB 突变导致Ⅲ型 Bartter 综合征，ClC-K 的 β 亚单位 barttin 突变导致Ⅳ型 Bartter 综合征(表现为新生儿型Bartter综合征伴感音性耳聋)，钙敏感受体 CaSR 激活突变导致Ⅴ型 Bartter 综合征(为常染色体显性遗传，表现为 Bartter 综合征伴低血钙、血甲状旁腺激素水平降低)。

Ⅰ型和Ⅱ型 Bartter 综合征为新生儿 Bartter 综合征，临床特点是出生前羊水过多和早产。出生后反复发热、呕吐、多尿、脱水，导致生长发育迟缓甚至威胁生命。继发于高钙尿的肾性钙化也很常见。患儿有特征性的面容，三角形脸，耳、眼突出，前列腺素 E 水平很高。大部分经典型 Bartter 综合征在儿童期发病，症状多表现为继发于低血钾的肌无力和抽搐。由于低血钾诱导的肾源性糖尿病和尿崩症造成的多尿、夜尿也很常见。

一、发病机制

肾小球滤过的氯化钠大约 20%在髓襻升支粗段(TAL)被重吸收，TAL 上皮细胞顶膜侧和基膜侧表达各种通道蛋白和转运体在 Na^+、Cl^- 重吸收中发挥着重要的作用。上皮细胞顶膜侧 Na^+-K^+-$2Cl^-$ 共转运体(Na^+-K^+-$2Cl^-$ cotransporter，NKCC2)内向转运 1 个 Na^+、1 个 K^+、2 个 Cl^- 离子；K^+ 通过顶端膜侧 ATP 调节内向整流 K^+ 通道(inwardly rectifying K^+ channel，ROMK)再循环入管腔，从而保持管腔中足够的 K^+ 浓度，并维持管腔侧带有正电荷，可使 Ca^{2+}、Mg^{2+} 经细胞间隙被动重吸收；ROMK 基因(KCNJ1)突变会使 Na^+、Cl^- 的回吸收速率下降；在 TAL 上皮细胞基膜侧 Na^+ 的排出通过 Na^+-K^+ 泵(Na^+-K^+-ATP 酶)；而 Cl^- 的排出主要是通过氯通道 ClC-Kb，ClC-Kb 氯通道需要其 β 亚单位 barttin(BSND)才能发挥功能。以上突变均可以使髓襻升支粗段盐重吸收功能存在障碍。盐重吸收功能障碍导致细胞外液量减少，从而引起高肾素-醛固酮血症，转运到集合管的 Na^+、Cl^- 和水增加进一步刺激 K^+ 和 H^+ 的分泌，同时伴有的高肾素一醛固酮血症会进一步导致低钾血症。

二、病理

通过光镜、电镜可见到肾小球旁器细胞肥大增生，含有大量内分泌的原始颗粒，致密斑细胞有增生及退行性变。肾小球玻璃样变和粘连、肾小球基膜增厚或局灶节段硬化、小动脉狭窄。肾小管上皮细胞可有低钾性空泡变性，有时伴有不同程度的间质纤维化。

三、诊断

继发于肾性失钾的低血钾、代谢性碱中毒、正常或偏低的血压是 Bartter 综合征的临床特点，同时可以伴有高肾素高醛固酮血症、高尿钙、血及尿前列腺素 E 水平升高。通常在儿童期起病，男性更容易发病。大多数 Bartter 综合征患者在出生前或新生儿期表现为羊水过多和早产、多尿和烦渴多饮。出生后表现包括生长障碍、威胁生命的发热和脱水、低血压、肌无力、癫痫发作、手足抽搐、感觉异常及由软骨钙质沉着症引发的关节痛，也有成年发病的报道。

(一)低血钾

明显和持续的低钾血症，常在 1.5～2.5 mmol/L，尿钾升高。出现厌食、频繁呕吐、腹胀、便秘、乏力、多尿和遗尿。偶尔引起肾盂、输尿管积水及巨结肠等空腔器官扩张症。由于失钠和碱中毒，平时喜欢吃咸和酸的食物。严重低血钾者可发生肌瘫、心律紊乱甚至阿-斯综合征，可猝死。

(二)低氯性碱中毒

Cl^-、Na^+、K^+ 丢失，血 pH 偏碱，常感四肢麻木，肌肉颤动，缺钙，Chvostek 试验阳性，Trousseua 试验阳性。血 HCO_3^- 可达 40 mmol/L。

(三)其他症状

发育障碍，智力低下，身材矮小，骨骺闭合延迟，X 线片示骨龄延迟，腹痛、十二指肠扩张，偶有佝偻病，与糖代谢紊乱、营养不良及水、电解质、酸碱代谢紊乱有关。肾小管病变继发电解质紊乱可有高尿钙、高尿酸，甚至发生痛风、肾结石、肾衰竭。X线片可有肾盂积水。随着分子生物学技术的进步，可以通过对相应基因突变的筛查对Bartter综合征进行基因诊断。

四、鉴别诊断

诊断Bartter综合征时首先要与呕吐、滥用利尿剂和镁缺乏等鉴别。长期呕吐会导致尿氯浓度降低。镁缺乏引起尿钾排泄和碱中毒，症状很像Bartter综合征，但这种情况下一般血镁、尿镁都偏低。在无家族史的患者，诊断Bartter综合征前应多次检查尿中利尿剂的含量。

Bartter综合征常因低血钾而误诊为其他疾病，需与肾小管性酸中毒、原发性醛固酮增多症（简称原醛）及假性醛固酮增多症（Liddle综合征）、肾素瘤、肾动脉狭窄相鉴别。

另外，经典型Bartter综合征和Gitelman综合征的表型有重叠和交叉，两者都表现为低钾性碱中毒，肾性失钾，RAS系统激活，血压不高。Gitelman综合征是编码远曲小管表达的NCCT的基因突变，Bartter综合征是由于编码髓襻升支粗段的离子转运体（包括NKCC2、ROMK、CLCNKB等）的基因突变。典型的病例不难区分。通常，Gitelman综合征比Bartter综合征病情轻，发病年龄晚。Gitelman综合征表现为低尿钙、低镁血症，前列腺素增加不明显；而Bartter综合征典型表现为高尿钙或正常尿钙，血镁正常，前列腺素分泌增加。对于临床表现不典型的Bartter综合征和Gitelman综合征，两者的鉴别诊断需要结合Cl清除试验和基因突变检测（表22-2）。

表22-2　Bartter综合征鉴别诊断

疾病	血压	血钾	pH	ATⅡ	Ald	PGE
RTA	N	↓	酸中毒	N	N	N
Bartter综合征	N	↓	低氯性碱中毒	↑	↑	↑
原醛	↑	↓	碱中毒	N	↑	N
肾素瘤	↑	↓	N	↑↑	↑	N
Liddle	↑	↓	高钠碱中毒	↓	↑	N或↓

五、治疗

传统治疗是通过食物及药物补钾，如醛固酮拮抗剂、前列腺素酶合成抑制剂及保钾利尿剂氨苯蝶啶口服。吲哚美辛治疗可纠正生化异常，使尿量显著减少，促进生长发育，但未能改善肾钙化。特异性COX-2抑制剂如罗非昔布替代非选择性COX抑制剂吲哚美辛治疗，可避免胃肠道毒性。血管紧张素转换酶抑制剂（ACEI）的应用可以通过抑制RAS系统减少钾排泄，见效比螺内酯快。另外，β受体阻滞剂普萘洛尔、TXA_2合成酶抑制剂等也有部分疗效。上述治疗方案以联合用药较好，能达到长期用药的目的。

（肖艳美）

第七节　Fanconi综合征

Fanconi综合征是一种遗传性或获得性近端肾小管复合转运缺陷病。主要临床表现是由于近端肾小管对多种物质重吸收障碍而引起的葡萄糖尿、全氨基酸尿、不同程度的磷酸盐尿、碳酸氢盐尿和尿酸等有机酸尿；亦可同时累及近端和远端肾小管，伴有肾小管性蛋白尿和电解质过多丢失，以及由此引起的各种代谢性异常，如高氯性代谢性酸中毒、低血钾、高尿钙和骨代谢异常等。儿童患者主要表现为佝偻病和生长发育迟缓，成人骨病以骨软化和骨质疏松为主。本病患者常无原发性肾小球病变，肾小球功能一般正常或与酸中毒相比不成比例。

一、病因

本病病因很多，有遗传性和获得性两大类（表22-3）。儿童患者大多与遗传有关，可为原发性近端肾小管功能受累(特发性)或继发于毒性代谢产物在肾脏内聚集如胱氨酸贮积症中的胱氨酸、糖原贮积症中的糖原、肝豆状核变性中的铜、果糖不耐受症中的果糖等。成人患者则多继发于免疫病、肾脏病、金属中毒和药物损害等。流行病学调查资料显示,继发因素引起者明显多于遗传性患者,尤以肾脏病如肾病综合征、急性肾小管坏死、急/慢性间质性肾炎、肾移植、肾静脉血栓形成、髓质肾囊肿病和巴尔干肾病等引起者更为常见。由于诊断水平的提高和对异常球蛋白血症认识程度的加深,继发于浆细胞病如多发性骨髓瘤的 Fanconi 综合征已越来越引起人们的重视。这类患者是由于血清中大量特异性轻链成分,如骨髓瘤的单克隆 κ 或 λ 链在近端肾小管内沉积所致。

表 22-3 Fanconi 综合征病因

遗传性
特发性
普通型(AD、AR、XLR)
刷状缘型
Dent 病(X 性连锁低血磷性佝偻病、X 性连锁隐性肾结石)
胱氨酸贮积症(AR)
酪氨酸血症Ⅰ型(AR)
半乳糖血症(AR)
糖原贮积症Ⅰ型(Fanconi-Bickel 综合征,AR)
肝豆状核变性(铜代谢异常,AR)
线粒体病(细胞色素 C 氧化酶缺陷)
Lowe 综合征(AR)
遗传性果糖不耐受症(AR)
获得性
肾脏病
肾病综合征
急/慢性肾间质性肾炎
急性肾小管坏死
肾移植
肾静脉血栓形成
髓质囊性病
巴尔干肾病
异常球蛋白血症
多发性骨髓瘤
轻链病
良性单株高 γ 球蛋白血症
干燥综合征
淀粉样变性
中毒
重金属(镉、汞、铅等)
化学毒剂(甲苯、甲基-3 铬、马来酸、硝基苯、丙二酸)
药物(过期四环素、氨基糖苷类抗生素、巯嘌呤、顺铂、异环磷酰胺、丙戊酸)
其他
恶性肿瘤
甲状旁腺功能亢进
蛋白质营养不良维生素 C 缺乏
严重低钾血症

注:AD,常染色体显性遗传;AR,常染色体隐性遗传;XLR,X 性连锁隐性遗传

二、发病机制

由于Fanconi综合征涉及近端肾小管对多种物质转运障碍,所以推测本病不是由于细胞膜上单一转运因子功能缺陷所致。其发病机制有以下几种可能。①肾小管上皮细胞膜通透性改变,使多种物质发生内流、外流或返漏。②细胞内能量生成和转运障碍,如ATP合成不足,影响多种物质跨膜转运。③物质通过细胞间紧密连接发生反流。④特殊细胞器病变,如胱氨酸贮积症中的溶酶体病变,Dent病中的核内体病变等。

三、病理

早期可无明显器质性改变。缺钾可引起上皮细胞空泡样变性,电镜下可看到细胞器形态改变,如线粒体肿胀等,但并不是特异性变化。此外,在浆细胞病引起的Fanconi综合征中,光镜下除可观察到典型的近端肾小管上皮细胞肿胀和退行性改变外,特征性改变是轻链降解过程受损,导致在近端肾小管上皮细胞内沉积。这些沉积物大多以结晶的形式存在于胞质的溶酶体或内质网中,形态多样,可呈长方形、菱形、圆形或针状等。如不能形成结晶,光镜下不易观察,则需要通过电镜或免疫电镜才可能有阳性发现。

四、临床表现和诊断

Fanconi综合征的临床表现分为肾脏和肾外两部分,不同原因引起者肾外表现不同。肾脏表现则主要由近端肾小管对多种物质的转运异常所致,包括以下几个方面。

(一)氨基酸尿

表现为全氨基酸尿,尤其是组氨酸、丝氨酸、胱氨酸、赖氨酸和甘氨酸等生理排泄量较大的氨基酸丢失较多,可通过多种色谱分析法进行定量检测。

(二)磷酸盐尿和骨病

尿中磷酸盐丢失是Fanconi综合征的重要特征之一,患者有肾小管磷重吸收减少和低血磷。儿童主要表现为佝偻病,成人表现为骨痛、骨软化、骨质疏松和自发性骨折等。在骨髓瘤引起的Fanconi综合征中,骨病表现尤为突出,可因骨软化而出现骨痛、触痛和假性骨折等。低血磷是引起骨病的主要原因,慢性酸中毒和维生素D代谢异常也参与骨病的发生。

(三)肾小管性酸中毒

患者远端肾小管酸化功能正常,但由于近端肾小管重吸收碳酸氢盐障碍,常伴有Ⅱ型肾小管性酸中毒,表现为高氯性代谢性酸中毒。

(四)葡萄糖尿

血糖正常,尿糖排泄增加,24 h尿葡萄糖排泄量在0.5～10 g。糖原贮积症Ⅰ型患者可排出大量葡萄糖而导致低血糖发生。

(五)低钠和低钾血症

尿钠大量丢失可引起低血压、低血钠和代谢性碱中毒。近端肾小管钠重吸收减少,运输到远端肾小管的钠增多,激活肾素-血管紧张素-醛固酮系统,引起继发性失钾,导致低钾血症。

(六)烦渴多饮

多尿、烦渴多饮和脱水可以是本病的突出症状。可能由于低血钾导致远端肾小管和集合管受损,继发肾小管浓缩功能障碍,引起上述一系列症状。

(七)蛋白尿

少量低相对分子质量肾小管性蛋白尿,部分患者尿中出现清蛋白和β_2微球蛋白等。

(八)高尿钙

常有高尿钙,但由于同时存在多尿症状,因此很少发生肾结石和肾钙化。高尿钙发生机制尚不明。

(九)肾衰竭

遗传性者可因未及时采取有效的治疗措施,较早发生肾衰竭而死亡。获得性者因原发病因不同而有差异，如继发于浆细胞病的 Fanconi 综合征，半数患者可发生肾衰竭，明显高于其他原因引起者。

五、分型

特发性 Fanconi 综合征可分为 3 种类型。

(一)婴儿型

1.急性型

多于出生后 6～12 个月发病，常因多尿烦渴、脱水消瘦、便秘、呕吐、拒食、无力和发热等症状就诊。患儿可有抗维生素 D 佝偻病及严重营养不良。肾性全氨基酸尿，血浆氨基酸浓度正常。实验室检查常有低血钾、低血磷、低血钙和碱性磷酸酶增高，并有高氯性代谢性酸中毒，尿中可滴定酸及 NH_4^+ 可减少，尿糖微量或 4～5 g，血糖正常。预后差，常死于尿毒症酸中毒或继发感染。

2.慢性型

常于 2 岁后发病，症状较轻，突出表现为侏儒症和(或)抗维生素 D 佝偻病。

(二)成人型

起病缓慢，10～20 岁后发病。有多种肾小管功能障碍，如糖尿、全氨基酸尿、磷酸盐尿、低血钾和高氯性酸中毒等，但突出表现是软骨病。少数患者还可有酮症，晚期可出现肾衰竭。

继发性 Fanconi 综合征患者可有上述肾小管功能不全的表现，但并不一定同时出现。因有原发病的肾脏及肾外改变，所以较易诊断。

六、治疗

(一)对因治疗

继发性者应着重去除病因，如重金属中毒和药物损害等，应防止继续接触毒物并促进毒物排泄；遗传代谢病可通过饮食限制以减少代谢性毒物沉积；应用巯乙胺治疗胱氨酸症；D 青霉胺治疗肝豆状核变性等。部分患者通过上述治疗，病情可有明显好转。

(二)对症治疗

1.酸中毒

根据碳酸氢根丢失情况给予补充碱剂 2～10 mmol/(kg·d)，可用碳酸氢盐、枸橼酸盐或乳酸盐等，分次给予(4～5 次/天)，以血中碳酸氢根水平恢复正常为标准。补钠和纠正酸中毒可加重低血钾，故当低血钾时应同时注意补钾 2～4 mmol/(kg·d)。

2.多尿

去除病因，如低血钾等，酌情补足含盐液体(钾、钠和钙等)，防止脱水发生。

3.低血磷

中性磷酸盐 1～3 g/d，分 5 次口服，如有腹泻或腹部不适可减量。补磷加重低血钙及骨病，应并用维生素 D 以防治骨病。口服维生素 D 50 000～100 000 U/d 或 1,25-$(OH)_2D_3$ 0.25 μg/d，每日 2～3 次，减少尿磷排泄，提高血磷水平。维生素 D 应从小剂量开始，逐渐加至足量。为防止肾钙化，应监测尿钙排量，以不超过正常排量为妥。

4.低尿酸血症、氨基酸尿和蛋白尿

一般无须治疗。

5.肾衰竭

需透析或肾移植治疗。

(肖艳美)

第八节　Liddle 综合征

Liddle 综合征临床表现为高血压、低钾、代谢性碱中毒。临床症状像原发性醛固酮增多症，但其血浆醛固酮水平很低，且盐皮质激素受体拮抗剂螺内酯对其无效，故又称为假性醛固酮增多症。1959 年 Ross 报道了首例 13 岁男孩患高血压、低血钾，疑为原发性醛固酮增多症，但尿醛固酮非常低，双侧肾上腺切除后病情未改善。1963 年因 Liddle 对其详尽描述而命名为 Liddle 综合征。这是一种少见的常染色体显性遗传病。临床上以高血压、低钾性代谢性碱中毒，低血浆肾素和低血浆醛固酮为特征。

一、病因和发病机制

Liddle 综合征的基本病变为肾小管上皮细胞阿米洛利敏感性钠通道（ENaC）的 β、γ 亚单位基因突变，阻止了调节蛋白结合到 β、γ 亚单位羧基端的富含脯氨酸的区域，使大量活性 ENaC 翻转暴露到管腔膜顶端，导致腔膜上该通道的数量增多，活性增加，钠重吸收增多，钾排泌增加。

二、临床表现

Liddle 综合征患者典型的临床表现为高血压、低血钾、代谢性碱中毒。其临床表现型受到基因外显率和环境的影响而差异很大。

（一）高血压

是最早出现的症状，也是最常见的症状，多发于青少年且较严重，患者多以此症状来就诊。

（二）电解质紊乱

低血钾，也是常见的症状，但约 50％的患者血压高而血钾正常。血钾一般为2.4～2.8 mmol/L；有时仅轻度低钾，为 3.0～3.6 mmol/L；血钾极低（1.8～2.2 mmol/L）者很少见。代谢性碱中毒血浆 HCO_2 水平升高，动脉血 pH 升高。血钠增加，血浆肾素、醛固酮水平低。尿钠减少，尿钾增加，尿醛固酮水平低。

（三）低钾

表现如肌无力、周期性麻痹或瘫痪、手足抽搐，甚至出现横纹肌溶解（伴有血浆肌酸磷酸激酶升高）、感觉异常、多尿、烦渴。

（四）并发症

Liddle 综合征家庭成员死亡于脑卒中、心肌梗死、心律失常（尤其是在伴有冠状动脉疾病时）和心力衰竭的危险性增高，以及伴有肾进行性硬化、肾衰竭，但这是高血压所致还是该病本身的特征还不清楚。长期低血钾性碱中毒可致 Kaliopenic 肾病，伴有近曲小管云雾样肿胀和远侧肾小管功能改变，使肾脏酸化尿液、排除酸负荷及浓缩尿液的能力降低。

三、诊断

主要诊断依据是高血压，低钾性代谢性碱中毒，低血浆肾素和低血浆醛固酮。根据临床症状，实验室检查示高血钠、低血钾、代谢性碱中毒、血浆肾素和醛固酮的水平低及螺内酯无效等可以确诊。本病的早期诊断和治疗可以控制临床症状，防止并发症的发生，因而至关重要。

四、治疗

（一）限制盐的摄入和钠通道阻滞剂（保钾利尿剂）

严格限盐或中度限盐加保钾利尿剂可使血压恢复正常，且恢复血浆肾素和醛固酮的水平。通常用氨苯蝶啶 100～300 mg/d 或阿米洛利 5～20 mg/d。

（二）噻嗪类利尿剂

其机制为加重低钾血症而纠正高钠，但需大量补充氯化钾；或者限制摄入钠盐，并服用噻嗪类利尿剂或氨苯蝶啶或阿米洛利。

治疗过程中要经常监测血压和血钾，根据血压和血钾情况调整治疗方案，如血压升高，则利尿剂加量或进一步限制钠盐摄入；如血钾降低，则补充氯化钾，增加氨苯蝶啶或阿米洛利量。因本病存在代谢性碱中毒，故不可用碳酸氢钾来纠正低钾。

因血浆肾素和醛固酮的水平低，盐皮质激素受体拮抗剂螺内酯对其无效，且长期应用可导致低钠血症。

（肖艳美）

第二十三章

肾间质疾病

第一节　急性间质性肾炎

间质性肾炎指肾脏间质有炎症细胞浸润和水肿或纤维化，因常伴有不同程度的肾小管损伤，故又有肾小管一间质性肾炎之称。急性间质性肾炎(acute interstitial nephritis，AIN)原指各种感染引起的肾脏的形态学特征，现指各种原因引起的一种临床病理综合征，特征是临床急性起病，肾功能急剧恶化，在GFR下降同时常有肾小管功能不全；病理以肾间质炎性细胞浸润、水肿伴有小管上皮细胞退行性变、坏死为病理特征。AIN是急性肾衰竭(ARF)的重要原因之一，占ARF的10%～15%。

一、病因

(一)感染

甲组链球菌、金黄色葡萄球菌、白喉杆菌、布氏杆菌、钩端螺旋体菌、军团菌，弓形体、EB病毒及肺炎支原体、大肠杆菌、流行性出血热病毒、麻疹病毒等，都可引起急性间质性肾炎。

感染引起间质性肾炎的机制尚不完全清楚，其中有些病原体可直接侵入肾脏，参与间质炎症反应的细胞由产生抗侵入病原体抗体的细胞和参与吞噬有关的细胞组成。侵入肾脏的细菌释放内毒素或外毒素，直接损伤组织，通常为微生物直接侵袭肾脏并在肾脏内繁殖所引起的肾间质化脓性炎症，即肾盂肾炎等。

由系统感染(多为肾外感染)引起的变态反应所致的急性间质性肾炎，其病原体包括：细菌、病毒、螺旋体、支原体、原虫及蠕虫等。如由Hantaan病毒引起的肾出血热综合征、由黄疸出血型钩端螺旋体引起的钩端螺旋体病等。

(二)药物

药物变态反应引起的急性间质性肾炎是目前临床上最常见的类型。与急性间质性肾炎强相关的药物有甲氧西林、青霉素类、先锋霉素Ⅰ、非类固醇抗炎药和西咪替丁；可能相关的有羧苄西林、头孢菌素类、苯唑西林、磺胺类、利福平、噻嗪类、速尿、白细胞介素、苯茚二酮。弱相关的有：苯妥英钠、四环素、丙磺舒、巯甲丙脯酸、别嘌醇、红霉素、氯霉素和氯贝丁酯。其中由抗生素引起的急性间质性肾炎占大多数。

药物性急性间质性肾炎一般是由变态反应引起的，与直接毒性作用关系不大，因急性间质性肾炎仅在用药的少数患者中发生，与用药剂量无关，肾脏损伤常伴有过敏的全身表现(发热、皮疹、嗜酸细胞增多、关节痛)，再次接触同一药物或同类药物时仍可再发生反应，循环中有某些致病药物的抗体，同时有一些体液或细胞免疫介导反应的证据。

(三)代谢性原因

严重的代谢失调，如高血钙、高尿酸血症和低血钾等可导致急性间质性肾炎。

(四)其他原因

有继发于肾小球肾炎、继发于SLE、继发于肾移植、代谢性原因、特发性急性间质性肾炎等。在各种免疫复合物型疾病中，SLE 最常见在 TBMs 和肾小管周围毛细血管壁有免疫复合物沉积(50%)。60%的患者有单核细胞引起的局灶性或弥漫性间质浸润，伴或不伴中性粒细胞和浆细胞，肾小管有不同程度的损伤。弥漫增殖性较膜性或局灶增殖性狼疮肾炎常见肾小球外免疫沉积物，肾小管间质性肾炎也较为常见。人们早已注意到肾小球肾炎可伴有间质炎症反应，但只是在近些年才重视其机制的研究。继发于移植肾，肾小球外免疫球蛋白的沉积只是促发间质反应诸因素之一。沿 TBMs 线状和颗粒状沉积物均有报告，多数都能洗脱出抗-TBM 抗体。

(五)特发性急性间质性肾炎

另有一些患者找不到任何致病因素称之为特发性 AIN，这类患者唯一共有的特征是可逆的急性肾衰竭、肾间质水肿和单核细胞浸润。

二、发病机制

感染的病毒、细菌及其毒素可直接侵袭肾脏引起间质损伤，一些药物、毒物、物理因素以及代谢紊乱亦可直接导致 AIN。但是产生 AIN 的主要原因是免疫反应，包括抗原特异性和非抗原特异性所致的肾间质损伤。研究证实，由细胞介导的免疫反应途径在 AIN 的发病中起了重要作用。运用单抗免疫组化进行研究，发现肾间质中参与炎症反应的浸润细胞大多为 T 淋巴细胞，以 CD4 细胞占多数；但在由非甾体类解热镇痛药(NSAIDs)、西咪替丁、抗生素类药物引起的病例中，则以 CD8 细胞略占多数。

经典抗原介导的免疫性间质性肾炎是抗肾小管基膜抗体性间质性肾炎，循环血中可测得抗原特异性 IgG。肾小管基膜上可见 IgG 呈线性沉淀，或颗粒状沉积于某些系统性红斑狼疮和干燥综合征患者的小管基膜上，这种表现在其他 AIN 病例中极为罕见。间质内浸润细胞发病初多为中性粒细胞，2～3 周后转为单核细胞。

三、临床表现

(一)全身过敏表现

常见药疹、药物热及处周血嗜酸性粒细胞增多，有时还可见关节痛及淋巴结肿大。但是由非甾体抗炎药引起者常无全身过敏表现。过敏症状可先于肾衰竭 1 周前发生，也可同时发生。大多数患者(60%～100%)有发热，30%～40%的患者有红斑或斑丘疹样皮损，瘙痒，但关节痛无特异性，较其他症状少见。偶有腰痛，可能与肾被膜紧张有关。1/3 的患者有肉眼血尿。

(二)急性感染的症状

感染引起的急性间质性肾炎主要见于严重感染和有脓毒血症的患者，症状有发热、恶寒、腰痛、虚弱等，血中多形核白细胞增高。急性肾盂肾炎为其典型的表现。

(三)尿化验异常

常出现无菌性白细胞尿、血尿及蛋白尿。蛋白尿多呈轻度，但当非甾体抗炎药引起肾小球微小病变型肾病时却常见大量蛋白尿，并可由此引起肾病综合征。

感染性急性间质性肾炎尿中以多形核白细胞为主，可见白细胞管型，并有少量红细胞和尿蛋白。过敏性急性间质性肾炎 80%以上有血尿、蛋白尿和脓尿，90%有镜下血尿，发现嗜酸细胞尿强烈提示药物过敏引起的急性间质性肾炎。

蛋白尿一般是肾小管性的，很少达肾病综合征的程度，多在 1.2 g/d 以下，但非类固醇抗炎药引起的急性间质性肾炎，尿蛋白可达肾病范围，嗜酸细胞尿不如其他常见。

依据临床和无红细胞管型除外急性肾小球肾炎和血管炎后，尿中嗜酸细胞极有助于急性肾小管坏死与过敏性间质性肾炎的鉴别，但无嗜酸细胞不具鉴别价值，因许多急性间质性肾炎患者无嗜酸细胞尿，并且嗜酸细胞尿随时间而异。特发性急性间质性肾炎尿中嗜酸性粒细胞不增加，伴有眼葡萄膜炎的有嗜酸性细胞尿。

（四）肾功能损害

1.肾小管功能不全

间质损伤的基本表现即肾小管功能不全。由于肾小管各段的功能不同，肾小管功能不全的类型与损伤部位有关，而损伤的程度决定功能不全的严重性。皮质部位的肾小管间质损伤主要影响近端小管或远端小管，髓质部位的损伤影响髓襻和集合管，从而决定了各自的表现。影响近端小管的病变导致 HCO_3 尿（Ⅱ型 RTA）、肾性糖尿、氨基酸尿、磷酸盐尿和尿酸尿。肾功能不全患者若见血磷和尿酸盐水平降低应怀疑有肾小管间质疾病。远端小管受损出现Ⅰ型 RTA、高血 K^+ 和失盐。影响髓质和乳头的病变累及髓襻、集合管和产生及维持髓质高渗所必需的其他髓质结构，导致肾性尿崩症、多尿和夜尿。但临床上所见肾小管受影响并非单一的，在同一病例可见多种功能异常。

2.急性肾衰竭

表现为急性肾衰竭伴或不伴少尿。并常因肾小管功能损害出现肾性糖尿、低比重及低渗尿。急性间质性肾炎引起的肾功能损害从单纯的肾小管功能不全到急性肾衰竭。据报道，本病引起的急性肾衰竭占急性肾衰竭总数的 13％。急性肾衰竭时见少尿或无尿，如初始的症状和体征未察觉而继续用致病性药物时常见少尿。

（五）继发性急性间质性肾炎的表现

表现以原发病为主，继发性急性间质性肾炎的表现无特异性。原发病伴有间质病变时肾功能损害多加重。但 SLE 和肾移植患者在肾小球病变不明显时，突出的间质病变即可导致急性肾衰竭。这在 SLE 患者常发生在有肾外和血清学各种表现的患者，尽管肾功能恶化，尿液分析却无多少异常。急性尿酸性肾病表现为少尿、结晶尿和血尿。

（六）特发性急性间质性肾炎的表现

这是指少数经肾组织活检证实为 AIN 却无任何诸如药物、感染以及全身疾病等致病因素，除急性肾衰竭外其他临床表现无特异性，无发热和皮疹，伴眼葡萄膜炎的特发性急性间质性肾炎。患者常伴有非少尿型 ARF，可见于各年龄组男女患者，以中年女性多见。皮疹、嗜酸性细胞增多等全身过敏症状少见，大多有高 γ 球蛋白血症，血沉增快，近端小管重吸收钠的能力降低，并出现糖尿、氨基酸尿、中等量的蛋白尿。少数患者免疫荧光检查可见肾小管基膜有颗粒样沉积。多数预后较好，有的自然缓解，对皮质激素疗法有的有效，有的无效。眼葡萄膜炎易复发。

（七）肾活检

组织学表现无特异性，对病因学无提示作用，化脓性感染引起的大量嗜中性粒细胞例外。最常见的表现是间质水肿引起的肾小管分离。间质的炎症细胞主要是淋巴细胞、浆细胞或巨噬细胞，各自的比例随类型而异。有些病例见嗜酸性粒细胞，尤其是药物变态反应引起的间质性肾炎。炎细胞灶是局灶性的，但有时可呈弥漫性实质损害。药物引起的变态反应偶可见巨细胞。肾小管有各种变化，在一些病例因间质肿胀而移位。在另一些病例，肾小管萎缩，或其数目明显减少。肾小管常有扩张，内排列低级的上皮细胞，这种情况当有急性肾衰竭时特别常见。有时可见小的坏死区域，常由炎症细胞引起。肾小管管型的数目不一。动脉和小动脉常不受影响，但在老年病例和高血压病病例，小动脉可见某种程度的内膜增厚。在伴有急性肾衰的病例，于直小血管可见有核细胞。在大多数病例肾小球无异常，但在肾衰的患者肾小球囊内排列的细胞具有肾小管细胞的特征。电镜和免疫荧光显微镜检查可见线型或颗粒型免疫沉积物，成分有 IgG、IgM、C_3 和自身抗原等。

四、诊断及鉴别诊断

（一）诊断

根据病史和体格检查，结合临床表现和实验室检查，便可做出诊断。感染引起的急性间质性肾炎发生在严重的肾脏或全身性感染患者；有的在用抗生素期间出现急性间质性炎症，倾向于是药物引起的，但不能排除感染引起的病变。药物引起的急性间质性肾炎发生在开始用药后的3～30 天内，有变态反应的全身表现及肾脏方面的表现。继发性的急性间质性肾炎表现以原发病为主，兼有肾小管受损的表现，或伴有肾小管间质损伤后病情恶化加速，偶见以肾小管间质病变为主导致肾衰竭者。常先有肾小球疾病的临床表现如蛋白尿、水肿、高血压等，在若干时间之后，突然出现小管-间质受损的症状，如多尿、夜尿、低渗尿等。

急性间质性肾炎的典型病例常有：①近期用药史。②全身过敏表现。③尿化验异常。④肾小管及肾小球功能损害。一般认为若有上述表现的前两条，再加上后两条中任何一条，临床急性间质性肾炎即可诊断成立。但非典型病例常无第二条，必须依靠肾穿刺病理检查确诊。

（二）鉴别诊断

有急性肾衰竭、血尿和蛋白尿的急性间质性肾炎，需与急性肾小球肾炎及急性肾小管坏死相鉴别。

1.与急性肾小球肾炎鉴别

急性肾小球肾炎患者在用抗生素的当时或用药后的很短时间内即可发生严重的肾衰竭，常见红细胞管型和低补体血症；而在急性间质性肾炎患者，疾病发生在开始治疗后的较长时间，补体正常，嗜酸细胞增多，可见嗜酸细胞尿，无红细胞管型。

2.与急性肾小管坏死鉴别

急性肾小管坏死患者尿中可见游离的肾小管上皮细胞、灰褐色的颗粒管型和上皮细胞管型；有些药物既能引起急性间质性肾炎，也能引起其他肾脏病，如非类固醇抗炎药可使原有的肾脏病加剧，利福平可导致急性肾小管坏死等，一般可借助于尿液分析进行鉴别诊断。

五、治疗

（1）感染所致的急性间质性肾炎抗感染治疗，参照尿路感染治疗。

（2）药物所致的急性间质性肾炎首先停用致敏药物。去除过敏原后，多数轻症急性间质性肾炎即可逐渐自行缓解。但有的病例肾功能恢复不完全，功能恢复的程度和速度与肾脏病变的严重性有关。无氮质血症的病例，尿沉渣在几天内可转为正常；肾功能不全的病例则可能需要2～4个月的恢复时间。

（3）免疫抑制治疗：重症病例宜服用糖皮质激素如泼尼松每日30～40 mg，病情好转后逐渐减量，共服用2～3个月，能够加快疾病缓解。激素的使用指征为。①停用药物后肾功能恢复延迟。②肾间质弥漫细胞浸润或肉芽肿形成。③肾功能急剧恶化。④严重肾衰竭透析治疗。为冲击疗法或口服，很少需并用细胞毒药物。

（4）继发性急性间质性肾炎的治疗：积极治疗原发病，如系统性红斑狼疮，干燥综合征等。

（5）特发性急性间质性肾炎的治疗主要是用皮质激素，有的无效。部分病例能自然缓解。

（6）急性肾衰竭的治疗，可用支持疗法，表现为急性肾衰竭病例应及时进行透析治疗。

六、预后与转归

急性间质性肾炎的预后较好，大多数为可逆性，少数患者可遗留肾损害，并发展为终末期肾衰竭。其预后主要与疾病的严重程度、肾功能状况、肾间质浸润的程度、急性肾衰竭的持续时间和年龄等有关。

（刘　芳）

第二节　慢性间质性肾炎

慢性间质性肾炎这一名词目前还没有一个确切的定义。广义上，慢性间质性肾炎是指一组以肾间质病理改变为主要特征的肾脏疾病，这些疾病有：梗阻性肾病、肾钙质沉着症、低钾性肾病、高尿酸血症的肾损害、高血压及肾血管性疾病、弥散性血管内凝血、糖尿病的肾损害、肾脏先天性缺陷、遗传性肾脏疾病、肾脏的免疫反应损害、放射引起的肾脏损害、急性肾小管坏死、镰状细胞贫血、高磷酸血症、老年性肾脏改变、钩端螺旋体病、肾髓质囊性病，磺胺药、抗癫痫、镇痛剂引起的间质性肾炎，铅及镉中毒，Balkin 肾炎，细菌感染(慢性肾盂肾炎)。

在上述这些疾病中，虽然主要组织学改变发生在肾间质，但大多数另有特征性的病理改变，如急性肾小管坏死、肾钙质沉着症、梗阻性肾病等，因而都有专有的名称。肾硬化症的病理改变也属于间质性，但以血管改变为主要特征，一般也不称为慢性间质性肾炎。实际上目前所称的慢性间质性肾炎是指原因不明的以肾间质病理改变为主的肾脏疾病。即使采用这一狭义的定义，慢性间质性肾炎与慢性肾盂肾炎如何区分，仍然存在着混乱。习惯上认为慢性肾盂肾炎是由细菌感染引起，但是多数患者缺乏肾组织感染的证据。慢性肾盂肾炎的组织改变也是一种非特异性肾间质改变，在缺乏感染的直接证据情况下，很难与慢性间质性肾炎区别。

一、病理

死于慢性肾衰竭者，肾脏缩小，表面有细小的或粗大的瘢痕。切面可见在正常肾组织之间，有范围大小不等的瘢痕组织。组织学特征是肾间质的细胞浸润，主要是淋巴细胞及浆细胞，伴有肾间质的纤维化、肾小管萎缩及慢性肾小管扩张。在扩张的肾小管中有肢体状管型。由于同时有显著的肾小管损害，又称为慢性肾小管-肾间质性肾炎。在肾组织中可见瘢痕组织与正常组织相间存在，严重时整个肾脏均为瘢痕组织所代替。位于瘢痕组织中的动脉及微动脉有中层玻璃样变性及内膜增殖。在病变中可以见到部分或全部肾小球呈玻璃样变性。在没有病变的肾组织中，肾小球正常或代偿性增大。死于肾衰竭终末期的患者，整个肾组织均遭到严重的破坏，这时慢性间质性肾炎与慢性肾小球肾炎、严重高血压等病难于鉴别，形态学上这种肾脏改变称为终末期肾，只能参考生前的临床表现做出诊断。肾乳突的损害对肾功能的影响很大，因数量很大的肾单位都集中通过体积微小的肾乳突。一旦肾乳突发生损害，就会使大量的肾单位失去功能而使肾功能受到严重的损害。肾乳突损害有三种类型：

1.急性肾乳突坏死

乳突的尖端及中心部位急性缺血坏死、脱落，从尿中排出，可引起血尿及肾绞痛，还可堵塞输尿管引起肾盂积水，常合并肾实质的严重感染。

2.肾乳突硬化

形成分界清楚的瘢痕组织，病变中无细胞，病变周围也无炎症反应，在肾间质中则有典型的炎症改变。

3.肾髓质囊性变

这是肾乳突损伤引起肾小管阻塞的结果，乳突阻塞既可使肾小管萎缩，也可导致肾小管极度扩张而形成肾髓质囊性变。

肾盂的改变有黏膜增厚、急性或慢性炎症反应，这是由于继发细菌感染所致。

二、发病机制

(一)抗肾小管基膜抗体引起的病变

1971 年有学者报道用兔肾皮质的不溶成分(含丰富的肾小管)加完全性 Freud 佐剂给豚鼠反复进行免疫注射，使豚鼠发生致死性肾小管-肾间质性肾炎。肾组织切片可见间质有单核细胞浸润及肾小管细胞损害，肾小管附近还可出现多核巨细胞。用免疫荧光法进行检查可见到沿着肾皮质的肾小管基膜大多数有 IgG 沉淀，呈线条样；血清中可测出滴定度很高的抗肾小管基膜抗体(ATBM)。用牛的肾小管基膜给豚鼠注射，或用同种或异种的肾小管基膜给鼠注射，或用抗肾小管基膜血清给正常的动物注射也发生同样的病理改变。病变中有单核细胞、巨噬细胞及淋巴细胞，这些细胞的致病作用还不清楚。巨噬细胞含有多种消化酶，有破坏组织的能力，但也有可能只起清除已破坏的基膜的作用。有时可见到巨噬细胞融合成巨细胞，将肾小管基膜破坏的碎片包裹住。多数单核细胞及巨噬细胞有 Fc 受体。所有淋巴细胞均没有 Cs 受体，说明这些淋巴细胞是 T 细胞，或是不具特性的淋巴细胞。在病变发生稍晚一些时候有浆细胞出现，故可能 B 细胞也参与作用。经致死放射剂量处理的豚鼠，必须骨髓细胞重建后，注射 ATBM 抗体才能引起肾脏病变，说明病变中的细胞来源于骨髓。动物实验还证明抗肾小管基膜抗体与肾小管基膜作用后形成的复合物，又可刺激动物的免疫系统，产生迟发性超敏反应及抗体，可解释自身免疫疾病发生后，为什么长期不愈及加重。

自从证明动物的抗肾小管基膜病以来，发现少数患者有类似的疾病存在。在这些患者的肾实质中，可见到肾小管（主要近端小管）基膜有线条样沉淀物，含有 IgG 及 C_3。患者的血清及肾组织的洗脱液可测出 ATBM 抗体。所有这些患者均有慢性间质性肾炎、肾间质纤维化及肾小管损害。

事实上，人类抗肾小球基膜自身抗体引起的肾小球肾炎大多数同时合并 ATBM 病，只是肾小球病变较突出而已。但有一些患者却只有 ATBM 自身抗体而无抗肾小球基膜自身抗体，如药物性间质性肾炎、特发性间质肾炎、同种移植肾及某些免疫复合物引起的肾脏疾病就属于这类情况。

（二）肾小管一肾间质免疫复合物病

用同种异体的肾皮质可溶性提取液反复给兔进行免疫注射可发生肾小管一肾间质性肾炎，可以在肾间质中见到单核细胞浸润，纤维化及肾小管细胞损伤，而肾小球正常。用免疫荧光法可见沿近端小管基膜有 IgG 及 C_3 的沉淀物，呈颗粒状分布。动物的血清测不出 ATBM 自身抗体，而有抗近端小管细胞浆自身抗体。大多数作用于细胞内部的抗原成分的自身抗体均不能进入相应的细胞内与抗原起免疫反应，只有抗原进入细胞外液时才出现免疫反应，故推测近端肾小管细胞释放细胞浆抗原于细胞外后，就在原位与自身抗体相遇而在基膜上形成免疫复合物，而不是先在血循环中形成然后再沉淀于基膜。

动物实验的免疫复合物肾小球肾炎同样可以合并免疫复合物肾小管-肾间质性肾炎。有实验说明可能血循环中免疫复合物量过多，在肾小球沉淀已达到饱和，遂沉淀于肾小球以外的肾组织，但也不能除外免疫复合物是在肾小球以外的组织局部形成的可能，而不是来白血循环，或这些部位的肾组织有特异性受体，能与血循环中的免疫复合物结合。还有许多动物实验证明肾小管-肾间质免疫复合物病的存在。在这些实验中，除了见到肾间质及近端小管损害外，也可以有亨利氏襻及远端肾小管的损害。

对人类的免疫复合物肾小球肾炎重新进行研究后，也发现肾小管肾间质有免疫球蛋白及补体的沉淀物，这些沉淀物过去被忽视，或认为是其他物质。通过电镜观察可见肾间质及肾小管基膜有致密的免疫沉淀物，呈局灶性分布。有半数或更多的系统性红斑性狼疮的患者可见到免疫复合物沉淀于肾间质，肾小管基膜及肾小管微血管周围，这些免疫复合物含有 IgG 及 C_3，也可有 IgM 及（或）IgA，少数病例还可见到 DNA 沉淀物。绝大多数系统性红斑性狼疮的肾小球，肾间质及肾小管的炎症病变的严重程度是一致的，但也有人报道肾衰竭的病例，肾小球病变很轻，而肾小管-肾间质病变很重，肾衰竭主要由肾小管-肾间质性肾炎负责。

肾小管-肾间质免疫复合物肾炎还可见于人类的其他肾脏疾病，如混合性冷球蛋白血症，同种移植肾，膜性增殖性肾炎，迅速进行性肾小球肾炎（有半月形病变），特发性间质性肾炎等。当然在这些疾病中，大多数肾小球有免疫沉淀物，但也有些病例（如特别是特发性间质性肾炎，同种移植肾）只有肾小管-肾间质性肾炎而肾小球则完全正常。还有些病例免疫复合物沉淀于肾小管-肾间质远较肾小球为多，说明肾小管-肾间质的局部因素对免疫复合物的沉淀的作用。

（三）细胞免疫反应的作用

细胞免疫反应是否参与肾小管-间质性肾炎的发病，目前还不能做出完满的答复。动物实验可见肾间质的单核细胞浸润先于自身抗体出现，用肾组织给肾小管-肾间质炎的实验动物作皮内试验可出现皮肤迟发型超敏反应，体外试验还可见到肾组织抗原可引起实验动物的淋巴细胞转化，这些现象说明细胞免疫反应可能引起病变，但是通过淋巴细胞被动转移试验，却不能使受体发生间质性肾炎。

最近的研究有人用一种外源性抗原——BGG 的聚合物直接注射于豚鼠的肾皮质可引起肾组织的迟发性超敏感性，但可溶性 BGG 则不能引起迟发性超敏感性，这一研究说明只有凝集的、颗粒的（包括细菌）或固定于肾组织的（自身抗原）物质才能使肾组织引起迟发性超敏反应。

慢性肾盂肾炎的发病机制可能与细菌在肾组织中引起的细胞免疫反应有关。用链球菌使鼠发生肾盂肾炎，可见到肾间质很快出现单核细胞浸润，体外淋巴细胞转化试验亦获得阳性结果。用免疫荧光法可见到肾组织有颗粒性或非结晶性细菌抗原，存在于白细胞内，或游离于肾间质中。但是造成肾脏的损害的原因，细菌本身的直接作用可能更为重要。另一方面，如果肾盂肾炎是由细菌抗原引起的细胞免疫反应所致的话，则细菌抗原的消除，肾盂肾炎就会终止，但慢性肾盂肾炎在细菌消失后，病变仍可进行。现在还没有确实证据说明肾组织细菌感染可诱发肾组织的自身免疫反应。

(四)药物性间质性肾炎的免疫发病机制

药物性间质性肾炎的组织学特征有肾间质水肿、细胞浸润及肾小管细胞损害。细胞浸润包括单核细胞、巨噬细胞、淋巴细胞，并且常有数目较多的嗜酸性白细胞，有时可见浆细胞及少数嗜碱粒细胞，肾小管也有单核细胞及嗜酸性白细胞浸润，肾小球及血管正常。临床上有血尿、蛋白尿等表现，肾体积增大，严重者发生急性肾衰竭。轻型病如不做尿化验检查，常不能发现。引起间质性肾炎的药物很多，已如前述。常见的有甲氧苯青霉素、氨苄青霉素、利福平等。有些药物，特别是甲氧苯青霉素及与其相似的抗生素引起的间质性肾炎，不是药物本身的毒性反应所造成，有相当多的证据证明与免疫发病机制有关。因只有一小部分患者应用这种药物才发病，且与剂量无关。此外，患者常有发热、皮疹、关节痛、嗜酸性白细胞增多，痊愈后如再次接触同一药物，或与其十分类似的药物可复发。有些感染性疾病本身，特别是猩红热、白喉等可合并间质性肾炎，但是甲氧苯青霉素引起的间质性肾炎可发生于预防性用药的正常人。

对于一个具体的间质性肾炎患者来讲，很难确定间质性肾炎的病因是由于免疫反应、药物的毒性、感染本身的自然过程，抑或还有其他未查明的原因引起。如能获得肾活体组织检查，对鉴别病因有一定帮助，即肾间质的大量细胞浸润及水肿只见于药物引起的超敏反应，不见于中毒性损伤。不过，肾间质的细胞浸润不等于间质性肾炎，也可见于缺血性病变的周围或其他类型的肾组织损伤。感染本身引起的间质性肾炎，目前尚缺乏可靠的诊断标准。

药物引起间质性肾炎的免疫学机制有待于进一步研究才能阐明。很可能不同的药物及不同的患者发病机制不完全一样。甲氧苯青霉素引起的间质性肾炎可能是由其衍生物作为半抗原，与肾小管基膜结合而引起的免疫反应。

有学者认为药物性间质性肾炎与细胞免疫反应有关，主要是观察到肾组织中单核细胞浸润显著而免疫球蛋白及 C_3 沉淀物极少或完全没有。有的病例 C_3 显著的嗜酸性白细胞浸润，血清 IgE 水平升高，说明有抗体参与作用。个别病例可在肾组织中见到含有 IgE 的浆细胞及嗜碱粒细胞。

三、临床表现

与各种病因有关，因而有不同的临床表现，但有些临床表现是相同的。最为特征性的表现是缺乏肾脏疾病的症状，患者常常因与肾脏疾病无关的症状去医院检查，无意中发现高血压、贫血或一些轻微的泌尿系统异常。初次检查就发现血浆尿素氮升高。随着病情的进展，尿毒症的临床表现逐渐加重。尿常规检查发现不正常成分很少，尿排出蛋白不多(少于 3g/d)，但也可以有许多白细胞及白细胞管型。常常有尿浓缩功能障碍，尿比重偏低。排泄性肾盂造影因原发疾病的不同而有不同的表现，共同的改变是肾外形有不规则的向下凹陷的区域，与肾乳突瘢痕形成有关。肾脏多呈不对称性缩小，这与慢性肾小球肾炎不同，但个别慢性非细菌性间质性肾炎的患者也发现有两肾对称性缩小而无肾乳突畸形。

四、特殊类型的慢性间质性肾炎

(一)镇痛剂肾病及肾乳突坏死

长期服用镇痛剂(包括非那西汀、阿司匹林、咖啡因等)可引起慢性间质性肾炎及肾乳突坏死。发病机制不明，但已通过动物实验证实镇痛剂有这种作用。在镇痛合剂中，究竟哪一种药物对肾有损害还不清楚。有人认为主要与非那西汀有关，因而又称为非那西汀肾病。患者服用镇痛剂均为一般的治疗剂量，并没有达到中毒剂量。很可能这些药物在从肾脏排泄的过程中，经肾髓质时被浓缩，可以达到损害这部分肾组织的浓度。在动物实验及尸检中发现主要的病理改变是小血管的阻塞，造成肾乳突的缺血及坏死。

1.临床表现

由于女性滥用镇痛剂较多，故患者多为女性。神经官能症患者特别容易养成服用镇痛剂的习惯，应予注意。由于本病的诊断主要依靠过去长期服用镇痛剂史，故任何肾脏疾病及尿路感染的患者，都应询问有无服用镇痛剂的习惯，否则极易误诊。镇痛剂肾病与其他慢性间质性肾炎一样，在肾衰竭前常无任何肾脏疾病的症状和体征。一旦肾乳突损害出现，就以急进方式发生肾衰竭，但也可缓慢进行。肾乳突坏死常常引起血尿及由于脱落的肾乳突阻塞输尿管而引起肾绞痛。急性肾乳突坏死常合并严重的细菌感染，出现高热及严重中毒症状，继之出现菌血症及休克，腹膜炎及急性肾衰竭(少尿、无尿及尿毒症)，病程发展迅速。肾功能的迅速恶化是由于大多数肾单位遭受破坏及两侧输尿管被脱落的坏死的肾乳突所阻塞。

镇痛剂肾病及肾乳突坏死也可缓慢进行，特别是男患者。患者因肾绞痛及血尿到医院就诊，常误诊为泌尿系统结石。也可以慢性肾衰竭方式缓慢进行，血压常不高，早期有尿浓缩功能及酸化功能障碍，严重时才发生肾小球滤过率降低。排泄性肾盂造影对诊断有一定的帮助，短期内可以发现肾脏迅速缩小，肾乳突改变有特征性诊断意义，可以见到肾乳突模糊不清，有溃疡或窦道形成，有时出现环状或吊带状阴影，还可见到肾盏阻塞现象；如果是肾乳突硬化，也可以没有任何改变。逆行肾盂造影应尽可能避免，因可引起感染或使原有感染扩散，导致病情迅速恶化，只有为了确定一侧输尿管阻塞有手术治疗的可能时才考虑做。除了排泄性肾盂造影外，可通过尿液离心沉淀仔细寻找脱落的肾乳突组织而做出诊断。

2.治疗

立即停用镇痛剂。如有细菌感染则按肾盂肾炎的方法进行抗菌药物治疗。偶然肾乳突坏死只并发一侧细菌感染，另一侧无感染，同时肾功能仍足够维持生命，则做一侧肾切除有可能暂时挽救生命，但这种机会较少。

(二)铅及其他金属引起的慢性间质性肾炎

铅、镉、汞、金、铜、铋、砷、铁、铊均可引起肾脏损害，即肾间质有瘢痕形成。

铅引起的慢性间质性肾炎系肾对称性损害，有严重的间质瘢痕形成。患者有铅中毒史，临床表现与通常的间质性肾炎相似，病程进展缓慢，发生慢性肾衰竭时才出现明显症状。尿蛋白量少，早期即有尿浓缩功能差。20%～50%的患者同时有甲状腺肿。患者及其所生的子女可有智力障碍，甚至精神错乱。还可发生外周神经损害。镉中毒可产生 Fanconi 综合征。

(三)Balkin 肾病

本病流行于南欧喀尔巴山与多瑙河相交的农村地区，患病多为农民，男女发病相等。有报道全村有30%～45%的人患病，可累及全家所有成员。临床表现与其他慢性间质性肾炎相似，在严重肾功能不全发生前无任何症状及体征。有人观察到皮肤呈苍白铜黄色，特别是手掌及脚掌。有 30%～40%的患者合并泌尿生殖系统恶性肿瘤，病因不明。有些家属在离开地方性流行区后仍继续发病，甚至第二代仍发病。早期病理改变可见近曲肾小管损害(穿刺活检)。尸检时发现两侧肾明显缩小，常有肾乳突坏死，肾间质有慢性炎症改变。病情呈进行性，多在症状出现后 5 年左右死亡。

(刘　芳)

第三节　低血钾性肾病

机体长期缺钾，可造成低血钾性肾病。

一、病因

(1)胃肠道过度丢失钾离子：腹泻、呕吐、过度通便(服缓泻剂)等。

(2)尿中丢失大量钾：包括肾小管酸中毒和其他慢性肾疾病。

(3)大量使用糖皮质激素；如激素治疗，Cushing 病和原发性醛固酮增多症等。

(4)原因不明：如使用某些减肥药及利尿剂(双氢克尿噻)等。由于低钾血症长期持续，引起低钾肾病。

二、病理

随着机体缺钾，肾组织含钾量减少，肾乳头及髓质内钾的减少更明显。引起近端、远端肾小管细胞内的大空泡变性，髓襻基膜增厚，集合管发生显著变化，显示上皮细胞肿胀，空泡形成，变性坏死。有些病例亦可见肾间质纤维化。肾小球及血管一般无损害。在罕见的情况下，严重的长期缺钾，有可能引起固缩肾。

三、临床表现

患者肾小管逆流倍增机制被破坏，肾离子交换障碍，肾髓质间液不能成为高渗；集合管对水通透性降低、损坏钠泵，影响水的重吸收，且远端肾小管对抗利尿激素反应降低及肾内前列腺素合成增加。从而表现为肌无力，周期性四肢麻痹，烦渴，多尿、低比重尿、明显夜尿增多等，甚至可发生肾性尿崩症。发生间质损害后，可引起肾小管酸化尿功能障碍。本病常伴发肾盂肾炎，晚期病变患者偶可发生肾衰。

四、实验室检查

低血钾、高血钠、代谢性碱中毒、尿比重低、呈中性或碱性，原发性醛固酮增多症的患者，醛固酮分泌增多，导致水钠潴留，体液容量扩张而抑制肾素-血管紧张素系统，所以患者尿中醛固酮增多、血浆肾素活性低且对缺钠的反应迟钝等。

五、治疗及预后

确诊为低血钾性肾病的患者，应给予积极的补钾治疗，患者的症状可望在短期内改善。在治疗的过程中需要注意的是，患者由于长期多尿，低血钾性肾病，使尿钙、尿镁、尿磷排出增多，甲状旁腺激素（PTH）的合成需要镁的参与，所以低血镁使 PTH 分泌减少，使血钙浓度下降。如果没有及时补充钙剂、镁剂、磷剂，可造成患者低血钙抽搐的发生。所以在治疗的过程中，要同时监测患者血钙、血镁、血磷的情况，并随时给予补充。

早期病变是可逆的，一般纠正缺钾后数月，肾功能可改善或恢复。在晚期已发生肾间质瘢痕形成者，则病变不能恢复。

（刘　芳）

第四节　反流性肾病

反流性肾病（RN）是膀胱—输尿管反流（VUR）和肾内反流引起的肾实质性疾病。为我国较为常见的肾病之一，发病率为 0.1%～10%，占终末期肾衰竭的 12%。好发于婴幼儿及儿童，学龄儿童中发病率约为 0.3%；在成人中女性平均发病年龄为 30 岁，男性平均发病年龄为 27 岁，女性多于男性。男女之比为1∶4。

本病起病隐匿，多随尿路感染反复发作而逐渐加重，临床早期多无自觉症状，或仅以反复发作的尿频、重复排尿、排尿困难、遗尿、腰痛为特征，中晚期则以多尿、夜尿、乏力、腰痛，甚至贫血、恶心呕吐、头晕等为主要表现。

病因与输尿管进入膀胱通道的角度变化、输尿管末端的瓣膜样作用是否健全，输尿管畸形、输尿管囊肿、输尿管遗传性先天异常，神经源性膀胱、妊娠、肾血管病变、免疫损伤、膀胱电灼治疗，以及外科输尿管结石摘除术等有关。膀胱-输尿管反流机制是膀胱壁内输尿管斜行段单向性瓣膜作用减弱，原发性者多见于儿童，并有家族性遗传性倾向。其引起肾内反流（IRR）的部位即为以后瘢痕形成的部位。

发病机制可能与尿路感染、尿动力学改变、免疫因素、肾间质血管改变有关。病理变化可见患肾缩小，肾盂肾盏扩张，皮质变薄，肾两极表面可有局灶性瘢痕。光镜下可见肾小管萎缩，肾间质纤维化，有淋巴细胞浸润；晚期可见肾小球局灶性硬化；免疫荧光可见部分肾小球内有 IgM、IgG、C_3 沉积；电镜可见内皮下电子致密物。

一、主要临床表现

(一)尿路感染

尿路感染为本病最常见的临床表现。

(二)蛋白尿

蛋白尿可为反流性肾病的首发症状,但一般是在严重瘢痕形成数年后才出现,蛋白尿的出现提示已有肾小球病变,为预后不良的指征。

(三)妊娠高血压

妊娠高血压可为反流性肾病的首发症状。约有4%严重妊高征的患者发生反流性肾病。

(四)夜尿、多尿

夜尿、多尿为肾浓缩功能异常表现。

(五)慢性肾衰竭表现

慢性肾衰竭表现可有贫血、高血压、氮质血症等。一般肾衰的发病年龄在35岁以下。单侧性反流性肾病的肾衰,是由于并发了双侧肾的肾小球病变。

本病其他症状还可有遗尿史、肾结石、镜下或肉眼血尿等,小儿常在4岁以下发病,常以反复发作的尿路感染就诊。

二、主要诊断

诊断要点如下:①反复发作的尿路感染。②排尿性膀胱造影见有膀胱-输尿管反流(成人有时不存在)。③造影肾盂肾盏扩张变形。④肾体积缩小,皮质变薄。⑤有慢性间质性肾炎的特点。

膀胱一输尿管反流临床分期如下(按国际反流研究委员会提议的分级标准)。

Ⅰ级尿液反流只达到输尿管的下1/3段。

Ⅱ级尿液反流到输尿管、肾盂及肾盏,但无扩张,肾盂穹隆正常。

Ⅲ级输尿管轻度或中度扩张及(或)扭曲,肾盂中度扩张,但无或仅有轻度肾盂变钝。

Ⅳ级输尿管中度扩张,肾盂锐角完全消失,但大部分肾盏保持乳头压痕。

Ⅴ级输尿管严重扩张和扭曲,肾盂肾盏严重扩张,大部分肾盏不能看见乳头压痕。

三、鉴别诊断

应与以下疾病相鉴别。

(一)泌尿系感染

临床多有尿频、尿急、尿痛等尿路刺激症状。如为肾盂肾炎,尿常规除有红细胞、白细胞、脓细胞外,可有尿蛋白,但肾盂造影无尿液反流,无肾盂积水,也无肾功能减退及肾脏瘢痕形成等症状与体征。

(二)梗阻性肾病

严重的梗阻性肾病难以与反流性肾病所致病变相区别,但B超、放射线、CT等检查可发现梗阻性肾病的梗阻病灶,及时摘除肿瘤、去除结石等梗阻原因后,泌尿系形态可恢复正常。

(三)慢性肾小球肾炎

慢性肾小球肾炎以病程迁延,蛋白尿,或伴有水肿、高血压,肾功能不全等为特征,放射核素检查无膀胱-输尿管反流,输尿管及肾盂肾盏扩张,肾盂无瘢痕形成等形态学改变。

四、治疗

(一)西医治疗

1.治疗原则

反流性肾病的治疗主要是针对膀胱-输尿管反流的治疗、感染的治疗和后期肾衰的治疗,主要目的是控制尿液反流、消除或控制感染以及预防肾衰的进一步发展。原则是早期治疗和综合治疗。

2.治疗方法

(1)预防治疗。①主要是指预防感染,对防止肾脏新的瘢痕形成有重要意义。方法是注意个人卫生,多饮水,补入充足水分,避免便秘,定时排空膀胱尿液以减轻膀胱内压力及减少膀胱胀残余尿。②对有家族史的婴幼儿应常规检查是否有膀胱-输尿管反流和肾内反流的存在,以便早期治疗。

(2)内科治疗。①长程低剂量抑菌治疗:每晚睡前排尿后口服单一剂量抗生素。可选用复方新诺明、氧氟沙星、阿莫西林、呋喃妥因、头孢菌素等。如复方新诺明 1/2 片,连续口服 6 个月,然后第一、第二、第六周作中段尿培养,如有复发则重新开始治疗,疗程 1～2 年。至于疗程目前仍未有定论,一般主张在儿童用至青春期或反流消失后一年,成人至少用至一年以上。②控制高血压:高血压可加重肾病进展及肾功能恶化,控制高血压是长期治疗方案的一个重要组成部分。③利用膀胱逼尿肌肌电图结果选择治疗方案:膀胱逼尿肌不稳定的患者,即使为重度反流,经抗菌药物加抗胆碱能药物治疗,反流消失率明显提高。④对晚期患者采用低蛋白饮食疗法,以减低肾衰竭的进行性发展。

(3)外科治疗,外科手术适应证为:①重度反流尤其是双侧反流,内科保守治疗 4 年反流仍持续存在或有进行性肾功能减退或有新瘢痕形成。②反复尿路感染,尤其有发热症状的爆发性感染,经内科治疗 4 个月反流无改善。③输尿管口呈高尔夫洞穴样改变。④可用手术纠正的先天性异常或尿路梗阻。

实践证明,双侧反流极少会自然消失,故儿童的严重反流应尽早手术治疗;对成人膀胱-输尿管反流是否手术治疗,目前仍有争议,成人膀胱-输尿管反流除非为重度并反复发作的肾盂肾炎,经内科治疗无法控制者才考虑手术治疗。如有蛋白尿者一般不宜手术治疗。手术方式除传统抗反流术式外,晚近推荐经内镜下注射聚四氟乙烯(特氟隆)治疗,不良反应小,成功率高,2 次治疗有效率可达到 95%以上。

(二)中医治疗

1.治疗原则

本病属中医学“腰痛”“淋症”“眩晕”“遗尿”“关格”等范畴。其形成与先天禀赋不足或后天失养,肾气虚弱;外邪侵袭膀胱,湿热蕴肾;久病不已,肾气受损,气化不利,瘀血痹阻,水邪内积所致。初期多为肾气不足,以正虚为主;病至后期,肾与膀胱损伤较甚,进而累及他脏,转为正虚邪实为主。治疗原则为实者泻之,无邪者补虚,补虚以调补肾气,滋补肝肾为主,攻邪以清利湿热,理气活血,通腑降浊为主。

2.治疗方法

(1)肾气不足证。

治法:温补肾阳。

方药:右归丸加减。

生地 15 g、山药 30 g、枸杞子 10 g、菟丝子 30 g、鹿角胶 10 g、炒杜仲 15 g、山茱萸 10 g、当归 10 g、制附子 10 g、肉桂 6 g。

遗尿、尿失禁者,加益智仁、乌药。

(2)湿热下注证。

治法:清热利湿。

方药:八正散加减。

瞿麦 30 g、萹蓄 30 g、栀子 10 g、滑石 30 g、甘草 10 g、通草 10 g、车前子 30 g、大黄 10 g。

血尿者,加白茅根、旱莲草、小蓟;便秘重者,加大黄;便溏者,去大黄;尿痛者,加金银花、蒲公英;寒热往来者,加柴胡、黄芩。

(3)肝肾阴虚证。

治法:滋养肝肾。

方药:杞菊地黄丸加减。

枸杞子 15 g、白菊花 15 g、熟地 20 g、山茱萸 10 g、山药 15 g、丹皮 10 g、茯苓 12 g、泽泻 10 g、女贞子 30 g、杜仲 20 g、钩藤 10 g。

小便热感者,加黄柏、栀子、金银花;乏力明显者,加太子参或西洋参。

(4)瘀血腰痛证。

治法:活血止痛。

方药:失笑散合活络效灵丹加减。

蒲黄 10 g、五灵脂 10 g、当归 15 g、丹参 15 g、制乳香 10 g、制没药 10 g。

小便淋涩者,加乌药、急性子;腹胀者,加枳壳、沉香、大黄。

(5)阴阳两虚证。

治法:阴阳双补。

方药:杜仲丸加减。

炒杜仲 30 g、补骨脂 10 g、枸杞子 15 g、炙龟板 15 g、黄柏 10 g、知母 10 g、五味子 10 g、白芍 15 g、当归 15 g、黄芪 30 g。

命门火衰者,去知母、黄柏,加肉桂、附子、鹿角胶;湿浊内蕴者,加大黄炭、炒槐花。

五、评述

(一)反流性肾病起病隐匿

多随尿路感染反复发作而逐渐加重,早期治疗预后较好;如不及时治疗和纠正,可发展为慢性肾衰竭,预后不良。早期的诊断金标准仍然是排尿性膀胱尿路造影,但无论是成人还是学龄儿童,要做到早期诊断一直是比较困难的事情。西医方案对本病的治疗如能早期预防治疗,尤其合理的抗感染治疗,常可使相当患者恢复、阻止病情发展,但由于长时间的服用抗菌药物(单剂量药物至少 1 年以上),随着病情的缓解,患者常不能坚持;利用膀胱逼尿肌肌电图结果选择治疗方案是近期使用的方法,肌电图的需求可能是本方法推广使用的障碍;手术治疗适用于重症、保守治疗效果不佳的患者,是选择顺序排在内科方法之后的一种方法。中医治疗方案类似于西医方案的内科治疗方法,对中、早期和轻、中度患者效果较好,辨证分型治疗可以使方案个体化,但长期服用汤剂无论儿童或是成人都难以坚持,且缺乏循证医学依据。

(二)膀胱一输尿管反流的早期发现和治疗与反流性肾病的预后密切相关

大多数患者甚至包括反流较重的患者如得到早期治疗预后较好;如不能得到及时治疗与纠正,随着蛋白尿的出现,预后不佳。研究表明,反流性肾病的预后与蛋白尿、局灶阶段硬化和进行性肾功能减退有密切关系。蛋白尿的程度与有无肾小球损伤即肾小球损伤的程度有明显的关系。进行性肾小球硬化是反流性肾病慢性肾衰发生的最主要决定因素。

(刘　芳)

第二十四章 肾结石与梗阻性肾脏病

第一节　肾结石

肾结石发病男性多于女性。青壮年多见，根据国内统计20～50岁患者占83.2%。左右两侧发病率相似，双侧肾结石占10%。结石大多数位于肾盂内，其次是肾下盏。

一、临床表现

肾结石的临床表现与结石的大小，数目、部位、活动度以及有无引起尿路梗阻和继发感染有关。疼痛及血尿是肾结石最常见的症状。根据病史、全面体格检查，影像学检查，对肾结石诊断应该不困难，当然，肾结石的诊断不应局限于了解结石的位置、大小、数目、形态，还应全面了解引起结石的原发病变、有无尿路畸形，感染、异物等。

1.疼痛

疼痛是肾结石的主要症状，主要由于尿流梗阻使肾内压升高所致，其疼痛性质分腰部钝痛和绞痛。钝痛常固定于患侧脊肋角及肾区部分，少数患者可有对侧腰痛。当结石引起梗阻时常可出现肾绞痛，绞痛常突然发生，呈刀割样，一般起始于一侧脊肋角或上腹部，常放射至下腹，腹股沟及股内侧，男性可放射至阴囊和睾丸，女性则放射至阴唇。当绞痛发作时，患者面色苍白，精神萎靡，全身冷汗，脉搏细速，甚至出现血压下降，并常伴有恶心、呕吐等胃肠道症状，绞痛持续时间长短不一，短者数分钟，长者达数小时以上。肾绞痛经对症解痉治疗后可缓解，亦可自行停止，疼痛多在体力活动多时，尤其在剧烈活动后发生。疼痛缓解后常伴有多尿现象。

2.血尿

血尿是肾结石的另一主要症状。血尿是结石损伤尿路黏膜所致，多在绞痛发作后出现。一般较轻，多为镜下血尿，有时是肉眼血尿，活动后血尿可加重。有20%～25%结石患者可不出现血尿。

3.脓尿

结石合并感染时可出现脓尿，感染严重时常出现寒战、发热、腰痛等全身症状，并有尿频、尿急、尿痛。感染可加重肾结石引起的疼痛、血尿等其他症状。

4.尿路梗阻

少数病例可因结石梗阻引起患侧肾积水，患者就诊时可见到上腹部或腰部有肿块。结石引起急性梗阻时可出现尿闭，这是临床上少见但较为严重的并发症，由于双侧肾结石同时引起急性梗阻或孤立肾被梗阻时可引起尿闭。一侧上尿路急性梗阻时可引起患肾暂时丧失功能。有资料表明约有约2%结石患者出现尿闭。

5.排石史

部分肾结石患者可自行排出砂粒或小结石，多在肾绞痛和血尿发作时出现，表现为尿内混有砂粒或小结石。若结石较大通过尿道时可有排尿堵塞感及血尿，结石排出后排尿立即恢复通畅。

6.慢性肾衰竭

在某些经济不发达地区，肾结石往往是引起慢性肾衰的主要原因之一。单肾结石长期阻塞，尤其在合并感染时，可引起一侧肾积水和患肾功能减退。若孤立肾或双侧肾结石引起梗阻，最终可造成慢性肾衰竭。

少数肾结石患者，尤其是肾盏内结石，可长期无症状，只是在偶然的情况下作B超、腹部平片或CT检查时发现。肾结石患者应详细询问病史，包括职业、工作环境、饮食习惯，饮水习惯及平时喜欢何种饮料等，平时多饮葡萄汁的人患肾结石的危险性较大。儿童患者应了解生长发育、母乳喂养情况，若母乳喂养缺乏，先天营养欠佳则容易发生膀胱结石。应了解是否有代谢性或泌尿系疾病，一半以上的甲旁亢患者合并有尿路结石，其他如肾小管酸中毒、髓质海绵肾等疾病常发生尿路结石，泌尿系本身疾病如前列腺增生是老年性尿路结石的重要原因。某些药物易引起肾结石，如大量服用维生素C、碱性药物、磺胺药等，需注意询问；结石与遗传因素有关，应注意了解家族成员有无肾结石病史，本人过去有无肾绞痛、排石史等。详细了解病史对诊断很有帮助。

肾绞痛未发作时，体检可能完全正常，但大多数患者有患侧脊肋角叩痛；肾绞痛发作时，患侧可有肌肉痉挛及局部保护性肌紧张，肾区有明显压痛及叩击痛；并发肾盂积水时肾区可能触及肿大的肾脏，并发感染时，患者可有畏寒、发热及肾区叩击痛。

二、实验室检查

肾结石的实验室检查对病因诊断极为重要，主要包括尿液检查、血液检查，结石成分分析及某些特殊代谢检查。

(一)尿液检查

1.尿常规

镜检时大多数患者可见有红细胞，合并感染时可见有脓细胞；新鲜尿液中可见有特殊类型的结晶，常见的有草酸钙、磷酸钙及尿酸等，发现尿结晶则高度提示有相应类型的结石存在。

2.细菌培养及药物敏感试验

合并感染时作细菌培养及药敏试验可了解感染类型并指导治疗。

3.尿pH

尿pH高低可提示某种类型的结石，如感染性结石尿pH常高于7.0，而尿酸结石时尿pH常在5.5以下。

4.24 h尿定量检查

24 h尿中尿钙，尿磷、草酸、胱氨酸排泄量增加，或镁、枸橼酸钠降低，均提示有结石形成的可能。

(二)血液检查

可了解肾功能并对结石病因诊断有帮助。甲旁亢时有血清钙增高而血磷降低，尿酸结石患者常有高尿酸血症。合并尿毒症时，血肌酐、尿素氮升高，肾功能障碍伴有肾性酸中毒时可出现低钾、二氧化碳结合力降低。

(三)特殊代谢检查

结石合并某些代谢性疾病如甲旁亢、肾小管酸中毒时，需做一些特殊检查。

(四)结石成分分析

可明确结石类型，据此制定相应的预防措施以防止结石复发。结石分析方法较多，包括化学定性分析方法，红外线光谱分析、偏光显微镜、差热分析、电子显微镜扫描。目前在我国各医院主要采用简单的化学定性分析法。

1.常见结石成分及肉眼形态

(1)含钙结石：为最常见结石类型，主要为草酸钙结石，还有草酸钙和磷酸钙混合结石，罕见有单纯的磷酸钙结石。结石一般为褐色或灰白色，呈圆形或卵圆形，桑葚样，表面较为粗糙、有突起，坚硬、不透X线。

(2)尿酸结石：结石表面一般较光滑，呈圆形或卵圆形，浅黄色或棕色，质硬，能透X线。

(3)胱氨酸结石：少见，结石呈淡黄色，蜡样，表面光滑，质地较柔软，不透X线。

(4)磷酸镁铵结石：多为感染性结石，一般为灰白色，表面较粗糙，质脆。

2.结石化学成分分析

详见表24-1。

表24-1　尿路结石化学成分分析

化学成分	分析方法	阳性结果
尿酸	微量结石粉加20%碳酸氢钠及尿酸试剂各1～2滴	蓝色
磷酸盐	微量结石粉加2～3滴钼酸蚀剂	黄色沉淀
铵	微量结石粉加奈氏试剂2滴、20%氢氧化钠1滴	橘黄色沉淀
胱氨酸	微量结石粉加20%氢氧化钠1滴，5 min后再加入新配亚硝酰氰化钠2～3滴	紫红色
碳酸盐	大量结石粉加3N盐酸1 mL，(保留供草酸盐，钙使用)	气泡产生
草酸盐	5管溶液加少量二氧化锰	
钙	5～10 mg结石粉加3N盐酸1 mL，加热溶解冷却后加等量20%氢氧化钠溶液	白色沉淀产生
镁	取7管溶液加镁试剂2滴	蓝色环形成并逐渐沉淀

三、诊断分析

根据病史、全面体格检查，B超、X线检查及化验检查，大多数肾结石诊断应该不困难，当然，肾结石的诊断不应局限于了解结石的位置、大小、数目、形态，还应全面了解引起结石的原发病变、肾功能状态，有无尿路梗阻、畸形、感染、异物以及结石的成分等。

(一)腹部平片

可以诊断出90%以上的肾结石。腹部平片(KUB)必须包括全泌尿系统，KUB检查前需行肠道准备。含钙结石均能在平片上显影，而纯尿酸结石密度低，能透过X线，常不能在平片上显影。各种常见类型结石的密度从高到低依次是：草酸钙，磷酸钙、磷酸镁铵、胱氨酸和尿酸。若患者有典型肾结石的临床表现，但腹部平片未见结石，其原因可能有：①阴性结石，不能透X线，主要是尿酸结石。②肠道准备久佳，肠气多，影响观察。③肥胖。④微小结石。

另外，判断结石阴影应与腹腔内其他钙化斑相鉴别。

(1)肾内钙化斑：肾内某些病变如钙化肾乳头、肿瘤、肉芽肿、结核干酪病灶等均可在平片上显示阴影。根据各自临床表现及钙化特点，就不难鉴别。

(2)腹腔钙化淋巴结：常为多发、散在，阴影密度不均匀。由于肠系膜淋巴结活动度较大；不同时期腹部平片钙化影常有明显移位，侧位X线可见钙化斑位于腰椎前方。

(二)静脉肾盂造影

静脉肾盂造影可清楚地显示肾脏轮廓，肾盂、肾盏形态、有无肾积水及积水的程度以及分析肾功能情况，并明确结石确切位置及对尿路影响。对于腹部平片未能显示的阴性结石，在造影片上可显现充盈缺损。静脉肾盂造影还有助于判断可能有无诱发结石的泌尿系疾病的存在，如肾先天性异常、肾盂输尿管连接处狭窄、多囊肾、马蹄肾、海绵肾、异位肾等。有尿路梗阻时延迟摄片，以较好地显示扩张的肾盂、输尿管。肾功能欠佳时，可采用大剂量静脉尿路造影法。

(三)逆行肾盂造影

检查前需放入膀胱镜，通过膀胱镜插入输尿管导管，患者有一定痛苦，可带来逆行感染及加重梗阻。一般不作为常规检查。其适应证为：

(1)静脉尿路造影显影不满意。

(2)对碘造影剂过敏者可改用12.5%溴化钠溶液。

(3)静脉尿路造影不能鉴别阴性结石及肾盂肿瘤,若无输尿管肾镜,则可插入带毛刷的导管至肾盂,刷取尿石结晶或肿瘤细胞来鉴别,肾盂阴性结石可采用较稀释造影剂或采用气体造影,注入气体时应采取头高脚位。

(四)CT及磁共振

诊断准确性高,因其费用昂贵,仅作为常规检查的一个补充,可明显提高微小结石(<3 mm)的检出率;其适应证:

(1)有典型尿石症临床表现而B超、普通X线检查未见异常。

(2)结石过小,常规检查怀疑有结石者。

(3)不能排除肿瘤者。

(五)B超检查

B超检查是一种简便、再现性好的无创性检查方法,目前已广泛用于尿路结石的诊断。B超不仅可了解结石的位置、数目、大小,尤其是无症状而较大的鹿角形结行或X线不显影的阴性结石,还可用于估计肾积水程度及肾皮髓质厚度等。无论是X线阳性或阴性尿路结石,B超均具有同样的声像图。典型的肾结石声像图表现为强回声光团,常伴有典型的声影。

(六)放射性核素扫描及肾图

肾扫描可帮助了解有无肾结石的存在并显示其位置,表明尿路梗阻情况及肾功能损害程度。肾图能证实有否尿路梗阻,主要用于:

(1)患者对碘造影剂过敏。

(2)阴性结石。

(3)静脉造影显影不满意,有明显尿路梗阻致逆行肾盂造影失败。

四、鉴别诊断

肾结石需与能引起急性腹痛的胆囊炎、胆石症、急性阑尾炎、消化道溃疡、急性胰腺炎相鉴别。女性有时应与宫外孕、卵巢囊肿蒂扭转鉴别。上述病变疼痛有各自的特点,如急性阑尾炎有转移性腹痛,消化道溃疡有典型的空腹或餐后痛,且尿中常无红细胞,结合影像学及实验室检查应不难鉴别;女性应询问停经期、怀疑有宫外孕、卵巢囊肿蒂扭转时可查妊娠试验,行盆腔穿刺了解有无盆腔出血,一般可明确诊断。X线显示阴影应与胆管结石、腹腔淋巴结钙化、肾内钙化斑相鉴别,其鉴别要点已在本章X线检查处前详述。

五、治疗要领

肾结石治疗原则是解除疼痛,排出结石,保护肾脏功能,明确病因,防止复发。目前临床上主要采取非手术治疗肾结石,手术病例在10%以下(图24-1)。

(一)一般治疗

大量饮水,使每日尿量尽可能维持在2~3 L,并养成睡前饮水的习惯以保持夜间尿量。大多数患者因肾绞痛发作而就诊,应先给予解痉止痛治疗,常用药物有阿托品、普鲁苯辛,疼痛剧烈时可用哌替啶,吗啡等药物,若无好转可4 h重复给予1次;也可采用消炎痛栓剂肛门给药或针灸强刺激肾俞、京门、三阴交或阿是穴。若剧烈疼痛上述方法均无效,则可采用0.25%普鲁卡因行肾周封闭。肾结石合并感染时,应做尿细菌培养和药物敏感试验,给予细菌敏感的抗生素。肾绞痛发作时常伴恶心、呕吐,症状严重应静脉补充液体及电解质。

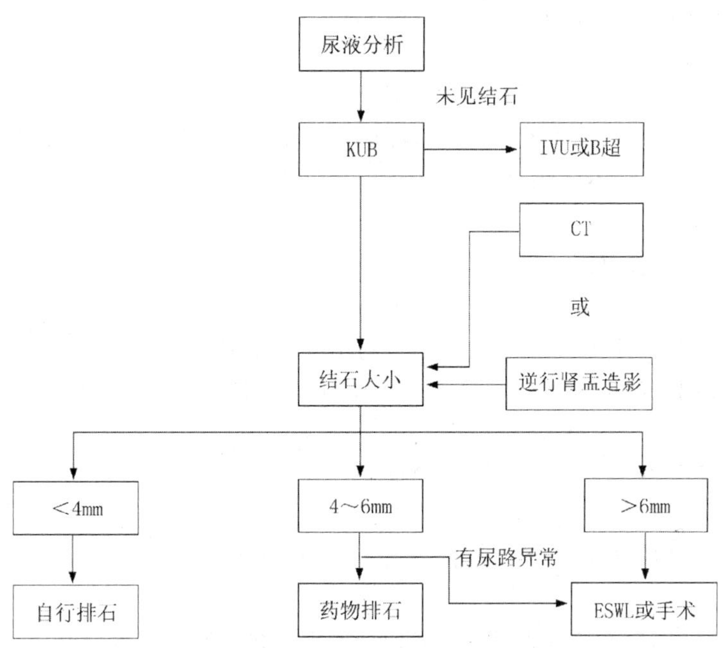

图 24-1　尿路结石诊断顺序及基本治疗方案

（二）排石治疗

小于 4 mm 的结石，若无泌尿系畸形、梗阻，一般多可自行排出。小结石短期内未排出，肾功能良好者，可采用中西医结合治疗，通过饮磁化水，口服排石饮液、肌内注射黄体酮或 654-2，适当活动如跳绳等联合治疗，结石多能自行排出。

（三）体外冲击波碎石

体外冲击波碎石是利用体外冲击波聚集后击碎体内的结石。自 1980 年用于临床以来，从根本上取代了传统的开放式尿路取石手术，使尿石症的治疗发生了质的飞跃，迄今已成为治疗上尿路结石的首选标准方法，90%以上的肾结石患者可用此法治疗。目前常用的冲击波震源有液电、压电晶体、电磁波、聚能激光及微型炸弹。定位仪主要有 X 线定位、B 超定位或 X 线、B 超双定位。X 线定位较清晰，B 超定位为断层图像，不能窥见结石全貌，但阴性阳性结石均能观察到。冲击波传播方式主要有水槽式（Dornier HM3 多数国产机）、半水槽式（Wolf 及 Sonolith3000）、水囊式（干式，包括 Dornier HM2 西门子、EDAP 碎石机等）。过去需在麻醉下碎石，随着碎石机的改进，现一般不用麻醉。治疗肾结石时采用仰卧位，输尿管中上段结石可稍向患侧倾斜，输尿管下段结石及膀胱结石均采用俯卧位。

目前认为几乎所有的肾、输尿管、膀胱结石均可行体外冲击波碎石，其主要禁忌证：①全身性出血性疾病。②严重的心、脑血管疾病。③装有起搏器而震波源为水下电极。④结石以下有器质性梗阻，估计碎石后结石不易排出。⑤肾脏本身病变引起的结石，碎石可加重肾脏损伤。⑥过度肥胖。⑦妊娠。⑧结石合并尿路感染，应先用抗生素控制感染，待全身症状控制 3～4 天后方可碎石。

体外冲击波碎石的主要并发症有：①血尿。②疼痛。③感染。④尿路梗阻。

前二者并发症一般无须特殊处理，并发感染时可给予抗生素治疗，有梗阻时应及时排除梗阻。大的肾结石碎石后容易形成石街，若石街未引起梗阻且尚在排石，则可在严密观察下不予处理；若梗阻引起高热、疼痛则应马上行经皮肾穿刺造瘘或行输尿管镜取石。现在认为除了较大的孤立肾结石，对于一般肾结石碎石前均不采用输尿管内置管。

（四）腔内治疗

大的鹿角状结石（>2.5 cm）体外冲击波碎石失败，开放性手术损伤较大，可采用经皮肾镜取石术（PCN）；对某些胱氨酸结石，单纯 ESWL 治疗效果不佳，可采用经皮肾镜化学冲洗液溶石（冲洗液可为 THAM-E）或结合超声波、液电碎石联合治疗；蹄铁肾肾结石，体外冲击波碎石后不易排出，可采用 PCN

联合超声波碎石治疗;肾结石伴肾积水,不能排除有先天性肾盂输尿管连接处狭窄的,可采用经皮肾镜取石术。

(五)手术治疗

虽然大部分患者经体外冲击波碎石、腔内泌尿外科技术治疗均可取得满意效果,但在基层医院,ESWL及腔内设备不齐全,技术不熟练,传统的手术取石亦能取得满意的效果。

1.手术指征

(1)结石大(>3 cm),嵌顿时间长。

(2)双侧鹿角形结石。

(3)复杂性多发性结石,估计碎石后不易排出且易引起尿路梗阻。

(4)结石引起尿路梗阻,合并感染,不能排除结石嵌顿下方有梗阻性病变时,即使结石较小,亦因考虑手术治疗。

(5)结石梗阻引起梗阻性少尿或无尿,需行急诊手术。

2.常用的手术方法

(1)肾盂肾窦内肾盂切开取石术,多用于肾盂结石、鹿角形结石,其优点是手术简单,出血少,但对于肾小盏内结石则不易取出。

(2)肾实质切开取石术,多用于不能通过肾窦切开取出的多发性或鹿角形结石。

(3)肾部分切除术,多用于结石局限于一极。由于其损伤大,出血多,目前已很少采用。

(4)肾切除术,患侧肾功能基本丧失,对侧肾功能正常,可考虑行患侧肾切除术。

对于泌尿系梗阻引起的结石,需在取出结石后,同时解除梗阻。如有先天性肾盂输尿管连接处狭窄时,需在结石取出后做肾盂成形术。近年来,由于复杂性多发性结石术后容易残余结石,有人提倡行体外肾切开取石术,但此操作复杂,合并感染时,血管吻合处易发生感染,可引起术后血管堵塞,肾功能丧失,此方法不易推广。

手术治疗主要目的是解除梗阻,因此,对于一侧肾结石对侧输尿管结石,应先处理易致严重梗阻的输尿管结石;对于双侧肾结石,若总肾功能正常时,应先处理梗阻严重的一侧,若总肾功能欠佳,宜选择肾功能较好的一侧。

六、病因诊断及防治

单纯排石或手术取石后,若不针对肾结石病因采取相应措施,则在10年之内结石一般会复发。明确肾结石病因是预防结石复发的基础。由于结石的形成与饮食习惯有密切关系,因此调节饮食对结石的治疗及预防有一定的重要意义。下面重点介绍含钙结石、尿酸结石、胱氨酸结石及感染性结石的病因诊断,并探讨各自的防治措施。

(一)含钙结石

含钙结石是泌尿系最常见的结石,约占全部结石的80%左右,大部分含钙肾结石病因不明确,仅有20%左右病例与甲旁亢、肾小管酸中毒、髓质海绵肾、结节病、肾先天发育异常等病变有关(图24-2)。

1.多发性高尿钙

(1)分型及诊断:正常人24 h尿钙应低于6.25 mmol,给予低钙(5 mmol/d)、低磷(2.26 mmol/d)饮食3天后,尿钙低于5 mmol为正常,超过此值则为原发性高尿钙,因肠钙吸收过度增加,使血钙升高致尿钙增加,其确切的原因尚不清楚,部分患者可能与维生素 D_3 有关。吸收性高尿钙分为三型:Ⅰ型,患者在限钙及高钙饮食时均出现高尿钙;Ⅱ型患者仅在高钙饮食时出现高尿钙;而Ⅲ型则同时伴有高尿磷,即使低钙饮食后仍有尿钙增加。临床上最常见的是吸收性高尿钙。

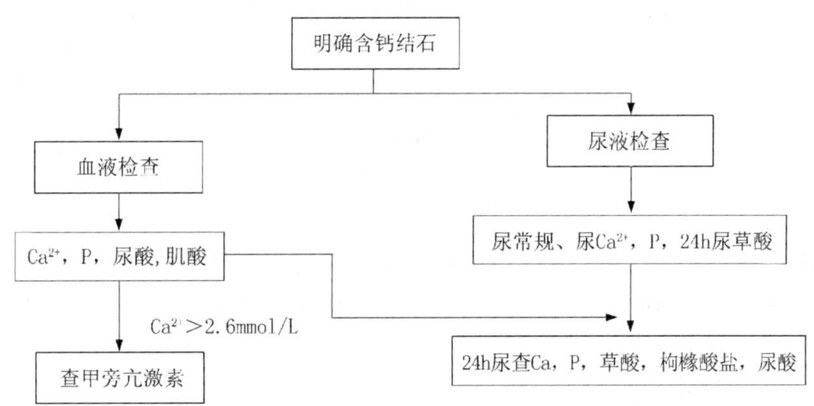

图 24-2　含钙结石病因诊断

高尿钙患者可通过低钙饮食和钙负荷试验进行分型。方法如下：低钙饮食 1 周后，实验前 1 天晚 9 时起禁食，实验日饮水 600 mL，然后收集 7～9 h 尿液测尿钙、肌酐及 CAMP，9 时测空腹血钙，然后口服 1 g 钙（以葡萄糖酸钙为主），收集 9 时至下午 1 时尿液测尿钙、肌酐及 CAMP。根据实验结果，吸收性高尿钙患者在低钙饮食后尿钙恢复正常，钙负荷试验后尿钙明显升高，尿 CAMP 减少，而肾性高尿钙，在低钙饮食及钙负荷试验后尿钙均增加，尿 CAMP 正常。

(2)治疗：应根据肾性或吸收性型高尿钙不同类型，采用相应的药物治疗以促进排石，减少复发。

多饮水：保证尿量在 2 500 mL 以上，调整饮食，摄入低钙、低嘌呤、低磷及低草酸盐饮食，减少奶制品、动物蛋白摄入，增加富含植物纤维的食物。

噻嗪类利尿剂：主要用于治疗肾性高尿钙，对于吸收性高尿钙疗效欠佳，其主要作用机制是增加肾小管重吸收钙，降低草酸盐含量，但同时必须限制钠盐。主要药物为双氢克尿噻，25 mg，2 次/天，以后可逐渐增加至 50 mg，2 次/天。

磷酸盐纤维素钠：为非吸收性离子交换树脂，口服后在肠道内与钙结合而抑制钙吸收、主要用于治疗吸收性高尿钙Ⅰ型或对噻嗪类利尿剂不敏感的患者。

正磷酸盐：可抑制 1,25-$(OH_2)D_3$ 合成，从而减少肠道钙的吸收：主要用于治疗Ⅲ型低血磷性高尿钙．正磷酸盐还可降低尿草酸钙的饱和度，但可增加二水磷酸钙的饱和度。另外，它还能促进尿磷酸盐和枸橼酸盐的排泄，促尿结石抑制物活性增加，从而防止结石的形成。

枸橼酸盐：能防止含钙结石的生长复发，其中要机制：枸橼酸盐与钙结合形成稳定而溶于水的枸橼酸钙从尿中排出；尿枸橼酸本身即为单酸钙和磷酸钙结石形成的抑制物；碱化尿液，促尿其他抑制物如焦磷酸盐活性增加。

此外，如米糖可用于治疗吸收性高尿钙，米糖中植酸在肠腔与钙结合形成植酸钙排出体外。

2.原发性甲状旁腺功能亢进

55%以上的甲状旁腺功能亢进者同时有肾结石。在临床上，如果血钙超过 2.5 mol/L(10 mg/dL)患者应注意甲旁亢，需进一步检查甲状旁腺功能。

24 h 尿钙、尿磷：正常人给予低钙(20 mg/d)、低磷(700 mg/d)3 天后共 24 h 尿钙为 150±50 mg/L，尿磷为 500 mg/L，而甲旁亢时，过多分泌的甲状旁腺激素抑制肾近曲小管重吸收磷，尿磷排泄增加，当钙的肾滤过负荷增加超过甲状旁腺激素引起重吸收钙量时，尿钙升高。

血清钙：正常为 2.25～2.6 mmol/L 甲旁亢时血钙升高。由于甲状旁腺激素主要调节血清中游离钙，在测定血钙时应同时测定血浆蛋 C，以便计算游离钙量，甲旁亢患者游离钙可超过1.65 mmol/L，血清钙超过 2.6 mmol/L。

血清磷：正常值是 0.87～1.45 mmol/L，甲旁亢时血清磷降低。

肾小管磷重吸收率(TRP)：具有诊断意义。具体方法如下：试验日晨 7 时饮水 400 mL，8 时排尿后再饮水 150 mL,9 时测血肌酐及血磷,收集 8～10 时尿液记录尿量,并测定尿磷及尿肌酐。

肾小管重吸收率(TRP)=(肾小管滤过率－尿磷)/肾小管滤过率×100%

临床上用以下换算公式计算 TRP:

TRP=(1－尿磷×血肌酐/尿肌酐×血磷)×100%

正常人高磷饮食(磷 2300 mg、钙 800 mg)3 天后,TRP 为 78%～84%,甲旁亢时,低于 78%即有诊断意义。

甲状旁腺激素(PTH):血浆 PTH 放射免疫测定可了解血中该激素的含量,对甲旁亢诊断有一定价值。北京医科大学泌尿外科研究所采用生物-亲和酶联免疫方法测定人血清 PTH。正常值为小于771 ng/L。

尿 CAMP:24 h 尿 CAMP 正常值为 10～11.5 mmol/L,甲旁亢时,超过此值。CAMP30%来自肾小管细胞,其余来自血浆,尿 CAMP 可间接反映甲状旁腺激素水平。

其他还有尿羟脯氨酸,甲旁亢时含量常升高;血清碱性磷酸酶,甲旁亢合并骨病时其值常升高。如果上述检查怀疑有甲旁亢,可结合颈部 B 超,红外线温度描记、CT 检查来判断甲状旁腺病变性质及部位。

治疗原则:甲旁亢合并肾结石时,应先治疗甲状旁腺,再处理尿路结石,否则,术后结石极容易复发,甚至术后可能出现高血钙危象,血钙可高达 4.2 mmol/L,出现嗜睡、脉速、恶心、呕吐,腹胀不适,严重者出现呼吸困难,肾衰直至心搏骤停。

肾结石患者尤其是多次复发的肾结石患者,应常规测定血钙、血磷、尿钙、尿磷,有条件的单位可查甲状旁腺激素的水平、肾小管重吸收率、尿 CAMP,可发现更多的早期甲旁亢患者。一旦确诊为甲旁亢,则应行手术探查甲状旁腺,如有甲状腺瘤或腺癌,则行腺瘤或腺癌切除;如为甲状旁腺增生,则应切除 3.5 个旁腺。当然,若甲旁亢引起结石病情较轻,排石后不易复发且患者不愿手术者,可采用药物治疗,一般使用正磷酸盐或纤维素磷酸盐来降低血钙。

3.肾小管酸中毒

正常人禁食 12 h 后尿 pH 多低于 5.5,而本病患者不低于 5.5。可通过氯化铵负荷试验来确诊,其方法为,口服氯化铵 100 mg/kg,随即排尿,以后每小时排尿 1 次并收集尿液,每次排尿前均饮水 150 mL,连续 5 次,同时测血 CO_2 结合力。正常人尿 pH 应低于 5.5,血 CO_2 结合力小于 20 mmol/L,肾小管酸中毒时尿 pH 与血 CO_2 结合力均升高,有酸中毒症状者应禁止做此试验。

肾小管酸中毒合并肾结石时,可口服小苏打或碱性合剂以纠正酸中毒。碱化尿液后如患者仍有结石复发,可口服磷酸盐合剂或噻嗪类利尿剂如双氢克尿噻治疗,以减少尿钙。

4.原发性高草酸尿

本病是一种常染色体隐性遗传病,大多数患者在 5 岁以前出现症状,主要表现为难治性、复发性草酸钙结石,80%左右患者在 20 岁以前死于肾衰竭。正常人 24 h 尿草酸在 30～50 mg,而本病患儿多在 100 mg以上,甚至高达 500 mg 以上。主要分两种类型:Ⅰ型是高草酸尿伴乙醇酸、乙醛酸排泄增加,Ⅱ型是高草酸尿伴 L-甘油酸排泄增加。

本病治疗较困难,均为姑息性治疗,疗效均不甚满意。目前较为特效的药物是维生素 B_6。虽然本病患者未发现有维生素 B_6 缺乏,但有文献报道,大量服用维生素 B_6 在某些病例可出现尿草酸排泄量降低,其原因尚不明了。剂量为每日 400 ng 以上,一般服用 3 天后可出现尿草酸降低。有资料认为可试用磷酸盐或氧化镁制剂,可提高尿中草酸盐的溶解度。另外,在回肠短路、回肠切除后,由于胆酸不能像正常一样在回肠末端被吸收而随胆汁排出,胆酸即与肠钙结合形成钙皂,导致尿草酸增加,形成肠源性高草酸尿,其治疗可采用低草酸盐低脂肪饮食,同时口服消胆胺。消胆胺是一种活性树脂,能与食物中草酸盐结合从而减少肠道对草酸的吸收。本药不能长期服用,其他如镁制剂亦可减少草酸吸收,可选用葡萄糖酸镁,剂量为 0.5～1.0 g,3 次/天。

(二)尿酸结石

尿酸结石发病率各国报道均不一致,在美国尿酸结石占所有肾结石的 5%～10%。在中国许多地区超过此数，有些地区高达 40%。尿酸结石发病缓慢，病程长，发病年龄大，多在 40～60 岁之间。一半左右患者有家族性高尿酸病史，1/4 病例有痛风史。长期摄入高嘌呤食物，如动物内脏、海产品、豆角等，或服用大量维生素 C 的人易患尿酸结石。其他如高温作业人员，小肠炎、结肠炎等患者丢失水分较多导致尿量减少，引起持久性酸性尿及高尿酸均能使尿酸沉淀。

1.诊断与鉴别诊断

详细询问病史，包括家族史，有无痛风病史，饮食，职业等。尿酸结石患者一般有典型的肾绞痛及血尿病史，平时常有鱼卵样砂粒尿排出，实验室检查发现尿 pH＜6.0，绝大部分＜5.5，尿沉渣检查可发现有尿酸结晶，一半左右患者血尿酸增高，24 h 尿中尿酸常超过 750 mg。对排出结石进行化学成分分析可确诊。尿酸结石能透过 X 线，常规腹部平片不能发现结石，静脉尿路造影发现有典型的充盈缺损，密度均匀，边缘光滑，结石梗阻近侧有不同程度的扩张。若肾功能欠佳静脉尿路造影显影不满意可行逆行肾盂造影。CT 及 B 超检查有重要的诊断意义。

肾盂尿酸结石需与肾盂肿瘤相鉴别。尿酸结石 X 线不显影，静脉尿路造影可见有圆形或鹿角形充盈缺损，易误诊为肾盂肿瘤。尿脱落细胞、B 超及 CT 检查有重要鉴别价值，输尿管镜活检可确诊。

2.治疗

尿酸结石的治疗原则是增加液体摄入，限制嘌呤饮食，碱化尿液及抑制尿酸合成。

(1)增加液体摄入：使尿量维持在每日 2～3 L。尿量增加可降低尿中尿酸饱和度。

(2)控制血、尿中尿酸含量：低嘌呤饮食，严格控制鲜肉、鱼、禽类及动物内脏摄入，白菜、胡桃也需控制，饮料如可乐、啤酒亦应控制。严重的高尿酸尿或高尿酸血症患者还可口服黄嘌呤酶抑制剂别嘌醇，进一步抑制尿酸合成。别嘌醇起始剂量为 100 mg，3 次/天，其后根据尿酸含量调整别嘌醇的用量。

(3)碱化尿液：碱化尿液是溶石的关键，尿液碱化时尿酸可转变为易溶解的尿酸阴离子。目前碱化尿液溶石法主要有 3 种。①口服溶石法：最简单易行，可在门诊实施，患者可自己测定尿 pH 并根据 pH 调整碱性药物用量。pH 维持在 6.5～6.8 最佳。常用口服药物有枸橼酸钾，3～6 g/d 或枸橼酸合剂，40～120 mg/d，亦可用小苏打，2～8 g/d。②静脉滴注溶石法：疗程短，但患者需住院治疗，一般采用连续数天静脉滴注法，常用药物 1/6 M 乳酸溶液，以 40～120 mL/h的速度输入，3～4 h 内尿 pH 即可维持在 7.0～7.5。平均疗程 7 天。该法因在短期内输入大量碱性溶液，必须密切监测血电解质、尿 pH、血压及心脏功能。③局部灌注溶石法：较少应用，主要用于术后残余结石，有严重尿路梗阻、多发性结石且结石较大并分散在多个部位。溶石药物有1.0%～1.8%碳酸氢钠或 THAM 溶液。

(三)胱氨酸结石

胱氨酸结石较少见，占肾结石的 1%～3%，是一种先天遗传性肾小管功能缺陷疾病，患者肾近曲小管对胱氨酸、赖氨酸、精氨酸的重吸收及转运不良，以致尿中上述氨基酸增多，其中唯有胱氨酸溶解度最低，易形成结石。

胱氨酸结石以儿童患者多见，多有尿中反复排石史，排出结石表面光滑呈蜡样。胱氨酸结石多为双肾多发性鹿角状结石，尿沉渣检查可发现典型的胱氨酸晶体，表现为六角形苯环，半透明，乳白色，X 线上胱氨酸结石阴影较含钙结石密度均匀。结石成分化学定性分析可确诊。

胱氨酸结石单纯 ESWL 治疗效果差，可采用碱化尿液溶石治疗。其主要治疗方案有：

(1)限制蛋氨酸饮食，对儿童患者因影响其生长发育故不宜采用。

(2)多饮水，每日饮水在 4～7 L 以保持足够的尿量。

(3)碱化尿液，尿 pH 维持在 7.5～8.0 之间，常用碱性药物有小苏打，枸橼酸钾及枸橼酸合剂，其剂量可根据尿 pH 调整。

(4)采用转化胱氨酸药物，将胱氨酸转化成水溶性的三硫化物衍生物，主要药物有青霉胺，可将胱氨酸转化成青霉胺，后者溶解度较胱氨酸高 50 倍，起始剂量为 150 mg，3 次/天，3 天后增加至 150 mg，3 次/天，疗程为 6～12 个月。2－巯丙酰甘氨酸，乙酰半胱氨酸，维生素 C 均可用于治疗胱氨酸结石。

(5)局部溶石疗法，主要适用于不宜手术者、多发性结石、ESWL 治疗失败后残余结石等。溶石冲洗液可采用碳酸氢钠或 THAM-E 液。

(四)感染性结石

感染性结石是指由分解尿素病原体所形成的磷酸镁铵和碳酸磷灰石结石。引起感染性结石的主要病原体有变形杆菌、绿脓杆菌、枯草杆菌等。感染性结石占尿石症的 10%～20%,女性多于男性,结石生长快,常为大的鹿角状结石。结石成分主要是磷酸镁铵、碳酸磷灰石、尿酸铵、羟磷灰石及方解石。

1.临床特点及诊断

感染性结石患者多有反复发作的尿频、尿急、尿痛,用抗生素治疗后尿路刺激症状可暂时控制,停药后易复发。早期仅有少数患者有腰部隐痛,当结石增大可发生肾绞痛,尿路梗阻时可出现肾积脓,患者出现畏寒、发热及肾区持续性疼痛,可有脓尿,晚期可出现肾功能丧失。

根据病史、临床症状及 B 超、X 线检查结果,感染性结石诊断不困难。诊断时应注意,临床上发现顽固性尿路感染,用抗生素治疗不易控制,甚至出现肾功能不全、高血压者,应注意有无感染性结石存在。最简单的方法是摄腹部平片及 B 超检查。感染性结石患者诊断不应局限于了解结石大小、位置、数目、有无梗阻及肾功能损害,还应了解有无尿路解剖异常,血尿生化测定了解有无生理或代谢异常。排出或手术取出的结石做化学成分分析以明确诊断。患者应行尿细菌培养及药物敏感试验,以指导抗感染治疗。静脉尿路造影可了解有无尿路解剖异常及肾功能损害情况。

2.治疗

(1)取石治疗:开放性手术损伤大,术后结石复发率在 30%以上,近年来主要采用 ESWL 配合 PCN 治疗。下列情况仍需行开放手术治疗:巨大鹿角状结石同时伴有尿路畸形需手术矫正;PCN 及 ESWL 多次治疗失败;患者肾已无功能而对侧肾功能正常,需行肾切除术。

(2)酸化尿液:口服氯化铵,使尿 pH<6.2。

(3)尿素酶抑制剂:乙酰异羟酸(AHA)分子结构与尿素相似,具有阻断尿素酶的作用,可降低尿氨并酸化尿液,常用剂量为 0.75 g/d,分 3 次口服。肾功能不良,血肌酐超过 265 mmol/L 时禁用。

(4)抗感染治疗:可根据药物敏感试验选择抗生素。

(5)溶石治疗:效果欠佳,主要用于辅助治疗,溶解开放手术或腔内手术、ESWL 治疗后的残余结石。冲洗液一般采用枸橼酸盐的缓冲液。

(张　静)

第二节　梗阻性肾脏病

梗阻性肾脏病简称梗阻肾,是指泌尿系管腔受阻引起排尿障碍,尿液逆流向上至肾内,引起肾组织结构受损及肾功能减退,甚至导致肾积水及肾功能衰竭的疾病。泌尿系管腔自肾小管、肾盏、肾盂、输尿管,直到膀胱、尿道的任何部位均可发生梗阻。整个尿路是一完整单位,其目的为完成单向排尿,以保持机体内环境稳定。如尿路管腔的任何部位发生梗阻,使尿液排出受阻,就可导致一系列病理生理改变,也是可引起反复发作的尿路感染和促进尿路结石的一个重要因素。梗阻可以对肾脏产生不同程度的影响。①没有多大影响。②在几个月至几年内,肾实质进行性破坏。③迅速地破坏肾脏。对肾脏损害的严重程度,与梗阻的病因、部位、程度和持续时间有关。

一、发病率及病因

梗阻肾发生于各种年龄,自尸检统计资料肾积水的发生率为 3.5%～3.8%,而临床上很少发生症状。而在 ARF 中据 Jones 统计 199 例中,由梗阻肾所引起的占 84 例,高达 60%。由梗阻肾引起的尿毒症是造成尿毒症患者之主要病因,占 15%～20%。近年来在胎儿预测尿路扩张中之发病率为 1/600～1/800,尤以肾盂输尿管积水多见,但在出生婴儿复查中,低于上述数字。

梗阻肾的病因分机械性、功能性、先天性及后天性，和年龄性别有一定关系。在儿童中几乎以先天性多见，青中年以结石多见，老年患者以前列腺肥大，前列腺癌多见；在 60 岁以上老年引起梗阻性肾病高达 80%。前列腺脓肿虽可致死亡但并不引起梗阻肾。双侧输尿管梗阻常发生于膀胱之下，或膀胱输尿管交接处，最常见的为恶性肿瘤。由前列腺、子宫颈或膀胱本身造成压迫所致，即使于盆腔内之良性肿瘤如脂肪瘤等也可使膀胱压迫变梨状畸形，使双侧输尿管膀胱处阻塞或形成狭窄。也可有盆腔由恶性肿瘤接受 X 线治疗，或盆腔内手术，或突发性后腹壁纤维化均可引起双侧输尿管梗阻。后者之纤维组织伴随炎性细胞浸润入双侧输尿管导致 CRF。双侧髂动脉瘤虽属罕见性疾患，也可引起双侧输尿管梗阻而发生尿闭。外伤性盆骨骨折可引起后尿道撕裂，其中 60%可发生膀胱输尿管反流及尿道狭窄。发生于阴茎海绵体的纤维性结节斑，可致局部疼痛，肿胀及尿道狭窄。神经源性膀胱可继发于脊柱创伤性、糖尿病、多发性硬化症及老年性痴呆症。病因据 Roter 分成三大类，即管腔类、管壁内、管壁外三个方面的病因，其中包括先天及后天性均可引起梗阻肾（表 24-2）。

表 24-2　梗阻性肾病的病因

管腔内	
结石	输尿管肿瘤
膀胱肿瘤	冷凝热溶蛋白导致急性肾衰
乳头状坏死	尿酸盐结晶导致急性肾衰
血凝块	
壁内性	
先天性	
输尿管肾盂功能不良（10%双侧性）	
输尿管肾盂狭窄（单纯性或输尿管疝）	
膀胱颈梗阻	
针尖样息肉	
后天性	
输尿管狭窄（结核等）	
尿道狭窄	
神经源性膀胱功能不良	
壁外性	
前列腺性梗阻	
输尿管肾盂交接处——血管、粘连带等	
主动脉瘤	
输尿管周围纤维化	
后腹壁肿瘤或结节	
尿路外肿物如结肠癌、憩室炎	
盆腔肿瘤	
手术误扎输尿管	

Neusam 认为除上述分类外，应加第 4 类；即神经肌肉病灶，常为先天性引起。是由于局部神经肌肉功能障碍，引起输尿管蠕动消失，故管腔并不狭窄，管壁内外也无病灶阻塞或压迫。其好发部位常在肾盂输尿管交接处，或发生于输尿管下端 1/3 之处。

近年来 George 报道了各种慢性膀胱高压性尿潴留，命名为高压性慢性潴留（highe pressure chronic retention，HPCR），属非神经源性，发病较晚，同时引起输尿管肾积水，可导致尿毒症。与 HPCR 相似者，为常见的儿童先天性后尿道瓣膜，使膀胱输出道梗阻，伴膀胱尿潴留而胀满，膀胱壁增厚，尿液返流向上，引起肾损害。HPCR 及后尿道瓣膜二者不同之处在于:后者发生于儿童,由后尿道瓣膜引起反流性肾病,而 HPCR 发生于成年人,并无后尿道瓣膜。

管腔的血凝块引起的双侧梗阻并不少见,我国常见流行病之一流行性出血热,可有肉眼血尿,可引起双侧输尿道完全性梗阻,从而引起急性尿闭症。即使临床流行性出血热之症状、征候并不典型者,也应注意。

二、病理生理

(一)机械性梗阻

尿路梗阻后在梗阻部位之近侧端发生尿液积聚,尿路开始扩张,阻塞部位如发生在肾盂输尿管交接处,引起肾盂肾盏积水及扩张,称为肾积水。如输尿管阻塞引起输尿管积水,然后引起输尿管肾盂积水,如梗阻病因未能去除势必导致肾积水。总之梗阻后,最终必然引起肾积水。尿道或膀胱颈梗阻时,先引起膀胱内尿液潴留,扩张,然后引起两侧输尿管扩张,再引起肾盂、肾盏扩张,肾积水。膀胱因梗阻充满尿液,膀胱内压力增高,经长时间后在管壁薄弱处可引起膀胱憩室。在肾积水发生之前,先有代偿过程。

1.尿路肌肉肥厚

于尿路阻塞部位之上方肌肉纤维伸长,造成肌纤维肥大以使管腔平滑肌收缩力增加,驱使尿液通过梗阻段,但很少能完全通过阻塞处。当尿路扩张过度,肌纤维虽伸长而收缩效应减退,使尿路变形扩张,积液加重。

2.肾损害形成

梗阻后尿液逆流向上,肾盂内压力增高,尿液逆流分别进入肾淋巴管、静脉、肾间组织、肾乳头进入小管,这种现象出现肾盂－淋巴管,肾盂－静脉,肾盂－间质组织,肾盂小管逆流,使肾盂内压力下降,以保持肾小球滤过功能。如梗阻因素不能及时去除,压力可继续上升,使肾远曲小管、集合管承受最大压力,出现肾小管功能障碍,肾小球滤过功能相应下降,晚期血管受压迫,自肾弓形动脉以下如小叶间动脉,输入小动脉管血管功能发生紊乱,皮质血供应减少。早期肾积水时,肾血供应减少 41%,当管腔内压力升高达 3.4 kPa(25 cm 水柱)时,肾小球停止滤过。

肾小球滤过压力＝血管内静水压力(9.8 kPa)(血浆胶体渗透压(3.23 kPa)(肾小管阻力(3.23 kPa)＝3.4 kPa。肾小球滤过越小,肾积水加重,导致了肾皮质萎缩,肾盂高度扩张,形成肾积水性萎缩。如为双侧完全性梗塞,尿素氮可迅速增高,比正常达 5 倍。如在 2 周后去除梗阻,肾功能之恢复率可达 45%～50%。如在 3～4 周后去除梗阻,肾功能之恢复率达 15%～30%。而经 4～6 周未能及时纠治,可引起不可逆转的肾功能损害。

(二)尿路梗阻后的体液变化

在发生上述机械性梗阻病理生理变化的同时,肾内前列腺素产生增多,皮质内 PGI_2 增多,能使皮质血管扩张释放肾素,髓质内 PGE_2 合成增多可使髓质血管扩张,抑制加压素、ADH 及醛固酮作用,也同时抑制在髓襻升支及近端肾小管的钠转运。PGE_2 及 PGI_2 两者均使肾血流量在梗阻肾开始时维持肾小球滤过率,促进尿钠排泄及利尿,但作为代偿机制,仅能维持 4～6 小时。以后尽管 PGE_2 及 PGI_2 增加,但随后肾血流量即下降,这是由于另一前列腺衍化物 PGE_2 水平上升,为一强烈的血管收缩素,引起血管收缩,导致肾严重缺血,使一定数量之肾单位功能停止。其残留之肾单位功能减退,不能保钠、排钾,尿液酸化及浓缩功能发生障碍。此外,在早期肾激肽释放酶－－激肽系统活性增加,和 PGE_2 及 PGI_2 一起促进肾血流量,维持肾小球功能,但同时使血栓素 A_2 增多。后者作用强烈,使肾血管收缩,肾缺血加重,可能参与梗阻肾导致肾衰之机制,以及肾系膜清除功能衰退等。

(三)梗阻对代谢途径和基因表达产物的影响

梗阻可减少组织的有氧呼吸,增加无氧呼吸,同时伴有 ATP 下降,ADP 和 AMP 上升。此外,在发生梗阻的肾脏中,有大量的代谢酶活性和一系列基因表达产物受到影响而发生改变,现总结如下:

1.对能量和代谢底物的影响

减少氧消耗，减少底物摄取，增加无氧酵解，减低 ATP/(ADP+AMP)比值，减少氨生成。

2.对酶活性的影响

减低碱性磷酸酶、Na^{+}-K^{+}-ATP 酶、葡萄糖-6-磷酸酶、NADH/NADPH 脱氢酶、甘油-3-磷酸脱氢酶等活性，增高葡萄糖-6-磷酸酶脱氢酶、葡萄糖磷酸酶脱氢酶活性。

3.对基因表达的影响

减少肾小球 $G_{\alpha s}$ 和 $G_{\alpha q}/11$ 蛋白、上皮生长因子、Tamm-Horsfall 蛋白表达，短暂诱导生长因子 FOS 和 MYC 表达，明显诱导细胞损伤基因(TRPM2)表达。

在大多数病例，上述代谢酶活性和基因产物表达异常的作用和意义目前尚不清楚。

(四)其他

尿路梗阻时，易发生感染，尿路感染又促进结石形成，由于尿路结石存在，又加重了阻塞，使梗阻肾病变进行性加重而导致肾衰(图 24-3)。

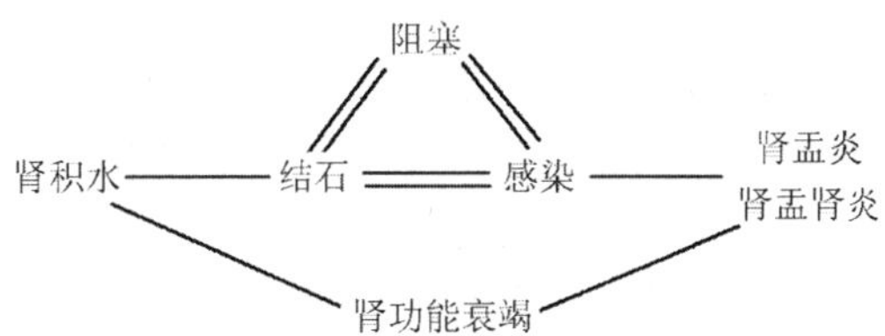

图 24-3　尿路梗阻和尿路感染、结石之关系

三、病理变化

整个肾脏水肿，呈苍白色，肾盂及肾小管扩张，肾乳头变平，肾皮质变薄，完全梗塞达 6 周以上，两侧肾仅剩结缔组织，残余之肾小球极少。集合单位减少，消失。镜检下完全梗阻早期肾小管系统呈扩张，尤以集合管系统为显著，以后肾近曲及远曲小管也相继扩张，最后小管萎缩，肾髓质破坏。肾小球早期变化很小，随着梗阻的进行，肾积水形成，肾小球呈玻璃样变，尿液自小管溢出于间质组织内，小管外流时同时有 Tamm-Horsfall 蛋白溢出。

四、临床表现

肾脏梗阻后引起的临床症状与梗阻之病因、部位、轻重缓急的不同，在临床上有不同的表现。如急性输尿管结石，可以典型的肾绞痛出现。而如早期结石出现在肾脏可并无症状。梗阻肾不管何种发病因素，最终均引起肾积水，而肾积水于临床并无典型症状，也可无症状，故有时可显出原发病症状为主，或出现高度肾积水引起肿块，或有疼痛，排尿困难，或出现无尿或肾功能衰竭等。现就梗阻肾引起的常见症状列述如下：

(一)排尿困难

由膀胱以下梗阻引起，排尿时费力而尿呈细线状，排尿后觉排尿未尽，或出现排尿滴沥，也可出现尿潴留及尿失禁现象。神经源性膀胱时患者常诉下腹胀满而尿意频发，每次排尿量少。

(二)疼痛

是梗阻肾常见症状，部位常于腰腹部，可由肾包膜扩张，压力增高或梗阻后管腔内压力增高，引起急剧膨胀引起。如梗阻发生缓慢，肾内压力虽有膨胀，可无疼痛。肾绞痛时常较为剧烈，疼痛沿双侧输尿管向下放射至会阴部，伴出汗、恶心、呕吐等症状；梗阻肾伴肾积水虽可无疼痛而于大量饮水后产生疼痛应考虑本病之可能性；排尿时腰部发生疼痛，可能与膀胱输尿管发生反流有关。

(三)尿路感染

可为临床唯一表现而就诊。为顽固性，反复发作，和梗阻未加纠治有关，也可和肾结石同时存在。由于二者同时存在，复又加重了梗阻，可引起发热、腰痛、排尿困难，严重时引起中毒性休克危及生命；肾区局部皮肤温度增高、红肿、触痛明显提示肾周围脓肿的可能。

(四)肿块

为严重肾积水引起,触诊可及肿大之肾脏。以新生儿梗阻肾多见,成人梗阻肾引起肾积水能触及肿块者并不多见。肿物可时大时小,如慢性膀胱尿潴留时,可在耻骨上,下腹部扪肿物,呈球状,表面光滑,尿液潴留达 2 000 mL 以上,患者常尿频而尿量少。

(五)肾衰竭

1.急性肾衰竭

单侧性梗阻不致引起 ARF,双侧性梗阻时可发生急剧无尿,血肌酐及尿素氮剧增。老年原因不明之 ARF 时应注意多发性骨髓瘤,引起冷凝热溶蛋白于肾小管内广泛阻塞导致尿闭症。

2.慢性肾衰竭

在梗阻肾之终末期可出现尿毒症。梗阻后,肾小管腔压力增高,尿液外渗,间质性肾炎,肾积水,反复尿路感染等均是引起尿毒症的发病因素。

(六)肾小管功能障碍

仅发生于少数患者,几乎每一患者均有浓缩功能减退,以夜尿增多为特点。一般可发生远端肾小管酸中毒,尿 pH 不能降至 6.0 以下;可有肾小管泌钾障碍,合并有高钾血症极少见,而常出现高氯性酸中毒,个别患者可发生加压素－拮抗性肾原性尿崩症(vaso pression resistant nephrogenic diabetes insipides VRNDI),每日排尿量可达 4 000 mL 以上。其发生机制可能与肾髓质被破坏,尿浓缩功能缺陷及 PGE_2 抑制了血管加压素等作用有关。

(七)高血压

以双侧肾积水多见,也可由急性单侧性梗阻引起,约 30%,而慢性单侧性梗阻很少产生高血压;发生机制可能和肾素分泌有关,常见于急性梗阻性,而慢性梗阻发生高血压可能和水钠潴留有关,高血压多为轻度,暂时性;而当 HPCR 时高血压可呈持久性,达 50%,和慢性水钠潴留有关,伴膀胱壁增厚,整个排尿周期中膀胱内压增高,严重时可达 85 cm 水柱,尿潴留量最高可达 2 000 mL 以上,平均 1 480 mL。

(八)红细胞增多症

属罕见症状,梗阻肾切除后,此种现象可消失,可能为病侧肾压力增高,产生了异常的促红素有关。

(九)梗阻后利尿(postobstruction diuresis,POD)

见于双侧下尿路梗阻解除后,每日尿量可达 3 000 mL 以上。HPCR 解除后发生 POD 命名为慢性膀胱减压,通过膀胱压力容量曲线形态说明,压力下降后,水和钠盐排出,一般利尿持续 2 周。

五、诊断

应争取早期诊断,去除病因,以使肾功能恢复。诊断应包括病因、部位、单侧性、双侧性、急性和慢性。梗阻肾的诊断原则上应先确定有否以下条件:诸如有临床尿路梗阻现象;排尿困难,尿流变细的下尿路梗阻现象;反复发作尿路感染;腰痛,下腹痛或腹部肿块,及不好解释的尿毒症,原因不明的尿闭症。梗阻部位的诊断很重要,先应分清上下尿路梗阻。在膀胱以下梗阻常先有排尿困难及膀胱胀满或有残余尿液,尿意未尽;上尿路梗阻有一侧或双侧输尿管扩张,肾积水,而膀胱并不胀满;然后根据症状,分析病因,确定诊断。

(一)病史

应注意年龄、性别和梗阻病因之关系非常密切(见病因),也应追问糖尿病史,神经性疾患,外伤史以及结石史等。

(二)体格检查

应注意有否尿毒症外貌及贫血外貌,或急、慢性病容,高血压,腹部有否扪及肿块,下腹部有否尿潴留性膀胱,腰部肾区有否压痛及叩击痛,男性患者应将前列腺检查列为常规。

(三)化验检查

除血常规外,应注意尿中有否红细胞增多,如有血尿应作红细胞形态鉴别,是否符合非肾小球性血尿?

尿中晶体是否增多？尿中脱落细胞检查，尿菌培养，血肌酐、尿素氮、及有否血糖及有否电解质失衡，均有助于诊断。如肾前性氮质血症时尿钠浓度常＜100 mmol/L；而急性肾炎，尿路梗阻时尿钠浓度相对增多＞1 000 mmol/L。胎儿应注意有否羊水过少，如羊水过少应同时抽取羊水观察是否有主要染色体异常：如胎儿羊水过少，主要染色体异常，胎儿尿钠＞100 mmol/L，B型超声检查出现肾肿大，应考虑染色体异常性梗阻肾病。

（四）X线检查

除腹部平片外应作以下检查。

1.静脉肾盂造影

如无禁忌证应予以检查。可诊断有无肾盂积水，肾盏扩张情况，输尿管梗阻时可见梗阻近侧端扩张，梗阻时因肾小球滤过率降低，肾小管内液体流动缓慢，造影剂集中在皮质，显示造影剂浓缩阴影，这是ARF特征。其他梗阻肾时可显示显影迟缓，肾盂显影模糊等现象，迟缓显影现象可长达24小时以上。

2.逆行性肾盂造影

如以上检查正常，而仍怀疑梗阻存在可作逆行性肾盂造影，需经膀胱镜行输尿管插管，如有肾盂积水，可自导管中流出，并可知一侧或双侧性梗阻，了解双侧肾功能情况。

3.经皮穿肾盂造影

适用于情况紧急严重者，有氮质血症，经初步探明有肾盂积液。可在B型超声引导下，将穿刺针直接刺入肾盂内，将肾盂液体抽出，再将造影剂加抗菌类药直接注入肾盂内，造影剂量应少于抽出之尿量。此法安全，简易，图像清晰，但不宜作为常规检查。肾盂内所抽出液体，应作尿常规检查及尿菌培养，注意尿液细胞变化。

4.排泄性膀胱输尿管造影

主要能诊断膀胱输尿管反流。应用无菌导尿管插入膀胱，注入76％泛影葡胺100 mL加生理盐水400 mL，稀释后，注入膀胱内，嘱患者作排尿动作时，观察有否尿液反流情况。

（五）放射性核素检查

1.同位素肾图

可了解病人有否尿路梗阻及肾功能情况，能鉴别一侧及双侧梗阻。由于无创伤，操作简单，可重复检查，梗阻时可显示C段下降，延缓或不升，甚至继续上升，如单侧性梗阻时，可见梗阻一侧受损，显示C段下降延缓。

2.^{90m}Tc-二巯基丁琥珀酸闪烁图

为肾静脉显影，是目前常用一种，适用于肾区扫描或γ-照相。应用量3～5 mci，在诊断梗阻性肾病时虽不常用，但能显示整个肾脏大小形态和测肾功能，是肾脏和上腹部肿块相鉴别的最好方法。对肾先天性畸形如多囊肾、马蹄肾等有诊断意义。

3.^{90m}Tc-二乙烯三胺五醋酸

为动态显影，适合于γ-照相，应用量5～10 mci，可观察梗阻部位及肾功能状态，如有上尿路梗阻，显影剂可在输尿管梗阻部位之近端和肾盂内尿液潴留，肾盂呈浓缩阴影，慢性梗阻，肾功能受损，肾盂积水时显影延缓，体积增大，肾门区放射性稀疏，也可通过排出量统计了解肾功能情况。成人测定数据可靠，而初生儿因肾血流量及肾小球滤过仍然很低，故测定并不准确，至出生后2～3个月才有诊断价值。

（六）B超检查

可对肾脏大小、形态、有无梗阻提供初步诊断，确定单侧或双侧梗阻，对肾盂积水，肿瘤，肾萎缩以及先天性肾畸形加以诊断。为了早期诊断本病，可以B超检查，测定胎儿期有无尿路扩张。胎儿第16周可探知有无尿路扩张，如胎儿一旦检出尿路扩张后，应继续观察，在出生后作进一步检查，以尽早诊断及时纠治。B超在诊断梗阻肾占有重要地位，一般可用于首选检查。如发现阳性可作进一步有关检查(图24-4)。

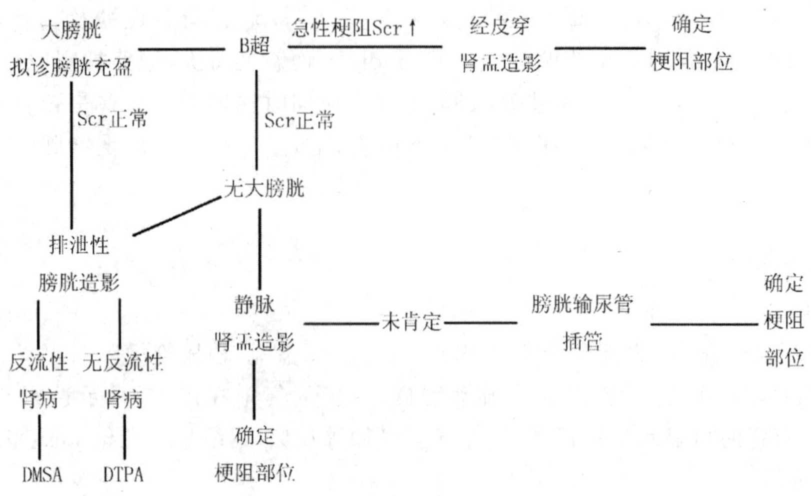

图 24-4 梗阻性肾病的诊断步骤

以上之诊断操作程序应根据临床情况，均适用于单侧或双侧性梗阻。

(七)电子计算机断层扫描(CT)

可帮助诊断梗阻部位，肾盂积液，肾皮质受损情况，对梗阻梗之病因有一定帮助。

(八)磁共振成像(MRI)

和 CT 相似，但可同时作矢状及冠状面观察，发现病变更灵敏，但不应常规应用。

六、鉴别诊断

(一)反流性肾病

应和梗阻肾严格区分。反流性肾病为先天性或某原因引起尿液自膀胱反流入输尿管中，进而反流入肾内，可导致肾衰，同样可引起尿路感染、肾积水，故临床上酷似梗阻肾。鉴别之主要方法是作排泄性膀胱输尿管造影。膀胱内注入造影剂之后，嘱患者作排尿动作，在荧屏下观察，可见尿液自膀胱反流入输尿管。

(二)梗阻肾引起 ARF

应先作仔细分析检查，应除外细胞外液丢失(低血容量性)、肾皮质坏死、急性肾小管坏死、肾动脉或肾静脉闭塞以及药物中毒，包括抗生素、止痛药等所致 ARF。

(三)婴儿双侧性尿路梗阻的鉴别诊断

以膀胱输出道梗阻多见，尿反流其次，其他以肾盂输尿管或输尿管膀胱处梗塞多见。其鉴别方法为：

(1)决定双侧尿路梗阻最好在胎儿期，应注意羊水是否过少，如羊水过少，检查发现主要染色体异常应终止孕娠。

(2)如羊水正常而有膀胱增大，应先除外反流性肾病，于出生后第 2 周，Hanbury 主张在抗生素应用下作排泄性膀胱造影，以明确是否有反流肾。

(3)如膀胱正常应观察肌酐，隔日 1 次，并每 5 日作 1 次 B 超检查。

(4)如检查并无尿路扩张，或轻度扩张，可每月或每 2 月随访 1 次。

(5)如随访期间发现尿路扩张，应先除外反流性肾病，如为反流肾可作 DMSA，观察肾影及肾功能。

(6)如为反流肾可以肌酐作为参考，肌酐稳定可过 4 周作 DTPA 检查，肌酐上升应立即检查梗阻的原因。

单侧性胎儿尿路梗阻，一般羊水属正常，但也应于出生后第 1 天作 B 超检查，检查程序大致同上。

七、治疗

(一)治疗目的

(1)去除梗阻，解除症状。

(2)预防及根治尿路感染。

(3)保护肾功能或使肾功能得到恢复。

(二)手术适应证

(1)完全性机械性梗阻。

(2)梗阻引起感染,又导致败血症,可致命,应紧急处理。

(3)一侧性梗阻,已无肾功能者。

(4)神经源性膀胱经内科处理无效者。

如有尿路感染反复发作,对梗阻肾不利可考虑手术治疗。其他如结石引起持久性疼痛、持久性尿潴留、肾功能进行性减退等均可考虑手术治疗。

(三)非手术适应证

(1)患者已发生尿毒症,这时应先作透析治疗。

(2)单纯性慢性尿潴留。

(3)不完全性梗阻。

(四)手术处理及术前分析

(1)手术前应考虑梗阻病灶属良性还是恶性以及梗阻之部位。经上述检查确定后可先在梗阻部位如膀胱或输尿管先置放导管,或作肾盂切开,置入导管,作肾盂造瘘,使梗阻部位之尿液外流,保持尿液引流通畅,以保护残余的肾功能;应尽量防止感染,以达到肾功能不致进一步恶化以增加患者存活年数。

(2)在各方面作最后诊断确定之后,可决定去除导管引流,作进一步手术处理。一侧肾功能完全丧失可作肾切除,肾积水梗阻部位于肾盂输尿管交接处多见,应手术去除梗阻因素,并作肾盂输尿管成形术。为了达到梗阻肾早期确诊及治疗,应注意胎儿、婴儿时开始检查。有学者诊断出胎儿期梗阻肾 56 例,出生后即进行检查,有 45 例确诊为尿路梗阻,共 17 例作了肾盂成形术,其中 15 例作了紧急手术,早期手术可使肾功能受损得到改善。

HPCR 患者,通过手术治疗使膀胱出口通畅后,大部预后良好。手术后 6 个月上尿路扩张明显改善,残余尿量少,膀胱内压下降。有学者对 32 例 HPCR 观察 43 个月,大部功能恢复,一般小管功能可在梗阻消除数天后开始,而小球功能需 2 周到 3 个月之间,也有个别患者需作透析治疗。

神经源性膀胱处理困难,应嘱患者在排尿时,尽量排空并压迫耻骨上膀胱部位,可应用抗胆碱酯酶药物如新斯的明,一般可用 15 mg,每日 3～4 次,口服溴吡斯的明 60 mg,每日 3～4 次,有时需放永久性导尿管,必要时可作输尿管移植于髂窝处。

八、中医辨证施治

中医学中并无梗阻性肾病,其病机病证属癃闭范畴。癃闭证为小便阻塞不通为主症的一种病症,小便稀少,排尿困难,病势轻者为癃而小便点滴不通,重者为“闭”,二者均指排尿困难,而轻重不一,故通称为癃闭。

正常小便的通畅,和三焦气化的正常功能相关。《素问》中记载“三焦者决渎之官,水道出焉”。又说“膀胱者,州都之官,津液藏焉,气化则能出矣”。阐明了其病变之部位在膀胱和三焦,气化不利所致。三焦气化功能又依靠肺脾肾三脏来维持,故肾、脾、肺及三焦的功能均有密切关系。如肺失肃降,不能通调水道,下输膀胱,就可导致癃闭的发生;若脾失健运,不能升清降浊也可导致癃闭发生。肾主水,肾气化功能使清者上升于肺而布散周身,浊者下输膀胱,而排出体外,从而维持人体正常水液运化。如肾气化功能失常则开阖不利,导致癃闭发生。其他如瘀血阻塞,肝气郁滞,气虚不化,下焦湿热均可引起尿路不通。癃闭的辨证施治主要分为下列证型。

(一)膀胱湿热

症状:小便量极少,或点滴不通,尿痛烧灼,小腹胀,口渴而不欲饮,身沉重,舌苔白腻,舌质红。

治法:清热利湿,通利小便。

方药：八正散加减。瞿麦 12 g、蓄 12 g、通草 6 g、滑石(后下)30 g、山栀 10 g、车前子(包煎)30 g、大黄(包煎)6 g、茯苓 10 g、蒲公英 30 g。便秘甚者重用大黄为 10 g，以清热通腑；高热不退加黄芩 10 g、金银花 30 g，以清热解毒；尿血加小蓟 30 g、白茅根 30 g。以清热凉血；寒热往来加柴胡 10 g、黄芩 10 g，以和解少阳。

(二)尿路瘀塞

症状：小便阻塞不通，或如细线状，小腹胀痛，舌质暗，有瘀点，脉涩。

治法：行瘀散结，通利水道。

方药：桃红四物汤加减。当归 15 g、丹参 156 g、桃仁 10 g、红花 6 g、大黄 12 g、芒硝 10 g、穿山甲 10 g、冬葵子 12 g、牛膝 12 g 等。结石梗阻加金钱草 30 g、海金沙(包煎)30 g，以利尿排石。

(三)肝气郁结

症状：肝气不舒，情志抑郁，多烦，善怒，小便不通，苔薄或薄黄，脉弱，舌质红。

治则：疏调气机而通利小便。

方药：沉香散加减。陈皮 10 g、沉香 6 g、当归 12 g、王不留行 15 g、石韦 12 g、冬葵子 12 g、滑石 15 g。热象盛加入龙胆草 6 g，栀子 12 g，黄芩 12 g。

(四)中气不足

症状：小腹坠胀而气短懒言，小便不畅或欲排尿而不得出，舌质薄，脉细弱。

治法：升清降浊，化气利水。

方药：补中益气汤加减：人参 6 g、黄芪 15 g、白术 10 g、当归 10 g、升麻 6 g、柴胡 6 g、陈皮 10 g。加入猪苓 10 g、茯苓 15 g、泽泻 10 g 等。

(五)肾阳衰惫

症状：小便不通，排出无力，面色苍白，畏寒，腰膝冷而无力，舌质淡而白等。

治法：温阳益气，补肾利水。

方药：以济生肾气丸为主。地黄 15 g、山药 15 g、山萸肉 6 g、丹皮 6 g、茯苓 12 g、泽泻 6 g、制附子 9 g、肉桂 3 g、牛膝 10 g、车前子 10 g。有呕吐、神昏时加入温肠汤，如加入半夏 10 g、竹茹 10 g、陈皮 10 g、枳实 6 g、生姜 3 片、甘草 6 g 等。

九、预后

原发病因，一侧性梗阻肾或双侧性梗阻肾，完全性梗阻或部分性梗阻等均与预后有密切关系；如属一侧性梗阻肾、部分性梗阻，且能去除原发病因素者预后极佳。如完全性、双侧性梗阻又不能去除病因，病程长，肾功能严重受损则预后不良。此外早期诊断，及时合理的治疗，去除梗阻病灶均直接关系到预后的良好。如患儿有双侧性膀胱输尿管反流，年龄在 5 岁以内，对手术不能容忍者预后不良。

(武晓峰)

第二十五章

肾脏血栓与栓塞性疾病

第一节　肾动脉硬化

高血压肾病是导致患者终末期肾病(ESRD)进行透析最常见的原发病之一。无论高血压是原发的或是继发的,肾循环持续暴露于血管腔内高压使得肾动脉出现损伤(玻璃样动脉硬化),从而导致肾功能的丧失(肾硬化)。高血压小动脉肾硬化可以分为2种:良性和恶性(或称为加速性)。

一、诊断要点

(一)肾动脉硬化(高血压肾硬化)的诊断线索

(1)存在长期原发性高血压病史,远早于肾脏病发病(出现蛋白尿)。

(2)肾硬化同时存在全身性高血压导致心肌肥厚,可能合并充血性心力衰竭和脑血管并发症的相关症状,视网膜血管改变(动脉狭窄以及火焰状出血)。

(3)患者夜尿增多,容易出现高尿酸血症。

(4)疾病晚期肾功能不全时出现尿毒症相关症状。

(二)肾动脉硬化(高血压肾硬化)的实验室检查

(1)尿检发现镜下血尿和轻度蛋白尿、微量清蛋白尿、β_2 微球蛋白和N-乙酰-D-葡萄糖氨基酶(NAG)排出增加;轻度或中度血清肌酐升高,容易出现高尿酸血症。

(2)可以发现输液后尿钠排泄增加。除非肾血流降低,良性肾硬化的患者可以维持接近正常的GFR。

(三)恶性高血压的诊断线索

(1)大部分发生于以往有高血压的患者,中年男性最多。

(2)首先出现的往往是神经系统症状,表现为头晕、头痛、视物模糊、意识状态改变。此后表现为心源性呼吸困难和肾衰竭。

(四)恶性高血压的实验室检查

(1)表现为快速升高的血清肌酐、血尿、蛋白尿以及尿沉渣中红、白细胞管型。肾病综合征可能存在。

(2)早期由于低钾性代谢性碱中毒引起血浆醛固酮水平升高。

(五)形态学检查

肾脏活检可以明确诊断。

二、治疗原则

针对高血压肾损害的病理生理机制,干预治疗应从三方面着手。①降低血压。②降低传导到肾小血管的压力。③阻断或降低局部致组织损伤和纤维化的细胞/分子途径。

三、治疗策略

(一)控制血压和(或)控制蛋白尿,防治CVD并发症

1.ACEI

(1)贝那普利(洛汀新):10~20 mg,口服,每天一次。

(2)福辛普利(蒙诺):10~20 mg,口服,每天一次。

(3)赖诺普利(捷赐瑞):10~20 mg,口服,每天一次。

(4)培多普利(雅施达):4~8 mg,口服,每天一次。

(5)雷米普利(瑞泰):5 mg,口服,每天一次。

(6)卡托普利(开博通):12.5~25 mg,口服,每天三次。

2.ARB

(1)氯沙坦钾(科素亚):50~100 mg,口服,每天一次。

(2)缬沙坦胶囊(代文):80~160 mg,口服,每天一次。

(3)厄贝沙坦(安博维):150~300 mg,口服,每天一次。

(4)替米沙坦(美卡素):80 mg,口服,每天一次。

(5)氯沙坦钾/氢氯噻嗪(海捷亚):50 mg/12.5 mg,口服,每天一次。

3.钙拮抗剂(CCB)

(1)氨氯地平(络活喜):5 mg,口服,每天一次。

(2)非洛地平缓释片(波依定):5 mg,口服,每天一次。

(3)硝苯地平控释片:30 mg,口服,每天一次。

(4)贝尼地平(可力洛):4 mg,口服,每天一次。

4.β受体阻滞剂

(1)美托洛尔(倍他洛克):25~50 mg,口服,每天两次。

(2)阿罗洛尔(阿尔马尔):5~10 mg,口服,每天两次。

(3)卡维地洛(达利全):12.5 mg,口服,每天两次。

5.利尿剂

(1)氢氯噻嗪(双氢克尿塞):12.5~25 mg,口服,每天一次或每天三次。

(2)呋塞米(速尿):20~40 mg,口服,每天一次或每天三次。

(3)螺内酯(安体舒通):20~40 mg,口服,每天一次或每天三次。

6.其他降压药物

盐酸可乐定:75 μg,口服,每天三次。

(二)动脉粥样硬化治疗

应同时使用调节血脂治疗和抗血小板治疗。

(四)肾功能不全治疗

四、诊治说明

(1)无论良性或恶性病变,控制高血压是首要的治疗目标。开始治疗的时间、治疗的有效性以及患者的并发症是影响良性肾硬化病程的关键因素,大多数未治疗的患者出现高血压的肾外并发症。不同的是,恶性高血压是一种急症,几乎所有死亡原因都是尿毒症。应该进行更多的监测以控制急性肾衰竭导致的神经系统、心脏和其他器官的并发症。但是最根本的治疗是积极努力迅速控制血压,如果成功则可能逆转大多数患者的所有并发症。

(2)JNC7的血压控制目标为普通人群血压小于18.7/12.0 kPa(140/90 mmHg),可以降低心血管并发症,而对于合并糖尿病、肾病的患者,血压应该小于17.3/10.7 kPa(130/80 mmHg)。2007年欧洲高血压治疗指南则在此基础上提出如果尿蛋白大于1 g/d,可以将血压降得更低。K/DOQI针对慢性肾脏病

患者高血压的控制也提出了治疗目标，除了降低血压，延缓肾病进展外，保护心血管也是很重要的一个方面。通常的治疗方法包括生活方式改变、药物治疗等。

(3)健康的生活方式包括低盐饮食(每天钠摄入小于等于 2.4 g)、有氧锻炼(每天至少30 min)、减肥和控制饮酒，除了直接降低血压外，也可以增加降血压药物的敏感性，是控制高血压、减少并发症最基本的方法。改变生活方式后血压不能控制时应考虑加用药物。目前关于控制高血压的治疗指南均更强调降低血压本身的作用。JNC7 推荐对于普通人群各类药物的降低血压的作用相似。但从效益－费用比来看，虽然利尿剂氢氯噻嗪(双氢克尿塞)激活肾脏肾素－血管紧张素－醛固酮系统，仍推荐其作为药物治疗的首选药物，也是多种药物联合治疗高血压的基础药物。但对于肾病患者来说，JNC7 推荐肾素-血管紧张素-醛固酮系统阻断剂(包括 ACEI 和 ARB)应该作为首选药物使用。ADA 指南和 K/DOQI 指南也明确提出，对于糖尿病肾病患者，ACEI 或 ARB 是首选药物。对于非糖尿病肾病的患者，如果尿蛋白/肌酐大于 200 mg/g，ACEI 和 ARB 也应该是首选药物。

(4)ACEI 为基础的降压治疗可以减少进展到终末期肾病和死亡率约 22%。ACEI 或 ARB 治疗的另一个优点在于可以更好地控制蛋白尿，ACEI 或 ARB 降低蛋白尿的效果一般是剂量依赖性的，因此当血压和蛋白尿控制不佳时，可以增加 ACEI 或 ARB 至最大剂量。但当 ACEI 或 ARB 剂量改变时，仍应密切监测其在肾功能和血钾方面的不良反应。通常，血清肌酐水平较基础值增加大于 30%时应该减量甚至停药。

(5)对于合并肾脏病的高血压患者来说，降血压药物的剂量通常较普通人群大。中到大剂量的高血压药物或者联合使用降血压药物非常常见。同样，由于慢性肾病患者肾脏清除药物的能力可能减退，药物的不良反应可能也比较明显。肾动脉硬化的患者如果使用最大剂量的 ACEI 或 ARB 仍未能控制血压，则应该考虑加用其他降血压药物。通常首先考虑加用利尿剂，普通人群可以选择噻嗪类或襻利尿剂，而慢性肾脏疾病 3～5 期患者则首选襻利尿剂。如联合使用 ACEI 或 ARB 和利尿剂仍不能控制血压，下一步可以根据情况加用 β 受体阻滞药或钙拮抗剂，必要时也可以使用 α 受体阻滞药或中枢性降压药物。特别对于已存在心血管疾病的患者，卡维地洛(α、β 受体双通道阻断剂)有比较好的保护心血管的作用，可以更早期地使用。无论选择何种降血压治疗方案，将血压控制于目标范围是最终的目标之一。

(6)对于恶性高血压患者来说，应积极控制血压，但过快地降低血压可能超过肾脏或脑的自身调节范围而产生严重的并发症。因此，在疾病的急性期必须使用静脉降血压药物，应在 12～36 h 内逐步降低舒张压至 12.0 kPa(90 mmHg)，病情稳定后加用口服降压药。由于此类患者水钠负荷并没有显著增加，血压升高主要由于血管收缩导致，因此选用扩血管药物为主。可同时使用 β 受体阻滞剂防止扩血管后的心率增快。对于一些药物引起的水钠潴留，可以加用利尿剂。

(马学涛)

第二节　肾静脉血栓形成

肾静脉血栓形成是肾静脉主干和(或)分支内血栓形成，可为单侧或双侧，左右侧无明显差别。当出现双侧肾静脉血栓形成时，常同时有下腔静脉血栓形成。其发病率高低不等，2%～62%。肾移植后肾静脉血栓形成的发病率为 0.3%～3%，婴幼儿为 0.05%～0.5%。本病起病可急可缓，常与肾病综合征同时存在。

一、病理特点

(一)发病常与以下因素有关

1.高凝状态

(1)肾病综合征。

(2)结节性多动脉炎。

(3)严重脱水的婴幼儿。

(4)妊娠妇女。

(5)口服避孕药。

2.肾静脉受压

(1)胡桃夹现象。

(2)肿瘤压迫。

(3)外伤后血肿。

3.肾静脉血管壁受损

(1)外伤。

(2)肿瘤侵犯。

(二)临床常见表现

1.急性型

(1)全身表现:如寒战、发热,部分患者可出现高血压、恶心、呕吐等。

(2)局部表现:如一过性腰、胁部剧痛或腹痛,肾区叩痛,可伴有肉眼血尿。

(3)肾静脉完全阻塞时出现患侧肾脏肿大,双侧肾脏受累临床可出现少尿型急性肾衰竭。

2.慢性型

(1)常为肾静脉不完全阻塞,多伴有侧支循环的建立。

(2)一般无明显症状,但蛋白尿持续不缓解或加重,肾功能减退。

3.其他部位血栓

可先后或同时发生,如下肢深静脉、肝静脉、门静脉、视网膜静脉等,出现相应的临床表现。

4.血栓脱落

当血栓脱落常引起肺栓塞,患者出现胸痛、呼吸困难、咯血等症状。

二、体检要点

病肾增大,可有触、叩痛。

三、实验室检查

(一)尿液检查

常有镜下血尿、蛋白尿。尿红细胞(+～+++)、尿蛋白(+～+++),24 h尿蛋白定量常增加,达2 g/24 h以上者占70%。

(二)肾功能检查

急性肾静脉血栓形成常伴血尿素氮及血清肌酐升高,两者水平分别高于8.6 mmol/L和115 μmol/L,肌酐清除率下降。双侧急性肾静脉血栓形成时甚至出现少尿或急性肾衰竭。

(三)肾小管功能检查

慢性肾静脉血栓形成可出现肾小管功能障碍,表现为肾性糖尿和肾小管酸中毒,尿pH>7,甚至引起范可尼综合征、低血钾、低血磷、低血钙和高氯性代谢性酸中毒等,但比较少见。一般肾小管功能检查不作为常规检查。

(四)血常规

肾静脉血栓形成时约9%～17%的患者有发热,血白细胞增高;血小板增加且活性增强,血小板计数常超过$300\times10^9/L$;红细胞亦增多。

(五)血小板黏附试验

肾静脉血栓形成时,血小板黏附试验值增高,大于0.79。

(六)凝血筛选试验

凝血时间、凝血酶时间、凝血酶原时间和活性部分凝血酶原时间均缩短,分别少于 4 min,16 s,11 s 和 25 s。

(七)促凝血及辅助因子

肾静脉血栓形成时凝血因子Ⅷ、Ⅶ、Ⅴ、Ⅱ、Ⅰ活性升高,凝血因子Ⅷ活性升高超过正常参考值 2 倍。

(八)纤维蛋白原

持续升高,常超过 4 g/L,有高达 10 g/L 者。

(九)抗心磷脂抗体

抗心磷脂抗体是一种自身免疫性抗体,广泛存在于 SLE 等结缔组织疾病中。其存在有导致血栓形成的倾向。有学者对肾病综合征患者抗心磷脂抗体的阳性率及其与肾静脉血栓形成的关系进行了观察,发现抗心磷脂抗体与肾病综合征的高凝状态和肾静脉血栓形成密切相关。

(十)血浆 D-二聚体

有研究结果提示,血浆 D-二聚体浓度增高与肾病综合征合并肾静脉血栓形成有密切关系。检测这项指标有助于肾静脉血栓形成的诊断,在排除其他部位血栓的情况下,应考虑肾静脉血栓形成。

(十一)B 超及彩色多普勒

肾静脉血栓形成时(急性期),B 超显示病侧肾脏体积增大,肾实质回声相对减低,皮、髓质界限不清,内部形态改变及肾窦同声移位等,并可直接显示肾静脉,发现存在于下腔静脉或肾静脉内的实性血栓回声,还可见阻塞处近端肾静脉扩张。

肾主动脉血栓形成,彩色多普勒显示肾主动脉远端管腔扩张,栓塞的静脉内血流充盈缺损、紊乱或消失。

肾内小静脉栓塞表现为肾脏增大,肾内血流彩色束变细减少,测不到静脉血流信号;与之伴行的小动脉收缩期流速升高,舒张期血流流速下降甚至缺失。平卧位横切二联声像图有时可显示肾静脉内血栓所在。

(十二)计算机 X 线体层扫描

肾静脉血栓形成时(急性期),大多数病例不需注射造影剂,借助于腹膜后和肾周围脂肪的对比,可显示肾静脉。

注射造影剂后这些血管可显示更清楚。肾静脉血栓形成时可见增大的肾脏延迟或持续显影,或不能显示肾盂、肾盏,并可见肾静脉内低密度血栓影,肾静脉直径增大。

在肾静脉血栓形成的慢性阶段,受累肾静脉由于血块退缩而变细,这种血块沿近段和中段输尿管平行或围绕肾脏血管而存在。单侧肾静脉血栓形成时,同侧肾脏增大、肾窦和肾周围血肿,可出现肾放射状粗条纹减少,肾实质和肾盂增强,软组织影变弱,有时可发现肾静脉血栓的赘生物。螺旋 CT 使扫描时间缩短,可进行三维图像重建。肾静脉在 CT 图像上为轴向断面图像,呈长条状,注射造影剂后这些血管可显示更清楚。肾静脉血栓形成时对照增强 CT 可显示伴或不伴扩张的厚壁肾静脉中血栓进入下腔静脉。

(十三)磁共振

在反映血管方面磁共振优于 CT。肾静脉血栓形成时可见肾脏肿大、皮髓界限不清,并能极好地显示肾静脉,能发现肾静脉及下腔静脉内血栓。

(十四)放射性核素扫描

肾静脉血栓形成时可表现为肾影增大,但灌注和吸收功能减低,乙二烯三胺五乙酸在肾皮质内的滞留时间延长。肾静脉主干血栓形成时,可有近乎无灌注无功能的表现。

以上检查方法简单、无创伤,可作为常规筛选方法,但对发现肾静脉血栓欠特异,仅对显示肾静脉主干大血栓有帮助,对肾静脉分支血栓显示不满意。

(十五)肾静脉造影

肾静脉造影是诊断肾静脉血栓形成的最准确的方法,特异性高。特别是数字减影肾静脉血管造影。

肾静脉有血栓时可见肾静脉管腔内充盈缺损或管腔截断。血栓在肾静脉主干内未造成管腔完全阻塞时，不规则充盈缺损位于管腔一侧；血栓在各分支内常造成完全性阻断，呈典型杯口状缺损，凸面常指向下腔静脉；远端小分支不显影。

急性肾静脉血栓形成时除病变支外，其余各支因瘀血而增粗，肾外形增大，无侧支循环形成；慢性肾静脉血栓形成时，除病变支特点外，肾外形增大不太明显，常可见到侧支循环形成，表现为精索静脉或卵巢静脉异常增粗。

如果肾静脉栓塞发生突然且完全，静脉肾盂造影可发现肾脏肿大和不显影。如有侧支循环代偿尚未完全栓塞者，常表现为肾盂肾盏被牵拉、扭曲、模糊和由侧支循环的扩张静脉压迫引起输尿管压迹等。

四、肾脏病理

(1)肾脏外观肿大、色泽深红。

(2)肾静脉主干及分支可发现血栓，镜下可见肾间质高度水肿，肾小球毛细血管伴瘀血扩张，可有微血栓形成，有时可见中性粒细胞节段性浸润于毛细血管壁。

(3)长期迁延不愈者，可出现肾小管萎缩和肾间质纤维化。

五、诊断要点

(1)有引起本病的病因，如肾病综合征等。

(2)突发剧烈腰痛，血尿、蛋白尿突然增多，肾功能突然下降。

(3)肾外栓塞的症状和体征。

(4)下腔静脉造影和选择性肾静脉造影帮助确诊，或CT、MRI、超声多普勒检查辅助诊断。

六、治疗

(一)抗凝治疗

(1)需抗凝3～6个月。

(2)普通肝素：一般将肝素钠25 mg加生理盐水或5%葡萄糖盐水溶液静脉滴注或皮下注射，4～6 h 1次，用药期间监测部分凝血酶原时间(APTT)，使其保持在正常值的2倍左右。

(3)低分子肝素：80～120 U/(kg·d)皮下注射或静脉滴注，连用4周。有效、安全。

(4)口服抗凝剂：华法林一般成人首剂15～20 mg，次日5～10 mg，3天后改维持量每天2.5～5 mg。用药期间需监测INR值，维持在2左右。

(二)溶栓治疗

(1)尿激酶：一般用3万～5万U加入5%葡萄糖溶液100 mL静脉滴注，每天1次，2周为1个疗程。有活动性出血或2个月内发生过脑出血的患者禁用。

(2)重组组织型纤溶酶原激活剂(rt-PA)：100 mg，一次性静脉滴注2 h。

(三)抗血小板药物

可防止血栓形成和发展。常用药物有双嘧达莫、阿司匹林。

(四)手术摘除血栓

(1)摘除血栓仅适用于急性肾静脉大血栓保守治疗无效者。

(2)如3～6个月后该肾无功能并发生高血压，则应行患侧肾切除。

七、诊疗中注意问题

(1)绝大多数慢性型患者无任何临床表现，应提高警惕。

(2)对出现不对称性下肢水肿、不明原因的血尿、蛋白尿加重或肾功能急剧减退、反复发生肺栓塞的肾病综合征患者应高度怀疑本病，及时行影像学检查，以免延误病情。

(3)肾静脉造影为一种比较安全方便的确诊肾静脉血栓形成的方法，但它是一种有创性检查，费用高，不适合对无症状的高危人群做常规筛查，而对有临床表现提示可能为急性肾静脉血栓形成、不能解释的快速肾功能恶化或有急性血栓栓塞症状的患者，可进行选择性肾静脉造影。还应注意可能造成的某些严重并发症，如肾静脉血栓脱落引起肺栓塞、脑梗死等，以及造影剂对肾脏的损害，甚至可致少尿、无尿、肾小管坏死和肾衰竭。因此，必须严格掌握适应证。

(4)造影前后要大量饮水和输液，操作者动作要轻柔，造影后应常规给予抗凝治疗，并尽可能使用数字减影肾静脉造影，减少肾损害。

(5)溶栓治疗注意事项。①急性肾静脉血栓予以溶栓，以肾动脉插管局部给药效果最好，也可以静脉滴注。应用静脉插管给药，很难在血栓处保持高浓度。②早用药：一般在血栓形成后3～4天内给药，可望溶栓成功。③首次用药一般用负荷剂量，以中和体内可能存在的抗体和部分抗纤溶物质。④本疗法为短期突击治疗，急性期一般用药1～3天，多至1周。⑤治疗结束后应给予抗血小板药物及抗凝药。⑥治疗过程中监测FDP、FIB、APTT、PT等。⑦高龄、有肝病或原有脑出血、缺血性脑部疾病者应注意用药剂量不宜过多，对无合并症者总的原则是年纪轻者剂量偏大，年纪大者剂量偏小。

(6)如能早期诊断，且溶栓治疗有效，预后尚可。如合并肾外栓塞(尤其是肺栓塞)及肾功能受损，则预后较差。

（马学涛）

第三节　肾动脉血栓形成和肾动脉栓塞

肾动脉血栓形成和肾动脉栓塞是指肾动脉或其分支内形成血栓以及管腔被血栓栓子或血液中的凝固物所堵塞，导致肾组织缺血，发生缺血性损害(缺血性肾病)，出现高血压、肾功能减退或急性肾衰竭等一系列临床表现。

一、病史特点

(1)导致动脉血栓形成的相关疾病。①大血管炎性病变。②代谢性异常。③外伤。④肾病综合征。

(2)栓子形成的原因。①心脏及其瓣膜疾病。②肿瘤栓子。③脂肪栓子。④原因不明。

(3)起病较急，突然发生病侧肾区剧烈疼痛，或腹痛、背部剧痛，伴发热、头痛、恶心和呕吐。

(4)如双侧肾动脉栓塞，或急性单侧肾动脉栓塞、对侧肾动脉发生痉挛时，常迅速发生少尿性急性肾衰竭。

二、体检要点

肾区(或脊肋角压痛)叩击痛，以及血压突然升高是其特征。

三、实验室检查

(1)血中性粒细胞增多。

(2)谷草转氨酶在肾梗死后立即升高，3～4天后可降至正常。

(3)乳酸脱氢酶(LDH)在肾梗死后1～2天开始升高，1周后恢复正常。

(4)碱性磷酸酶(AKP)在肾梗塞死后3～5天达最高水平，4周后恢复正常。

(5)肾功能检查：一侧肾梗死时血肌酐、尿素氮一过性升高，也可正常；两侧肾梗死或孤立肾梗死时肾功能进行性恶化，血肌酐、尿素氮明显升高，尿量减少。

(6)尿常规化验可见镜下血尿、轻微蛋白尿伴或不伴白细胞尿，肉眼血尿少见。

(7)彩色多普勒：急性肾动脉栓塞早期肾内还未发生结构性改变，此时主要观察两侧肾动脉血流情况，如见到腹主动脉血流不能灌注到肾动脉或肾内动脉分支无灌注。

(8)放射性核素肾扫描：在腹主动脉显影后，如肾脏不显影或部分显影，或延迟显影提示肾动脉阻塞。

(9)静脉尿路造影:肾动脉栓塞时造影剂不能进入肾动脉,肾盂不能显影,提示受累肾脏完全无功能。如为肾动脉的分支栓塞,被阻塞的相应部位不显影。

(10)肾动脉造影:为直接诊断肾动脉栓塞的可靠方法,肾动脉造影可分为。①导管法肾动脉造影。②选择性肾动脉造影。后者使用造影剂量少,图像清楚。

(11)数字减影血管造影包括。①静脉数字减影血管造影,本法由静脉注入造影剂,方法简便,但为非选择性,需多次注射造影剂。②动脉数字减影血管造影,此法将动脉导管尖端放到主动脉内肾动脉开口上方再注射造影剂,图像清晰,对比度及分辨率高,造影剂用量较少,适用于肾衰竭患者。此法为目前动脉造影的首选方法。

(12)螺旋 CT 及磁共振检查:此两者对肾动脉栓塞的诊断均有一定的辅助价值,可见到肾血管结构和血流状况,故对肾动脉栓塞或狭窄及其相应的肾实质状况的诊断有一定意义,磁共振显像效果更佳。

四、肾脏病理

肾动脉血栓形成和栓塞导致肾缺血或缺血性坏死,坏死的严重程度、坏死范围与受累肾动脉的部位有关,如一侧肾动脉主干阻塞,则产生一侧肾脏广泛性坏死;肾动脉分支阻塞则该分支相应部位发生缺血性坏死,坏死区呈楔状。肾小球毛细血管瘀血并扩张和出血;肾小管上皮坏死,最后栓塞,坏死区纤维化形成凹陷性瘢痕。肾动脉壁有针样裂缝为粥样硬化栓子所致,在裂缝处可见到针状胆固醇结晶。

五、诊断

(一)诊断依据

(1)患者突然出现剧烈持续性腰痛、腹痛伴恶心、呕吐、发热、血压升高,既往有慢性心脏病尤其是风心病、冠心病、房颤史,或近期有腰腹部钝挫伤、动脉造影、介入治疗史等应高度怀疑本病。

(2)多普勒超声应作为筛选检查。检查肾动脉的血流、频谱、有无栓子和栓子的大小、范围。

(3)多层螺旋 CT 和磁共振血管成像也可作为筛查手段。

(4)选择性动脉造影是确诊的最佳检查方法。

(二)鉴别诊断

1.急性胰腺炎

(1)突发性上腹或左上腹持续性剧痛或刀割样疼痛,常在饱餐或饮酒后发生,伴有阵发加剧,疼痛可因进食而增强,可波及脐周或全腹。疼痛部位通常在中上腹部,伴恶心呕吐。

(2)血、尿淀粉酶异常升高。

2.急性胆石症

(1)上腹或右上腹剧烈绞痛,可放射至右肩背部,多在进食油腻后诱发。

(2)常伴有发热、恶心、呕吐、腹胀和食欲下降等,可出现不同程度的黄疸。

(3)B 超可以明确诊断。

3.输尿管结石

(1)患侧肾绞痛和镜下血尿。疼痛可向大腿内侧、睾丸或阴唇放射。

(2)B 超和腹平片可明确结石部位。

4.急性肾盂肾炎

(1)腰痛伴发热、寒战,可伴排尿不畅或尿路刺激症状。

(2)血、尿白细胞升高。

(3)中段尿培养可见致病菌。

六、治疗

(一)止痛治疗

可选择强痛定 50～100 mg、吗啡 5～10 mg 或哌替啶 25～100 mg,肌内或皮下注射。

(二)内科治疗

(1)动脉溶栓疗法，目前多主张在发病后 4～6 h 内进行。因新血栓较松、含水量多，溶栓剂易渗入血栓中，促使血栓溶解，血管再通，效果较好。操作方法是在股动脉插管，导管进入病侧肾动脉，从导管中灌注尿激酶(150 万单位)或链激酶(150 万单位)。

(2)静脉溶栓疗法，由静脉注入尿激酶或链激酶，效果不如动脉溶栓好。

(3)抗凝疗法，在溶栓疗法后可用低分子肝素和(或)华法林，在溶栓或抗凝治疗过程中应密切观察出血情况。

(4)选用 ACEI、血管紧张素Ⅱ受体阻断药、钙通道阻断药或β受体阻断药治疗持续严重高血压。

(5)并发急性肾衰竭时应行血液透析治疗。

(三)外科治疗

(1)直接切开动脉取栓术。

(2)球囊导管取栓术。

(3)金属支架血管成形术。

七、诊疗中注意问题

(1)对于发病已超过 6 h 的患者仍不应轻易放弃溶栓治疗。

(2)急性肾动脉栓塞可出现高血压危象。

(马学涛)

第四节　肾动脉狭窄及缺血性肾病

肾动脉狭窄是终末期肾病(ESRD)的病因之一，占 5%～8%。其定义是肾动脉主干或其分支的狭窄。成人肾动脉狭窄主要由于动脉粥样硬化引起，少部分患者由于肾动脉肌纤维发育不良，儿童肾动脉狭窄是由于肌纤维发育不良导致。显著的肾动脉狭窄解剖学定义为肾动脉腔狭窄大于 50%。如果狭窄大于 75%，血流动力学受到明显的影响，从而进一步导致肾血管性高血压或缺血性肾病。

一、诊断要点

(一)肾动脉狭窄的诊断线索

(1)年龄大于 55 岁或小于 30 岁，以前没有高血压史的患者出现高血压，或者原先控制良好的高血压患者出现高血压加重，均应该考虑肾动脉狭窄的可能。

(2)其他提示存在肾动脉狭窄的表现，包括在没有使用利尿剂治疗时出现低钾血症和代谢性碱中毒。

(3)外周血管病的症状和体征，伴有无法解释的进行性肾功能不全。

(4)反复发生肺水肿；双侧肾脏大小不等以及体检时发现腹部杂音。

(二)缺血性肾病的诊断线索

(1)年龄大于 60 岁的高血压或非高血压患者，有无法解释的肾功能不全；高血压患者或心血管、外周血管病患者出现进行性氮质血症。

(2)使用 ACEI 或 ARB 后导致急性肾衰竭。

(3)反复出现急性肺水肿。

(三)实验室检查

(1)尿液分析可以发现少量蛋白尿。

(2)肾功能检查尿素氮和肌酐水平出现变化。

(3)肾静脉肾素测定和卡托普利(开搏通)肾图彩色多普勒超声检查可以用于检测继发于肾动脉狭窄

的肾脏功能异常。

(4)血脂、血管检查了解存在动脉粥样硬化的血管损伤,风湿病检查了解血管炎的可能性,都有助于明确诊断。

(四)影像学检查

(1)传统的血管造影通常是确诊的方法。

(2)螺旋CT血管成像、磁共振血管成像等非创伤的方法日益得到重视。

(五)其他并发症的表现

1.高血压

长期升高的血压可以导致包括神经系统、心血管系统的各种临床症状,如高血压脑病、心力衰竭(通常表现为急性左心衰竭)的临床表现。

2.动脉粥样硬化性血管病变

包括外周血管病变如动脉栓塞等,也可以表现为冠状动脉粥样硬化的表现如心绞痛甚至心肌梗死,颈或脑动脉损伤可能是脑缺血或者缺血性卒中的主要原因之一。这些疾病相应的临床表现都可能发生。

二、治疗原则

肾动脉狭窄的治疗目标是通过恢复肾脏血流灌注以控制血压和稳定肾功能。对于肾动脉狭窄的患者怎样才是最好的治疗存在极大的争论,治疗方案往往需要肾科医生、血管外科医生以及介入治疗医生共同讨论制定。治疗方案包括经皮腔内肾血管成形术(PTRA)、经皮腔内肾动脉支架安置术(PTRAS)、外科血管成形术和保守药物治疗。

三、治疗策略

(一)药物治疗

1.抗动脉粥样硬化的治疗

(1)调节脂代谢紊乱。

降低胆固醇——他汀类药物(HMG-CoA还原酮抑制剂):①普伐他汀(美百乐镇,普拉固)20 mg,口服,每晚一次。②阿托伐他汀(立普妥)10～40 mg,口服,每晚一次。③氟伐他汀(来适可)20～40 mg,口服,每晚一次。④辛伐他汀(舒降之)20～40 mg,口服,每晚一次。

降低三酰甘油——贝特类类药物:①非诺贝特(力平脂)0.05～0.1 g,口服,每天三次。②吉非贝特(吉非罗齐,诺衡)0.3～0.6 g,口服(餐前30 min),每天两次。

降低三酰甘油——烟酸类药物:阿昔莫司(乐脂平)250 mg,口服(餐后),每天两次。

其他类型药物:①ω-脂肪酸(多烯康)0.9～1.8 g,口服,每天三次。②泛硫乙胺0.2 g,口服,每天三次。③血脂康0.6 g,口服,每天一次。

(2)抗血小板药物。①拜阿司匹林肠溶片:100 mg,口服,每晚一次。②氯吡格雷(波立维):75 mg,口服,每晚一次。③双嘧达莫(潘生丁):25～50 mg,口服,每天三次。(饭前服用)④噻氯匹定(抵克立得):250 mg,口服,每天两次。

2.抗高血压药物

(1)钙拮抗剂(CCB)。①氨氯地平(络活喜):5 mg,口服,每天一次。②非洛地平缓释片(波依定):5 mg,口服,每天一次。③硝苯地平控释片(拜心同):30 mg,口服,每天一次。④贝尼地平(可力洛):4 mg,口服,每天一次。

(2)β受体阻滞剂。①美托洛尔(倍他洛克):12.5～25 mg,口服,每天两次。②阿罗洛尔(阿尔马尔):5～10 mg,口服,每天两次。③卡维地洛(达利全):12.5 mg,口服,每天两次。

(3)利尿剂。①氢氯噻嗪(双氢克尿噻):12.5～25 mg,口服,每天一次或每天三次。②呋塞米(速尿):20～40 mg,口服,每天一次或每天三次。③螺内酯(安体舒通):20～40 mg,口服,每天一次或每天三次。

(4)ACEI:此类药物和ARB应用于存在肾动脉狭窄的患者应非常谨慎,密切观察肾功能变化。如果短期内血清肌酐水平较基础值升高大于30%，应停药。

①贝那普利(洛汀新)：10～20 mg，口服，每天一次。②福辛普利(蒙诺)：10～20 mg，口服，每天一次。③赖诺普利(捷赐瑞)：10～20 mg，口服，每天一次。④培多普利(雅施达)：4～8 mg，口服，每天一次。⑤雷米普利(瑞泰)：5 mg，口服，每天一次。⑥卡托普利(开博通)：12.5～25 mg，口服，每天三次。

(5)ARB。①氯沙坦钾(科素亚)：50～100 mg，口服，每天一次。②缬沙坦胶囊(代文)：80～160 mg，口服，每天一次。③厄贝沙坦(安博维)：150～300 mg，口服，每天一次。④替米沙坦(美卡素)：80 mg，口服，每天一次。⑤氯沙坦钾/氢氯噻嗪(海捷亚)：50 mg/12.5 mg，口服，每天一次。

(二)非药物治疗

包括PTRA、PTRAS、外科血管成形术或自体肾移植；如果血压难以控制，也可以考虑行单侧肾切除术。特别针对肌纤维发育不良导致的肾动脉狭窄，通常药物治疗效果不好，进行非药物治疗有比较强烈的指征。

1.血管成形术和支架术后需要进行抗凝治疗

(1)抗血小板药物。

(2)低相对分子质量肝素。①达肝素钠(法安明)：5 000 U，皮下注射，每天一次，用7～10天。②依诺肝素钠(克赛)4 000 U，皮下注射，每天一次，用7～10天。③那屈肝素钙(速碧林)：4 100 U，皮下注射，每天一次，用7～10天。

(3)华法林。华法林钠：2.5 mg，口服，每天一次(根据INR调整用药剂量)。

2.自体肾移植后常用药物

(1)糖皮质激素。①泼尼松：5～60 mg，口服，每天一次。②甲泼尼松(美卓乐)：4～48 mg，口服，每天一次。

(2)钙调蛋白抑制剂。①环孢素(新山地明)：25～100 mg，口服，每日两次。②他克莫司(普乐可复)：2～5 mg，口服，每天两次。

(3)吗替麦考酚酯(骁悉)：250～1 000 mg，口服，每天两次。

(4)硫唑嘌呤：50 mg，口服，每天一至三次。

四、诊治说明

(1)目前诊断肾动脉狭窄的金标准还是肾动脉造影，而缺血性肾病的诊断目前还没有统一的标准。诊断缺血性肾病和肾血管性高血压有很多相似之处，但值得重视的是两者有根本的差异。肾血管性高血压患者往往至少有一个正常功能的肾脏，而缺血性肾病患者双肾功能都有显著的异常。双侧和单侧肾动脉狭窄引起高血压的发病机制不尽相同，缺血性肾病的发病机制也不清楚，因此影响内科治疗时方案的选择。

(2)由于大多数肾动脉狭窄是由于动脉粥样硬化造成的，单纯的血管扩张术和裸支架置入术后有极高的再狭窄发生率，因此不推荐在动脉粥样硬化导致的肾动脉狭窄患者进行。但如果明确存在动脉肌纤维发育不良，那么血管扩张术是非常理想的选择。

(3)对于动脉粥样硬化导致的肾动脉狭窄，调节血脂、使用抗血小板药物阻止斑块发展可能是目前能采取的唯一措施。

(4)关于肾动脉狭窄导致的高血压的治疗，一般认为ACEI或ARB比其他降压药更能有效地控制肾血管性高血压，并且改善了这些患者(包括存在严重动脉粥样硬化的患者)的生存率。但是ACEI或ARB治疗肾血管性高血压患者往往引起肾小球滤过压降低，导致急性肾功能不全。原先存在肾功能不全、充血性心力衰竭，以及长期使用利尿剂、血管扩张药和NSAIDs治疗是ACEI导致肾功能不全的危险因素。使用ACEI或ARB治疗高危患者(双侧肾动脉狭窄或单侧功能肾肾动脉狭窄的患者)约1/3出现血清肌酐升高，一般于停药后7天肌酐恢复到基础水平。只有很少的报道提示ACEI导致的肾功能不全是不可逆的，大多数医生认为这种治疗导致的肾功能不全可能不是因为ACEI所致，任何降压治疗都可能引起肾脏低灌注导致肾衰竭。

(5)对于缺血性肾病几乎没有有效的药物可以治疗，即使成功地进行了血管成形术，但进行性肾衰竭仍会发生。同样哪些患者应该进行血管成形术，应该使用何种血管成形术，也没有形成共识。很多临床医生不鼓励进行血管成形术，除非患者双侧肾动脉狭窄且肌酐水平升高。但基础肾功能与患者死亡率相关。基础血清肌酐每升高 88 μmol/L，围手术期、晚期死亡和肾衰竭的危险升高 2～3 倍。基础肌酐大于 133 μmol/L是最强烈的独立的预测晚期死亡的因子(RR＝5.0)。已经存在严重肾衰竭的患者，下列因素提示肾血管成形术可能改善或恢复肾功能。①侧支循环对远端肾动脉床的充盈。②血管造影术中可以看见肾盂分泌显影。③肾活检中肾小球和肾间质没有纤维化。④肾长度大于 9 cm。⑤近期升高的血清肌酐，血清肌酐小于 354 μmol/L。⑥肾内血管阻力指数小于 0.8。⑦使用 ACEI 或 ARB 治疗时 GFR 下降。但这些条件并非绝对。

(6)治疗肾动脉狭窄的患者必须个体化，依据患者的临床特点如年龄、已有的疾病状态、治疗肾动脉狭窄后改善血压和肾功能的可能性以及侵袭性干预可能带来的危险等因素进行调整。最根本的治疗目标是保护肾功能。

(马学涛)

第二十六章

肾脏肿瘤

肾肿瘤是泌尿外科的常见肿瘤，发病率较高12.39％～15％，仅次于膀胱肿瘤占第2位，且有发病率上升的趋势。亚洲国家的发病率低于欧美国家。肾脏肿瘤约95％为恶性。由于肾脏部位隐蔽，不易及早发现，出现明显症状时已属晚期，预后较差。对人类健康的威胁甚大。多年来广泛认为：任何肾脏肿瘤在手术前或未用其他方式组织学认定时，均视为恶性。随着人健康意识的增强，影像学技术水平的提高，早期发现和诊断率皆有明显提高。

一、肾脏肿瘤的分类

按WHO在1981年肾脏肿瘤组织学分类的基础上，制定了新的分类，于1998年正式出版。分类如下：

（一）肾实质上皮性肿瘤

1.良性肿瘤

乳头状或管乳头状腺瘤；嗜酸性腺瘤；后肾腺瘤。

2.恶性肿瘤

肾细胞癌；透明细胞癌；颗粒细胞癌；嫌色细胞癌；梭形细胞癌；囊状相关性肾细胞癌；来源囊肿内的肾细胞癌；囊肿性细胞癌；乳头状肾细胞癌；集合管癌。

（二）肾盂上皮性肿瘤

1.良性乳头状瘤

移行细胞乳头状瘤；内翻性乳头状瘤。

2.恶性

移行细胞癌；鳞状细胞癌；肾盂腺癌；肾髓质癌；肾盂未分化癌；癌肉瘤。

（三）肾母细胞性病变（胚胎性）

肾母细胞瘤；肾源性残余；肾母细胞瘤病；中胚叶瘤病；囊性肾瘤。

（四）其他儿童肾肿瘤

透明细胞肉瘤；横纹肌样癌；神经母细胞瘤。

（五）非上皮性肿瘤

良性肿瘤；血管平滑肌脂肪瘤；平滑肌瘤；脂肪瘤；肾髓质间质细胞瘤；血管瘤；淋巴管瘤；肾小球旁淋巴管瘤。

（六）杂类肿瘤

类癌；小细胞癌；原始神经外胚叶瘤；骨化性肾瘤；肾错构瘤（皮质或肾盂）；肾源性腺纤维瘤；肾内畸胎瘤；恶性淋巴瘤；恶性黑色素瘤。

（七）继发肿瘤

二、肾癌组织学

肾癌可发生在肾脏的任何部位，上极较多，中下极较少。肿块直径大小一般 5～10 cm，也有达 30 cm 或 2～3 cm 的小肿瘤。可有多种颜色，红、灰白、黄、棕、黑色。早期肿瘤在肾实质内，为实性分叶状，可出现点片状钙化灶，中央液化坏死时形成囊腔。向外生长突破肾被膜及肾筋膜达周围组织；向内浸润生长突破。肾盂，出现血尿；向肾静脉侵入形成肾静脉癌栓，继而向腔静脉延伸成腔静脉癌栓；向上可达右心房，腔静脉完全阻塞时，出现肾周静脉扩张、顽固性下肢水肿、腹水、腹壁静脉曲张，多处侧支循环形成，肾癌已属晚期。

肾癌的组织来源系肾曲小管上皮细胞，肾细胞大体分两种。①透明细胞型：是最常见的肾癌细胞类型，占 79%，细胞呈圆形或多角形，胞质丰富，含胆固醇样物质，中性脂肪或磷脂。胞质浅染透明甚至为空泡，是因为胞质中含有大量的糖原和脂肪，在切片中溶解所致。细胞柱小而规则，少数出现有丝分裂，核膜、核仁模糊不清，毛细血管丰富。②颗粒细胞癌：占 10%～15%，细胞呈圆形、多边形或不规则形，细胞质少，胞质丰富，胞膜清楚，其内含多量嗜酸性细小颗粒，胞质内有少量的糖原和脂肪。细胞核圆形，深染，中央位置。颗粒细胞型通常比透明细胞型细胞核分级级别高，细胞核大小不一致，畸形巨核常见，核分裂象常见。③混合细胞型：占 5%～10%，在一种肿瘤中同时存在透明细胞和颗粒细胞，两者之间有过渡细胞。在核分级级别高的肿瘤中，不易判断细胞类型，实际是过渡细胞。肾癌的病理分级与分期见表 26-1、表 26-2。

表 26-1　肾细胞癌的分级

分级	核直径（μm）	核形态
Ⅰ级（G_1）	10	圆形一致的核，核仁不清或缺如
Ⅱ级（G_2）	15	在高倍镜下核形态不规则，有核仁
Ⅲ级（G_3）	20	在低倍镜下核形态不规则，明显核仁
Ⅳ级（G_4）	20	核畸形，分叶核，块状染色质，明显核仁

表 26-2　肾细胞癌的 TNM 分期

T：原发肿瘤
T_x：无法估计原发肿瘤
T_0：无原发肿瘤
T_1：肿瘤最大直径小于等于 7 cm，局限于肾内
T_2：肿瘤最大直径大于 7 cm，局限于肾内
T_3：肿瘤侵犯肾静脉、腔静脉、肾上腺或肾周围组织，但局限于 Cerota 筋膜内
T_{3a}：肿瘤侵犯肾上腺或肾周围脂肪组织
T_{3b}：肉眼可见肿瘤侵犯肾静脉或横膈以下的腔静脉
T_{3c}：肉眼可见肿瘤侵犯横膈以上的腔静脉
T_4：肿瘤侵犯 Gerota 筋膜以外组织
N：区域淋巴结
N_x：无法估计区域淋巴结转移
N_0：无区域淋巴结转移
N_1：单个淋巴结转移，最大直径小于 2 cm
N_2：单个直径为 2～5 cm 的淋巴结转移，或多个直径小于 5 cm 的淋巴结转移
N_3：大于 5 cm 的淋巴结转移
M：远处转移
M_x：无法估计远处转移
M_0：无远处转移
M_1：有远处转移 V：静脉

续表

V_x:无法估计静脉浸润
V_0:无静脉浸润
V_1:有静脉浸润
V_{1a}:显微镜下静脉浸润
V_{1b}:肉眼可见肾静脉浸润
V_2:肿瘤侵犯下腔静脉
V_{2a}:肿瘤在肝尾状叶水平以下
V_{2b}:肿瘤在横膈水平以下
V_{2c}:肿瘤在横膈水平以上

三、临床表现

肾癌的临床主要特征是血尿、疼痛和肿块。其临床表现,可分为肾本身症状和肾外症状两大类。肾自身的临床症状往往出现较晚,症状明显时已属晚期;肾外症状临床上不典型,易被忽略,造成漏诊,必须高度重视,提高警惕,及早发现,及早诊断,及早治疗。

(一)肾本身症状

1.血尿

血尿是肾癌的主要症状。当肾癌侵犯尿引流系统(肾盂或肾盏)时,出现血尿。就诊时有血尿的占70%～80%,血尿的特点为无通全程间断肉眼血尿。初发现时血尿轻,间断时间长。随着时间的推移,血尿渐重,间隔时间缩短,甚至有长条状血块。至晚期呈持续性血尿,严重时会出现血块堵塞、排尿困难。但血尿的程度与肿瘤的大小不一定呈正相关。

2.疼痛

疼痛是肾癌的重要症状,约占就诊患者的50%,出现疼痛是肾癌的晚期症状,因肿瘤体积增大,肾被膜受牵拉或侵及周围组织引起疼痛;肿瘤压迫或侵及神经而引起持续性剧痛;血块阻塞输尿管时,引起梗阻性绞痛。

3.肿块

肿块是肾癌的常见症状,占肾癌患者的25%～50%,因肾脏部位隐蔽,肿瘤体积小时不易触及。当在一侧上腹部或腰部触及肿块并随呼吸上下移动、质硬、高低不平、有结节,属肾癌晚期。若肿块不随呼吸上下移动,推之固定,提示肾癌已侵及周围组织器官,手术困难,预后不良。

血尿、疼痛、肿块通称肾癌三联征。典型的三联征同时出现约占10%,往往是晚期的标志;疼痛及肿块同时出现约占肾癌的40%;镜下或肉眼血尿者占肾癌患者的70%～80%,因而追踪血尿,对诊断肾癌具有很大意义。

(二)肾癌副瘤综合征

肾癌的肾外表现即肾癌副瘤综合征,表现多样,其临床主要包括:

1.血沉增快

约有50%的肾癌患者出现血沉增快,贫血是其原因之一,但观察不贫血患者也出现血沉增快,真正的原因仍值得探讨。发热与血沉增快肾癌预后不良,应予重视。

2.贫血

占肾癌患者的20%～40%除因血尿外,可能与肾癌的毒素和肾脏组织大量坏死,抑制骨髓造血所致。也有报告肾癌及转移坏死灶内含大量含铁血黄素,铁癌肿组织内转移也可能是贫血的因素。

3.高血压

有20%～40%的肾癌患者患高血压。肾肿瘤压迫正常肾组织,产生肾素,且肾素的活性与肾癌的恶性程度呈正相关;肾癌直接压迫肾动脉血管引起肾缺血,产生肾素;肿瘤内动静脉瘘形成,伴心排血量增加致高血压;也有学者提出肾癌直接产生升压物质。肾癌切除后血压下降者,系肿瘤所致,否则是原发性高血压。

4.肝功能异常

15%～20%的肾癌出现肝功能异常。表现为肝脏体积增大、凝血酶原降低、清蛋白降低、碱性磷酸酶(AKP)升高、γ-GT升高、球蛋白升高等。常出现发热、消瘦、乏力、厌食等,手术切除癌肿后本组症状消失。引起肝功能损害的原因,可能是肿瘤的坏死组织产生的毒素损害肝脏所致。手术后肝功能不恢复,体内可能有残存肿瘤,预后不佳。

5.精索静脉曲张

主要因肾静脉内癌栓阻塞,精索静脉回流障碍或肿瘤直接压迫精索静脉所致。其特点是曲张的精索静脉不随患者平卧而减轻或消失。

6.免疫系统紊乱

肾癌可能伴有肌肉神经淀粉样病变和血管炎病变,皆因肿瘤细胞有免疫改变。肾淀粉样变发生率为3%～5%;并可出现多发性神经炎引起肌营养障碍、神经肌肉运动功能障碍。肾癌伴有血管炎,被认为是癌旁综合征之一。癌旁综合征或称类癌综合征,包括贫血红细胞增多症、血小板增多以及类白血病反应、高肾素分泌、性激素分泌异常、红细胞生成素升高、异位甲状旁腺分泌、异位ACTH分泌及前列腺素A和E升高。

7.激素分泌紊乱

一种肾肿瘤可分泌多种内分泌激素,是肾癌的特点之一。红细胞增多症约占15%,红细胞比容超过50%,血红蛋白大于155 g/L,与红细胞生成素活性升高,肾癌血管动静脉瘘所致缺氧有关,肾癌切除后应该消失。肾癌高血钙症占3%～13%,可能因肾癌患者类甲状旁腺物质分泌过多及肾癌溶骨性骨转移灶释放出大量钙质,致血钙升高。肾癌可产生异位绒毛膜促性腺激素,男性可见乳房增大、乳晕色素沉着及性功能障碍;女性出现胡须、多毛、闭经。肾癌分泌异位ACTH致皮质醇症。

四、肾癌的诊断

(一)超声检查

B超检查的发展具有极大的优越性,简单、廉价、无创、敏感,是肾肿瘤诊断的首选,可反复检查,能鉴别肾占位是实质性或囊性,并能区别肾癌或肾错构瘤。彩超能根据肾血管的显像、血管的多少及分布的特点,可鉴别肾肿瘤的良恶性。

(二)X线检查

1.腹部平片

当肿瘤较小时,X线检查意义不大。肿瘤体积增大或有特殊表现时,仍有意义。当肿瘤增大时,腹平片可看到膨胀的肾脏轮廓向外突出。有7%～10%的肾癌可见钙化灶,呈点状或壳状,但密度较低,晚期肾癌患者可看到转移灶的骨质破坏。

2.胸片

肾癌晚期患者当发生肺部转移时可见转移灶,对临床分期、治疗方案及预后有指导意义。

3.静脉肾盂造影(IVU)

IVU是诊断肾癌的常用方法。肾肿瘤在IVU片上显示肾轮廓变化,局部隆起变形、输尿管异位、肾盂受压拉长扭转或肾盏呈蜘蛛脚状或出现弧形压迹(也称抱球状)或破坏消失。当肿瘤较大压迫或肿瘤坏死,可使局部肾盏或整个肾脏不显影,表现无功能。IVU可显示对侧肾脏及输尿管的情况,对治疗方案的确立很有价值。但IVU对肿瘤的良恶性的鉴别意义不大。

4.肾动脉造影(DSA)

DSA是一种创伤性检查,对肾癌的正确诊断率,可达92%～95%。肾癌在肾动脉造影中显示新生血管、动静脉瘘,造影剂呈池样聚集,包膜血管增多等改变。向肾动脉内注入肾上腺素时,正常肾血管及良性肾肿瘤血管立即明显收缩,而肾癌的血管无反应。对孤立肾肾癌及双侧肾癌,肾动脉造影可了解血管的分布，对肾肿瘤保留肾单位的手术方案，有重要的指导意义。对较大肾癌实施术前栓塞，可提高手术的切除率。

5.下腔静脉造影

据统计肾癌患者下腔静脉癌栓发生率28%～45%，下腔静脉造影可了解腔静脉有无癌栓、部位及长度，对取出癌栓制定手术方案很有帮助。

6.淋巴造影

可以明确有无淋巴转移、大小、数目及其范围；提供准确的临床分期及预后；指导治疗方案及手术范围；给淋巴清扫提供可靠依据。

（三）CT扫描

CT是诊断肾肿瘤的重要检查方法，用得最广泛，也最可靠。CT能够发现未侵及尿引流系统，无任何症状1 cm以上的小肿瘤。对肾癌的早期诊断具有重要意义。可以显示肿瘤的大小、范围、数目，是否侵及邻近血管，有无肾周淋巴转移，是术前临床分期的理想方法，其正确率可达90%。对病理证实有肾周蔓延者，80%可在CT上显示，表现为肾脂肪囊消失，肾筋膜增厚，周边模糊，腰大肌浸润，椎体骨质破坏等。根据CT值的不同或自静脉注入造影剂后CT值的改变，鉴别肿瘤的良恶性。平扫时，肾癌组织的CT值常为30～50 Hu，略高于正常肾组织，增强扫描后正常肾实质的CT值可达120 Hu，肾癌的CT值虽有增加但明显低于正常肾组织，以示鉴别。肾癌组织内常有出血液化坏死，内部密度不均。有5%～10%的病例，可见密度增强的钙化灶，位于中央或散发在周边。淋巴结受侵及，可表现在肾蒂、腹主动脉、下腔静脉及其间圆形软组织影，增强后密度变化不显著，可考虑是淋巴结，小于1 cm者无特殊意义，大于1 cm者考虑是淋巴结转移癌。肾静脉及下腔静脉的癌栓增强时，静脉中可见低密度区。

（四）MRI检查

MRI检查对肾癌的诊断与CT大体相仿，无明显差异。当B超、CT，所提供的资料对鉴别诊断困难时，考虑使用该检查。但MRI显示肿瘤侵犯的范围优于CT，对周围组织包膜、脾脏、肠系膜、腰肌的改变显示清楚，适用于术前分期及术后随访。MRI可不用造影剂，一次扫描可获得横断面、矢状面和冠状面图像及多层三维立体图像，可清楚的显示血管结构，癌栓的大小，范围及性质，对诊断下腔静脉癌栓是很好的方法。特别是对肾衰竭或造影剂过敏者，MRI能代替血管造影。

（五）放射性核素检查

对中晚期肾癌患者怀疑全身骨转移或肝转移者有较大意义。肾脏功能较差或行保肾组织的手术，术前须放射性核素检查以了解肾脏形态及功能。

（六）实验室检查

1.γ-烯醇酶

在肾癌组织中，γ-烯醇酶比正常肾皮质高34倍，比肾实质高2.3倍。当肿瘤切除后，γ-烯醇酶值下降，肿瘤转移复发时，该酶升高者占87.5%，有助于疗效观察及随访。

2.B-MG

有报道肾透明细胞癌有87.5%的患者血B-MG增高。

3.EDP(纤维蛋白降解产物)

对诊断上尿路肿瘤的存在比尿细胞学或膀胱肿瘤抗原(BTA)更准确。浸润性及转移性泌尿系肿瘤中血EDP含量明显高于正常水平，以肾癌更为显著，可能与肿瘤组织释放纤维蛋白溶酶原激活因子有关。

五、鉴别诊断

（一）肾脏囊肿

典型的肾囊肿超声及CT易于鉴别。当囊内感染、囊内有不均质回声，要警惕。后壁囊肿或肿瘤中心部位液化，不能误认为单纯良性肾囊肿。不能明确诊断时，要短程定期复查或切除囊肿，术中快速冷冻切片，按病理性质正确处理。

(二)肾血管平滑肌脂肪瘤

此为一种较常见的肾脏良性肿瘤，也叫肾脏错构瘤，女性较男性多见，发病年龄为25～59岁，平均46岁。该肿瘤占肾脏肿瘤的3.9%～9.0%。较小的错构瘤通常无临床症状，多在查体时被发现。较大的错构瘤可产生临床症状，包括肾区疼痛、腹部肿块及血尿。突发肿瘤破裂可出现急腹症、休克等。1/3的病例为单侧多发灶，1/5的病例为双侧病变。约1/3的瘤体伴结节性硬化，结节性硬化的患者中40%～80%发生此肿瘤。病理可见三种组织成分，发育不正常的血管，厚薄不一、管腔较小纡曲、分布密集、血管波动样变及纤维化；脂肪组织成熟、灶状分布或分叶状；平滑肌组织，呈异形性，核大小不一、深染。该肿瘤脂肪组织较多，肾癌脂肪组织极少，是其两者的主要鉴别点。

(三)恶性肾脏淋巴瘤

恶性淋巴瘤，约有1/3的病例累及肾脏，且各类型霍奇金淋巴瘤均可发生于肾脏。肾脏肿块为全身唯一表现，大多数肾脏肿块为全身转移灶的表现之一。肾脏肿块首先被发现，往往难与肾癌相鉴别。治疗可以全身用药，疗效差。症状明显致大量血尿或肾脏为唯一肿块表现者，应手术切除肾脏。肾脏肿块诊断困难时，按肾癌处理。

(四)肾脏假瘤

可以致肾脏形态异常，诸如炎症性包块、血肿、梗死灶，肾血管畸形等。在影像学上为占位病变须与肾癌相鉴别。要详细询问病史，结合症状、体征，可以进行鉴别，必要时可在B超或CT引导下穿刺活检，明确诊断，指导治疗。

(五)肾嗜酸性细胞瘤

系少见病，多属良性，有潜在恶性趋向，多发生在50～80岁的患者，男性多于女性(2∶1)占肾脏实质性肿瘤的7%，约有10%的病例为多发性，也有双侧发病者。肿瘤呈圆形或卵圆形，无包膜，直径多为5～10 cm边境清晰，切面呈红色，中央为灰白色，细胞质均含有丰富的嗜酸性小颗粒。肾嗜酸性细胞瘤多无症状。偶然或体检时发现，少数患者有镜下或肉眼血尿、疼痛、肿块。诊断靠B超、CT、肾动脉造影，肿瘤中央有瘢痕灶形成，CT平扫和增强扫描病灶表现为低密度区，肾动脉造影可见肿瘤血管呈轮辐状。该病虽大部分为良性，可恶变为肾嗜酸性细胞癌，侵及肾周组织，肾上腺血管及肠管或转移至其他脏器。治疗应根据病变的性质和对侧肾功能情况而定，考虑肾部分或根治性切除。

(六)肾转移癌

肾脏血运丰富，血流量大，是其他部位肿瘤转移的多发脏器，实际比原发性肾癌发病率较高，因其不易发现。肺癌尸检时，发现肾转移癌占20%，其中40%为双侧，且系多发灶。其他脏器的肿瘤如淋巴瘤、黑色素瘤、睾丸及卵巢癌、肠道及乳腺癌均易转移至肾脏。要积极治疗原发灶，并根据情况决定是否切除肾脏。

(七)肾脏黄色肉芽肿

此为一种少见的严重慢性肾实质感染的特殊类型。形态学上有两种表现：一种为弥漫型，肾脏体积增大，形态失常，内部结构紊乱，不容易与肿瘤混淆；另一种为局灶性，肾脏上出现局限性实质性结节状回声，缺乏特异性，有时与肿瘤难以鉴别。但这部分患者一般都具有感染的症状，肾区可触及痛性包块，尿中有大量白细胞或脓细胞。只要仔细观察，鉴别诊断并不困难。

六、肾癌的治疗

(一)肾癌的手术治疗

1.根治性肾癌切除术

肾癌行根治性切除是治疗肾癌的经典手术。较单纯肾切除5年生存率高。肾癌患者就诊时，约45%的病例已发生局部浸润，其中70%的肿瘤细胞已达肾被膜或肾周脂肪组织。术中清除的淋巴结转移的阳性率为4%～32%。这是肾癌根治性肾切除的理论基础。切除范围：带肿瘤的肾脏、肾周脂肪、Gerota's筋膜、肾门和近肾门的下腔静脉、腹主动脉旁淋巴结及局部区域同侧的肾上腺、输尿管上段。肾癌根治性切除术中，切除同侧肾上腺及区域性淋巴清扫仍有争议，但肾上腺和肾脏同在一个肾筋膜内，有资料证实，2%～10%的肾上腺已有癌转移。多数学者仍主张切除同侧肾上腺及区域性淋巴清扫，能提高患者5年生存率。根治性肾癌切除术的重点是在游离肾脏之前，首先结扎肾蒂血管，以减少癌细胞的血运转移、癌栓脱落，肾筋膜外完整游离肾脏，防止癌细胞脱落、种植。

有专家认为，肾细胞癌淋巴结转移的范围很广，特别是中晚期肾癌，即临床Ⅲ、Ⅳ期肾癌，上自膈肌，下至腹主动脉分叉处，腹膜后任何部位的淋巴结都有可能被转移，提出须行肾癌扩大根治术。切除范围：除肾癌根治性切除术的区域外，扩大淋巴清扫区域：上自膈肌，下达腹主动脉分叉处，部分生殖血管和覆盖肾周筋膜前后的后腹膜。左肾癌清扫腹主动脉前后，下腔静脉前，腹主动脉、下腔静脉之间的淋巴结：右侧肾癌清扫下腔静脉前后，腹主动脉前，下腔静脉和腹主动脉之间的淋巴结。近10年的资料，就其5年和10年的生存率相比，扩大肾癌根治术比单纯肾切除、根治性肾切除生存率较高。

2.保留肾组织的肾癌手术

保留肾组织的肾癌手术是指完全切除癌组织，最大限度保留正常肾组织的手术。其适应证：双侧肾癌、孤立肾肾癌、单侧肾癌而对侧肾功能受损、视网膜血管瘤病（VHL）肾癌、一侧肾癌而对侧肾功能暂时正常，但有潜在病变可能致肾功能受损如多囊肾、肾结石、肾动脉狭窄、肾积水等。保留肾组织的肾癌手术方法有三种。①肿瘤剜除术：适合于肿瘤较小，从假包膜外完整剜除肿瘤，保留正常肾组织。残留切面须冷冻切片，证实无肿瘤细胞存留，剜出创面用周围脂肪或肌肉组织填塞，可吸收线缝合压迫固定。②肾部分切除术：肿瘤直径较大须切除肾脏一极或楔形切除，距肿瘤边缘1 cm切除肿瘤组织，须在低温下阻断肾蒂，创面用周围脂肪或肌肉组织填塞，可吸收线缝合压迫止血，防止尿瘘。③体外肾部分切除术：适合于较大、多发或在肾门处较复杂的肿瘤。仔细游离保留肾动、静脉及输尿管，在低温、无血循环的情况下，细心切除癌肿病灶，完善缝合血管断端，可自肾蒂血管试瘘，缝合止血后做自体肾移植。肾动脉与髂内动脉做端-端吻合，肾静脉与髂外静脉做端-侧吻合，输尿管与膀胱再植。体外手术可从容的处理癌肿组织，但技术条件要求较高。

保留肾组织的疗效甚好。据文献报道，Licht 和 Novick 报道700例的随访结果：平均随访4.5年，生存率为57%～100%。Lincke 等将肾部分切除术和根治性切除术相比较，两组的5年生存率为87%和93%，两组无明显差异。局部复发率为0～10.2%，复发影响长期存活。

3.肾癌下腔静脉癌栓及肾静脉癌栓的治疗

肾癌下腔静脉癌栓及肾静脉癌栓，其发病率占同期肾癌的5%～10%，其中右侧肾癌占多数，为69%～88%，可能因右肾静脉较短的缘故。7%～36%的患者出现下腔静脉梗阻症状包括水肿、腹水、肝肾功能不全、腹壁静脉侧支形成、精索静脉曲张等。Skinner 报道11例下腔静脉癌栓形成，而无淋巴结转移及肾周浸润的肾癌手术患者，其5年及10年的生存率分别为55%和43%，他认为形成腔静脉癌栓不能标志肿瘤已至晚期，此类患者应积极予以治疗，争取好的预后。

（1）静脉癌栓的分型。

膈下型：发生率占70%，据所在部位又分为以下三型。①肾静脉型（Ⅰ型）。癌栓小于2 cm，位于肾静脉内。②肝下型（Ⅱ型）。癌栓大于2 cm，其于肾静脉的开口处，位于肝静脉以下的下腔静脉内。肾静脉型及肝下型癌栓占静脉癌栓的59%。③肝后型（Ⅲ型）。癌栓在肝后下腔静脉、膈肌以下，约占11%。

膈上型（Ⅳ型）：发病率占30%，按其癌栓所在部位又分为两型。①肝上型（心包内型）。癌栓位于肝上心包下腔静脉内，发病率为11%。②右心房型。癌栓位于右心房内，发生率为19%。

（2）静脉癌栓的诊断：由于影像学的发展，目前对静脉癌栓诊断并不困难。用彩色超声、腔静脉造影、CT平扫及增强扫描、MRI等方法可以准确检查出腔静脉内有无癌栓、部位、长短、梗阻程度，对腔静脉癌栓的分型、指导制定手术方案及预后均有重要意义。

（3）静脉癌栓的治疗：静脉癌栓主要靠手术治疗。如不及时治疗会造成突然的肺梗死死亡及癌肿的转移。手术切口常用11肋间切口、上腹正中切口及胸腹联合切口三种。①肾静脉癌栓及较小的下腔静脉癌栓，根治性肾癌切除的同时，可不阻断下腔静脉及对侧肾静脉，仅用心耳钳，钳夹腔静脉并切开此静脉，取出癌栓，缝合腔静脉即可。②5 cm以上的膈下型癌栓，可阻断下腔静脉的上下端及对侧肾静脉，切开并取出癌栓，肝素盐水冲洗缝合，完成手术。③较长的或膈上型的静脉癌栓可采用胸腹联合切口，可阻断腔静脉及对侧肾静脉，切开腔静脉并完整取出癌栓，肝素盐水冲洗缝合，完成手术。

（二）肾癌的非手术治疗

1.放射治疗

肾癌对放射治疗并不敏感而且放射治疗有一定的不良反应。仅用于术前及术后的辅助治疗。术前放射治疗对术中减少转移及肿瘤种植有一定作用。术后放射治疗可杀灭残留的癌细胞，减少癌转移及种植复发。对晚期肾癌已无法手术的可作为姑息治疗的手段。对转移引起的神经痛及骨痛有一定疗效。

2.化学治疗

效果有限，毒性较大，总缓解率为5%～10%，对生存率无明显提高，仅作为术前辅助治疗，对不能手术的晚期肾癌的治疗。有研究表明长春新碱46 mg/m^2是治疗肾癌的理想药物，但有效率仅为5%。临床上常用长春新碱与氟尿嘧啶、多柔比星、环磷酰胺、顺铂等联合用药，可提高疗效，但毒性也增大。

3.免疫治疗

免疫治疗是指以自然界存在的某种物质能激活免疫系统而杀灭肿瘤细胞的疗法。肾癌是一种能诱发宿主产生免疫能力的肿瘤，用免疫治疗有效率较其他肿瘤高。常用的白细胞介素Ⅱ(IL-2)、干扰素(IFN)、淋巴细胞活化的杀伤细胞(LAK细胞)、肿瘤浸润性淋巴细胞(TIL)等。

(1)IL-2：是淋巴细胞产生的一种淋巴因子，能促进T淋巴细胞增殖，活化自然杀伤细胞(NK细胞)，诱导LAK细胞产生，促进外周血淋巴细胞产生淋巴因子，对机体免疫调节起重要作用。用3 500 U做膀胱腔内灌注，预防膀胱肿瘤复发，每周1次；连续6次后，改为每月1次，持续1年。CR可达80%，也可用于全身及肿瘤周围注射。

(2)干扰素(IFN)：干扰素是一种细胞功能调节蛋白。由白细胞和巨噬细胞产生。能增强肿瘤细胞免疫源性；降低肿瘤细胞活性；抑制肿瘤血管形成；诱导机体免疫反应。干扰素每次3 000万U，肌内注射，隔日1次，10～20次为1个疗程，间隔2个月再重复治疗。不良反应有发热、肌痛、恶心、食欲低下等。用干扰素总缓解率为6%～27%。

（周　波）

第二十七章

尿路感染性疾病

第一节　急性肾盂肾炎

一、与发病有关的因素

(一)年龄和性别

发病率随年龄的增长而增加。不论年龄如何,女性发病率均高于男性,其原因与女性尿道短,尿道口易被粪便污染,妊娠、性交及分娩时易损伤尿道等因素有关。而男性因前列腺液有杀菌作用,在一定程度上起到防止感染的作用。

(二)导尿、泌尿系统器械检查及手术

可将尿道内的细菌带入膀胱,引起膀胱炎及肾盂肾炎,且多由医院内的耐药细菌引起。一次导尿可以有4%～5%的患者发生膀胱炎,如放置保留尿管,3～4天内就有95%的患者发生尿道炎及膀胱炎,以后再向上蔓延引起肾盂肾炎。泌尿系统手术及外伤可破坏黏膜的屏障作用,亦易发生感染。

(三)泌尿系统梗阻

泌尿系统梗阻是重要的发病诱因。患尿道狭窄、先天性尿道瓣膜、前列腺肥大、泌尿系统结石及肿瘤等梗阻性疾病的患者,发生急性肾盂肾炎的机会比无梗阻者大12～20倍。Bell的尸体解剖统计资料,发现梗阻型肾盂肾炎较非梗阻型多12倍。从尿道口至肾组织中的肾单位,在整个通道内的任何一个部位出现梗阻,都易招致感染的发生,而下尿路梗阻较上尿路梗阻更易发生。尿道或膀胱梗阻较输尿管梗阻发生感染的机会大2倍。妇女妊娠后感染的易感性大为增加,有人认为与尿路梗阻有关。妊娠3个月以上多发生输尿管及肾盂扩张、扩张的位置在骨盆边缘的上方,右侧较左侧多见。输尿管扩张的原因有人认为是由增大的子宫在盆骨边缘处压迫输尿管所致;除此以外,还有人认为妊娠引起的内分泌不平衡可导致平滑肌无张力及输尿管蠕动减弱,以及输尿管下端纵行肌肥厚等原因也可能有关。

尿道梗阻使肾易发生感染的机制还不完全清楚,可能与多种因素有关,如尿液的淤积为细菌提供良好的培养条件,并有利于细菌在泌尿系统中扩散;尿道梗阻引起膀胱内压增加及扩张,导致黏膜血液供给减少,膀胱黏膜释放出来的白细胞及体液抗菌因子亦相应减少,从而减低了膀胱黏膜的抗菌能力;此外,尿路梗阻常需进行导尿及器械检查,无疑也增加了感染的机会。

很早以前就通过动物实验了解到肾实质的损伤及瘢痕形成使肾组织对细菌感染的易感性大为增加,感染常发生于肾瘢痕的四周组织,这种情况被认为是由于肾小管阻塞、肾单位内尿流受阻(称为肾内肾盂积水),与泌尿系统较低部位的梗阻相类似。患肾盂肾炎后,肾内有瘢痕形成,可又使肾易于遭受重复感染而出现多次反复的急性肾盂肾炎发作。

(四)膀胱自主神经功能障碍

患截瘫、脊髓灰质炎、脊髓痨等患者膀胱不能排空,经常有残尿存在,同时尿道-膀胱反流的发病率也相应地增加，故易发生肾盂肾炎。由于尿潴留而行导尿或保留尿管也导致感染。这类患者还由于长期卧床、骨骼脱钙，易发生泌尿系统结石，也增加了感染的机会。

(五)膀胱一输尿管反流

正常人输尿管在膀胱壁内穿行一段距离，然后才开口于膀胱腔内，在膀胱收缩时，压迫这一段输尿管，阻断了膀胱与输尿管的沟通，从而防止尿液由膀胱反流至输尿管。如果输尿管从膀胱径直穿出，膀胱收缩时就不能阻断膀胱与输尿管的沟通而发生膀胱一输尿管反流。这种人易患肾盂肾炎，且往往反复发作，不易治愈。膀胱一输尿管反流可见于正常人。有人应用排尿时尿道-膀胱造影技术，在445例儿童中发现61例有膀胱一输尿管反流，其中30例经过详细检查未发现泌尿系统有任何异常。有膀胱一输尿管反流的患者，当咳嗽及解大、小便用力时，腹压及膀胱内压增加，可使尿液由膀胱反流到达肾盂。感染本身可以诱发膀胱一输尿管反流，这是由于膀胱壁的慢性炎症使膀胱收缩时不能完全压迫及阻断输尿管。尿路梗阻及泌尿系统的先天性畸形亦可发生膀胱一输尿管反流。

(六)先天性发育异常

有肾脏先天性发育异常的患者，肾盂肾炎的发病率显著升高。感染多发生于发育异常的肾组织。一侧肾一般性发育不良(肾小、有部分正常组织及不同程度的功能)的患者常常合并有对侧所谓“正常”肾发育异常，对侧肾常常增大及肾盂发育异常，两侧肾脏均易发生感染，发病率高达60%～70%。先天性肾脏囊性疾病(多囊肾)并发感染的发病率高达50%～70%。

(七)糖尿病

早已知道糖尿患者对感染的易感性增加。一般认为糖尿患者患肾盂肾炎较正常人为多。但也有人持不同的意见，认为如在性别及年龄相同的条件下进行比较，糖尿患者及非糖尿患者的肾盂肾炎发病率无差别。患糖尿病的儿童与同年龄的非糖尿病儿童比较，肾盂肾炎的发病率亦一样。尸检发现的肾间质瘢痕是由感染引起抑或由糖尿病本身引起，难以鉴别，这可能是尸检时发现糖尿病合并肾盂肾炎增多的原因。但应注意的是糖尿患者一旦发生肾盂肾炎，极易发展成为致死性的肾乳突坏死。应尽可能避免给糖尿患者进行导尿及泌尿系统器械检查。过去处理糖尿病酸中毒时，常规放置保留尿管定时留取尿标本的方法应予废除。

(八)其他因素

高血压及肾血管硬化、低钾性肾病、肾血管阻塞、药物(如磺胺、镇痛剂)引起的肾损伤等肾脏疾病均使肾脏对感染的易感性增加。有镰状细胞贫血遗传特征的患者发生急性肾盂肾炎比正常人增多，患者的红细胞在高渗透压环境中易变成镰状，肾髓质渗透压高，因此红细胞在其中易形成镰状细胞及血栓形成，从而使肾易于发生感染。痛风患者亦易并发肾盂肾炎，这是由于尿酸在肾小管中沉淀引起阻塞的结果；尿酸结石偶可出现于肾盂及输尿管，亦增加感染的机会。在动物中可观察到维生素A缺乏症可使肾小管上皮细胞再生不良及上皮脱落而阻塞肾小管，从而易发生肾盂肾炎。人类是否有这种情况，尚不能肯定。肾钙质沉着症、结节病引起的肾损害、免疫球蛋白缺乏症等疾病亦易发生肾盂肾炎。

二、病理

一侧或两侧肾脏均可受到侵犯。肾实质病变呈楔形，尖端指向肾髓质，呈局灶性分布，病变与周围的正常肾组织分界清晰。组织学改变的特征是急性炎症区域的微小脓肿形成，有些脓肿较大，从肾包膜表面突起，但不会穿破至肾周围组织。在肾小管腔内及其周围有许多中性多核白细胞。肾小球无病变，但由于肾小管遭到破坏。肾小球亦失去功能。炎症局限于细菌侵入的节段，不扩散，在1～3周内逐渐消散。在愈合的过程中，中性多核白细胞逐渐被单核细胞所代替，有纤维组织增生，最后收缩形成索条状瘢痕。在纤维组织中有残存下来的肾小球及肾小管，其中充满胶状物质。肾盂及肾盏黏膜有弥漫性炎症，输尿管及膀胱黏膜亦可有炎症反应。由于急性肾盂肾炎在肾中易造成局灶性损害，仍有大量的正常肾组织存在，故肾功能仍然保持正常。在急性肾盂肾炎的早期可发生血管痉挛，动物实验还证实有短期的血管阻塞，可导致病变区域的缺血，这与瘢痕的形成有关。

根据动物实验的结果，肾脏的急性感染首先发生在肾髓质，然后波及皮质，髓质的病变远较皮质严重。如将活的大肠杆菌直接注射入不同部位的肾组织，仅注射 10～100 个活菌就可使肾髓质发生感染，须注射 10 万个活菌才能使肾皮质发生感染；如将细菌做静脉注射，几乎无例外地只有在肾髓质中发现细菌，而肾皮质中无细菌，肾髓质的这种特性与下列因素有关。①肾髓质合成氨，氨可使补体（C_4）灭活，使组织对细菌抵抗力减低。②肾髓质渗透压高，影响补体活性，妨碍抗原、抗体结合及白细胞对细菌的吞噬作用。③肾髓质血液供给远较皮质为少，细菌容易在其中立足。

急性肾盂肾炎的一个极为严重的并发症是肾乳突坏死，病变包括肾乳突尖端或中间部分的缺血性坏死，坏死的肾乳突碎片可以脱落至肾盂，有时阻塞输尿管而引起肾绞痛及肾盂积水，并可从尿中排出，由于肾单位的终末端均通过微小的肾乳突，故肾乳突的病变可严重地损害肾功能，常常引起少尿、无尿及尿毒症，患者全身情况迅速恶化。

三、临床表现

（一）典型急性肾盂肾炎

患者多为 15～40 岁的妇女。本病起病急，发冷、寒战、体温迅速上升至 39℃～40 ℃；有一侧或两侧腰痛及肋脊角压痛；并常伴有不同程度的尿频、尿急、尿痛、排尿困难等下尿路感染症状。尿混浊，有少量蛋白，显微镜下可见大量成堆的白细胞及管型，可以有肉眼血尿或显微镜下血尿。尿沉淀染色涂片可见到细菌，常是革兰氏阴性杆菌。少数患者起病 1～2 天尿化验无异常，这是由于感染的肾组织不与肾盂肾盏系统交通，以致白细胞及细菌不能排出。外周血中性白细胞明显升高。

急性肾盂肾炎一般不伴有高血压及浮肿。无合并症的急性肾盂肾炎也不出现氮质血症。如有血浆尿素氮升高，则应考虑原有其他肾脏疾病及尿路梗阻的基础上发生感染。如并发革兰氏阴性杆菌菌血症及休克，则血浆尿素氮常升高。

急性肾盂肾炎的自然病程变化很大，不论治疗与否，一般急性症状仅持续存在 2～5 天，以后体温逐渐下降，症状逐渐消失，但细菌尿依然存在，偶然可暂时消失，不久又再出现。无症状细菌尿可持续存在达数年之久，在此期间可以有症状的复发。故尽管症状完全消失，只要细菌尿仍然存在，就不能认为急性肾盂肾炎已治愈。有症状复发时，如尿培养出与原先不同的致病菌，则有可能是重新感染而不是复发。

（二）不典型急性肾盂肾炎

不典型的急性肾盂肾炎远较典型为多见，且常易误诊。临床表现多种多样，可归纳为以下几种类型。

（1）无泌尿生殖系统症状和体征，只有发热、食欲不振、全身不适等全身症状。多见于同时患其他严重疾病的住院患者或老年人。患者表现为不明原因的发热，病情进行性恶化，只有通过尿液常规化验及细菌培养才能做出诊断。这类患者相当多见。在临床未能做出诊断而经尸检证实为急性肾盂肾炎的病例中，有 78％属于这一类型。

（2）不发热，只有全身症状如昏睡、厌食、衰弱无力、体重减轻等，泌尿-生殖道症状不典型或没有，多见于老年人。由于不发热，往往使人忽略肾脏感染的存在。

（3）以明显的胃肠道症状及不典型的疼痛部位为主要表现，伴有恶心、呕吐、厌食、腹胀、肠麻痹等症状。疼痛不在腰部而在上腹部，或左、右下腹部。临床表现类似腹腔内炎症性疾病，因而常被误诊为急性胆囊炎、急性阑尾炎、急性憩室炎。2 岁以下的婴幼儿患急性肾盂肾炎常以胃肠道症状最为突出。糖尿病合并急性肾盂肾炎常诱发糖尿病酸中毒，这时肾脏感染加重了糖尿病酸中毒的胃肠道症状，常常掩盖了泌尿生殖道症状。

（4）只有尿频、尿急、尿痛及排尿困难等下泌尿道感染症状而无腰痛、肋脊角压痛等上尿路（肾脏）感染症状，常误诊为下泌尿道感染，而忽略了急性肾盂肾炎的存在。这种情况常见于下泌尿道同时存在有其他疾病的患者，如前列腺肥大、膀胱膨出、膀胱或前列腺癌、后尿道狭窄及保留尿管后感染。另外偶有急性肾盂肾炎并无下泌尿道疾病的患者也表现明显的下泌尿道刺激症状，经大量饮水，尿量充足后，下泌尿道刺激症状随即消失，这是由于尿少、尿中细菌数目过高、高浓度细菌产物刺激膀胱黏膜而产生的症状。

(5)尿沉淀检查没有异常发现,无白细胞、红细胞及管型,常常使人不易考虑肾脏感染的存在。对急性肾盂肾炎的患者每天进行新鲜尿液检查,就可见到脓尿可以呈间歇性出现,故1～2次尿液检查正常不能除外急性肾盂肾炎。

(6)严重的高血压,见于原发性高血压的患者患急性肾盂肾炎,患病后无急性肾盂肾炎症状,而表现为血压较患病前显著升高,出现严重的高血压症状。如果不做尿沉渣检查及细菌培养,就不可能做出诊断。

(7)类似急性肾小球肾炎的临床表现。一般急性肾盂肾炎尿中只有少量蛋白,偶有些患者发生大量蛋白尿,达2～4 g/24 h,甚至短期内达6 g/4 h,再加上尿沉渣有红细胞、白细胞和管型及高血压,极易误诊为急性肾小球肾炎。

(8)以血尿为主要症状。患急性肾盂肾炎时,由于肾盂、肾盏及膀胱黏膜下出血,可出现明显的血尿,这种患者占10%～15%,极易误诊为其他肾脏疾病。

(9)暴发性败血症及急性肾衰竭。这是一种弥漫性化脓性肾盂肾炎,整个肾组织几乎完全被大小不等的脓肿所破坏。患者有高热等严重中毒症状,迅速出现少尿、无尿及尿毒症。慢性肾盂肾炎患者重复发生急性感染及急性泌尿系统感染的患者在进行逆行性肾盂造影后,均易发生这一严重类型。

(10)坏死性肾乳突炎。这是急性肾盂肾炎的严重并发症,大多数患者有严重的中毒症状、败血症及进行性氮质血症,并常有肉眼血尿。坏死的肾乳突组织脱落可引起肾绞痛。有糖尿病及(或)泌尿系统梗阻者易发生这一合并症,病死率很高,但也有症状轻的。有些患者有多次发作的肾绞痛及肉眼血尿,不发热,临床表现似肾结石。

(11)在其他肾脏疾病的基础上并发急性肾盂肾炎。肾小球肾炎、多发性骨髓瘤肾病、肾淀粉样变性、多囊肾、糖尿病肾小球毛细血管间硬化症、急性肾小管坏死等疾病都可合并发生急性肾盂肾炎,使临床表现更为复杂。

根据上述急性肾盂肾炎的临床表现的多样化,典型病例占少数,大多数患者不典型,所以常被误诊。在尸检证实诊断的病例中,临床诊断错误者可高达85%。特别是儿童及老年人,症状多不典型。不能做出诊断的原因主要有。①临床表现以胃肠道症状突出,无泌尿生殖系统症状。②体征很少。③一次或两次检查未发现脓尿。④合并存在其他严重疾病,没有注意到肾盂肾炎的存在。但是也有些病例临床表现及实验室检查资料均足以提示肾盂肾炎的诊断而仍然被误诊,这是由于临床医生对本病的自然过程及多种类型的临床表现缺乏了解以及对实验室检查的结果解释不当所致。

四、诊断

(一)症状及体征

当有高热、尿频、尿急、尿痛、腰痛及肋脊角压痛时,诊断为急性肾盂肾炎不难。发热伴有腰痛及肋脊角压痛被认为是肾脏感染的临床特征,但有些患者没有这一特征。尿频、尿急、尿痛是下泌尿生殖道感染(膀胱炎、尿道炎、前列腺炎)的症状,不能单独根据这些症状诊断急性肾盂肾炎。除此而外,有些肾脏有感染的患者无症状,唯一的表现是有意义细菌尿。故急性肾盂肾炎的诊断在一定程度上有赖于尿液。

(二)尿液的化验检查

在收集标本时应注意清洁外阴部,以免白带或男性患者的包皮垢污染。尿排出后最好立即进行检查,不宜放置超过1 h以上,否则尿中的有形成分(细胞、管型)很快破坏。离心沉淀时应注意每次所用的尿量,离心的速度和时间应固定不变。离心沉淀后应准确量取0.5 mL的尿液使沉淀重新混悬,然后取上述混悬液一滴置于盖玻片下进行检查,这样才能做出比较。

1.尿液的肉眼观察

可以有尿液混浊及血尿。

2.尿比重

可降低,治疗后恢复正常。

3.蛋白尿

只有少量蛋白尿。一般 24 h 尿蛋白定量不超过 1～2 g。如出现大量蛋白尿，提示同时有其他肾脏疾病存在的可能，特别是肾小球肾炎、糖尿病性肾硬化症或肾盂肾炎合并恶性高血压或心力衰竭。

4.红细胞

急性肾盂肾炎尿中经常有红细胞，数目多少不一，可以有肉眼血尿。

5.白细胞

由于急性肾盂肾炎是化脓性病变，故尿沉淀有大量的中性多核白细胞(又称为脓尿)，可凝集成团。在常规尿沉淀检查中见到数目多少的中性多核白细胞才有诊断意义还没有一致的意见。一般认为在离心沉淀的尿标本中，每高倍视野平均中性多核白细胞大于或等于 10 个就有意义。急性肾盂肾炎时，尿中排出中性多核白细胞可以是间歇性，须连续进行多次检查。

脓尿虽然是急性肾盂肾炎的特征，但不具有肯定诊断意义，因泌尿系统任何部位的炎症均可出现脓尿。

急性肾盂肾炎患者的尿沉淀用龙胆紫-沙黄染色可见到一种苍白的白细胞，细胞浆中的颗粒呈现明显的勃朗宁运动，称为闪光细胞。有人认为闪光细胞是一种蜕变的中性多核白细胞，来源于肾脏的化脓性感染，泌尿生殖系统其他部位的炎症很少见到。这种细胞，故认为对诊断肾脏内感染很有帮助。但闪光细胞亦可出现于正常人的尿液中，还可存在于前列腺炎、阴道炎、肾小球肾炎、肾结核等患者的尿液中，故没有特异性诊断意义，不过在急性肾盂肾炎时，尿中闪光细胞的数目较多，如每小时从尿排出闪光细胞超过 4 万时，对诊断有参考价值。有人认为闪光细胞不是蜕变的中性多核白细胞，而是新鲜的，在很短期内从毛细血管进入肾组织炎症区域及尿液中的白细胞，它的染色特征与新鲜染色的血循环中的中性多核白细胞极为相似。血液、脓液及尿液中的中性多核白细胞如放置于等渗盐水溶液 3～4 h，则细胞染色苍白的特征消失，代之以体积小、染色深，故在寻找闪光细胞时，应采用新鲜的尿标本进行检查。

当尿沉淀检查发现中性多核白细胞的数目不多，难以肯定诊断时，可作一小时尿细胞排泄率，即收集患者 3 h 尿，计算每小时白细胞总数，正常人在 20 万以下，如超过 40 万，即有诊断意义，尿白细胞计数，如白细胞数超过 100 万也有诊断意义。

6.管型尿

当炎症分泌物流经近曲及远曲小管时，可在其中形成中性多核白细胞管型，这种管型有定位诊断意义，因在肾以下的泌尿道炎症不会出现白细胞管型，故在尿液检查时，发现大量中性多核白细胞的同时，还发现白细胞管型，对诊断肾脏内感染有很大的价值，但可惜的是有 1/4 的急性肾盂肾炎患者找不到白细胞管型，只找到由白细胞管型蜕变后形成的粗颗粒管型。由于其他肾脏疾病也能引起肾间质及肾小球炎症，也可出现白细胞管型，故无鉴别诊断意义。急性肾盂肾炎时还可见到透明管型及细颗粒管型，一般不出现红细胞管型。

(三)尿的细菌学检查

1.直接涂片

用尿沉渣(离心或不离心沉淀)作涂片，直接用高倍镜观察，或革兰氏染色后用油镜观察可见到许多细菌，对初步诊断有帮助。自解尿标本虽然受到外阴部及尿道细菌污染，但细菌的数目很少，一般涂片检查时看不到细菌，而感染时尿中细菌数目很多，直接涂片极易见到，在离心沉淀直接镜检的标本中每高倍视野能见到细菌 20 个以上就有诊断意义。涂片检查与培养结果(尿细菌数目在 10 万/mL 以上)比较，有 85%的符合率。

2.尿定量细菌培养

尽管对外阴部进行充分的清洁，自解尿标本仍然不能避免外阴部及尿道细菌的污染。无泌尿系统感染的男患者，清洁自解中段尿培养 82%发现细菌。正常人尿道中有菌，导尿时可将细菌送入膀胱，尿标本亦受到污染，而导尿本身还可诱发感染。通过耻骨上穿刺膀胱抽取尿液可避免细菌污染，对泌尿系统感染的病原诊断价值最大，可惜这种方法对组织有损伤，不宜普遍开展，只在婴幼儿偶然使用。

尿由肾脏分泌出来后，在膀胱中停留一定时间，然后才排出体外，在此期间内，细菌在体温条件下，在膀胱尿中迅速繁殖，细菌的数目大大增加。直接从肾盂取肾盂肾炎患者的尿液进行培养，细菌的数目常少于 10^4 个/mL，而同时取膀胱尿液培养则细菌数目远远超过此数，可达 10^8 个/mL。在收集尿标本时如受到污染，则尿中含菌数目很少，因此，应用尿定量细菌培养方法可区分污染与感染。

目前，自解中段尿定量细菌培养法已列为泌尿系统感染的常规诊断方法，它代替了过去习惯应用的导尿留标本送培养的方法，消除了导尿后感染给患者带来的危害。经过大量的研究工作，可以肯定每毫升尿含细菌数目达到 10 万个或更多，则可以诊断为泌尿系统细菌感染。这类患者一般都有泌尿系统感染症状或病史，或进行过导尿、泌尿系统器械检查或手术，培养出来的细菌主要是肠道革兰氏阴性杆菌，即泌尿系统感染的主要病原菌，如果不经治疗，则重复进行尿细菌培养时常能获得相同的细菌。如每毫升尿液含细菌数目为 1 万或更少，则属于污染，无诊断意义，这类患者无泌尿系统感染的任何表现，过去也无泌尿系统感染病史或进行过泌尿系统器械检查，培养得到的细菌常常是表皮性葡萄球菌、类白喉杆菌、肠球菌或其他链球菌，在随后的复查中，细菌的种类常有变化。如每毫升尿细菌数目在 1 万～10 万个，不能肯定是感染或是污染，但重复多次检查就能鉴别。根据一次尿细菌定量培养细菌数目达到或超过 10 万个/毫升，诊断为感染的准确性为 80%，2 次培养为 95%，3 次培养为 99%。因此两次以上培养细菌数目均达到 10 万个/毫升，且均分离得到同一细菌，则诊断为泌尿系统感染更为可靠。

收集自解中段尿标本送培养时，必须充分清洁外阴部，并由医生、护士或有专业训练的人员取尿，这样才能避免严重污染造成的假阳性。先用肥皂及清水清洁外阴部，然后用灭菌的水冲洗两次，排尿时让患者将大阴唇分开，然后由医务人员用灭菌的容器接取中段尿，加盖后立即送检。实验室接到标本后，应尽快接种于培养基，最迟不得超过 1 h，以免在放置的过程中细菌大量繁殖。清洁外阴部不宜应用消毒剂。

自解中段尿细菌定量培养的诊断价值受到以下因素的影响。①排尿过勤，使细菌没有一个充足的时间在膀胱内繁殖，在这种情况下，最好采用清晨第一次尿液送检。②尿过于酸性(pH 4.5～5.0)，或过于稀释(尿比重 1.003)，细菌繁殖不好。④某些细菌，如葡萄球菌及各型链球菌比革兰氏阴性杆菌繁殖慢，且分裂后常黏在一起不分开，因此由这些细菌引起的感染，尿细菌定量培养可能达不到 10 万个/毫升的诊断标准。如果多次重复培养始终得到同一细菌。则仍有可能是致病菌。③尿中存在抗菌药物可阻碍细菌的繁殖，故在应用抗菌药物治疗泌尿系统感染的过程中，培养结果，细菌数目在 10 万个/毫升以下时，不能排除泌尿系统感染的持续存在，故最好在检查前，停用抗菌药物二天以上。⑤有尿路完全梗阻时，或肾间质有与肾小管不相通的局灶性炎性病灶时，可无细菌排入膀胱，放尿培养无细菌生长不能除外肾脏感染。⑥厌氧菌感染(以类杆菌及厌氧链球菌多见)也可以引起肾盂肾炎，常规的细菌培养方法不能分离出细菌。对有明显的脓尿及感染症状的患者，多次常规培养阴性时，须进行厌氧培养。

3 尿中存在细菌的间接检查方法

主要通过测定尿液中的细菌代谢产物或炎症产物，有亚硝酸盐还原试验、氯化三苯四唑试验、过氧化酶试验、过氧化氧酶试验等。这些试验只适用于大批患者的初步筛选，对一个具体患者的诊断并无价值，更不能取代尿液细菌培养。

(四)其他诊断方法

除了暴发败血症感染，并发坏死性乳突炎及同时存在其他泌尿系统疾病外，急性肾盂肾炎一般无肾功能。试验异常或只有尿浓缩功能不好。静脉肾盂造影通常无异常表现，但可以帮助了解泌尿系统有无先天性异常、梗阻及解剖异常。急性期进行膀胱镜及逆行肾盂造影检查是不适宜的，可引起严重的后果，前面已提到过。由于急性肾盂肾炎的病理改变是肾脏内分散的孤立的炎性病灶。这就限制了肾脏穿刺活体组织检查的诊断价值，而且有扩散感染的可能。部分急性肾盂肾炎患者血培养可分离出细菌，对病原学诊断有帮助，因此血培养应列为常规检查项目。

(五)泌尿系统感染的定位诊断

在临床工作中，因治疗方法不同，确定感染是在肾脏内(肾盂肾炎)还是在下尿路(膀胱炎、尿道炎)是必要的。但目前仍然缺乏简便易行的方法。尿液定量细菌培养不能鉴别炎症的部位。最可靠的方法是通过膀胱镜检查，除了直接观察膀胱黏膜变化外，还可收集两侧输尿管尿液进行检查，如果发现脓尿及细菌尿，就可诊断肾脏内感染，还可确定感染发生于哪一侧肾脏，但对所有患者都进行膀胱镜检查尚有一定困难，而且已如上述，对急性期患者进行膀胱镜检查可能给患者带来危害。膀胱冲洗试验有一定参考价值，方法是通过导尿管用 0.2%新霉素及生理盐水冲洗膀胱，然后每 10min 收集尿液做细菌培养，连续 3 次，膀胱炎时冲洗后细菌培养阴性，如为肾盂肾炎则培养为阳性，且细菌数目依次上升，但这个方法须插入导尿管，这样可将尿道细菌带入膀胱，使感染复杂化。

大肠杆菌是泌尿系统感染的最常见的致病菌，但仅有少数菌株(约占 5%)能侵入肾脏。进一步研究发现能侵入肾脏的菌株比引起下尿路感染的菌株含有更为丰富的 K 抗原。因此有人提出测定尿液中 K 抗原的含量可以鉴别肾脏内感染及下尿路感染，但其实用价值有待于证实，而且这个方法不适用于大肠杆菌以外的其他细菌引起的感染。

由此可见目前还没有一个简便可靠的鉴别上尿路及下尿路感染的方法。一般只有通过临床表现及常规化验检查结果做出判断，虽然不可能完全正确，但也有参考价值。鉴别诊断要点如下：

1.症状及体征

急性肾盂肾炎及膀胱炎均有尿频、尿急、尿痛等下尿路感染症状，但如有发冷、发热、腰痛及肋脊角压痛则应考虑为急性肾盂肾炎；膀胱炎一般不发热，无肋脊角压痛，常有耻骨上胀痛及压痛。但应注意的是急性肾盂肾炎也可不发热。

2.实验室检查

有下尿路梗阻的泌尿系统感染者，绝大多数均有肾脏内感染。①尿内有白细胞管型提示感染发生于肾脏内。②闪光细胞：虽不能完全肯定来自肾脏，但也有参考价值。③尿比重：尿液浓缩功能减退可能为肾脏内感染。④细菌种类：变形杆菌和白色葡萄球菌为肾脏内感染。⑤复发及再感染：如尿培养为同一种细菌，多为复发，多见于肾盂肾炎，如为新的细菌则再感染的机会大，多见于膀胱炎。

五、治疗

急性肾盂肾炎的治疗要求做到消除症状、消灭致病菌、预防复发及防止肾组织与肾功能的进行性损害。在应用抗菌药物前，应采取尿液及血液进行培养，只有分离出致病菌及根据药物敏感试验来指导用药，才能获得较好的疗效，治疗必须充分。控制症状是比较容易的，不管用什么药，甚至不予治疗，多数患者于 3～4 天内症状缓解，但必须彻底消除有意义的细菌尿，才能治愈，否则还有可能复发。停止治疗后还应定期进行尿培养，一旦再次出现有意义的细菌尿，虽然没有症状，应再次进行治疗，以免肾组织进一步受损害。急性期过去后，要对泌尿系统进行全面检查，如发现有尿路梗阻或解剖学异常，应给予纠治。如同时存在其他全身性疾病、免疫缺陷及代谢缺陷，应及时给予相应的治疗。

(一)抗菌药物的应用

根据细菌的种类及药物敏感试验来选择抗菌药物可望获得良好效果，但药物敏感试验与临床应用的实际效果并非完全一致，因大多数抗菌药物在尿中的浓度远较血清浓度高，而一般药敏试验系根据通常剂量的抗菌药物服用后在血清能达到的药物浓度来判断，故不完全符合实际情况。如用尿中的药物浓度来进行判断，可能更有参考价值。

肾实质细菌感染的治疗有赖于抗菌药物在血清中维持较高的浓度，这样才能有足够量的药物渗入肾组织中以消灭炎症病变中的细菌，磺胺药及各种抗生素在血和尿中均有较高的浓度，适用于治疗急性肾盂肾炎。有些抗菌药物如呋喃妥因、萘啶酸、苦杏仁酸及乌罗托品等尿中的药物浓度高而组织浓度低，一般适用于治疗泌尿系统黏膜的炎症，治疗急性肾实质感染效果较差，可应用于急性肾盂肾炎的缓解期及预防复发。动物实验证实应用具有杀菌作用的抗菌药物较抑菌的抗菌药物更能有效地清除细菌。常用的抗菌药物有：

1.磺胺类

磺胺类药物能很好地从血液渗透入组织，在尿中虽然大部分是无抗菌活性的乙酰化磺胺，但有抗菌活性的游离磺胺仍达到很高的浓度，再加上服用方便，目前仍普遍应用。

在引起肾盂肾炎的常见致病菌中，磺胺对大肠杆菌、变形杆菌、溶血性链球菌、葡萄球菌有抗菌作用，体外药物敏感试验显示抗药菌株占百分比很高，但用以测定磺胺药敏感试验的实验室标准培养基含有抑制物质，结果不可靠。近年来发现甲氧苄氨嘧啶（TMP）与磺胺药联合可增强抗菌作用几倍至几十倍，疗效显著提高，对某些细菌还可产生杀菌作用。目前最常用的制剂是磺胺甲基异恶唑与 TMP 的 4∶1 合剂（也称复方新诺明），每片含磺胺甲基异恶唑 0.4 g 及 TMP 0.1 g，每日 2 次，每次 2 片，可与小苏打 1 g，每日 4 次同服。碱化尿液可增强抗菌作用，还可预防磺胺结晶的形成。在短效磺胺中以磺胺异恶唑 1 g，每日 4 次较好。磺胺异恶唑在尿中溶解度大，不产生结晶，不需加小苏打同服，抗菌效果亦较好。磺胺三甲氧嘧啶（SMD）及磺胺六甲氧嘧啶（sMM 或 DS-36）系长效磺胺药，服用方便，抗菌效果好，亦常应用，剂量为 0.5～1 g，每日一次。

2.青霉素 G

青霉素 G 在血清及尿中有较高的浓度，尿中浓度尤高，可用于葡萄球菌、溶血性链球菌、草绿性链球菌、粪肠球菌、大肠杆菌、变形杆菌的泌尿系统感染。近年来葡萄球菌对青霉素 G 多抗药，故只有药物敏感证实对青霉素 G 敏感才可应用。如抗药则换用新青霉素。极大剂量的青霉素 G（如 6 千万 U/d）对大肠杆菌败血症也有效。由于尿中青霉素 G 的浓度极高，用通常剂量的青霉素 G 治疗大肠杆菌泌尿系统感染也可取得良好效果。青霉素 G 与氨基苷类抗生素联合应用对肠球菌有协同作用，可用于肠球菌引起的泌尿系统感染。同时服用维生素，氯化铵或蛋氨酸使尿液维持酸性可增强青霉素的抗菌作用。

3.氨苄青霉素

为广谱抗生素，对大肠杆菌、奇异变形杆菌、不产青霉素酶的葡萄球菌、肠球菌有效。对吲哚阳性变形杆菌、肠杆菌属、克雷伯氏菌属、绿脓杆菌均抗药。近年来大肠杆菌抗药菌株亦显著增加。上述革兰氏阴性杆菌对氨苄青霉素抗药的部分原因是由于这些细菌能产生破坏氨苄青霉素的 β-内酰胺酶（即青霉素酶）。近年来体外试验发现氨苄青霉素与氯唑青霉素联合应用可克服这些细菌的抗药性，甚至对绿脓杆菌有效。氯唑青霉素本身对这些细菌无抗菌作用，但可与 β-内酰胺酶结合，从而防止了氨苄青霉素被破坏而发挥抗菌作用。但是这两种抗生素的联合应用并不是对所有菌株均出现协同作用，就大肠杆菌而言，仅对不携带 R 因子的菌株有效，对携带 R 因子的菌株无效。由于氯唑青霉素及氨苄青霉素在尿中有很高的浓度，联合应用于泌尿系统感染有可能显示出协同作用，在血清中这两种抗生素的浓度远较尿中浓度为低，很难获得协同作用。氨苄青霉素的剂量为 50～100 mg/（kg・d），分 4 次口服或肌内注射。酸化尿液可增强抗菌作用。联合应用氨苄及氯唑青霉素治疗泌尿系统感染的实际疗效有待于进一步研究。

4.羧苄及黄苄青霉素

仅适用于绿脓杆菌及变形杆菌属感染，大肠杆菌等其他致病菌感染均可用其他抗生素代替，故一般不用。最近生产的呋苄青霉素疗效更好。

5.先锋霉素类

对大肠杆菌、奇异变形杆菌，分泌青霉素酶葡萄球菌引起泌尿系统感染有效。先锋霉素主要从尿中排出，故尿中有很高的浓度。先锋霉素制剂有多种，常用者有先锋霉素Ⅱ号（肌内注射及静脉注射）、Ⅳ号（口服）、Ⅴ号（肌内注射及静脉注射）、Ⅵ号（口服、肌内注射及静脉注射），剂量为每只 2～4 g，分 4 次。先锋霉素在碱性尿中作用增强。

6.四环素族

四环素族抗生素有广谱抗菌作用，除变形杆菌及绿脓杆菌外，对常见的泌尿系统感染致病菌均有效。四环素类可以口服、应用方便。服药后在组织及尿中均能达到有效浓度。由于上述优点，四环素族是治疗泌尿系统感染的理想药物。但近年来细菌对四环素族多抗药，故临床应用受到了限制，只适用于经药物敏感试验证实敏感的菌株引起的感染。常用的制剂为四环素，0.5 g，每日 4 次，或强力霉素或二甲胺四环素 0.1 mg，每日二次或 0.2 g，每日一次。四环素族在酸性尿中抗菌作用增强。

7.氯霉素

除绿脓杆菌外，氯霉素对常见的泌尿系统感染的致病菌均有效，氯霉素在肝脏中与葡萄糖醛酸结合后从尿中排出，在尿中具有抗菌活力的氯霉素仅占5%～10%，虽然如此，由于肾小管的浓缩作用，仍能达到抗菌浓度。由于氯霉素对骨髓的毒性，且近年来治疗泌尿系统感染的抗菌药物种类增多，故尽可能不用氯霉素。尿液的酸碱度对氯霉素的抗菌作用无影响。

8.链霉素

在用药的过程中，细菌很快对链霉素产生抗药性，故不适用于治疗泌尿系统感染。在处理肠球菌感染时，可与青霉素G联合应用，碱化尿液可使链霉素的抗菌活性增强。

9.庆大霉素及托布拉霉素

庆大霉素及托布拉霉素有相似的抗菌谱，对泌尿系统感染的常见病原菌如大肠杆菌、奇异变形杆菌、产气肠杆菌、葡萄球菌有抗菌作用。尤其是对绿脓杆菌有效。托布拉霉素对绿脓杆菌的抗菌作用较庆大霉素强。对肠球菌无效，但与青霉素G联合应用可产生协同作用。用药后在肾组织及尿中均有较高的浓度，用以治疗肾盂肾炎有较好的疗效。这两种抗生素对肾及第8对颅神经有一定程度的毒性。在用药的过程中，细菌容易产生抗药。庆大霉素及托布拉霉素的剂量均为40～80 mg，肌内注射，每8 h一次，同时应用小苏打碱化尿液可增强抗菌作用。

10.卡那霉素

卡那霉素对大肠杆菌、变形杆菌属、产气肠杆菌、克雷伯氏菌属、葡萄球菌有抗菌作用，对绿脓杆菌及肠球菌无效。用药后在肾组织及尿中均有较高的浓度。卡那霉素对肾及第8对颅神经有显著的毒性作用。用药的过程中细菌易产生抗药性。剂量为0.5 g肌内注射，每日2次。同时服碱性药物使尿液碱化可增强抗菌效果。

11.丁胺卡那霉素

是卡那霉素的衍生物，抗菌谱与庆大霉素相似，对大肠杆菌、产气肠杆菌、变形杆菌属、绿脓杆菌、葡萄球菌均有效。适用于对庆大霉素及卡那霉素抗药菌株的感染，这种菌株多见于医院内感染。剂量为200～400 g/d，分两次肌内注射。对肾及第8对颅神经的毒性与卡那霉素相似。

12.多黏菌素B及多黏菌素E

对大肠杆菌、肠杆菌属、克雷伯氏菌属、绿脓杆菌引起的泌尿系统感染有良好效果，对变形杆菌及革兰氏阳性球菌无效。多黏菌素与磺胺联合应用对革兰氏阴性杆菌有显著协同作用，如加用TMF，则效果更好，对多黏菌素抗药的变形杆菌属及黏质沙雷氏菌，大多数(78%)联合应用多黏菌素及磺胺可将其抑制；联合应用多黏菌素、磺胺及TMP以处理严重的革兰氏阴性杆菌肾盂肾炎常获得满意效果。由于多黏菌素对肾脏有较高的毒性，不宜作为首选。多黏菌素B(硫酸盐)的剂量为50～100 mg/d，静脉滴注；多黏菌素E的剂量为100～150 mg/d，分次肌内注射，亦可静脉滴注。在酸性尿中，多黏菌素对绿脓杆菌的抗菌作用增强，在碱性尿中对大肠杆菌的抗菌作用增强。

13.呋喃妥因

在常见的泌尿系统感染病菌中，呋喃妥因对大肠杆菌最为敏感，对产气肠杆菌及克雷伯氏菌属敏感度较低，对变形杆菌不定，多数中度抗药，绿脓杆菌通常抗药，葡萄球菌及肠球菌敏感。呋喃妥因在尿中有较高的浓度，适用于治疗泌尿系统黏膜的炎症。呋喃妥因经胃肠吸收进入血液后很快与蛋白结合，渗入组织很少，但近年来发现呋喃妥因在肾小管中重吸收，在肾组织中形成再循环，故对肾组织感染也有效，而肾以外的组织感染无效。呋喃妥因的另一优点是抗药菌株发生很慢，可长期服用，但可产生周围神经炎，故长期服药期间应对患者进行密切观察。剂量为0.1～0.2 g，每日3～4次。长期用药宜减量为0.1～0.2 g/d。

14.萘啶酸

对大肠杆菌、肠杆菌属、克雷伯氏菌属、变形杆菌属有抗菌作用。而绿脓杆菌、葡萄球菌抗药。萘啶酸在血清中的浓度，不同患者变化很大。但最近报道口服萘啶酸1 g后2 h，血清浓度能达到抗菌水平(21～50 g/mL)。萘啶酸在组织中的浓度较血清低，只有肾组织例外，较血清浓度高。部分萘啶酸在体内转变为羟萘啶酸，但仍有抗菌活性。从尿中排出的萘啶酸85%～90%系无抗菌活性的葡萄糖醛酸结合物，但有抗菌活性的游离萘啶酸及其羟化产物在尿中仍然有较高的浓度。萘啶酸与卡那霉素、庆大霉素或黏菌素合用对肠道细菌科的细菌有协同作用。萘啶酸与呋喃坦丁联合应用则有拮抗作用，与氯霉素或四环素联合应用亦常发生拮抗，与青霉素类或先锋霉素类联合应用无协同作用，也无拮抗作用。萘啶酸治疗对其敏感的细菌引起的急性泌尿系统感染有良好效果，但与其他抗菌药物一样，对慢性及复发性病例效果不太理想。长期应用以抑制慢性细菌尿有一定效果，但不易彻底清除细菌尿。成人剂量为每日4 g，分4次服。较长期服用可改为每日2 g。用于长期抑制慢性细菌尿疗法，每日可服1 g。

15.孟德立胺

本品为孟德立酸与乌罗托品的混合剂。孟德立酸使尿维持酸性，在酸性尿中蚁醛自乌罗托品中释出，酸性尿及蚁醛均可抑制细菌的繁殖。服药后尿液的酸碱度应达到pH 5左右。如达不到应加服维生素C、氯化铵或蛋氨酸。常用剂量为每日2 g，分4次服。本品多用于长期抑制疗法。

16.其他抗生素

苯唑或氯唑青霉素及红霉素适用于耐药葡萄球菌引起的感染。红霉素还可用于处理厌氧菌及细菌L-型。环丝氨酸对大肠杆菌、产气杆菌、葡萄球菌所致的泌尿系统感染有效，但由于毒性高，可引起中毒性精神病，一般不用。创新霉素及春雷霉素对大肠杆菌感染有效，春雷霉素还对绿脓杆菌有效。

(二)初发病例的治疗

应根据细菌种类、药物敏感试验、诱发因素及患者的临床表现来考虑抗菌药物的选择。在培养未获结束前，对医院外感染的病例，有明显的发热、腰痛及压痛等肾组织感染症状者，可选用磺胺甲基异恶唑加TMP，青霉素G，或四环素加链霉素；有菌血症征象或休克的患者，可给予氨苄青霉素、先锋霉素、庆大霉素或卡那霉素等。对于无症状或症状轻微的患者，或仅有下尿路症状的患者，可先给予磺胺药、呋喃妥因或萘啶酸，待细菌培养及药物敏感试验获得结果后，再行换药。医院内及医源性感染大多数由耐药菌株引起，在药敏感试验未报道前，可先用氨苄青霉素、先锋霉素、庆大霉素、卡那霉素、多黏菌素等，以后根据药敏感试验加以调整。对有严重全身中毒症状的病例，可以联合应用抗生素，如氨苄青霉素加庆大霉素或卡那霉素，氨苄青霉素加先锋霉素，多黏菌素加磺胺及TMP等，导尿及泌尿道器械操作后的感染由绿脓杆菌引起的可能性最大，可应用羧苄或黄苄青霉素、庆大霉素（或脱氧卡那霉素）、丁胺卡那霉素或多黏菌素，必要时可联合应用羧苄（或黄苄）青霉素及庆大霉素。

抗菌药物的疗程一般为10～14天，也有人主张一个月。在治疗期间应密切观察抗菌药物的毒性反应，特别是那些对肾脏有毒的抗菌药物。在应用抗菌药物的过程中，细菌常出现耐药，还可能出现另一种细菌代替原先的细菌，故应每3～4天重复尿培养及药物敏感试验一次，以便及时调整药物。不管应用什么治疗方法，大多数患者于3～4天内症状好转甚至消失，应向患者解释要坚持治疗，不能过早停药，应按时来院复查。症状及脓尿的消失不能认为痊愈，必须彻底清除细菌尿才能防止复发。另一方面，如果多次尿定量细菌培养无菌而症状及脓尿持续存在，则可能为在其他肾脏疾病的基础上附加细菌感染。

抗菌药物疗程结束后，如症状及脓尿消失，可于停药2～3天后送尿培养连续2次，如无菌，以后每1～2月重作培养一次，追踪观察半年至一年。通过大宗病例治疗后的长期观察，发现即使应用经体外试验有效的抗生素，患者又无尿路梗阻等合并症，但经过一个疗程的抗菌药物治疗后，大约只有50%的患者能维持无菌。由此可见治疗后长期复查的重要性。

治疗效果不佳或反复发作的病例，除由于抗药菌株的感染及应用抗菌药物不当外，应注意是否合并存在全身及泌尿道局部疾病，特别是泌尿道解剖异常及梗阻，可进行静脉肾盂造影及肾功能试验。急性期应避免进行导尿或尿道及膀胱器械检查及逆行肾盂造影，因可诱发菌血症及肾乳突坏死。测定膀胱的排空功能可用不插尿管的方法。如注射造影剂后观察造影剂在膀胱中的存留，注射^{131}I标记碘司特后在耻骨上测定放射性物质在膀胱中的存留，静脉注射PSP后2～4 h测定PSP在尿中的含量等。

(三)复发及再感染的治疗

鉴别复发及再感染有一定困难。一般认为尿培养获得与原先相同的细菌（菌型亦相同），则复发的可能性大，如细菌的种类不断改变则可能为再感染。此外，有原发泌尿系统疾病者（如肾结石）则常常是同一细菌的复发；年轻的妇女在性生活活跃时期，多数发生细菌种类不同的再感染。复发的病例先按初发的治疗方法进行治疗。在应用抗菌药物一疗程后，继以应用长期药物抑制疗法，用小剂量抗菌药物维持半年至一年。常用的药物有磺胺（磺胺异恶唑、磺胺嘧啶等）0.5 g，每日 2～3 次，或每晚服一次，每次 1 g；呋喃妥因 0.05 g，每日 2～3 次，或每晚服一次，萘啶酸 0.5 g，每日 2 次，或每晚服一次，每次 1 g。以上 3 种药物可交替应用，每半月至一月换药一次。

（四）细菌 L-型（包括原浆体及原球体）引起的复发病例的治疗

细菌 L-型引起的复发的治疗，部分病例经治疗后仍不能彻底治愈，反复复发是由于病原菌转变为细菌 L-型。由于大多数医院细菌实验室还没有开展细菌 L-型的培养工作，故不易做出诊断。临床上遇到以下情况可考虑细菌 L-型的存在。①曾应用作用于细胞壁的抗生素（青霉素族、先锋霉素族、D-环丝氨酸、杆菌肽、万古霉素）治疗的患者。②有症状复发而反复应用常规尿细菌培养方法均分离不出病原菌。治疗细菌 L-型可应用红霉素、四环素或氯霉素一疗程。有人主张急性期应用作用于细胞壁的抗生素治疗至症状消失后，应常规应用作用予细胞内蛋白质合成的抗生素，以预防细菌 L-型的形成而使症状迁延不愈或复发。

（五）妊娠期抗菌药物的应用

不少药可通过胎盘屏障引起胎儿中毒。新生儿的肝脏对氯霉素的解毒功能不全，孕妇在将要分娩的 24 h 内不宜服氯霉素。磺胺与胆红素竞争与蛋白结合，可引起孕妇及胎儿黄疸，如必须应用，可选择应用与清蛋白结合率低的磺胺，如磺胺三甲氧吡嗪（SMPZ）及磺胺六甲氧嘧啶。孕妇在妊娠 25 周以后服用四环素可使胎儿乳齿黄染。妊娠期应用氨基苷类有可能使胎儿发生不可逆的先天性耳聋。呋喃妥因有可能引起胎儿溶血。

（六）其他治疗措施

急性期有发热的患者应卧床休息。如同时存在泌尿生殖系统其他部位的炎性病灶，如前列腺炎、尿道旁腺炎、盆腔炎、阴道炎等应积极给予治疗。合并糖尿病者应控制血糖及尿糖至接近正常水平。高血压病患者合并急性肾盂肾炎时，血压可明显升高，应根据血压升高的程度给予降压药物。

1.补水利尿

给予足够水分以维持正常尿量（每日 1 500 mL 左右）是必须的。传统的治疗方法要求给予患者大量水分（必要时静脉输液），使患者大量排尿，认为这是一项重要的辅助治疗措施，它的好处有。①尿液呈低渗透性，大肠杆菌在低渗尿中繁殖减少。②频繁的排尿起到冲洗作用，使尿中细菌的数目减少。③渗透压降低不利于细菌 L-型的形成。

尽管习惯于这样做，但补水利尿在动物实验及人类的泌尿系统感染及肾盂肾炎的治疗作用仍然没有定论。在进行动物实验时，将大肠杆菌 1 千万个注入膀胱，细菌迅速被消除，但在利尿的作用下，注入大肠杆菌少至 10 个也可见到在膀胱内繁殖及持续存在很长时间，有慢性细菌尿的小鼠，在大量水利尿的作用下，可发生严重的肾盂肾炎及肾乳突坏死。在泌尿系统中，细菌的繁殖与机体的防御机制之间可能存在着极为精细的平衡关系，轻微的生理改变（如水利尿），可造成机体防御机能的降低。但是不同种类的动物，水利尿的影响可能不同。总之，动物实验还没有得出大量饮水对革兰氏阴性杆菌泌尿系统感染的治疗有效的结论。在抗生素的治疗过程中，低渗尿使细菌对抗生素更为敏感，但尿量过多又使抗生素在尿中的浓度降低，不利于灭菌，得失如何，有待于进一步研究。但是尿量过少显然是不利的，细菌毒素及炎性分泌物的浓缩对泌尿系统黏膜的刺激作用加重。此外，有人发现在高渗透压及高尿素溶液中，抗原－抗体结合、白细胞黏附作用、吞噬作用及血清其他杀菌系统都受到妨碍，大大削弱了机体的抗菌机能。

2.尿路梗阻的治疗

在急性感染控制后，应对尿路梗阻进行处理。泌尿系统结石及狭窄、先天性尿道瓣膜、肿瘤、憩室、良性前列腺肥大、异物等应行手术治疗。关于膀胱-输尿管反流及其他病变的处理将在儿童肾盂肾炎的治疗中讨论。

3.导尿及长期留置尿管的感染问题

导尿及长期留置尿管的危害性前面已提到。不必要的导尿应予避免。过去分娩时及治疗糖尿病酸中毒时常规采用导尿及留置尿管的方法现已不用。抗菌药物并不能预防感染。当必须长期留置尿管时，宜采用无菌的封闭系统进行引流。有人提倡用0.2%的新霉素溶液进行膀胱冲洗可以减少膀胱内细菌繁殖以预防上行性感染，亦可用0.25%的硼酸进行膀胱冲洗。在进行泌尿系统器械检查时应严格按无菌技术进行操作。

（七）儿童肾盂肾炎的治疗

儿童患泌尿系统感染常症状不典型，而且多为上尿路感染，并常伴有泌尿系统梗阻性病变。

儿童无症状细菌尿的发病率随年龄而增加，女孩高于男孩，但在生后第一年，男女性别并无差别。尸检中发现儿童患肾盂肾炎并不多见。

多次复发或重新感染的病例绝大多数有尿路梗阻，以膀胱-输尿管反流最多见（占35%），其他病变有后尿道瓣膜、膀胱憩室或结石等，其他尿路先天性畸形亦可见到，部分病例还由于脊髓功能异常，特别以隐性脊柱裂最为常见。

儿童肾盂肾炎症状多不典型。发热常是唯一的症状。婴幼儿及年幼的小儿只有拒食，啼哭不安，衰弱无力、胃肠不适及发热，常易误诊。另一方面在儿科的急症室中，有2/3的病例按这些非特异症状被诊断为泌尿系统感染进行治疗，但随后尿培养阴性，证明不是泌尿系统感染。较大的儿童则可以出现急性发热、腰痛及压痛、尿频、尿痛、血尿及脓尿等典型症状。如果肾盂肾炎继发于尿路梗阻，症状常严重，甚至可危及生命。

清洁留取中段尿进行定量细菌培养同样是诊断儿童泌尿系统感染的主要方法。但是婴幼儿不合作，留取标本困难，耻骨上穿刺膀胱取尿送培养是最可靠的诊断方法，只要培养出细菌就可证实存在着感染，但是动物实验指出当膀胱尿存在着大量细菌时，穿刺膀胱有诱发菌血症的可能，必须慎用。在操作过程中如无菌技术不严格，也有发生细菌污染的可能，如发现类白喉杆菌、血浆凝固酶阴性葡萄球菌或多种细菌则有可能是污染。较大儿童可以充分清洁外阴部及尿道口后取中段尿送定量细菌培养，但污染的机会仍然很大，故多次重复培养甚为重要。

由于儿童肾盂肾炎合并泌尿系统先天性解剖异常及梗阻机会很大，很多学者主张急性症状控制后，应对每一个病例进行静脉肾盂造影，但比较实际可行的办法是抗菌药物7～10天，如感染不能清除，尿培养仍然长期有菌，或恢复后又复发或重新感染，再行静脉肾盂造影，应同时做排尿时膀胱-输尿管造影，观察有无膀胱-输尿管反流。

抗菌药物的应用已如前述。治疗后短期复发者可用长期抑制疗法。婴儿服氯霉素易引起中毒，特别是早产儿，最好避免，或减量使用。氨基苷类可损害第8对颅神经而造成耳聋，应慎用。6～7岁以前的儿童，不宜用四环素，因可引起牙齿色素沉着，婴儿还可发生骨发育暂时抑制。

尿路梗阻的纠治非常必要，如不用外科手术治疗常常无法清除感染。但有些梗阻性病变可能是炎症的结果，通过抗菌疗法有可能自行消失。大约有35%的儿童有膀胱输尿管反流，是否必须进行手术纠正，尚无一致意见。对人及动物的观察的结果，说明膀胱输尿管反流有可能是感染本身引起，长期抗菌疗法控制感染后可以消失。在用抗菌药物控制急性感染后，可进行长期的药物抑制疗法，以后经过多次复查排尿时膀胱-输尿管造影，如发现膀胱-输尿管反流消失，就可停药观察。如感染不能用药物控制，则可以考虑手术治疗。有些泌尿系统病变如巨膀胱、膀胱颈梗阻、尿道口狭窄等的定义含糊不清，虽然已有不少学者应用了手术治疗，但手术的效果尚难做出正确的评价。有效的抗菌药物治疗也有可能使这一类梗阻病变解除。有报道称不少患者有非梗阻性肾盂积水及输尿管积水，如不用外科手术纠正这种非梗阻性扩张，则感染难以控制。对于患有先天性解剖畸形、泌尿系统结石、膀胱憩室等梗阻性病变，采用手术治疗是合理的。

经过长期随访观察，X线检查显示泌尿系统无异常发现的病例，预后非常好，极少发生进行性肾损害而成为慢性肾盂肾炎。

（王秋娜）

第二节　慢性肾盂肾炎

一、病理

慢性肾盂肾炎的病理改变以瘢痕形成为特征。病变多样化，肾间质、肾小管及肾小球均有改变。尸检时可见到肾脏呈对称性或不对称性萎缩，表面不平、切面可见肾实质中有许多索条状瘢痕，由肾髓质伸展至肾皮质，在瘢痕病变的区域内，肾小管及肾小球完全破坏，被致密的结缔组织所代替，几乎看不见任何细胞成分，但有时也可见到许多淋巴细胞及浆细胞。这些瘢痕病变显然是急性化脓性病变愈合的结果，在其边缘有时还能见到急性间质性炎症。在病变的外围可见到外表正常的肾小球，其四周有萎缩的变形的肾小管。有时肾小管密集成堆，其中完全没有或只有很少几个肾小球。肾小管上皮萎缩，管腔变空或充满外观均匀一致的玻璃管型，这种管型是由白细胞管型退化变成，说明在急性期，与这些肾小管联结的肾小球被急性化脓过程破坏，致其中的白细胞管型不能随尿排出而滞留在肾小管腔中，最后变成玻璃管型。瘢痕组织的周围，有些肾小管呈囊性扩张，这是瘢痕组织压迫的结果，或由急性肾小管阻塞所造成(称为“肾内肾盂积水”)。动物实验证实这种组织对感染的易感性增加，由此形成感染-瘢痕-感染的恶性循环。在扩张的肾小管的管腔中充满冻胶状物质，这是急性期肾小管阻塞后，脓性分泌物不能排出而变成。在肾锥体的尖端及肾髓质中，可见到收集管变形，其周围结缔组织增生，呈黏液水肿样，无炎细胞浸润，而与其相邻的皮质组织中却有许多炎细胞。

疾病的晚期，肾小球也有病理改变，被称为坏变性肾小球炎，是一种硬化性及增殖性病变，呈局灶性分布，有时也可以很广泛，几乎呈弥漫性。在有显著的增殖性动脉内膜炎的区域中，坏变性肾小球炎最显著。发病机制不明，可能与增殖性动脉内膜炎造成缺血有关，根据动物实验资料，可能还有免疫机制参与作用。坏变性肾小球炎常见于因迅速进行性尿毒症而死亡的患者，生前均有严重的高血压，但是有严重高血压的患者不一定均有坏变性肾小球炎。当患者的病情迅速进行性恶化时，如果不能用充血性心力衰竭、水盐代谢紊乱、恶性高血压、肾盂肾炎急性发作、或尿路梗阻等原因来解释，应考虑有坏变性肾小球炎的存在。

慢性肾盂肾炎还有另两种肾小球病理改变。①由于恶性高血压引起的肾小球血管丛的坏死性小动脉炎和纤维蛋白样坏死。②肾小球周围纤维组织增生，侵入肾小球，导致肾小球闭塞。

慢性肾盂肾炎的另一种突出的病理改变是增殖性动脉内膜炎，与在恶性高血压所见到的小动脉病理改变非常相似，但在无高血压的慢性肾盂肾炎病例中，增殖性动脉内膜炎仍然极为显著，且常常存在于慢性肾盂肾炎病理改变最为严重的区域。有人认为这是一种炎症性动脉内膜炎。动脉内膜炎可造成组织缺血，甚至造成慢性血管闭塞而导致肾小球节段性缺血性萎缩。

有些病例的肾脏病理改变除瘢痕组织外，还可见到有些区域仍然呈现急性肾盂肾炎的病理改变，这种患者可持续有脓尿及细菌尿。但是大多数患者都不是这样，而是感染已不复存在，但肾实质的组织破坏仍然继续进行。有人提出慢性肾盂肾炎的病理改变，如肾组织的慢性炎症反应、肾小球炎、肾小管退化变性、动脉内膜炎等，与移植肾的病理变化十分相似，移植肾的病理变化是由自身免疫机制引起。因此，推测慢性肾盂肾炎的组织损害，是由于感染破坏了肾组织后，释放出来肾组织抗原诱发自身免疫反应，这一说法尚待证实。

慢性肾盂肾炎引起肾组织进行性破坏，有功能的肾单位的数目逐渐减少，最终导致肾功能减退及慢性肾衰竭。除了感染本身对肾组织的直接破坏作用外，细菌内毒素使肾小管强烈收缩，高血压对血管的损害，增殖性动脉炎引起管腔狭窄等因素使肾血流量明显地减少，导致肾组织缺血，在这种情况下，即使感染已消失，肾功能仍然发生进行性损害。肾脏内的感染首先从肾髓质开始，故肾髓质的病变常较皮质严重。肾小管受到肾间质炎症及瘢痕的损害比肾小球严重。

二、病理生理

(一)氮质血症及尿毒症

在慢性肾盂肾炎的病程中,肾组织逐渐受到破坏,肾单位的数目逐渐减少,但残存的肾单位增大,功能代偿性增加,当代偿功能充足时,患者能维持良好的状态,这时只能通过肾清除率检查才能发现有功能的肾组织减少。最后,当肾组织破坏过多,代偿功能不充分时,就逐渐出现氮质血症及尿毒症。慢性肾盂肾炎引起的尿毒症与其他肾脏疾病引起的尿毒症无区别。

(二)尿浓缩功能障碍及肾源性尿崩症

在正常情况下肾小球滤液中的水分及其他溶质有80%～85%在近曲小管中以等渗液的形式被重吸收,不受体内水分的需要量的影响,从近曲小管进入汉勒氏襻(髓襻)的滤液仍然是等渗液,在汉勒氏襻的升支,大量钠以高渗液的形式被重吸收,使滤液变成低渗性,滤液进入远曲小管后,水及残存的溶质被重吸收,滤液又变成等渗性而进入收集管。收集管周围的肾髓质间质是高渗性,于是水分通过收集管壁进入髓质,使管腔中的滤液浓缩成为尿液而排出。远曲小管及收集管对水的重吸收受到抗利尿激素的调节,如缺乏抗利尿激素、水分,不能在这部分肾小管中重吸收,于是排出大量比重低的尿液。

慢性肾盂肾炎常发生尿浓缩功能障碍,而且在病程的早期就可出现。在肾衰竭前,早已存在尿比重偏低的现象。尿浓缩功能损害显著时,出现多尿、口渴及尿比重固定于1.010。引起尿浓缩功能不良的机制有以下三种可能。①由于肾单位数目大大减少,残存的有功能的肾单位就须担负排出更多溶质的任务,形成了渗透性利尿,滤液在肾小管中的流速大为增加,使重吸收不充分。②慢性肾盂肾炎引起的病理改变使肾髓质维持高渗性的生理机制遭到破坏,肾髓质的渗透压降低,使水从收集管进入肾髓质受到影响。③由于远曲小管及收集管的损害,失去对抗利尿激素的反应性,这是一种很罕见的情况,临床表现有烦渴、多尿、尿比重低,与缺乏抗利尿激素相似,称为肾源性尿崩症,但患者的多尿及低比重尿不能用静脉滴注抗利尿激素来纠正。这种病可能是由于远曲小管及收集管本身及其周围组织的特殊病理变化造成,有些病例可见到肾曲小管极度萎缩,肾间质广泛纤维化及慢性炎症。此外,由于极度渗透性利尿,肾小管中的滤液流速过快,也可使远曲小管及收集管对抗利尿激素反应差。除了慢性肾盂肾炎外,其他肾脏损害如高血钙症、多发性骨髓瘤等病亦可引起肾源性尿崩症,而慢性肾小球肾炎及肾动脉硬化症则不发生这种合并症。

(三)钠平衡失调及失盐性肾炎

正常肾脏能有效地根据体内的需要排出及保留每日从膳食摄入的钠,使细胞外液钠保持恒定。血清钠由肾小球滤出,然后由肾小管重吸收。约55%的肾小球滤液中的钠在近曲小管中被重吸收,余下的钠主要在汉勒氏襻的升支中以高渗液的形式被重吸收,滤液到达远曲小管后,残存钠通过远曲小管分泌 H^+ 及 K^+ 与其交换而被重吸收入体内。醛固酮及人工合成的11-去氧皮质酮及9-氟氢化可的松作用于远曲小管能促进钠的重吸收。慢性肾盂肾炎可引起钠潴留,也可引起钠排出过多,甚至可出现低钠综合征的临床表现,称为失盐性肾病或失盐性肾炎。

1.钠潴留

这种情况见于慢性肾衰竭的终末期,由于有功能的肾单位剩余无几,肾小球滤过率严重降低,再加上合并充血性心力衰竭及(或)坏死性或变性肾小球炎,使钠的排出严重受到障碍。

2.钠排出过多及失盐性肾炎

这是由于肾小管不能充分回吸收钠,结果尿钠增多,细胞外液钠降低。钠排出过多在慢性肾盂肾炎是很常见的,大多数程度均较轻,只有限制钠摄入5～7天才表现出来。

在慢性肾盂肾炎进行性恶化的过程中,随着肾组织的进行性破坏,肾单位的数目日益减少,残存的有功能的肾单位溶质负荷相应增加,这就引起渗透性利尿,在这种情况下,肾小球滤液中的钠被肾小管重吸收的百分比减少,就易引起钠排出过多。这种因素是存在的,但显然不是低血钠的主要原因,因这种渗透性利尿现象见于肾组织遭受破坏的任何肾脏疾病,不能解释为什么肾脏保钠能力降低多见于慢性肾盂肾炎。在其他肾脏疾病中,有功能的肾单位数目已很少,但肾保钠功能仍然正常。故除了渗透性利尿这一因素外，慢性肾盂肾炎钠的丢失过多的原因可能是肾小管对钠的重吸收功能的一种特殊缺陷所造成。

尿钠量固定及排出过多是由于汉勒氏襻升支及远曲小管功能缺陷所致。肾小球仍然能滤出相当量的钠，但不能被相应的肾小管充分吸收，形成肾小球与肾小管之间的功能不平衡。肾小管保钠功能缺陷的病理基础是什么还没有充分了解。有学者认为失盐性肾炎的主要病理学特征是严重的肾小管萎缩及肾间质纤维化，伴有外观完整的肾小球。这种病理特征支持保钠功能缺陷是由于肾小球与肾小管之间失去功能平衡的观点。

（四）酸中毒

慢性肾盂肾炎与其他肾脏疾病一样，肾组织严重破坏后，就可出现氮质血症和代谢性酸中毒，有两种类型的代谢性酸中毒。最常见的是由于体内代谢酸性产物不能排出而积存于体内，称为存留性酸中毒；另一较少见的类型是由于 HCO_3 排出过多而形成高氯性酸中毒。

肾脏是调节酸碱平衡的重要器官，由于日常摄入的膳食有明显的酸性特性，每日必须从肾脏排出 H^+ 50～100 mmol 才能维持体内环境的酸碱平衡。H^+ 是以可滴定酸（主要为磷酸、硫酸等无机酸及一小部分枸橼酸、肌酸等有机酸）及铵（NH_4^+）的形式排出的。前者约占 1/3，后者约占 2/3。尿中的 H^+ 主要由肾小管细胞分泌至滤液中，与滤液中的阳离子（主要为 Na^+）交换而排出，使尿液酸化，Na^+ 则被回收入体内。

根据以上所述的肾脏对酸、碱排出的调节作用，慢性肾盂肾炎发生酸中毒的机制有二。①肾组织破坏过多，滤过面积减少，合成及分泌 H^+ 及（或）NH_4^+ 的组织亦严重减少。②肾脏仍保留有一定量的滤过面积，但肾小管合成、分泌 H^+ 及（或）NH_4^+ 的功能有特殊缺陷。

当肾小球滤过面积降低于正常的 1/4，加上肾小管的破坏，则机体的组织及食物中的酸性代谢产物就不能全部排出而存于体内，达到一定浓度超过血浆缓冲系统的代偿能力时，血浆 pH 下降，HCO_3^- 减少就产生酸中毒，这一类型的酸中毒称为存留性酸中毒。代谢产生的酸性物质主要是磷酸、硫酸，以酸性盐的形式存留于血浆中。血浆 HCO_3^- 减少的量，如以 mmol/L 表示，约等于未测定的阴离子（几乎全部是磷酸、硫酸根）增加的量。Na^+ 及 Cl^- 的比例仍维持正常，如 Na^+ 减少，则二者的比例不变。这类患者不论氮质血症如何严重，尿几乎总是酸性，pH 在 4.5～5.5 之间。这是因为残存的有功能的肾单位仍然有一定的分泌 H^+ 的能力而 NH_4^+ 的排出则受到损害。另一方面，血清 HCO_3^- 降低后，肾小球滤液中 HCO_3^- 相应的减少而磷酸缓冲剂增多，为了重吸收 HCO_3^- 所需要的 H^+ 就用不着这么多，可提供较多的 H^+ 与磷酸盐缓冲剂结合，故尿液仍呈酸性。

另一类型的酸中毒称高氯性酸中毒，不如存留性酸中毒多见，是由于肾小管对 HCO_3^- 的重吸收发生了障碍，大量的 HCO_3^- 从尿中流失，患者尿的 HCO_3^-/Cl^- 比值大于血清的比值，血清 Cl^- 绝对地或相对地升高，这种情况如同给正常人口服醋氨酰胺。醋氨酰胺是一种碳酸酐酶抑制剂，服后可使肾小管不能生产及分泌 H^+，还可影响 NH_4^+ 的合成及转运，于是使 HCO_3^- 不能被肾小管重吸收而从尿排出，遂发生高氯性酸中毒。开始时患者的尿渣呈碱性反应，随后血清 HCO_3^- 严重降低，又恢复酸性反应。当肾组织进一步遭受破坏，肾脏滤过面积进一步减少，高氯性酸中毒随之消失，代之以存留性酸中毒。

（五）钾代谢紊乱

正常人 K^+ 由肾小球滤出后又几乎全部被近曲小管重吸收，随后又由远端小管分泌而排出。在远端小管中 K^+ 与 H^+ 竞争与 Na^+ 置换，将 Na^+ 回收。由此可见 K^+ 的清除率实际上是由远端小管分泌的速度所决定。慢性肾盂肾炎患者如无尿量不足或胃肠道的额外丢失，血清 K^+ 一般保持正常水平，无钾存留的现象。这可能是由于近曲小管损害后，重吸收 K^+ 减少，K^+ 从尿中排出多，也可能由于有功能的残存肾单位的远曲小管分泌 K^+ 高于正常。以上两种可能都还没有得到进一步证实。另外还有一个特殊现象是高氯性酸中毒的患者的血清 K^+ 常偏高，血清 K^+ 浓度常在 5.7～7.5 mmol/L 之间，机制也不明。有氮质血症的慢性肾盂肾炎患者，服利尿剂克尿噻后，可引起 K^+ 的大量排出，短期内可引起严重的低血钾，特别是进食较少的患者，要密切注意。

三、临床表现

(一)症状与体征

急性肾盂肾炎经过治疗后症状及细菌尿消失,可以完全恢复,除由于肾组织的瘢痕形成使肾组织对感染的易感性增加外,不留下任何不良后果。但如果肾内感染不能彻底消除,持续有症状或间断有急性发作,超过 6 个月以上,就形成慢性肾盂肾炎。但是临床上,有明显的急性发作症状的慢性肾盂肾炎患者并不多见,而绝大多数非梗阻性慢性肾盂肾炎无泌尿系统感染的任何症状(又称原发性萎缩性肾盂肾炎),通常患者一直感觉很好,疾病以隐匿的方式进行,一直进行到慢性肾衰竭才出现症状。临床表现有全身无力、食欲不振、体重减轻、头昏头痛、恶心呕吐、口渴多尿、贫血、氮质血症、代谢性酸中毒、肾性骨病等,与其他肾脏疾病引起的慢性肾衰竭无区别。患者缺乏肾脏内感染的临床表现,甚至无脓尿及细菌尿。血压多数正常,晚期可升高。眼底亦多数正常(终末期也可有改变)。如不合并心力衰竭,一般无水肿。少数患者可追溯至儿童期或妊娠时有过泌尿系统感染病史,以后时有不明原因的发热、腰痛或蛋白尿。儿童可生长缓慢及营养不良。至于有泌尿系统梗阻的慢性肾盂肾炎患者则有排尿困难、血尿、肾绞痛及排出结石等临床表现、诊断较易。另外还有一些患者有反复发作典型的急性肾盂肾炎、膀胱炎多年而肾功能正常或损害很轻,这类患者与上述原发性萎缩性肾盂肾炎形成鲜明的对比,代表慢性肾盂肾炎临床表现的两个极端。

慢性肾盂肾炎进行缓慢,患者可存活许多年,虽然两侧肾脏已有显著的病理改变,但可无肾功能障碍的临床表现,即使肾功能已失代偿,病情进行也缓慢,患者虽然有氮质血症数年,仍能维持一定的活动。死亡的原因是尿毒症或继发感染。有血压高者,病程进展较快,死亡的原因可以是冠状动脉硬化性心脏病及脑血管病。

(二)慢性肾盂肾炎与高血压

慢性肾盂肾炎作为高血压的病因尚无一致意见,有 3 种可能。①无关。②慢性肾盂肾炎是高血压的原因。③慢性肾盂肾炎使原先已存在的高血压(不论什么原因引起)加重。

肾盂肾炎合并高血压约占全部病例的 11.8%～84.5%,各家报道差别很大,一般认为约 15%。发病率的高低受到。①选择患者的方法及肾盂肾炎与高血压的诊断标准。②患者的年龄。③高血压家族史。④肾盂肾炎的病期。⑤肾盂肾炎的类型(萎缩型、梗阻型)等因素的影响。动物实验发现只有感染严重及广泛时,肾盂肾炎才引起或加重高血压,但临床上有单侧肾盂肾炎引起高血压的个别病例报道,切除病肾后血压即恢复正常。

通过大宗病例的统计,有人发现慢性肾盂肾炎患者合并高血压显著高于无慢性肾盂肾炎的患者;两侧萎缩性肾盂肾炎的患者合并高血压亦较无肾萎缩的肾盂肾炎患者显著增高,因而认为慢性肾盂肾炎,特别是伴有肾萎缩者,可产生高血压。但是很多病情严重的肾盂肾炎患者在整个病程中始终血压不高。如果肾萎缩是高血压的原因的话,则血压升高的程度应与血清肌酐的水平有明显相关,但实际上二者之间并无关系。那些病史明确的萎缩性肾盂肾炎病例,病程与高血压之间也无关系。

有人观察到在萎缩性肾盂肾炎的肾组织中,常常有严重的增殖性动脉内膜炎,这种病变造成血管狭窄及肾组织缺血,从而引起高血压。但是也有人报道有高血压的慢性肾盂肾炎患者,通过肾活体组织检查未见有增殖性动脉内膜炎,而在有广泛增殖性动脉内膜炎的患者中,也有血压不高的。此外高血压本身引起的过度增生的动脉硬化症与增殖性动脉内膜炎有时极难区别。

任何原因引起的肾衰竭均可发生高血压,因此病情严重的萎缩性肾盂肾炎合并高血压并不能说明二者之间的关系。

动物实验证实高血压使肾脏对感染的易感性增加。通过调查发现有高血压的肾盂肾炎患者大多数有高血压家族史,阳性率与原发性高血压一样高,而肾小球肾炎患者就没有这样高,说明原发性高血压患者易患肾盂肾炎。另一方面,肾盂肾炎可使原已存在的原发性高血压加重。有高血压家族史的人患肾盂肾炎时,高血压的发生率显著升高。原发性高血压患者患肾盂肾炎时,血压亦高于原先水平。肾盂肾炎还可诱发恶性高血压。在全部高血压患者中,恶性高血压只占 2%,而萎缩性肾盂肾炎患者中有 15%～20%合并恶性高血压。慢性肾盂肾炎者的舒张期血压及肾小动脉硬化的程度均较无慢性肾盂肾炎者严重,说明不管这两种疾病那一种发生在前,当同时存在时,高血压更为严重。

综上所述,慢性肾盂肾炎与高血压的因果关系尚难做出肯定的答复。目前只能做出以下结论:有些慢性肾盂肾炎患者合并有高血压,在肾衰竭前即可出现。此外,原发性高血压患者比较容易发生肾盂肾炎。当高血压与慢性肾盂肾炎同时存在时(不管因果关系如何),病情往往较严重。

四、辅助检查

梗阻性慢性肾盂肾炎有泌尿生殖系统症状,容易做出诊断。有些患者有急性泌尿系统感染史,进行检查时还可发现脓尿及细菌尿,亦容易做出诊断。但是大多数非梗阻性慢性肾盂肾炎既往无急性泌尿系统病史,也无肾脏疾病的症状,肾衰竭是最早出现的症状,尿中细胞成分也很少,不容易做出诊断。

(一)尿常规化验

如无充血性心力衰竭及恶性高血压,尿蛋白不太多,如尿排出蛋白多于 3 g/d,则反对慢性肾盂肾炎的诊断。尿沉检查可以有少量红细胞及白细胞,但亦可以无任何发现,甚至用定量计数的方法,红细胞及白细胞数目亦不高。尿沉渣见到白细胞管型说明肾实质发炎,对诊断慢性肾盂肾炎有帮助,但白细胞管型也可见于其他肾脏疾病,并非慢性肾盂肾炎所特有。同样闪光细胞的发现也无特异性。

(二)白细胞排泄激发试验

静脉注射细菌内毒素后半小时,白细胞及非鳞状上皮细胞从尿中排出大大增多,可以帮助诊断。但细菌内毒素可引起发热及其他反应,研究发现注射肾上腺皮质激素亦有激发作用。试验方法是:令患者排空膀胱尿液,2 h 后收集一次尿标本,然后静脉注射磷酸强的松龙 40 mg(溶于生理盐水 10 mL,3～5 min 注射完),此后每小时收集尿标本一次,共 2～4 次。收集标本时注意清洁外阴,记录尿量,并取少量中段尿作细胞计数。如注射后尿白细胞排出明显增多,大于10 万/h对诊断有参考价值。有时还可出现尿路刺激症状或细菌培养阳性。

(三)尿培养

尿定量细菌培养的诊断价值已如前述,但是慢性肾盂肾炎尿培养常常无菌。

(四)肾盂造影

排泄性肾盂造影可见到肾脏缩小、表面不平,有肾盂积水及由于粗大的瘢痕使相应的肾乳突回缩等现象。同时还可了解泌尿系统有无先天性畸形及尿路梗阻。对于反复急性发作的患者。可行排尿时膀胱尿道造影,可诊断膀胱-输尿管反流。对于已有慢性肾衰竭的患者,排泄性肾盂造影不显影,没有诊断价值,而逆行性肾盂造影虽非禁忌,但可招致上行性感染及诱发坏死性肾乳突炎,使病情恶化,故尽可能不做。

(五)肾活检

针穿刺肾活检见到慢性肾盂肾炎的病理改变可做出慢性肾盂肾炎的诊断,但是任何原因引起的慢性间质性肾炎有相似的病理改变,无法鉴别。由于病变呈灶性分布,不一定能抽出有病变的组织,故肾活检正常不能除外慢性肾盂肾炎。肾活检的组织标本有可能培养出细菌,但大多数患者感染已消失,不能培养出细菌。

五、治疗

当从尿中培养出致病菌时,应根据细菌敏感试验选用抗菌药物,细菌尿控制后,采用长期抑制疗法至少半年至一年,以防止肾组织的进行性破坏。应仔细寻找可以修复的尿路梗阻,给予纠正。但在进行检查时,要注意不要把细菌带入泌尿系统。应避免对肾有潜在毒性的药物。患者患其他疾病如感冒、胃肠道疾病等要进行细致的治疗。任何有可能引起脱水的疾病都有可能使肾功能进一步破坏。

(王秋娜)

第二十八章

急性肾损伤

第一节　急性肾损伤的概念及发病率

急性肾损伤(acute kidney injury,AKI)是由各种病因引起的短时间内(数小时至数天)肾功能快速减退而出现的临床综合征,表现为肾小球滤过率(GFR)下降,代谢废物如肌酐、尿素氮潴留,水、电解质和酸碱平衡紊乱。严重 AKI 还能引起多器官系统并发症。另外,AKI 还可以在慢性肾脏病基础上发生。

既往将上述临床综合征称为急性肾衰竭(acute renal failure,ARF)。近年许多临床研究显示轻度的急性肾功能减退即可导致严重不良后果,患者死亡率显著增加,故目前国际急救医学界及肾脏病学界均趋向将 ARF 改称为 AKI,期望尽量在病程早期,甚至在肾脏出现损伤(组织学、生物标志物改变)而 GFR 尚正常阶段就能将其识别,以早期实施干预,提高患者生存率。

由于诊断标准不同,故 AKI 的准确发病率很难统计。一般认为,在综合性医院 3%～10%的住院患者、在重症监护病房里30%～60%的病例会发生 AKI,危重 AKI 患者死亡率高达30%～80%,且存活患者中约 50%会遗留永久性肾功能减退,部分需要终身维持透析治疗,因此 AKI 应受到充分重视。

(张　静)

第二节　急性肾损伤的分类、病因及病理生理

一、急性肾损害的分类

急性肾损害可以分为肾前性、肾性和肾后性三类。①肾前性 AKI,又称肾前性氮质血症,由肾脏血流灌注不足引起,约占 AKI 总数的 55%。②肾性 AKI,由各种肾实质病变引起,其中最常见为急性肾小管坏死(acute tubular necrosis,ATN),另外还有肾间质疾病、肾小球疾病和肾脏大、小血管疾病等,约占 AKI 总数的 40%。③肾后性 AKI,由急性上、下尿路梗阻,约占 AKI 总数的 5%。

二、急性肾损害的病因及病理生理改变

(一)肾前性急性肾损害

肾前性 AKI 由肾脏血流灌注不足导致,见于机体细胞外液容量减少,或肾脏有效循环容量下降,或肾小球毛细血管灌注压降低(可由药物引起)。常见病因包括。①血容量不足。②心排血量降低。③全身血管扩张。④肾血管收缩。⑤肾自主调节反应受损。

在肾脏血流灌注不足早期,肾脏能启动自我血流调节机制,并启动神经内分泌级联反应,来使入球小动脉扩张及出球小动脉收缩,维持 GFR。若肾脏血流灌注不足不缓解,上述代偿调节机制将最后失调,导

致 GFR 下降，体内代谢废物蓄积，肾前性 AKI 发生。不过此时肾脏并无器质性病变，若尽快纠正肾脏低灌注状态，此肾功能损害（GFR 下降及氮质血症）仍能迅速恢复。但是，如果此低灌注状态持续存在，则必将最终导致缺血性肾小管上皮细胞损伤，诱发细胞坏死及凋亡，疾病即从肾前性 AKI 转化成 ATN。故早期识别肾前性 AKI，及时纠正肾灌注不足，阻断上述病理生理过程，防止 ATN 发生极为重要。

（二）肾性急性肾损害

引起肾性 AKI 的病因众多，按照损伤的起始部位进行划分，可以分为肾血管（包括大血管及微血管）性、肾小球性、肾小管性及肾间质性 AKI，以及肾乳头坏死及肾皮质坏死。

在肾性 AKI 中，最常见的疾病是 ATN，此处拟对其病理生理作一简介。ATN 的主要病因是肾缺血或肾毒性损害，其病理生理改变常经过如下 4 个阶段：起始期、进展期、持续期及恢复期。见图 28-1。

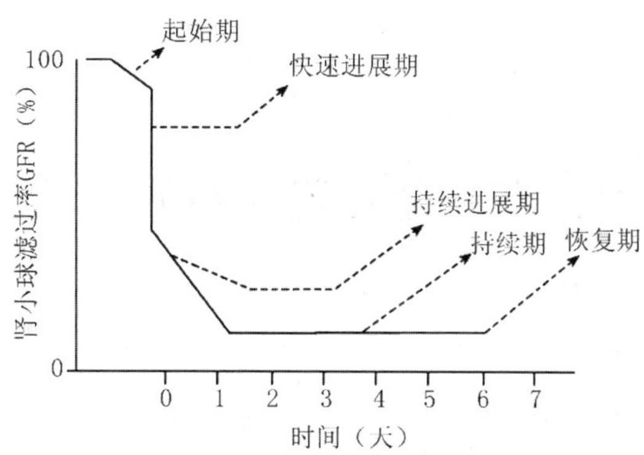

图 28-1 急性肾小管坏死的病程演变

1.起始期

此期患者肾脏已受到缺血或（和）毒素的作用，肾脏已启动自动调节机制（如通过血管压力感受及管球反馈调节血管收缩及舒张）来维持肾脏血流及 GFR，肾脏尚未发生器质性损害。如果此时及时采取措施去除致病因素，可能预防疾病进一步发展。

2.进展期

缺血耗竭细胞内能量三磷酸腺苷（ATP）储存，或（和）毒素直接损伤细胞，均可致使肾小管上皮细胞骨架瓦解，极性丧失，发生坏死和凋亡。从基底膜上剥脱的上皮细胞与肾小管分泌的 Tamm-Horsfall 蛋白共同形成管型阻塞肾小管；肾小管上皮细胞损伤，细胞间紧密连接破坏，致使管腔内液体（原尿）回漏至肾间质。这些因素都能共同导致 GFR 迅速下降。此外，在缺氧或（和）毒素作用下肾小管上皮细胞能产生及释放前炎症介质（如肿瘤坏死因子-α、白介素-6 及白介素-1 等）及趋化因子，后者诱导中性粒细胞及单核-巨噬细胞浸润，它们进一步释放蛋白酶及活性氧，加重 ATN 病变。

虽然肾小管的各个节段都可能受到损害，但是缺血或（和）毒素导致的损害仍主要发生在近端肾小管。缺血性肾损害最易损伤近端肾小管的 S3 段（位于髓质外带）和髓襻升支粗段，这是由于。①此髓质部位的血供差，局部氧分压低，平时即处于“缺氧边缘”状态。②这部位的肾小管上皮细胞具有高代谢活性，对氧需求较大。③S3 段细胞主要依靠氧化磷酸化反应产生 ATP，故对无氧糖酵解耐受差，易致 ATP 耗竭。因此它们对缺血缺氧敏感，很容易受损。而毒素肾损害更容易发生于近端肾小管的 S1 及 S2 段，因为这部位细胞具有很高的细胞内吞能力，故能增加毒素吸取，导致细胞受损。

3.持续期

此期 GFR 仍保持在低水平（常为 5～10mL/min），尿量也少，临床常出现水、电解质及酸碱平衡紊乱，以及各种尿毒症并发症。

4.恢复期

肾小管上皮细胞逐渐再生，再生的未分化细胞将移行至裸露的基底膜上，黏附并覆盖基底膜，然后分化为成熟的具有极性的肾小管上皮细胞，肾脏功能也随之逐步恢复正常。由于肾小管上皮细胞对溶质和水的重吸收功能恢复较慢，临床将出现一段时间多尿期。

（三）肾后性急性肾损害

尿路梗阻可以分为肾外梗阻及肾内梗阻两大类，前者有可进一步分为尿路腔内梗阻及腔外梗阻。现在将它们的常见原因作一简介。①尿路腔内梗阻：如双侧输尿管结石或血块嵌顿、肾乳头坏死、膀胱癌（累及膀胱颈部）等致尿路腔内堵塞。②尿路腔外梗阻：前列腺肥大或肿瘤、特发性腹膜后纤维化结肠癌、淋巴瘤等外部压迫尿路。③肾内梗阻：又称为肾小管梗阻。可由尿酸盐、磷酸盐、草酸盐等盐类，及阿昔洛韦、茚地那韦、磺胺、甲氨蝶呤等药物形成结晶堵塞肾小管诱发；也可由骨髓瘤轻链堵塞肾小管导致。

尿路发生梗阻时，尿路内反向压力首先传导到肾小囊腔，最初肾小球入球小动脉扩张，增加肾小球毛细血管静水压，从而维持正常滤过压及GRF。但是如果梗阻无法解除，肾小囊内压继续增高，将使滤过压及GFR剧烈下降，诱发肾后性AKI。

（张　静）

第三节　急性肾损伤的表现

一、肾前性急性肾损害

肾前性AKI均有导致机体循环容量缺乏或肾脏有效血容量不足的明显病因（详见前述）。循环容量不足时常出现如下临床及实验室表现：尿量减少，心动过速，直立性低血压；检验尿常规正常，尿比重及渗透压增高，尿钠排泄减少（＜20mmol/L），尿钠排泄分数（FE_{Na}）＜1%，血清尿素氮（BUN）及肌酐（SCr）不成比例的增高（两者均增高，当用mg/dL做单位时，二者比率不是10：1，而为大于15：1）。

FE_{Na}的计算公式如下：尿钠×血肌酐×100%/血钠×尿肌酐。肾前性AKI患者若已用呋塞米利尿时，尿钠排泄将增多，FE_{Na}即能＞1%，故此检验结果无意义，有学者推荐此时改用尿尿素排泄分数（FE_{urea}）来替代，其计算方法与FE_{Na}类似，FE_{urea}＜35%提示肾前性AKI。另外，若为矫正代谢性酸中毒已给患者应用碳酸氢钠时，尿钠排泄也增加，FE_{Na}检验也会因此不准确，有学者推此时改用尿氯排泄分数（FE_{Cl}）作替代。

正常人的血BUN/SCr（均用mg/dL做单位）比值一般为10：1。肾前性AKI时，由于肾血流量不足，肾小球滤过液少，近端肾小管内原尿流速慢，致使肾小管对尿素重吸收明显增加，故而血清BUN/ SCr比率增高，常超过15：1。尽管血清BUN/SCr比值对判断肾前性AKI很有帮助，但是需要注意肾性AKI患者存在高分解状态（如脓毒血症高热）、摄入蛋白质过多或胃肠道出血时，此比值也可以明显增加，这需要认真鉴别。

肾前性AKI患者的肾脏并无器质性改变，不需要做肾活检病理检查。

二、肾性急性肾损害

此处只拟介绍ATN的临床、实验室及病理表现。

（一）临床表现

典型的ATN患者，病程可以分为如下三期：

1.起始期

此期患者肾脏已受到缺血或（和）毒素的作用，但是尚未发生器质性病变。若及时去除病因，病变可以逆转；若病因持续作用，随着肾小管上皮细胞出现坏死及凋亡，GFR急剧下降，SCr上升，则进入维持期。

2.维持期

此期持续为7～14天，但也可少至几天，或长至4～6周。此期患者GFR保持在低水平，SCr居高不降。部分患者出现少尿（＜400mL/d）或无尿（＜100mL/d），部分患者并无少尿，一般而言，前者病情较后者重。尿检验比重降低(多在1.015以下)及尿渗透浓度降低(多在350mOsm/L以下);尿蛋白±～+,常以小分子蛋白为主;尿沉渣镜检可见肾小管上皮细胞、少许红、白细胞及见管型;尿钠含量增高(>40mmol/L),FE_{Na}>1%。影像学检查多数患者双肾体积增大。

随着肾功能减退,临床常出现各种水、电解质和酸碱平衡紊乱表现,例如循环容量不足或水过多,代谢性酸中毒,高钾血症,低钠血症,低钙和高磷血症等。而且还常会出现全身多系统并发症,包括。①消化系统症状如食欲减退、恶心、呕吐、腹胀、腹泻等,严重者可发生消化道出血。②循环系统多因尿少及补液过度而出现高血压、心力衰竭及肺水肿表现,因毒素、电解质紊乱、贫血及酸中毒作用而出现各种心律紊乱及心肌病变。③神经系统受累出现意识障碍、躁动、谵妄、抽搐、昏迷等尿毒症脑病症状。④呼吸系统可出现咳嗽、憋气等尿毒症肺炎症状。⑤血液系统可呈现出血倾向及轻度贫血。除以上个别系统并发症外,感染也十分常见。在AKI疾病发展过程中还可能出现多脏器衰竭,严重感染及多脏器衰竭都会显著增加死亡风险。

3.恢复期

此期GFR逐渐回复正常或接近正常范围。少尿型患者开始出现利尿,与GFR相比肾小管的溶质和水重吸收功能恢复较慢,故常出现多尿期,继而再逐步恢复正常。肾小管功能常需数月才能完全恢复。部分重症患者最终可能遗留不同程度的肾脏结构和功能损害。

(二)病理表现

患者临床进入维持期后,病理即出现ATN典型改变。光镜检查可见肾小管上皮细胞重度空泡及颗粒变性,细胞刷状缘脱落,细胞扁平,并出现灶性或片状细胞坏死、脱落,肾小管腔被细胞碎片及颗粒管型堵塞。重症患者肾小管基底膜裸露及断裂。一般认为只要基底膜完整,肾小管上皮细胞仍可再生,否则将难以再生恢复。患者肾间质弥漫水肿,可有灶状淋巴细胞及单核-巨噬细胞浸润,有时还偶见中性粒细胞。

三、肾后性急性肾损害

肾后性AKI常有导致肾内或肾外梗阻的明显病因(详见前述)。肾内梗阻者临床上常出现少尿或无尿,SCr迅速增高,双肾体积增大。肾外梗阻者除突然出现无尿(常见于完全梗阻时)外,有时还能出现无尿与有尿(甚至多尿)交替(常见于不完全梗阻时),SCr迅速增高。影像学检查常可见双侧肾盂积水及双输尿管上段扩张,若为下尿路梗阻,还可见膀胱尿潴留。早期解除尿路梗阻,肾功能有望完全或部分恢复。

对肾后性AKI作诊断,也不需要、而且不适宜进行肾活检病理检查。

(张　静)

第四节　急性肾损伤的诊断与鉴别诊断

一、急性肾损害的诊断标准与分期

2002年"急性透析质量倡议"组织(Acute Dialysis Quality Initiative,ADQI)在意大利维琴察举行国际会议制定了ARF的RIFLE分期诊断标准。此标准将ARF分成了如下5期:危险期、损伤期、衰竭期、肾功能丧失期及终末肾脏病期,RIFLE即是由这5期英文名词的首个字母组成。前3期反映了ARF的逐渐进展,后2期是ARF未恢复时的慢性化结局(表28-1)。

2005年在ADQI基础上扩大成员组成的"急性肾损害网络"(Acute Kidney Injury Network,AKIN),又在荷兰阿姆斯特丹召开了与会国更多的国际会议,首次制定了AKI诊断标准,并修订了RIFLE分期标准。该组织制定的AKI诊断标准是:在48小时内肾功能急剧下降,表现为SCr上升≥0.3mg/dL(26.5μmol/L)或SCr上升≥50%(≥基线的1.5倍)或尿量<0.5mL/(kg·h)超过6小时。AKI时即使SCr轻度增高,也会对疾病预后带来严重不良影响,基于这一认识,所以AKIN制定的AKI诊断标准很宽

松，以期早期识别 AKI，从而尽早干预改善预后。另外，该组织还修订了RIFLE分期标准：取消了 RIFLE 标准中慢性化结局的最后两期，并且不再应用 GFR 做肾功能判断标准（表 28-2）。

表 28-1　急性肾衰竭的 EIFLE 分期标准

分期	肾功能标准	尿量标准
危险期	SCr 上升到 1.5 倍，或 GFR 下降＞25％	＜0.5mL/(kg·h)持续6 小时
损伤期	SCr 上升到 2.0 倍，或 GFR 下降＞50％	＜0.5mL/(kg·h)持续12 小时
衰竭期	SCr 上升到 3.0 倍，或 GFR 下降＞75％	＜0.3mL/(kg·h)持续24 小时
	或 SCr≥4mg/dL，且急性上升＞0.5mg/dL	或无尿持续 12 小时
丧失期	持续性 ARF，即肾功能完全丧失＞4 周	
ESRD 期	终末期肾脏病＞3 月	

注：SCr.血清肌酐；GFR.肾小球滤过率；ARF.急性肾衰竭；ESRD.终末肾脏病

SCr 的单位换算：1mg/dL＝88.4μmol/L

表 28-2　急性肾损害的 AKIN 分期标准

分期	血清肌酐标准	尿量标准
1 期	上升多 0.3mg/dL 或上升到基线的 1.5～2.0 倍	＜0.5mL/(kg·h)，持续 6 小时
2 期	上升到基线的 2.0～3.0 倍	＜0.5mL/(kg·h)，持续 12 小时
3 期	上升到基线的 3.0 倍以上，或≥4mg/dL，且急性上升多 0.5mg/dL	＜0.3mL/(kg·h)，持续 24 小时或无尿持续 12 小时

注：血清肌酐的单位换算：1mg/dL＝88.4μmol/L

AKIN 标准应用多年后，2012 年“改善全球肾脏病预后”组织（Kidney Disease：Improving Global Outcomes，KDIGO）又对其作了修订。规定 AKI 的诊断标准为：48 小时内 SCr 升高≥0.3mg/dL（≥26.5μmol/L），或 7 天内 SCr 升高到基线的 1.5 倍，或尿量＜0.5mL/(kg·h)持续 6 小时。在 AKI 分期上，SCr 数值有所变动，尤其第 3 期标准变化较大。详见表 28-3。

表 28-3　急性肾损伤的 KDIGO 分期标准

分期	血清肌酐标准	尿量标准
1 期	升高＞0.3mg/dL，升高到基线的 1.5～1.9 倍	＜0.5mL/(kg·h)，持续 6·12 小时
2 期	升高到基线的 2.0～2.9 倍	＜0.5mL/(kg·h)，持续＞12 小时
3 期	升高到基线的 3.0 倍，或升高至多 4.0mg/dL，或开始肾脏替代治疗，或＜18 岁患者 eGFR 下降至＜35mL/(min·1.73m²)	＜0.3mL(kg·h)持续多 24 小时或无尿＞12 小时

注：血清肌酐的单位换算：1mg/dL＝88. 4μmol/L

用血清 SCr 变化做肾功能检查指标，显然不够敏感，因此欲对 AKI 进行早期诊断及早期治疗，还必须寻找更敏感的 AKI 标志物。近 10 余年来，至少 10 余个血及尿生物标记物已被研究，其中尿中性粒细胞明胶酶相关脂质运载蛋白（NGAL）、肾损伤分子-1（KIM-1）及白细胞介素-18（IL-18）的诊断价值似乎较高，但是，总体来讲，这些生物标记物检验都还没有成熟到能够应用于临床，今后还需继续探讨。

二、急性肾损害的鉴别诊断

急性肾损害诊断确定后，首先要鉴别它是肾前性、肾性或肾后性 AKI；若为肾性 AKI，则还需进一步鉴别它是肾小球性、肾血管性、肾小管性或肾间质 AKI，以及少见的肾皮质坏死或肾乳头坏死。除此而外，还需注意是否为慢性肾脏病基础上发生的 AKI。

本文只准备在此对缺血导致的肾前性 AKI 与 ATN 的鉴别作一讨论。尽管两者病因相同，临床都出现 AKI，但是疾病性质及转归十分不同，故需鉴别。首先可用尿液诊断指标检验来帮助鉴别（表 28-4）。如果这些尿液诊断指标仍难清楚地将它们区分时，临床还可用补液试验或（和）呋塞米利尿试验来帮助诊断。给患者输液或（和）注射呋塞米后患者尿量明显增加，则支持肾前性 AKI 诊断，如果尿量无明显变化，则考虑此患者已从肾前性 AKI 进展成了 ATN。

表 28-4　急性肾损伤时的尿液诊断指标

尿液检查项目	肾前性急性肾损害	急性肾小管坏死
尿比重	>1.020	<1.010
尿渗透压（mOsm/L）	>500	<350
尿钠（mmol/L）	<20	>40
尿肌酐/血肌酐	>40	<20
血尿素氮/血肌酐	>15	<10
钠排泄分数（%）	<1	>2
肾衰指数（mmol/L）	<1	>1
尿常规	正常	尿蛋白＋～＋＋，少量红、白细胞、肾小管上皮细胞及颗粒管型

注：钠排泄分数＝尿钠×血肌酐×100%/血钠×尿肌酐肾衰指数＝尿钠（mmol/L）×血肌酐/尿肌酐

（张　静）

第五节　急性肾损伤的预防、治疗及预后

一、急性肾损害的预防

肾前性 AKI 及 ATN 占据 AKI 的绝大多数，它们常能被有效地预防。在预防这些 AKI 时，事先对患者进行风险评估很重要。肾前性 AKI 及 ATN 的危险因素包括。①肾脏储备力差，例如高龄，各种原、继发性慢性肾脏病（尤其已出现肾功能不全）。②有效循环容量不足，例如低血压，脱水，大出血，脓毒血症，心功能差（尤其已应用大量襻利尿剂或已做主动脉球囊反搏治疗），心外科手术（尤其心肺旁路时间长）。循环容量不足的严重程度及持续时间与肾前性 AKI 及 ATN 的发病密切相关。③肾毒物质作用，内源性肾毒物质如血红蛋白、肌红蛋白等，外源性肾毒物质最常见者为抗微生物药物及对比剂，它们的肾毒性强弱及使用剂量大小与 ATN 的发病密切相关。如果上述危险因素复合存在，则 AKI 发生风险将会倍增。现在已经制定出了一些不同病因 AKI 的危险预警评分系统，如心力衰竭所致 AKI 的预警评分，心外科术后 AKI 的预警评分，对比剂肾病的预警评分等，如果临床医师能充分重视并认真应用这些预警评分系统，则能早期识别 AKI 高危患者，从而对他们提前采用预防措施，这将能有效减少 AKI 发生。

历史上曾用小剂量多巴胺、利尿剂、甘露醇等药预防 AKI，现已证实它们的预防效果并不肯定，而且假若使用不当还对肾脏有害，因此现在已经不再采用。

二、急性肾损害的治疗原则

不同病因、不同类型的 AKI 治疗方法不尽相同，但是它们具有如下共同治疗原则：尽早识别并去除病因，及时采取干预措施避免肾脏进一步受损，维持水、电解质和酸碱平衡，积极防治并发症，适时进行肾脏

替代治疗。

(一)尽早去除病因,并采取干预措施

尽早去除病因,并采取干预措施,对 AKI 病情恢复十分重要。肾前性 AKI 要尽快恢复有效血容量,包括静脉补液(心脏病患者的容量复苏要小心,注意补液速度及补液量,避免诱发心力衰竭),纠正低血压,改善肾灌注(改善心脏输出功能,停用影响肾灌注药物)等。肾外梗阻导致的肾后性 AKI 要尽快解除梗阻,必要时行泌尿外科手术。肾性 AKI 则需要积极治疗原发性肾脏病。ATN 要积极纠正肾缺血及去除肾毒因素;急性药物过敏性间质性肾炎需立即停用可疑药物,并给糖皮质激素治疗;急进性肾小球肾炎及小血管炎要早期应用激素(包括甲泼尼龙冲击治疗)和免疫抑制剂,必要时还需进行强化血浆置换治疗。

这里拟对脓毒血症患者的 AKI 防治作一简要讨论。①对脓毒血症休克患者应尽早实施液体复苏,复苏的靶目标是平均动脉压达到 7.98～11.97kPa(65～90mmHg)(需根据年龄、基础血压及合并症等情况进行调整),中心静脉压维持于 8～12cmH_2O,血乳酸水平改善,中心静脉氧饱和度($ScvO_2$)＞70％,尿量≥0.5mL/(kg·h),且应该在复苏 6 小时内达标。②由于应用胶体液扩容预防 AKI 的疗效尚缺有力临床证据,且部分胶体液可能引起肾损害,因此对存在 AKI 风险或合并 AKI 的患者,均建议首先使用等张晶体液而不是胶体液(羟乙基淀粉或清蛋白等)进行扩容。③存在 AKI 风险或确诊为 AKI 的患者,如存在伴有血管收缩功能障碍的休克,则应使用血管加压药物联合液体复苏治疗。④除非存在容量过负荷状态,否则不要应用利尿剂来预防或治疗 AKI。⑤对脓毒血症休克患者,要进行血流动力学、氧合指标及肾功能的密切监测。

(二)治疗并发症

1.水、电解质及酸碱平衡紊乱

AKI 患者出现少尿或无尿时,若无透析治疗条件则必须严格控制每日入量。以“量入为出”为原则,即每日液体入量应等于前一日显性失水量加不显性失水量与内生水量的差。显性失水量为尿、大便、呕吐物、引流物的液体量;不显性失水是指呼吸及皮肤出汗等丢失的水分,内生水是指机体新陈代谢产生的水分,平常情况下两者差值为 500mL。所以,每日液体入量应为前一日显性失水量加 500mL。应详细记录每日出入量及体重变化,发热患者在不增加体重前提下可适当增加进液量。

当患者出现少尿或无尿时,还应高度警惕高钾血症。血钾＞6.0mmol/L时,应密切监测心律、心率和心电图变化;而血钾＞6.5mmol/L时,即应给予紧急处理,包括。①10％葡萄糖酸钙10～20mL稀释后缓慢静脉注射,以拮抗高钾心肌毒性。②5％碳酸氢钠 100～200mL 静脉滴注,既可纠正酸中毒,又能促进钾离子向细胞内流。③50％葡萄糖 50～100mL 加普通胰岛素 6～12U 缓慢静脉注射,促进糖原合成,使钾离子向细胞内移动。④口服离子交换降钾树脂(聚苯乙烯磺酸钠)15～30g,每日 2～3 次。以上措施无效或伴高分解代谢的高钾血症患者,应及时进行透析治疗。

若代谢性酸中毒严重至 HCO_3^-＜13～15mmol/L,可选用 5％碳酸氢钠 100～250mL 静脉滴注。严重酸中毒患者也应立即开始透析。

2.感染

感染是 AKI 的常见并发症,也是死亡主要原因之一。应尽早使用抗生素治疗,应根据细菌培养和药物敏感试验选用对肾无毒或毒性低的药物,并按肌酐清除率调整用药剂量。

3.心力衰竭

AKI 患者并发心力衰竭时,治疗原则与一般心力衰竭相似。但是 AKI 患者对利尿剂的反应很差;对洋地黄制剂疗效也差,加之合并电解质紊乱和肾衰竭时洋地黄肾脏排泄减少,易发生洋地黄中毒。药物治疗以扩血管为主,使用减轻前后负荷的药物。容量负荷过重的心力衰竭患者,最有效治疗方法是尽早进行血液净化治疗。

(三)营养支持治疗

维持机体营养状况和正常代谢,有助于损伤细胞的修复和再生,提高存活率。优先通过胃肠道提供营养,重症 AKI 患者常有明显胃肠道症状,可先从胃肠道补充部分营养让患者胃肠道适应,然后再逐渐增加热量。

AKI 患者摄入的总热量应为 125.4～146.3kJ/(kg·d)，即30～35kcal/(kg·d)，能量供给包括糖类3～5g/(kg·d)[最高7g/(kg·d)]、脂肪 0.8～1.0g/(kg·d)。AKI 患者无须为推迟肾脏替代治疗时间而限制蛋白质入量，尚未进行肾脏替代治疗的患者蛋白质入量应为 0.8～1.0g/(kg·d)，已接受肾脏替代治疗的患者应为 1.0～1.5g/(kg·d)，接受连续性肾脏替代治疗(CRRT)或(和)具有高分解代谢的患者蛋白质入量高可达 1.7g/(kg·d)。静脉补充脂肪乳剂应以中、长链混合液为宜；氨基酸的补充应包括必需和非必需氨基酸。

在少尿期要酌情限制患者的钠盐和钾盐摄入。无高分解代谢状态的患者，治疗数日后常见血钾、血磷降低，应适当给予补充。长时间应用肠外营养支持治疗者，需适时加用含谷氨酰胺的肠内营养剂。危重病患者应用胰岛素治疗时，血糖靶目标应为6.1～8.3mmol/L(110～149mg/dL)。

(四)肾脏替代治疗

肾脏替代疗法在治疗 AKI 上极为重要，包括腹膜透析(PD)、间歇性血液透析(IHD)和 CRRT。目前PD 已较少用于危重 AKI 治疗，但是在经济欠发达地区以及灾难性事件(如地震)致大量患者需要治疗时，仍能应用 PD。

应该何时开始肾脏替代治疗？目前仍存在较多争议。不少学者认为，高分解型 AKI 患者应及时进行肾脏替代治疗，而非高分解型 AKI 患者，可先行内科保守治疗，保守无效达到下述指标时才开始肾脏替代治疗。①SCr＞442μmol/L(5mg/dL)。②HCO_3^-＜13mmol/L。③血清钾＞6.5mmol/L。④有严重肺水肿。⑤尿毒症症状重，如出现尿毒症脑病或心包炎等。

目前尚无足够循证医学证据显示 IHD 和 CRRT 哪种治疗模式更好。多数学者认为，IHD 和 CRRT 不能简单类比，两者并非竞争关系，而是相互补充、替代的关系。IHD 的优势在治疗的可操作性、安全性及经济性上，尤其适用于快速有效地控制严重高钾血症；而 CRRT 的优势是血流动力学的稳定性，尤其适用于容量超负荷而血流动力学不稳定、同时合并急性肝肾损伤、急性脑损伤的 AKI 患者。值得关注的是，作为传统 CRRT 的一种替换模式，延长时间的间歇性肾脏替代治疗(prolonged intermittent renal replacement，PIRRT)兼具 CRRT 和 IHD 两者的优点，既可类似 IHD，迅速清除溶质，又有与 CRRT 类似的心血管耐受性，且不需要昂贵的 CRRT 机器、无菌置换液及专职医护人员，故近年来临床应用日益广泛，不过仍需进一步深入研究。

以往有研究表明，接受大剂量 CRRT 治疗的患者预后更好。因此有学者认为在应用 CRRT 治疗脓毒血症 AKI 时，其剂量(即所谓“治疗脓毒血症剂量”)应该高于不伴全身炎症反应的非脓毒性 AKI 剂量，推荐置换剂量或超滤率应至少达到 35mL/(kg·h)。但是近年来，一些大规模临床研究并未显示大剂量的强化肾脏支持疗法较常规剂量的非强化肾脏替代治疗更具优势。故 KDIGO 建议，AKI 患者接受间断或延长肾脏替代治疗时，每周单室尿素清除指数(spKt/V)应达到 3.9，接受 CRRT 时透析液＋滤出液总量应达到 20～25mL/(kg·h)。考虑到处方剂量与实际剂量的差异，CRRT 处方剂量可适当增加，以30～35mL/(kg·h)为妥。

三、急性肾损害的预后

肾前性 AKI 若诊断及纠正肾缺血病因及时，肾功能常能恢复正常。肾后性 AKI 如诊断及解除尿路梗阻及时，肾功能也大多恢复良好。肾性 AKI 患者的预后则与基础肾病性质及肾功能损伤严重度相关。原发病为急进性肾小球肾炎或小血管炎的 AKI 患者，肾功能多不能完全恢复，常常转换为慢性肾脏病；而诊断和治疗及时的 ATN 及急性间质性肾炎患者则预后较好，多数患者肾功能能完全或接近完全恢复，仅少数患者(尤其老年重症患者)会遗留不同程度肾功能损害，转为慢性肾脏病。此外，在 CKD 基础上发生的 AKI，及出现较严重并发症(如多器官衰竭)的 AKI 预后常差。

(张　静)

第二十九章

慢性肾衰竭

一、概说

慢性肾衰竭是由多种慢性疾病造成的肾单位严重损伤，基本功能丧失，使机体在排泄代谢废物和调节水、电解质、酸碱平衡等方面出现紊乱的临床综合征。临床上以慢性肾炎、肾盂肾炎、肾小动脉硬化、肾结核引起者最为常见，肾前性及肾后性疾病引起的较少见。根据肾小球滤过率(GFR)把肾功能受损的程度分为3期，即肾功能不全代偿期、氮质血症期和尿毒症期。临床表现轻重不一，前两期除原发病症状外，多无特异见症，只有当进入尿毒症期时，才有贫血、胃肠道、呼吸道以及神经精神系统症状，但为时已晚，因此对本病要特别重视早期发现，及时治疗。根据慢性肾衰竭临床表现，中医常按"关格""癃闭""溺毒"等病证进行辨治。

二、病因病理

本病系在其他慢性病，特别是慢性肾病的基础上发展而成。病位在肾，且常累及心、肝、脾、胃等脏腑。脾肾亏虚、湿毒内停是其发病的基础病理，外感六淫、饮食失节、劳倦、房事等则是其常见的诱发因素，其病机演变不外虚实交错变化。初期多为脾肾气虚或气阴两虚，水湿不化，证情尚轻；继则气伤及阳，阴伤及血，导致阴阳气血俱虚，湿浊益甚，气滞血瘀，气机逆乱升降失常，最后湿浊酿毒，夹瘀堵塞三焦，夹痰蒙蔽心窍，化火伤阴劫液，深入营血；或引动肝风，或上凌心肺，阴竭阳亡，危象毕至。

三、诊断

由于慢性肾衰竭病情进展缓慢，加之肾脏具有较强的代偿能力，故早期不易诊断，易于忽略。对有慢性肾炎史者，应提高警惕，争取早期诊断。本病临床表现较为复杂，涉及各系统。如疲乏无力、食欲不振、恶心呕吐、表情淡漠、头晕头痛以及常见的高血压、贫血等，晚期可出现广泛性出血倾向、谵妄抽搐、严重电解质紊乱、少尿甚至无尿等危险征象。根据肾功能受损的程度，临床上将本病分为：

(一)肾功能代偿期

肌酐清除率(Ccr)50～80mL/min，血肌酐(Scr)133～177μmol/L(1.6～2.0mg/dL)，大致相当于CKD2期。

(二)肾功能失代偿期

肌酐清除率(Ccr)20～50mL/min，血肌酐(Scr)186～442μmol/L(2.1～5.0mg/dL)，大致相当于CKD3期。

(三)肾功能衰竭期

肌酐清除率(Ccr)10～20mL/min，血肌酐(Scr)451～707μmol/L(5.1～7.9mg/dL)，大致相当于CKD4期。

(四)尿毒症期

肌酐清除率(Ccr)<10mL/min，血肌酐(Scr)≥707μmol/L(≥8.0mg/dL)，大致相当于CKD5期。

其他实验室指标可出现：红细胞计数常在2×10^{12}/L(2×10^{6}/mm^{3})以下，为正常细胞正色素性贫血。

尿比重降低并固定于 1.010，酚红排泄率极度下降，B 超双肾可见肾实质明显萎缩。

此外，对慢性肾衰竭还必须做出病因诊断，主要依据病史、体检及必要的实验室检查以查明病因。确定病因对于治疗和预后的判断颇为重要。在进行诊断时应注意以下几点。

(1)某些病人的慢性肾脏疾病呈隐匿经过，当这种病人因急性应激反应状态(如外伤、感染等)致原处于代偿期或失代偿期的肾功能迅速恶化，显示出尿毒症表现，这时尿毒症易为上述诱发疾病所掩盖而被漏诊，有时还会认为是突然发生的急性肾衰竭，应注意区别。

(2)当慢性肾衰竭病人以厌食、恶心、贫血、乏力、神经精神系统症状为主诉时，如果不仔细询问病史，未想到慢性肾衰竭的可能，则往往误诊或漏诊，以致得不到及时治疗。

(3)肾脏病患者，短期内出现症状加重，肾功能急剧恶化，应寻找其原因和可逆因素，不能单凭肾功能测定结果，草率诊断为终末期尿毒症。

(4)当诊断有疑时，应行肾脏 B 超检查，了解肾脏体积大小，如果病肾已萎缩，支持终末期的诊断；如果双肾大小正常，甚至增大，除多囊肾外，应及时行肾穿刺活检，了解肾脏病理改变及其损害程度，以及采取积极的治疗措施。

四、鉴别诊断

(一)高血压脑病

高血压脑病亦有呕吐、昏迷、抽搐等表现，但发生迅速，血压剧增，可伴有暂时性瘫痪、失语及失明等，而血尿素氮、肌酐、二氧化碳结合力等检查多正常。

(二)糖尿病酮症酸中毒

糖尿病酮症酸中毒可有食欲不振、恶心、嗜睡及昏迷等表现，可根据糖尿病史、血糖增高、尿酮体、尿糖阳性等与本病鉴别。

(三)再生障碍性贫血

再生障碍性贫血病人以贫血、鼻衄、皮肤瘀斑为主要表现者易与本病混淆。但慢性肾衰竭多有肾脏病史，血压高，血白细胞多不减少，进一步查尿及血液化学检查易鉴别。

五、并发症

(一)感染

慢性肾衰竭病人全身抵抗力下降，容易并发上呼吸道感染、肺炎、胸膜炎、腹膜炎等多种感染，但其感染症状不典型，往往容易漏诊。

(二)心血管系统疾病

慢性肾衰竭时，常并发心血管系统病变，其中以心包炎及心衰为常见。心功能不全及心律失常亦是本病的重要致死原因。

1.高血压

60%～80%病例属于容量依赖型，10%属肾素依赖型。前者合并心、脑并发症少。后者对限制水钠、利尿和透析超滤的降压疗效不佳，易并发心、脑并发症。高血压的发生使肾功能进一步恶化。

2.心包炎

发生率为 40%～50%，多为纤维素性心包炎，心包液含蛋白且白细胞增多，患者可有低热、胸痛，常可闻及心包摩擦音，胸片及超声心动图显示心包积液征象。

3.心衰

水、钠潴留引起心力衰竭、肺水肿、高血压、贫血、动脉粥样硬化及血管钙化使心衰加重。早期无明显症状，仅有体重增加、水肿、血压升高等水、钠潴留症状，进而肝大、压痛，颈静脉充盈，肝静脉回流征阳性，继而发展至明显的心衰、肺水肿表现。

(三)消化系统疾病

由于氨和其他代谢产物的化学刺激，消化系统疾病出现较早而且普遍，病人常以恶心、呕吐、食欲不振等消化系统症状来就诊，经仔细询问检查始发现为慢性肾衰竭。常见的消化系统疾病有口腔炎、胃及十二指肠溃疡、消化道出血等。

（四）血液系统疾病

贫血与出血较常见。贫血的严重程度与肾功能损害的程度基本一致。出血表现多为皮下瘀斑、鼻衄、牙龈出血、黑便等，这是因为尿毒症时，血小板功能较差，加上酸中毒时毛细血管脆性增加等原因所致。

（五）神经系统疾病

神经系统常受累，约占65%。起病表现为周围神经传导速度减慢的症状，如双下肢不适感、麻木、烧灼、蚁行感、胀感等。后期可发生尿毒症脑病，不安、思维不集中、记忆力下降、易激动或抑郁、常失眠，重者嗜睡或呈木僵状态，晚期可出现惊厥、癫痫、扑翼样震颤或痉挛。

（六）肾性骨病

主要有肾性佝偻病、肾性软骨病、骨质疏松、纤维素性骨炎，以及骨硬化症等。其原因主要有活性维生素 D_3 合成减少，继发性甲状旁腺功能亢进，酸碱平衡失调等因素。

六、中医证治枢要

（一）扶正祛邪法是治疗肾衰竭的根本法则

慢性肾衰竭的基本病理为脾肾衰败，水湿、湿热、瘀血内蕴是病机的关键；其演变过程是因实致虚，继而在虚的基础上产生实邪。治疗时应标本兼顾。因此，扶正祛邪法应是治疗肾衰竭的根本法则，具体应用时可根据情况，急则治其标，缓则治其本，或标本并重，扶正祛邪兼施。一般单纯扶正或祛邪则均不利于本病的治疗。

（二）扶正应根据实际情况有所侧重

慢性肾衰竭由久病迁延而来，往往正气衰败，其正虚以脾肾为主，后期涉及五脏俱虚。因此，扶助正气在本病治疗过程中必须贯彻始终。强调治疗时应维护肾气和其他内脏功能，以求增一分真阳，多一分真阴。至于正虚一般初期多为气阴两虚，继则气伤及阳，阴伤及血，导致阴阳两虚，营血亏虚，在具体治疗时须根据不同情况选用益气养阴、温补脾肾、补气养血等法。

（三）重视调理脾胃

疾病发展到慢性肾衰竭阶段，临床脾胃虚弱症状如食欲不振、恶心呕吐等出现得早而且普遍，况且脾胃为后天之本、气血生化之源，脾胃虚弱，更导致肾气不足。故此，调理脾胃为治疗本病重要的一环，所谓有胃气则生，无胃气则死，慢性肾衰竭也不例外。

（四）扶正与祛邪应把握轻重缓急

由于脏腑虚损，导致水湿、湿热、瘀血的产生，而这些病理产物又耗损正气、伤害脏腑，只有阻断这一恶性循环，才可防止疾病的进一步发展及恶化。因而在治疗慢性肾衰竭时，必须在扶正的同时注意祛邪，邪祛正始能安，祛湿泄浊、清热利湿解毒、活血化瘀之法最为常用。当表现为邪毒内盛，出现呕恶、尿闭、嗜睡、昏迷惊厥、出血等危重证候时，又当急则治标，采用泄浊开窍、息风止血等法，待病情缓解后再扶正祛邪兼顾。在应用祛邪法时，要注意衰其大半而止，不可一味攻伐，导致正气更衰。

七、辨证施治

（一）脾肾气（阳）虚

主症：面色皖白，倦怠乏力，气短，纳少，腹胀，腰膝酸痛，畏寒肢冷，便溏溲少，夜尿频多。舌质淡，边有齿痕，苔薄白或腻，脉沉细。

治法：益气健脾补肾。

处方：香砂六君子汤合仙茅、仙灵脾化裁。生黄芪30g，党参20g，云苓15g，白术15g，木香10g，陈皮10g，仙茅10g，仙灵脾10g，半夏10g，补骨脂15g，菟丝子15g。

阐述：此型常见于慢性肾衰竭早期，临床以正虚为主，邪实之象不明显。治疗用药注重扶持正气，然而补气不可壅中留邪，温肾亦不可过用温燥，免伤阴血，更不可早投寒凉以攻下，以损伤阳气，加重病情。

若阳虚水气不化出现周身浮肿，腰以下肿甚，按之没指，当参以肾气丸之意，加入桂枝、车前子、牛膝、大腹皮；水气势甚，凌心射肺出现喘咳、心悸、端坐、胸闷痛者，可加入葶苈子、苏子、白芥子以泻肺逐饮；食少纳呆，加山楂、焦三仙以消食化滞；易感冒者，可合用玉屏风散益气固表；合并外感时，宜先治外感，可用参苏饮加减治疗，然后再图根本。

（二）脾肾气阴两虚

主症：面色少华，气短乏力，腰膝酸软，手足心热，口干唇燥，大便稀或干，尿少色黄，夜尿清长。舌淡有齿痕，脉象沉细。

治法：益气养阴。

处方：参芪地黄汤加减。党参 15g，生芪 30g，熟地 20g，山药 15g，枸杞子 15g，山萸肉 15g，云苓 15g，泽泻 10g，白芍 15g，当归 15g，白花蛇舌草 30g，双花 20g，佛手 10g。

阐述：此型在慢性肾衰竭中较常见，虽以气阴两虚为本，但多易招致风热外袭，故治疗用药时，除以益气养阴为主外，须合用清热解毒之品，防其热化，否则病邪更为缠绵。另外，熟地等滋腻壅滞之品用量不宜太大，方中可适当佐以行气宽中之品。

方中参芪合六味地黄汤益气养阴，有阳生阴长之妙；归、芍、枸杞助阴血；白花蛇舌草、双花清热解毒利湿；加入佛手一味，既可杜绝大队滋阴之壅滞，又可助脾胃以运化，以升清降浊。

若是脾虚为主者，见面色少华，纳呆腹满，大便溏薄等，可配用香砂六君子丸以益气健脾；以肾气虚为主，症见腰酸膝软，小便清长者，配以金匮肾气丸；若系肾阴不足，五心烦热或盗汗，小便黄赤者，合用知柏地黄丸以滋阴清热；外感风热者，见咽喉肿痛或发热，加入双花、连翘、玄参等清热解毒之品；气阴不足，心慌气短者，合用参脉饮以益心气，养心阴。

（三）肝肾阴虚

主症：手足心热，头晕耳鸣，目涩咽干，腰膝酸软，便干，尿少色黄。舌质红苔少，脉细数。

治法：滋阴补肾。

处方：一贯煎加减。北沙参 15g，麦冬 15g，生地 20g，当归 15g，白芍 15g，枸杞子 15g，女贞子 15g，旱莲草 15g，丹皮 10g，丹参 10g，柴胡 10g，生牡蛎 20g（先煎）。

阐述：此型患者常伴有高血压，治疗时必须及时控制高血压的发展，减轻高血压对肾脏的损伤。

方中用沙参、麦冬、生地、枸杞、女贞子、旱莲草滋补肝肾之阴液；当归、白芍养血以柔肝；柴胡、丹皮以疏肝气，清肝火；牡蛎潜阳。诸药合用，补中有泻，泻中寓补，相辅相成，补虚而不碍邪。临床若以头晕胀痛、心烦易怒等肝阳上亢为主症者，则以天麻钩藤饮加减。若以肝血不足为主者，则须用四物汤合逍遥散加减。

（四）阴阳两虚

主症：神疲乏力，畏寒肢冷，腰膝酸软，手足心热，小便黄赤。舌质淡，体胖大有齿痕，脉象沉细。

治法：阴阳并补。

处方：金匮肾气丸加减。熟地 20g，山药 15g，山茱萸 10g，云苓 10g，泽泻 10g，丹皮 10g，附子 10g，桂枝 10g，菟丝子 15g，淫羊藿 15g。

阐述：此型患者，阴阳俱伤，病情较重，变化多端，治疗用药必须慎重，防止过用峻猛及苦寒败胃之剂，且已有浊邪内生，变证蜂起，辛散燥烈之品竭阴伤阳，犯之则阴阳离决，生命危殆，故当慎之。

方中六味地黄汤补肾之阴，桂、附、淫羊藿、菟丝子温补肾阳。诸药合力，虽温而不燥，补而不腻，阳生阴长，平衡相济。

（五）脾胃虚弱，湿浊阻滞

主症：面色淡黄，体倦无力，形体消瘦，腹胀纳差，泛恶呕吐，便秘或溏。舌质淡，苔薄腻，或厚腻，脉沉细无力。

治法：健脾养血，化浊和胃。

处方：归芍六君子汤合厚朴温中汤加减。当归 15g，白芍 15g，党参 20g，白术 15g，云苓 15g，陈皮 15g，砂仁 6g，厚朴 15g，草果仁 10g，川军 6g，冬瓜皮 20g，槟榔 15g。

阐述：此证常见于慢性肾衰竭的氮质血症期。此时本虚标实，虚实夹杂，治疗必须虚实兼顾，应恰当地处理好正虚与邪实的关系。

方中以四君子汤益气健脾，资气血生化之源；归、芍养营血；陈皮、砂仁、厚朴、草果仁化浊和胃理气；川军、槟榔泻浊通腑；冬瓜利水，使湿浊之邪从小便而去。大黄通导之力较强，此时正气虽不足，但方中有四君子汤扶助正气，故适量用之无妨。全方补泻兼施，补不碍邪，攻不伤正，共奏健脾养血，化浊和胃之功。若气血不足明显，表现为头晕体倦、心慌气短等症，应去川军、槟榔、草果仁、冬瓜皮，加熟地、枸杞、菟丝子补益精血。

（六）秽浊中阻，化热上逆

主症：头昏，胃脘胀痛，纳呆腹胀，口干，恶心呕吐，心烦失眠，便秘，口臭，口有氨味，小便清白。舌胖色淡，质灰少津，苔厚腻，脉弦数或弦滑。

治法：通腑化浊，祛湿清热。

处方：燥湿化浊汤加减。草果仁 12g，醋制大黄 10g，半夏 10g，藿香 15g，槟榔 12g，茵陈 20g，黄芩 10g，陈皮 10g，苏梗 10g。

阐述：本方以草果仁、半夏、藿香燥湿化浊；大黄、槟榔通腑降浊；黄芩、茵陈苦寒泄热。若湿重于热，症见周身困重乏力，面色淡黄，纳呆腹满，恶心欲吐，可用三仁汤加减，宣畅气机，利湿清热。尿毒症出现精神症状，呈半昏迷或昏迷状态，牙龈溃破，舌淡等，可加入清热解毒之剂。若湿热痰浊，蒙蔽心包，症见神昏谵语，语无伦次，烦躁不安，或喉中痰鸣，大便不爽，小便短少黄赤，舌红，苔黄厚腻，少津，脉弦滑者，可用菖蒲郁金汤加僵蚕，清热解毒，豁痰开窍。

（七）邪热入血，血瘀络阻

主症：面色晦暗，精神委靡，皮肤瘙痒，恶心呕吐，头痛心烦，口干，口唇紫黯，尿少或清长，便秘，甚至烦躁不宁。舌质紫，有瘀斑，脉弦滑。

治法：清热解毒，活血化瘀。

处方：解毒活血汤加减。葛根 30g，桃仁 15g，红花 15g，连翘 20g，赤芍 15g，丹参 15g，生地 15g，丹皮 15g，大黄 10g，川连 10g，枳壳 15g，佛手 10g。

阐述：本型常见于慢性肾衰竭的后期，邪浊壅盛，正气匮乏，若不急挫其势，危证立至，治疗用药更须小心，最好采用中西医结合治疗。方中用桃红、红花、当归、枳壳、赤芍、生地，取桃红四物汤之义，活血养血；易川芎为枳壳，取行气除胀消痞之功。益母草善活血祛瘀，既助桃红四物之力，又具利尿消肿之功。柴胡、葛根，清透邪热，升发阳气，鼓舞脾肾之气上升。连翘清透疏泄，使邪毒出；半枝莲、白花蛇舌草，清热解毒，利水消肿。综观全方，既可活血祛瘀，又有较强的清热宣透、利湿化浊之功，使湿浊瘀尽散。

若湿热瘀毒壅结，可加大黄；若出现恶心，纳差，苔厚腻，可加草果仁；若面色晦暗或黧黑，皮肤瘙痒，或舌有瘀斑，可加丹参。

八、特色经验探要

（一）关于贫血的治疗

慢性肾衰竭的各个阶段都伴有不同程度的贫血，其临床表现为面色无华、头晕目眩等，贫血程度常与肾功能受损程度相一致。中医认为其病机主要为久病脾肾衰败，气血耗伤所致，治疗单纯用养血之剂收效甚微，必须从中焦脾胃着手，恢复其运化之功能为首务，而且必须辅以补肾。处方可选归芍六君子汤加减：红参、白术、茯苓、当归、白芍、半夏、陈皮、菟丝子、枸杞子等。方中红参一味不可用党参代替，用党参则效果不佳。在纠正贫血时应注意渐滋慢补，不可为图一时之功，而用滋腻厚重之品，反致湿困中焦。

（二）关于降肌酐、尿素氮

血肌酐和尿素氮的测定为临床上常用的反映肾功能的指标，尿素氮受饮食等的影响较大，而肌酐则很少受其他因素的干扰，故较为准确可靠。常用以下措施来降低肌酐、尿素氮在体内的潴留。

1.调理脾胃法

在慢性肾衰竭过程中,脾胃症状出现较早而普遍,由于脾胃虚弱,纳运失司,升降紊乱,水湿壅滞,导致恶心呕吐、纳呆腹胀等症状,这些症状的轻重与肾功能受损的程度及血尿素氮数值的高低基本一致,因此,采用调理脾胃,斡旋中州之法能够有效地改善脾胃功能,改善全身症状,从而达到降低血肌酐、尿素氮,恢复肾功能的目的。临床常选归芍六君子汤等。

2.降浊法

慢性肾衰竭时肾脏的排泄与调节功能严重障碍,致使氮质等的代谢产物潴留体内,从而出现一系列临床症状。中医认为这些毒素源于脾肾衰败,湿浊壅滞,应用降浊法可以有效地促进有毒物质的排出,保护残余肾功能。常用的降浊法有。①燥湿和胃化浊法,方用平胃散合越鞠丸加减。②解毒活血降浊法,方取解毒活血汤加减。

3.通腑法

以中药大黄为主的复方,煎水保留灌肠,以通腑泻浊,对于降低肌酐、尿素氮,改善临床症状及肾功能有肯定的疗效。常用方:大黄 30g,蒲公英 30g,牡蛎 30g,槐花 30g,肉桂 15g。煎成 150mL,保留灌肠,每天 1 次。

(三)关于尿毒症脑部症状的治疗

尿毒症晚期常出现脑部症状,表现为头痛、嗜睡、昏迷、抽搐,若遵循内科常法,按肝风内动施治,一般不易取效,此乃肾病及肝,浊邪上壅,清窍被蒙,邪实是本病关键,治疗必须立足于解毒降浊,补肾养肝息风,配合应用,或可挽救。

九、西医治疗

(一)一般治疗

在肾功能不全或代偿期,应积极治疗原发病,防止发展成为尿毒症。在氮质血症期除应积极治疗原发病外,要减轻工作量,避免受凉、受湿和过劳,防止感冒,不使用损害肾脏的药物,并给予良好的医疗监护。已出现尿毒症症状的病人,应休息和治疗。

(二)饮食疗法

食物要易于消化,富含维生素,保证供给足够的热量,采用优质低蛋白饮食,每天蛋白质的摄入量应少于 35g,以禽蛋及乳类为主,辅以肉类、鱼类。主食最好采用小麦淀粉,以减少非必需氨基酸的摄入。

(三)必需氨基酸疗法

慢性肾衰竭时,血浆必需氨基酸减少,非必需氨基酸增多,血非蛋白浓度因而上升。可利用非蛋白氮合成蛋白质,降低血尿素氮,纠正负氮平衡。

(四)纠正酸中毒

轻度酸中毒[CO_2CP 在 20～15.7mmol/L(44～35mL/dL)之间]者可通过纠正水、电解质平衡失调来得到改善,亦可加用碳酸氢钠,每日 4～8g,分 2～4 次口服。当 CO_2CP＜13.5mmol/L(30mL/dL)时应静脉补碱,可按以下公式:5%$NaHCO_3$(mL)=(正常 CO_2CP－测得之 CO_2CP)×0.5×体重(kg),首次给予 1/2 量,然后根据 CO_2CP 测定进行调整。应注意纠酸不宜过快,以免引起低钙抽搐。

(五)纠正水、电解质平衡失调

1.脱水和低钠血症

有明显失水者,应静滴 5%葡萄糖盐水或 10%葡萄糖注射液,一般一次 1000～2000mL,有严重高血压、显著水肿、心功能不全或少尿者,应适当限制水分。低钠血症时可给予生理盐水或乳酸钠。

2.低钾和高钾血症

低钾者口服氯化钾或枸橼酸钾,必要时可静滴氯化钾。高钾者,11.2%乳酸钠溶液 60～100mL,静推;或 5%碳酸氢钠溶液 40～100mL 静推,或 25%葡萄糖注射液 250mL 加普通胰岛素 20 单位静滴,必要时进行透析治疗。

3.低钙和高磷血症

低钙者口服葡萄糖酸钙或乳酸钙,发生低钙抽搐时应静注10%葡萄糖酸钙溶液或5%氯化钙溶液10～20mL。高磷血症者口服碳酸钙0.5～1.0g,每日2次,口服氢氧化铝凝胶10mL,每天3次。

(六)对症治疗

1.消化系统症状

恶心呕吐者,可用爱茂尔、甲氧氯普胺(灭吐灵)、氯丙嗪。呃逆可用阿托品,腹泻较重者,可用小檗碱(黄连素)等。

2.神经系统症状

烦躁、失眠、惊厥等可用镇静剂如地西泮(安定)、氯氮(利眠宁)、水合氯醛、氯丙嗪;昏迷、谵妄等可选用至宝丹、苏合香丸、安宫牛黄丸等。

3.循环系统症状

高血压者联合应用2～3种降压药,如甲基多巴、肼屈嗪、硝苯地平等。对于肾素型高血压可用琉甲丙脯酸。胍乙啶、美卡拉明、帕吉林等因能降低肾血流量,不宜使用。须注意不宜将血压降至正常水平或以下,以免肾血流量剧降而加重肾功能不全。若合并心衰,可用洋地黄或毒毛旋花子苷K纠正,但用量宜小,约为常用量的一半剂量或以上。

4.血液系统症状

优质蛋白饮食、必需氨基酸、铁剂、叶酸等,对长期摄入量不足所致之贫血治疗有效。近年来应用重组人红细胞生成素(EPO)治疗肾性贫血取得进展。当血红蛋白<50g/L(<5g/dL)时需输入新鲜血液,每次200mL。若有出血,应用止血剂,如卡巴克洛、酚磺乙胺、氨甲苯酸等有一定效果。消化道出血时可用去甲肾上腺素8mg加入100mL 0.9%氯化钠注射液中分次口服止血,或口服三七粉3g、云南白药0.5g。

5.肾性骨病

用氢氧化铝凝胶降磷,每次15mL,每日3次口服。以乳酸钙补钙,每次2g,每日3次口服。补充维生素D_2或维生素D_3:40万～60万单位肌注,1～2周1次。注射1～2次后,可以维生素D剂口服维持。

(七)透析疗法

尿毒症患者经保守治疗无效,血肌酐≥770μmol/L(8.0mg/dL)或内生肌酐清除率<10%;或血钾>6.5mmol/L(6.5mEq/L),即应进行透析治疗。

(八)肾移植

肾移植的适应证:

(1)慢性肾衰竭其内生肌酐清除率<10%。

(2)内生肌酐清除率>10%,但并发顽固的严重高血压、多发性神经病变以及继发性甲状旁腺功能亢进等。

(3)年龄<50岁,无重要脏器如心、肺、肝、脑等以及下泌尿道的重要病变者。

(4)病变局限于肾脏本身者。

十、中西医优化选择

对慢性肾衰竭的治疗,国外由于透析与肾移植的开展,延长了存活期,但尚不能从根本上解决问题。国内目前仍以保守疗法为主要手段。目前中西医对此病均无特殊效果。综合起来看,中西医有机配合,疗效优于单纯的西药或中药。在慢性肾衰竭的早、中期,中医通过扶正祛邪,补益脾肾,调补气血阴阳,减少或祛除水湿、湿热、瘀血,改善慢性肾衰竭的临床症状,提高了机体的免疫力,保护残存的肾单位,使受损的肾功能在某种程度上得到恢复,优于西医疗法。

中医治疗本病的长处主要表现在。①运用通腑降浊、清热利湿、补脾益肾等措施,使慢性肾衰竭患者体内尿素氮、肌酐等有毒物质得以排出体外,邪去正安,保护了残存的肾功能。②合理运用活血化瘀药,可以改善肾脏的瘀血状态,增加肾脏的血液供应,有利于受损肾的恢复,而且还可抑制血小板凝集,起到利尿、降尿素氮的作用。③对贫血的治疗不是采用一味蛮补之法，而是通过调理脾胃、化湿行气、解毒降浊、补益脾肾等法综合调理。④通过扶正祛邪，调整阴阳，纠正失衡，提高了机体免疫力，改善了全身状况，减少了感染机会和并发症。

但中医疗法的缺点在于治疗手段单一，如患者恶心呕吐，汤水难下时，则中医疗法很难开展。且在慢性肾衰竭的末期，出现重度酸中毒、高钾血症、心衰时，中药尚难针对性地予以及时纠正，此时采用西医的对症治疗措施，则发挥了中西医结合的优势。

治疗慢性肾衰竭的最佳途径是：在肾功能不全代偿期和氮质血症期，以中医辨证施治为主，结合西医之特长，弥补中医之不足，一般在中医治疗无效或病势危重时，应考虑合并使用西药，常用于下列情况。①继发感染时需配合抗生素治疗，及时控制感染，以防生变。②出现尿闭者，应及时运用利尿剂或其他措施，使尿素氮得以排泄，否则危及生命。③出现心衰时，限制水、钠，应用利尿剂，减轻心脏负担，注射洋地黄制剂以纠正心衰，必要时进行透析治疗。④严重的水、电解质紊乱，酸中毒时，应用西药予以纠正。⑤贫血或出血严重者，可输入少量新鲜血液。为防止肾性骨病的发生，应及时补充钙剂。

十一、饮食调护

慢性肾衰竭患者大多数食欲低下，全身状况差，故饮食应清淡易消化，待脾胃功能改善，食欲增加后，方可渐进补益之品。在治疗过程中，自始至终须注意尽量少食植物蛋白类食物，如豆制品、坚果类。食用一定量的高质量的动物蛋白如牛奶、鱼、肉及蛋类，并应适当补充新鲜蔬菜和瓜果，以增加机体的营养。有水肿和高血压者应采用低盐或无盐饮食。

（董建国）

第三十章

囊肿性肾脏病

第一节　单纯性肾囊肿

单纯性肾囊肿是最常见的肾脏良性疾病，发病率在肾脏囊性疾病中居首位。可分为孤立性及多发性。常见于50岁以上成人而罕见于儿童，发病率随年龄的增加而增加。患病者男性多于女性，男：女约为2：1。绝大多数为非遗传性疾病，仅极少数为遗传病，可能系常染色体显性遗传。单纯性肾囊肿的发病机制尚不十分明确。囊肿可能是由肾小管憩室发展而来。随年龄增长，远曲小管和集合管憩室增加，所以单纯性肾囊肿的发生率亦随之增加。

一、病理

单纯性囊肿一般为单侧、单发，位于肾下极的皮质内，也有多发或多极性者，双侧发生很少见。囊肿一般孤立呈球形，囊壁很薄，内衬单层扁平上皮，外观呈淡蓝色，约95%含有清亮的琥珀色液体。偶可见囊壁钙化。约5%的囊肿含血性囊液，其中半数囊壁上可能有乳头状癌，应予重视。

单纯性肾囊肿好发于肾脏表面，但也可位于深部。当一囊肿位于深部时，其囊壁易与肾盂及肾盏的上皮内壁紧连，要将它们分开十分困难，但囊肿并不与肾盂相通。囊肿较大时可压迫邻近肾组织，使肾外形发生改变。镜检可发现囊壁有重度的纤维变性及玻璃变性，还可见到钙化区域，邻近肾组织也受压发生纤维变性。

二、临床表现

多数囊肿无明显症状，为偶然发现。由于B超及CT的广泛应用，年度健康体检的逐渐普及，单纯性肾囊肿的发现率明显增加。其往往是因其他原因而做检查或在体检时被发现。囊肿可引起胃肠道迷走神经症状。囊肿内突然出血可引起急性腰痛。患者亦可出现血尿。囊肿位于肾下极并紧贴输尿管时，可加重肾盂积水，而尿液对肾盂的压迫可引起背痛。这种梗阻还可以使肾脏发生感染。自发性感染在单纯性肾囊肿中罕见，而一旦发生就难以同肾癌鉴别。感染后可有腰痛和发热。当囊肿较大时可引起腰背部疼痛，但较少见。个别情况因囊肿压迫邻近血管，造成局部缺血和肾素增加而出现高血压。偶尔还可伴发红细胞增多症。本病不会导致肾功能减退。如伴有血尿和高血压，应全面检查是否伴有肾腺癌，少数情况下良性囊肿的囊壁可发生腺癌。

三、诊断

腹平片表现为肾脏轮廓变形或肾轴改变。IVU表现为界限清楚的无功能的球形肿物，有薄的外壁。肿物可使得一个或多个肾盏和漏斗移位、梗阻或闭塞。正常肾实质伸展到囊壁上形成鸟嘴征，是良性肾囊肿的表现。当囊肿占据了肾下极，输尿管上段可向脊柱移位。

B超对诊断有极大帮助，应作为首选检查方法。B超鉴别囊性和实质性占位病变的准确率可达98%

以上。典型的超声表现为内部无回声的空腔，囊壁光滑而边界清楚，回声增强。当这三个标准都存在时，超声诊断良性肾囊肿的准确率为95％。继发感染时囊壁增厚，病变区内有细回声。囊内有血性液体时，回声增强。当囊壁显示不规则回声或有局限性回声增强时，应警惕恶性病变。

CT对B超检查不能确定者有价值。典型表现为边界锐利的球形肿物，壁薄而光滑，均质，边缘整齐，CT值低(平扫CT值为－10～＋20左右)，静脉注射造影剂后不增强。囊肿伴出血或感染时，呈现不均质性，CT值增加。偶见肾实质肿瘤内血管较少，从而易与囊肿相混淆。少数情况下，囊肿壁也可发生肿瘤，因此有必要作更进一步的鉴别诊断检查。

MRI主要用于对碘造影剂过敏或有肾功能不全的患者。同时，MRI对明确囊液性质有意义，必要时可选择应用。单纯肾囊肿在T_1加权像上为低信号，在T_2加权像上为高信号。注射Gd-DTPA后不增强也是良性肾囊肿的重要特点。

放射性核素检查在鉴别囊肿和肿瘤上没有作用。但锝扫描若确定肿物是无血管的，则倾向于良性。

当上述检查对鉴别囊肿及肿瘤仍不明确时，可行B超或CT引导下穿刺。除观察囊液物理性状外，还应进行细胞学及生化检查。炎性囊肿的囊液色暗、混浊，脂肪及蛋白含量中度增加，淀粉酶和LDH显著增高，细胞学检查有炎性细胞，囊液培养可确定病原体。囊壁继发肿瘤时，囊液为血性或暗褐色，脂肪及其他成分明显增高，细胞学阳性，肿瘤标志物CA-50水平增高。

单纯性囊肿须与肾癌、多囊肾、肾积水等疾病进行鉴别。

肾癌呈占位性病变，但易发于深部，从而引起更明显的肾盏弯曲。肾癌常见血尿，而囊肿则极少发生血尿。当肾实质肿瘤压在腰大肌上面，在腹平片上就看不到肌肉的边缘，而囊肿则依旧可见。出现转移的证据、红细胞增多症、高钙血症及血沉加快都提示为肾癌。若肾静脉发生癌栓，IVU可显示不清甚或不显影。但需注意的是，囊肿壁也有发生癌变的可能。肾癌和单纯性囊肿的超声及CT表现截然不同，易于鉴别。

多囊肾几乎均是双侧性的，弥漫的肾盏及肾盂发生扭曲为其影像学特点。单纯性肾囊肿则多为孤立性单发性。多囊肾往往伴有肾功能损害及高血压，而肾囊肿则多没有此表现。

肾积水的症状和体征可与单纯性肾囊肿的表现完全一致，急性或亚急性肾盂积水由于肾盂内压的增高常产生更为局限的疼痛，并因感染而易于使其表现复杂化。单纯性囊肿和肾积水的尿路造影表现截然不同：囊肿主要引起肾脏变形，而肾积水则表现为由于梗阻所致的肾盏和肾盂的扩张。

四、治疗

单纯性肾囊肿发展缓慢，对肾功能常无明显影响，治疗趋于保守。

如囊肿直径＜4 cm，可定期随诊，观察其大小、形态及内部质地的变化。超声为首选方法。无肾实质或肾盂肾盏明显受压，无感染、恶变、高血压，或上述症状不明显时，即使囊肿较大，亦不主张手术，而采取定期随访。当继发感染时，由于抗生素可穿透囊壁进入囊腔，可先采用抗生素治疗和超声引导下穿刺引流，失败无效时再考虑开放手术。

如囊肿直径＞4 cm，可于超声引导下，穿刺引流囊液。也可用95％乙醇作为硬化剂注入囊内，但有可能被吸收而影响肾实质，若发生外溢亦可引起不良反应。四环素具有硬化和预防感染双重作用，不良反应小。B超引导下经皮穿刺抽吸囊液后注射硬化剂治疗，虽然仅有暂时性的疗效，复发率可达30％～78％，但对于高龄患者，仍可作为一种治疗的选择。

巨大囊肿(直径＞8 cm，囊液超过500 mL)，可能需要手术治疗。有条件者可行腹腔镜下囊肿切除术。若证实囊壁癌变或同时伴发肾癌，则应尽快手术治疗。

随着腹腔镜在泌尿外科的普及，因单纯性肾囊肿而行开放性手术的患者日益减少。而腹腔镜肾囊肿去顶术公认对患者创伤小、疗效确实，术后患者恢复快，已成为治疗有手术指征的单纯性肾囊肿的“金标准”方法。

若怀疑囊肿有恶性可能，影像学检查不能确诊，应做B超引导下穿刺病理活检，甚或手术探查。

单纯性囊肿的治疗需综合考虑囊肿对肾脏和全身的影响，并视囊肿的发展变化而定。大多数囊肿预后较好。

（王丰军）

第二节　多囊肾

多囊肾是一种遗传性疾病，其特点是双侧肾脏有多个囊肿致使肾脏体积增大而其功能性肾组织减少。一般分为常染色体显性遗传型多囊肾(ADPKD)和常染色体隐性遗传型多囊肾(ARPKD)。

多囊肾的病因是在胚胎发育过程中，肾小管和集合管间连接不良，使尿液排出受阻，形成肾小管潴留性囊肿。病变绝大多数为双侧，肾脏明显增大，布满大小不等的囊肿，囊内液为浅黄色。随着病程的进展，肾实质逐渐受压变薄，最终不能维持正常的肾功能。肾脏受累的特点是肾单位各部包括 Bowman 囊呈囊性扩张。囊肿沿上皮排列，所含囊液来自肾小球滤过液，受肾小管上皮细胞的作用变更。多囊肾的发生及囊肿进行性增大的机制尚不清楚。两种类型的肾脏囊肿在子宫亦有发现。

一、常染色体显性遗传型多囊肾

ADPKD 是最常见的遗传疾病之一，主要表现为多发双侧肾囊性病变。发病率约为1/1 000，其外显率近乎 100%，这使得所有活到 80 岁以上的携带者均显示出本病的某些征象。约 5%～10%终末期肾衰是由 ADPKD 导致。ADPKD 按基因定位不同分为Ⅰ、Ⅱ、Ⅲ型。约 85%的 APDKD 家族中，与疾病相关 ADPKD1 基因突变定位于 16p 上。它具有两个特异性标志：α 球蛋白复合体及磷酸甘油酸激酶的基因。其余的家族中大多数可发现在 4 号染色体(ADPKD2)上有基因缺陷，占所有 ADPKD 家系的 5%～10%。ADPKD3 基因型的患者所占比例更少。

1.临床表现

ADPKD 起初常无症状，但可在童年时经超声检查而被发现。随着年龄的增长，囊肿的数目和大小均逐步增加。但多年内进展缓慢，一般在 30～40 岁出现症状，也有的直到尸检时才被发现。患者年轻时，肾脏的功能尚能维持机体需要，无明显症状和体征。囊肿随年龄增长可进行性增大，进一步压迫本已缺乏的肾实质，从而使患者逐渐出现肾衰竭。症状常与囊肿的影响有关，主要有腰痛或不适、血尿、腰部肿块及尿路感染。腰痛常由肾和囊肿增大、肾包膜张力增加或牵引肾蒂血管神经引起。20%～30%的患者发生肾结石，常是腰痛的原因。血尿常呈发作性，可为镜下或肉眼血尿，主要原因是囊壁血管牵扯破裂所致，发作时腰痛常加重。女性患者易发生急性肾盂肾炎，肾实质和肾囊肿均可继发感染。肾功能不全可有尿毒症症状。往往并存慢性感染，并加重肾功能不全进展。临床表现除泌尿系统外，可有心血管及消化等系统的症状。疾病早期即可出现高血压，血压水平可直接影响预后。ADPKD 常合并多种脏器异常。约 33%的患者肝脏也有囊肿，但不影响肝功能。25%～30%的 ADPKD 患者由心脏超声检查可发现瓣膜异常，最常见的是二尖瓣脱垂及主动脉反流。虽然多数心脏受累的患者无症状，但心脏损害可逐渐进展，并严重到需要换瓣。伴瓣膜脱垂者可合并脑栓塞，亦可合并感染性心内膜炎。查体时可触及双侧腹部肿物，为肿大的肾脏。

2.诊断

早期患者尿常规无异常，中、晚期可见不同程度的血尿，但红细胞管型不常见，部分患者可出现轻度蛋白尿。如伴结石和感染时，也可有脓尿出现。白细胞尿比较多见，不一定意味着尿路感染。由于囊肿破裂或结石移动也可有发作性的明显肉眼血尿。在病程早期即可出现肾浓缩功能受损表现，此表现的出现要早于肾小球滤过率降低。当囊肿数目增多，肾脏增大，肾浓缩功能受损更加明显。最大尿渗透压测量是肾功能受损的敏感指标，与肾功能不全程度一致。

腹平片显示肾影增大，外形不规则。若囊肿感染或有肾周围炎，肾影及腰大肌影不清晰。IVU 检查具有特征性，表现为有多个囊肿，及由此引起的肾脏肿大，外形不规则，并且因为囊肿压迫肾盏、漏斗和肾盂，呈蜘蛛状，肾盏扁平而宽，肾盏颈拉长变细，常呈弯曲状。B超示双肾有为数众多的液性暗区。CT显示双肾增大，外形呈分叶状，有多数充满液体的薄壁囊肿。由于囊肿取代功能性组织，故在肝、肾的超声检查和CT扫描中可显示典型的“虫蚀”状。因此在静脉尿路造影未显示典型改变之前，这些检查可作为该病早期诊断的手段。家族史可以协助诊断。应尽量避免尿路器械检查，以免继发感染。

需与该病相鉴别的是尚未造成足够肾实质损害导致尿毒症的单个或多发性囊肿。由于本病的自然史和100%的显性率，所以必须筛查家族成员。

3.治疗

本病治疗应采用对症及支持疗法，主要是控制高血压和预防感染。早、中期多囊肾患者可采用囊肿去顶减压手术。对肾衰竭终末期患者可考虑长期透析，晚期多囊肾患者有条件的应做同种异体肾移植。

(1)对症及支持治疗：无症状患者可以如正常人饮食起居，不必过多地限制活动。肾明显肿大者，应注意防止腰、腹部外伤，以免发生肾囊肿破裂。高血压时，应限制钠盐摄入，选择降压药物治疗。血管紧张素转换酶抑制剂是首选的降压药物。高血压的控制情况在保护肾功能中能起决定性作用。当有血尿时，首先应减少活动或卧床休息，尽快明确血尿原因，并给予相应治疗。严重血尿不能控制时可采用肾动脉栓塞。发生肾实质或囊内感染，应采取积极的抗感染等措施。病原菌以大肠埃希菌、葡萄球菌为主，也有可能为厌氧菌感染。应用广谱抗生素如青霉素、头孢菌素类、喹诺酮类药物，感染严重时，可以联合用药。若确定为囊内感染，施行B超引导下穿刺引流及囊液细菌学检查，确定病原菌，有利于抗生素的选用。多囊肾合并梗阻性结石难以单独处理结石，由于囊肿的压迫、囊肿的数目多，肾盏扩张程度和肾内的通道不如所希望的那样通畅，碎石或内镜取石都有技术上的困难。任何器械操作都可能引起囊肿感染，结石是反复感染的主要原因，使感染不易控制。因此，患者不能自行排出结石则应考虑手术治疗。

(2)囊肿减压术：囊肿减压术曾被较广泛采用，但对这种手术能否改善肾功能和延长生命，一直有争论。囊肿减压术保护了余下的正常肾单位免遭挤压和进一步损害，使肾缺血状况有所改善，部分肾单位的功能得到恢复，延缓了疾病的发展。它对表浅而较大的囊肿，尤其伴有顽固性疼痛、进展性高血压或进展性肾功能不全者，疗效不错。其优点为对早、中期患者有降低血压、减轻疼痛、改善肾功能、提高生命质量、延缓进入肾衰竭终末期等作用。手术效果取决于病例的选择，对无意中发现的无症状者一般不作手术治疗，应定期检查和随访。如病情进展加快、症状明显、肾功能下降、血压持续性增高，应及早施行手术。手术时用冰盐水局部冲洗降温以减轻灼热对肾脏的损害。囊肿减压时大囊肿必须减压，小囊肿和深层囊肿也不摒弃。晚期患者减压治疗已无意义，手术可加重肾功能损害。两侧手术间隔时间以3～6个月为宜。多囊肝不宜同时处理。近年亦有采用腹腔镜囊肿减压术治疗多囊肾者，由于多囊肾布满大小不等、数目甚多的囊肿和微创手术范围的限制，不能彻底减压所有囊肿，故不宜常规采用，仅适合处理多囊肾大或较大的囊肿，以改善部分肾功能和症状。

(3)透析与移植：患者如进入肾衰竭终末期，应按尿毒症相应的治疗原则处理，透析治疗是必需的。本病的血液透析存活率以及肾移植后患者和肾的存活率都与非ADPKD非糖尿病患者相同。由于肾和肝大，不宜腹膜透析，而应采用血液透析。多囊肾囊壁能产生多量红细胞生成素，患者一般没有贫血，因此血透能维持较长时间，疗效较佳。患者的红细胞压积和血黏度相对较高，易形成血栓，故应采取相应措施避免瘘管堵塞。晚期多囊肾患者适宜时可做同种异体肾移植术。若供肾来自亲属，必须确定供者不是风险患者，最好应用基因诊断技术确定。多囊肾患者同时伴发的疾病如脑动脉瘤、结肠憩室、胰腺囊肿或瘤等，增加了术后处理的困难，影响移植效果。患肾是否切除至今仍有分歧。大多数学者认为以下情况应考虑肾移植前切除患肾。①严重的出血或感染。②伴重度高血压。③伴发肾肿瘤。④压迫下腔静脉。⑤难以控制的疼痛。

(4)预后：有无症状及发病年龄对患者的预后有较大关系。女性患者在病程早期并不妨碍妊娠及生育过程，但病程较晚则易并发高血压。约50%的具有PKD1基因突变的患者在55～60岁之间发展到尿毒症。而非PKD1基因突变的要到70岁才发生。少数ADPKD患者在少儿时就出现临床表现，但其父母可能为成年后方才发病的患者。预示该病进展较快的因素包括年幼时即诊断、男性、肾脏体积较大、高血压、肝囊肿(女性患者)、肉眼血尿及尿路感染(男性)。如未进行透析或肾移植,患者常死于尿毒症或高血压并发症,约10%的患者死于动脉瘤破裂引起的颅内出血。多囊肾属遗传病,患者的子女出生时携带致病基因的可能性为50%,在青年期以后宜做各种非侵入性检查,包括家属调查及基因诊断,以及早发现风险患者。

二、常染色体隐性遗传型多囊肾

ARPKD,又称婴儿型多囊肾(IPKD),主要发生于婴幼儿,临床上少见,可同时见于兄弟姐妹中而父母则无表现。多数患儿在生后不久死亡,极少数较轻类型的患者可存活至儿童期或成年。

1.分型

ARPKD是常染色体隐性遗传性疾病,其致病基因位于6号染色体。Blyth和Ochenden将ARPKD分为围生期型、新生儿型、婴儿型及少年型四种类型。常伴发门静脉周围纤维增殖性病变,随着年龄的增长而加重。发病年龄越小肾损害越重,而肝损害则相对越轻。症状出现越晚,发展相应越慢。

(1)围生期型:围生期时已有严重的肾囊性病变,90%集合管受累,并有少量门静脉周围纤维增殖。死亡于围生期。

(2)新生儿型:出生后1个月出现症状,肾囊肿病变累及60%集合小管,伴轻度门静脉周围纤维增殖。几个月后由于肾衰竭而死亡。

(3)婴儿型:出生后3～6个月出现症状,肾囊性病变累及25%肾小管,表现为双肾肿大,肝脾大伴中度门静脉周围纤维增殖。于儿童期因肾衰竭死亡。

(4)少年型:肾损害相对轻微,仅有10%以下的肾小管发生囊性变,肝门静脉区严重纤维性变。一般于20岁左右因肝脏并发症、门静脉高压死亡,偶见肾衰竭。

2.临床表现

因发病时期及类型而不完全相同。主要病变在肝和肾,表现为不同程度的肾集合管扩张、肝纤维化和胆管扩张。起病极早者,出生时即肝、肾明显肿大,腹部膨胀。肾体积相对巨大,质硬,表面光滑。在新生儿期常因巨大的肝、肾妨碍横膈活动造成呼吸困难而死亡。有时也伴有肺发育不全。肾衰竭也是此阶段死亡的原因。患儿往往死于肾和呼吸联合衰竭。婴儿期除患肾程度进展外,常有贫血、肾性胃萎缩和高血压,生长发育不良。6月龄前确诊者,大多数死亡,预后极不佳。存活到学龄儿童,则肝损害明显,门静脉周围纤维化程度增加,可发生门脉高压症、肝功能不全和食管、胃底静脉曲张明显。继发于门静脉高压的脾肿大和脾功能亢进表现为白细胞、血小板减少和贫血。有时伴有肝内主要胆管扩张(Caroli征)。

3.诊断

通过病史、体检及影像学检查,一般均能做出诊断,其中当怀疑ARPKD时,应仔细询问三代家族史,应符合常染色体隐性遗传的特点。

B超显示围生期型子宫内羊水过少,对胎儿和新生儿显像可见增大的肾脏,呈均质的高回声,尤其与肝回声比较更明显。正常新生儿肾、肝内回声相同。随患病时间延长,肾功能损害加重,ARPDK肾脏会缩小,而不是增大。IVU表现为肾影延迟显像,而肾盏、肾盂、输尿管不显影。

应与双肾积水、多囊性肾发育异常、先天性肝纤维增殖和肾母细胞瘤鉴别。双肾积水在儿童常因肾、输尿管、膀胱或尿道畸形为多见。多囊性肾发育异常不伴有肝病变;先天性肝纤维增殖症无肾病变;而肾母细胞瘤大多为单侧,双侧仅占5%～10%,肾功能存在,B超表现为不均质肿块,髓质为低回声。为进一步明确诊断可CT证实。

4.治疗

本病至今无特殊治疗方法,预后极为不良。出现高血压及水肿时应限制钠盐摄入,应用降压药、襻利尿剂等。门静脉高压症引起上消化道出血常危及生命。由于患儿常有肾功能不全和感染,不宜施行引流术。由于肾、肝同时损害,血液透析和肾移植往往亦不能达到预期的治疗效果。

(王丰军)

第三节　肾髓质囊肿性疾病

发生于肾髓质的囊肿性疾病有两种：髓质海绵肾（medullary sponge kidney，MSK）和青少年肾单位肾痨-髓质囊肿病，它们的发病机制和临床表现差别很大。前者由先天性发育异常引起，多在40～50岁发病，预后良好，很少发生肾功能不全；后者为遗传性疾病，呈慢性进行性肾功能不全，有不少到青少年即出现尿毒症。

一、髓质海绵肾

髓质海绵肾（medullary sponge kidney，MSK）Beitzke于1908年首先发现。1939年意大利人Lenarduzzi在慢性尿路感染患者的静脉肾盂造影片上发现有分布与锥体一致的肾内小管扩张异常。1949年Cacchi和Ricci报道了一组类似病例，其中1例做了肾切除，根据其在肾剖面锥体呈多孔状或海绵状，解剖病理学及组织学上肾锥体内集合管呈梭形或囊状扩张改变，正式将其命名为髓质海绵肾。髓质海绵肾是以肾锥体部的集合管和乳头管先天性扩张为特征，是一种先天发育性肾髓质囊性病变。

（一）流行病学与病因

相当一部分髓质海绵肾患者没有临床症状，所以其确切的发病率无法统计，文献报道静脉肾盂造影（IVP）检查患者中，发病率为0.5%～3.5%。国外Bemstein和Gardner在统计了大量文献后认为髓质海绵肾的人群发病率在1/5 000到1/20 000之间。髓质海绵肾无明显性别差异，因为女性结石与感染机会较高，所以女性发现率高于男性，在临床诊断髓质海绵肾患者中女性与男性的比率为1.5∶1～2.5∶1。

目前多数学者认为髓质海绵肾为先天性发育异常，其发病机制为输尿管胚芽上升及分支过程中，在输尿管形成时中断，引起集合管远端的增大、扩张。Stapleton报告了几例家族性髓质海绵肾，表现为常染色体显性遗传，认为本病具有遗传性。髓质海绵肾还常与其他遗传性疾病同时发生，如先天性半侧肢体肥大、Ehlers-Danlos综合征、Marfan综合征、Caroli病以及常染色体显性遗传性多囊肾病等，也提示本病与遗传因素有关。

（二）组织病理学

髓质海绵肾可涉及一侧或双侧肾脏，以双侧多见，约占70%，单侧或局灶性占30%。每个肾脏有一至数个肾乳头受累，局限于单肾单锥体者非常少见。肾脏大小多正常，合并有囊肿时，外形可增大，边缘光滑。标本切面可见病变局限于肾乳头，肾锥体内囊肿呈多孔状或海绵状，肾集合管呈柱状、囊状扩张。病理上扩张的集合管主要位于肾髓质锥体顶部靠近肾小盏周围，形成的囊大小、形态不一，多在0.1～0.8 cm之间，小的仅见于镜下，最大直径可达1.0 cm，囊壁衬有扁平、柱状或立方形上皮细胞，可与集合管或肾盂相通。囊内含有黄褐色黏稠液体、脱落细胞以及含钙物质。由于集合管扩张、迂曲，尿道引流不畅，该处尿中成石物质浓度显著增高，集合管内可形成海绵肾结石，约占髓质海绵肾的40%～90%。结石多呈砂粒状，大小不一，形态多样，结石成分主要是单纯磷酸钙（70%）、草酸钙和磷酸钙混合物（30%）。晚期囊腔可增大，肾锥体也显著增大。并发感染时，肾间质内有程度不一的炎症细胞浸润，肾盏可扭曲、狭窄或梗阻。另外，研究还显示海绵肾结石患者可有尿量减少、高草酸盐尿、尿枸橼酸盐减少及平均24小时尿中钙、枸橼酸、尿酸、镁的排泄减少等现象。

（三）临床表现

很多髓质海绵肾患者病变局限，轻微或无并发症可无任何自觉症状，髓质海绵肾患者发病年龄可以从3周到70岁，但是大多数患者出现临床症状在20岁以后。主要临床症状包括肾绞痛（50%～60%）；反复发作肾盂肾炎或尿路感染，发生率为20%～30%，女性高于男性；血尿，可为肉眼或镜下血尿，发生率为10%～18%；结石形成，多数（40%～90%）患者伴发单侧或双侧多发细小肾结石，女性高于男性，结石若排入输尿管，则可出现急性肾绞痛；有1/3到1/2的患者可以出现高钙血症，并且有少数患者被发现血液中甲状旁腺激素水平增高:肾功能损害,虽然部分髓质海绵肾患者会出现尿酸化功能不良、部分肾小管性酸中毒以及尿浓缩功能障碍,但只有少数患者因泌尿系感染恶化而出现肾衰竭;高血压,出现肾盂肾炎的患者可以发生高血压,但临床上比较罕见。

(四)诊断与鉴别诊断

1.诊断

髓质海绵肾的诊断主要依赖于影像学的检查。

(1)超声检查:超声检查经济、简便、无痛、无创,具有一定特征性,可作为普查或长期随访的检查手段。典型超声声像图表现为肾脏大小正常或稍增大,一般无肾盂肾盏积水,肾锥体回声增强,内呈放射状分布、大小不等的无回声区和强回声光点或光团,无回声区为囊状扩张的集合管,强回声光点或光团为多发的钙化及小结石,结石的声影较淡,类似彗星尾,呈扇形或花瓣样分布,后方伴声影,其排列形式具有很强的特征性(图 30-1)。当结石穿透囊壁或由扩大的乳头管进入肾盂时,可在肾盂内见到强回声光点。

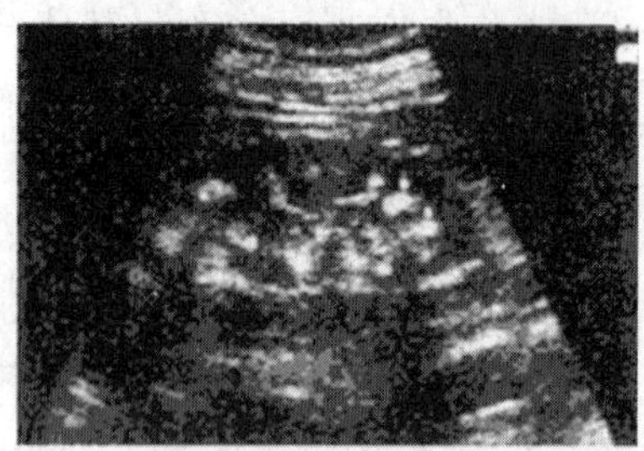

图 30-1　髓质海绵肾 B 超图像

超声声像图锥体部见呈密丛状排列的强光点回声,后方伴声影

(2)腹部平片:髓质海绵肾无结石形成,腹部平片则无阳性发现。当有结石形成时,则出现典型的 X 线表现:肾的轮廓大小可正常或稍扩大,圆形、类圆形或不规则形的结石细小,直径多为2～5 mm,呈簇状、放射状或粟粒状分布在肾髓质区,如“绽开的礼花样”(图 30-2)。有时个别结石可破入肾盂肾盏内。

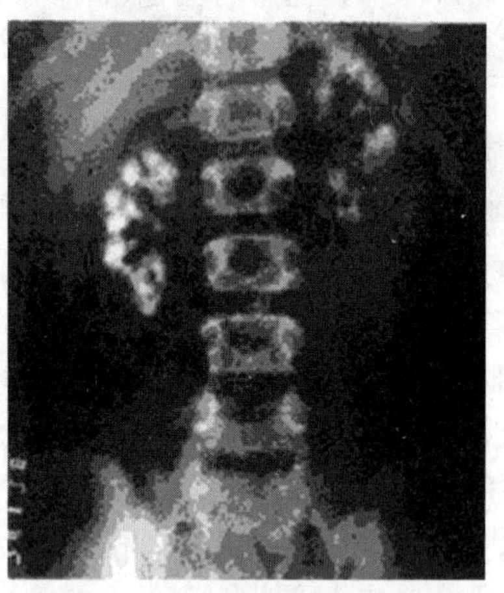

图 30-2　髓质海绵肾腹部平片

两肾区大小不等的结石影呈簇状扇形分布

(3)静脉肾盂造影:静脉肾盂造影具有特征性,常可明确诊断,是诊断髓质海绵肾的首选方法,表现为充盈造影剂的肾小管呈粗条状放射状排列于杯口外侧,锥体内扩张囊腔呈葡萄串状或蒲扇状,边缘清晰,结石位于其内,囊腔之间可以相通,也可不相通;充盈的肾小盏增宽,杯口扩大,其外侧常可见充盈造影剂的小囊环绕,呈花朵样,结石聚集于其中。扩张的集合管显影比肾盏早,而解压后当肾盂肾盏内造影剂已排空时,扩张的集合管内还可显影一段时间(图 30-3)。

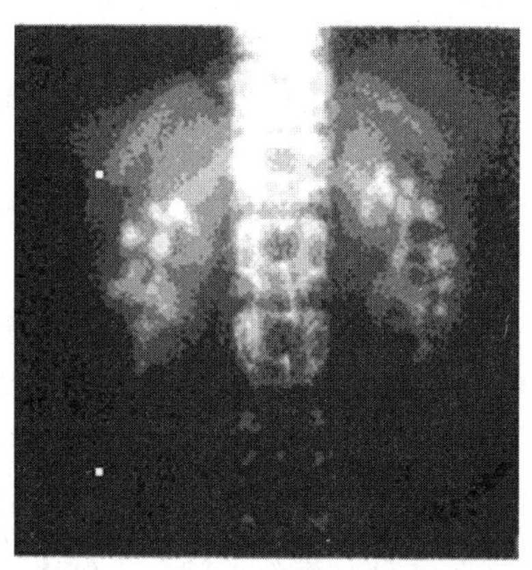

图 30-3　髓质海绵肾静脉肾盂造影

扩张的囊腔呈葡萄状分布，内有结石

(4)CT：平扫可见一个或多个肾锥体内多发小结石，散在或簇集成团，呈花瓣样、扇形分布。增强扫描后可见扩张的集合管内造影剂聚集，造成结石影覆盖或结石影增大的假象，扩张的集合管呈条纹状、刷子状或小束状扩张改变(图 30-4)。另一特征为集合管内的造影剂排空延迟，其原因是输尿管梗阻，集合管扩张，使造影剂潴留。国内外均有学者发现：CT 能早期发现肾髓质锥体内细小的斑点状结石，并能发现静脉肾盂造影无法显示的肾锥体内扩张的肾集合小管，故认为 CT 有助于髓质海绵肾的早期诊断和并发症的检出。

(5)MRI：MRI 检查肾内结石在 T_1WI 或 T_2WI 为无信号的病变，若有积水存在，则在 MRU 上出现水的高信号。MRI 对钙化、结石不敏感，其费用昂贵，一般不作为常规检查。

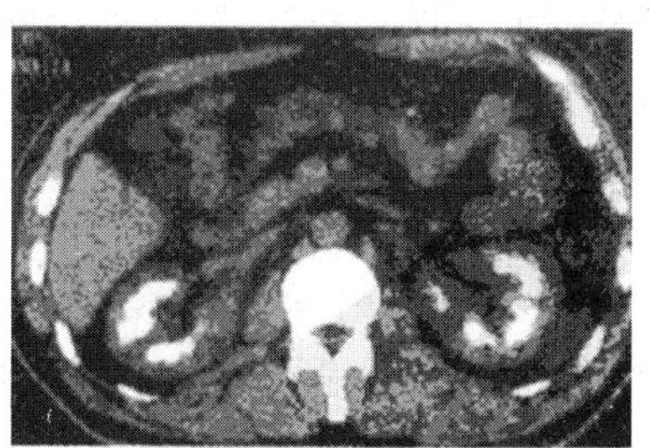

图 30-4　髓质海绵肾 CT 平扫

肾锥体内多发结石影，呈扇形分布

2.鉴别诊断

依据典型的影像学表现，诊断髓质海绵肾并不困难，但临床上需要与以下疾病相鉴别。

(1)肾钙质沉着：见于原发性肾小管酸中毒、甲状旁腺功能亢进、维生素 D 过多症、慢性肾小球肾炎等，表现为肾集合管及其周围弥漫性钙盐沉积，钙化可累及肾皮质。

(2)肾结核：一般为单侧性，坏死空洞和钙化不只局限于肾乳头，范围广且其边缘不规则，多为一侧肾盏局限性虫蚀样破坏，有肾盏颈部狭窄和不规则点状、壳状钙化等其他结核征象。患者多有血尿或脓尿以及结核病史，结合病史及实验室检查不难与之鉴别。

(3)多发肾结石：双侧发病者常有反复发作的结石病史，多发性结石常伴有尿路梗阻及肾盂肾盏积水，结石直径也较大，并且分布没有规律性。静脉肾盂造影检查可以与之鉴别。

(4)肾坏死性乳头炎：是由于肾内髓质区缺血或严重感染导致的肾实质损害性改变，常限于肾乳头区，常累及双肾，亦可单侧发病。临床上可出现全身症状如发热、寒战和泌尿系统感染症状，双侧发病可导致肾衰竭。静脉肾盂造影检查，若乳头未完全脱落，造影剂进入乳头周围，则可见肾盏呈杵状变形。若乳头完全脱落，造影剂进入空洞内，但一般每个锥体只有 1～2 个死腔，且边缘不光整，而髓质海绵肾可在同一锥体内有多个扩大的集合管和囊肿。

(5)钙乳性肾囊肿:其囊肿为紧贴肾窦的小囊肿,分布无规律,囊有结石或钙质沉积,后方伴声影,如结石过小可无声影,但会随体位改变而移动,而海绵肾的结石位于髓质乳头部,不会随体位改变而移动。

(五)治疗和预后

髓质海绵肾主要针对并发症进行治疗,无特殊临床症状和并发症时不需特殊治疗,可定期随访,若出现并发症时按不同情况予以处理。当出现泌尿系统感染时应给予有效抗生素治疗,髓质海绵肾患者中特别是合并结石的患者常可发生泌尿系统感染,革兰氏阳性葡萄球菌是主要致病菌,应对患者做尿细菌培养+药敏,根据结果选用有效抗生素治疗,并要对其做长期随访检查。若患者出现结石,应嘱患者多饮水,成人每天至少饮水 2 000 mL,控制高钙饮食以减少钙盐沉积。合并高尿钙症的患者应长期服用噻嗪类利尿剂,有结石形成的患者即使没有出现高尿钙症,也可以服用噻嗪类利尿剂,国外有研究证实噻嗪类利尿剂可以有效降低尿钙、抑制结石形成和增长。如果噻嗪类利尿剂无效或者有服用禁忌,可以口服磷酸盐类药物。因本病多为双侧受累,对于结石的手术治疗应慎重,对肾内结石体积较大或者反复出现临床症状的患者,可以采用体外冲击波碎石术或者经皮肾镜取石术治疗,开放手术并不是必须的。对单侧病变已引起该侧肾功能严重损害的,在全面仔细检查证实病变确实单侧性,而对侧肾功能正常时,可行患肾切除。当结石进入肾盂肾盏及输尿管内造成尿路梗阻时,要及时发现,早作处理。特别是较大的输尿管结石对肾功能损害较大,要高度重视,尽早行体外冲击波碎石术、经输尿管镜碎石术或输尿管切开取石术。

1976 年 Kuiper 统计有 10%的髓质海绵肾患者因为出现结石、败血症和肾衰竭而发生不良预后,而近年来由于有效抗菌药物不断出现,结石治疗手段的更新以及完善的预防措施,髓质海绵肾患者不良预后的发生率已经明显降低。

二、青少年肾单位肾痨一髓质囊肿病

青少年肾单位肾痨-髓质囊肿病是一组囊性肾病,以肾髓质囊肿形成及隐匿性慢性肾功能不全为特征,临床少见。将这两个病联在一起,主要是因为从病理上不能区分。它们都是遗传性疾病,故有作者统称之为遗传性小管间质肾炎。

(一)流行病学与病因

该病为一种罕见病,全世界仅报道 300 余例,国内仅十余例。依据遗传方式的不同,分为常染色体显性遗传和常染色体隐性遗传,其中表现为常染色体显性遗传者称为肾单位肾痨(NPH),儿童期常见;表现为常染色体隐性遗传者称为肾髓质囊性病(MCKD),多见于成人,包括 MCKD1(1q21)和 MCKD2(16p13)两型,出现终末期肾病的年龄分别为 62 和 32 岁。自 1951 年 Fanconi 首次报道 NPH 以来,陆续报道的 NPH 病例显示了临床表型的异质性,根据出现终末期肾病的年龄不同,主要有 3 种临床表型,即少年型、新生儿型和青年型。少年型最为常见,出现终末期肾病的平均年龄是 13 岁。新生儿型出现终末期肾病的年龄在 5 岁以下,通常不到 2 岁。青年型出现终末期肾病的平均年龄为 19 岁。

迄今已发现 5 个不同的 NPH 基因,包括:NPHP1(2q13)、NPHP2(9q22)、NPHP3(3q22)、NPHP4(1p36)和 NPHP5(3q21),编码蛋白分别为:nephrocystin、inversin、nephrocystin-3、nephrocystin-4 和 nephrocystin-5。NPHP1、NPHP3、NPHP4 基因突变见于伴或不伴肾外并发症的少年型和青年型 NPH,其中 30%~60%由 NPHP1 基因突变所致,而 NPHP3 和 NPHP4 突变仅占很小的比例。新生儿型 NPH 的致病基因为 NPHP2。NPHP5 基因突变仅见于合并视网膜病变的肾单位肾痨患者。

(二)组织病理学

本病早期肾组织病变轻微,肾小球仅表现为球周纤维化,或无变化。疾病早期,肾脏中等度缩小,表面呈不规则细颗粒状,切面见皮、髓质均变薄,皮髓质界限不清,该处有数目不等(5 至 50 个)、细小至 2 cm 直径的圆形薄壁囊肿,内含尿液样液体;晚期类似的囊肿亦可在深部髓质和乳头部见到;大多数皮质亦有细小囊肿(其中 1/4 肉眼看不见)。肾脏活组织检查病理特点为以肾小管和肾间质病变为主,表现为三联征,即肾小管基膜完整性被破坏,表现为不规则增厚或变薄;小管萎缩和囊性变;肾脏间质细胞浸润和纤维化。显微镜下见到的髓质囊肿为重要特征,定位于远曲小管和髓质集合管(图 30-5),肾小球有广泛的非特异性玻璃样变，伴基膜增厚以及上皮细胞足突融合，并有肾小球周围纤维化（图 30-6）、肾小管萎缩和程度不等的斑片状间质纤维（图 30-7），以及炎细胞浸润（图 30-8），小管基膜增厚、分层、皱缩（图 30-9）。此外还有非特异的肾小管间质变化，肾小球周围及间质纤维化，肾小球硬化和玻璃样变。免疫荧光阴性。组织学变化与其他原因导致的肾衰表现类似。

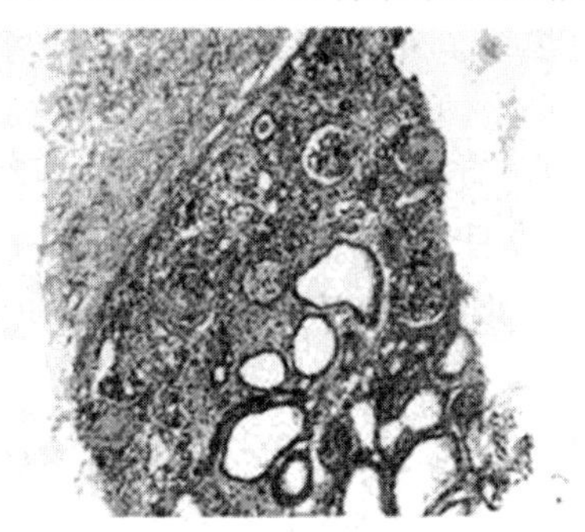

图 30-5　青少年肾单位肾痨-髓质囊肿病病理切片（HE 染色，10×）

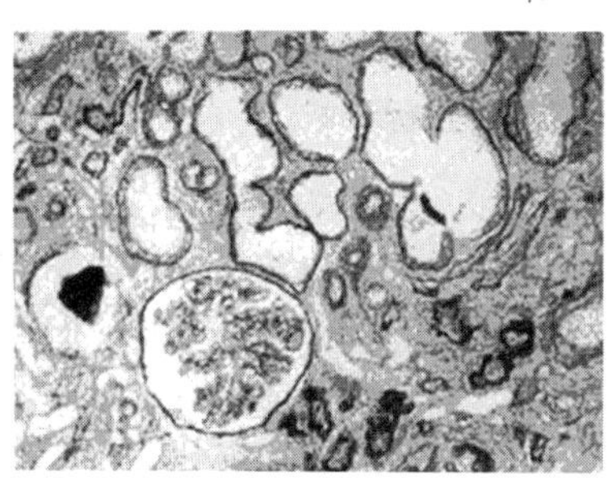

图 30-6　肾小球球周纤维化（PASM 染色，40×）

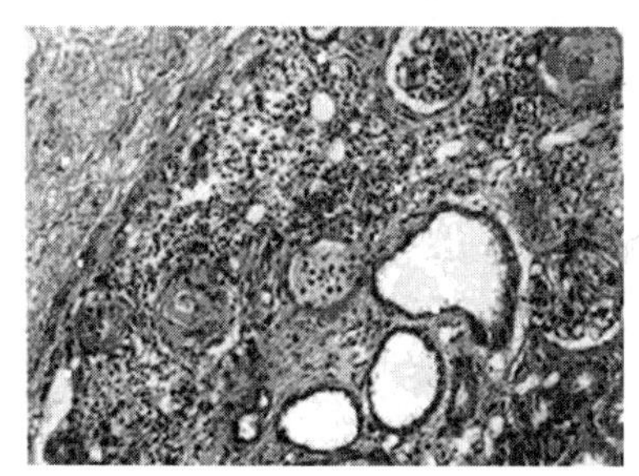

图 30-7　肾小管萎缩和扩张（PAS 染色，20×）

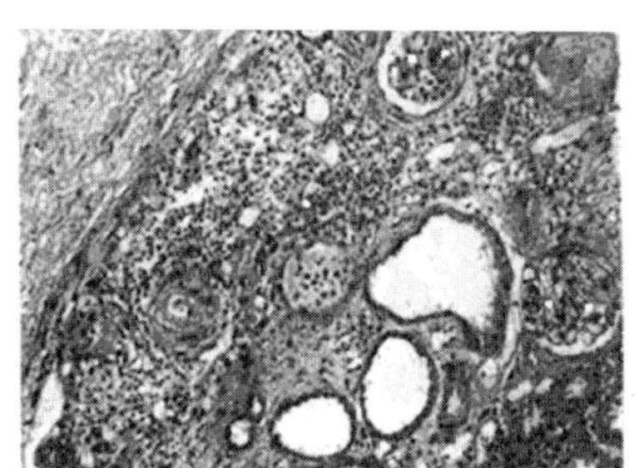

图 30-8　肾间质单核细胞浸润（HE 染色，20×）

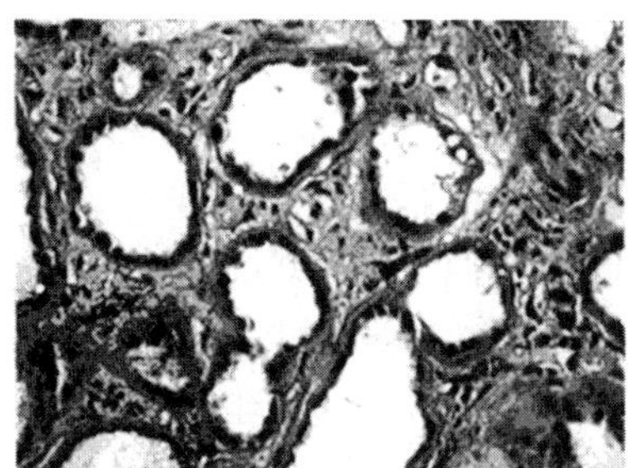

图 30-9　肾小管基膜增厚（HE 染色，40×）

（三）临床表现

该病属于囊性肾脏病范畴，但与其他类型的囊性肾脏病不同。依遗传方式、起病年龄及临床表现分为二型，即成人型和儿童型。成人型多发病于成人，为常染色体显性遗传，主要表现为肾脏病变，肾外表现较少。儿童型又称少年性肾单位肾痨，为常染色体隐性遗传，少数患者散发，由于无明显的水肿和高血压，往往延误诊断和治疗，是儿童终末期肾衰竭的主要原因之一，占 10%～25%。该型发病年龄早，首发症状常为多尿，通常在 6 岁时开始出现，伴烦渴、遗尿、生长发育迟缓。本病由于肾髓质和肾小管受累，肾浓缩功能及对钠的重吸收功能降低，出现低比重尿，尿中失盐、失钾可致低钠、低氯及低钾血症；由于肾脏分泌促红细胞生成素减少，可导致贫血，并且表现较患其他肾病的儿童严重；肾脏 1,25-羟骨化醇产生减少，使肠道对钙的吸收减少，血钙降低，继而出现继发性甲状旁腺功能亢进，晚期出现肾小球功能减低引起氮质血症。部分患儿有肾外表现，包括并发眼、脑、骨骼或肝脏的异常，其中以色素性视网膜炎较常见，可致失明。

3 种少年性肾单位肾痨的临床表型，即少年型、新生儿型和青年型，其临床表现也各具自身特点。无高血压和蛋白尿的表现是少年型 NPH 的显著特点，新生儿型可有高血压、呼吸衰竭和羊水减少等表现，无蛋白尿和血尿是青年型 NPH 的临床特点。Omran 等对一个 340 人的家系研究发现，大部分青年型患者以贫血就诊。10%～15%的少年型和青年型患者合并肾外表现，最常见的为视网膜营养不良，病情可轻可重，重者早期出现 Leber 黑曚，轻者表现为轻度视力损害和视网膜色素变性(RP)。合并视网膜病变的肾单位肾痨被称为 Senior-loken 综合征(SLSN)。个别患者也出现其他肾外表现，特别是眼运动不能(Cogan 综合征)、肝纤维化、智力发育迟滞等。

(四)诊断与鉴别诊断

1.诊断

由于该病通常起病隐匿，且症状缺乏特异性，早期诊断相对困难，国外有文献对此进行了一些探讨。从临床症状上看，有作者报道此类疾病早期贫血较重，与肾功能不全的程度不符。也有作者报道夜间规律饮水现象可能为早期诊断提供线索。家族史也可为早期诊断提供很好的线索。对于慢性肾衰竭患儿，应重视对家族史的询问，必要时对家族成员进行尿沉渣检查。对于临床疑似，且有家族史的病例，首先需通过绘制家系图确定该病的遗传方式。若遗传特点为代代发病，男女发病比率相等，则考虑常染色体显性遗传；若家系中同代多人发病，男女均有发病，则考虑常染色体隐性遗传，有 NPH 的可能。在实验室检查方面，有作者探讨了影像学技术的早期诊断价值，肾脏 B 超被认为是肾髓质囊性病的一线检查手段，典型特点为肾脏大小正常或稍小，肾实质回声增强，皮髓边界不清，可见多个囊肿。皮髓边界囊肿具有一定的诊断价值。然而，通过对疑似患者的随访发现，囊肿多在疾病晚期出现，早期超声检查通常见不到囊肿。为此 Wise 等探讨了 MRI 的可行性，传统的 MRI 方法不适于肾脏微小病变的检测。但近年来新技术的应用拓展了 MRI 应用的空间，减少了呼吸造成的假象，增加了分辨率。有学者认为，当超声检查得不到确切结论时，MRI 可作为二线检查手段，有可能在疾病的较早期发现囊肿。从肾脏病理上看，若肾小球病变轻微，肾小管病变严重，具备肾小管病变“三联征”者应高度考虑此病。

尽管国外的文献报道 NPH1 是引起儿童期慢性肾衰竭最常见的遗传性肾脏疾病，且该病的早期诊断对患儿的管理、对其家族成员病情的早期发现和监测，以及进一步遗传咨询会有很大帮助，但目前国内对该病尚缺乏足够重视，教科书上也未强调该病的重要性，文献报道的病例并不是很多，部分病例报道缺乏病理诊断依据。因此，首先要重视该病，对有家族史的慢性肾功能不全患儿，首先应考虑到此病的可能性。

随着基因诊断技术的成熟，国外有作者推荐如下方案，首先通过系谱分析确定疾病的遗传方式，对于临床可疑患儿(表现为多尿、多饮，夜间饮水，继发性遗尿，生长迟缓，贫血，血肌酐水平增高)，首先进行肾脏超声检查。如果肾脏超声表现为大小正常，回声增强，皮髓边界不清及囊肿，拟诊为 NPH 时，应行分子遗传学诊断。如果分子遗传学不能确诊，应行肾脏病理学检查。

随着 NPH 致病基因的发现，对 NPH 的基因诊断已成为可能。目前国外对 NPHP1 的基因突变分析工作开展得较为深入，对其他类型的 NPH 的基因突变分析工作也在进行中。NPHP1 基因长 83 kb，具有 20 个外显子，其 mRNA 长 415 kb。研究发现，80%的少年型 NPH 患儿存在大片段 NPHP1 基因纯合缺失，一些患儿存在杂合缺失合并点突变。

有作者推荐如下基因诊断方案，首先检测是否存在 NPHP1 基因大片段纯合缺失。若存在大片段纯合缺失，可确诊。若不存在，可通过原位杂交检测有无杂合缺失，通过 DNA 测序检测有无点突变。若存在，可确诊。若阴性，而临床病理符合 NPH，则考虑其他类型 NPH。

国内尚未开展此病的基因诊断，但对于临床疑似病例，可首先通过临床表现、影像和病理特点判断是否为 NPH-MCKD。有条件时最好进行基因诊断。其中尤其需重视绘制系谱图进行家系分析和肾活组织检查。

2.鉴别诊断

该病需与以下疾病鉴别诊断。

(1)常染色体显性遗传性多囊肾病：肾脏增大，皮质、髓质均有囊肿，并常有肝囊肿、颅内动脉瘤等肾外表现。

(2)髓质海绵肾：一侧或双侧肾内单个或多个锥体内集合管的囊性扩张。罕有引起肾衰竭者，反复血尿伴尿路感染，时有肾绞痛和小结石排出，可有轻度肾浓缩功能减退及高尿钙症。

(3)肾小管酸中毒：虽有类似水电解质紊乱及多饮、多尿，可有肾结石、骨软化、生长发育障碍、酸中毒，但尿呈碱性(或中性)，无氮质血症，尿比重在1.20以上。

(4)尿崩症：以烦渴、多饮、多尿、低比重尿为特点，常无其他症状。

(5)原发性甲状旁腺功能亢进症：常见于单一甲状旁腺腺瘤引起，主要特征为高血钙症、肾结石、肾钙化症状(如肾绞痛、血尿及进行性肾功能减退)、骨质脱钙表现(如骨质疏松、骨痛)。

(五)治疗和预后

本病无特殊治疗，一般可针对水盐失衡和贫血，采用对症支持治疗。针对慢性肾衰竭，行血液透析和肾移植有一定价值。本病预后差，肾衰竭的紧张速度与遗传方式和性别无关，从诊断到透析的平均时间为3～4年。

(王丰军)

第三十一章

先天性肾脏病

第一节　Alport 综合征

一、概述

Alport 综合征(AS)是以进行性血尿、肾功能不全为主,伴有耳聋和(或)眼病变的一种遗传性疾病。其临床特征是进行性肾衰竭、神经性耳聋及眼病变。

AS 发病率约为 1:(5 000～10 000),在肾小球疾病中约占 2%,在小儿慢性肾衰竭病例中约占 3%,在肾移植病例中约占 2.3%,在终末期肾衰竭患者中约占 5%,在成人肾活检中占0.3%,而在儿童肾活检中约占 1.7%～2.5%。

电镜对此病具有诊断意义。

二、病史特点

(1)本病为遗传性疾病,有三种遗传方式:性连锁显性遗传、常染色体隐性遗传及常染色体显性遗传。

(2)最常见者为性连锁显性遗传,位于 X 染色体长臂中部(Xq21.31-q24)的Ⅳ型胶原 α_5 链基因结构异常所致。男性患者较女性患者症状重,慢性肾衰竭发展快。男性患者Ⅳ型胶原 α_5 链完全缺如,而在女性患者仅局灶性损害。

(3)其余大多数为常染色体隐性遗传。基因变异导致Ⅳ型胶原纤维网结构异常,进而影响肾小球基膜的结构和功能,在此基础上发生进行性肾小球硬化。

(4)多在 10 岁前发病,最早发病者于出生后即呈现血尿。

(5)肾病变:①突出表现为血尿,可为肉眼血尿或镜下血尿,常为首发症状,间断或持续出现,多在非特异性上呼吸道感染、劳累或妊娠后加重。②慢性、进行性肾损害在男性尤为突出,常在 20～30 岁进入终末肾衰竭。③女性患者症状轻,较晚或不发生肾衰竭。但在常染色体显性遗传家系中,男女患者病情进展差别较小。

(6)耳病变:①耳病变以高频性神经性耳聋为特征,30%～50%患者受累。②耳聋多为双侧,也可为单侧。③男性多见,多与肾炎并存,但也有单独存在者。

(7)眼部病变:①10%～20%患者受累。②包括斜视、近视、眼球震颤、圆锥形角膜、角膜色素沉着、球形晶体、白内障及眼底病变。③球形晶体及黄斑周边微粒为本病特异表现。④男性较女性多见。

(8)其他器官病变:①大脑功能障碍,多神经病变,进行性神经性腓骨肌萎缩,红斑性肢痛病等。②食管肌肥厚,食管、气管支气管及生殖器平滑肌瘤。③抗甲状腺抗体阳性,甲状旁腺功能低下、氨基酸代谢障碍症。

三、体检要点

肾功能代偿时无特殊体征。

四、实验室检查

(1)尿常规:持续红细胞增多(+～+++),可伴有蛋白增多。

(2)血生化:血肌酐、尿素氮升高。

五、肾脏病理

(一)光镜

(1)早期无明显病变。

(2)肾小球可从局灶节段系膜增生渐发展至肾小球硬化。

(3)肾间质可从炎症细胞浸润发展至纤维化,并伴肾小管萎缩。

(4)本病常见肾间质泡沫细胞,多出现在肾脏皮髓交界处。

(5)无免疫球蛋白及补体沉积。

(二)电镜

(1)肾小球基膜不规则增厚、扭曲、密度不均匀并撕裂。

(2)部分患者基膜节段性菲薄。

六、诊断思路

(一)诊断标准

1.1988 年 Flinter 提出 AS 四条诊断标准

(1)血尿和(或)慢性肾衰竭家族史阳性。

(2)电镜下 GBM 典型表现。

(3)典型的眼部病变:前锥形晶体,黄斑微粒。

(4)高频感音神经性耳聋。

以上 4 条中符合 3 条可以诊断。

2.1996 年 Gregory 等人提出的 AS 诊断标准

(1)肾炎家族史,或先证者的一级亲属或女方的男性亲属中有不明原因的血尿。

(2)持续性血尿,无其他遗传性肾脏病的证据,如薄基膜肾病、多囊肾或 IgA 肾病。

(3)双侧 2 000～8 000 Hz 的感音神经性耳聋,耳聋呈进行性;婴儿早期没有,但多于 30 岁前出现。

(4)COL4An(n=3、4 或 5)基因突变。

(5)免疫荧光学检查显示肾小球和(或)皮肤基膜完全或部分不表达 Alport 抗原决定簇。

(6)肾小球基膜的超微结构显示广泛异常,尤其是增厚、变薄和分裂。

(7)眼部病变,包括前圆锥形晶状体、后囊下白内障和视网膜斑点等。

(8)先证者或至少 2 名家系成员逐渐发展至 ESRD

(9)巨血小板减少症或白细胞包涵体。

(10)食管和(或)女性生殖道的弥漫性平滑肌瘤。

Gregory 等人在综合前人研究的基础上提出的诊断 AS 标准:若诊断 AS 家系,直系家庭成员需符合 4 条标准(并非同一人必须具备所有 4 条标准),当考虑旁系亲属或仅表现为不明原因血尿、ESRD 或听力障碍的极个别个体时应十分慎重;当判断 AS 家系中家庭成员是否受累时,如果该个体符合相应遗传型,且符合标准(2)～(10)条中的 1 条,可作拟诊,符合 2 条便可诊断;对于无家族史的患者的诊断,至少应符合上文中的 4 条指标。

(二)鉴别诊断

1.良性家族性血尿

(1)为常染色体显性或隐性遗传病。

(2)临床表现为无症状血尿。

(3)肾功能始终正常,不伴耳、眼病变。

(4)电镜下肾小球基膜弥漫变薄并无增厚,可资鉴别。

2.指甲一髌骨综合征

(1)为常染色体显性遗传病。

(2)有指甲发育不良及骨关节发育不良等临床表现。

(3)无耳聋及眼疾。

(4)肾脏病变主要表现为肾病理电镜下肾小球基膜增厚呈花斑或虫蛀状,有膜内纤维丝。

七、治疗

(一)药物治疗

药物干预目前对于AS尚无特异治疗,药物干预的目的在于控制尿蛋白,延缓病程的进展,尽可能延长患者的生存期。

(1)血管紧张素转换酶抑制剂,如依那普利10～20 mg/d。

(2)环孢素A,5 mg/(kg·d)。

(二)基因治疗

(三)肾移植

八、诊疗中注意问题

(1)本病为一缓慢进展性疾病,多数患者将发展至终末期肾衰竭。

(2)男性、大量蛋白尿、耳聋严重、眼部病变及肾小球基膜广泛增厚、分层者预后较差。

(王丰军)

第二节 Fabry病

Fabry病(Fabry's Disease),又称弥漫性躯体血管角质病,是一罕见的性连锁遗传的遗传性鞘糖脂类代谢病。致病基因GLA位于X染色体长臂22.1位(Xq22.1)。由于α-半乳糖苷酶A(一种溶酶体酶)的缺乏,影响了鞘糖酯代谢,导致鞘糖酯在人体许多组织沉积而引起一系列脏器病变。

本病发病率约为1∶40 000。男女均可发病,但症状男性较女性重。起病多在儿童或青少年时期。临床表现多种多样。肾脏最早表现肾小管功能不全如尿酸化和浓缩稀释功能障碍(尿崩症、肾小管性酸中毒等)、糖尿、氨基酸尿等。蛋白尿在儿童时期即可出现,至20多岁已非常常见,可伴血尿、管型,尿中含脂细胞,在偏光显微镜下形似“马耳他十字架”。尿中鞘糖酯含量增高,为正常人的30～80倍。20～40岁间出现高血压和肾功能不全,大多在50岁左右进展至ESRD。B型和AB型血者较其他血型发病更早,症状更重。其他可累及皮肤、神经系统、循环系统、眼等系统和脏器,表现皮肤血管角质瘤、肢体疼痛、四肢蚁行感、脑缺血或出血、自主神经功能异常、心脏缺血性改变、心律失常、传导阻滞、高血压、心肌肥厚、二尖瓣脱垂、角膜旋涡状沉积物等。

肾脏病理可帮助明确诊断。光镜下可见肾小球上皮细胞、内皮细胞、系膜细胞及肾小管上皮细胞等体积增大,胞浆中充满大量、大小不一的空泡,类似“泡沫细胞”,其在冷冻切片上可为苏丹Ⅲ或油红O这些特殊脂肪染色所染,而石蜡切片PAS染色不能着染。电镜下可见几乎所有肾脏细胞内都含“斑马小体”,这一特征性改变,伴足突融合。肾小球基膜早期可正常,随病变进展逐渐增厚或塌陷、局灶节段和球性硬化,小管萎缩,间质纤维化。免疫荧光阴性,仅硬化部位可有节段IgM沉积。

此外尿、血清、血浆、外周血中性粒细胞或培养的皮肤成纤维细胞、头发毛囊提取液中α-半乳糖苷酶A浓度测定亦有助于本病诊断,尤其对男性。

解除临床疼痛症状比较容易，但如何阻止肾功能的恶化及心血管疾病的进展，目前缺乏有效手段。主要对症治疗，正规降压治疗对本病有益，血浆置换可去除血中过多鞘甲酯，可在一段时期内改善临床症状。运用从人脾脏或胎盘中提取或基因重组得到的。α-半乳糖苷酶 A 来治疗这一方法尚处于研究阶段。终末期肾衰患者，行透析或肾移植治疗。

（王丰军）

第三节 指甲髌骨综合征

指甲髌骨综合征（NPS）又称遗传性指甲骨关节发育不全（HOOD）、Fong 综合征和 Turner-Keiser 综合征，是一罕见的以指甲和骨关节发育不良合并肾脏、眼等多脏器受累的遗传性疾病。本病以 AD 遗传方式遗传，相关基因定位于第 9 号染色体长臂 34.3 区（9q34.3）。

本病发病率约为（4.5～22）/100 万，临床典型表现为指甲-骨四联征（指甲发育不良或骨缺如；髌骨发育不全或缺失；髂骨后骨刺；桡骨头和肱骨小头发育不全）。30％～50％患者合并肾脏病变，表现中度蛋白尿、镜下血尿、高血压、水肿，同时伴肾小管酸化和浓缩稀释功能异常，肾病综合征和进行性肾衰竭偶见。病程呈慢性进展，平均 33 岁左右进入 ESRD。其他病变包括色素性虹膜炎、青光眼、白内障、虹膜缺失、小角膜，高频感音性耳聋等，心、脑、甲状腺亦可有异常。

肾组织光镜检查无特异性，早期可基本正常，随病程进展常表现局灶节段性肾小球硬化伴小管萎缩、间质纤维化。免疫荧光多阴性，小球硬化部位可有 IgM 和补体沉积。电镜可见足突融合，GBM 不规则增厚，呈特征性“虫蚀”状改变。

对于临床症状不典型无法确诊而同时有肾脏改变的患者，肾穿刺活检可明确诊断。骨关节 X 线摄片、眼科检查、高频电测听等特殊检测亦可有助于诊断。

本病无特殊治疗，主要对症支持治疗。膝、踝、足畸形行矫形手术矫正，肾功能不全者行血透、腹透或肾移植。

（王丰军）

第四节 先天性肾病综合征

先天性肾病综合征（CNS）严格地指新生儿在初生时即有的肾病综合征，广义上 3 月以内的患儿出现肾病综合征的临床表现称之为 CNS。引起 CNS 的原因有多种，最多见于遗传性婴儿型肾病，也可见于非遗传性疾病（见表 31-1）。

CNS 罕见，因大多发生在芬兰及芬兰民族中，又称芬兰型 CNS（CNS，Finnish type，CNF），但以后非芬兰人病例也有发现，我国也有报道。为常染色体隐性遗传，该病基因可能与基膜某种成分有关，如肾小球基膜糖蛋白合成障碍使其通透性增高。

CNF 病理检查肉眼见两肾肿大。早期光镜下肾小球正常，特征性变化为近端小管呈囊状扩张。晚期肾小球硬化，肾小管萎缩，系膜基质增加。免疫荧光镜下未见免疫球蛋白与补体成分沉淀。电镜下可见上皮细胞足突融合。CNS 非芬兰型皆病综合征病理改变为弥漫型系膜硬化或增生硬化，局灶节段型硬化，个别为微小病变。

病儿多于出生及出生后 3 个月内出现大量蛋白尿、全身水肿、低蛋白血症、进行性、难治性腹水。患儿常为低体重出生儿，大胎盘（可达体重的 25％以上）。患儿常有生长发育障碍与营养不良，小头、耳位低、鼻梁塌等特殊面容，脐疝，易患抽风、感染与肾静脉血栓形成等合并症。病情呈进行性，约 50％病儿于1 岁内死于感染，其余在 2 岁左右出现肾功能障碍，多于 4 岁前死于肾衰竭。

表 31-1 先天性肾病综合征病因分类

1.遗传性
(1)遗传性婴儿型肾病
①先天性肾病综合征芬兰型(CNF)
②非芬兰型(弥漫性系膜硬化型或增生硬化型、局灶节段硬化型、突发性膜性肾病、微小病变型等)
(2)继发或并发肾外遗传病
①指甲-髌骨综合征
②Drash 综合征
2.非遗传性,多继发于
(1)感染性
①先天性梅毒
②先天性弓形体病
③先天性胞浆菌病
①先天性巨细胞病毒
(2)环境毒素:有机或无机汞类
(3)肿瘤:Wilms 肿瘤
(4)其他
①婴儿型 SLE
②溶血一尿毒综合征

本病无特殊治疗方法,保守治疗不满意,用肾上腺皮质激素与免疫抑制剂易并发感染而致命,应慎用。肾衰时除维持透析外,有肾移植成功报道。国内也有经换血疗法后缓解二年以上的报道。

(王丰军)

第五节 薄基膜病

薄基膜病亦称家族性良性血尿。20 世纪 60 年代中期,McConville 报道了一组持续性血尿患儿,经泌尿系详尽检查均无异常发现。这组患者均有明确的家族史,随访数月至 12 年均无肾功能损害产生,故称之为良性家族性血尿。70 年代初期 Rogers 等证实其唯一的病理改变是在电子显微镜下观察到弥漫、显著的肾小球基膜(GBM)变薄。近年的一些报道指出仅部分薄基膜。肾病患者有血尿家族史,并有少数患者以单纯性蛋白尿为临床表现,故而许多肾脏病学者主张用超微结构病理特征替代"良性家族性血尿"的命名,称之为薄基膜肾病。

一、病因及发病机制

本病属常染色体显性遗传。以往报道薄基膜肾病有阳性血尿家族史者为 80%～100%。薄基膜肾病为单纯性血尿的常见病因。可为家族遗传性或散发性,前者呈常染色体显性遗传,系编码Ⅳ型胶原 α_4 链的基因突变所致,后者的病因不明。近年,一些包括大数量薄基膜肾病患者的报道指出,可证实有阳性家族史的薄基膜肾病患者仅为 40%,尚难肯定是属研究者未详尽调查患者的家族史或其他原因所致。日本、中国最近的研究也指出,仅小部分薄基膜肾病患者有可证实的阳性血尿家族史。无论如何,该病患者阳性家族史的高发生率表明遗传因素可能为重要因素。

该病的发病机制尚未澄清,某些学者认为 GBM 的发育不完全成熟可能是致病的直接原因。研究证实 GBM 变薄主要为上皮侧 GBM 的缺如或减少所致。用免疫荧光方法证实抗 GBM 抗体可与薄基膜肾病的 GBM 相结合,而不与 Alport 综合征的 GBM 结合,说明此二病间有某些本质的区别。最近用抗 Goodpasture 综合征抗原决定簇(M_2)抗体,也证实了薄基膜肾病患者 GBM 内仍保留 Goodpasture 综合征的抗原决定簇。Rogers 在电镜下观察到数例患者 GBM 有穿孔,并否认为人工假象,由此作者提示 GBM 的破损是血尿产生的原因。这一观察应待更多的观察验证。

二、病理

光镜检查没有明确的具有诊断意义的病理指标。以往文献多报道肾小球、肾小管间质常呈正常，一些研究指出，薄基膜肾病常有某些非特异性病理变化。所有患者的肾小球系膜呈轻度至中度增生，相对而言，系膜基质增多重于系膜细胞增生，部分患者肾小球动脉有某种程度的透明样变或内膜有斑片样增厚，极个别患者有单个新月体形成，或出现类似系膜毛细血管性肾炎的呈局灶、节段分布的双轨征。一般无局灶性节段性肾小球硬化。同样，肾小管间质可完全正常，也可呈小灶状肾小管萎缩和间质纤维化，但程度一般较轻。间质中通常无明显炎症细胞浸润，也无泡沫细胞存在。免疫荧光通常为阴性，偶尔可见 IgM 和(或)C_3 在系膜区或肾小球毛细血管壁呈节段性分布，但强度很弱。电镜检查对于该病的诊断起关键作用。弥漫性 GBM 变薄是该病唯一的或最重要的病理特征。根据 GBM 变薄程度将其可分中、重度变薄和轻度变薄两种类型。部分病例可观察到非特异性的节段性上皮细胞足突融合等变化。所有研究均一致认为薄基膜肾病肾小球内(系膜区、毛细血管襻)无电子致密物沉积。

三、实验室检查

尿检查发现血尿和轻度蛋白尿。实验室检查如血补体、血浆蛋白电泳、抗核抗体、血小板计数、出血和凝血时间、尿素氮、肌酐清除率、尿浓缩功能及尿细菌培养(包括结核菌)均无异常发现，泌尿系检查(如膀胱镜、静脉肾盂造影等)也均正常。

四、临床表现

(1)可发生于任何年龄，男女比例为 1∶(2～3)。

(2)反复发作性肉眼血尿，多数患者为持续性镜下血尿。

(3)上呼吸道感染期间或感染后，偶尔在剧烈运动后部分患者可呈现肉眼血尿。

(4)约 1/3 患者有红细胞管型，儿童以无症状单纯性血尿为多见，成人患者中 45%～60%合并有轻度蛋白尿，少数患者(女性为主)有腰痛。部分成人患者可有轻度高血压。绝大多数患者尿红细胞位相显微镜检查为大小不一、多种形态的肾小球源性红细胞。最近也有作者报道少数薄基膜肾病的患者以轻度蛋白尿为唯一临床表现。

(5)肾脏疾病常用血生化检查一般正常，肾功能可长期维持在正常范围。

五、诊断及鉴别诊断

该病的诊断依赖于肾脏超微结构的观察。本病诊断的主要依据如下。①单纯性血尿或合并有轻度蛋白尿，无肾功能不全表现。②家族中有发作性血尿史。③肾活检免疫荧光阴性，光镜检查正常或轻度异常，电镜下可见到弥漫性 GBM 变薄而无电子致密物沉积。

本病应与下列疾病鉴别。

(1)Alport 综合征：Alport 综合征一般仅见于青少年，肾功能进行性减退，男性病情重，常合并有神经性耳聋和眼异常，有阳性家族史，肾活检光镜下可有多种不同的表现，肾间质，特别是皮髓质交界处易见泡沫细胞有助于该病诊断。电镜下 GBM 增厚并呈多层结构可形成网状，其内包含有致密颗粒。部分 Alport 综合征 GBM 厚度不均一，粗细镶嵌。这些临床症状和病理改变有助于与薄基膜肾病相鉴别。

(2)系膜 IgA 肾病：系膜 IgA 肾病若临床上以血尿为主要表现者应与薄基膜病鉴别。前者肾活检免疫荧光以 IgA 为主的免疫球蛋白在系膜区沉积，电镜下系膜区可见大块电子致密物沉积，这些特点使系膜 IgA 肾病与薄基膜肾病鉴别并不困难。

(3)薄基膜必须与外科性血尿(如结石、肿瘤等)、泌尿系感染，某些以血尿为主要表现的原发性肾小球疾病(如系膜增殖性肾炎、局灶性肾炎、急性链球菌感染后肾炎等)及其继发性肾小球疾病(如紫癜肾、狼疮肾等)相鉴别，可依据上述各病的临床特点、实验室检查和病理改变加以排除。

六、治疗及预后

薄基膜肾病是一种良性疾病，无须特殊治疗。但应避免感冒和过度疲劳，加强对少数有高血压患者的血压控制，避免不必要的治疗。ACEI 治疗有助于保护肾功能。绝大部分该病患者预后良好，肾功能可长期保持于正常范围。

（王丰军）

第六节　良性家族性血尿

良性家族性血尿又称薄基膜肾病（TBMN），是指临床表现为良性家族性血尿，病理以肾小球基膜弥漫性变薄为特征的遗传性肾脏疾病。另外，以往依临床症状诊断为“良性家族性血尿”的患者，肾活检超微结构多显示为肾小球基膜变薄，因而有些作者认为两者实质上为一种疾病。

一、诊断

（一）临床表现

持续性镜下血尿是本病普遍和典型的临床表现，但也有报道 9%～38%的儿童和成人有发作性的肉眼血尿，并可能与上呼吸道感染或剧烈运动有关。多数报道认为血尿以肾小球性为主，但也有学者报道仅一半患者（55.6%）为肾小球性血尿。除血尿外少数薄基膜肾病患者还可伴有蛋白尿、高血压。绝大多数薄基膜肾病患者肾功能正常，因而预后良好，但也有极个别患者出现肾功能不全的报道。薄基膜肾病患者除肾脏表现外，多无其他肾外症状。有些作者报道少数患者可有耳聋（约 10%），听力检查显示为高频区听力障碍。但不同于 Alport 综合征，薄基膜肾病患者的耳聋多较轻，不进行性加重。

（二）病理

光镜检查没有特异性的病理变化。但确有报道可见到系膜区轻度扩张和系膜细胞的轻度增生，甚至伴有肾小管和间质的小灶状萎缩和硬化。直接免疫荧光检查常为阴性，偶有沿 GBM 少量的 IgG、IgM、IgA 和 C_3 的沉积，或系膜区有微弱的 IgM 沉积、肾小动脉和系膜区极弱的 C_3 沉积。抗 GBM 自身抗体或抗 Goodpasture 抗原的单抗染色正常或轻微减弱。电镜观察到肾小球基膜弥漫性变薄是薄基膜肾病特征性的病理变化。但在超微病理诊断中应注意以下两点。

1.肾小球基膜的正常厚度因年龄而异

1 岁平均为 220 nm（100～340 nm），以后随年龄而增长直至 7 岁左右，平均厚度达到 310 nm（180～440 nm）；也有些作者报道 1 岁男孩平均厚度为 261 nm，女孩为 220 nm，以后随年龄增长直至 40 岁。

2.方法学问题

如肾组织标本固定、处理过程、测量方法、被测部位的选择等。

尽管如此，各家报道基膜厚度在薄基膜肾病组均明显低于各自的对照组（186～405 nm）。

（三）诊断与鉴别诊断

临床表现为持续性镜下血尿、有血尿家族史，可以怀疑为本病，但确诊必须经肾活检电镜检查，并测量到肾小球基膜弥漫性变薄。Cosiod 等还强调薄基膜肾病的诊断还应注意。①没有耳聋或肾衰家族史；②如果病理检查显示除基膜变薄以外还伴有其他肾小球病变，则患者的第一级亲属中要有镜下血尿者，才可以诊断为此病。薄基膜肾病的患者也有可能再患甚至可能更易患其他肾小球疾病，其中较多见的为 IgA 肾病和系膜增生性肾小球肾炎。

二、治疗及预后

尽管薄基膜肾病为遗传性疾病，但其预后好，极少发生肾衰，因而不必进行治疗。

（王丰军）

第三十二章

药物、毒物肾损害

第一节　概　述

一、概述

药物性肾损害指肾脏对治疗剂量药物的不良反应和因药物过量或不合理应用而出现的毒性反应。是由不同药物所致、具有不同临床特征和不同病理类型的一组疾病。

二、病因及发病机制

（一）病因

原有肾脏病变，特别是已有肾功能减退者，使药物半衰期延长；低蛋白血症者；血容量不足或伴电解质紊乱者（低钾、低钠血症者）；有严重贫血，肾已存在缺血缺氧情况及老年患者，均使药物对机体的毒性加大，血和组织中药物浓度较易达到中毒水平，如未能根据患者的肾功能合理用药，则常诱发药物所致的肾损害。

（二）发病机制

药物引起泌尿系统损害主要表现形式为肾脏毒性反应及过敏反应。

1.直接作用

直接作用是药物毒性发生的最重要的机制，药物直接损伤肾细胞，其毒性作用与药物的浓度和化学特性及剂量直接相关。

2.间接作用

药物可通过影响肾细胞代谢或造成尿路梗阻，导致肾损害；某些药物及降解产物与宿主蛋白相互结合，形成的抗原抗体复合物导致肾小管和肾间质的病变，引起急性间质性肾炎、抗体介导的免疫复合物肾炎及抗肾小球基膜肾炎。

三、临床表现

某些药物对肾脏某些部位有特殊的亲和力，引起特异的病理变化及临床表现；但很多药物引起的肾病理变化相同，出现相同的临床综合征表现：

（一）急性肾衰综合征

多为非少尿性，用药后血肌酐、尿素氮迅速升高，肌酐清除率下降，尿比重及尿渗透压下降。停药后肾功能渐恢复，肌酐清除率复升，肾小管上皮细胞的功能及结构恢复正常则需半年至一年。不可恢复渐演变成慢性肾功能不全者，需依赖透析治疗维持生命。

(二)急性过敏性间质性肾炎综合征

1.全身过敏反应

包括药物热、药疹、全身淋巴结肿大及关节酸痛、血嗜酸粒细胞计数升高、血 IgE 升高。

2.肾脏表现

出现血尿、蛋白尿及无菌型白细胞尿,肾小管功能减退,重症可导致急性肾衰竭。

(三)急性肾炎综合征或肾病综合征

由于药物所致免疫反应导致急性肾炎综合征,少数病例呈肾病综合征表现。

(四)急性梗阻性肾病综合征

由于药物梗阻尿路,致使发生无尿及迅速肾功能恶化,一旦梗阻解除尿量增多,肾功能恢复正常。

四、辅助检查

(一)实验室检查

1.血常规

血嗜酸性粒细胞计数升高。

2.尿常规

血尿、蛋白尿、管型尿及无菌性白细胞尿(尿沉渣见嗜酸性粒细胞占 1/3 以上)。

3.肾功能

肾小球滤过功能及肾小管功能下降(血肌酐、尿素氮迅速升高,肌酐清除率下降,尿比重及尿渗透压下降,代谢性酸中毒及电解质紊乱)。

4.其他

血 IgE 升高。

(二)影像学检查

一多见双肾增大或正常。

(三)病理检查

1.以肾小管-间质受累为主

(1)急性肾小管坏死:近端肾小管上皮细胞变性、坏死,并向腔内崩落,基膜断裂及间质水肿。各种细胞碎片出现在肾小管的腔内,使小管阻塞。肾小球与血管基本正常。

(2)急性过敏性间质性肾炎:肾间质呈变态反应性炎症病理变化,表现为肾间质高度水肿、嗜酸性粒细胞、淋巴细胞及单核细胞浸润,IgG 沿肾小管基膜呈线样沉积,伴 C_3 沉积,同时可见肾小管上皮细胞变性及坏死。

2.以肾小球受累为主

可表现为肾小球肾炎、肾小球轻微病变、局灶增生性肾炎或新月体肾炎或膜性肾病。

五、诊断及鉴别诊断

(一)诊断要点

(1)具有明确应用肾损伤药物史。

(2)具有肾损害表现。

(3)除外原发性肾脏病及其他疾病引起的肾损害。

(4)必要时行肾穿刺活检病理检查。

(二)鉴别诊断

1.与其他原因导致的急性肾小管坏死鉴别诊断

由于药物性肾脏损害以急性肾小管坏死最为常见,须与其他原因导致的急性肾小管坏死进行鉴别,一般认为在用药过程中或用药后肌酐清除率较正常下降 50%以上,B 型超声示双肾增大或正常,除外肾前性与肾后性氮质血症,要警惕药物性肾脏损害,必要时肾穿刺活检病理检查确诊。

2.与其他原因导致的急性间质性肾炎的鉴别诊断

有可疑的过敏药物应用史，有全身过敏表现，尿检可见无菌性白细胞尿，其中嗜酸性粒细胞 1/3 和（或）蛋白尿（甚至肾病综合征），肾功能检查示肾小球滤过功能在短期内出现进行性下降，伴近端和（或）远端肾小管功能的部分损伤。血中 IgE 升高有助于诊断。可疑病例应行肾穿刺病理检查明确诊断。

3.与其他原因导致的急性肾衰竭的鉴别诊断

药物性急性肾衰竭应与由急性肾小球肾炎、急进性肾小球肾炎、原发性肾病综合征及非药物性急性肾小管坏死、狼疮性肾炎及小血管炎相关性肾炎所致的急性肾衰竭鉴别。以上肾脏疾病均具有肾小球滤过率下降的共同表现，但各自还有原发病的特征性表现，病理变化也具有不同特点。必要时进行肾活检以明确诊断。

（三）诊断流程图

见图 32-1。

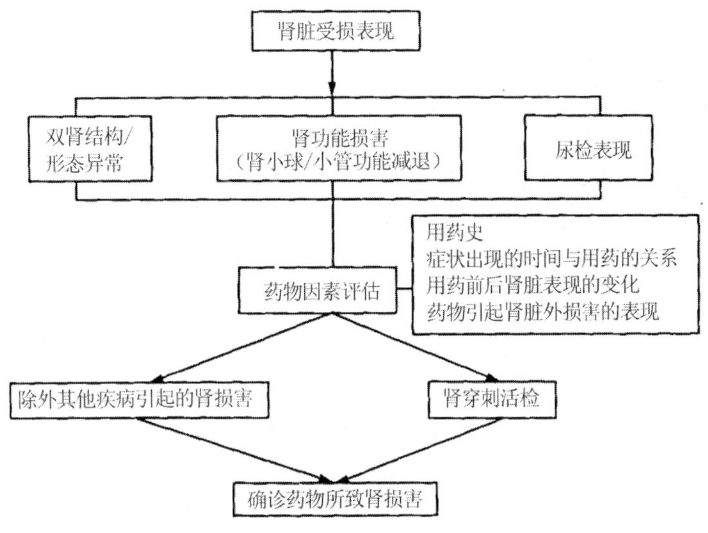

图 32-1　药物所致肾损害诊断流程图

六、治疗

（一）治疗

（1）及时停药，及早采取增加药物排出的措施。

（2）针对不同药物肾损害的不同类型进行对症处理和病因治疗，药物性小管间质性肾炎致急性肾衰竭可用适量激素治疗，必要时应进行透析治疗。

（二）预防措施

严格掌握用药指征，防止滥用或用药种类过多。选择疗效好、肾毒性小的药物，对有潜在或明确肾毒性的药物，要掌握用药方法、剂量、疗程，避免与肾毒性药物联用，对原有肾脏损害，肾功能不全或存在肾脏损害高危因素者应减少用量或延长使用间隔时间。

七、预后

引起肾损害的药物不同而患者的预后不同。

（马学涛）

第二节　非甾体抗炎药肾损害

非甾体抗炎药(Nonsteroidal anti-inflammatory drugs,NSAIDs)被广泛应用于各种炎性关节炎(如骨关节炎、类风湿关节炎、强直性脊柱炎、痛风性关节炎、反应性关节炎及儿童特发性关节炎等)、软组织病(如纤维肌痛症、肩周炎、腰肌劳损及网球肘等)、癌性疼痛、运动性损伤、痛经、手术后疼痛及发热。近年来,小剂量阿司匹林已成为各国预防心、脑血栓病变的重要治疗措施,还发现其对直、结肠癌有预防作用,并可延缓老年痴呆病的进展。在发达国家,无论以非处方或医生处方得到的止痛药已成为最常用的药物类别之一,其中绝大多数为NSAIDs,估计其占发达国家处方总量的4%～9%。

尽管NSAIDs具有多种不同的化学结构,但其药理作用及不良反应极为相似。其主要不良反应为胃肠道反应和肾损害均与其药理机制相关。近30年来,对NSAIDs居首位的胃肠不良反应给予了极大的关注,与之对比,仅居其后的肾损伤则未受到应有的重视。NSAIDs的共同作用机制是干扰花生四烯酸代谢,抑制环氧合酶,导致前列腺素(PG)合成障碍。由于PG合成障碍可导致肾衰竭、水钠潴留和高血钾。另外,NSAIDs尚可引起体液或细胞介导的肾损害以及长期应用后致镇痛剂肾病(肾乳头坏死)。新上市的选择性环氧合酶-2抑制剂,其胃肠道不良反应减少,但其对肾脏的损害与传统NSAIDs相似。

非甾体抗炎药物的分类,按结构特征可分为以下几种。①水杨酸类:乙酰水杨酸(阿司匹林)。②吡唑酮类:包括安乃近、保泰松等。③芳基烷酸类:又分为乙酸类如双氯芬酸、托美汀、萘丁美酮、吲哚美辛、舒林酸,以及丙酸类如布洛芬、萘普生、酮洛芬、芬布芬等。④灭酸类:甲芬那酸、甲氯芬那酸等。⑤昔康类:吡罗昔康等。按作用的特性可分为3类。①抑制COX-1为主:吡罗昔康、吲哚美辛等。②COX-1与COX-2抑制作用大致相同:布洛芬、双氯芬酸等。③选择性COX-2抑制剂:尼美舒利、美洛昔康、塞来昔布等。非甾体抗炎药的肾损害以急性小管间质肾炎为主要表现,可伴有或不伴有肾病综合征,伴有肾病综合征的病例占多数。其中大多数病例的病因是丙酸衍生物,如苯氧氨氢化阿托酸、对异丁苯丙酸、萘普生,仅苯氧氨氢化阿托酸在文献报道中就占60%,因此有人将这种由NSAIDs引起的小管间肾炎称为"苯氧氨氢化阿托酸肾病"。

一、病因

直到20世纪70年代以后,才对NSAIDs引起的肾毒性综合征有了广泛的认识。由NSAIDs引起的肾毒性综合征包括:①低血流动力学引起的可逆性急性肾衰竭。②间质性肾炎,伴有或不伴有肾病综合征。③肾乳头坏死和慢性肾损害。④盐和(或)水潴留,引起低钠血症。⑤高血压。⑥高钾血症,与低肾素血症和低醛固酮血症相关。

二、发病机制

非类固醇抗炎药物肾病小管间质损害的发病机制与多种因素有关。尽管接受苯氧氨氢化阿托酸治疗病例在本病中占半数以上,但本病也可发生在接受结构与苯氧氨氢化阿托酸相似的NSAIDs治疗的患者,提示本病可能不是对某一种因子或者某一类因子的特殊反应。由于只有很少甚至没有局部或系统性变态反应,未能提示体液免疫参与本病发病机制。

所有非类固醇抗炎药物都具有一种共同生化特性,即能抑制前列腺素生物合成过程中一种主要酶-环氧化酶的活性。该酶使花生四烯酸代谢成各种前列腺素及结构相似的化合物。已知NSAIDs对环氧化酶的抑制在其致病机制中起主要作用,但这些药物还具有其他生物活性,如对脂质氧化酶、白三烯生物合成、溶酶体酶释放和其他与细胞膜有关的功能的抑制等,这些生物活性在发病机制中的作用尚不清楚。

NSAIDs能抑制前列腺素生物合成过程中的环氧化酶活性,这在其致病机制中起主要作用。NSAIDs对环氧化酶的抑制可改变花生四烯酸代谢,可能通过脂质氧化酶途径引起白三烯等物质的形成,而这些代谢产物功能类似淋巴因子,是介导炎症的因子,能增加T细胞和嗜酸粒细胞向小管间质浸润。已观察到小管间质有淋巴细胞浸润，且基本上都是T细胞。由前列腺素合成抑制导致的T细胞活化可能合成淋巴因子和血管通透因子，改变肾小球基膜通透性，增加大分子滤过。另外已表明，脂质氧化酶的产物能增加血管对大分子物质的通透性，这可能改变肾小球滤过屏障引起肾小球蛋白尿。尚不清楚这些花生四烯酸代谢产物由肾实质细胞本身产生还是由浸润的T细胞产生。

由于观察到小管间质有单一的T淋巴细胞浸润，有人提出迟发性变态反应与蛋白尿的发生有关。因此本病既可能由细胞介导的迟发性变态反应引起，也可能通过非免疫性的独立机制引起，还可能两种机制同时存在。

在文献报道中，本病肾乳头坏死的发生常与长期使用含非那西汀的复方制剂有关，有时也发生在短期过量服用阿司匹林、短期或长期服用多种NSAIDs复方制剂的患者。实验研究显示，多种NSAIDs在动物模型能引起肾乳头坏死。甲灭酸、吲哚美辛、保泰松、对异丁苯丙酸、萘普生、酮替芬、苯氧氨氢化阿托酸均可在人体引起肾乳头坏死。

如前所述，NSAIDs抑制前列腺素生物合成过程中环氧化酶活性，使花生四烯酸代谢成各种前列腺素减少，而前列腺素参与调节肾内血流，故有人提出假说：NSAIDs引起肾乳头坏死的机制之一，可能是肾髓质和肾乳头血流减少导致乳头缺血。在已有发生肾乳头坏死倾向的患者，NSAIDs药物的应用可使血流灌注进一步减少，使缺血达到引起肾乳头坏死的程度。

服用NSAIDs的患者中，有心血管疾病、容量不足、高血压、反复泌尿道感染者更多发生肾乳头坏死，提示这些疾病可能是服用NSAIDs患者发生肾乳头坏死的诱因。

另有学者提出假设，NSAIDs可能对肾髓质和血管网有直接毒性作用，参与肾乳头坏死发病机制。其他有关发病机制的假说是肾髓质低氧血症、NSAIDs的变态反应。

三、病理

非类固醇抗炎药物肾病以小管间质和小球改变为主。近端小管和远端小管均显示有局灶性空泡形成和变性，与功能损害程度具有相关性。间质损害表现为以淋巴细胞为主的浸润，可见于一定数量的患者，特异性荧光染色结果显示基本上都是T细胞。非类固醇抗炎药物肾病的肾小球病理改变与所报道的微小病变肾病肾小球病理变化无区别，光镜和免疫荧光观察肾小球无异常变化，电镜显示上皮细胞足突融合，这是与许多蛋白尿状态时小球变化相似的相当非特异性变化。

四、临床表现

（一）急性肾衰竭（ARF）

NSAIDs引起急性肾衰竭发生率为0.5%～1.0%，在药物性急性肾衰竭中占37%，仅次于氨基糖苷类抗生素。该并发症往往发生快，用药后2天～2周发生，有的甚至在24 h内发生，但典型发病是在72～96 h后，多为少尿型，合并高钾血症，一旦停药后肾功能也能迅速恢复至基础水平，属可逆性肾衰竭。

NSAIDs所致ARF与药物种类、用药剂量、用药时间有关。吲哚美辛发生率高而阿司匹林发生率相对较低，对乙酰氨基酚不抑制肾脏前列腺素的产生（因此狭义上不属于NSAIDs），不会诱发ARF，而萘普生、双氯酚酸钠、布洛芬、吡罗昔康等则介于吲哚美辛与阿司匹林之间。ARF的发生也与剂量有关，大量使用时易发生，但有研究表明即使治疗剂量的一半也有可能导致ARF发生。短效制剂发生时间往往较早，而长效制剂则相对要晚。

（二）肾病综合征和间质性肾炎

NSAIDs引起蛋白尿甚至肾病综合征，伴小管间质性肾炎和不同程度的肾功能损害，为一独特的综合征。该并发症不是很多见，发生率为0.01%～0.02%，主要见于丙酸类非甾体抗炎药物（布洛芬、萘普生、酮洛芬、芬布芬），往往在用药几天至几个月后发生（2周～18个月，平均5.4个月），其临床表现因蛋白尿程度和肾功能损伤程度的差异而有所不同，但与青霉素类药物所致的过敏性小管间质性肾炎有明显的区别，以蛋白尿、浮肿、少尿、泡沫尿为突出表现，无发热、皮疹，血嗜酸性粒细胞无增多，尿检多为蛋白尿、血尿和肾小管上皮管型，尿白细胞也可增多，但无嗜酸性粒细胞。肾活检通常为微小病变伴间质性肾炎，其次为膜性肾病,其他改变如局灶节段性肾小球硬化仅见于个别病例。

(三)肾乳头坏死

肾乳头坏死是 NSAIDs 引起肾脏不良反应中最严重的一种类型,分为急性肾乳头坏死和慢性肾乳头坏死,二者均发生在过量服用 NSAIDs 的患者中,腹泻脱水时服用大量 NSAIDs 尤易出现肾乳头坏死。慢性肾乳头坏死常见于 NSAIDs 应用 5～20 年的病例,又称止痛药肾病,以非那西汀和对乙酰氨基酚最多见。

急性肾乳头坏死临床表现不典型,容易漏诊。出现肾绞痛与肉眼血尿时往往被误诊为肾结石,尿中的排出物也被误认为结石,但仔细询问,患者均有短期内服用大量 NSAIDs 的病史,往往也有不同程度的脱水的病史,仔细辨认可发现尿中的脱落物,呈棕红色,为坏死的乳头组织。

慢性肾乳头坏死见于长期滥用 NSAIDs 的患者,临床表现为尿浓缩功能减退、无菌性脓尿、血尿、腰痛、尿量多、夜尿尤增多,后期肾功能减低最终进入尿毒症。

肾乳头坏死典型 X 线表现为早期肾盏明显增宽,乳头分离后呈典型杯状影,乳头坏死脱落后可见典型空腔。

(四)水电解质平衡紊乱

肾内前列腺素可对抗抗利尿激素作用,调节水钠在远端小管的重吸收,NSAIDs 阻断后可致水钠潴留发生。NSAIDs 所致的水电解质平衡紊乱既可出现于并发肾功能不全时,也见于肾功能正常时,大多数患者症状轻微,表现为体重增加、外周轻度水肿等。但少部分患者可出现明显水肿,呈渐进性,有些患者用药 3 天后即可发生。由于血容量增加,血中钠浓度反而降低。高钾血症也较为常见,特别是在同时服用保钾利尿剂、血管紧张素转换酶抑制剂的患者中多见。此外,还有引起Ⅳ型肾小管性酸中毒的报道。

(五)高血压和充血性心力衰竭

NSAIDs 增高血压只见于已有高血压的患者,且与 NSAIDs 种类有关。吲哚美辛可增加平均动脉压 0.48 kPa(3.59 mmHg),萘普生则增加 0.50 kPa(3.74 mmHg),而吡罗昔康仅增加 0.07 kPa(0.49 mmHg),舒林酸和阿司匹林不增加血压甚至还可能略微降低血压。荟萃分析表明 NSAIDs 可明显对抗降压药物的作用(钙拮抗剂和血管紧张素Ⅱ受体拮抗剂除外),这种作用与其增加髓襻钠吸收,减低前列腺素扩张血管的作用有关。流行病学研究还表明,NSAIDs 服用者发生充血性心力衰竭的危险性升高了 2 倍。

五、实验室检查

(一)尿液检查

可为轻度蛋白尿,也可为大量蛋白尿。有时可见镜下血尿或肉眼血尿,尿糖可呈阳性。尿常规检查可有白细胞,呈无菌性脓尿。

(二)肾小管功能检查

尿浓缩稀释试验功能差,尿中氨基酸、碳酸氢根增多,尿 pH>6.0,尿中可滴定酸降低,NAG 酶增高。

(三)影像检查

早期表现为双肾体积增大或正常。当出现肾乳头坏死时 X 线表现为肾盂、肾盏充盈缺损,造影剂进入肾实质,包围着肾乳头而形成环形影。有时还可见肾钙化。

六、诊断及鉴别诊断

(一)诊断要点

当接受 NSAIDs 治疗的患者出现不能解释的肾功能不全或肾病综合征时,即应考虑本病诊断。由于本病发病可在持续 NSAIDs 治疗数月之后,因此肾功能不全或肾病综合征与致病因子的相关性不如变应性急性小管间质肾炎时明显,临床上可能误诊为其他疾病。

当接受 NSAIDs 治疗的患者尿沉渣出现活动性血尿、白细胞尿和蛋白尿,而又无已知肾脏疾病时,则提示患者的急性肾衰竭可能由非甾体抗炎药肾病引起,而非由于 NSAIDs 对血管原位前列腺素合成的直接抑制造成的血流动力学改变引起。

当本病患者只有肾衰竭而不伴有肾病综合征，又无系统性变态反应表现时，需行肾活检以确立急性小管间质肾炎诊断。

（二）鉴别诊断

1.巴尔干肾病

本病是一种原因不明的地区流行病。多见30岁以上人群，多发生于南斯拉夫、保加利亚等国，常无水肿、高血压和眼底改变。

2.梗阻性肾病

本病由多种原因造成，临床表现为泌尿系感染，甚至肾功能不全，影像学检查可发现结石、肿瘤、尿路积水等征象。

3.急性肾盂肾炎

患者尿路刺激征明显，可有发热、肾区叩击痛阳性。中段尿培养及细菌计数有意义。

4.糖尿病肾病

患者有糖尿病病史，肾脏表现以蛋白尿为主，严重者可表现为肾病综合征及肾功能不全，有糖尿病眼底改变，肾活检可帮助鉴别。

七、治疗

本病治疗的关键在于早期诊断，及时停药保护肾功能，大多数不良反应会随着NSAIDs的停用而很快消退。应保证充足的液体入量，维持24 h尿量在2 000 mL以上，从而促进药物的排泄，降低药物的肾损害，注意预防感染，一旦发现感染应积极选用低肾毒性的抗生素，以免加重肾损害。分别根据不同的NSAIDs肾损害的类型给予不同的治疗。

（一）急性肾衰竭

一般停药后几天至数周可恢复正常，肾功能受损严重者应采用透析治疗，前列腺素药物如米索前列腺素对急性肾衰竭可能有防治作用。

（二）肾病综合征和间质性肾炎

停用NSAIDs后，间质性肾炎可自行恢复，蛋白尿往往在1个月内缓解，但有些病例也可能长达1年才缓解。对部分有肾病综合征和肾衰竭，肾活检可见严重间质炎症浸润的病例，可行糖皮质激素治疗，但缺乏对其进行严格评价的对照研究。

（三）肾乳头坏死

肾乳头坏死的治疗包括对症处理、抗感染和解除梗阻。脱落的乳头常能自动排出，偶尔需要外科手术。对发生持续大量血尿的个别严重病例需要行肾切除治疗。

为了尽可能避免不良反应的发生，在使用NSAIDs时要注意以下问题。①严格掌握NSAIDs的使用适应证和禁忌证，防止滥用，尽量避免大剂量长期使用。②选用不良反应少的品种和剂型。③避免同时使用两种或更多种的NSAIDs，否则不仅治疗作用不增加，反而增加不良反应。④在NSAIDs用药前及用药后2周开始监测肾功能。若血肌酐不低于2.0 mg/dL，要停用NSAIDs；若用药前血肌酐在1.4～2.0 mg/dL，应注意密切监测，以防肾损害发生。

八、预后

非甾体抗炎药肾病预后良好。如果发生肾乳头坏死，预后主要取决于发病时肾乳头损害的严重程度。对感染和梗阻的有效治疗可防止肾乳头坏死损害的进展。NSAIDs所引起之急性肾衰多为非少尿性和可逆性，只要及时停药，并及时给予相应处理。大多数患者肾功能均可有较好恢复。NSAIDs所引起肾小球肾病变(微小病变型肾病)，一般对类固醇激素反应佳，预后好；但也有的患者病情反复，致局灶－节段性肾小球硬化(FSGS)者。至于NSAIDs所引起之慢性间质性肾炎，其临床过程与止痛药肾病相似，常引起慢性肾衰竭。

（马学涛）

第三节　造影剂肾病

碘对比剂是目前最为常见的成像对比剂之一。随着放射学的发展,造影技术在临床上的使用逐渐增多,与之相对应的是,造影剂所致的各种损害也逐渐地增多,是医源性肾衰竭的重要组成部分,这不仅对患者的临床预后不利,而且增加了不必要的临床医疗费用。药物中毒所致的急性肾衰竭病因中,造影剂仅次于氨基苷类抗生素,居第二位。临床上约10%急性肾衰竭由造影剂所致。作为对比剂肾病最主要的危险因素——慢性肾脏疾病,目前患病率在世界范围内不断增加,仅美国就有11%的成年人患有慢性肾脏疾病。在众多的造影剂不良反应中,造影剂肾病即是一个正逐渐被临床医生所关注的主要内容。

造影剂肾病(contrast induced nephropathy,CIN)是指排除其他肾脏损害因素后使用造影剂后2～3天发生血清肌酐浓度与基线相比升高25%,或绝对值升高44.2 pmol/L(0.5 mg/dL)以上的急性肾功能损害,并持续2～5天。据了解,造影剂肾病在冠状动脉造影后发生率10%～20%,许多患者需要短期透析。更重要的是慢性或急性肾功能不全是冠状动脉造影死亡和致残最强的预测因素。目前,我国的造影剂肾病问题是很严峻的,但国内大多数介入医生对CIN情况并不了解,且没有统一的诊断标准。CIN已成为介入领域继"再狭窄""血栓"后的第三大难题。

一、病因学

各种X线造影剂引起的急性肾小管坏死已普遍为人们所重视。主动脉造影、排泄性尿路造影、胆管造影以及口服胆囊造影等均可发生。X线造影剂的基本成分为碘。碘过敏发生率约1.7%,重者可导致过敏性休克。有机碘亦是肾毒性物质,各种造影过程中可致造影剂中毒性肾病。高浓度大剂量碘化物如碘奥酮(碘吡拉舍)、醋碘苯酸作主动脉造影时,约30%发生肾损害,肾功能不全者可发生肾皮质坏死,病死率约20%,泛影葡胺肾损害较少,排泄性尿路造影常发生变态反应及低血压,为使功能不全肾显影而加大造影剂量以静脉滴注法做尿路造影可能引起急性肾衰竭,其发生率达50%。泛影葡胺做胆囊造影亦可发生轻重不等的急性肾衰竭。丁碘苄丁酸钠的肾毒性较小。各种造影剂进入血液后,90%自肝排入胆汁,在肠内不被吸收,10%经肾由尿排出体外。

CIN的发生除了造影剂本身的肾脏毒副反应以外,尚包括很多的危险性因素。其主要包括原有的肾脏疾病、糖尿病肾损害、血容量降低、持续低血压、造影剂使用量过大(＞140 mL)、糖尿病、肾毒性药物联合使用、高龄和高血压等。

对于造影剂肾毒性发生的危险因素研究分析表明,目前比较公认的主要因素包括以下几个方面。

(一)与患者相关的CIN发生危险因素

1.年龄

年龄大于55岁的老年患者以及大于75岁的高龄患者都是CIN发生的高危人群。老年人生理性肾功能下降,肾血管的僵硬度增加,内皮功能下降,使得肾脏血管的舒张功能减退以及多能干细胞修复血管的功能下降,肾脏的快速修复功能下降。此外,肾脏体积和血流量随年龄增长而减少,加上老年患者易患其他血管疾病,如高血压病以及其他疾病所导致的肾脏损害,如糖尿病肾病等,均可以导致肾脏血流量的锐减。因此,部分研究表明,年龄因素可能是CIN的独立预测因子。

2.原有肾脏损害

所有的研究均表明,基础的血清肌酐异常、GFR降低以及肾脏基础性疾患是引发CIN的重要因素。而且,多因素分析表明,肾脏基础疾患是CIN的独立预测因子。肾脏基础疾患所导致的慢性肾功能不全患者,肾血流量可能已有减少,自动调节肾小球滤过率、肾血流量的功能已减弱,造影剂引起肾内血管收缩和微循环血液黏度增加,导致肾缺血,使肾功能进一步恶化。造影剂肾病患者中60%患者有原发性肾脏损害。因此,对于eGFR＜60 mL/min(相当于男性血清肌酐1.3 mg/dL或者115 μmol/L,女性血清肌酐

1.0 mg/dL或者 88.4 μmol/L)的患者发生 CIN 的危险性将显著的提高,应该特别小心。也有定义血清肌酐大于 1.5 mg/dL 或者 133.6 μmol/L 是最主要的危险因素。

3.糖尿病

多项研究已经表明,糖尿病已经成为 CIN 的预测因子,尽管不是所有的研究结果均显示糖尿病可以作为 CIN 的独立预测因子,但是,多因素的研究、分析表明,目前糖尿病已经成为 CIN 的独立预测因子。但是没有肾脏损害的糖尿病患者中 CIN 的危险性是否增加尚不十分清楚。对于糖尿病肾病伴有功能不全则是突出的危险因素。糖尿病患者由于血液黏度增高,血小板聚集异常及糖尿病性肾小动脉和肾小球的硬化,均可使肾循环血流量减少,导致肾缺血。Lautin 等研究表明糖尿病合并氮质血症患者 CIN 发生率 38%,糖尿病非氮质血症患者发生率 16%。糖尿病患者血肌酐大于 400.7 μmol/L,发生率达 100%,而非糖尿病患者血肌酐大于400.7 μmol/L,造影后 CIN 发生率仅为 60%。

4.心力衰竭

心力衰竭常常可以使得发生 CIN 的危险性增加。但是,这种相关性目前仅仅在接受心脏导管治疗的患者中被观察到。这部分患者,临床上经常性的使用地高辛和各种利尿药,尤其是使用呋塞米等,也是增加 CIN 的主要因素之一,但并非独立相关。心功能不全的患者常可以导致肾血流减少,加上造影剂引起肾血管收缩,则可能增加缺血性肾衰竭的危险性。

5.脱水

为使显影清晰,尿路造影前患者常需禁水 12 h,胆管造影前常需服用泻药,清洁灌肠及限制水分摄入,这些都可造成体内脱水,导致机体处于高渗状态。高渗可引起血管收缩,激发肾素血管紧张素系统,增加血液黏度,使尿液中正常存在的 Tamm-Horsrall 黏蛋白(T-H 蛋白)和尿酸在肾小管上皮细胞内浓缩沉积,从而增加了造影剂与肾小管上皮细胞的接触时间。此外,脱水可引起肾小球滤过率减少,导致原有肾病患者肾小球滤过率/肾血流量自动调节机制受损。

6.围手术治疗期间的血流动力学不稳定

在心脏内科进行的多项针对 PCI 患者的大规模研究资料分析显示:CIN 的发生与血流动力学的不稳定具有相关性。如围手术期的低血压以及使用主动脉内球囊反搏泵(IABP)。对于低血压增加 CIN 的危险性并不难以理解,主要是低血压增加了肾脏缺血的可能性。使用 IABP 对于 CIN 的影响则比较复杂,可能与多种因素相关,包括:使用 IABP 本身就是血流动力学不稳定的标志,也是围手术期并发症的标志,更是严重的动脉粥样硬化性疾病的标志。使用 IABP 还可以使得主动脉斑块处的动脉粥样硬化血栓、斑块脱落,这样就有可能造成肾脏的损害。各种操作过程中,还可以使得与操作相关的红细胞比容下降以及穿刺部位出现外科性修复。

7.肾脏毒性药物

临床上大量的研究表明,肾脏毒性药物的使用可以使得 CIN 的发生危险性显著的升高。Alamartine 等进行的一系列研究中发现,包括利尿药、NSAIDs、环氧化酶-2、氨基糖苷类药物、两性霉素 B 均具有此方面的作用。对于使用血管紧张素转换酶抑制药(ACEI)对于 CIN 影响的报道结果反应不一。有报道提示,已经具有肾功能不全的患者在使用 ACEI 可以增加 CIN 的危险性,在接受非诺多巴治疗的患者中使用 ACEI 也可以增加 CIN 的危险趋势。但是,与之相对的研究结果出自于 Dangash 等,他们的研究表明:对于慢性肾病患者在术前应用 ACEI 可以降低 CIN 的危险性。无论结果如何,对于使用这些药物的时候可以使得患者的血清肌酐升高 10%～25%,造影的前后评估肾脏功能的时候需要对此因素给予考虑。具有细胞毒性的抗肿瘤化疗药物也具有肾脏的损害,具有代表性的首推顺铂,顺铂具有剂量依赖性的蓄积性肾脏毒性,与肾小管上皮细胞的坏死有关。

8.贫血

基础的红细胞比容的下降是 PCI 术后发生 CIN 的预测因子。采用五分位方法,1/5 的红细胞比容最低的患者 CIN 的发生率为 23.3%,是 1/5 红细胞比容最高的患者发生 CIN(发生率为 10.3%)的 2 倍以上。eGFR 和红细胞比容最低的患者 CIN 发生率最高。导致 CIN 危险性增加的红细胞比容阈值为小于

41.2%(男性)或者小于34.4%(女性)。肾功能正常的患者肾脏髓质外层的氧分压很低,因此,在造影剂诱导的血管收缩和贫血的双重作用之下,氧的供应量会进一步的降低,以至于达到足可以导致肾脏的髓质缺氧发生。因此,贫血也是可以造成或者加重CIN的主要因素之一。

9.其他

多发性骨髓瘤、造影剂剂量过大。3天内应用两种造影剂、高尿酸血症、高血压、周围血管病、肝功能异常、肾移植、蛋白尿等亦被列为危险因素。

引发CIN的危险因素很多,这些危险因素具有累加效应,危险因素的数量增多可以导致CIN的危险性急剧升高。多个或者多重的危险性因素共存的情况下,同时存在3个危险因素时,CIN发生率增加35%;4～5个甚至更多的危险因素共同存在的情况下,CIN的发生率可以达到50%以上,甚至100%。

对于CIN的发生是否可以进行预测和评估,目前尚无统一的标准,Mchran等研究了经皮冠状动脉介入治疗术后预测发生CIN的风险积分,根据这一积分可以粗略的预测CIN的发生概率,指导临床进行预防和处置。具体的评分标准见表32-1。

风险积分为所有危险因素的积分总和,一般分为4个层面,包括低于6分,6～10分,11～16分,高于16分,其发生CIN的风险概率分别为7.5%、14%、26%和57%。

表32-1 Mchran预测CIN发生风险积分表

危险因素	评估标准	风险积分
低血压	收缩压低于10.67 kPa(80 mmHg)	5分
主动脉内球囊反搏	持续性使用至少1 h而且需要增强收缩支持	5分
充血性心力衰竭	Ⅲ*～Ⅳ*或者具有肺水肿病史	5分
年龄	年龄大于75岁	4分
贫血	男性,红细胞比容低于39%;女性低于36%	3分
糖尿病	—	3分
造影剂	剂量以100 mL为单位计量	1分/100 mL
eGFR**	40～60	2分
	20～40	4分
	<20	6分

*采用纽约心脏病协会(NYHA)分级标准

**eGFR为肾小球滤过率估计值:单位为mL/min/1.73 m^2

(二)与造影剂相关的CIN发生危险因素

在20世纪的50、60年代,就已经有有关造影剂与肾脏损害之间的报道,当时所使用的造影剂为二碘嘧啶的衍生物,后来这种造影剂被三碘苯酸盐的衍生物所替代,由于其渗透压为血浆渗透压的8倍,被称为高渗型造影剂,此类造影剂包括:diatrizoate、metrizoate、ioxithalamate、iothalamate等。此后的研究主要以非离子型的造影剂以及通过改变造影剂的分子结构来降低造影剂的渗透压,包括iohexol、iopamidol、iopentol、iopromide、iomeprol、iobitridol、ioversol等非离子型造影剂以及离子型二聚体ioxaglate,这些造影剂都属于低渗造影剂,在这里,即便是我们所说的"低渗型造影剂",其渗透性也高于血浆渗透压,其"低渗型"只是较之于"高渗型"造影剂而言的"相对低渗"。iodixanol是目前唯一的与血浆渗透压相等的非离子型二聚体造影剂,因此被称为等渗型造影剂。

1.造影剂的渗透性

多项临床研究表明,低渗型造影剂的肾脏毒性明显低于高渗型造影剂,使用低渗型造影剂的患者血清肌酐的平均升高水平也明显低于选用高渗型造影剂,CIN的累计事件率为0.61(95%可信区间为0.48～0.77),对于具有肾脏功能不全和肾功能不全合并糖尿病的患者中,低渗型造影剂所造成的肾脏毒性较之于高渗型造影剂更为显著。

同样,对于低渗型造影剂和等渗型造影剂的比较中,也发现了类似的结果。等渗型造影剂的肾脏毒性明显低于低渗型造影剂，使用等渗型造影剂的患者血清肌酐的平均升高水平也明显低于选用低渗型造影剂，CIN的发生率最低。对于具有肾脏功能不全和肾功能不全合并糖尿病的患者中，等渗型造影剂所造成的肾脏毒性较之于低渗型造影剂更为显著。

因此，对于拟行血管造影的慢性肾功能不全和糖尿病患者，临床证据支持这部分患者选用非离子型等渗造影剂，因为其造影剂肾病的发病率最低。在临床实际工作中，对于准备在动脉内应用造影剂的慢性肾功能不全患者应该选择等渗型造影剂，而对于准备静脉内应用造影剂的慢性肾功能不全患者建议选用等渗或低渗型造影剂。

2.造影剂的用量

对造影剂用量的考虑，主要在于考虑造影剂的使用剂量和造影剂的碘含量。最为常见的造影剂的碘含量在300～370 mg/mL，碘的含量决定了造影剂的对比性。一般来说，疾病的复杂程度决定了造影剂的使用剂量，多排CT的使用，通过减少的造影剂注射剂量联合较快的注射速度，检查速度很好地解决了用量大的矛盾，降低了不良反应的发生。因此，造影剂的使用剂量成为CIN的独立预测因子。研究表明，造影剂的使用低于5 mg/kg体重的时候，CIN很少发生，如果应用量大于5 mg/kg体重的时候，CIN的发生率就将明显升高。因此，根据体重和肾功能调整的造影剂使用剂量是需要透析的肾病最强的预测因子，在接受了大于推荐最大造影剂使用剂量以后，发展成为需要透析的CIN的可能性OR值为6.2(95%CI，3.0～12.8，共计16 000名患者)。推荐最大造影剂使用剂量＝5 mL×体重(kg)/基础血清肌酐(mg/dL)。

在一项前瞻性研究中发现，OR值大于6.0的时候，61%的患者出现CIN，如果OR值低于6.0的时候，仅有1%的患者发生CIN。即使很少的造影剂使用，对于肾功能也具有巨大的危险性。对于糖尿病以及肾功能不全的患者，即使患者使用了少于30 mL的造影剂，也有26%的患者可以出现CIN。

二、发病机制

造影剂肾毒性的发生可能与肾血流动力学改变、直接的肾毒性、肾缺血及变态反应有关。发病机制复杂，可能为多种因素相互作用，最可能的机制是肾小管缺血和直接肾小管毒性的综合作用。造影剂导致一过性肾血流量增加，随后是较长时间的血管收缩。一氧化氮、前列腺素和髓质内皮系统相互作用导致血管舒张与收缩之间失衡。CIN患者中大多数肾功能损害为轻度和一过性，但仍有较高的发病率和病死率，有高达30%的患者有一定程度的持续性肾功能损害。如果患者有多种合并症、持续多系统受累则死亡率更高。

1.肾小管损伤

由于造影剂的高渗透作用，可使肾小管上皮细胞脱水、受损，发生“渗透性肾病”。远端小管细胞分泌的T-H蛋白在酸性尿及含电解质较多的情况下，容易发生沉淀。造影剂含电解质较多，可能与T-H蛋白相互作用形成管型，阻塞肾小管有关。造影剂亦可能对肾小管直接产生毒性作用。

2.肾缺血

造影剂为高渗性物质可引起血浆渗透压的升高，使血管扩张，以后通过肾素－血管紧张素系统引起血管收缩，使肾血流量减少，导致缺血性肾损伤，因肾血流灌注量减少使肾小球滤过率下降，发生少尿。高渗使肾血流中红细胞皱缩、变形，血黏稠度增高，致使肾血流缓慢、淤滞，发生肾缺氧性损伤。

3.变态反应

造影剂为过敏原，机体产生相应抗体，引起全身变态反应及肾脏的免疫炎性反应。

三、临床表现

CIN系碘造影剂引起的急性肾毒性反应，轻者可以仅出现暂时性肾功能损伤，无明显症状，重者表现为少尿型急性肾衰竭。

(1)CIN多于造影后48 h内出现，少尿或无尿持续2～5天，3～10天肾功能继续恶化，14～21天逐渐恢复。部分病例表现为非少尿型，预后较好。

(2)有蛋白尿、血尿、脓尿、管型尿、酶尿，早期有尿酸盐、草酸盐结晶。

(3)尿比重及渗透压降低(300～400 mOsm/L)均提示近端及远端肾小管已受损。

(4)血钾、血尿素氮升高,血肌酐在3～7天达高峰(平均增高265.2 μmol/L)。

四、诊断

CIN的诊断依据主要依据应用造影剂的病史,尤其是高危人群及造影后48 h内出现肾功能的改变,结合上述实验室检查可做出诊断。

五、防治

目前已经明确,CIN尚无有效的药物治疗,出现较为严重的肾功能损害时,治疗与其他原因所致的急性肾衰竭相同。随着CIN的发生率逐渐升高,需要临床医生意识到这一问题严重性,应严格掌握造影剂的适应证,并且识别高危患者,采取预防性措施,预防CIN的发生。

(一)严格掌握适应证

造影前应了解患者有无危险因素,对高危人群应尽量避免做造影检查,如果检查确有必要,应限制造影剂剂量,避免重复检查。

(二)水化

进行充分的水化是预防CIN的重要措施。检查前后给予足够水分,对减轻造影剂的高渗,加速造影剂从体内排泄,降低肾血管的收缩,减少造影剂在肾脏中的停留时间,改善肾小球中尿酸流量,减少管型的形成,发挥神经、激素的有益效应均具有重要的作用。多项临床研究表明在进行血管造影以前,给予患者静脉滴注生理盐水或者其他碱性溶液,可以成功地预防CIN的发生。增加血容量,推荐高危患者以0.9%生理盐水静脉滴注,速度为1～1.5 mL/(kg·h)。一般于术前6～12 h开始至术后12～24 h。由于静脉补液预防可以较为准确地计量进入体内的液体数量,具有较好的预防效果。

对于不方便静脉补液的患者,也可以使用口服补液的方法进行。对于水化液体选择的等渗盐水比低渗盐水更加有助于预防CIN,而对于检查前就有肾功能不全的患者,在使用低渗造影剂之前给予碳酸氢钠比生理盐水更加可以显著的降低CIN的发生。

(三)药物性预防及治疗

1.茶碱或氨茶碱

腺苷是肾内的缩血管活性物质,并且可以调节肾脏球管反馈机制,因此腺苷拮抗药理论上具有降低CIN发生率。临床上使用茶碱、氨茶碱静脉滴注可以较好的预防应用造影剂后肾功能的减退。

2.他汀类药物

他汀类药物羟甲戊二酰辅酶A抑制剂具有对内皮细胞的保护作用,维持氧化亚氮产物,并可以减少氧化应激,从而降低CIN的发生危险性。检查以前开始使用他汀类药物的患者,CIN的发生风险下降。

3.维生素C

鉴于氧化应激和自由基产物在CIN的发生过程中具有一定的作用,有研究评价了维生素C在治疗和预防中的作用。研究结果表明,维生素C是较好的抗氧化剂,具有较好的降低CIN发生的作用。

4.前列腺素 E_1

肾血管的收缩与CIN的发生具有一定的关系。研究采用血管扩张药前列腺素-米索前列醇进行治疗,结果发现,前列腺素可以较好的减轻造影术后的血清肌酐水平,或者使得血清肌酐上升幅度获得明显的下降。

5.N-乙酰半胱氨酸

由于活性的氧自由基在CIN的发病中具有可能的作用,引发了人们对于氧化抑制剂的作用评价。口服N-乙酰半胱氨酸1 200 mg,2次/日,可以将CIN的发生率下降至3.5%,即使是半量使用N-乙酰半胱氨酸,600 mg,2次/日,CIN发生率也可以得到一定的控制,约为11%。

6.多巴胺或者非诺多泮

通过扩张肾脏的血管、增加肾脏的血流量,可以较好的降低CIN的发生,可能是多巴胺有降低CIN发生风险假说的主要因素。临床在使用上，曾出现了相对应的结果；部分患者采用小剂量的多巴胺，2 μg/(kg·min)，加入到低渗的盐水中获得了充分扩容相一致的结果，但是，另一组资料表明，多巴胺使得血清肌酐水平升高更加显著，提示了多巴胺不利的一面。非诺多泮也具有相似的结果。

7.钙离子拮抗药

研究表明，钙拮抗药具有预防高渗造影剂引起肾血流动力学改变的作用。在高渗造影剂使用前应用硝苯地平(硝苯吡啶)能够拮抗高渗造影剂引起的肾血流减少和肾小球滤过率下降。因此具有治疗和预防的作用。

8.心房利钠肽

心房利钠肽对于肾脏具有多重的作用，其对 CIN 动物模型具有治疗和预防的作用。但是，在临床研究中发现，心房利钠肽和其他血管扩张药联合使用对于合并有糖尿病的患者可能具有增加 CIN 发生的危险性，而对于非糖尿病的患者具有保护性作用。

9.降糖药物的暂停使用

应用二甲双胍的患者首先要确定患者的肾功能良好，并在术前进行水化。因为二甲双胍经肾脏排泄。使用造影剂后肾血管收缩，血流量减少，会引起造影剂在体内蓄积。若患者一般情况良好，不需再次进行介入操作，可于术后 48 h 重新服用二甲双胍。或者在相关肾脏功能检查以后再继续使用。

10.利尿药

利尿药的使用在临床观察中发现并没有获得预想的满意治疗或预防作用，反而加重了 CIN 的发生。此措施已不能够达到增加肾血流的作用，反而出现增加了局部的黏稠度，增加了肾小管的堵塞，因此应属于治疗中禁止实施的措施之一。

(四)造影剂的选择和使用原则

在动脉使用造影剂中发生 CIN 的机会明显高于静脉使用的发生率。因此，在选择使用途径上，应该尽可能地选择静脉使用，最大限度地避免动脉使用或者直接肾脏动脉直接注射使用。必要的情况下，可以在保证诊断效果的基础上，降低造影剂的使用剂量和使用浓度。

此外，改善造影剂种类，应用等渗型造影剂、非离子性、低渗性造影剂或不含碘的造影剂(如优微显)可降低药物的肾毒性。

反复性造影剂使用也是严重威胁肾脏功能的主要因素之一，增加了 CIN 的发生率，因此建议减少反复性造影剂使用具有积极的意义。72 h 内造影剂反复性使用是 CIN 发生的独立预测因子。临床上建议检查间隔至少应该在 10 h 以上，最好可以达到 2 周。并且对肾功能水平进行连续性检测。

(马学涛)

第三十三章

妊娠与肾脏病

一、妊娠期肾脏生理

(一)精要

妇女妊娠可合并肾脏损害,原有肾脏病的妇女,常可造成原发病的复发和加重,并危及胎儿。

(二)妊娠期泌尿系统生理特点

(1)由于孕妇及胎儿代谢产物增多,肾脏负担加重,肾血浆流量(RPF)及 GFR 于孕早期均增加,以后在整个孕期维持高水平。GFR 比非孕期时增加 50%,RPF 则增加 35%,代谢产物尿素、肌酐等排泄增多,其血中浓度则低于非孕妇女。因此对于孕妇,如尿素氮>4.64 mmol/L,肌酐>53.04 μmol/L,尿酸>267.66 μmol/L,应考虑肾功能异常。

(2)GFR 与 RPF 受体位影响,孕妇仰卧位时尿量增加,故夜尿量多于日尿量。

(3)由于 GFR 增加,肾小管对葡萄糖重吸收能力不能相应增加,故孕妇饭后可出现糖尿,应注意与真性糖尿病相鉴别。

(4)受孕激素影响,泌尿系统平滑肌张力降低。自妊娠中期肾盂及输尿管轻度扩张、输尿管增粗、蠕动减弱、尿流缓慢,且右侧输尿管受右旋子宫压迫,孕妇易发生肾盂肾炎,且以右侧多见。

二、妊娠高血压综合征

(一)精要

妊娠高血压综合征是妊娠期常见的并发症,现已成为孕产妇死亡的主要原因之一。据流行病学调查,约 9.4%的孕妇在妊娠期发生不同程度的妊高征。

(二)病史特点

(1)常伴有水肿,休息后不消失,由踝部逐渐延伸至下肢及全身,并且尿蛋白增加。

(2)可出现神经系统症状,如出现抽搐发作或昏迷,则为子痫。

(3)目前认为妊娠高血压舒张压大于或等于 12.0 kPa(90 mmHg)、24 h 尿蛋白大于 300 mg 即可诊断为先兆子痫,临床特征是妊娠开始血压正常,蛋白尿阴性,而后(通常在孕 24 周后)出现高血压、蛋白尿和水肿,重者伴头痛、视力模糊、抽搐甚至昏迷。这些异常大多在产后 6 周内恢复,个别患者最迟不超过 3 个月,产后一般不留后遗症。

(4)眼底小动脉痉挛变细,动静脉比例由正常的 2∶3 转为 1∶3 或 1∶2,视网膜水肿、脱离,偶见出血和渗血。

(5)先兆子痫具有特征性的肾损害,表现为内皮细胞增生,毛细血管基膜增厚,周边襻假双轨样改变等,免疫荧光检查可有少量 IgG 和 IgM 沉着甚至“满堂红”,免疫复合物的沉积不具备特异性。

(6)本病特征性病理变化在分娩后迅速消退,2～4 周即恢复正常。

(7)但病理表现为 FSGS 预后相对较差。

（三）治疗

1.降压治疗

(1)妊娠高血压必须采取缓和的降压措施，以期继续妊娠和防止早产作为治疗目标。

(2)一般以舒张压≥14.7 kPa(110 mmHg)或平均动脉压≥18.7 kPa(140 mmHg)作为使用降压药物的依据。

(3)重度高血压时，尽可能联合使用不影响心输出量、肾血流量、子宫胎盘灌注量的降压药物。

(4)中枢性的受体 α^2 兴奋剂(甲基多巴)对妊娠中以及分娩后的高血压患者是极为理想的降压药，可以长期服用，对母子均为安全有效。用法为：0.5～1.0 g，每天 2 次。

(5)β 受体阻滞剂，在妊娠后期也安全有效，但不易用于妊娠早期，如阿替洛尔(氨酞心安)25～50 mg/d，每天 1～2 次；或美托洛尔(倍他乐克)50～100 mg/d，分 2 次服用。

(6)钙通道阻断剂可用于妊娠早中期，但临产前半个月不宜使用，因为这类药物可抑制子宫平滑肌的收缩力，影响产程进行。

(7)血管紧张素转换酶抑制剂不宜用于妊娠早期，但可用于妊娠晚期和产后。常用的药物包括卡托普利 12.5～25 mg/次，每天 3 次；或依那普利 2.5～5 mg/次，每天两次。

(8)肼屈嗪是直接扩张血管药，对小动脉的扩张作用明显，舒张压下降显著，同时能增加或维持脑血流量、肾血流量和胎盘灌注量。但个别患者由于血压急剧下降可致胎儿假死，因此用药开始时应严密监测血压，以舒张压降至 12.0～13.3 kPa(90～100 mmHg)为宜。用法为：5 mg，静脉注射，于 1～2 min 注完，20 min后视效果决定是否重复，数小时后如需要可以再重复，总量达 20 mg 仍无效时，则应改药。患有心力衰竭、心绞痛、冠状动脉硬化的孕妇不宜使用。

(9)硝普钠、硝酸甘油是出现先兆子痫或子痫时的常用降压药，硝酸甘油静脉滴注比硝普钠安全。(硝普钠代谢产物氰化物可能影响胎儿，故不宜于分娩期应用)。

2.解痉及镇静治疗

(1)地西泮(安定)：10～20 mg，静脉注射，以后用 40 mg 加入 5%葡萄糖溶液 500 mL 中静脉滴注，或 10～20 mg 肌内注射；或 2.5～5 mg 口服，每天 2～3 次，总量每天可达 70 mg 以上。

(2)冬眠合剂(哌替啶 100 mg，氯丙嗪、异丙嗪各 50 mg)：可用半量肌内注射，每 6～8 h 1 次。

(3)硫酸镁：肾衰竭少尿时应慎用，防止高镁血症发生。

三、妊娠并发尿路感染

（一）精要

尿路感染是妊娠期常见并发症。易患因素有：

(1)妊期雌、孕激素的分泌大量增加。

(2)孕期膨大的子宫压迫盆腔内输尿管形成机械性梗阻。

(3)妊娠中期以后，由于盆腔瘀血，以及增大的子宫和胎头，将膀胱向上推移变位，易有排尿不畅及尿潴留。

(4)孕期尿中葡萄糖、氨基酸等营养物质增多，有利于细菌滋长。

（二）病史特点

(1)妊娠期或产后导尿是重要诱发因素。

(2)孕期尿路感染可分为。①无症状细菌尿，需治疗。②症状性尿路感染，即急性肾盂肾炎。常有高热、腰痛等，病原菌 90%为大肠杆菌，有时很严重，可引起内毒素血症。可致胎儿神经管发育障碍，无脑儿的发生率远较正常妊娠者高。3%患者发生中毒性休克。

（三）治疗

(1)广谱、足量、长疗程地应用抗生素是治疗顽固性尿路感染成功的关键。抗生素的选择一般根据药敏试验而定，常需联合应用，若为无症状性菌尿症，以 2 周为 1 疗程；有症状性尿路感染则以 4 周为

1疗程。

(2)长时间使用抗生素,加之妊娠期皮质激素分泌增多,易导致菌群失调,诱发霉菌等混合感染。因此在治疗中除了注意观察原有症状的变化外,还应密切观察有无新的症状出现,如口腔溃疡、白带增多等。

四、与妊娠有关的急性肾衰竭

(一)精要

(1)与妊娠有关或与妊娠并发症及合并症有关的急性肾衰竭属于产科急性肾衰竭,也叫做与妊娠有关的肾衰竭,发病率在发达国家不足0.01%,国内报道约为0.05%。孕产妇死亡率为10%~25%。

(2)通常表现为三种形式,即急性肾小管坏死、肾皮质坏死及产后肾衰竭。较少见的还有妊娠脂肪肝或梗阻性肾病引起的急性肾衰竭。

(3)妊娠期ARF易发展成双侧肾皮质坏死及慢性肾衰竭,是产科严重并发症之一。其发病的分布有两个高峰:或在妊娠早期,此多见于感染性流产;或在妊娠晚期,此多见于妊娠高血压综合征、胎盘早剥等。

(二)病史特点

(1)常见原因。

流产引起的ARF:①败血症性流产或引产,尤其是妊娠中期感染性流产引起ARF的机会大于早期感染性流产。②严重的过敏反应:天花粉引产可引起过敏性休克。③羊水栓塞、DIC所致。④大出血所致肾脏缺血导致急性肾小管或肾皮质坏死而诱发ARF。

妊娠后期并发的ARF:①先兆子痫、子痫。②前置胎盘及胎盘早剥。③急性脂肪肝,发病率约1/13000,表现为持续性恶心、呕吐,数天至1周出现黄疸且进行性加重。④羊水栓塞,导致DIC。

产后ARF:除上述相应病症所致的产后肾衰竭外,还有产后出血及产褥感染、产后溶血性尿毒症综合征病因。

(2)急性肾小管、肾皮质坏死最常发生于脓毒血症或低血压之后,还见于肾毒性药物的应用、子宫出血、胎盘早剥,偶见于先兆子痫、子痫。

(3)产后急性肾衰竭,亦称产后溶血性尿毒症综合征。妊娠、分娩过程可完全正常,多发生于正常分娩后6周以内,以高血压和凝血功能异常为特征。①前驱症状:流感样症状,患者出现发热、呕吐、头痛,部分合并产褥期子宫内膜炎或尿路感染。②尿液变化:无尿或少尿、血尿、蛋白尿。③血压异常:突然升高,心脏扩大。④血液系统:有出血倾向,2/3的患者可出现微血管病性溶血性贫血。

(4)急性肾盂肾炎少部分孕妇可发生急性肾衰竭,肾活检可发现局灶性微小化脓栓。

(5)60%的妊娠急性脂肪肝病例并发急性肾衰竭,对妊娠晚期出现恶心、呕吐的病例应予以注意。典型病例有发热、腹痛、严重黄疸和肝性脑病等表现。不少患者有DIC表现。

(6)梗阻性肾病可由增大的子宫或尿路结石引起。

(三)治疗

1.原发病的治疗

一旦确诊,应立即查找病因,积极处理原发病。

2.终止妊娠

妊娠加重肾脏负担,同时ARF时代谢产物的蓄积对胎儿也造成一定危害,故如确诊ARF后,病情危重者可于24~48 h内终止妊娠。足月妊娠,已临产而无产科指征者应争取阴道分娩,如果行剖宫产,术中要控制补液量。

3.对症支持治疗

(1)补充血容量:可输注血浆、清蛋白,但应严格控制水分摄入。

(2)解除血管痉挛:解除肾血管痉挛不宜用硫酸镁,因少尿可引起镁中毒。可给予酚妥拉明或氨茶碱,降低血压、扩张血管、增加肾血流量。

(3)纠正水电解质紊乱与代谢性酸中毒。

(4)防治感染:一般不主张预防性使用抗生素,若疑有感染,应尽早确诊,并根据药敏选用对肾无毒性或肾毒性较小的广谱抗生素,如广谱青霉素类、头孢三代及林可霉素等。

(5)抗凝治疗:妊娠期处于高凝状态,易引起肾小球、肾小管毛细血管微血栓形成,导致急性肾皮质坏死。可给予肝素治疗,以保护肾脏。

4.透析治疗

主张早期、多次透析。

透析指征如下:

(1)凡属于高分解代谢型患者(血尿素氮每天增高>8.9 mmol/L)应立即透析。

(2)非分解代谢型出现下列情况之一者应立即进行透析。①尿毒症症状明显,如恶心、呕吐及精神症状。②有水钠潴留或充血性心力衰竭症状。③严重高钾血症,血钾≥6.5 mmol/L,心电图出现高钾表现。④血肌酐>580.4 μmol/L,尿素氮>28.6 mmol/L。⑤严重的代谢性酸中毒,HCO_3 持续<10 mmol/L,补碱难以纠正者。

透析中不应过多超滤,以免影响子宫胎盘灌注,导致胎儿营养不良。同时透析前肌内注射孕酮100 mg,预防血透引起血中孕酮浓度降低而发生早产。

五、妊娠合并其他肾脏病

(一)急性肾小球肾炎

罕见,对妊娠、分娩、产褥无妨碍。但有自发流产、早产、死胎报告。

(二)慢性肾小球肾炎

一般认为妊娠能使已有的慢性肾小球肾炎加重,因为妊娠期处于高凝状态,容易发生纤维蛋白沉积和新月体形成,妊娠期某些合并症也会加重肾病变程度。如孕前已有较严重的慢性肾小球肾炎,则孕期往往病情恶化。

(1)对胎儿的影响视肾炎程度而异。若 Scr 小于 132.6 μmol/L,则对母婴影响较小;但慢性肾小球肾炎病程长者,由于胎盘绒毛表面被纤维素样物质沉着,滋养层的物质交换受阻,致胎盘功能减退,可影响胎儿宫内生长,有发育迟缓甚至宫内死亡的可能。

(2)血压及 Scr 水平越高,母婴的危险性越大。

(三)肾病综合征

(1)妊娠出现,产后自行缓解,再次妊娠又复发。

(2)临床常见脂质尿、镜下血尿、大量蛋白尿和水肿,高血压常缺如,GFR 减低亦可正常。

(3)若无高血压和显著肾功能损害,妊娠可获成功。

(4)孕期避免使用不必要的利尿剂,且需严格限盐。糖皮质激素治疗无大帮助,有人认为其本质为原有潜在和静止的肾小球疾病,怀孕时明显表现出来。

(5)妊娠晚期引起肾病综合征最常见的病因是先兆子痫。

(四)LN

(1)妊娠对 LN 报道不一,有报道能获得暂时改善,但不改变自然病程;也有报道使病情恶化,胎儿病死率高达 40%。

(2)多数认为可能妊娠成功,娩出的婴儿通常健康,但体内可出现来自母体被动转来的免疫复合物。

(3)胎儿死亡主要由于 SLE 活动和高血压引起自然流产,狼疮因子能通过胎盘引起流产,也可导致胎儿先天畸形。

(五)慢性肾衰竭

(1)受孕前 BUN 大于 10.7 mmol/L 和 Scr 大于 265 μmol/L 者不能正常妊娠。

(2)GFR 小于 70 mL/min 要继续妊娠相当困难。个别报道,维持性血液透析可完成妊娠。多数主张应避孕。

六、终止妊娠的条件

若母体病情急剧恶化，出现以下任 1 种情况，不论孕周早晚，均应立即中止妊娠：

(1)子痫控制 2～8 h 后。

(2)血压持续高于 21.3/14.7 kPa(160/110 mmHg)。

(3)有尿液及肾功能变化。①尿蛋白定量≥5.0 g/24 h。②血浆肌酐＞91.6 μmol/L。③尿量≤500 mL/24 h。

(4)剧烈头痛，视物模糊。

(5)持续上腹或右上腹痛。

(6)出现心力衰竭、肺水肿。

(7)丙氨酸氨基转移酶(ALT)、天冬氨酸转移酶(AST)明显升高，血小板明显降低。

七、合并肾脏病时妊娠注意事项

(1)慢性肾小球肾炎尿中除蛋白外，还有较多的红细胞、白细胞、管型，检验可见血中补体 C3 降低，表示病情不稳定，免疫反应还很活跃，此时妊娠可促使病情恶化。

(2)慢性肾小球肾炎仅有少量蛋白尿，无高血压、无肾功能减退者，在严密医疗监护观察下可允许妊娠。这些患者必须定期检查尿常规、测血压、查肾功能，尤其在妊娠后期应每周查 2 次尿常规，每天测量血压，每 1～2 周查 1 次肾功能。如果有尿蛋白大量增加、血压明显升高、肾功能减退趋向，应及时中止妊娠。

(3)慢性肾小球肾炎伴有严重高血压患者，血压高于 20.0/13.3 kPa(150/100 mmHg)者不宜生育，这类患者妊娠易发生妊娠高血压综合征，可引起高血压性脑病、子痫、死胎，也可引起心力衰竭、急性肾衰竭，产后大出血的发生率也很高。

(4)慢性肾小球肾炎有大量蛋白尿者不宜妊娠，妊娠可促使血浆清蛋白下降，导致严重水肿，血容量增加，使血压升高，可导致心力衰竭。

(5)狼疮性肾炎尤其活动期应避免妊娠。

(6)糖尿病或糖尿病肾病患者，如不伴有明显的高血压及肾功能不全均可安全妊娠，但其泌尿系统感染及先兆子痫的发病率较正常孕妇明显升高。

(7)妊娠期尿路结石的患者，禁止体外振波碎石。

(8)慢性肾功能不全的妇女妊娠后，会加重肾脏负荷而发生肾衰竭，危及生命。是否妊娠应视肾衰竭的程度而决定。①孕前 scr 大于 265.2 μmol/L，或者 BUN 大于 10.7 mmol/L 者，不宜妊娠，如已妊娠则应及时中止。②如 Scr 小于 132.6 μmol/L，且孕期中不增加，Ccr≥80 mL/min 者，可继续妊娠。妊娠后半期应住院治疗，一旦肾功能恶化，也应中止妊娠。

(9)慢性肾脏病患者妊娠后，要更加注意生活调理，保证足够的休息与睡眠。要合理饮食，保证营养，补充足量维生素，以增强体质，减少感染机会。要注意防寒保暖，预防上呼吸道感染。注意会阴部清洁，避免性生活，减少尿路感染机会。还应注意皮肤清洁和及早医治龋齿。

(曾凡华)

第三十四章

甲状腺功能减退症肾损害

一、概述

原发性甲状腺功能减退症特指由甲状腺本身的疾病所致的甲状腺激素不足。在临床上常可见到由此引发的血肌酐增高和(或)不同程度的蛋白尿。尽管对原发性甲状腺功能减退症相关的肾损害尚缺乏明确的定义,对其机制亦有争议,但因其本身具有相当的发生率且极易被误诊,故临床医生应给予足够的重视。原发性甲状腺功能减退可能通过降低肾血流量、肾小球滤过率导致肾功能受损(主要表现为血肌酐、尿素氮升高,而尿中病理成分较少);也可能通过自身免疫机制引发肾小球肾炎,从而表现为不同程度的蛋白尿甚至肾病综合征;如能及早明确诊断,及时给予相应干预,往往预后较好。

二、入院评估

(一)病史询问要点

(1)一般人口学资料。

(2)既往甲状腺疾病或损伤史:原发性甲减最常见的病因是甲状腺炎,其中又以自身免疫性甲状腺炎为多。在病史询问过程中要关注患者有无甲状腺肿大、疼痛史,女性应注意其围生期情况。特别需提醒的是甲状腺炎的自然病程多呈现"甲状腺功能亢进期—甲状腺功能正常期—甲状腺功能减退期",而患者可能之前并未正规就诊,因此应注意问病史的技巧,例如可询问患者有无性情由易怒向懒动的转变,有无由怕热、多食向畏寒、食欲减退的转变等。另外,甲状腺功能减退也可能由甲状腺损伤引起(如甲状腺手术、放射性碘治疗等),问病史时也应考虑到。

(3)甲状腺功能减退症的临床表现:甲状腺功能减退症症状的询问应列为肾损害患者的常规。这是因为甲状腺功能减退症的表现常较为隐蔽,容易遗漏,而且相当比例的患者可在明显甲状腺功能减退症之前就出现肾功能受损或蛋白尿。

甲状腺功能减退症相关的症状:①一般表现易疲劳、畏寒、记忆力减退、反应迟钝、嗜睡、声音嘶哑等。②肌肉关节症状:乏力、痉挛、疼痛等。③消化系统表现:厌食、腹胀、便秘等。④内分泌系统表现:月经不调等。

(4)肾损害表现:原发性甲减相关肾损害大致可呈现两种类型的临床表现。一种是由于低代谢率、高脂血症、动脉粥样硬化等机制所致的肾血流量、肾小球滤过率下降,表现为血肌酐、尿素氮等肾功能指标升高,而尿中病理成分相对较少;另一种是甲状腺自身抗原、自身抗体释放入血通过自身免疫机制所致的肾小球肾炎,表现为不同程度的蛋白尿,少数甚至可伴发肾病综合征。患者就诊于肾病科或是因为出现外周水肿、泡沫尿,或是因为体检发现血肌酐、尿素氮增高。病史询问时应当关注这些异常出现的时间、有无演变及其与甲减症状的先后关系。

(5)有助于鉴别诊断的病史:既往有无肾疾病、过敏性紫癜、弥漫性结缔组织病、病毒性肝炎、糖尿病、原发性高血压、痛风、反复发作的肾盂肾炎、反流性肾病及梗阻性肾病等病史。

（二）体格检查要点

（1）肾损害的体征：血压，水肿情况（不仅可见于眼睑、下肢，甲状腺功能减退患者常同时有手部皮肤水肿，较一般肾病硬，可呈现非可凹性）。

（2）甲状腺功能减退的体征。①甲状腺：有无肿大、质地如何、有无压痛、血管杂音，注意触诊颈部淋巴结。②一般状况：表情淡漠。③皮肤黏膜：皮肤姜黄色、干燥发凉、粗糙脱屑；毛发稀疏、眉毛外1/3脱落。④肌肉关节：股四头肌和手部肌肉可有萎缩表现。⑤心血管系统：心动过缓、心相对浊音界增大。⑥血液系统：贫血貌。⑦消化系统：肠梗阻的相关体征（如肠型）。

（3）有助于鉴别诊断的体征：有无皮疹、紫癜、口腔溃疡、关节红肿、肺部啰音、痛风石、肝脾淋巴结肿大等。

（三）门诊资料分析

（1）如前所述，甲状腺功能减退本身比较隐袭，且肾损害尚可先于其出现，再加上及时给予甲状腺激素替代治疗往往可获得较好疗效，故务必注意鉴别、避免误诊和漏诊。对于一个肾损伤患者，建议将甲状腺功能减退的相关临床表现列为病情资料分析的常规。

（2）分析门诊资料时应注意，具有下述情况的患者需想到原发性甲状腺功能减退症的可能，需完善甲状腺激素水平及自身抗体等的相关检查。①明显的高胆固醇血症、窦性心动过缓，尤其是生活方式、家族史、用药史难于解释的患者。②血肌酐、尿素氮升高，但尿中未见明显病理成分的患者。③贫血程度与肾功能损害不相适应的患者。④肾疾病及肾功能状况难以解释的心包积液，特别是对利尿、透析等治疗手段反应不佳的患者。

（四）继续检查项目

1.完善肾损伤和肾功能的检查

（1）尿常规除了甲状腺功能减退并发自身免疫性肾炎者，尿中蛋白成分很少，定性多呈阴性或微量，一般不超过＋。通常无明显红细胞。

（2）特殊尿蛋白测定包括清蛋白、α_1-微球蛋白、转铁蛋白和免疫球蛋白等。同样，除了甲状腺功能减退并发自身免疫性肾炎者，一般表现为尿微量清蛋白轻度增高。

（3）24 h尿蛋白定量主要针对表现为明显蛋白尿或肾病综合征的患者。

（4）影像学检查双肾彩色超声检查，不仅可显示肾的大小，而且能测定肾皮质厚度、肾血流分布和阻力指数。

（5）肾功能检查血尿素氮、血肌酐及内生肌酐清除率可反映肾小球的滤过功能。肾同位素扫描能帮助了解分肾功能。

（6）肾功能减退严重时，需急查动脉血气分析及血电解质水平。

（7）肾穿刺一般来讲，能够通过病史、查体和甲状腺功能、自身抗体等检查明确的原发性甲减相关肾损害并不是肾穿刺活检术的强适应证，因为患者往往可通过甲状腺激素替代治疗（蛋白尿明显的患者尚需合用糖皮质激素等）获得较好的临床结局。但对诊断有疑问者，应积极行肾穿刺检查，以免造成误诊。另外，表现为大量蛋白尿的患者，肾穿刺的适应证可适当放宽，因为不同病理表现可能与将来的疗效有一定相关性（如Ⅰ～Ⅱ期膜性肾病可能获得痊愈，而就诊时已经是Ⅲ期膜性肾病的患者则疗效欠佳）。

2.甲状腺疾病的相关检查

（1）血清甲状腺激素和促甲状腺激素（TSH）。

（2）^{131}I摄取率。

（3）甲状腺自身抗体：主要见于自身免疫性甲状腺炎的患者，主要测定的是抗甲状腺球蛋白抗体（TG）和抗甲状腺微粒体抗体（TM）。

（4）血常规：患者可表现为轻、中度的正细胞正色素性贫血。

（5）血生化检查：关注血脂情况。

（6）血清肌酶测定：关注CK、LDH等。

(7)胸部X线检查(必要时超声心动图检查):注意可能并发的胸腔积液和(或)心包积液。

3.有助于鉴别诊断的检查

(1)有助于与其他表现为血肌酐升高而尿中病理成分少的肾疾病鉴别的检查:双肾动脉超声检查可协助明确有无肾动脉狭窄。肾超声检查有助于判断是否存在肾后性肾功能不全。而当可疑肾小管间质疾病时,可行肾小管功能的相关检查(如重吸收功能、酸化功能和浓缩稀释功能等)。

(2)有助于与引起蛋白尿的其他继发性肾疾病鉴别的检查。①乙肝五项。②免疫学指标包括红细胞沉降率、C反应蛋白、血浆球蛋白、类风湿因子、免疫球蛋白、补体C_3、α-抗核抗体(ANA)、人间提取核抗原多肽抗体谱(ENA)。③恶性肿瘤的相关检查主要是针对高危人群(老龄、明显消耗等)。包括胸腹部的影像学检查、血清肿瘤标记物及红细胞沉降率等。④血糖。

三、病情分析

(一)初步诊断

(1)有原发性甲状腺功能减退的证据。

最主要的是血清甲状腺激素测定和(或)^{131}碘摄取率测定。

(2)有肾受损的表现。典型表现为两种。①血肌酐、尿素氮增高而尿中病理成分较少。②蛋白尿,甚至是大量蛋白尿或肾病综合征,但一般没有血尿或极轻微。

(3)排除其他肾疾病。

(4)甲状腺激素替代治疗可使肾功能好转或蛋白尿减少。

明确的甲状腺功能减退和典型的肾受损表现一般能够建立诊断,激素替代治疗有效可帮助确诊。考虑自身免疫性肾炎时,需行甲状腺自身抗体的检查。不能排除其他可能者建议行肾穿刺活检术。大量蛋白尿者也可酌情进行肾活检(尤其是对治疗反应不佳者)。

(二)临床类型

如前述,原发性甲减相关肾损害最常见两种临床表型。

1.血肌酐、尿素氮升高而尿病理成分较少

原发性甲减患者肾小球滤过率(GFR)可较正常人低20%～30%,与低代谢率、心输出量减少、组织间隙黏液水肿等所致的肾血流量和肾小球滤过率降低有关。血肌酐多在1.5～2.0 mg/dL以下,但也有少数患者可明显增高甚至达到尿毒症的水平。相比之下,尿中病理成分较少,一般无细胞成分,蛋白质多为阴性或微量,不超过+。肾大小正常。病理上表现为缺血性肾病,如肾小球基底膜皱缩、毛细血管襻开放不良等。常合并与肾功能状态不相适应的正细胞正色素性贫血。高脂血症较为突出。大部分患者的肾功能经积极激素替代治疗可完全恢复。

2.蛋白尿,甚至肾病综合征

见于自身免疫性甲状腺炎患者。主要表现为蛋白尿,血尿少见,少数可呈现肾病综合征的表现,血肌酐、尿素氮正常或轻度增高。血清中甲状腺自身抗体阳性。肾病理多呈现膜性肾病。部分患者可同时合并不同程度系膜增生。肾组织的甲状腺抗原染色往往阳性。单纯甲状腺激素替代治疗并不能使肾病完全缓解,需同时使用糖皮质激素或免疫抑制剂(如硫唑嘌呤)。Ⅰ～Ⅱ期膜性肾病获得痊愈的概率较大,而Ⅲ期膜性肾病则疗效欠佳。

(三)鉴别诊断

1.其他表现为血肌酐升高而尿中病理成分少的肾疾病

肾动脉疾病、部分肾小管间质疾病、梗阻性肾病、老年肾等可也仅表现为肾功能指标增高,而尿检正常。即使在确立了原发性甲减诊断后,也应注意这些疾病的可能。在问诊中,要关注可疑病史的询问。肾及其血管的影像学检查有一定帮助。最有力的证据是对甲状腺激素替代治疗的反应。甲减相关者常能明显好转,而其他原因者则疗效欠佳。

2.慢性肾功能不全合并低 T_3 综合征

慢性肾功能不全时,由于机体代谢水平的变化及外周 T_4 向 T_3 转化减少,可合并低 T_3 综合征,应注意鉴别。要仔细询问慢性肾病相关病史。另外,这类患者一般有明显的血尿、蛋白尿,肾超声检查常提示双肾缩小、回声增强、皮髓质分界不清、血流信号稀少。血清总 T_3、游离 T_3 减低,但反 T_3 增高,T_4 和 TSH 水平正常。

3.原发性肾病综合征合并的低甲状腺激素状态

原发性肾病综合征时,甲状腺激素结合球蛋白从尿中大量丢失,可表现为血清总甲状腺激素水平降低,但游离激素往往正常,TSH 多在正常范围内,患者亦无甲状腺功能低下的表现。血清甲状腺自身抗体阴性。

4.引起蛋白尿或肾病综合征的其他疾病

特别是对甲状腺激素替代治疗效果欠佳的患者应注意合并其他疾病的可能,如原发性肾小球肾炎、乙型肝炎病毒相关肾小球肾炎、过敏性紫癜性肾炎、弥漫性结缔组织病、淀粉样变性病、恶性肿瘤等,必要时应尽快行肾穿刺活检术。

(四)会诊

主要是请内分泌科会诊,会诊的要点。

(1)确立原发性甲状腺功能减退症及其病因诊断。

(2)协助鉴别诊断,主要是低 T_3 综合征和原发性肾病综合征合并的低甲状腺激素状态。

(3)协助制定甲状腺激素替代治疗方案及其注意事项。

(五)病因分析

原发性甲状腺功能减退症可通过多种机制导致肾受损。低代谢状态、心输出量减少、组织间隙黏液水肿、高脂血症、动脉粥样硬化等机制参与导致了肾血流量、肾小球滤过率降低,主要表现为血肌酐、尿素氮增高,而血尿、蛋白尿并不突出。甲状腺自身抗原、自身抗体形成的循环和(或)原位免疫复合物是导致显著蛋白尿的主要机制,此外细胞因子、氧化应激机制可能也参与了其中。针对不同机制治疗可能有所差异,前者通过积极激素替代治疗常可好转;而后者则同时需要消除甲状腺自身抗原及抗体,包括联合应用糖皮质激素和(或)免疫抑制剂,甚至有报道称可切除甲状腺。

(六)并发症

原发性甲状腺功能减退症相关肾损害本身的并发症并无特别之处,肾功能损害明显的可出现肾功能不全的相关并发症;大量蛋白尿甚至肾病综合征时可导致肾病综合征的相关并发症,参考相关章节即可。这里需要提醒的是甲状腺功能减退症患者本身存在血脂异常、高同型半胱氨酸血症、内皮功能紊乱,那么同时伴发肾病综合征时,血管及栓塞性疾病的可能就增加,注意监测。

四、治疗计划

(一)治疗原则

(1)甲状腺激素替代治疗。

(2)合并自身免疫性肾小球肾炎者需消除甲状腺自身抗原、抗体来源。

(3)保护肾功能。

(4)支持对症治疗。

(5)防治并发症。

(二)治疗办法

1.甲状腺激素替代治疗

首选左旋甲状腺素(LT_4)。一般初始剂量为 25～50 μg 清晨一次口服,每 2～3 周增加 12.5 μg,直到达到最佳疗效。治疗的目的是将血清 TSH 和甲状腺激素水平控制在正常范围内,其中血清 TSH 水平最为重要。替代治疗应从小剂量开始,剂量调整的时间间隔不能过短,否则可诱发和加重冠心病、引起骨质疏松。

2.消除甲状腺自身抗原、自身抗体来源

这主要是针对合并自身免疫性肾小球肾炎的患者而言。需应用糖皮质激素和(或)免疫抑制剂如硫唑嘌呤等。疗程可能较原发性肾病综合征短，因为随着甲状腺炎的好转，肾损害亦可有所好转。在蛋白尿迁延不愈的患者，有研究者尝试了切除甲状腺的方法，获得一定疗效。但切除的时机需掌握好，缓解仅限于Ⅰ～Ⅱ期膜性肾病，Ⅲ期膜性肾病则疗效不佳。

3.保护肾功能

与一般的肾疾病无异，侧重于改善肾微循环、降低肾小球"三高"。顽固的高脂血症可给予适当的干预。

4.支持对症治疗及防治并发症

甲状腺功能减退症患者同时合并的血脂异常、贫血、低心排出量、心包积液等经激素替代治疗可逐渐缓解，常无需特别干预，但程度较重、症状明显者，应加强支持对症治疗，如补充造血物质、调脂治疗、减轻心脏负荷等，动脉粥样硬化的防治也需高度重视，除前述调脂治疗外，可酌情加用抗血小板、抗凝等治疗手段。此外，肾功能受损严重的患者在其恢复前应按照一般的肾功能不全患者对待。

五、病程观察及处理

(一)病程观察

1.甲状腺功能改善情况

(1)症状：乏力、反应迟钝、嗜睡、厌食、便秘等的程度有无减轻。

(2)体征：水肿、心率、贫血貌有无改善。

(3)辅助检查：血红蛋白水平、血脂、肌酶有无好转；血清甲状腺激素和 TSH 是否逐渐接近正常范围。

2.肾损害情况

(1)肾功能：血肌酐、尿素氮水平有无下降趋势，肌酐清除率有无好转迹象。

(2)蛋白尿：尿蛋白定量有无减少趋势、血浆清蛋白有无上升趋势。

(3)血压情况。

3.并发症情况

(1)有无血管及其栓塞并发症的迹象。

(2)注意甲状腺激素替代治疗过程中诱发冠心病的可能。

4.药物反应

注意监测糖皮质激素可能引发的免疫功能低下、感染、视物模糊、高血压、高血糖、消化道溃疡、骨质疏松、无菌性股骨头坏死、烦躁、失眠等不良反应。

5.其他异常情况及其治疗的监测

如电解质、酸碱平衡紊乱的情况。

(二)并发症处理

如前述，原发性甲状腺功能减退症相关肾损害的并发症并无特别之处，肾功能损害明显者可有肾功能不全的相关并发症；伴发肾病综合征者则可出现肾病综合征的相关并发症，处理上参考相应章节的内容即可。需要重视甲减伴发肾病综合征患者的血管及栓塞性疾病，及早诊断，及时给予溶栓等再通治疗手段。

(三)疗效分析及处理

对于非自身免疫机制造成的 GFR 下降，随着替代治疗后血清甲状腺激素和 TSH 的正常化，可逐渐恢复正常，需定期检测血肌酐、尿素氮、内生肌酐清除率等肾功能指标。少数血肌酐中、重度增高的患者可能由于缺血损伤较重或同时合并小管间质的损害可能不能完全恢复正常，应按照普通的慢性肾功能不全制定长期治疗方案。

自身免疫性甲状腺炎继发的自身免疫性肾小球肾炎，疗效与甲状腺病变活动情况和肾本身的病理表现有关。如甲状腺炎控制良好，自身抗原释放减少，自身抗体滴度明显下降，肾病理表现为Ⅰ～Ⅱ期膜性肾病，则通过积极的激素替代治疗和适当的免疫抑制治疗往往能获得满意的疗效。相反，甲状腺炎持续活动，持续释放自身抗原，肾病理已经发展为Ⅲ期膜性肾病的，对治疗的反应欠佳，肾损害进行性加重，最终发展为慢性肾衰竭。后者如经过足量、足疗程的免疫抑制治疗实难奏效，则可考虑逐渐减停免疫抑制剂，代之以一般慢性肾炎的治疗方案。

六、出院小结

(一)确定诊断

出院时，需尽量明确原发性甲状腺功能减退症的病因。以便制定适当的治疗方案和预后评估。肾功能受损的应明确处于什么阶段，甲状腺激素替代治疗后的反应如何。并发自身免疫性肾小球肾炎的最好明确病理诊断，对免疫抑制方案的制定和预后判断有重要的指导意义。另外应对甲状腺功能减退和肾功能不全的并发症情况作出评估。

(二)预后评估

如前所述，原发性甲状腺功能减退症相关肾损害的预后一般较好，随着甲状腺激素和 TSH 的正常化，肾功能减退和蛋白尿均可逐渐好转，甚至有报道达到尿毒症程度的患者也可恢复正常；但仍有少数缺血损伤较重或同时合并小管间质损害的患者肾功能可能不能完全达到正常；病理表现为Ⅲ期膜性肾病或合并较重系膜增生的自身免疫性肾炎患者，预后也欠佳，往往会持续进展至慢性肾衰竭。

(曾凡华)

第三十五章

类风湿关节炎肾损害

一、概述

类风湿性关节炎(rheumatoid arthritis,RA)是以对称性、进行性及侵蚀性的关节炎为主要临床表现的系统性自身免疫疾病。本病可发生于任何年龄,随着年龄的增长,发病率也随之增高。女性高发年龄为45～55岁。性别与RA发病关系密切,女性为男性的3倍。除侵犯软骨及骨质形成关节畸形之外,可有系统性脏器损害。在关节外的系统性损害中,以肺、胸膜及心包受累为多见,也可发生肾损害。

RA肾损害既可由RA疾病本身,也可由治疗药物的不良反应引起,临床类型包括RA原发性肾损害、血管炎、继发性肾淀粉样变和药物性肾损害等。RA肾损害并非少见,其确切发生率尚不清楚。文献报道为20%～100%,主要与肾损害的判断标准、病例选择、RA的严重程度不同等有关。尸检及肾活检资料提示RA患者肾受累的发生率达100%,这与狼疮性肾炎相类似。以出现尿检异常为准,则肾损害的发生率20%～55%。有报道235例RA平均观察42个月,结果持续血尿者43例,持续蛋白尿17例、血肌酐升高者14例,发生率为30.21%。

二、入院评估

(一)病史询问要点

(1)性别、年龄、起病时间。

(2)关节的症状,如对称性、进行性的多关节红、肿、热、痛,畸形及功能障碍。

(3)关节外的症状,如全身症状(发热、消瘦)、眼部症状(眼干)、耳部症状(听力下降、耳鸣)、呼吸系统症状(喉痛、吞咽困难、咳嗽、呼吸困难)、循环系统症状(心悸、气短)、消化系统症状(恶心、食欲缺乏、腹痛)、皮肤血管症状(皮下结节、紫癜、溃疡、青斑、肢端感觉异常)。

(4)肾损害的症状,如乏力、多尿、少尿、泡沫尿、血尿、夜尿增多、高血压和体表水肿等。

(5)诊治情况,临床化验及检查结果,当地医院给出的诊断及治疗措施等,尤其是服用镇痛剂、金制剂、青霉胺药物的种类、剂量和疗程。

(二)体格检查要点

(1)关节损害的体征如双手、双足、膝关节、肘关节、肩关节红、肿、热、痛、畸形,活动障碍等。

(2)皮肤血管损害的体征如皮疹、皮肤溃疡、类风湿结节、雷诺现象等。

(3)肾损害的体征如贫血面容、体表水肿及浆膜腔积液、高血压、输尿管点压痛、肾区叩痛等。

(4)其他如发热、肝脾大、淋巴结肿大等。

(三)门诊资料分析

(1)血常规常有轻度贫血及血小板增高,尤其在病情活动时更为明显。发生肾功能不全时可出现贫血加重。

(2)尿常规可有血尿、不同程度的蛋白尿、管型尿及无菌性白细胞尿等。

(3)血生化检查肾功能和肾小球滤过功能常有轻度损害,偶有严重损害。服用NSAIDs类药物和发生肾功能不全患者尿酸也可升高。

(4)免疫学检查。①类风湿因子(RF):RF是抗人或抗动物IgG Fc片段上抗原决定簇的特异性抗体。常见的有IgG、IgA、IgM和IgE型。IgM型主要见于RA、干燥综合征、混合性冷球蛋白血症和一些传染病。通常RF阳性的患者病情较重,RF可能与关节破坏的免疫反应有关。②免疫球蛋白电泳常见人血清蛋白降低,球蛋白增高。免疫蛋白电泳显示IgG、IgA及IgM增多。③抗中性粒细胞胞浆抗体(ANCA)ANCA是血管炎的标志物,核周ANCA阳性者易发生RA肾损害。有时RA血管炎仅局限于肾,故对于伴有发热、体重下降等结缔组织疾病表现、肾损害及尿检异常等RA患者应经常检测ANCA。④抗核抗体(ANA),ANA在RA的阳性率约10%～20%。⑤补体血清补体水平多数正常或轻度升高,重症者及伴关节外病变者可下降。

(5)红细胞沉降率(ESR)及C反应蛋白(CRP)。RA患者处于疾病活动期时,常伴有ESR增快和血清CRP阳性。所以,这两项实验室检查对评价RA的病情有一定帮助。

(6)肾超声。大部分RA患者为双肾的超声正常,某些患者可见双肾实质回声增强,血流阻力增高或肾结石。急性肾功能不全可出现双肾增大,慢性肾功能不全晚期可发生双肾萎缩。

(7)X线。早期RA患者的关节X线检查可无阳性发现。关节部位骨质疏松可以在起病几周内即很明显。关节间隙减少和骨质的侵蚀,提示关节软骨的消失,只出现在病程持续数月以上者。半脱位、脱位和骨性强直为更后期的现象。当软骨已损毁,可见两骨间的关节面融合,丧失原来关节的迹象。弥漫性骨质疏松在慢性病变中常见,并因激素治疗而加重。无菌性坏死的发生率特别在股骨头,亦可因用皮质类固醇治疗而增多。

(四)继续检查项目

(1)抗角蛋白抗体(AKA)。抗角蛋白抗体是一种抗鼠角质成分的抗体,是RA最特异的标记物,但敏感性较差。36%～59%的RA患者该抗体为阳性。AKA在早期RA患者中就可出现,甚至在患者确诊发病之前数年就可查出。

(2)肾小管功能检查24 h尿电解质,尿酸化功能(氯化铵负荷试验、可滴定酸等),24 h尿比重,尿渗透压,血、尿β_2微球蛋白,尿NAG酶。小管间质性肾炎随着小管功能减退,可出现尿钾、尿钠排泄增多,肾小管酸中毒,尿比重和尿渗透压的变化。血β_2微球蛋白可以自由通过肾小球,在近端肾小管全部被重吸收,尿β_2微球蛋白含量增多,则表明近端肾小管重吸收功能受损。尿NAG酶则是肾小管损伤的早期指标。

(3)肾活检可确定肾损害的程度、类型,指导治疗,减少RA导致慢性肾衰竭的发生。

(五)门诊医嘱示范

(1)注意休息、避免受凉,预防呼吸道、泌尿道、消化道感染。

(2)适当运动。在急性病期应绝对卧床休息,慢性期稳定期不可因关节疼痛而放弃功能锻炼。功能锻炼包括体操、关节操、太极拳等。

(3)注意营养,优质蛋白质和高维生素食物及钙剂的摄入。高血压患者应低盐、低脂饮食。

(4)按时服药:雷公藤多苷20 mg口服,一天三次或来氟米特40 mg连续服用三天后改为20 mg口服,一天二次。碳酸钙片1000 mg口服,一天三次;鲑鱼降钙素鼻喷剂1喷一天三次;骨化三醇胶囊0.25 μg口服,一天二次;阿仑膦酸钠片10 mg口服,一天二次小苏打水20 mL漱口一天三次;氯己定含漱液20 mL漱口一天三次。

(5)建议行肾穿刺活检术进行肾病理诊断,住院证已开。

(6)如果未住院,监测血压,定期随诊,复查血常规、尿常规、粪便常规+潜血、肝功能、肾功能、电解质、ESR、RF等。

(7)避免肾毒性药物。

三、病情分析

（一）基本诊断

1.RA 的诊断

晚期类风湿患者，因已出现多关节病变及典型畸形，所以诊断多无困难。但本病早期极少数关节受累病例，诊断时常有困难，需要临床进行进一步的密切观察。目前，对于 RA 的诊断，各国有不同的标准。1987 年美国风湿协会提出了经过修改的诊断标准，共 7 项，许多国家都采用这一标准。

（1）晨僵至少 1 h，持续至少 6 周。

（2）3 个或 3 个以上的关节炎肿胀持续至少 6 周。

（3）腕关节、掌指关节或近侧指间关节肿胀 6 周或以上。

（4）对称性关节肿胀。

（5）类风湿结节。

（6）RF 阳性。

（7）手及腕部前后位的 X 线摄片有骨质侵蚀或骨质疏松。

符合以上 7 项中的 4 项即可诊断 RA。

2.肾损害的诊断

当风湿性关节炎患者出现包括蛋白尿、镜下血尿、无菌性白细胞尿、肾小管功能损害（如低钾性酸中毒、夜尿增多、尿酶及尿内微量蛋白增高等）及进行性肾功能减退，应考虑 RA 肾损害。RA 肾损害起病隐匿，早期可无临床表现，甚至只能在肾活检时发现肾的病理改变，早期易误诊为尿路感染及漏诊。

RA 患者常无明显急性肾功能损害的表现，在较长的 RA 病例中，可能因某种诱因导致病情迅速发展为慢性肾功能不全甚至尿毒症。有许多因素可使 RA 患者的肾受损，其中以治疗药物、淀粉样变性、血管炎最为常见。事实上，确定晚期 RA 合并肾损伤的病因非常困难，早期 RA 患者出现药物诱导肾异常比淀粉样变性、血管炎以及慢性间质病变多见。故提倡有条件者对 RA 患者早期进行肾活检和免疫学检查及血、尿 β_2 微球蛋白、尿 NAG 酶等监测。

（二）临床类型/临床分期

RA 肾损害主要包括以下方面：RA 原发性肾损害、血管炎、继发性肾淀粉样变和药物性肾损害等。

1.RA 原发性肾损害

（1）系膜增生性肾小球肾炎（MSPGN）：最为常见，约占 RA 肾损害的 1/3 以上。患者多表现为镜下血尿伴或不伴有蛋白尿，少数表现为肾病综合征（nephrotie syndrome，NS），肾功能不全较为少见。肾病理表现为系膜细胞增生，基质增多，肾小球基底膜无明显变化，免疫荧光可见系膜区 IgA 和（或）IgM、C_3 颗粒状沉积，也可免疫荧光全部阴性，电镜下可见系膜区电子致密物。

（2）膜性肾病（MN）RA 原发性 MN 与继发性 MN 之比约为 1∶4～1∶2。RA 原发性 MN 临床表现为 NS、持续性蛋白尿和（或）血尿。病理表现为肾小球基底膜增厚，晚期可见系膜基质增多，毛细血管腔闭塞，免疫荧光可见上皮下免疫复合物沉积，以 IgG 为主。

（3）膜增生性肾炎（MPGN）和新月体肾炎 RF 免疫复合物沉积引起系膜细胞增殖及内皮细胞反应增强可导致 MPGN，但 RA 引起 MPGN 报告较少。由于体液及细胞免疫异常导致肾小球免疫复合物沉积，故 RA 也可伴有新月体肾炎，可突发肾功能不全，新月体形成，免疫荧光可见 IgG、IgM、C_3 颗粒状沉积于肾小球周围。

2.血管炎

约 24%的患者可有类风湿性血管炎引起的肾损害，多发生在侵蚀性关节炎及有显著结节形成的患者中。肾受累临床上可出现高血压、血尿和蛋白尿，少数表现为 NS、急性肾衰竭。病理表现为肾小血管节段性坏死，肾小球弥漫性细胞增生以及新月体形成，肾小管萎缩坏死，肾间质水肿。晚期肾小球硬化、肾小管萎缩、间质纤维化。大部分免疫荧光免疫复合物阴性。约 20%电镜下可见细小散在的电子致密物。类风湿性血管炎肾外表现包括皮肤溃疡、神经病变、脾大、皮下结节、指甲和指趾的梗死、高滴度的 RF 和低补体血症等，血清可有 p-ANCA 阳性。

3.继发性淀粉样变

20％长期严重的 RA 患者可并发继发性淀粉样变。淀粉样变肾病均有不同程度的蛋白尿，1/3～1/2表现为 NS，易并发肾静脉血栓，晚期可出现高血压及氮质血症，肾外表现还有肝脾大、肝功能减退等。肾病理表现为肾小球体积增大，淀粉样物质在肾小球基底膜及系膜区、肾小管间质和血管处沉积，基底膜增厚，晚期毛细血管腔阻塞。刚果红染色阳性。免疫荧光检查可见较弱的免疫球蛋白和 C_3 在肾小球毛细血管壁、系膜区、肾小管壁和间质小动脉壁沉积。电镜下可见系膜区和基底膜有特征性的无分支的排列紊乱的淀粉样纤维结构。RA 淀粉样变可与 MN 同时或先后发生，也可与系统性血管炎和新月体肾炎同时发生。

4.药物性肾损害

(1)继发于非甾体抗炎药(NSAIDs)的肾损害：NSAIDs 肾损害表现为可逆性急性肾衰、伴或不伴 NS 的小管间质性肾炎、肾乳头坏死及 MN 等。小管间质性肾炎常有血尿、白细胞尿和蛋白尿，可合并 NS 及肾衰竭。早期肾小管功能减退，夜尿增多，肾小管酸中毒，无菌性脓尿，伴有肉眼血尿的肾绞痛。晚期肾浓缩功能明显下降，肾性失钠，高氯性酸中毒，尿路感染，肾结石，肾乳头坏死，高血压，肾衰竭等。NSAIDs 小管间质性肾炎预后良好，几乎所有的早期患者在停药后肾功能恢复、NS 缓解。对合并 NS 及肾活检显示广泛炎细胞浸润者，糖皮质激素可获良好疗效。终末期肾衰及未完全停用 NSAIDs 者则预后较差。伴难治性高血压、高尿酸血症、尿路梗阻、局灶性肾小球硬化者在停用 NSAIDs 后肾功能也常缓慢恶化，预后不佳。NSAIDs 引起的 MN 发病快，停药后临床缓解需要 10～40 周，一般不会复发。

(2)继发于青霉胺的肾损害：青霉胺治疗时间越长，剂量越大，越易出现肾损害。蛋白尿一般发生于青霉胺开始治疗后 4～18 个月。青霉胺用量＞500 mg/d 易出现蛋白尿，严重者出现 NS。发生 NS，主要病理表现为 MN。青霉胺也可引起 MSPGN、新月体肾小球肾炎和狼疮样表现。电镜下可见上皮细胞足突间免疫复合物(含有 IgG 和 C_3)。停药，必要时服用小剂量泼尼松，蛋白尿很快消失。

(3)继发于金制剂的肾损害：金制剂治疗 RA 较易发生蛋白尿、血尿，但较少发生 NS，主要病理表现为 MN。电镜下可见上皮细胞足突间免疫复合物(含有 IgG 和 C_3)。停用金制剂并使用糖皮质激素数月后，蛋白尿、血尿可改善或缓慢消失。

(4)继发于环孢素 A(CsA)的肾损害：CsA 相关性肾病分为急性 CsA 相关性肾病和慢性 CsA 相关性肾病。急性 CsA 相关性肾病的临床表现为急性可逆性肾衰竭、溶血性尿毒症综合征、动静脉栓塞等，病理可见急性肾小管坏死、肾间质充血水肿，肾小球轻度系膜基质增生。慢性 CsA 相关性肾病一般发生于应用 CsA 1 年以上者，表现为蛋白尿、高血压及渐进性肾衰竭，病理可见肾小管变性萎缩，肾间质纤维化，局灶性肾小球硬化。慢性 CsA 相关性肾病预后与肾功能异常的持续时间有关。

总之，虽然肾受累的确诊诊断来自肾活检病理诊断，但患者的临床表现和实验室检查也往往有助于鉴别诊断。例如 RA 患者发生肾功能不全主要见于肾淀粉样变性和 NSAIDs 肾损害，一般很少见于 MN 和 MSPGN。血尿主要见于 MSPGN。无应用金制剂、青霉胺和 NSAIDs 的病史，MN 的可能性比较小。而继发性淀粉样变性则主要见于长期慢性、活动性的 RA 患者。

(三)鉴别诊断

(1)本病应排除其他结缔组织病所致的肾损害，如系统性红斑狼疮、混合性结缔组织病和风湿性关节炎等，还应除外原发性小血管炎、痛风等所致的肾损害以及乙肝病毒感染等。①系统性红斑狼疮典型的 SLE 的病史诊断比较容易。一些患者以四肢小关节肿痛为主要临床表现，且 RF 阳性，较易误诊为 RA。对 SLE 的临床表现应有一个完整的认识，详细询问病史或做必要的实验室检查，如 ANA、抗 ds-DNA 抗体有助于诊断。应当认识到 RF 虽是诊断 RA 中一项重要的检查指标，但不具有高特异性。②风湿性关节炎多见于青少年。四肢大关节游走性关节炎，有肿痛，很少出现关节畸形。关节外症状包括发热、咽痛、心肌炎、皮下结节、环形红斑等。如患者为成人，则关节外症状不明显。但本病通常有明显的链球菌感染史，而且严重的关节炎症状在使用水杨酸盐药物后可得到明显改善。血清抗链球菌溶血素O滴度升高，血清RF阴性。③痛风。该病是一种由于嘌呤代谢紊乱产生的疾病。痛风常与RA表现相似，也可有全身关节受累、对称性分布、关节区肿胀以及皮下结节等。有时应用小剂量阿司匹林治疗后的RA患者也会出现高尿酸血症。痛风患者中有30%出现RF阳性。

(2)需与原发性肾疾病鉴别，后者以肾疾病表现为突出，而关节症状和体征不明显，RF、AKA等常阴性。

(四)病因分析及发病机制

确切病因尚不明确，可能与感染、遗传、免疫等因素有关。

(1)感染：研究表明A组链球菌、奇异变形杆菌和结核分枝杆菌、EB病毒可能为RA发病的一个持续的刺激原，刺激机体产生抗体与RA患者自身蛋白发生免疫反应而致病。

(2)遗传因素：本病在某些家族中发病率较高，调查发现人类白细胞抗原DR4与RF阳性患者有关。因此遗传可能在发病中起重要作用。

(3)性激素：RA发病率男女之比为1∶2～1∶4，妊娠期病情减轻，服避孕药的女性发病减少。动物模型显示LEW/n雌鼠对关节炎的敏感性高，雄性发病率低，说明性激素在RA发病中起一定作用。

(4)免疫因素：研究发现滑膜组织中有免疫球蛋白、补体及免疫复合物沉积，滑膜及其附近组织有淋巴细胞和浆细胞浸润，滑液中有变性的IgG和RF组成的免疫复合物。后者沉积在关节滑膜上，激活了补体系统，中性粒细胞释放出大量的蛋白降解酶、胶原酶和炎症因子等，对关节和周围软组织起破坏作用。

(5)RA肾损害的发病机制：①RA可合并肾淀粉样变在RA组织损伤或免疫炎症持续存在时，血清淀粉样蛋白水平显著升高，并在酶作用下，裂解为淀粉样蛋白A，持续沉积于组织内形成继发性淀粉样变性病。此外，淀粉样蛋白A降解下降在淀粉样变性病发生、发展中也有一定作用。②非特异性炎症因子刺激机体发生免疫反应产生大量的抗体，诱发免疫复合物形成，沉积于组织中即可引起炎症反应和免疫病理损伤。同时组织破坏释放的抗原物质可刺激机体免疫系统，产生自身抗原，从而形成恶性循环，加重肾损害。③某些药物，如NSAIDs、金制剂、青霉胺、止痛剂、抗生素、免疫抑制剂等，可导致药物性肾损害。NSAIDs通过肝肾细胞内氧化酶系统形成的活性产物引起肾细胞的氧化损伤，抑制肾前列腺素合成，引起肾血流下降，造成髓质乳头缺血。此外NSAIDs还通过直接毒性作用、低氧和高渗透压使髓质易受损伤等。金沉积于近端及远端肾小管，引起小管间质性肾炎。损伤的小管上皮细胞释放出抗原，引起自身抗体产生，形成免疫复合物，沉积于肾小球上皮下，可引起MN。CsA可引起肾血管收缩、肾小球滤过率下降，还可直接引起肾小管细胞损伤。青霉胺较易引起MN，可能原因为青霉胺作为半抗原沉积于GBM上，引起免疫复合物肾炎。

四、治疗计划

(一)治疗原则

RA的治疗以对症止痛，延缓关节进展，防治并发症为原则。RA肾损害的治疗应是在治疗原发病的同时，保护肾功能，延缓肾功能进展，根据临床及病理类型制定合理的治疗方案。

(二)治疗办法

1.治疗原发病

RA治疗的一线用药为NSAIDs类，在疾病发作期使用能达到非特异性抗炎、消肿和止痛的作用。二线用药如甲氨蝶呤、雷公藤多苷和来氟米特等，来氟米特亦为改变病情药物，起作用时间缓慢，可延缓和改善疾病的发展和预后。三线用药为激素，在疾病的发作期，尤其是关节肿胀疼痛明显时，短期小量使用，可取得较好疗效。此外，还应补充钙剂、骨代谢调节剂等抗骨质疏松治疗。关节肿胀明显时，可进行关节腔穿刺等。

2.确定引起肾损害的病因

如NSAIDs、金制剂或青霉胺等药物所致，应立即停用这类药物。

3.RA 所致的肾小球肾炎

可用皮质激素或联合环磷酰胺、硫唑嘌呤、甲氨蝶呤、环孢素、来氟米特或雷公藤多苷治疗。注意签署特殊药物知情同意书。临床表现为 NS 时应根据病理类型进行激素联合免疫抑制剂冲击治疗。这些药物可使部分患者蛋白尿消失,对 RA 的关节肿痛亦有效。对于重症 RA 合并肾小球肾炎,近年报道可溶性基因重组肿瘤坏死因子 α-受体拮抗剂有效。

4.血管炎

可用泼尼松、环磷酰胺或硫唑嘌呤、血液透析或血浆置换改善病情,短期疗效较好,长期疗效仍有待提高。但由于血浆置换只能清除血循环中的致病活性物质,清除后数日又可恢复原水平,故应同时加用激素及免疫抑制剂。

5.淀粉样变肾病

暂无特异治疗,一般会发展至慢性肾衰。激素和免疫抑制剂治疗 RA 淀粉样变 NS 效果不佳,也可试用苯丁酸氮芥或二甲亚砜治疗。后者可使淀粉样纤维溶解,减轻蛋白尿,改善肾功能。

6.小管间质性肾炎

除停用 NSAIDs,还应保持尿量在 2 L 以上,以降低 NSAIDs 在肾髓质处浓度和防止感染,慎用利尿剂,控制高血压和尿路感染。

五、病情观察

(一)病情观察

1.症状和体征的改变

(1)观察全身乏力、晨僵、关节肿痛程度及功能障碍有无改善,类风湿结节和雷诺现象等变化。

(2)监测血压变化,观察尿量及出入水量。如果不能精确测量尿量,可以采取测量体重的方式观察液体出入平衡的情况。观察水肿的变化及肢体水肿是否对称。

(3)应用糖皮质激素或联合免疫抑制剂治疗后,还应观察是否有反酸、胃灼热、上腹痛、柏油便、多食、心慌、失眠、向心性肥胖、多毛、痤疮等药物相关不良反应。

(4)RA 肾损害患者由于其体内免疫功能紊乱,关节活动减少,常有体表水肿,住院期间容易发生院内感染或原有感染加重,应用激素和免疫抑制剂治疗期间尤其应注意是否有发热、皮肤、口腔黏膜破溃,尿频、尿急、尿痛、咳嗽、咳痰及腹泻等症状。一旦发生,应采用敏感抗生素积极抗感染治疗。

2.辅助检查结果的变化

观察 RF 滴度变化,ESR 和 CRP 变化,影像学改变,观察血常规、尿常规、便常规+潜血、肝功能、肾功能、血脂、电解质等。

(二)疗效分析及处理

1.病情好转

晨僵改善,没有乏力,关节和软组织肿痛缓解,ESR、IgG 等免疫指标正常,RF 滴度下降。水肿消退,尿检正常,或蛋白尿、血尿减轻,电解质、酸碱等指标正常,肾功能正常或好转。

2.病情无变化

临床症状未改善,尿检异常,电解质、酸碱指标、肾功能无明显改善,ESR、IgG 等指标未恢复正常,RF 滴度不下降。

3.病情反复

临床症状和尿检、电解质、酸碱、肾功能及免疫指标等反复。

4.病情恶化

临床症状加重,尿检、电解质、酸碱指标、肾功能及免疫指标持续异常或加重。

六、病情分析

(一)确定诊断

出院诊断应包括原发病(RA)的诊断及继发于该种疾病的肾损害(RA 肾损害)的诊断,及肾损害的临床类型(如 NS),如考虑肾损害与某种 RA 治疗药物明确有关,还应注明药物名称。此外诊断还应包括肾功能受损程度、病理诊断及是否有并发症等。

(二)预后评估

影响 RA 预后的因素。①性别:男性患者预后较好。②疾病的活动性:滑膜炎持续活动者预后不佳。③关节外表现:有关节外的临床表现的患者预后不佳。④RF 持续阳性和抗环瓜氨酸肽抗体(抗 CCP 抗体)阳性者预后较差。⑤组织学指标:滑膜衬里层越厚,预后较差。⑥影像学发现关节滑膜增厚和关节骨质破坏越显著者,预后越差。⑦功能评估:关节功能较差者,预后较差。⑧其他如文化水平、遗传学等。

RA 患者肾损害与风湿活动程度、病程、类风湿结节、RF 阳性和患者的年龄密切相关,尤其>40 岁的 RA 患者其肾损害发生率显著高于<40 岁的 RA 患者。RA 肾损害的预后与蛋白尿的程度、肾功能水平及肾病理密切相关。

(曾凡华)

第三十六章

放射性肾病

一、概述

放射性肾病是指经电离辐射后肾组织和肾血管受损。属于非炎症性缓慢进展性肾疾病。通常发生于短时间内接受了一定剂量的电离辐射之后，在相当程度上呈现时间剂量依赖性。临床上可表现为急性放射性肾病、慢性放射性肾病、单纯性蛋白尿、良性高血压和恶性高血压等不同类型。

二、入院评估

（一）病史询问要点

（1）一般人口学资料。

（2）既往电离辐射接触史：放射性肾病通常发生于肿瘤放疗（尤其是腹部和生殖系统肿瘤）、骨髓移植前全身照射和放射性核素治疗之后。单次放射剂量多在 5～10 Gy，低于 5 Gy 通常不会影响肾组织，而高于 10 Gy 则往往首先导致胃肠道功能的迅速衰竭。此外，5 周内累积剂量超过 23 Gy 也有导致放射性肾病的风险。受照射的当时，肾病症状并不突出，在 6～12 个月或者更长的时间后方逐渐显现。因此，放射线接触史对诊断至关重要。在询问病史的过程中除需"定性"（即确定接触过放射线）外，尚应着重明确接触的时间和剂量。

（3）肿瘤化疗史：同时接受放疗和化疗的患者更容易发生放射性肾病，出现症状的时间可提前至阳性暴露后的 3～4 个月。

（4）临床表现：放射性肾病的临床表现可大致归纳为 6 种类型。①急性放射性肾病：潜伏期6～12 个月。类似急性肾小球肾炎，蛋白尿、血尿、不同程度肾功能减退、水肿、高血压、贫血（正色素正细胞性）。②慢性放射性肾病：除询问数年甚至十余年前有无放射线接触史外，应注意有无急性放射性肾病迁延不愈史。有无尿频、夜尿增多（尿浓缩功能减退的表现）、有无泡沫尿和高血压、是否发生过肌肉麻痹（注意肾小管酸中毒的可能）。③单纯性蛋白尿：仅有轻度蛋白尿，肾功能正常。④良性高血压：潜伏期可长达 2.5～3 年。主要表现为血压增高，可有蛋白尿。⑤恶性高血压：潜伏期18 个月～11 年（此为晚发性恶性高血压，急性放射性肾病所伴者称早期恶性高血压）。注意询问血压的水平，尤其是舒张压的水平。串有无视物模糊、头痛等。⑥溶血尿毒综合征/血栓性血小板减少性紫癜：是否有骨髓移植前全身照射史。是否有尿色加深、贫血、皮肤黏膜出血、黄疸、发热和神经系统症状及肾功能不全的相应表现（乏力、食欲缺乏、恶心、呕吐等）。

（5）原发肿瘤的进展情况：有无可疑肾毒性药物应用史（包括化疗药物、抗生素及对比剂等）；是否同时伴有皮疹、口腔溃疡、光过敏、雷诺现象、脱发、关节痛、发热、咳嗽、咯血、中耳炎、消瘦、全身炎症反应综合征等。

（6）既往有无肾疾病、过敏性紫癜、弥漫性结缔组织病、病毒性肝炎、糖尿病、原发性高血压、痛风、反复发作的肾盂肾炎、反流性肾病及梗阻性肾病等病史。

（二）体格检查要点

（1）肾病本身的体征：血压（尤其注意是否达到了恶性高血压的程度），水肿的情况（轻者仅限于下肢，重者可见于全身），是否存在皮肤黏膜苍白、胸腔积液及腹水征，有无黄疸和皮肤紫癜。

（2）有助于鉴别诊断的体征：有无皮疹、口腔溃疡、关节红肿、肺部啰音、痛风石、肝脾淋巴结肿大等。

（3）确定相关并发症的体征：主要是心功能状况的评估，包括心界大小、心率、心律、心音、有无额外心音和杂音，有无呼吸窘迫、发绀，双肺有无细湿啰音和哮鸣音，有无颈静脉怒张和肝颈静脉反流征阳性等。

（三）门诊资料分析

（1）放射性肾病通常具有较长的潜伏期，且临床表现本身并无特别之处，而治疗及预后却可能与其他肾病存在相当的差异，因此务必小心避免漏诊。在分析一个肾损伤患者的门诊资料时，一定要警惕可疑疾病史（如肿瘤、骨髓移植等），尽量明确接受照射的时间和剂量，以便做出正确的诊断及病情和预后评估。

（2）注意可能合并的其他情况，如肿瘤本身所致的肾损害、肿瘤继发淀粉样变肾损害、化疗药物肾损害、全身炎症反应综合征所致肾损伤以及其他免疫、代谢性疾病导致的肾受累等。这就要求接诊医生全面而细致地评估患者的门诊资料，并为进一步的鉴别制定合理的计划。

（四）继续检查项目

1.完善肾损伤和肾功能的检查

（1）尿常规。

（2）特殊尿蛋白测定包括清蛋白、α_1-微球蛋白、转铁蛋白和免疫球蛋白等。通过对这些不同分子量蛋白丰度的测定，大致估计肾小球和肾小管损伤的状况及程度。

（3）影像学检查双肾彩色超声检查，不仅可显示肾的大小，而且能测定肾皮质厚度、肾血流分布和阻力指数。双肾动脉超声检查可明确有无肾动脉狭窄。

（4）肾功能检查血尿素氮、血肌酐及内生肌酐清除率可反映肾小球的滤过功能。肾放射性核素扫描则能帮助了解分肾功能。怀疑有肾小管功能障碍时，应酌情行尿氨基酸定性、尿酸化功能及尿渗透压和24 h尿比重等检查。

（5）肾功能减退严重或考虑肾小管酸中毒时，尚需行动脉血气分析。

（6）外周血红细胞形态检测、血胆红素水平、乳酸脱氢酶及血小板计数和凝血功能测定有助于溶血尿毒综合征/血栓性血小板减少性紫癜的诊断。

2.有助于鉴别诊断的检查

（1）血清蛋白电泳，必要时免疫球蛋白电泳：目的是鉴定患者血浆中是否存在异常蛋白，如单克隆免疫球蛋白或其轻链等，以帮助鉴别多发性骨髓瘤肾损害、肾淀粉样变性病等。

（2）尿本周蛋白定性：本周蛋白亦称凝溶蛋白，实质为免疫球蛋白轻链单体或双聚体，阳性主要见于多发性骨髓瘤。

（3）其他肿瘤相关性检查：包括生物学标志、血 β_2-微球蛋白、乳酸脱氢酶活性、骨髓穿刺、扁骨X线摄片等，有助于鉴别肿瘤活动导致的肾受累。

（4）免疫学指标：包括红细胞沉降率、C反应蛋白、血浆球蛋白、类风湿因子、免疫球蛋白、补体 C_3、C_4，抗核抗体（ANA）、人可提取核抗原多肽抗体谱（ENA）、抗中性粒细胞胞浆抗体（ANCA），以帮助鉴别弥漫性结缔组织病肾受累和系统性血管炎等。

（5）眼底检查：明确是否存在高血压视网膜病和糖尿病视网膜病。

（6）肾穿刺放射性肾病的诊断主要是依据放射线接触史、潜伏期、肾损害来综合判断，肾穿刺活检术并非必须。但当不能排除其他原因所致肾损害或有单纯放射性肾病无法解释的状况时，应酌情考虑行肾穿刺进一步明确，尤其是患者肾功能尚可，高度怀疑可能存在过敏性紫癜、弥漫性结缔组织病等时，肾穿刺就显得更为重要，直接决定我们的治疗策略。

（7）其他必要时可能尚需行病毒性肝炎标志物、代谢指标（血糖、血尿酸等）、排尿期膀胱尿路造影等检查。

3.并发症的检查

（1）血电解质水平和酸碱度状况。

(2)心血管系统的相关检查:高血压(甚至恶性高血压)、心力衰竭是放射性肾病的常见并发症,也是造成不良预后的主要原因,因此应当尽可能明确患者的心脏结构和功能状况,行包括胸部X线、心电图、超声心动图等在内的检查,以便正确评估病情和指导于治疗。

(3)贫血:多数放射性肾病均有肾小管间质的损害,因此贫血往往较为突出,贫血程度及其与血肌酐水平的对比分析不仅能指导我们贫血防治策略的制定,而且可提供一定的肾小管间质受损程度的信息。

(五)门诊医嘱示范

以下是放射性肾病新发病例的门诊医嘱。①列出进一步需要完善的检查。②避免过分劳累、感染及肾毒性因素。③血压增高者给予低盐饮食。④水肿明显者应量出为入,适当限制液体摄入,必要时应用利尿剂。⑤减少蛋白质摄入:GFR>60 mL/min时,推荐0.89/(kg·d);GFR<60 mL/min时,推荐不超过0.6 g/(kg·d)。⑥贝那普利10 mg口服,一天二次,或福辛普利5 mg口服,一天二次;发生不能耐受的咳嗽者,可选用氯沙坦50 mg口服,一天二次,或缬沙坦80 mg口服,一天二次,或厄贝沙坦150 mg口服,一天二次,或替米沙坦80 mg口服,一天二次等(肌酐高于3 mg/dL者应慎重)。⑦血压仍不达标的,可酌情将上述药物剂量加倍或加用其他抗高血压药。⑧贫血者,行促红细胞生成素(EPO)治疗:重组人促红细胞生成素100~120 U/(kg·w),分成2~3次,皮下注射。⑨其他治疗:a.纠正酸碱平衡紊乱,碳酸氢钠100 mg口服,一天三次;b.纠正电解质紊乱,尤其注意在肾功能不全时,血管紧张素转换酶抑制剂或血管紧张素受体阻断剂有引发高钾血症的风险;c.氮质血症者可应用肠道吸附剂增加含氮废物的肠道排泄:包醛氧淀粉5~10 g口服,一天三次,或药用炭1.5~4.5 g口服,一天三次,或中药大黄制剂等;d.低蛋白饮食时应联合复方α-酮酸制剂,0.12~0.2 g/(kg·d);e.纠正钙磷代谢紊乱。⑩有急性透析适应征或进入终末期者,可考虑适时开始肾替代治疗。⑪表现为血栓性微血管病(HUS或TTP)的患者,首选血浆置换,但对骨髓移植后发生的TTP,疗效具有不确定性。

三、病情分析

(一)初步诊断

(1)有放射线接触史,尤其是深部照射治疗史。短时间内接受了相当的剂量(如单次剂量在5~10 Gy,或5周内累积剂量超过23 Gy)更有助于诊断。

(2)经过一定的潜伏期。临床出现症状多在接受照射的数月甚至数年之后。

(3)肾损伤或功能异常的表现:蛋白尿、血尿、尿液浓缩功能减退、肾小管酸中毒、高血压、肾功能不全、贫血等。

(4)排除原发性肾疾病和其他继发因素导致的肾损害。

肾受损呈照射时间和剂量依赖性,同时受基础疾病的影响,不同个体之间潜伏期的长短、临床表现可能不尽相同,因此,接触史和排除诊断十分重要。如高度怀疑合并其他肾疾病,特别是对治疗和预后有明显影响的,只要患者的一般情况允许,还是建议行肾穿刺活检术。

(二)临床类型

如前所述,放射性肾病的临床表现可归纳为以下六种类型。

1.急性放射性肾病

发生在接受辐射后6~12个月,起病隐袭,临床表现类似急性肾小球肾炎:蛋白尿、血尿、水肿、高血压、贫血(正色素正细胞性)。高血压见于疾病的某一阶段,在发病后6个月达到高峰,程度和持续时间不等,半数可呈恶性高血压。预后主要与恶性高血压有关。生存如能超过6个月,往往可度过急性期,情况逐渐好转,血压逐渐恢复正常。心力衰竭和肾衰竭是其最主要的死因。病理可表现为不同程度的肾小球硬化、肾小管萎缩和肾间质纤维化,动脉可有内膜增厚、中膜增生等表现。

2.慢性放射性肾病

可由急性放射性肾病迁延不愈而来,也可在辐射后数年甚至十余年发病。起病缓慢。临床类似慢性间质性肾炎:尿浓缩功能减退、轻度蛋白尿、肾小管酸中毒、肾功能减退和高血压。因肾小管功能障碍,故常伴钠消耗，血压升高多不严重。发展至慢性肾衰竭的，存活率很低，重症患者往往持续进展至尿毒症期。病理上可能小管间质的损伤更为严重。

3.单纯性蛋白尿

接受辐射后较长时间内仅有轻度蛋白尿，肾功能正常。但患者肾储备能力是明显降低的，在负荷增加时，可出现氮质血症。

4.良性高血压

辐射后 2.5～3 年发病。主要表现为血压增高，可有不同程度蛋白尿。部分可长期生存，部分死于心力衰竭。病理上肾血管的病变可能更重。

5.恶性高血压

通常指发生在接受辐射后 18 个月～11 年的晚发性恶性高血压。前述急性放射性肾病伴有的恶性高血压称早期恶性高血压。多表现为双肾萎缩，但亦有因一侧接受了较大剂量的照射而仅单肾萎缩的，此时，手术摘除患肾可使高血压治愈。有的晚发性恶性高血压是由放射线引起的肾动脉狭窄所致，肾实质可无放射性病理改变。

6.溶血尿毒综合征/血栓性血小板减少性紫癜

部分骨髓移植前全身照射的患者尚可发生溶血尿毒综合征(hemolytic uremic syndrome，HUS)或血栓性血小板减少性紫癜(thrombotic thrombocytopenic purpura，TIP)。前者表现为微血管病性溶血性贫血、急性肾功能不全和血小板减少，后者在上述三联征基础上尚有发热和神经系统症状。外周血可见到破碎红细胞，血胆红素水平(以间接胆红素为主)和乳酸脱氢酶活性增高。

(三)鉴别诊断

1.恶性肿瘤的其他肾损害

放射性肾病最多见于恶性肿瘤放疗之后，但恶性肿瘤尚可通过其他途径导致肾损害，应予以鉴别。首先，恶性肿瘤能直接侵犯肾。这主要见于血液系统的肿瘤。此时，原发病的表现较为突出，测定相关的生物学标记或肿瘤负荷也呈明显增高。其次，肿瘤可通过免疫机制导致肾小球病变，病理类似于原发性肾小球疾病，临床多表现为肾病综合征。但其症状可随肿瘤的有效治疗而缓解，又会随肿瘤的复发而加重，并不像放射性肾病一样呈缓慢进展性。再次，肿瘤的代谢异常也可引起肾损害，如高尿酸血症、高钙血症和低钾血症等。这时，主要表现为肾小管受损，有相应代谢异常的表现。最后，化疗药物也是肾损伤的重要原因，其中顺铂肾毒性的发生率较高，由于肾小管受损，较多电解质经尿丢失，突出表现为低镁血症，患者可由之发生顽固性低钙、低钾和手足搐搦。另外，肿瘤还可伴发异常蛋白血症、淀粉样变性、弥散性血管内凝血等，这些均可累及肾，但往往表现为急性肾损伤，非缓慢进展性。总之，放射线接触史、潜伏期和病程特点是放射性肾病最主要的鉴别点，应当牢牢把握。

2.原发性肾疾病

放射性肾病的肾症状可出现在相当长的潜伏期之后，严格意义上讲需与新发的原发性肾病相鉴别。而事实上，这样的鉴别往往较为困难。首先，放射性肾病的临床表现本身就类似肾小球肾炎或间质性肾炎；其次，即使在患者确可获益的情况下行肾穿，也并不见得有特异的表现。一般来讲，明确的放射线接触史(尤其是相当剂量的放射线接触史)、肾活检标本免疫荧光检查除纤维蛋白阳性外未见明显的免疫球蛋白或补体沉积、电镜基底膜疏松层增厚、组织碎片沉积常有助于放射性肾病的诊断。

3.其他继发性肾损害

如前述，放射性肾病症状的出现有一定潜伏期，因此不排除患者同时罹患其他可累及肾的疾病的可能。在询问病史和查体的过程中应当关注患者有无皮疹、口腔溃疡、脱发、光过敏、关节肿痛、发热、口干、眼干等弥漫性结缔组织病的表现，有无糖尿病控制不佳及糖尿病视网膜病，有无病毒性肝炎，有无肝脾大及便秘(提示淀粉样变性病)等，有肾穿价值时，应当行肾穿刺活检术以资鉴别。

(四)会诊

主要是请肿瘤科室会诊。会诊的要点。①有无肿瘤的活动或复发。②需行怎样特殊的检查以评价肿瘤的情况。③协助调查肿瘤的可疑治疗史(放疗、化疗等)。

(五)病因分析

放射性肾病就是由电离辐射导致的肾损伤,肾病理变化与放射线剂量和时间有关。急性放射性肾病往往是由于短时间内接受了较大剂量的照射所致。而表现为慢性间质性肾炎者则常是急性放射性肾病迁延不愈或照射累积剂量相对较小的结果。单纯表现为高血压的往往是肾血管的损伤较重,肾实质损伤轻,甚至无放射性病理改变。部分骨髓移植前全身照射能诱发溶血尿毒综合征或血栓性血小板减少性紫癜。

(六)并发症

1.心力衰竭

放射性肾病患者往往伴有高血压,甚至呈恶性高血压,这不仅是疾病本身的持续进展性使然,而且与放射线直接导致的肾血管受损密切相关。因此,不少患者可并发心力衰竭。在此基础上,肾小管功能障碍导致的电解质紊乱有可能诱发严重心律失常。

2.终末期肾病

放射性肾病具有缓慢进展的特点,只要最初的照射达到一定的剂量,即使之后再无阳性接触,肾的病变也会持续进展,肾功能逐渐减退,血肌酐、尿素氮进行性升高,最终发展至终末固缩肾,进入尿毒症期,达到需透析治疗的地步。

3.电解质紊乱

放射性肾病常有显著的肾小管间质受损,从而严重影响肾小管对机体电解质平衡的调节,往往导致较为明显的低钾血症、低钙血症和钠消耗等。

四、治疗计划

(一)治疗原则

(1)控制血压。

(2)降低蛋白尿。

(3)延缓肾功能恶化,避免进一步肾毒因素。

(4)纠正贫血。

(5)防治心力衰竭。

(6)支持对症治疗。

(7)适时肾替代治疗。

(8)治疗原发病。

(二)治疗办法

1.有目的地使用 ACEI、ARB

在肾功能允许的范围内,应给予 ACEI 或 ARB。这两类药物不仅能够起到有效控制血压、改善肾血流动力学、降低蛋白尿的功效,而且对放射线引起的肾固有细胞和间质增殖有一定抑制作用,能够延缓肾功能恶化,甚至可使肾功能长期稳定。ACEI、ARB 的这种抗增殖作用对放射性肾病有非常积极的意义,甚至低于降压、降蛋白的剂量都能使患者获益。

用药前,需明确患者有无双肾动脉狭窄。用药期间,应检测患者的血肌酐、血钾及有无咳嗽等。

2.有效控制血压

血压需努力控制到 130/80 mmHg 以下,24 h 尿蛋白定量大于 1 g 者应尽可能低于 125/75 mmHg。肾功能减退明显或肾血管受损严重,尤其是表现为恶性高血压的患者,单纯 ACEI、ARB 往往难以使血压达标,可联合应用其他类型的降压药物。

3.肾切除术

对于肾明显缩小的顽固性高血压患者,行肾切除术可起到有效控制血压的作用,尤其是单侧肾动脉受损所致的单侧固缩肾更是如此。

4.纠正贫血

放射性肾病肾小管间质的损害可能较为突出，因而往往伴有贫血，需应用促红细胞生成素治疗。注意ACEI、ARB对促红素疗效的可能影响。

5.防治心力衰竭

高血压是放射性肾病的突出表现，有时甚至达到难于控制的地步，由此往往导致心力衰竭，后者也是放射性肾病患者死亡的主要原因之一。因此，积极防治心力衰竭有重要意义。具体的治疗措施与一般的心衰无异，除积极控制高血压外，改善心肌重构、降低交感张力也是重要的手段。

6.其他支持对症治疗

(1)尽量规避进一步的肾毒性因素，避免二次照射。

(2)纠正水、电解质、酸碱平衡紊乱。

尤其是对以肾小管功能障碍为主要表现的慢性放射性肾病更应注意，积极处理其所并发的肾小管酸中毒和电解质大量丢失问题。

7.肾替代治疗

当患者的肾功能进行性进展到终末期时，可行肾替代治疗。

值得注意的是，因之前的放疗或原发病之故，腹膜透析和肾移植可能会受到限制。因为严重的腹腔病变或粘连是腹膜透析的禁忌证，而血管损伤不利于肾移植的实施，移植后免疫抑制剂的应用也有加重或诱发原发病再燃的风险。

此外，对表现为HUS或TTP的患者可行血浆置换治疗。血浆置换能使经典的TIP病死率由99%下降至20%，但对骨髓移植后HUS血浆置换疗效欠佳。

8.治疗控制原发病

如前述，放射性肾病最多见于肿瘤放疗之后，而肿瘤尚有通过其他途径导致肾损伤的可能，因此，应积极治疗、控制原发病，定期监测，尽可能使其不利影响最小化。需要化疗的，应充分做好水化工作。

(三)住院医嘱示范

1.长期医嘱示范

(1)内科二级护理。

(2)低盐、低优质蛋白饮食(蛋白限制一般从CKD3期开始)。

(3)记出入量(水肿明显或心衰患者)。

(4)测血压，每日1次。

(5)ACEI或ARB制剂(如贝那普利10 mg口服，一天二次；或缬沙坦80mg口服，一天二次等)。

(6)包醛氧淀粉5～10 g口服，一天三次或药用炭1.5～4.5g口服，一天三次(氮质血症的患者)。

(7)碳酸氢钠1000 mg口服，一天三次(存在代谢性酸中毒的患者)。

(8)重组人促红细胞生成素2000单位皮下注射，一天三次。

(9)复方α-酮酸片2.52 g口服，一天三次(低蛋白饮食的患者)。

2.临时医嘱示范

这里列出了反映肾损伤、肾功能状态、并发症、鉴别诊断及原发病可能用到的检查，临床实践中可根据具体情况有所取舍，不一定满盘均抓。

五、病情观察及处理

(一)病程观察

(1)24 h尿量、夜尿量、尿性状及尿检：放射性肾病所致的蛋白尿、血尿可能并不能完全消除，尤其是慢性者，治疗不应以减少尿蛋白及红细胞为主要目的，但尿蛋白量与肾硬化及肾功能进行性减退有关，还是应尽量控制在1 g/24 h之内，病程中应注意监测，不达标者应通过积极降压、减轻肾小球的高灌注、高内压、高滤过状态。水肿明显者，应监测其出入量，量出为入。

(2)血压:不仅注意血压达标与否,而且应当注意血压的昼夜节律,必要时调整降压药物的服用时间。恶性高血压者尚需注意血压下降的速度和幅度,避免下降过快过低。视盘水肿的转归也应纳入监测之列。

(3)肾功能及血钾:除部分急性放射性肾病肾功能有好转的可能外,大部分患者的肾功能并不会在短期内有较大波动,但住院期间仍应定期复查其肾功能指标和血钾,这是因为一方面可能有可逆的肾毒因素(如恶性高血压),另一方面需注意 ACEI、ARB 对血肌酐和血钾的影响。

(4)心功能:心力衰竭是放射性肾病患者死亡的重要原因,病程中需注意观察,包括有无活动后气短、活动耐量减低、夜间阵发性呼吸困难等,必要时复查超声心动图。

(5)贫血纠正的速度、幅度。

(6)原发病的相关情况:有无肿瘤的复发、加重等。

(7)其他异常情况及其治疗的监测:如电解质、酸碱平衡紊乱的情况。

(二)并发症处理

最主要的并发症是肾功能进行性减退、心力衰竭、贫血、电解质酸碱平衡紊乱。

(三)疗效分析及处理

需要关注 ACEI、ARB。用药期间出现的血肌酐轻度升高(小于 30%)不一定是肾功能恶化,常无需停药,而应长期随访,只要肾功能稳定,可坚持使用。

六、出院小结

(一)确定诊断

出院时,不仅应对患者的疾病定性,而且应明确肾功能状态及并发症情况,如处于慢性肾病的什么阶段,有无肾性高血压、肾性贫血、肾性骨营养不良等。

(二)预后评估

放射性肾病的预后与其临床类型有关。急性放射性肾病伴恶性高血压者,预后较差,心衰和肾功能减退是其主要死因;不伴恶性高血压者,部分患者肾功能有好转的可能,部分则会迁延不愈成慢性放射性肾病。慢性放射性肾病尽管由于小管失钠,血压水平可能并不很高,但病情往往缓慢进展,直至终末期,病理呈固缩肾表现。单侧肾动脉狭窄所致的恶性高血压,切除患肾可获得痊愈。

(三)出院医嘱示范

(1)详细交代病情,包括疾病的诊断、治疗措施、观察指标及预后。

(2)避免过分劳累、感染及肾毒因素。

(3)低盐饮食(伴有高血压者)。

(4)低优质蛋白饮食。

(5)控制血压达标(低于 130/80 mmHg,尿蛋白定量大于 1 g/24 h 尽量低于 125/75 mmHg)。

(6)出院带药:ACEI/ARB(具体用法同住院医嘱);包醛氧淀粉 5～10 g 口服,一天三次或药用炭 1.5～4.5 g 口服,一天三次(氮质血症者);碳酸氢钠 1000 mg 口服,一天三次(代谢性酸中毒者);重组人促红细胞生成素 6000～10 000U 皮下注射,1 次/周(出院后为方便患者,可如此调整为每周 1 次大剂量注射);复方 α-酮酸片2.52～5.04 g 口服,一天三次(配合低蛋白饮食)。

(7)每 2～4 周门诊复诊,定期复查尿检、肾影像学及肾功能等,频度视肾功能状态、尿蛋白量及并发症情况而定。

(8)不适随诊。

(曾凡华)

第三十七章

肺出血一肾炎综合征

肺出血一肾炎综合征又称古德帕斯丘综合征，是一种比较少见的疾病，其特征为反复咯血、肺部浸润、血尿和肾小球肾炎。本病以中青年多见，病情发展很快，预后不良，病死率极高。

一、病因及发病机制

肺出血-肾炎综合征系一种由抗基膜抗体介导的自身免疫病，其免疫病理损伤相似于Ⅱ型超敏反应。抗基膜抗体已被证明为 IgG_1 和 IgG_4，少数为 IgM 和 IgA。肾小球膜分子中Ⅳ型胶原 α_3 链的 NC-1 段已被证明为“Goodpasture 抗原(GP-A)”。平时 GP-A 在体内呈隐蔽状态，某些刺激因素可以改变或暴露其抗原性，导致抗 GBM 抗体产生。目前认为，本病可能是在遗传基础上因病毒感染或化学刺激而发病。

患者血清中抗肾小球基膜抗体(抗 GBM)和抗毛细血管膜抗体(抗 ABM)增多。多数研究表明，抗 GBM 和抗 ABM 是同一物质。此自身抗体与肾小球和肺泡基膜Ⅳ型胶原的 α_3 链结合后，可导致单核细胞和中性粒细胞活化，释放趋化因子趋化中性粒细胞进入肾小球和肺泡，引起肾小球基膜受损而发生肾炎，部分患者可发生肺出血。免疫荧光检查可见，患者肾小球和肺泡毛细血管膜上有 IgG 和补体 C_3 沉淀。给灵长类动物注射抗基膜抗体可以诱发本综合征。

肺出血一肾炎综合征有家族性倾向。已报告 5 对孪生姐妹或兄弟在化学物质刺激后，于短期内先后发生本综合征。有人报告本综合征与 HLA-DR2 和 HLA-DR3 位点有关联。

10%～13%的肺出血-肾炎综合征患者在上呼吸道或其他部位病毒感染后发病。有人在患者肾小球上皮和内皮细胞中发现病毒颗粒。

有人报告，曾吸入烃溶剂或一氧化碳的人中，发生本征者较多。因而认为，本病可能与化学物质的刺激有关。此外，约 40%的肺出血一肾炎综合征患者可发生肺出血，而这些患者几乎都是吸烟者。正常情况下，肺基膜位于血管内皮细胞和肺泡上皮细胞之间，与血管内皮细胞紧密连接，血液中的抗基膜Ⅳ型胶原抗体不能到达基膜。吸烟刺激在肺部形成的炎症反应可损伤肺泡毛细血管内皮细胞，使抗基膜Ⅳ型胶原抗体得以结合于基膜，引起损伤性炎症，进而导致肺出血。

二、临床表现

肺出血一肾炎综合征好发年龄为 15～35 岁，男性多见。10%～30%患者发病前有上呼吸道感染症状。

(一)呼吸道症状

首要症状为反复咯血，伴有咳嗽、气短、全身不适，有时发热。咯血量不等，小量至大量，间断性或持续性，甚至导致窒息。肺部可闻及干、湿性啰音。病情严重者引起呼吸衰竭。

(二)泌尿系统症状

多在咯血后数周至数月出现，少数出现在咯血前或同时。初期可有血尿、蛋白尿，尿中细胞数增多，有颗粒管型。继而出现少尿、无尿、水肿、贫血、高血压、恶心、呕吐等进行性肾衰竭、尿毒症的表现。

三、实验室及其他辅助检查

（一）一般检查

尿常规可见血尿、蛋白尿，尿中细胞数增多，有颗粒管型。外周血检查可有进行性贫血及血液中出现含铁血黄素细胞。

（二）免疫学检查

血清中抗基膜抗体增高。肺或肾活体组织免疫荧光检查，可见肾毛细血管或肾小球基膜上有 IgG 和补体 C_3 沉淀。

（三）胸部 X 线检查

可见肺出血相应的浸润阴影，出血较多者可以融合为片状阴影。间质改变表现为弥漫性由肺门向外放散的结节状或颗粒状阴影，肺尖部少见。随着肺纤维化的发展，可见弥漫性网状结节状阴影。

（四）肺功能检查

可有限制性通气障碍、气体分布不均和弥散障碍，PaO_2 和 $PaCO_2$ 降低。晚期发生呼吸衰竭时，$PaCO_2$ 增高。

（五）放射性核素检查

^{53}Cr 或 ^{59}Fe 标记红细胞肺显像，可见肺血管异常。

四、诊断及鉴别诊断

根据临床反复咯血史，X 线检查肺部有浸润阴影，血尿、蛋白尿，尿中有颗粒管型，进行性贫血及血液中含铁血黄素细胞，可做出本病的初步诊断。进一步检查，若血清抗基膜抗体阳性，肺或肾活体组织免疫荧光检查，肺泡或肾小球基膜有 IgG 和补体 C_3 沉积，则可确定诊断。

肺出血－肾炎综合征应与以下疾病相鉴别。

（一）特发性含铁血黄素沉着病

胸部 X 线检查两病相似。特发性含铁血黄素沉着症多见于儿童，很少合并肾炎，病程较长，预后较好。

（二）急性肾小球肾炎

发生急性肺水肿时，须与本病鉴别。患者同时有高血压、左心衰竭，水、钠潴留等表现。

（三）过敏性紫癜混合型

过敏性紫癜可有咯血、血尿、管型和蛋白尿，需与肺出血-肾炎综合征相鉴别。过敏性紫癜除肺和肾症状外，还可有皮肤淤斑、关节肿痛、腹痛等表现。

（四）韦格纳肉芽肿病

本病呈坏死性肉芽肿性血管炎，可引起肺出血和肾炎表现，还可累及鼻、咽、喉部，且肺部阴影多变。上呼吸道病变活检有助于鉴别诊断。

五、治疗

（一）糖皮质激素治疗

一般采用泼尼松 40～60 mg/d，口服。根据血清抗基膜抗体水平调整疗程至维持量。待抗体消失后，再维持治疗半年。病程晚期，治疗无效。也可用甲泼尼龙冲击疗法。甲泼尼龙 1～2 mg/(kg・d)，静脉滴注，3 d 为 1 个疗程。有人报告，上述治疗对本病大咯血患者有明显效果。如无禁忌，可进行数疗程。早期用药可能有助于可逆病变的恢复。

（二）免疫抑制剂

环磷酰胺 100～150 mg/d，口服，或硫唑嘌呤 1～4 mg/(kg・d)。单独使用疗效不佳，多与糖皮质激素并用。

（三）透析疗法

出现肾衰竭者，可进行血液或腹膜透析以延长生命。部分患者经此治疗后，肺病变可有所好转。

（四）换血疗法

可去除外周血内抗基膜抗体，减少抗原和炎性介质含量，降低免疫反应。换血量 2～4 L/d，1～2 d 1 次，持续 2～4 周。治疗效果和疗程可根据血的抗基膜抗体测定结果判定。

（五）肾移植

有人报告本病行双肾切除后肾移植成功者，可以降低循环中抗基膜抗体滴度，减轻肺出血，维持肾功能，并赢得时间，以提高本病的“自限性”。

六、预后

肺出血-肾炎综合征预后险恶，平均存活时间 1 年，死于肺出血或肾衰竭。极少数自发缓解。近年来，由于早期诊断和治疗的进展，4 年存活率和自发缓解率有所提高。

（曾凡华）

第三十八章

混合性结缔组织病肾损害

混合性结缔组织病(mixed connective tissue disease,MCTD)是一种全身性结缔组织病,是几种结缔组织疾病如系统性红斑狼疮、系统性硬化、多发性皮肌炎的特征在同一患者中重叠出现所组成的临床综合征,血清中出现高滴度抗 U1 核糖核蛋白(RNP)自身抗体为其特征。早期最常见的与 U1 RNP 抗体相关的临床表现为手肿、关节炎、雷诺现象、炎性肌肉病变及指(趾)硬皮病。女性较男性多见(16∶1),大多数患者在 20～30 岁起病,氯乙烯及二氧化硅为与环境相关的致病因素。

一、肾脏受累的特点

MCTD 患者一般无严重的肾脏受累表现,但也有报道该病有一定程度的肾脏累及,以膜性肾病最常见。类似系统性硬化肾病的高血压危象亦有报道。仅很少部分 MCTD 患者会发展成终末期肾衰竭。有人认为出现下列情况常提示 MCTD 易合并肾损害。①抗核糖蛋白抗体升高。②血清补体下降和(或)抗双链 DNA 抗体的滴度升高。③抗核抗体阳性。

二、病理

受累肾脏的病理变化亦具有混合病变的特点:肾小球、肾血管及间质均可出现病变。肾脏的中、小动脉病变可有进行性系统性硬化和多动脉炎的特点,肾间质常见淋巴细胞、单核细胞和浆细胞大片浸润。肾小球则可出现狼疮性肾炎时的多样化表现。Kitridon 等对 76 例 MCTD 肾脏病理结果分析表明,34%为膜型肾病,30%为系膜病变,17%为局灶或弥漫增殖型病变,5%为混合性病变,7%为正常,表明 MCTD 肾脏受累时病理变化以膜型及系膜增生型为主,但缺乏规律性。免疫荧光检查可见系膜和(或)毛细血管壁 IgG、C_3、CA 沉积。

三、临床表现

MCTD 早期临床表现为非特异性,包括全身不适、乏力,关节痛、肌痛、低热等。一些患者表现为急性三叉神经病变、严重的多肌炎、急性关节炎、无菌性脑膜炎、急性腹痛或高热等。本病很少出现严重的。肾脏病变,抗 U1-RNP 自身抗体阳性的患者,很少会发展为弥漫增殖型肾小球肾炎。

MCTD 几乎累及所有器官系统,包括皮肤、关节、肌肉、心、肺、胃肠道、肾、中枢神经及血液系统。下列四种临床征象的存在则提示其为 MCTD 而非其他结缔组织病如系统性红斑狼疮或系统性硬化。①雷诺现象、手肿及手指水肿。②缺乏严重的肾脏及中枢神经系统(CNS)病变。③较严重的关节炎及隐匿起病的肺动脉高压(同肺纤维化无关)。④特异性自身抗体抗 U1-RNP 的出现,特别是当此抗体为 68kD 的蛋白时。

本病的临床表现极不规律,因其特征性表现很少同时出现,早期较难诊断。血清中存在高滴度 U1-RNP是诊断 MCTD 的最有力的证据。有些患者开始诊断为 MCTD,最后发现更符合 SLE,而另一些患者开始诊断为 SLE 最后却发展成 MCTD。

四、诊断

MCTD 因其临床表现的重叠性及其病程不断演变，故诊断较为困难。目前有四种诊断标准，其中 Alacor-Segovia 所提出的诊断标准诊断本病的敏感性和特异性分别为 63% 和 86%，较多被采用，主要内容如下。

1.血清学指标

抗 U1-RNP 抗体在血凝法滴度＞1∶1600。

2.临床指标

手指肿胀、滑膜炎、生物学或组织学证实的肌炎、雷诺征及肢端硬化病伴或不伴近端系统性硬化。

如符合血清学指标及五项临床指标中的至少三项，则 MCTD 可以诊断。但当患者符合血清学指标伴手肿、雷诺征及肢端硬化征伴或不伴系统性硬化时，还必需要有滑膜炎或肌炎才能符合诊断标准。

五、治疗

本病轻症患者予非甾体类抗炎药或小剂量激素即可。病变严重者可用泼尼松 1 mg/(kg · d)，持续数周至数月，撤药需缓慢，否则病情容易反复。对某些需要长期激素治疗的患者，为避免激素的不良反应，可予羟氯喹或甲氨蝶呤以帮助撤药。

激素对以 SLE 为主要表现(IN 膜炎，心包炎)的患者效果较好，而对以系统性硬化为主要表现的(如雷诺现象，肺高压)患者及肾病综合征患者效果差。肺动脉高压是引起 MCTD 患者死亡的主要原因，早期治疗效果较好，治疗措施包括长效钙离子结抗剂、抗凝、静脉用前列环素、延长免疫抑制剂应用时间和应用血管紧张素转换酶抑制剂等，但尚无大规模的临床试验结果报道。对激素抵抗的血小板减少、溶血性贫血、皮疹及皮肌炎，可予 IVIG 治疗。高血压危象时应尽早积极地控制好血压以防不可逆的肾功能损伤，降压药以转换酶抑制剂为首选。

(曾凡华)

参考文献

[1] (美)ARIF ASIF,AMIL K·AGARWAL,ALEXANDER S·YEVZLIN,等.介入肾脏病学[M].北京:科学出版社,2016.
[2] (美)艾瑞克.免疫肾脏病学[M].沈阳:辽宁科学技术出版社,2016.
[3] (美)杰姆逊,(美)洛斯卡奥.哈里森肾脏病学[M].北京:北京大学医学出版社,2011.
[4] (英)克兰特沃斯.肾脏病学 临床病例解析[M].北京:人民卫生出版社,2012.
[5] 巴元明,王小琴.慢性肾衰竭[M].北京:中国医药科技出版社,2010.
[6] 蔡鸣,沈越.肾脏病自然疗法[M].福州:福建科学技术出版社,2011.
[7] 巢志复.泌尿生殖疾病诊治实用手册[M].北京:人民军医出版社,2011.
[8] 陈楠,王伟铭.肾脏疾病诊断学[M].上海:上海科学技术出版社,2009.
[9] 陈香美.肾脏病学高级教程[M].北京:人民军医出版社,2014.
[10] 陈香美.肾脏病与高血压最新诊断和治疗[M].北京:人民军医出版社,2012.
[11] 陈香美.血液净化标准操作规程 2010[M].北京:人民军医出版社,2010.
[12] 陈孝文.急性肾衰竭[M].北京:人民卫生出版社,2010.
[13] 谌贻璞,余学清.肾内科学:NEPHROLOGY[M].北京:人民卫生出版社,2014.
[14] 谌贻璞.肾内科学[M].北京:人民卫生出版社,2015.
[15] 杭宏东.肾内科学 高级医师进阶[M].北京:中国协和医科大学出版社,2016.
[16] 黄定九.内科理论与实践[M].下.上海:上海科学技术出版社,2009.
[17] 荆爱玲,李树信,郭卫杰,等.现代内科学新进展[M].上海:第二军医大学出版社,2010.
[18] 柯凌.肾脏病专业知识问答 800 问[M].广州:广东科技出版社,2015.
[19] 李德爱,孙伟,王有森.肾内科治疗药物的安全应用[M].北京:人民卫生出版社,2014.
[20] 李学旺.慢性肾脏病患者的心血管合并症[M].北京:人民卫生出版社,2011.
[21] 李学旺.肾脏病 400 个怎么办[M].北京:中国协和医科大学出版社,2010.
[22] 李宇颖.肾内科速查[M].北京:人民军医出版社,2010.
[23] 李州利.泌尿系统疾病防治知识问答[M].北京:人民军医出版社,2012.
[24] 梁馨苓.医院获得性急性肾损伤[M].北京:人民军医出版社,2015.
[25] 庞新路,孙勇,卢庆乐,等.现代肾脏病学理论与应用[M].石家庄:河北科学技术出版社,2013.
[26] 史伟,吴金玉.肾内科中西医结合诊疗手册[M].北京:化学工业出版社,2015.
[27] 孙世澜,关天俊,袁海.肾脏病新理论新技术[M].北京:人民军医出版社,2014.
[28] 孙伟.肾脏病特色专科实用手册[M].北京:中国中医药出版社,2011.
[29] 童安荣.慢性肾脏病诊疗与保健[M].银川:阳光出版社,2014.
[30] 王兴春.肾脏病与透袭临床实践[M].石家庄:河北科学技术出版社,2013.
[31] 王学彬.实用肾内科掌中宝[M].北京:化学工业出版社,2015.

[32] 魏明明.肾内科疾病综合诊疗学[M].长春:吉林科学技术出版社,2016.

[33] 吴灏,郑璇,孙婧.慢性肾脏病[M].北京:军事医学科学出版社,2013.

[34] 邢昌赢.肾内科临床处方手册[M].南京:江苏科学技术出版社,2015.

[35] 徐大基.中西医结合肾脏病咨询手册[M].广州:广东科技出版社,2010.

[36] 徐秀兰,杨喜梅.继发性肾损害的中西医诊治[M].兰州:甘肃文化出版社,2014.

[37] 严海东.肾脏病学实用手册[M].北京:人民卫生出版社,2010.

[38] 杨毅,于凯江.重症肾脏病学[M].上海:上海科学技术出版社,2014.

[39] 于为民.新编肾内科住院医师问答[M].武汉:华中科技大学出版社,2016.

[40] 袁发焕.实用肾脏病临床诊疗学[M].郑州:郑州大学出版社,2016.

[41] 张建荣,张凌.慢性肾脏病继发性甲旁亢[M].北京:人民军医出版社,2010.

[42] 张念峰,张军丽.肾脏病中西医防治问答[M].北京:金盾出版社,2010.

[43] 张宜明,刘雷,魏明明.肾脏病基础与临床[M].石家庄:河北科学技术出版社,2013.

[44] 王琳娜,刘志启,赵军,等.持续性非卧床腹膜透析患者死亡原因分析.齐齐哈尔医学院学报[J],2010,31(24):3894-3895.

[45] 彭炎强,梁馨苓,陈永松,等.慢性肾脏病对患者心脏结构和功能的影响及意义.中国实用医刊[J],2011,38(7):11-14.

[46] 张弛.肾功能评价指标在肾病中的应用研究.按摩与康复医学[J],2010,1(34):13.

[47] 陈刚.代谢综合征与慢性肾脏病相关性研究进展.实用医院临床杂志[J],2010,7(4):158-161.

[48] 白皓.血液透析滤过治疗终末期肾脏病合并慢性充血性心衰临床疗效分析.航空航天医药[J],2010,21(12):2197-2198.

[49] 张益民,李幼姬.伴有慢性肾脏病的高血压患者能否从阿司匹林获益.中国中西医结合肾病杂志[J],2010,11(12):1045.